Moderne Reisemedizin

Burkhard Rieke ■ Thomas Küpper ■ Claus-Martin Muth (Hrsg.)

Moderne Reisemedizin

Handbuch für Ärzte, Apotheker und Reisende

Mit 309 Abbildungen und 110 Tabellen

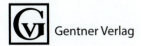

Herausgeber
Dr. med. Burkhard Rieke, DTM&H (Diploma in Tropical Medicine and Hygiene, Liverpool), Düsseldorf, Facharzt für Innere Medizin, Zusatzbezeichnungen Tropenmedizin, Infektiologie. Notfallmedizin. Reisemediziner, Stv. Vorsitzender des Deutschen Fachverbandes Reisemedizin, Lehrbeauftragter des Instituts für Arbeits- und Sozialmedizin der Rheinisch-Westfälischen Technischen Hochschule (RWTH) Aachen für das Fach Reisemedizin, mehrjährige internationale Tätigkeit, insbesondere in Ghana, seit 15 Jahren Beratung, Betreuung und Begutachtung von ins Ausland entsandten Mitarbeitern aus Unternehmen und Entwicklungshilfeorganisationen.

Prof. Dr. med. Thomas Küpper, Facharzt für Arbeitsmedizin und Sportmedizin, Bergrettungs- und Expeditionsarzt, Reisemediziner; Dozent am Institut für Arbeits- und Sozialmedizin der Rheinisch-Westfälischen Technischen Hochschule Aachen für die Fächer Sportmedizin, Flug- und Reisemedizin und Arbeitsmedizin sowie Koordinator des Qualifikationsprofils „Sport-, Flug- und Reisemedizin" des Modellstudienganges. Besteigung von mehr als 60 Bergen über 4000 m weltweit, zahlreiche Reisen in Afrika und der Arktis.

Priv.-Doz. Dr. med. Claus-Martin Muth, Facharzt für Anästhesiologie, Oberarzt der Universitätsklinik für Anästhesiologie, Ulm. Zusatzbezeichnungen: Intensivmedizin, Notfallmedizin, Spezielle Schmerztherapie, Palliativmedizin, Sportmedizin; mit der Qualifikation Tauch- und Überdruckmedizin der Gesellschaft für Tauch- und Überdruckmedizin (GTÜM), Zertifikat Reise- und Tropenmedizin (CRM), Reisemedizin (DTG), staatlich anerkannter Tauchlehrer, Tauchausbilder bei der DLRG. Ehemals Taucherarzt der Marine.

Projektleitung
Gernot Keuchen, Stuttgart

Redaktionelle Koordination
Silvia Feuchter, Heidelberg

Bibliografische Information der Deutschen Nationalbibliothek
Die Deutsche Nationalbibliothek verzeichnet diese Publikation in der Deutschen Nationalbibliografie; detaillierte bibliografische Daten sind im Internet über http://dnb.ddb.de abrufbar.

ISBN 978-3-87247-754-5
© 2., vollständig überarbeitete Auflage, Gentner Verlag, Stuttgart 2013

Umschlaggestaltung: GreenTomato Süd GmbH, Stuttgart
Satz und Layout: Hilger VerlagsService, Heidelberg
Druck und Bindung: Druckerei Marquart GmbH, Aulendorf
Printed in Germany

Alle Rechte vorbehalten

Geleitwort

„Travel broadens the mind and loosens the bowels". Reisen haben zunächst positive Aspekte: Diejenigen, die mit offenen Augen unterwegs sind und sich über den Hag des Ferienhotels herauswagen, werden mit neuen Eindrücken ihren Horizont erweitern und Begegnungen mit fremden Kulturen werden sich bereichernd auswirken. Nicht nur der Reisende profitiert vom Aufenthalt in der Fremde; gemäß der World Tourism Organization sind für ein Drittel der Entwicklungsländer die Profite aus dem Tourismus die wichtigste Einnahmequelle. Inwiefern die mittlerweile 1 Milliarde internationalen Ankünfte von Reisenden wirklich zum Völkerverständnis beitragen wird kontrovers diskutiert.

Anderseits bergen Reisen auch gesundheitliche Risiken. Unfälle sind die häufigste Todesursache für Touristen in Ländern der Dritten Welt. Vorbestehende Krankheiten können sich am Zielort verschlimmern, man denke an die zahlreichen Senioren, die das Bedürfnis haben, unseren kalten Wintermonaten zu entfliehen. Auch beispielsweise extreme Höhen können sich auf den Organismus belastend auswirken. Es ist wohlbekannt, dass Infektionen an Destinationen mit suboptimaler Hygiene gehäuft auftreten, am häufigsten ist dabei die Reisediarrhoe.

Diese Beispiele illustrieren, dass Reisemedizin interdisziplinär sein muss. Falls Ihnen der Begriff nicht klar ist, so wird Ihnen dies das vorliegende Handbuch erklären: Unsere Mission ist es, Reisende, speziell solche, die Länder mit noch minderer Entwicklung besuchen, gesund zu erhalten und im Falle von Krankheiten oder Unfällen die Weichen zu einer raschmöglichsten Genesung zu stellen. Falls Ihnen die Grundlagen vertraut sind, wird diese Fibel Ihre Kenntnisse vertiefen. Eckpfeiler hierbei sind die Analyse der Gesundheitsrisiken unterwegs, Expositions-, Immunisations- und medikamentöse Prophylaxe. Es werden aber auch Hinweise auf die Reiseapotheke gegeben. Unter Reisenden verstehen wir hierbei nicht nur Touristen und Geschäftsleute, Soldaten oder Entwicklungshelfer, sondern auch die oft benachteiligten VFRs („visiting friends and relatives"), wie auch Migranten und Flüchtlinge.

Reisemedizin lässt sich jedoch nicht nur aus Büchern erlernen, auch praktische Erfahrungen sind essenziell, dies in verschiedenen Bereichen. Genauso wie es in chirurgischen Disziplinen nicht ausreicht, gelegentlich eine Operation durchzuführen, ist es in der Reisemedizin unerlässlich, täglich oder wenigstens wöchentlich eine erhebliche Anzahl von Reisenden zu beraten, um nicht lapidare Fehler zu machen und dadurch die Kunden – glücklicherweise zumeist nicht Patienten – nicht zu gefährden. Sachkenntnis beruht immer auf der Kombination von Fachwissen und praktischer Erfahrung „im Felde" Kollegen der Reisemedizin sollten mehrere Kontinente erkundet haben, allenfalls auch extreme Höhen oder die Tiefen des Meeres, wie dies bei einzelnen der Herausgeber dieses Handbuches der Fall ist. Unerlässlich

Geleitwort

hierbei sind Sprachkenntnisse, vor allem der globalen „lingua franca". Typischerweise ist die ganz überwiegende Mehrheit der wissenschaftlichen reisemedizinischen Literatur in englischer Sprache publiziert, und so ist denn das vorliegende Handbuch fast ein Unikat.

Prof. Dr. Robert Steffen
Emeritus Professor für Reisemedizin an der Universität Zürich, Hon. FFTM/ACTM
Institut für Sozial- und Präventivmedizin
Abteilung für Epidemiologie und Prävention übertragbarer Krankheiten
WHO Collaborating Centre for Travellers' Health
Hirschengraben 84/E29, CH-8001 Zürich

Chefredakteur, Journal of Travel Medicine
Adjunct Professor, Epidemiology and Disease Prevention Division
University of Texas School of Public Health
Houston, TX, USA

Geleitwort

Reisemedizin ist ein sehr junges Fach. Vielleicht ist gerade das der Grund dafür, dass in den letzten 25 Jahren eine äußerst dynamische Entwicklung zu verzeichnen war. War die Reisemedizin in der ersten Zeit auf die Themen „Malaria(prophylaxe)" und „Impfungen" zentriert, hat sie sich dank der Initiative weltweit anerkannter Persönlichkeiten in den letzten Jahren zunehmend auf breitere Beine gestellt und auch von einer primär angewandten Medizin-Spezialität zusätzlich stark in Richtung einer klassisch-wissenschaftlichen Fachrichtung weiterentwickelt. Auch wenn zahlreiche Personen an dieser Entwicklung beteiligt waren scheint es doch gerechtfertigt, Prof. Robert Steffen/Zürich als zentrale treibende Kraft hier gesondert zu würdigen.

Abgesehen von den bereits genannten Aspekten erkannte man zunehmend, dass Fragen der Reisetauglichkeit und des Verhaltens, epidemiologische Veränderungen, Unfallverhütung, aber auch die mit unterschiedlichen Reisestilen und -motiven assoziierten Risikoprofile vor großer reisemedizinischer Bedeutung sind.

So ist der reisemedizinisch tätige Arzt zunehmend mit Fragen von Medikamenteninteraktionen, der Höhen- und Alpin-, Expeditions- und „Wilderness"-, der Tauch-, Arbeits-, Migrations- und Notfallmedizin (Stichwort: Repatriierung) wie auch der Immunologie und Aspekten der internationalen Gesundheit konfrontiert – und das ist ja nur ein Streiflicht der Fragestellungen – umfasst ja die Reisemedizin unter Berücksichtigung aller Reisekonstellationen eigentlich das „Gebiet der gesamten Medizin, erweitert um den Faktor der Standortveränderung" (mit anderen Worten: umfassendes medizinisches Allgemeinwissen mit Einbeziehung der zusätzlichen transport- und destinationsspezifischen Variablen) – bei einer Zahl von ca. 1 Milliarde internationaler Grenzübertritte pro Jahr findet sich also vermutlich jede denkbare medizinische Fragestellung.

Daraus ist unschwer abzuleiten, dass ein Buch über „Moderne Reisemedizin" ein äußerst ehrgeiziges Unterfangen darstellt. So ein Projekt mit dem Anspruch hoher fachlicher Kompetenz und weitgehender Vollständigkeit in den nun vorliegenden Umfang zu komprimieren, erfordert vom Herausgeber neben einem umfassenden Wissen strukturiertes Denken, Hartnäckigkeit und Frustrationstoleranz, Entscheidungsfähigkeit, Diplomatie, Flexibilität und Innovationsbereitschaft und letztlich auch Mut (zur Lücke). All diese Eigenschaften zeichnen sowohl einen (Viel-)Reisenden als auch einen guten Arzt aus – wem wenn nicht einem guten Reisemediziner würde man wohl zutrauen, ein derartiges Vorhaben zu einem guten Ende zu bringen?

Ich gratuliere allen Beteiligten, insbesondere aber dem Verlag und den Kollegen Dr. Burkhard Rieke, Prof. Dr. Thomas Küpper und Dr. Claus-Martin Muth einerseits zur Entscheidung, dieses Buch erneut aufzulegen, andererseits auch zu dem hervorragenden Ergebnis – die „Moderne Reisemedizin" füllt zweifellos eine wesentliche Lücke der deutschsprachigen medizinischen Fachliteratur und hat beste Chancen, zu einem unverzichtbaren Standardwerk in diesem medizinischen Teilbereich zu werden. Da es sich hierbei bereits um die zweite Auflage handelt, scheint die interessierte Kollegen- und sonstige geneigte Leserschaft diese meine Einschätzung offensichtlich zu teilen.

Prof. DDr. Martin Haditsch
Oktober 2012, Leonding/A und Hannover/D

Vorwort der Herausgeber zur ersten Auflage

Auslandsreisen gehören für die Bürger Mitteleuropas zur Normalität. Das liegt zum einen an der Kleinräumigkeit des Kontinents, auf dem auch die Urlaubsreise mit dem PKW schnell einmal ins Nachbarland führt, es liegt aber auch am Konsumverhalten der Bevölkerung. Die Urlaubsreise ans Mittelmeer, nach Südostasien oder in die Karibik, mit dem Flugzeug oder mit dem Kreuzfahrtschiff steht auch in Zeiten wirtschaftlicher Unsicherheit recht hoch auf der Prioritätenliste der Wünsche. Etwa 43 Mio. Deutsche verreisen jedes Jahr ins Ausland, davon ca. 16 % ins außereuropäische. In der Schweiz liegt die Reiseintensität sogar noch etwas höher. Aber nicht nur der Urlaub ist Reiseanlass. Internationale wirtschaftliche Verflechtungen führen zu einer kaum bezifferbaren Reisetätigkeit, die allenfalls in den rund 6 % jährlichen Wachstumsraten zum Ausdruck kommen, von denen die IATA berichtet. Auch humanitäre Organisationen, politische Gremien und militärische Einsatzkräfte reisen, und die Rahmenbedingungen variieren oft extrem, vom Konferenzcenter und Luxushotel der Hauptstadt bis zum staubigen Savannendorf, vom 3-Tage-Aufenthalt bis zu Jahrzehnten des Mitlebens im Gastland. Dazu kommen die Gefahren, die den Reiseaktivitäten immanent sind, seien es solche durch Berufstätigkeit unter laxen Sicherheitsstandards oder durch Freizeitaktivitäten wie das Tauchen oder Bergsteigen.

Daneben sind wir an diesem internationalen Austausch aber nicht nur als Reisende beteiligt, sondern auch als Gastgebende. Für viele Nationen sind wir ebenfalls Zielland. Viele ausländische Besucher kommen aus ähnlichen Motiven. Nicht unerheblich ist dabei auch der Anteil der Migranten, also derer, die von vornherein kommen, um sich eine neue Lebensperspektive im Gastland aufzubauen. Ein jeder aber reist mit seinen Erkrankungen im Gepäck, mit einem genetischen Hintergrund, mit krankmachenden Einflüssen des Heimatlandes, mit unterschiedlichen kulturellen Vorstellungen von Krankheit und Normalität. Ein jeder steht so auch in der Situation des Gastlandes, die hinsichtlich gesundheitlicher Gegebenheiten von Versorgungslage und Versicherungsstatus, von Stadt-Land-Gefälle und klimatischen Bedingungen ebenso geprägt ist, wie von Keimen und Krankheitsvektoren, an die traditionell bei der Reisemedizin als erstes gedacht wird.

Es lag daher der Gedanke nahe, sich um die Aspekte der Gesundheit unterwegs und der speziellen Krankheiten zu kümmern, die bei Rückkehrern besonders zu berücksichtigen sind. Ursprünglich betraf dies Seefahrer, medizinisch standen vor allem die Infektionskrankheiten im Vordergrund. Doch jenseits der Infektiologie kamen mit den Entwicklungen der letzten Jahrzehnte Arbeitsmediziner und das Öffentliche Gesundheitswesen ins Spiel. Die Institutionalisierung der Reisemedizin, die in den letzten 20 Jahren mit Beratungsdiensten und Fachgesellschaften begonnen hat, ist aber durchaus noch nicht abgeschlossen. Die wissenschaftliche Aufarbeitung des gesundheitlichen Wohlergehens unterwegs ist außerordentlich spärlich.

Zunehmend wird aber angesichts einer internationalen Mobilität von knapp der Hälfte der Gesamtbevölkerung klar, dass jedes klinische Fach sich der Frage stellen muss, wie denn die betreute Patientengruppe unterwegs dasteht, welchen Einflüssen sie ausgesetzt sein mag, welcher Rat zu geben ist. Die traditionelle tropenmedizinische Verortung des Themas greift hier deutlich zu kurz, so unverzichtbar solche Inhalte auch sind. Vereinfachend gesagt ist der Myokardinfarkt beim Geschäftsbesuch in Moskau ein reisemedizinisches Problem, aber kein tropenmedizinisches. Die Bekämpfung einer Meningitisepidemie in Burkina Faso dagegen ist eine tropenmedizinische Aufgabe, aber keine primär reisemedizinische.

Eine neue Herausforderung für die Reisemedizin kommt in Form der demografischen Entwicklung auf uns zu: Der durchschnittliche Deutsche ist gegenwärtig 42 Jahre alt. Der Anteil der über 65-Jährigen wächst rasant – und damit auch deren Anteil am Reisegeschehen. Dabei werden oft die Reisegewohnheiten der Vergangenheit beibehalten, auch wenn inzwischen ein Bluthochdruck vorliegt oder vor 5 Jahren ein Brustkrebs operiert wurde. Die Implikationen sind jedoch vielfältig. Sie reichen vom Dokumentationsstand der Erkrankungen bis zu Fragen der Versicherung und der Haftung bei Behandlung im Ausland, von sprachlicher Unsicherheit beim Verlassen der touristischen Pfade einmal ganz abgesehen. Dieser Trend zur Reise mit Vorerkrankungen wird sich noch stärker akzentuieren, wenn es um den Langzeitaufenthalt mit Vorerkrankungen geht. Wer in der Türkei oder in Thailand über viele Jahre ein zweites Zuhause gefunden hat, wird die dort höhere Kaufkraft der schmalen Rente vielleicht für den Großteil des Jahres genießen wollen. Pflegeangebote werden folgen, und die ganze Palette von Fragen des sozialen Leistungsrechts, der Qualität und der Möglichkeit zum „Nachbessern daheim" kann man erahnen.

Will man also den Versuch machen, die Reisemedizin in ihrem heutigen Entwicklungsstand nachzuzeichnen, dann haben diese Gedanken Konsequenzen schon hinsichtlich der Zusammensetzung der Herausgeber. Sie zeigt sich aber auch in der außerordentlich breiten Palette der Autoren, die an einem solchen Werk mitwirkt und für deren Kooperation wir sehr dankbar sind. Wir haben darüber hinaus den Versuch gemacht, zumindest die drei deutschsprachigen Länder Europas vertreten zu sehen, auch wenn dies manchmal im Detail des einzelnen Beitrags untergehen mag. Ebenso wollten wir ganz bewusst den Vielreisenden, den interessierten Nicht-Mediziner, nicht von der Lektüre ausschließen. Je bunter die Wege und Biografien, desto verlässlicher ist im Beratungs- wie im Behandlungskontakt der gute Informationsstand des Klienten oder Patienten. Warum sollten wir nicht deren Blick für wesentliche Risiken und ihre Beseitigung schärfen, gerade weil unser auf Sicherheit getrimmtes System sie nicht ins Ausland begleitet? Mit diesem Versuch des Brückenbaus über die Grenzen der Disziplinen, der Länder und eben auch des Faches hinweg sind wir uns sicher, kein „Me-too-Buch" gestaltet zu haben.

Burhard Rieke, Thomas Küpper, Claus-Martin Muth

Vorwort der Herausgeber zur zweiten Auflage

Die erste Auflage hat erfreulichen Zuspruch gefunden und zu zahlreichen Anregungen und Ideen sowohl der Leserschaft als auch der Herausgeber geführt. Auch ist die Reisemedizin ein hoch dynamischer interdisziplinärer Bereich, in dem es laufend neue relevante Ergebnisse aus Forschung und Praxis gibt. All dies hat dazu geführt, dass nun eine neue, deutlich erweiterte und natürlich komplett aktualisierte Ausgabe vorliegt, in der vor allem weitere Themen nichtinfektiöser Reiserisiken, die immer mehr im Vordergrund relevanter Probleme stehen, aufgegriffen wurden. Die Herausgeber möchten allen für ihre Anregungen danken und freuen sich auch zukünftig über ein Echo der Leser wie auch von Kollegen, die möglicherweise neue und interessante Ergebnisse in ihren Arbeitsgruppen gewonnen haben.

Burhard Rieke, Thomas Küpper, Claus-Martin Muth

Inhaltsverzeichnis

Geleitwort 5

Geleitwort 7

Vorwort der Herausgeber zur ersten Auflage 9

Vorwort der Herausgeber zur zweiten Auflage 11

Abkürzungsverzeichnis 25

I Einführung

1	**Reisen und Gesundheit**	29
1.1	„Warum in die Ferne schweifen?" (J.W. von Goethe)	29
1.2	Reisende als Gesundheitsgefahr – Historische Beispiele	29
1.3	Gesundheitsgefahren durch Reisebedingungen	33
1.4	Gesundheitsgefährdungen durch Massentourismus	35
1.5	Bedeutung der Kolonialgeschichte für die Reisemedizin	36
2	**Positive und negative gesundheitliche Auswirkungen von Reisen**	38
2.1	Negative Auswirkungen auf die Reisenden	38
2.1.1	Mortalität auf Reisen	39
2.1.2	Morbidität	39
2.2	Positive Auswirkungen auf die Reisenden	42
2.3	Auswirkungen auf die Bevölkerung des bereisten Landes	43
3	**Epidemiologische Grundbegriffe**	44
4	**Geomedizin**	48

II Verkehrsmittel und Gesundheit

5 Flugzeug – Einführung in die Flugmedizin ... 59
- 5.1 Atmosphäre an Bord ... 59
- 5.1.1 Sauerstoffversorgung und Druckkabine ... 59
- 5.1.2 Wirkung auf eingeschlossene Gase – Barotrauma ... 60
- 5.1.3 Temperatur und Luftfeuchtigkeit ... 61
- 5.1.4 Cabin Air Quality ... 61
- 5.2 Enge und Immobilität ... 63
- 5.2.1 Reisethrombose ... 63
- 5.2.2 Flugangst ... 70
- 5.3 Zeitzonenflüge und Jet-Lag ... 72
- 5.4 Flugreisetauglichkeit ... 75
- 5.4.1 Internistische Erkrankungen ... 76
- 5.4.2 Chirurgische Patienten ... 78
- 5.4.3 Neurologische und psychiatrische Patienten ... 79
- 5.4.4 Flugreisen in der Schwangerschaft, mit Neugeborenen und Kleinkindern ... 79
- 5.4.5 Empfehlungen für die Flugreisetauglichkeit ... 80
- 5.5 Medizinische Notfälle an Bord von Verkehrsflugzeugen ... 84
- 5.5.1 Einführung ... 84
- 5.5.2 Notfallausrüstung ... 85
- 5.5.3 Frühdefibrillation ... 89
- 5.5.4 Weitere Gesichtspunkte ... 90

6 Reisen mit dem Automobil ... 92
- 6.1 Unfallrisiko und Sicherheit im Straßenverkehr ... 92
- 6.2 Kinetosen ... 98
- 6.2.1 Definition ... 98
- 6.2.2 Pathophysiologie ... 98
- 6.2.3 Symptomatik ... 99
- 6.2.4 Auftreten ... 99
- 6.2.5 Prophylaxe ... 99
- 6.2.6 Medikamentöse Prophylaxe ... 100
- 6.2.7 Alternative Methoden ... 101

7 Schiffsreisen ... 102
- 7.1 Voraussetzungen ... 102
- 7.1.1 Reisebedingungen an Bord von Kreuzfahrtschiffen ... 102
- 7.1.2 Reisebedingungen an Bord von Kauffahrteischiffen ... 102

7.1.3	Körperliche Anforderungen	103
7.1.4	Kinder an Bord	104
7.2	Belastungen, Gefährdungen und Erkrankungsbilder	105
7.2.1	Infektionsgefahren	105
7.2.2	UV-Strahlung	106
7.2.3	Schiffsbewegungen	106
7.2.4	Verkehrsunfälle	107
7.2.5	Piraterie	108
7.2.6	Zugang zum Schiff	108
7.2.7	Gefahren durch den Schiffsbetrieb	109
7.2.8	Lärm und Vibration	111
7.2.9	Internistische Krankheitsbilder	111
7.3	Medizinische Betreuung an Bord	112
7.3.1	Schiffe mit Schiffsarzt	112
7.3.2	Qualifikation des Schiffsarztes	113
7.3.3	Nautischer Schiffsoffizier	114
7.3.4	Arzneimittel	115
7.4	Yachtsegeln	117
7.4.1	Kurze Einführung ins Yachtsegeln unter reisemedizinischen Aspekten	117
7.4.2	Gesundheitsrisiken	119
7.4.3	Fallbeispiele	122
7.4.4	Entwicklungstendenzen im Yachtsegeln mit Auswirkungen auf die reisemedizinische Untersuchung und Beratung	124
7.4.5	Reisemedizinisches Untersuchungsprogramm für (Charter-)Yachtsegler	124
7.4.6	Schlussfolgerungen	129
7.5	Funkärztliche Beratung auf See – Telemedical Maritime Assistance Service (TMAS Germany), MEDICO Cuxhaven	132
7.5.1	Organisation und Ablauf der funkärztlichen Beratung	132
7.5.2	Welche Maßnahmen können die funkärztliche Beratung im konkreten Fall verbessern und unterstützen?	133
7.5.3	Nutzung des Funkärztlichen Dienstes in Notfällen durch Personen außerhalb der Berufsschifffahrt	134
8	**Weltraumtourismus**	**135**
8.1	Rahmenbedingungen	135
8.1.1	Atmosphäre und Weltraum	135
8.1.2	Schwerelosigkeit	136
8.1.3	Strahlung und Weltraumwetter	137
8.3	Parabelflug	140
8.4	Suborbitalflüge	141

8.5	Orbital- und interplanetare Flüge	143
8.5.1	Gesundheitliche Herausforderungen	145
8.5.2	Training und Trainingszentren	147

III Gesundheitsrisiken im Gastland

9 Infektionserkrankungen ... 151
- 9.1 Durch Impfung verhinderbare Infektionen ... 151
- 9.1.1 Impfungen, die bei Einreise verlangt werden können („Pflichtimpfungen") ... 155
- 9.1.2 Infektionen mit (ehemals) globaler Präsenz, Impfschutz in Deutschland ... 169
- 9.1.3 Infektionserkrankungen mit weiter Verbreitung vor allem außerhalb der Industriestaaten ... 183
- 9.1.4 Infektionserkrankungen mit regionaler Verbreitung ... 205
- 9.2 Enteral übertragene Erkrankungen ... 216
- 9.2.1 Reisedurchfall ... 216
- 9.2.2 Amöbiasis ... 223
- 9.2.3 Lambliasis („Beaver fever", Lamblienruhr) ... 226
- 9.2.4 Helminthosen ... 229
- 9.2.5 Brucellosen ... 241
- 9.2.6 Viruserkrankungen ... 242
- 9.2.7 Prävention enteral übertragener Erkrankungen ... 246
- 9.3 Aerogen übertragene Erkrankungen ... 255
- 9.3.1 Tuberkulose ... 255
- 9.3.2 Legionellosen ... 261
- 9.3.3 Hantavirosen ... 263
- 9.3.4 Inhalative systemische Mykosen ... 265
- 9.3.5 Virales hämorrhagisches Fieber ... 270
- 9.4 Durch Haut- und Schleimhautkontakt übertragene Erkrankungen ... 277
- 9.4.1 Schistosomiasis (Schistosoma spp.) ... 277
- 9.4.2 Hakenwurmbefall (Ancylostoma duodenale, Necator americanus) ... 280
- 9.4.3 Strongyloidiasis (Strongyloides stercoralis) ... 282
- 9.4.4 Chlamydophila (früher: Chlamydien) ... 284
- 9.4.5 Mykosen ... 288
- 9.4.6 Leptospirose ... 294
- 9.4.7 Sexuell übertragbare Erkrankungen ... 297
- 9.4.8 Ektoparasitosen ... 315

9.5	Vektoriell übertragene Erkrankungen	325
9.5.1	Malaria	326
9.5.2	Leishmaniosen	342
9.5.3	Trypanosomiasis	349
9.5.4	Filariosen	356
9.5.5	Pest	360
9.5.6	Rickettsiosen	362
9.5.7	Dengue	368
9.5.8	Chikungunya	371
9.5.9	West-Nil-Fieber	373
9.5.10	Q-Fieber	376
9.5.11	Prävention vektoriell übertragener Infektionen	381
10	**Gesundheitliche Auswirkungen weiterer Gegebenheiten des Gastlandes**	**394**
10.1	Klima	394
10.1.1	Temperatur und Feuchtigkeit	394
10.1.2	Strahlungsschäden und Sonnenschutz	401
10.1.3	Risiken durch Extremwetterlagen	405
10.2	Geologisch bedingte Reiserisiken	417
10.2.1	Gefahren bei Vulkantourismus	417
10.2.2	Erdbeben	423
10.2.3	Tsunamis	429
10.3	Höhe	433
10.3.1	Physiologie des Höhenaufenthaltes	433
10.3.2	Höhenakklimatisation	436
10.3.3	Höhenbedingte Gesundheitsstörungen	439
10.4	Flora und Fauna	444
10.4.1	Schlangen und andere Gifttiere	444
10.4.2	Gefährliche Meeresorganismen	451
10.4.3	Unfälle mit Raub- und anderen Großtieren	458
10.4.4	Allergische und toxische Wirkungen von Pflanzen	470
10.5	Verkehr und Kommunikation	475
10.6	Medizinische Infrastruktur und Rettungswesen	478
10.7	Pharmazeutische Versorgung unterwegs	482
10.7.1	Pharmazeutische Reiseberatung	482
10.7.2	Reiseapotheke	483
10.7.3	Medikamentenbeschaffung im Ausland	492
10.8	Klinische Aspekte unterwegs	497
10.8.1	Chirurgie unterwegs	497
10.8.2	Innere Medizin Outdoor bei Fernreisen	503
10.8.3	Gynäkologie und Geburtshilfe unterwegs	508

10.8.4	Pädiatrie unterwegs	512
10.8.5	HNO-ärztliche Erkrankungen	517
10.8.6	Zahnmedizinische Probleme und Notfälle auf Reisen	520
10.9	Gewalt und Kriminalität	527
10.9.1	Gefahrenpotenzial	527
10.9.2	Gewalterfahrung und mögliche Folgen	527
10.9.3	Umgang mit Gewaltsituationen	528
10.9.4	Vorbeugung	529
10.10	Migrantenmedizin in Deutschland	533
10.10.1	Krankheiten von Migranten	534
10.10.2	Besonderheiten bei der medizinischen Versorgung von Patienten mit Migrationshintergrund	539
10.11	Repatriierung von Patienten	540
10.11.1	Indikationsstellung	540
10.11.2	Adäquate Transportmittel	542
10.11.3	Wichtige Aspekte der Durchführung der Repatriierung	546

11 Aktivitätsbezogene Gesundheitsgefahren ... 548

11.1	Höhentrekking und Bergsteigen	548
11.2	Tauchen	553
11.2.1	Tauchausrüstung – ein kurzer Überblick	554
11.2.2	Tauchgang	554
11.2.3	Einführung in die Tauchphysik	554
11.2.4	Tauchbedingte Schädigungen	556
11.2.5	Tauchtauglichkeit	559
11.2.6	Tauchen mit Kindern	561
11.2.7	Körperliche Fitness	562
11.2.8	Sonstige tauchmedizinische Themen mit reisemedizinischer Relevanz	562
11.3	Expeditionen und entlegene Einsatzorte	565
11.3.1	Vorbereitungsphase	565
11.3.2	Expeditionsphase	567
11.4	Arktis- und Antarktisstationen	568
11.4.1	Isolation	569
11.4.2	Kälte, Wind und Höhe	571
11.4.3	UV-B-Strahlung	574
11.4.4	Tag-Nacht-Rhythmus	574
11.4.5	Fauna	575
11.4.6	Ernährung	576
11.4.7	Anforderungen an den Überwinterungsarzt und die Polarreisenden	576
11.4.8	Erkrankungshäufigkeit	577

11.5	Humanitäre Arbeit	578
11.5.1	Entwicklungshilfe	578
11.5.2	Besondere Aspekte der Entsendung von jungen Menschen in Sozialprojekte	582
11.6	Militärische Auslandseinsätze	587
11.7	Sicherheit am Arbeitsplatz bei Entsendung ins Ausland	591

12	**Langzeitaufenthalte im Ausland**	**600**
12.1	Tauglichkeit und arbeitsmedizinische Grundsatzuntersuchung G35	600
12.1.1	Untersuchung	602
12.1.2	Beratung	602
12.1.3	Vorsorgemaßnahmen	603
12.1.4	Dokumentation	603
12.2	Medizinische Einreisevoraussetzungen des Gastlandes	605
12.3	Psychologische und familiäre Aspekte	606
12.4	Spezielle Aspekte	608
12.4.1	Umgang mit der Malariaprophylaxe	608
12.4.2	Krankenversicherung	608
12.4.3	Kleidung	609
12.4.4	Haus und Wohnung	609
12.4.5	Haustiere	611

IV Gesundheitsrisiken in der Person des Reisenden

13	**Besondere Personengruppen**	**615**
13.1	Kinder	615
13.1.1	Physiologische Unterschiede	615
13.1.2	Essen und Trinken	616
13.1.3	Hautpflege und Windeln	616
13.1.4	Transport	617
13.1.5	Kommunikation und Sicherheit	617
13.1.6	Sport und besondere Aktivitäten	618
13.1.7	Impfschutz und Malariaprophylaxe	619
13.2	Schwangere	622
13.2.1	Reiseziel	626
13.2.2	Reisestil	627
13.2.3	Reisedauer	627
13.2.4	Impfungen	628
13.2.5	Malariaprophylaxe	628

13.2.6	Durchfallbehandlung	628
13.2.7	Reiseapotheke	629
13.2.8	Nachuntersuchung	630
13.2.9	Krankenversicherung, Rückholung	630
13.3	Senioren	631
13.4	Der reisende Sportler	634
13.4.1	Reiseplanung für Sportler	634
13.4.2	Medizinische Reisevorbereitung	635
13.4.3	Langstreckenreisen zu Wettkämpfen	635
13.4.4	Sexualhygiene	636
13.4.5	Infektionserkrankungen und Sportreisen	636
13.4.6	Gewalt und Kriminalität	640
13.4.7	Nachbereitung der Wettkampfreise	640
14	**(Chronisch) Erkrankte**	**642**
14.1	Reisen mit Herz - und Gefäßerkrankungen	642
14.2	Pulmonale Erkrankungen	651
14.2.1	COPD	651
14.2.2	Asthma bronchiale	655
14.2.3	Belastungsasthma	657
14.3	Erkrankungen des Magen-Darm-Trakts	661
14.3.1	Chronisch-entzündliche Darmerkrankungen (CED)	662
14.3.2	Chronische Leberkrankheiten	665
14.3.3	Chronische Pankreatitis	670
14.3.4	Chronische Refluxösophagitis und Barrett-Ösophagus	671
14.4	Chronische Nierenerkrankungen und Dialyse	672
14.4.1	Chronische Nierenerkrankungen	672
14.4.2	Dialyse	676
14.5	Reisen mit Diabetes mellitus	677
14.6	Immunsuppression	685
14.6.1	Allgemeines	685
14.6.2	Impfschutz	686
14.6.3	Primäre Immundefekte	687
14.6.4	Sekundäre Immundefekte	687
14.7	Tumorerkrankungen und Schmerztherapie	690
14.7.1	Allgemeines	690
14.7.2	Komplikationen und Nebenwirkungen	691
14.7.3	Besonderheiten bei Flugreisen	693
14.7.4	Impfungen, Malariaprophylaxe und Reiseapotheke	693
14.7.5	Schmerztherapie	693
14.8	Reisen mit neurologischen Erkrankungen	695

14.8.1	Zustand nach Schlaganfall	696
14.8.2	Morbus Parkinson	696
14.8.3	Anfallserkrankungen	697
14.8.4	Multiple Sklerose	699
14.8.5	Restless-legs-Syndrom	703
14.8.6	Myasthenia gravis	703
14.8.7	Migräne	704
14.9	Psychiatrische Erkrankungen und Suchtkrankheiten	705
14.9.1	Psychosen	706
14.9.2	Organische Störungen	707
14.9.3	Suchterkrankungen	708
14.9.4	Persönlichkeitsstörungen	708
14.9.5	Somatoforme Störungen, Phobien, Panikattacken, Zwangskrankheit, psychogene Reaktionen	709
14.9.6	Manifestationen psychopathologischer Syndrome auf einer Reise	709

V Maßnahmen der Vorbereitung

15 Informationen über das Zielland und den Reiseablauf ... 713
    15.1   Informationsmöglichkeiten für den Reisenden ... 713
    15.2   Informationsmöglichkeiten für den Arzt ... 714

16 Informationen über die eigene gesundheitliche Situation ... 716

17 Beratung und spezielle Prophylaxe ... 718

18 Notfall- und Erste Hilfe-Kenntnisse ... 720
    18.1   Erste-Hilfe durch medizinische Laien ... 720
    18.2   Notfallversorgung durch mitreisende Ärzte ... 721

19 Reisekrankenversicherung ... 725

VI Diagnostik bei Reiserückkehrern

20 Diagnostik fieberhafter Erkrankungen ... 731
    20.1   Prävalenzen importierter Erkrankungen ... 731
    20.2   Potenziell gefährliche Krankheiten bei Fieber nach Tropenaufenthalt . 732

20.2.1	Malaria	732
20.2.2	Virale hämorrhagische Fieber	733
20.2.3	Amöbenleberabszess	734
20.3	Basisdiagnostik	734
20.3.1	Anamnese	735
20.3.2	Klinische Untersuchung	736
20.3.3	Laboranalysen	737
20.3.4	Technische Untersuchungen	738
20.4	Erweiterte Diagnostik	739
20.4.1	Fieber und Exanthem	739
20.4.2	Fieber mit Ikterus	740
20.4.3	Fieber und Splenomegalie	741
20.4.4	Fieber und respiratorische Symptome	741
20.4.5	Fieber und Gelenkschmerzen	742
20.5	Fieberursachen nach geografischer Herkunft	743

21 Durchfallerkrankungen bei Reisenden und Rückkehrern ... 745

21.1	Epidemiologie und Risikofaktoren	745
21.2	Ätiologie und Pathomechanismus	745
21.3	Klinik	747
21.4	Diagnostik	748
21.5	Therapie	749
21.6	Prophylaxe	750
21.7	Fallbeispiele	752

22 Erkrankungen der Haut ... 754

22.1	Polymorphe Lichtdermatose	755
22.2	Mallorca-Akne (Acne aestivalis)	756
22.3	Phototoxische und photoallergische Reaktionen	757
22.3.1	Photoallergische Reaktion	757
22.3.2	Phototoxische Reaktionen	757
22.3.3	Systemische phototoxische Reaktionen	758
22.4	Weitere Hauterkrankungen	758
22.4.1	Miliaria rubra	758
22.4.2	Eczéma craquelé (Exsikkationsekzematid)	758
22.4.3	Urtikaria	759
22.4.4	Kontaktallergie auf p-Phenylendiamin	760

23 Infektionsschutzgesetz und Meldepflicht ... 761

24 Versand und Transport von Laborproben und infektiösem Material 769
    24.1   Einteilung und gefahrgutrechtliche Klassifizierung der Proben 770
    24.1.1   Patientenproben 770
    24.1.2   Freigestellte medizinische Proben 772
    24.1.3   Sonstige freigestellte Stoffe 772
    24.2   Verpackung, Kennzeichnung und Versand 772
    24.2.1   Versand von freigestellten medizinischen Proben 773
    24.2.2   Versand von Proben unter UN 3373 774
    24.2.3   Versand von Proben unter UN 2814 775
    24.3   Wo sind die wichtigsten Vorschriften in der jeweils aktuellen Version zu finden? 777

25 Reintegration von Rückkehrern und ihrer Familien 780
    25.1   Integration und Reintegration von Auslandsentsandten 780
    25.2   Psychologische Einflussfaktoren der Reintegration 782
    25.3   Erwartungen an die Reintegration 782
    25.4   Auslandserfahrungen und Anpassungsstrategien 783
    25.5   Familiäre Einflussfaktoren der Reintegration 784
    25.6   Organisationale Reintegrationsmaßnahmen 785

VII Rechtliche und organisatorische Aspekte der reisemedizinischen Beratung

26 Ärztliche Qualifikation 791
    26.1   „Reisemedizinische Gesundheitsberatung" 791
    26.2   „Reisemedizin" 795
    26.3   Gelbfieberimpfstelle 797
    26.4   Aktualisierung der Kenntnisse und Informationen 799

27 Vertragspartner und Kostenübernahme 802
    27.1   Reisen aus privater Veranlassung 802
    27.1.1   Gesetzlich Krankenversicherte 803
    27.1.2   Privat Krankenversicherte 807
    27.2   Dienstlich Reisende 808
    27.2.1   Arbeitnehmer 808
    27.2.2   Selbständige 810
    27.2.3   Militärpersonal 810

28	**Durchführung von Impfungen**	**812**
28.1	Indikationsstellung	812
28.2	Aufklärung	814
28.3	Kontraindikationen und Impfabstände	816
28.4	Technisch korrekte Durchführung	817
28.5	Dokumentation	818
28.6	Impfstofflagerung	819
29	**Rechtliche Aspekte**	**821**
29.1	Deutsches Recht	821
29.1.1	Infektionsschutzgesetz	821
29.1.2	Transfusionsgesetz	823
29.1.3	Konsulargesetz	823
29.1.4	Berufsordnung	824
29.1.5	Richtlinien	825
29.1.6	Relevante Urteile	825
29.2	Internationales Recht	827
30	**Reisemedizin im Spiegel der Weltgeschichte**	**829**

Anhang

Medikamente unter klimatischen Extrembedingungen ... 841

Bordapotheke ... 846

Nationale Notrufnummern ... 848

Giftnotrufzentralen ... 850
  Giftnotrufzentralen mit 24-Stunden-Bereitschaft in Deutschland ... 850
  Giftnotrufzentralen mit 24-Stunden-Bereitschaft in Mitteleuropa ... 852

Biografien der Herausgeber ... 855

Autorenverzeichnis ... 857

Register ... 865

Abkürzungsverzeichnis

AED	(Halb-)Automatischer externer Defibrillator
AGE	Arterielle Gasembolie (Arterial Gas Embolism)
AIDS	Acquired Immune Deficiency Syndrome
AMS	Akute Höhenkrankheit (Acute Mountain Sickness)
ArbMedVV	Verordnung
ART	Antiretrovirale Therapie
BAL	Bronchoalveoläre Lavage
CO_2	Kohlendioxid
COLD	Chronisch-obstruktive Lungenerkrankung
DCI	Dekompressionserkrankung (Decompression Illness, synonym auch Decompression Injury/Decompression Incident)
DCS	Dekompressionskrankheit (Decompression Sickness)
DD	Differenzialdiagnose
DVT	Tiefe Venenthrombose (Deep Vein Thrombosis)
ETEC	Enterotoxische Escherichia coli
FiO_2	Fraktion des inspiratorischen Sauerstoffs
FSME	Frühsommer-Meningoenzephalitis
GBS	Guillain-Barré-Syndrom
HACE	Höhenhirnödem (High Altitude Cerebral Edema)
HAPE	Höhenlungenödem (High Altitude Pulmonary Edema)
HCC	Hepatozelluläres Karzinom
HIV	Humanes Immundefizienzvirus
hm	Höhenmeter
HWZ	Halbwertzeit
IATA	Internationale Flug-Transport-Vereinigung (International Air Transport Association) = internationaler Dachverband der Fluggesellschaften
IHR	International Health Regulations
ILO	Internationale Arbeitsorganisation (International Labour Organization) – internationale, von 183 Staaten getragene Institution zur Festlegung internationaler Arbeits- und Sozialstandards
IMO	Internationale Seeschifffahrtsorganisation (International Maritime Organization), von derzeit 167 Staaten getragen

Abkürzungsverzeichnis

IR	Infrarot
KBE	Keimbildende Einheiten
KHK	Koronare Herzerkrankung
LF	Lichtschutzfaktor
LTBI	Latente Tuberkulose-Infektion
MED	Mittlere erythemwirksame Dosis
MFAG	Erste-Hilfe-Anweisung an Bord von Schiffen (Medical First Aid Guide)
MRCC	Koordinierungszentrum für Seerettung (Maritime Rescue Coordination Centre)
Nitrox	Künstliches Atemgasgemisch für Taucher mit einem reduzierten Stickstoffanteil (engl. Nitrogen) und erhöhten Sauerstoffanteil (engl. Oxygen) im Vergleich zu Luft
NNH	Nasennebenhöhlen
O_2	Sauerstoff
pAVK	Periphere arterielle Verschlusskrankheit
PCR	Polymerase Chain Reaction
PEI	Paul-Ehrlich-Institut für Sera und Impfstoffe
pO_2	(Arterieller) Sauerstoffpartialdruck
pCO_2	(Arterieller) Kohlendioxidpartialdruck
RDT	Rapid Diagnostic Test
RRsy/RRdia	Systolischer/diastolischer Blutdruck
SaO_2	Arterielle Sauerstoffsättigung
SchKrFürsV	Verordnung über die Krankenfürsorge auf Kauffahrteischiffen
SchOff-zAusbV	Schiffsoffizier-Ausbildungsverordnung
StIko	Ständige Impfkommission am Robert Koch-Institut
UV	Ultraviolett
TMAS	Telemedizinische Unterstützung von Seeschiffen (Telemedical Maritime Assistance Service)
VFR	„Visiting Friends and Relatives" – Personen, meist aus Entwicklungsländern, die aber in Industrieländern leben und Verwandte und Freunde daheim besuchen
VHF	Virales hämorrhagisches Fieber
VO_2max	Maximale Sauerstoffaufnahme
WHO	Weltgesundheitsorganisation (World Health Organization)
ZNS	Zentralnervensystem

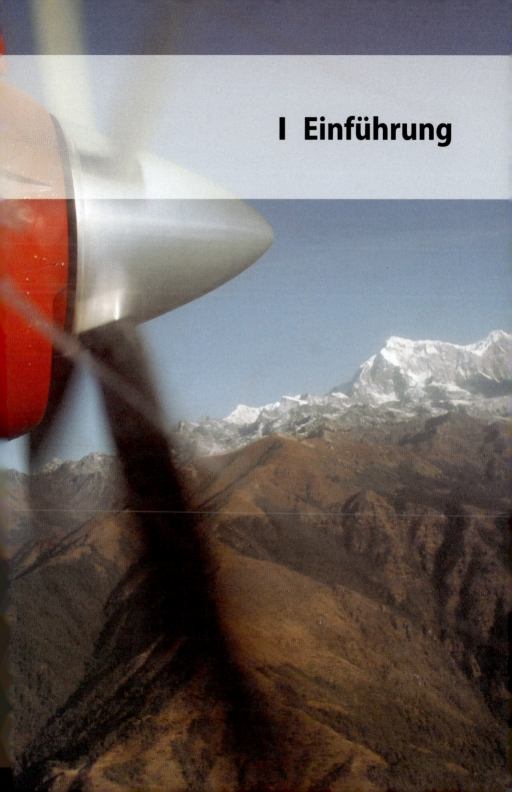

I Einführung

Motiv der Vorderseite:
Unterwegs im Himalaya – Blick auf die Vorberge des Solo Khumbu (Everestregion, Nepal). Foto: T. Küpper

1 Reisen und Gesundheit

B. Diedring, B. Rieke, C.M. Muth, T. Küpper

1.1 „Warum in die Ferne schweifen?" (J. W. von Goethe)

Reisen – der Begriff allein ist schon Programm. Der althochdeutsche Stamm bedeutet soviel wie aufstehen, sich aufmachen, heute im Englischen in einer Wendung wie „the rising sun" noch nachzuvollziehen. Während sich also „Reise" auf den Entschluss bezieht, die gewohnte Umgebung zugunsten des Ungewissen zu verlassen, sind andere Begriffe etwas skeptischer: „viaggio" hat den Weg vor Augen, „journey" den Zeitaufwand, doch „travel" wirft die letzte Neutralität über Bord. Es geht, abgeleitet von einem römischen Werkzeug, dem tripalium, und verwandt mit dem französischen „travail" um Mühen und Entbehrungen, um Risiken und Leid. Warum macht man sich also auf? Vor Jahrtausenden dürfte der Hunger das Hauptmotiv gewesen sein, wenn Gruppen von Jägern dem Wild nachzogen, wenn eine herannahende Eiszeit die Vegetation veränderte oder Naturkatastrophen Felder und Behausungen verwüsteten. Was aber beispielsweise „Ötzi" zu seiner letzten Reise über das Hauslabjoch veranlasste, scheint nicht primär der Hunger gewesen zu sein. Sein einsamer Tod durch Mord mittels Pfeilschuss vor gut 5000 Jahren unterstreicht dramatisch das Gesundheitsrisiko, ohne das die „Er-fahr-ungen" der Fremde nicht zu erlangen sind. Mit zunehmend arbeitsteiligeren Gesellschaften kam das Motiv von Handel und Austausch hinzu. Früher waren die Entfernungen zwischen den Kontinenten große Hürden im Transport von Waren und im Austausch von Informationen, trotzdem wurden sie schon vor langer Zeit überbrückt. Da diese Unternehmungen teuer, langwierig und gefährlich waren, konnten sie nur durch außerordentlich starke Motive angetrieben werden: Der Import von seltenen Waren erbrachte Geld, die Eroberung fremder Länder vergrößerte Machtpositionen und die Erkundung fremder Länder verhießen Ehren und Anerkennung, sofern man es denn überlebte.

1.2 Reisende als Gesundheitsgefahr – Historische Beispiele

Die wohl spannenste Reiseroute der Geschichte ist die Seidenstraße, die Träume von Karawanen mit kostbaren Stoffen, orientalischen Gewürzen und Düften weckt. Sie verbindet das Morgenland mit dem Abendland und ist die wahrscheinlich älteste Handelsroute der Welt, die schon seit der Bronzezeit als ein Netz von Karawanenwegen das Mittelmeer mit Ostasien verbindet. Auf ihr gelangten nicht nur Men-

I Einführung

schen und Güter, sondern auch Ideen, Religionen und Kulturen von Westen nach Osten und umgekehrt. Aber auch Krankheiten und Infektionen breiteten sich immer wieder entlang der Seidenstraße aus. Die Reisenden übertrugen Erreger aus weit entfernten Ursprungsländern auf Populationen, die niemals Kontakt mit diesen Erregern hatten und daher keinerlei Immunität besaßen, so dass große Epidemien auftraten.

In Zusammenhang mit der Verbreitung von Waren über Handelsrouten steht auch das Auftreten der Pest in mehreren pandemischen Wellen. Zur Regierungszeit des römischen Kaisers Justinian (527–565) drang die erste große Pestepidemie im Oktober 541, von Äthiopien oder Arabien ausgehend, über den Schiffsverkehr in das Mittelmeergebiet vor und reduzierte die Bevölkerung dort um ungefähr 40 %. Der zweite große Pestausbruch (1347–1351) ist das bekannteste Beispiel für die Verbreitung von Krankheiten entlang der Seidenstraße und übertraf alle früheren Pestepidemien, da die Krankheit, anders als bisher, nicht hauptsächlich auf das Mittelmeergebiet beschränkt blieb. Sie brach um 1330 in der südchinesischen Provinz Yunnan aus. Mongolenheere verbreiteten die infizierten Flöhe von dort aus über weite Teile Chinas. Pelzhändler brachten die Pestbakterien im Jahre 1346 über Murmeltierpelze, die mit Pestflöhen verseucht waren, über die Seidenstraße bis nach Kaffa, eine Genueser Handelsniederlassung am Schwarzen Meer. Von dort flohen die Bewohner vor der Seuche auf dem Seeweg nach Konstantinopel und weiter in ihre Heimat. Dort breitete sich, vom Hafen von Messina ausgehend, die Pest über ganz Italien und Südfrankreich aus. Obwohl die Alpen im Norden eine Zeit lang als natürliche Barriere dienten, hatte die Seuche nach einem Jahr weite Teile Europas und Nordafrikas erreicht, da sie vor allem über die Seewege bis nach Frankreich, Spanien, England, den Niederlanden, Deutschland, England und Irland gelangte. Die Pest im späten Mittelalter rottete ein Drittel der europäischen Bevölkerung aus, wobei einige Landstriche nahezu vollständig entvölkert wurden. Nach der Pandemie setzten die größten Migrationen seit der Völkerwanderung in diese Gebiete ein. Der Erreger der Pest, das Bakterium Yersinia pestis, kommt heute nur noch in wild lebenden Nagetierpopulationen in Zentralasien, Ost- und Zentralafrika, Südamerika und den Rocky Mountains in den USA vor. Heutzutage sind besonders Bewohner von Bergwäldern und Hochflächen sowie Jäger gefährdet. Es wird jedoch auch von einem nordamerikanischen Fall aus den 1980er Jahren berichtet, bei dem eine Frau ein Eichhörnchen mit einem Rasenmäher überfuhr und sich dabei mit der Pest infizierte. Weltweit registriert die Weltgesundheitsorganisation (WHO) etwa 1000 bis 3000 Pestfälle pro Jahr, meistens in Form kleinerer, örtlich begrenzter Epidemien. In Europa gab es den letzten dokumentierten Pestausbruch im Zweiten Weltkrieg. Man nimmt an, dass die Pest gegenwärtig in Europa nicht mehr existiert.

Wie die Pest, so wurden auch die Pockenepidemien durch Migration weltweit verbreitet. Pocken sind schon seit Jahrtausenden bekannt. Historische Aufzeichnungen aus Asien beschreiben Hinweise auf eine den Pocken ähnliche Krankheit in medizinischen Schriften aus dem alten China (1122 v. Chr.) und Indien (1500 v. Chr.). Die früheste glaubwürdige klinische Evidenz der Pocken stammt von ägyptischen Mumien von Personen, die vor rund 3000 Jahren starben. Nach Europa wurden die Pocken wahrscheinlich im Jahr 165 eingeschleppt durch die siegreichen römischen Legionen nach der Einnahme der syrisch-parthischen Doppelstadt Seleukia-Ktesiphon im heutigen Irak. Die Pocken breiteten sich rasch bis zur Donau und zum Rhein hin aus und führten zu einem 24-jährigen Massensterben, das als so genannte Antoninische Pest in die Geschichte einging. Im Mittelalter trugen die Kreuzritter wesentlich zur Verbreitung der Pocken bei. Die europäischen Eroberer schleppten die Pockenviren nach Amerika ein, wo sie unter den Indianern verheerende Epidemien auslösten. Die Europäer waren durch häufigeren Kontakt mit dem Virus durch zahlreiche frühere Pockenepidemien in höherem Ausmaß immunisiert und relativ wenig gefährdet. Unter den nichtimmunisierten Indianern forderten die Pocken Millionen von Toten. Noch in den 1960er Jahren traten in Europa kleinere Pockenepidemien auf. 1967 wurde auf Beschluss der Weltgesundheitsorganisation (WHO) eine weltweite Pockenimpfkampagne mit dem Ziel der Ausrottung begonnen. Die Pockenimpfung durfte im internationalen Reiseverkehr zur Einreisevoraussetzung gemacht werden, mit der ein Einreisender belegen konnte, dass er für das Zielland keine Gefahr bedeutete. Der letzte Pockenfall in Deutschland wurde 1972 als eine aus dem Kosovo nach Hannover eingeschleppte Erkrankung registriert; der weltweit letzte Fall wurde in Merka, in Somalia, 1977 dokumentiert. Am 8. Mai 1980 wurde von der WHO bekannt gegeben, dass die Pocken weltweit ausgerottet sind.

Auch die Entdeckungsreisenden trugen massiv zur Ausbreitung von Infektionskrankheiten bei, wodurch große Teile ganzer Populationen ausstarben. Als mit Christoph Kolumbus die ersten Europäer 1492 vor den Bahamas vor Anker gingen, begann die Vermischung der Pflanzen, Tiere und Bakterien der beiden zuvor getrennten Welten. Die Verbreitung neuer Krankheiten war die fatalste Auswirkung des durch Kolumbus initiierten Austausches. Als vor etwa 16 000 bis 12 000 Jahren die ersten Nomaden aus Sibirien kommend über die damals noch bestehende Beringia, eine Landbrücke zwischen Asien und Nordamerika, das heutige Alaska erreichten und den amerikanischen Kontinent besiedelten, brachten sie nur wenige Krankheitserreger mit, da sie zum einen keine Haustiere mitnahmen, die Überträger von Krankheiten wie Tuberkulose und Brucellose sein könnten, zum anderen hatten sie zuvor jahrelang unter extremen Belastungen gelebt, so dass chronisch Kranke zurückgeblieben sein dürften und zirkulierende Erreger nicht mehr auf empfängliche Personen trafen. Daher waren die amerikanischen Ureinwohner kaum von den seit Jahrtausenden in Eurasien vorkommenden Infektionskrankheiten betroffen. Diese Krankheiten wie z. B. Masern, Mumps, Pocken, Grippe, Keuchhusten, Typhus und Windpocken wurden nun von den Seeleuten eingeschleppt. Die Bevölkerung von Afrika und Asien war aufgrund des langjährigen Kontakts mit den Krankheitserregern teilweise immun. Die Ureinwohner Amerikas besaßen diese Abwehrkräfte jedoch nicht, daher starben Millionen von Menschen an diesen Krankheiten. Zwischen 1492 und 1650 starben dadurch fast 90 % der amerikanischen Ureinwohner. In umgekehrter Richtung gelangten nur wenige, meist relativ bedeutungslose Krankheiten nach Eurasien und Afrika. Die Syphilisepidemie, die ab 1494 in weiten Teilen Europas wütete, soll aus Amerika eingeschleppt worden sein, jedoch ist die Beweislage nicht eindeutig.

Infektiöse Krankheiten wurden auch durch Militärs als Reisende verbreitet. Die Zuschreibung des Erregerursprungs der schweren Syphilisepidemie in Europa gegen Ende des 15. Jahrhunderts ist ein Beispiel dafür. Im Jahr 1493 fielen in spanischen Hafenstädten die ersten Fälle einer damals unbekannten Erkrankung auf, die der spanische Arzt Ruy Dias de Islas bei Seeleuten der zweiten Reise von Christoph Kolumbus diagnostizierte. Die Erkrankung verbreitete sich rasch in den Hafenstädten des westlichen Mittelmeeres, so auch in Neapel. Bei der Besetzung Neapels (1495) durch Karl VIII. und seinem mehrheitlich aus Söldnern bestehenden Heer kam es zu einem größeren Syphilisausbruch unter den Truppen, der sich nach ihrem Rückzug auf Mittel- und Norditalien sowie die Herkunftsländer der Söldner ausweitete. Da die Virulenz des Erregers außergewöhnlich hoch war, überzog als Folge des Syphilisausbruchs von Neapel innerhalb von fünfzig Jahren eine Syphilisepidemie die alte Welt, die sich dann aber infolge eines Virulenzverlusts deutlich abschwächte und sich auf unterschiedlich hohem Niveau bis in die heutigen Tage fortsetzt.

Auch bei der Verbreitung der Cholera in Europa spielten militärische Handlungen eine Rolle. Die Cholera war vermutlich zunächst in Indien im Mündungsdelta von Ganges und Brahmaputra endemisch. Schon im vierten Jahrhundert wird dort ihr Krankheitsbild in Sanskritschriften beschrieben. Nach einem massiven Ausbruch wurde die Seuche weit über ihr ursprüngliches Gebiet verschleppt und erreichte 1830 die Grenze des russischen Reiches, von wo aus sie sich schnell Richtung Norden weiter verbreitete. Die seit Februar 1831 andauernden Kampfhandlungen zwischen russischen und polnischen Truppen im Rahmen des polnischen Aufstands leisteten der Verbreitung der Cholera Vorschub aufgrund der unzureichenden hygienischen Verhältnisse und der schlechten ärztlichen Versorgung. Die demoralisierende Auswirkung der Krankheit auf beiden Seiten führte sogar zu einer zeitweiligen Einstellung der Kriegshandlungen.

Um eine weitere Ausbreitung der Seuche nach Westen zu verhindern, wurde seit Mai 1831 die Einreise nach Preußen aus Polen nur noch an zwölf Grenzorten mit Contumazanstalten gestattet. Alle übrigen Übergänge waren geschlossen und die Grenzen von bewaffneten Soldaten überwacht, die bei unerlaubten Übertritten von der Schusswaffe Gebrauch machten. Reisende mussten, wenn sie aus choleraverdächtigen Gebieten kamen, zehn Tage, wenn sie aus cholerabefallenen Gebieten kamen, zwanzig Tage in Quarantäne (= Contumaz) halten. Während dieser Zeit waren sie völlig von der Außenwelt und auch von anderen Contumazisten isoliert und mussten sich täglich untersuchen lassen. Nach Ablauf der Frist erhielten sie einen „Entlassungsschein", mit dem sie nach Preußen einreisen durften. Ohne diesen Schein durften Reisende im Grenzgebiet nicht beherbergt werden. Aber nicht nur Menschen standen unter Verdacht, die Krankheitserreger einzuschleppen. Auch Reisegepäck, mitgeführte Dokumente und Briefe wurden je nach Art des Materials gewaschen oder mit Chlordämpfen geräuchert, in der Hoffnung, den Erreger zu vernichten. Weder Quarantäne noch die Räucherung verhinderten jedoch, dass die Cholera 1831 nach Preußen eingeschleppt wurde.

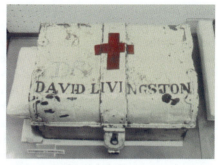

Abb. 1.1: Expeditionsapotheke von D. Livingstone auf seiner Reise zu den Victoriafällen 1855. Aufnahme: T. Küpper mit freundl. Genehmigung des Livingstone-Museums, Livingstone/Zambia

Danzig und Königsberg waren die ersten preußischen Städte, die vermutlich auf dem Seeweg infiziert wurden. In Danzig verursachten die angeordneten Absperrungen und Überwachungen von Häusern Cholerakranker so immense Kosten, dass die Stadt nach einigen Wochen nahezu ruiniert war und auf Spenden aus anderen Teilen des Königreichs angewiesen war. Mehrere hundert Einwohner, die zumeist nicht erkrankt waren, mussten verpflegt werden, da sie wegen der Häusersperren nicht mehr ihrer Arbeit nachgehen konnten.

Der Geograf Karl Friedrich Vollrath Hoffmann hatte 1832 unter dem Titel „Die morgenländische Brechruhr nach ihrem Zuge und ihrer Verbreitung, auf drei Karten bildlich dargestellt" Landkarten veröffentlicht, die den Seuchenzug der ersten Cholera-Pandemie, die 1823 die Wolgamündung erreichte, sehr genau wiedergeben und die befallenen Orte mit roter Farbe markieren. Diese Karten zeigen deutlich, dass die Cholera sich vornehmlich entlang der Flussläufe verbreitete und die Krankheitserreger mit dem infizierten Flusswasser weiter stromabwärts gelangten. Der britische Arzt John Snow erkannte 1854, dass die in London grassierende Cholera nicht durch Dünste (Miasmen) verbreitet wurde, sondern durch verunreinigtes Trinkwasser. Er konnte nachweisen, dass sich die Todesfälle im Bereich einer ganz bestimmten Wasserpumpe konzentrierten. Nachdem er die Pumpe außer Betrieb gesetzt hatte, indem er deren Schwängel entfernte, kam es zum Stillstand der Epidemie.

1.3 Gesundheitsgefahren durch Reisebedingungen

Die Entdeckungsreisenden wurden unterwegs häufig mit gesundheitsgefährdenden Bedingungen konfrontiert, die aus den mangelhaften hygienischen Verhältnissen und dem begrenzten Nahrungsangebot resultierten. So verlor H.M. Stanley auf

I Einführung

seiner zweiten Afrikareise 1874–1877 immerhin 68% seiner Mannschaft, was ihm sicher nicht ganz zu Unrecht den zweifelhaften Ruf des rücksichtslosesten Entdeckungsreisenden seiner Zeit einbrachte. Die Todesfälle betrafen Kämpfe, Mord und Kannibalismus (58 Personen), Pocken (45), Durchfallerkrankungen (21), Ertrinken (14), Krokodile (1) und diverse Personen, die unterwegs verhungerten.

Verseuchtes Trinkwasser, das zu Durchfallerkrankungen führte, war auch die Ursache für den Tod mehrerer Mannschaftsmitglieder der „Endeavour" auf der ersten Seereise von James Cook. Er ließ das Schiff in Batavia, dem heutigen Jakarta, der Hauptstadt Indonesiens, überholen. Allerdings breiteten sich in der rasch wachsenden tropischen Hafenstadt auch Krankheiten und Seuchen aus. Ein Mitreisender auf der Weltumsegelung beschreibt das niederländische Batavia 1770: „In der nassen Jahreszeit [...] schwillt das Wasser in diesen unreinen Kanälen dermaßen an, dass es aus seinen Ufern tritt und in den niedrigen Gegenden der Stadt die unteren Stockwerke überschwemmt. Ist es wieder abgelaufen, so findet man da, wo es stand, eine unglaubliche Menge von Schlamm und Kot. [...] Von hundert Soldaten, die von Europa hierher geschleppt werden, sollen, wie man uns versicherte, am Ende des ersten Jahres kaum noch fünfzig am Leben sein. [...] In ganz Batavia ist uns nicht ein einziger Mensch vorgekommen, der recht frisch und gesund ausgesehen hätte."

Auch wenn James Cook besonders bei seiner ersten Seereise Mannschaftsmitglieder durch verschiedene Infektionskrankheiten verloren hatte, so starb kein einziger jemals an Skorbut, einer Krankheit, die zu dieser Zeit eine der Haupttodesursachen unter Seeleuten war. So verlor zum Beispiel Vasco da Gama auf seiner ersten Seereise nach Indien (1497–1499) von 160 Mann Besatzung etwa 100 Mann durch Skorbut. Bis ins 18. Jahrhundert konnten auch die besten Ärzte diese rätselhafte Krankheit nicht therapieren. Sie beobachteten nur den immer gleichen Verlauf. James Cook ließ seinen Seeleuten auf seiner ersten Seereise (1768) zur Vorbeugung gegen Skorbut Sauerkraut und Zitronensaft servieren. Wenige Jahre zuvor (1747) hatte der schottische Schiffsarzt James Lind nachgewiesen, dass die Krankheit durch den Verzehr von Zitrusfrüchten wirksam bekämpft werden kann, auch wenn es noch lange dauerte, bis der Mangel an Vitamin C als ursächlich festgestellt werden konnte. Lind war nicht der Erste, dem die Wirksamkeit von Zitrusfrüchten bei der Bekämpfung des Skorbuts auffiel – sie war schon seit dem 15. Jahrhundert bekannt – aber er war der Erste, der diesen Effekt gezielt untersuchte. Es handelt sich dabei um eines der ersten systematischen Experimente in der Geschichte der Medizin. Bei seinen Versuchen erwiesen sich neben Zitrusfrüchten auch frische Kartoffeln, Sauerkraut und Kräuter als wirksame Mittel gegen Skorbut. Lind informierte die Kapitäne der Marine und legte Listen mit Nahrungsmitteln an, die an Bord der Schiffe geladen werden sollten. James Cook hielt sich als erster Seefahrer an diese Listen und verlor auf seinen Fahrten keinen einzigen Mann an dieser berüchtigten Erkrankung.

1.4 Gesundheitsgefährdungen durch Massentourismus

Mit der Entwicklung neuer Techniken wurde der Austausch von Waren und Informationen deutlich einfacher, schneller und billiger. Dies führte schon vor dem Ersten Weltkrieg zu einer Art Globalisierung, zumindest zur Erreichbarkeit ferner Länder mit technischen Hilfsmitteln. Es entwickelten sich weltumspannende Handels- und Kommunikationsverbindungen, die über nationale Grenzen hinweg agierten. Ausmaß und Geschwindigkeit der damaligen Globalisierung nahmen rasant zu. Die Welt wurde „klein".

Mit zunehmender Industrialisierung und der Präsenz europäischer Kolonialmächte in entfernten Erdteilen wurde „Freizeit" vom adeligen Privileg zum Statussymbol. Zusammen mit Sport und Hobbies blühte auch der Tourismus auf (Abb. 1.2). Billigtickets und der Einsatz von Großraumflugzeugen ermöglichten schließlich die Fernreisen vieler Menschen. Dieser Massentourismus, Reisen auch in abgelegene Gegenden der Erde, ungeschützter promisker Sexualverkehr, der Verzehr ungekochter exotischer Pflanzen und Tiere führten zu neuen Infektionsketten. Aber auch Flüchtlingsgruppen aus Krisengebieten und beruflich bedingte Auslandsaufenthalte sind aus epidemiologischer Sicht von Bedeutung.

Durch moderne Impfstoffe und Antibiotika konnten viele Infektionskrankheiten bekämpft werden, jedoch haben gerade die letzten 25 Jahre gezeigt, wie viele Krankheitserreger neu gefunden wurden und sich zu neuen Bedrohungen entwickelten.

Die erleichterte Zugänglichkeit entlegener Gebiete und preisgünstige Angebote von Touristikunternehmen – auch von Fernreisen – eröffnen Transportwege für Erreger, die früher nur lokal verbreitet waren. Beispiele aus jüngerer Zeit sind die Verbreitung von AIDS und der Schweinegrippe.

Die Ausbreitung des HI-Virus hat sich in den vergangenen 25 Jahren zu einer Pandemie entwickelt, an der nach Schätzungen der Organisation UN-AIDS bisher mehr als 25 Mio. Menschen gestorben sind. Über 33 Mio. Menschen waren laut Welt-AIDS-Bericht Ende 2009 mit dem Virus infi-

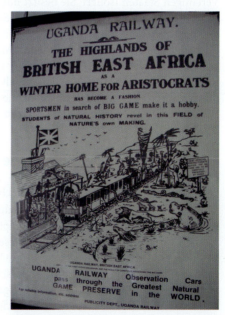

Abb. 1.2: Frühe Tourismuswerbung: Bereits im 19. Jahrhundert sind „Exotik", „Abenteuer" und „wilde Tiere" wesentliche Werbeträger

ziert. Mittlerweile wurde nachgewiesen, dass das HIV von einem Affenvirus (SIV) abstammt. Zu Beginn des 20. Jh. infizierten sich erstmals Menschen mit dem SIV, das in den menschlichen Zellen zum humanpathogenen HIV mutierte. Mit der Übertragung von Affen auf Menschenaffen und von diesem auf den Menschen hat das HI-Virus mindestens zweimal Artgrenzen übersprungen. Der Übertragungsweg auf den Menschen ist unklar, aber man nimmt an, dass Jäger infiziert wurden, die Affen jagten und verspeisten. Das HIV tauchte erstmals um 1930 in Zentralafrika auf. Aufgrund von Genanalysen konnte die Ausbreitung des HIV nachvollzogen werden: Es gelangte um das Jahr 1966 herum von Afrika nach Haiti und breitete sich von dort aus über die ganze Welt aus.

Die echte Schweinegrippe ist eine akut verlaufende Infektionskrankheit der Atemwege bei Hausschweinen, die durch Influenzaviren mit schweinespezifischen (porzinen) Genomabschnitten verursacht wird. Die klassischen porzinen Virusstämme verursachen beim Menschen selten und dann nur milde Erkrankungen, jedoch können durch paketweisen Austausch der genetischen Information von porzinen und humanen Influenzaviren Varianten entstehen, die für das Tier oder den Menschen neue pathogene Eigenschaften besitzen. Eine solche neu aufgetretene Variante des Influenza-A-Subtyps H1N1 wurde im April 2009 in Mexiko und den Vereinigen Staaten isoliert. Sie besitzt nur fünf von acht Gensegmenten porzinen Ursprungs und ist daher kein Erreger der Schweinegrippe im klassischen Sinne. Die Erreger infizieren keine Schweine, werden jedoch effektiv von Mensch zu Mensch übertragen. Nachdem die Krankheit in Mexiko ausgebrochen war, verbreitete sie sich schnell auch in den USA. Viele der gemeldeten Grippefälle traten nach der Rückkehr von einem Auslandsaufenthalt auf. Als Reaktion auf die hohe Infektionsgefahr kam es zu kurzfristigen Schließungen von Schulen, Kindergärten und anderen Einrichtungen und schließlich zur pandemischen Ausbreitung.

1.5 Bedeutung der Kolonialgeschichte für die Reisemedizin

Auch wenn die Kolonialzeit heute zurückblickend sehr kritisch betrachtet werden kann, waren die Erkenntnisse der damaligen Expeditionen ein uneingeschränkt wertvoller Beitrag für die Seuchenbekämpfung und die Reisemedizin. Die medizinischen Expeditionen der kolonialen Kaiserzeit und die dabei erzielten Ergebnisse führten zu einem immensen Wissenszuwachs über die in den Kolonien verbreiteten Infektionskrankheiten. Durch die praktische Umsetzung der neu erworbenen Erkenntnisse erhoffte man, die Ansteckungsgefahr in den Kolonien, aber auch im eigenen Land und besonders auf Reisen einschränken zu können. Gleichzeitig dienten sie der Rechtfertigung von Fremdbestimmung und des eigenen Gefühls der Überlegenheit. In der Zeit zwischen 1870 und 1914 wurden nicht nur die Erreger und die Übertragungswege der Syphilis, Pest, Cholera, Milzbrand, Tuberkulose, Malaria und der Schlafkrankheit entdeckt, sondern auch grundlegende Methoden zur Untersuchung und Kultivierung der Mikroorganismen sowie Standardisierungen von Untersuchungen eingeführt.

Aber nicht nur durch den Nachweis aller wichtigen bakteriellen und parasitären Erkrankungen profitieren Touristen noch heute direkt von den Erkenntnissen der Kolonialmediziner; sie stellten schon vorbeugende Impfstoffe aus abgeschwächten Erregerstämmen her und entwickelten praktisch als Nebenprodukt die heute noch für Reisende gültigen Prophylaxemaßnahmen wie die Standardwarnung: „Koch' es, schäl' es oder vergiss es." Auch die Empfehlungen, Kontakt zu streunenden Tieren zu unterlassen, festes Schuhwerk zur Abwehr hautpenetrierender Erreger und von Schlangenbissen zu tragen, sich durch das Auftragen von Repellents bzw. das Schlafen unter Moskitonetzen vor Insekten zu schützen, nicht in Gewässern zu baden, die mit Fäkalien verunreinigt sein könnten, sich durch entsprechende Bekleidung vor der Sonneneinstrahlung zu schützen sowie die Mitnahme eine Reiseapotheke basieren noch auf den Erfahrungen der medizinischen Expeditionen der Kolonialzeit.

Weiterführende Literatur

1 Haussig H-W (Hrsg): Herodot Historien. Stuttgart: Kröner, 1971.
2 Grüntzig JW, Mehlhorn H: Expeditionen ins Reich der Seuchen. Heidelberg: Spektrum Akademischer Verlag, 2005.

2 Positive und negative gesundheitliche Auswirkungen von Reisen

R. Steffen

2.1 Negative Auswirkungen auf die Reisenden

Offensichtlich sind die gesundheitlichen Auswirkungen abhängig von Umgebungs- und von individuellen Faktoren. Um diese beurteilen zu können, ist es unerlässlich, zunächst die Reiseziele, -dauer und auch den Reisestil zu erfassen. Sodann muss man sich über allfällige vorbestehende Krankheiten des Kunden — er ist ja nicht notwendigerweise ein Patient — vergewissern. Bei dieser Analyse wird man realisieren, dass vor allem Säuglinge, Kinder, auch Senioren, besonders vulnerabel sind. Gesundheitsstörungen treten gerade bei Aufenthalten in exotischen Entwicklungsländern besonders häufig auf (Abb. 2.1). Quoten um die 10 % von Bettlägerigkeit und Arztkonsultationen weisen darauf hin, dass es sich dabei nicht stets um Banalitäten handelt. So liegen die Raten der Todesfälle mit 1 zu 15 000 beim Trekking oder 1 zu 100 000 generell beim Reisen doch weiterhin zu hoch — unser primäres Ziel sollte sein, hier präventiv einzuwirken.

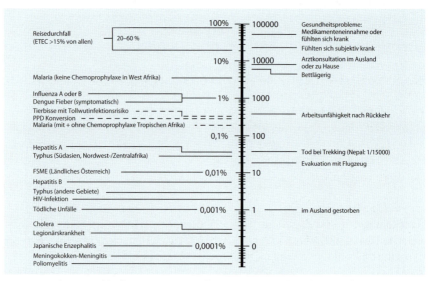

Abb. 2.1: Spektrum und Stellenwert von Gesundheitsstörungen während eines Aufenthalts in einem Entwicklungsland

2.1.1 Mortalität auf Reisen

Auf den ersten Blick erscheinen die betreffenden Studienresultate widersprüchlich: diejenigen aus Südeuropa, Florida und der Karibik nennen kardiovaskuläre Krankheiten als die häufigste Todesursache, während diejenigen aus Entwicklungsländern die Bedeutung der Unfälle betonen. Es handelt sich hier vor allem um Verkehrs- und Badeunfälle. Die Unterschiede beruhen auf den unterschiedlichen Populationen: erstere Destinationen werden vor allem von Senioren frequentiert, während an den letzteren mehr „Abenteurer" dominieren. Man denke nur an die vielen Rad- und Motorradfahrer, die ihre Umgebung ohne Helm erkunden, aber auch an Berichte über Ertrinken, bedingt durch unerwartete Strömungen (z. B. Kuta Beach, Bali) oder durch Schwimmen nach Alkoholgenuss. Es wäre aber nicht sachgerecht, nur die Todesfälle unterwegs zu berücksichtigen; auch jene nach der Rückkehr müssen in Betracht gezogen werden. Hierzu – seien diese nun die Spätfolge eines Unfalls oder auch einer im Langstreckenflug aufgetretenen Thrombose – fehlen uns meist Daten. Lediglich über Malaria werden wir recht umfassend informiert, und diesbezüglich hat sich die Lage gerade in Deutschland in den vergangenen 10 Jahren dramatisch verbessert. Andere Infektionen spielen in den Mortalitätsstatistiken der Reisemedizin eine fast zu vernachlässigende Rolle, außer anlässlich von Influenza- und Norovirusausbrüchen auf Kreuzfahrten, bei denen Senioren die vorherrschende Population sind. „Emerging infections", die oft zu Schlagzeilen führen, betreffen Reisende nur ganz selten.

2.1.2 Morbidität

Hier gilt es zu gewichten zwischen einer banalen Erkältung und schweren Gesundheitsstörungen, die letztlich eine Evakuation mit einer Flugambulanz erforderlich machen. Bezeichnenderweise liegen die Anteile von unfall- und krankheitsbedingten Repatriierungen bei je ca. 50 %, ein weiterer Hinweis, dass Unfälle – bisher vernachlässigt – eine zentrale Rolle spielen. Eine weitere bislang zu wenig beachtete Evakuationsursache sind psychische Störungen bei Langzeitaufenthaltern und deren Angehörigen.

Reisedurchfall

Diese häufigste Gesundheitsstörung von Reisenden (Abb. 2.2), die aus Industrienationen Länder der Dritten Welt besuchen, weist auch jetzt noch Inzidenzraten von 20 bis über 30 % für einen Aufenthalt von zwei Wochen auf. Die höchsten Quoten finden sich in Südasien und in den Kernländern des tropischen Afrikas. Kleinkinder und Adoleszenten sind besonders oft betroffen, erstere müssen häufig hospitalisiert werden. Aus noch unerklärten Gründen wurden Personen mit Wohnsitz in Groß-

I Einführung

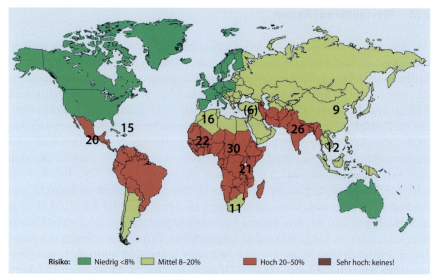

Abb. 2.2: Inzidenzraten der Reisedurchfälle 2006–2008 (Pitzurra R et al. BMC Infect Dis 2010; 10: 231)

britannien als Risikogruppe identifiziert, ebenfalls besonders gefährdet sind Personen mit übermäßigem Bierkonsum und jene, die sich bei Straßenverkäufern verpflegen. Eine Minorität hat eine genetische Disposition.

Malaria

Bisher wurden jährlich rund 20 000 Fälle von Malaria in Industrienationen eingeschleppt, und zwar nicht nur durch Reisende, sondern auch durch Immigranten, Geschäftsleute und Touristen mit Wohnsitz in Endemiegebieten. Zahlreiche Indikatoren weisen in den allerletzten Jahren darauf hin, dass vor allem an den üblichen von Touristen besuchten Destinationen das Risiko, von einer infizierten Anophelesmücke gestochen zu werden, deutlich abnimmt, so neuerdings auch in afrikanischen Großstädten und auf Zanzibar. Dies soll uns aber nicht dazu verleiten, schon jetzt überall in Afrika auf die bewährte Strategie zur Prophylaxe zu verzichten. Andere Kapitel in diesem Buch beleuchten eingehend die unterschiedlichen Risiken an den verschiedenen Destinationen.

Durch Impfungen vermeidbare Infektionen

Gelegentlich, speziell, wenn künftige Reisende nur eine beschränkte Summe ausgeben möchten, gilt es, aufgrund epidemiologischer Fakten Prioritäten zu setzen (Abb. 2.3). In Betracht gezogen wird natürlich dabei nicht nur die Inzidenzrate, sondern auch der Schweregrad der Infektion.

2 Positive und negative gesundheitliche Auswirkungen von Reisen

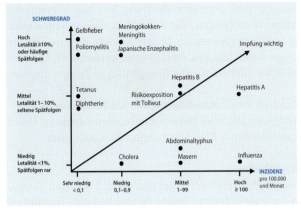

Abb. 2.3: Prioritäten für Impfungen unter Berücksichtigung von Inzidenz und Schweregrad der Infektion. Mod. nach Steffen u. Connor 2005

Es mag erstaunen, aber die Influenza ist die häufigste durch Impfung vermeidbare Infektion, rund 1 % der Reisenden in Entwicklungsländer erkrankt daran pro Monat. Dabei ist zu berücksichtigen, dass in den Tropen ein Gripperisiko über das ganze Jahr besteht.

In den folgenden Rängen findet sich die Hepatitis A – hier wurde die Inzidenzrate vor wenigen Jahren um den Faktor 10, nämlich von 0,3 auf 0,03 % korrigiert –, gefolgt von Hepatitis B und Abdominaltyphus an ausgewählten Reisezielen. Ein hohes Risiko diesbezüglich besteht in Südasien, vor allem Indien, und es sind hierbei nicht nur „VFRs", d. h. Personen mit Migrationshintergrund, betroffen. Auch in Ägypten sowie West- und Zentralafrika kommt es häufig zu Typhusinfektionen. An anderen Destinationen hingegen, wie in Südostasien, Ostafrika oder Lateinamerika, sind hiervon höchstens Personen, die sich unter klar suboptimalen Bedingungen verpflegen, betroffen.

Nur anekdotische Berichte gibt es über die übrigen Infektionen, die im unteren Teil von Abb. 2.3 aufgelistet sind. Zu bedenken ist, dass immer wieder Masern und andere Infektionen, gegen die eigentlich ein Schutz aus Routineimpfungen bestehen sollte, wegen mangelhafter Impfdisziplin importiert und exportiert werden. Speziell in Nordamerika können ungeimpfte Personen aus dem Umfeld von Masernpatienten unter Quarantäne gestellt werden.

Andere Infektionen

Flüchtige sexuelle Kontakte, zur Hälfte ohne Kondomschutz, gehen je nach Population 4–20 % der Touristen ein; die höchste Quote verzeichnen deutsche Männer, die allein reisen. In Großbritannien und in der Schweiz wird der Anteil der HIV-Infektionen, die eingeschleppt werden, auf 10 % geschätzt. Auch andere sexuell übertragene Infektionen werden importiert.

Abgesehen von der Malaria sind diverse andere von Mücken übertragene Krankheiten bedeutsam, allen voran Dengue. Bei Reisenden, die aus Südostasien zurückkehren, beträgt die Serokonversionsrate 20 pro 100 000; dies ist klar ein häufigeres Risiko als dasjenige durch Malaria. Phasenweise werden auch Chikungunya, gelegentlich Westnilfieber oder Japanische Enzephalitis in Europa diagnostiziert.

Eine Vielzahl von klassischen Tropenkrankheiten, wie Leishmaniasis, Schistosomiasis oder Trypanosomiasis, sei abschließend erwähnt; epidemiologische Daten fehlen jedoch. Filovirosen werden durch Reisende extrem selten akquiriert.

Nichtinfektiöse Gesundheitsprobleme

Solche sind oft umgebungsbedingt; Stress – sei dieser nun durch Flugangst, Verspätungen oder auch Angst in der ungewohnten Umgebung usw. bedingt – kommt oft vor. Jet-Lag, bedingt durch Wechsel in der Zeitzone, betrifft häufiger Reisende in den Osten und ältere Semester. Seekrankheit mag bis zu 80 % aller Passagiere betreffen. Klimawechsel (Sonnenbrand!) und große Höhe können Probleme bereiten (vgl. Kap. 10.1, 10.3), bedeutsam sind vor allem die akute Bergkrankheit und deren Komplikationen.

Abgesehen von den im Abschnitt Mortalität besprochenen schweren Unfällen, können auch banale Schürfungen oder Verstauchungen sich während eines Tropenaufenthalts mühsam auswirken. Erstere heilen z. B. schlecht, wenn sie immer wieder mit Meerwasser bespült werden.

Vorbestehende Krankheiten können sich unterwegs verschlimmern, besonders häufig die Obstipation, aber auch andere Störungen im Bereich des Magen-Darm-Trakts oder gewisse Dermatosen. Personen, die schon in unseren Gegenden unter psychischen Problemen leiden, sollen nicht der Illusion erliegen, diese würden insbesondere bei Annahme einer Arbeitsstelle in der Dritten Welt verschwinden — oft ist das Gegenteil der Fall.

2.2 Positive Auswirkungen auf die Reisenden

Im Gegensatz zu oben Gesagtem können einzelne Hautkrankheiten eine Linderung erfahren, so können gewisse Formen der Akne unter Einwirkung der Sonne gelindert werden. Auch manche stressbedingten Gesundheitsstörungen können sich während eines harmonischen Aufenthaltes bessern– viele Reisende berichten, Kopfschmerzen seien unterwegs nie aufgetreten. Im warmen Klima verschwinden aber vor allem oft Beschwerden, die durch Arthrosen bedingt sind.

2.3 Auswirkungen auf die Bevölkerung des bereisten Landes

Abgesehen von oft negativen kulturellen Einflüssen und Ausbeutung bis zur Kinderprostitution inklusive Verbreitung des HIV ist hierbei auch an das Einschleppen von Infektionskrankheiten zu denken, gegen die z. B. die Bevölkerung einer abgelegenen Insel nicht immun ist. Vor der breiten Einführung von Impfungen ist dies u. a. mit Masern und Influenza vorgekommen.

Anderseits profitieren breite Schichten in Schwellenländern davon, dass gewisse Impfstoffe primär für Reisende entwickelt worden sind, wie derjenige gegen die Hepatitis A.

3 Epidemiologische Grundbegriffe

B. Rieke

Das Quantifizieren von Leid ist eine schwierige Sache. Manchem erscheint es unmöglich, und doch hat allein eine Aussage wie „Du siehst heute schon besser aus" einen solchen Grundcharakter. Will man das Statement von der reinen Subjektivität auf eine mit anderen Fällen zu anderen Zeiten vergleichbare Ebene heben, so braucht es Objektivierung und Messwerte. Diesem Zweck dienen Fieberkurve und Gewichtsverlauf und die zahlreichen Laborwerte, Scores und Stufeneinteilungen der klinischen Medizin.

Dieselbe Frage stellt sich aber auch, wenn nicht eine Person, sondern eine Gruppe, eine Gesellschaft zu beurteilen ist. „Heute leben wir gesünder als früher" wäre die subjektive, die „Bauch"-Variante. Wie aber sieht die „Fieberkurve" einer Gesellschaft aus? Dazu gibt es ein gewisses Instrumentarium von Begriffen, die im vorliegenden Werk so häufig erwähnt werden, dass uns eine Definition zu Beginn zu lohnen scheint.

Wenn wir also den Eindruck haben, besser dran zu sein als unsere Vorfahren im Mittelalter, so liegt das zum Beispiel an der **Lebenserwartung**. Diese ist definiert als die Lebensspanne, die ein Neugeborenes heute vor sich hat. Für Jungen liegt sie bei 77,5 Jahren, für Mädchen bei 82,5 Jahren. Das bedeutet nicht, dass ein 80-jähriger Mann keine Lebenserwartung hätte. Zusammen mit der Gruppe der anderen heute 80-jährigen Männer schaut er nach vorn und hat eine weitere Lebenserwartung von 7,7 Jahren.

Die zu diesem Wert komplementäre ist die Wahrscheinlichkeit, bis zu einem bestimmten Zeitpunkt zu sterben. Am wichtigsten darunter ist die **Unter-5-Jahres-Mortalität** oder „under-5-mortality rate" (U-5-MR). Sie bezeichnet die Wahrscheinlichkeit Lebendgeborener, bereits vor dem 5. Geburtstag zu sterben, und ist einer der wichtigsten Entwicklungsindikatoren. Die Spanne dieses Werts reicht von 3/1000 für skandinavische Staaten bis zu 280/1000 für Sierra Leone, ähnlich auch in Angola oder Niger.

Diese Situation wird natürlich beeinflusst vom Krankheitsgeschehen. Soll die Häufigkeit einer Erkrankung, auch einer nichtinfektiösen, beschrieben werden, so eignet sich dazu die **Inzidenz**, also die Zahl von Neuerkrankungen bezogen auf die Bevölkerungszahl. Standardisiert man die Beobachtungsdauer und die Bevölkerungszahl, so erhält man eine **Inzidenzrate**, also die Zahl der Neuerkrankungen pro 100 000 Personen im Verlauf eines Jahres. In Bezug auf die 2889 HIV-Infektionen beispielsweise, die in Deutschland 2011 diagnostiziert wurden, errechnet sich eine Inzidenz von 3,53 HIV-Neudiagnosen pro 100 000 Einwohner im Jahr 2011. Dies kann man auch als Inzidenzrate für 2011 bezeichnen. Die Inzidenz zeigt innerhalb

3 Epidemiologische Grundbegriffe

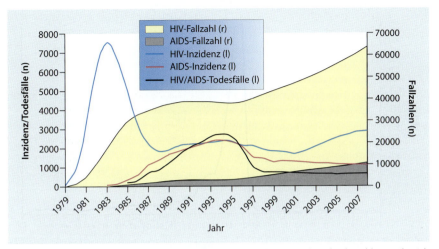

Abb. 3.1: Inzidenz und Prävalenz von HIV und AIDS in Deutschland. Aus den Absolutzahlen ergibt sich die Inzidenz bzw. Prävalenz streng genommen erst, wenn man durch die Bevölkerungszahl dividiert, was hier unter Annahme einer Konstanz unterblieben ist. Anfang der 1990er Jahre blieben die Fallzahlen konstant, da Zugang und Abgang, also Inzidenz und Mortalität, sich in etwa die Waage hielten. Dann stieg ca. 1999 die Prävalenz trotz sinkender Neuinfektionen, was sich durch Verlängerung der Krankheitsdauer als Therapieerfolg erklärt. Mod. nach RKI [1]

Deutschlands große Unterschiede, so beträgt sie für Köln 15,2, also wurden 2011 15,2 HIV-Neudiagnosen pro 100 000 Kölnern registriert, der bundesweite Höchstwert. Demgegenüber lag die HIV-Inzidenzrate in Thüringen bei etwa 1. Doch nicht nur in unterschiedlichen Regionen kann man die Inzidenz bestimmen, auch in Untergruppen der Bevölkerung, die sich durch Alter, Beruf oder Geschlecht unterscheiden. So lag die HIV-Inzidenzrate bei Männern zwischen 25 und 29 Jahren in Deutschland 2011 bei 13,7, für Frauen desselben Alters bei 4,5. Diese Daten sind für die Frage der Prävention von großer Bedeutung, deren Erfolg sich daran misst (Abb. 3.1).

Denjenigen, der seine HIV-Gefährdung nach einem zufälligen, ungeschützten Sexualkontakt einschätzen will, interessiert die Inzidenz jedoch nicht. Er will wissen, wie der Bestand an HIV-Infizierten in der Bevölkerung ist, unabhängig von deren Infektionsjahr. Daher interessiert ihn die **Prävalenz** (genau genommen die Punktprävalenz zum Zeitpunkt des Risikos). Für HIV-Positivität liegt die Prävalenz in der Bundesrepublik bei 0,1 %, ein im Vergleich zum Weltmaßstab niedriger Wert. Schon in der Schweiz läge er bei 0,6 %, im südlichen Afrika erreicht man Werte von 20–24 % in der Allgemeinbevölkerung (Botswana, Swaziland, Lesotho), in Hochrisikogruppen liegen die Werte noch deutlich darüber. Die Prävalenz einer Erkrankung ist

45

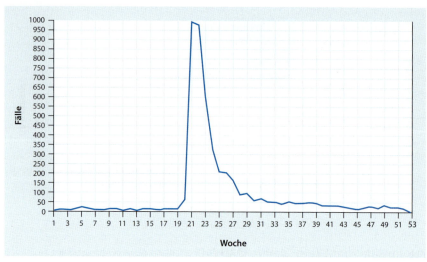

Abb. 3.2: Verlauf der EHEC-Fallzahlen in Deutschland 2011. Quelle: RKI, SurvStat

dann hoch, wenn es viele Neuerkrankungen gibt oder wenn die durchschnittliche Erkrankung lange dauert. Ist die Situation stabil, gibt es also aktuell keinen Ausbruch, kann man die dritte Zahl errechnen, wenn man die anderen beiden kennt. Analog zur Inzidenzrate kann man auch die Prävalenz als **Prävalenzrate** ausdrücken, also als Zahl der Merkmalsträger unter 100 000 Personen.

Bei einem Ausbruch interessiert auch, wie viele Personen aus der Gesamtbevölkerung bei einem Ausbruch erkranken oder daran versterben. Dies ist dann die **Morbidität** bzw. die **Mortalität** der Erkrankung. In gewisser Weise ist dies die Fläche unter der Kurve der (z. B. wöchentlichen) Erkrankungs- bzw. Todesfallzahlen (Abb. 3.2). Bei dem großen EHEC-Ausbruch in Norddeutschland 2011 etwa erkrankten innerhalb weniger Wochen 4333 Personen, davon 852 an einem hämolytisch-urämischen Syndrom (HUS). 50 Personen starben, darunter 32 HUS-Fälle (RKI [2]).

Mit epidemiologischen Maßen kann man auch den Verlauf von Erkrankungen charakterisieren. Sind 10 empfängliche Personen mit einem infektiösen Fall so zusammen, wie dies für die Infektion erforderlich ist, so wird nicht unbedingt jeder von den 10 infiziert. Die entsprechende Quote nennt man **Kontagionsindex** (der Fußballfan würde von „Chancenverwertung" sprechen). Sehr hohe Werte erreichen z. B. die Masern oder die Varizellen. Nicht jeder Infizierte wird dann auch krank. Diese Quote heißt **Manifestationsindex**. Infektionen mit niedrigem Manifestationsindex verbreiten sich relativ leicht, ohne aufzufallen. Sie sind insbesondere nicht durch Maßnahmen gegen sichtbar Erkrankte (Isolation, Therapie, Reisebeschränkung, Arbeitsverbot etc.) einzugrenzen. Bei SARS funktionierte dies 2003 z. B. durch Aussondern von Fieberpatienten an Flughäfen. Bei der ersten Welle der Schweinegrippe 2009 wurde zum Teil dieselbe Methodik angewandt – ohne Erfolg, denn zu viele trugen den Keim weiter, ohne selbst zu erkranken, der Manifestationsindex lag nur bei (geschätzt) 0,5 %. Auch die Anfangsphase der HIV-Pandemie war „unsichtbar" und die Verbreitung war und ist durch Maßnahmen gegen bekanntermaßen Infizierte nicht zu stoppen.

Die Rate tödlicher an allen Erkrankungsverläufen schließlich nennt man **Letalität**. Bei SARS starben 80 Patienten von den 800, bei denen die Diagnose gestellt wurde. Somit lag die Letalität bei 10 %, ein recht hoher Wert. Gelbfieberinfektionen in Südamerika liegen mit 30–50 % noch etwas höher, praktisch 100 % Letalität erreicht die Tollwut. Geht eine Infektion von einem Infizierten auf den nächsten über (Beispiel Influenza), so ist für die Charakterisierung einer Influenzawelle auch der Anstiegsfaktor wichtig, der die Zahl der Folgefälle pro Fall angibt. Er wird als Reproduktionsindex R0 bezeichnet. Ein Wert von 1,1 bezeichnet ein langsameres Anschwellen als ein Wert von 1,5 (Neue Influenza 2009). Der Wert hängt von vielen Dingen ab, etwa von der Häufigkeit der Infektionssituation und der Immunitätslage. Beide sind beeinflussbar und können sich im Verlauf eines Ausbruchs beispielsweise ändern.

Weiterführende Literatur

1 RKI: http://www.rki.de/cln_151/nn_196014/DE/Content/InfAZ/H/HIVAIDS/Epidemiologie/Daten__und__Berichte/HIV-AIDS-Folien,templateId=raw,property=publicationFile.pdf/HIV-AIDS-Folien.pdf
2 RKI: Informationen zum EHEC/HUS-Ausbruchsgeschehen – Ende des Ausbruchs, Bericht vom 27.07.2012, http://www.rki.de/DE/Content/InfAZ/E/EHEC/Info-HUS.pdf?__blob=publication File

4 Geomedizin

B. Rieke

Unter Geomedizin wollen wir hier die Kenntnis naturräumlicher Gegebenheiten unter dem Aspekt ihrer Bedeutung für das menschliche Krankheitsspektrum verstehen. Dieses wird natürlich nicht nur von solchen Gegebenheiten geprägt, sondern ist untrennbar auch mit kulturellen und sozialen Bedingungen verbunden, die solche Risiken sich manifestieren lässt – oder sie mit Präventionsstrategien abfängt. Insofern ist eine isoliert naturräumliche Betrachtung allein nicht möglich und auch nicht sinnvoll.

Bei der Gruppierung von Ländern wollen wir uns nach der Einteilung der WHO richten, da diese ja gerade versucht, Länder mit ähnlicher Lage, Struktur und Rahmenbedingungen zusammenzufassen, auch wenn ähnlich strukturierte, aber verfeindete Länder zugunsten einer besseren Zusammenarbeit gelegentlich verschiedenen Regionen zugeteilt worden sind. Diese Vorgehensweise lässt aber auch statistische Aussagen über die jeweilgen Ländergruppen zu. Abweichungen zwischen den geografischen Begriffen und den WHO-Regionen gleichen Namens sind aber zu beachten. Ebenso muss beachtet werden, dass die WHO-Eingruppierung nicht unmittelbar auf die Höhe eines Reiserisikos schließen lässt; im Gegenteil ist die Risikolage auch innerhalb einer Region ausgesprochen heterogen (s. Kompaktinformation und Tabelle 4.1).

Es mag erlaubt sein, den Blick zunächst auf Europa (WHO-Region EUR) zu richten, einen ungewöhnlich kleinräumig strukturierten Kontinent, der sich trotz der im Weltmaßstab geringen Ausdehnung von arktischen zu mediterranen Klimaten erstreckt und durch Höhenlage weiter modifiziert wird. Sind in Mittel- und Nord(ost)europa noch ausgedehnte Waldgebiete zu finden, so haben vor allem rund um das Mittelmeer über viele Jahrhunderte Abholzung und Erosion die Landschaft bleibend verändert. Auf der iberischen Halbinsel sind Versteppung und Wassermangel zudem die Folgen einer langsamen Erwärmung, in Südeuropa halten für tropisch gehaltene Vektoren Einzug. Andererseits sind die regenreichen Landstriche Mittel- und Westeuropas landwirtschaftlich gut nutzbar, zumal das meist nahe Meer und der Golfstrom zu milderen Wintern führen, als es dem Breitengrad entspricht. Für die im Weltmaßstab reiche und bei sinkenden Kinderzahlen alte Bevölkerung von rund 900 Mio. stehen degenerative, maligne und Wohlstandskrankheiten im Vordergrund. Dies liegt zum einen an der Bevölkerungspyramide, zum andern an einer etablierten staatlichen Daseinsvorsorge durch Aufsicht über gesundheitlich gefährdende Lebensbereiche ebenso wie über ein breit zugängliches Gesundheitswesen im engeren Sinne. Infektionskrankheiten und Seuchen sind weitgehend zurückgedrängt.

4 Geomedizin

> **Kompaktinformation**
>
> **Länderliste:**
> **Regionale Gruppierung laut WHO**
> - **WHO-Region Afrika:**
>   Äquatorial-Guinea, Äthiopien, Algerien, Angola, Benin, Botswana, Burkina Faso, Burundi, Côte d'Ivoire, DR Kongo, Eritrea, Gabun, Gambia, Ghana, Guinea, Guinea-Bissau, Kamerun, Kapverden, Kenia, Komoren, Kongo, Lesotho, Liberia, Madagaskar, Malawi, Mali, Mauritanien, Mauritius, Mozambique, Namibia, Niger, Nigeria, Ruanda, Sambia, Sao Tome und Principe, Senegal, Seychellen, Sierra Leone, Simbabwe, Südafrika, Swaziland, Tanzania, Togo, Tschad, Uganda, Zentralafrikanische Republik
> - **WHO-Region Nord- und Südamerika:**
>   Antigua und Barbuda, Argentinien, Bahamas, Barbados, Belize, Bolivien, Brasilien, Chile, Costa Rica, Dominica, Dominikanische Republik, Ecuador, El Salvador, Grenada, Guatemala, Guyana, Haiti, Honduras, Jamaica, Kanada, Kolumbien, Kuba, Mexico, Nicaragua, Panama, Paraguay, Peru, St. Kitts und Nevis, St. Lucia, St. Vincent und die Grenadinen, Suriname, Trinidad und Tobago, USA, Uruguay, Venezuela
> - **WHO-Region Südostasien:**
>   Bangladesh, Bhutan, Volksrepublik Korea, Indien, Indonesien, Malediven, Myanmar, Nepal, Sri Lanka, Thailand, Ost-Timor
>
> - **WHO-Region Europa:**
>   Albanien, Andorra, Armenien, Aserbaidschan, Belarus, Belgien, Bosnien und Herzegowina, Bulgarien, Dänemark, Deutschland, Estland, Finnland, Frankreich, Georgien, Griechenland, Großbritannien, Irland, Island, Israel, Italien, Kasachstan, Kroatien, Kirgistan, Lettland, Litauen, Luxemburg, Malta, Monaco, Montenegro, Niederlande, Norwegen, Österreich, Polen, Portugal, Moldawien, Rumänien, Russland, San Marino, Serbien, Slowakei, Slowenien, Spanien, Schweden, Schweiz, Tadschikistan, Mazedonien, Tschechien, Türkei, Turkmenistan, Ukraine, Ungarn, Usbekistan, Zypern
> - **WHO-Region Östliches Mittelmeer:**
>   Ägypten, Afghanistan, Bahrain, Dschibuti, Iran, Irak, Jemen, Jordanien, Kuwait, Libanon, Libyen, Marokko, Oman, Pakistan, Qatar, Saudi Arabien, Somalia, Sudan, Syrien, Tunesien, Vereinigte Arabische Emirate
> - **WHO-Region Westpazifik:**
>   Australien, Brunei Darussalam, China, Cook-Inseln, Fidschi, Japan, Kambodscha, Kiribati, Laos, Malaysia, Marshall-Inseln, Mikronesien, Mongolei, Nauru, Neuseeland, Niue, Palau, Papua Neuguinea, Philippinen, Republik Korea, Samoa, Singapur, Salomonen, Tonga, Tuvalu, Vanuatu, Vietnam

Eine einheitliche Beurteilung läuft aber Gefahr, die Anteile der Bevölkerung zu ignorieren, die an diesem Wohlstand nicht teilhaben. Dazu gehören vor allem Haushalte mit vielen Kindern, von Arbeitslosigkeit Betroffene sowie Ältere mit geringer Altersversorgung und fehlender sozialer Unterstützung sowie Personen mit Migrationshintergrund. Aber auch die wirtschaftliche Stärke ganzer Regionen, etwa der Staaten des Balkans oder Osteuropas, hinkt der allgemeinen Entwicklung nach mit der Folge einer gegenüber Westeuropa um 10 und mehr Jahre kürzeren Lebenserwartung.

I Einführung

Tabelle 4.1: Statistische Werte für einige WHO-Regionen. Zu Details der Definitionen, der Datenerhebung, der Schätzmethoden etc. wird auf das Dokument der WHO verwiesen Quelle: World Health Statistics 2012, WHO, Geneva 2012; über www.who.int

Statistischer Wert	AFR	AMR	SEAR	EUR	EMR	WPR	Einheit	Zum Vergleich: Deutschland	Zum Vergleich: Weltweit
Einwohnerzahl	837,0	929,1	1807,6	896,5	592,7	1797,5	Mio.	82,3	6860,3
Lebenserwartung bei Geburt	54	76	65	75	66	75	Jahre	80	68
Bevölkerungsanteil <15 Jahren	42	25	30	17	34	20	%	13	27
Städtischer Bevölkerungsanteil	38	80	32	70	50	50	%	74	50
Bevölkerungsanteil mit Zugang zu Trinkwasser	63	96	90	98	85	92	%	100	89
Nationaleinkommen pro Kopf	2437	24.619	3608	24.196	3788	9882	US-$ (PPP)	37.950	10.822
Bevölkerungsanteil mit Einkommen unter 1 US-$ (PPP)/Tag	42,6	4,8	38,4	...	11,0	16,0	%	...	22,7
Gesundheitsausgaben (privat und öffentlich) pro Kopf	157	3346	120	2218	324	614	US-$ (PPP)	4219	990
Ärztedichte	2,2	20,0	5,6	33,2	10,9	14,8	pro 10.000 Einwohner	36	14,2
Krankenhausbettendichte	...	24	9	61	12	47	pro 10.000 Einwohner	82	30
Geburten pro Frau im fertilen Alter	4,8	2,2	2,5	1,7	3,2	1,7		1,4	2,5
Kaiserschnittrate	4	35	9	22	16	24	%	31	16
Müttersterblichkeit	480	63	200	20	250	49	pro 100.000 Lebendgeb.	7	210

50

Tabelle 4.1: *Fortsetzung*

Statistischer Wert	AFR	AMR	SEAR	EUR	EMR	WPR	Einheit	Zum Vergleich: Deutschland	Weltweit
Sterblichkeit bis zum Alter von 5 Jahren	119	18	57	14	68	19	pro 1000 Lebendgeb.	4	57
Inzidenz der Malaria	21.537	122	1895	…	2087	126	Neuerkrankungen pro 100.000 Einwohner	…	3322
Inzidenz der Tuberkulose	276	29	193	47	109	93	Neuerkrankungen pro 100.000 Einwohner	4,8	128
HIV-Prävalenz	2740	341	199	257	123	72	Infizierte pro 100.000 Einw.	81	502
Altersstandardisierte Sterblichkeit an Infektionen	798	72	334	51	254	74	Todesfälle pro 100.000 Einw.	21	230
Altersstandardisierte Sterblichkeit an nichtinfektiösen Ursachen	779	455	676	532	706	534	Todesfälle pro 100.000 Einw.	394	573
Altersstandardisierte Sterblichkeit durch Verletzungen	107	63	101	63	91	64	Todesfälle pro 100.000 Einw.	25	78
Anteil Adipöser an der Bevölkerung über 20 Jahren	8,2	26,6	2,7	21,8	18,8	6,0	%	21,2	12,0
Anteil der Raucher an der Bevölkerung über 15 Jahren	10	21	19	32	18	28	%	29	22

AFR = Afrika, AMR = Nord- und Südamerika, EMR = östliche Mittelmeerregion, EUR = Europa, SEAR = Region Südostasien, WPR = westliche Pazifikregion

Die Region Östliches Mittelmeer (WHO-Region EMR), die einen Streifen von Ländern von Marokko bis Afghanistan umfasst, ist vor allem geprägt von ariden, teils sehr gebirgigen und spärlich besiedelten Landmassen. Nur wenige Länder durchziehen große Ströme (Nil, Euphrat und Tigris, Indus), die eine landwirtschaftliche Nutzung ermöglichen. In Gebirgsregionen kommt es zu teils strengen Wintern (Afghanistan, Nord-Pakistan, Nord-Iran), was die Zugänglichkeit ganzer Provinzen einschränkt. Rohstoffvorkommen sind im Wesentlichen auf die reichen Erdölvorkommen am Persischen Golf beschränkt. Die im Durchschnitt recht dünne Besiedlung drängt sich in den wenigen Arealen zusammen, deren Wasserversorgung durch höhere Regenmengen (Mittelmeerküste) oder Flussoasen weniger gefährdet ist. Waren die mehr oder weniger islamisch geprägten Staatengebilde bis vor kurzem noch autokratisch geprägt, so zeigt sich nach den Umwälzungen der jüngsten Zeit ein Flickenteppich, der von der (konstitutionellen) Monarchie (Marokko, Jordanien, Golfstaaten) über Reformansätze zu parlamentarischen Verhältnissen (Tunesien, Ägypten) und radikalislamischen Regierungen bis hin zum Verlust zentralstaatlicher Autorität wie in Somalia reicht. Noch ungleicher als die staatlichen Strukturen sind die Einkommensverhältnisse: Während die Länder mit den höchsten Pro-Kopf-Einkommen der Welt zu dieser Region gehören, sind andere Länder geprägt von Landwirtschaft – oder der Abwanderung der Bevölkerung in städtische Armenviertel (Pakistan, Jemen). Der Tourismus ist vor allem für die Mittelmeeranrainerstaaten eine wichtige Einkommensquelle, die durch die Umwälzungen der letzten Jahre aber zum Teil erhebliche Einbußen hinnehmen musste. Für die medizinische Versorgung der recht jungen Gesellschaften stehen Gesundheitssysteme im engeren Sinne nur in den reichen Golfstaaten und sonst nur in den Städten zur Verfügung, wobei die Qualität mit dem Nationaleinkommen von „praktisch nichtexistent" (Somalia, Jemen, ländliches Pakistan) bis „international wettbewerbsfähig" (Golfstaaten) variiert.

Die WHO-Region Afrika (AFR) kann als geschlossene Landmasse mit größeren Erhebungen nur entlang des Rift Valley gesehen werden, deren naturräumliche Bedingungen im Wesentlichen mit der Niederschlagsmenge variieren. Die Verhältnisse reichen von den mediterranen Klimaten mit Winterregen im extremen Süden über die ariden Zonen der Sahara und des südlichen Afrika (Namib, Kalahari) zu den Regenwaldgebieten in Äquatornähe, die östlich des Rifttals in Savannen übergehen. Wegen der Höhe des zentralafrikanischen Plateaus können jedoch auch innerhalb der Tropen Frosttage und -nächte vorkommen! So hat Zambia im langjährigen Mittel etwa 10 Nächte mit Temperaturen unter dem Gefrierpunkt. Große Ströme durchziehen viele Staaten, speisen Bewässerungssysteme in Flussoasen und sind teils wichtige Transportstraßen (Nil, Niger), sofern nicht Höhenunterschiede, Katarakte und Dammbauten eine Funktion als überregionaler Wasserweg verhindern. Die insgesamt nur auf wenige Regionen vor allem entlang der Küsten und der Flüsse verteilte Bevölkerung lebt weiterhin überwiegend auf dem Lande und von kleinteiliger, wenig intensiver und wenig produktiver Landwirtschaft, auch wenn es exportorientierte Großbetriebe und Plantagen (Kakao, Kaffee, Ananas, Tabak) gibt. Die sich reduzierende Verfügbarkeit von Wasser und die resultierende Tendenz zur Versteppung ist, zum Beispiel in den Staaten des Sahel, der kritische Faktor dafür und für eine ausreichende Selbstversorgung. Wassermangel und die Abwesenheit der Leistungen schwacher staatlicher Strukturen (Bildung, Gesundheitswesen, Sicherheit) erweisen sich als Motoren einer unkontrollierten Abwanderung in die Slums der Städte. Wird die Gesellschaft im ländlichen Raum noch von traditionellen Vorstellungen und Autoritäten geprägt, so ändert sich dies in den Städten. In vielen Fällen beherrschen vorgeblich demokratisch legitimierte Eliten das Land, indem die Ressourcen des Landes, Bodenschätze, land- und forstwirtschaftliche Produkte, oder auch der Tourismus von einzelnen Clans privat ausgebeutet werden. Für diese und international angebundene Expatriates existiert in Großstädten ein kuratives Gesundheitswesen, das gelegentlich (Nairobi, Abidjan, Abuja, Südafrika, Windhoek) westlichen Standards standhält. Flächendeckende Präventionsarbeit oder ein grundlegendes Gesundheitswesen in der Peripherie existiert meist nur mit internationaler Hilfe durch zwischenstaatliche Zusammenarbeit oder Hilfsorganisationen. Im Vordergrund des Krankheitsspektrums stehen weiterhin Infektionskrankheiten, namentlich HIV/AIDS, Malaria und Tuberkulose, auch wenn diese zeitlich und regional begrenzt von Unterernährung oder den Folgen von Naturkatastrophen abgelöst werden können. Trotz deutlicher Fortschritte sind die Kinderzahlen pro fertiler Frau hoch, ebenso die Kinder- und die Müttersterblichkeit.

Die Region Südostasien (SEAR) umfasst die Länder südlich des zentralasiatischen Gebirgshauptkammes und die asiatischen Anrainerstaaten des Indischen Ozeans. Darunter befinden sich die Himalaya-Staaten mit entlegenen, schwer erreichbaren Tälern ebenso wie die großen Hochflächen Zentralindiens und die überschwemmungsgefährdeten Flusstäler Nordindiens, Bangla Deshs oder Zentralthailands. Rohstoffe (Petroleum, Eisenerz, Kohle, Edelsteine) kommen vor, stehen aber wirtschaftlich nicht im Mittelpunkt. Landwirtschaft wird eher kleinteilig und in geringem Maße mechanisiert betrieben, dient aber auch dem Export. Sie ist abhängig von Monsunregenfällen, die in den letzten Jahren das gewohnte Regelmaß nicht nur in El-Niño-Jahren verloren haben und ohnehin gelegentlich ausbleiben. In den fruchtbaren Flusstälern und entlang der Küsten wohnt die Bevölkerung in einer Dichte, die die europäischen Maßstäbe deutlich übertrifft, was gerade für die Übertragung von Erkrankungen von Mensch zu Mensch (Tuberkulose, Influenza) z. B. in den Elendsquartieren der Megastädte besonders günstige Verhältnisse schafft. Die große Bevölkerungsdichte führt zu einer beträchtlichen Kontamination von Oberflächengewässern, so dass die Versorgung mit gering belastetem Frischwasser zunehmend problematisch ist. Auch die Bewässerung von zum Verzehr bestimmten Pflanzen muss mit solchem Wasser erfolgen. Für die Bevölkerung existieren einfachste (Nepal) bis gute (Thailand) Einrichtungen der Gesundheitsversorgung,

I Einführung

Daneben etabliert sich für die wachsende Mittelschicht (Indien, Sri Lanka, Thailand) zunehmend ein privates Gesundheitssystem in großen Städten, das vergleichsweise verlässlich funktioniert, wenn auch nicht mit dem in Westeuropa gängigen Methodenspektrum oder den hier gewohnten Sicherheitsstandards. Dies gewinnt an Bedeutung, da die Länder dieser Region in beträchtlichem Maß Ziel von Rund- und Kulturreisen (Indien, Myanmar, Thailand), Erholungsurlauben (Sri Lanka, Thailand, Indonesien) oder von Trekkingreisen unter einfachsten Bedingungen (Nepal, auch Bhutan) sind. Die medizinische Infrastruktur von New Delhi, Bangkok oder Singapur kann gelegentlich für eine Evakuierung genutzt werden.

Eng mit der letztgenannten verbunden ist die WHO-Region Westpazifik (WPR), die von China und der Mongolei nach Süden hin die Staaten Ozeaniens bis Australien und Neuseeland umfasst. Damit gehören fast menschenleere Steppen-, Gebirgs- und Wüstengebiete (China, Mongolei, Australien) ebenso zu dieser Region, wie große Landstriche, die zu den am dichtesten besiedelten der Menschheit gehören (Südostchina, Japan, Südkorea) und städtisch-industriell geprägt sind, oder aus vielen Inseln bestehende Kleinstaaten, die nur durch Hilfe von außen (wie USA, Frankreich oder Australien) bestehen können. Zum Teil sind Rohstoffexporte (Kohle, Kupfer, Eisenerz, Uran) bzw. deren industrielle Verwendung von großer wirtschaftlicher Bedeutung. Außer in den genannten (semi)ariden Inlandsgebieten steht Wasser für landwirtschaftliche Zwecke oder die Versorgung der Bevölkerung zumeist zur Verfügung, wenn sich auch in Industriegebieten (China) als Folge von Verschmutzungen die Frage nach der Qualität stellt. Lokal ist geologisch bedingt das Wasser hochgradig mit Schwermetallen belastet. Taifune bedrohen vor allem die Inselstaaten (Philippinen, Taiwan, Japan), zudem wohnt ein erheblicher Anteil der Bevölkerung auf dem erdbeben- und tsunamigefährdeten „Feuerring", den tektonischen Verwerfungen im Randbereich des Pazifiks. Ein Anstieg des Meeresspiegels würde zudem zahlreiche Atolle untergehen lassen und die besiedelten Uferregionen teilweise unbewohnbar machen. Die teils dichte Besiedlung auf dem Festland und großen Inseln führt auch hier zu guten Übertragungsmöglichkeiten für Krankheiten wie Tuberkulose, Influenza oder SARS (2003), wobei im letzteren Falle gleichzeitig die enge Verwobenheit der Region mit internationalen Reiserouten deutlich wurde. Neben den hervorragenden Gesundheitssystemen der Industriestaaten wie Japan, Südkorea, Singapur, Australien oder Neuseeland gehören Schwellenländer wie die Philippinen, Vietnam oder Kambodscha zu dieser Region, die solche Verhältnisse nur in großen Städten bieten können, und Inselstaaten, deren schwer erreichbare Bevölkerung schon aus logistischen Gründen kaum eine Notfallversorgung erhalten kann. Einen Sonderfall stellt Papua Neuguinea dar, wo städtische Verhältnisse mit denen ländlicher, teils abgeschieden wohnender und auf sich allein gestellter Ureinwohner in scharfem Kontrast steht. Reisen in die Region haben aus europäischer Perspektive oft den Charakter von Geschäftsreisen zu den Industriestandorten, in geringerem Maße (Malaysia, China, Australien und Neuseeland) den von

Urlaubsreisen. Zudem sind Langzeitaufenthalte junger Erwachsener in Australien und Neuseeland relativ häufig.

Die WHO-Region, die Nord- und Südamerika zusammenfasst, wird naturräumlich charakterisiert von einer westlichen Gebirgskette und östlich davon gelegenen, wenig nivellierten Ebenen. Die Region reicht anders als jede andere von der Arktis bis fast zur Antarktis und umfasst somit gemäßigte wie tropische Klimazonen, darunter das Amazonasbecken mit dem größten zusammenhängenden Regenwaldgebiet der Welt. Zudem gibt es vor allem westlich der Gebirgskette trockene (Kalifornien, Mexiko) und sehr trockene (Atacama) Gegenden. Es finden sich sehr bedeutsame Bodenschätze wie Erdöl rund um den Golf von Mexiko, Kupfer (Chile), oder Kohle. Die großen Ebenen durchziehen ausgedehnte Flusssysteme (Mississippi, Amazonas, Parana, atypisch: Sankt-Lorenz-Strom), die als Transportwege und für die Energiegewinnung von Bedeutung sind. Hier sind die Gegebenheiten für eine großflächige Landwirtschaft günstig, wie sie im Mittelwesten der USA, aber auch in Brasilien und Argentinien betrieben wird. Dabei ergeben sich deutliche Konflikte mit Naturschutzinteressen, insbesondere im Amazonasbecken. Die Karibik und der Süden der USA sind von Wirbelstürmen bedroht, Mittelamerika von vulkanischer Aktivität und Erdbeben. Zwar besteht entlang des Pazifiks eine Gefährdung auch durch Erdbeben und Tsunamis, doch sind die betroffenen Landstriche – mit Ausnahme Kaliforniens – deutlich geringer besiedelt als entlang der westlichen Begrenzung des Pazifik. Die Bevölkerung, die aus indigenen wie kolonial eingewanderten Anteilen zusammengesetzt ist, ist in hohem Maße städtisch konzentriert, was im Falle der süd- und mittelamerikanischen Metropolen oft zu Elendsquartieren führt. Solche Verhältnisse, aber auch Armut und Hoffnungslosigkeit in Anteilen der US-amerikanischen Bevölkerung, leistet einer Entwicklung zu Gewalt und Kriminalität Vorschub. Drogenkonsum ist häufiger als anderswo in der Welt, Anbau, Herstellung und Transport solcher Drogen ist in manchen Ländern wirtschaftlich von Bedeutung und ein Machtfaktor. Neben unterfinanzierten staatlichen Gesundheitssystemen (mit Ausnahme von Kanada und den USA) finden sich mit deutlicher Tendenz zur Ökonomisierung der Medizin privatwirtschaftliche Institutionen ohne Anspruch auf Flächendeckung (dies schließt die USA ein), die für einen variablen, aber großen Anteil der Bevölkerung wirtschaftlich nicht erreichbar und vor allem in den Großstädten präsent sind. Reisenden steht somit eine Versorgung auf hohem, in den USA auf höchstem Niveau zur Verfügung, wobei das Preisniveau dem medizinischen folgt. Reisende sollten beachten, dass manche Reisekrankenversicherungen „Hochpreisländer" (USA, Kanada, Japan) ausschließen. Reisen sind aus der Perspektive der deutschsprachigen Länder vor allem Geschäfts- und Urlaubsreisen in die USA und eher seltene Urlaubsreisen nach Südamerika, wohin die alten kolonialen Mutterländer weiterhin besonders enge Verbindung haben. Daneben tritt inzwischen recht häufig der Langzeitaufenthalt junger Erwachsener in Sozialprojekten.

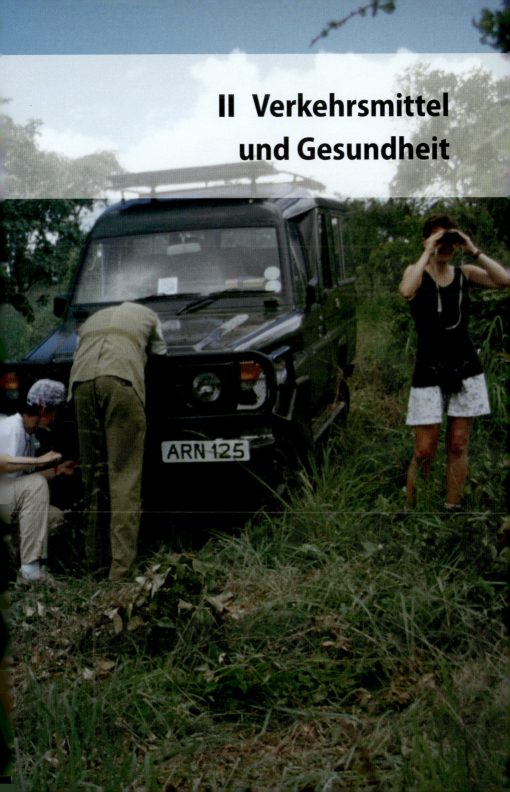

II Verkehrsmittel und Gesundheit

Motiv der Vorderseite:
Wieder einmal hilft nur die Winde ... (Tarangire Nationalpark, Tanzania). Foto: T. Küpper

5 Flugzeug – Einführung in die Flugmedizin

J. Siedenburg, J. Gebhard, T. Küpper

5.1 Atmosphäre an Bord

J. Siedenburg

5.1.1 Sauerstoffversorgung und Druckkabine

Moderne Verkehrsflugzeuge fliegen in Höhen von ca. 9000–12 000 m. In diesen Höhen finden sich Temperaturen um –50 °C und der Luftdruck beträgt nur ungefähr ein Viertel des Wertes in Meereshöhe. Der Mensch kann sich hier nur mit ausgeklügelten technischen Hilfsmitteln aufhalten. Erst der Einsatz von Druckkabinen in Luftfahrzeugen ermöglichte Flüge in solchen oder noch extremeren Höhen.

Für eine solche Druckkabine ist zum einen eine Flugzeugkabine nötig, die dem Differenzdruck zwischen niedrigem Außendruck (in den o. g. Flughöhen ca. 264 hPa, ca. 190 mmHg) und um ca. 400 % höherem Kabinendruck (ca. 756 hPa, ca. 570 mmHg) standhält, zum anderen eine Möglichkeit zum Druckaufbau. Die Triebwerke liefern hoch komprimierte und erhitzte Luft, die als Zapfluft aus den Verdichterstufen der Triebwerke abgezapft wird. Diese Zapfluft wird dann über Druck- und Temperaturminderer und durch eine Klimaanlage auf behagliche Temperaturen (elektronisch gesteuerte Mischung von heißer Luft mit kalter Außenluft zur Temperatureinstellung) und Druck eingestellt und dann in die Kabine eingeblasen. Der Druck in der Kabine wird über ein Auslassventil im Heck der Kabine reguliert, dessen Öffnungsweite automatisch oder manuell geregelt werden kann.

Der Luftdruck an Bord wird als Kabinendruckhöhe angegeben, also als Höhenwert, der dem entsprechenden Druck in einer Standardatmosphäre entsprechen würde. Dieser darf nach internationalen gesetzlichen Vorgaben einen Wert von 8000 ft, also ca. 2400 m nicht überschreiten. Die Kabinendruckhöhe liegt meist zwischen 1600 und 2400 m und damit etwa auf der Höhe der Gipfelstation der Zugspitze. Im Vergleich zum Druck in Meereshöhe ist der Kabinendruck somit ca. 25–30 % geringer und verursacht eine milde Hypoxie bzw. Hypoxämie. Diese Kabinendruckhöhe stellt einen optimierten Kompromiss zwischen technischen Erfordernissen und einer durch den Großteil der Bevölkerung zu tolerierenden, milden Hypoxie dar.

5.1.2 Wirkung auf eingeschlossene Gase – Barotrauma

Bei Abnahme des Umgebungsdrucks dehnen sich eingeschlossene Gase aus. Bei den beschriebenen Kabinendrücken kommt es zu Volumenveränderungen von bis zu ca. einem Drittel. Bei feuchter Luft kommt es jedoch zu um fast den Faktor 2 stärkeren Veränderungen. Die geschilderten Veränderungen betreffen Mittelohr, Nasennebenhöhlen, Gastrointestinaltrakt, Lunge und Zähne. Umgekehrte Verhältnisse bestehen beim Abstieg mit zunehmendem Umgebungsdruck.

Unter normalen Verhältnissen und nicht zu schnellen Druckänderungen kommt es über Verbindungen zwischen dem eingeschlossenen Gasvolumen und dem Umgebungsdruck (z. B. Ostien der Nasennebenhöhlen oder Eustachi'sche Tube beim Mittelohr) zum Druckausgleich. Belüftungsstörungen – etwa durch allergisch bedingte oder entzündliche Schleimhautschwellungen – können jedoch zu Barotraumen führen. Es werden Überdruck- von Unterdruckbarotraumen unterschieden, je nachdem, ob ein relativer Überdruck des eingeschlossenen Gasvolumens beim Aufstieg oder Unterdruck beim Abstieg Ursache der pathologischen Veränderungen ist.

Das Mittelohr ist durch das Trommelfell gegen den äußeren Gehörgang abgeschlossen. Ein Druckausgleich findet mehr oder weniger automatisch statt und kann durch Kaubewegungen etc. unterstützt werden. Kinder sind häufiger als Erwachsene von fehlendem Druckausgleich betroffen, Gründe sind häufigere Infektionen der oberen Luftwege und anatomische Besonderheiten wie ein geringeres Volumen der oberen Luftwege und adenoides Gewebe. Durch relativen Unterdruck im Mittelohr kommt es bei fehlendem Druckausgleich beim Abstieg zu einem Unterdruckbarotrauma und zur Barotitis (media). Je nach der herrschenden Druckdifferenz kommt es durch Transsudation aus den Schleimhautkapillaren in das freie Volumen des Mittelohrs zum Serotympanon. Im weiteren Verlauf findet sich oft auch durch Einblutung ein Hämatotympanon. Betroffene klagen über starke Schmerzen. Ab einem Differenzdruck von 100 mmHg (135 hPa) ist schließlich eine Trommelfellruptur möglich (eine Kabinenhöhe von 2500 m würde einem Differenzdruck von 26 kPa entsprechen).

Eingeschlossene Gase finden sich auch in den Nasennebenhöhlen (NNH). Eine Barosinusitis kann sowohl durch ein Überdruck- als auch durch ein Unterdruckbarotrauma verursacht werden. Das Unterdruckbarotrauma ist jedoch häufiger. Hierbei kommt es durch einen Ventileffekt aufgrund intranasaler Veränderungen wie Schleimhautödem im Bereich der Sinusostien sowie Eiter, Schleim, Polypen oder Tumoren. Durch relativen Unterdruck kommt es zu Flüssigkeitsdurchtritt durch die Gefäßwände mit Schleimhautödemen und serösem Erguss, schließlich submukösem Hämatom, Zerreißungen und Abtrennung der Schleimhaut vom Periost sowie in schweren Fällen zu Einblutungen in die NNH. Beim Überdruckbarotrauma sind die Beschwerden stärker. Erstes Symptom ist Schmerz im Bereich der NNH. Die unter Überdruck stehende Luft dringt schließlich am Ort des geringsten Widerstands in das Gewebe ein mit schweren Folgen wie subkutanem Ödem. Selten werden auch

Pneumenzephalus, Meningitis, Erblindung und Trigeminusaffektionen beschrieben. Prophylaktisch können Dekongestiva (z. B. Xylometazolin-Nasenspray), ggf. ergänzt durch topische Steroide, eingesetzt werden. In der Therapie werden ebenfalls abschwellende Nasentropfen und topische Steroide für ca. eine Woche eingesetzt.

Die Druckveränderungen können natürlich auch an anderer Stelle Probleme bereiten, z. B. an den Zähnen bei schadhaften Zahnfüllungen oder im Darm. Regelmäßige präventive zahnmedizinische Untersuchungen sollten vor dem Fliegen daher ebenso selbstverständlich sein wie das Meiden blähender Speisen (bereits am Vortag!).

5.1.3 Temperatur und Luftfeuchtigkeit

Die Temperatur nimmt mit der Höhe um 2 °C/1000 ft bzw. 2 °C/300 m bei feuchter Luft ab (entsprechend etwa 0,65 °C/100 m oder 1 °C/100 m bei trockener Luft). In Flughöhen moderner Linienflugzeuge finden sich Außentemperaturen um –50 °C. Zum einen ist die absolute Luftfeuchtigkeit bei diesen Temperaturen sehr niedrig, zum anderen sinkt bei Erwärmung von Luft die relative Luftfeuchtigkeit, wie jedermann aus der winterlichen Heizsaison bekannt ist. Somit ist an Bord eine trockene Luft zu erwarten. Da der Mensch wassergesättigte Luft ausatmet, nimmt die Luftfeuchtigkeit bei höherer Sitzdichte leicht zu. In der Flugzeugkabine von Linienflugzeugen liegt die Luftfeuchtigkeit dadurch zwischen 8 und 15 %. Als Folge verlieren Flugzeuginsassen erhebliche Flüssigkeitsmengen über die Atmung (Anfeuchtung der eingeatmeten Luft bei Inspiration) und die Schweißdrüsen. Lippen und Schleimhäute trocknen aus (Bindehäute, Nasen-Rachen-Raum, Bronchialschleimhaut). Aus diesem Grund ist auf ausreichende Flüssigkeitszufuhr (0,15–0,25 l/h) zu achten. Empfindliche Personen sollten künstliche Tränenflüssigkeit mitführen.

Die Temperatur innerhalb der Kabine wird durch Lufttemperatur, Strömungsgeschwindigkeit, Isolation der Kabine, Sonneneinstrahlung durch die Kabinenfenster und nicht zuletzt durch Wärmeabgabe durch elektrische und elektronische Bauteile sowie die Kabineninsassen (in Ruhe ca. 100 Watt pro Person) beeinflusst. In modernen Verkehrsflugzeugen wird die Bordtemperatur durch die elektronisch gesteuerte Klimaanlage im behaglichen Bereich konstant gehalten, je nach Tageszeit zwischen 19 und 23 °C.

5.1.4 Cabin Air Quality

Die Klimaanlage liefert die Frischluft an der Oberseite der Kabine an, die Luft fließt laminar nach unten und dann am Boden seitwärts wieder aus der Kabine. Die über einer bestimmten Sitzreihe eintretende Luft verlässt die Kabine wieder an der gleichen Sitzreihe. So werden immer Querschnittssegmente der Flugzeugkabine belüftet, horizontale Luftbewegungen (also in Längs- oder Querrichtung) finden sich allenfalls minimal. Die Luftführung ähnelt dem Laminar Airflow in Operationssälen oder Reinräumen bei der Computer-Chip-Produktion. Es finden ca. 20–30 Luftwechsel pro Stunde statt. Ein Teil der Luft (ca. 40–50 %) wird rezirkuliert. Hierdurch wird die Luftfeuchtigkeit erhöht, gleichzeitig werden Treibstoffverbrauch und CO_2-Emissionen reduziert. Die aus Bordküchen oder Toiletten stammende Luft wird nicht rezirkuliert, sondern unmittelbar nach außen geleitet. Die der Frischluft wieder zugesetzte Kabinenluft (Rezirkulationsluft) wird über Vorfilter und hoch effiziente HEPA-("high efficiency particulate air"-)Filter gereinigt. Staub, Pilze, Viren und Bakterien werden somit vollständig aus der Rezirkulationsluft herausgefiltert.

Die beschriebene Luftführung und Filterung der Rezirkulationsluft in Verbindung mit der nur niedrigen Luftfeuchtigkeit minimieren das Übertragungsrisiko kontagiöser Erkrankungen an Bord. Dieses besteht nur bei unmittelbaren Sitznachbarn und längerer Expositionsdauer.

Die CO_2-Konzentration hängt von der Zahl der Personen in einem Raum und ihrer physischen Aktivität, der Größe des Raums und der Luftwechselrate ab. Um einen Grenzwert von 2500 ppm (ASHRAE-Empfehlung für nicht bewegte Luft) zu erreichen, wäre eine Frischluftzufuhr von 5 Kubikfuß/min erforderlich, die im Flugzeug deutlich überschritten wird. Der Grenzwert der US-Zivilluftfahrtbehörde FAA beträgt 30 000 ppm, als unangenehm empfunden werden aber bereits Konzentrationen über 1500 ppm. Der Wert von 1500 ppm wurde von der ASHRAE als Surrogatmarker für die Luftqualität in Passagierflugzeugen empfohlen. Verschiedene Studien zeigten, dass ein solcher Grenzwert an Bord moderner Verkehrsmaschinen eingehalten wird.

In Flughöhen von Passagierflugzeugen finden sich z. T. aus der Ozonschicht herunterragende, gleichsam fingerförmige Zonen erhöhter Ozonkonzentration. Diese führten vor Einführung entsprechender Katalysatoren zu messbaren Ozonkonzentrationen auch in der Flugzeugkabine. Ozon verursacht Reizerscheinungen der Konjunktiven und der Atemwege. Durch die hohen Temperaturen der verdichteten Zapfluft (Ozon zerfällt bereits bei Normaltemperatur in molekularen Sauerstoff, bei hohen Temperaturen jedoch beschleunigt) und moderne Katalysatortechnologie kann diese Ozonbelastung vermieden werden.

Weiterführende Literatur

1 Ernsting J, King P: Aviation Medicine, 2. Aufl. Oxford: Butterworth-Heinemann Ltd., 1994.
2 Siedenburg J: Kompendium Flug- und Reisemedizin. Norderstedt: Books on Demand, 2010.
3 Siedenburg J: Kontagiöse Erkrankungen und Infektionsschutz im Luftverkehr. Arbeitsmed Sozialmed Umweltmed 2008; 43: 62–68.

5.2 Enge und Immobilität

J. Siedenburg, J. Gebhard

Der Luftverkehr hat in den letzten Jahrzehnten um jährlich etwa 5 % zugenommen und hat sowohl im Passagier- als auch im Frachtbereich eine erhebliche volkswirtschaftliche Bedeutung. Trotz gestiegener Treibstoffpreise sind die realen Flugpreise auf lange Sicht in den letzten Jahren gesunken bzw. zumindest stabil geblieben. Da Personal-, Treibstoff- und Materialkosten vorgegeben sind, ist ein wirtschaftlicher Luftverkehr nur mit einer ausreichenden Anzahl von Passagieren möglich. Mit dem Flugpreis entscheidet sich der Reisende für ein bestimmtes Angebot und wählt einen Kompromiss aus Preis und Komfort. Parameter sind u. a. Sicherheit, Pünktlichkeit, Dienstleistungen an Bord, vor und nach dem Flug sowie Raumangebot, aber auch medizinische Ausrüstung oder Zusatzangebote für Passagiere mit Vorerkrankungen wie Zusatzsauerstoff etc. Bei den großen internationalen Fluglinien werden hierbei hohe Qualitätsstandards angeboten, so genannte „No Frills Airlines" bieten hingegen ein in den genannten Kategorien stark abgespecktes Minimalprogramm.

Aufgrund einer Optimierung von Nutzlast und Betriebskosten ist das Raumangebot – abhängig von der gewählten Buchungsklasse – meist mehr oder weniger eingeschränkt. Dies kann Auswirkungen auf den entsprechend prädisponierten Passagier haben. Sind entsprechende Risikofaktoren bekannt, sollte bei der Auswahl des Anbieters eher auf Risikominderung als auf den Flugpreis abgestellt werden.

5.2.1 Reisethrombose

Reisethrombosen sind im Zusammenhang mit Reisen auftretende tiefe Beinvenenthrombosen (DVT = „deep vein thrombosis"). Diese können in den distalen Unterschenkelvenen beginnen und sich nach proximal bis zu Oberschenkel- oder gar Beckenvenen ausbreiten oder umgekehrt proximal entstehen und sich nach distal ausdehnen. Ursache einer Lungenembolie (LE) sind in der Regel proximale Thrombosen, diese können für fatale Verläufe der DVT im Rahmen von fulminanten Lungenembolien verantwortlich sein. Subklinisch verlaufende DVT und LE sind wahrscheinlich recht häufig bei entsprechender Risikokonstellation. Insgesamt handelt es sich bei der Thromboseentstehung um ein multifaktorielles Geschehen, bei dem meist verschiedene Faktoren zusammenwirken. Tiefe Beinvenenthrombosen und Lungenembolien werden auch als „Venous Thromboembolism" (VTE) zusammengefasst. VTE weisen eine hohe Rezidivrate auf. Spätfolgen einer DVT sind die chronisch-venöse Insuffizienz und das postthrombotische Syndrom.

Nachdem bereits im Ersten und Zweiten Weltkrieg Phlebothrombosen bei Zwangshaltungen in Schützengräben und Luftschutzkellern sowie nach Überführungsflügen zwischen den USA und England beschrieben worden waren, wurden in den 50er Jahren mehrere Thrombosefälle nach Langstreckenflügen, langen Autofahrten und Theaterbesuch beschrieben. Aufgrund eines thromboembolischen Todesfalles nach einem Langstreckenflug im Oktober 2000 gelangte die Diskussion über das Risiko thromboembolischer Ereignisse nach Langstreckenflügen erneut in den Brennpunkt der Öffentlichkeit und wurde kontrovers diskutiert. Zwar wollten einige Betroffene die Fluggesellschaften in Haftung nehmen, doch die Rechtsprechung lehnte entsprechende Klagen ab. Thrombosen gelten als normales Lebensrisiko und nicht als Unfälle nach der Definition des Warschauer Abkommens. Klagen gegen Fluggesellschaften sind deshalb nach englischem Recht nicht statthaft.

Vorkommen

Gesicherte epidemiologische Daten zu Reisethrombosen im Allgemeinen und Reisethrombosen in Verbindung mit Flugreisen im Besonderen existieren nicht. Bei den verfügbaren Publikationen handelt es sich überwiegend um Kasuistiken mit geringen Fallzahlen. Dennoch ist von einem nur geringen Risiko auszugehen.

Die Patienten mit Reisethrombose nach vorangegangener Flugreise hatten überwiegend Langstreckenflüge absolviert und wurden in den ersten 96 Stunden nach dem Flug symptomatisch. Das Risiko eines thromboembolischen Ereignisses in Verbindung mit Flugreisen wird für alle Altersgruppen auf 0,0014 %, bei über 40-Jährigen auf 0,004 % geschätzt, wobei man, ausgehend von einer hohen Dunkelziffer, eine Inzidenz klinisch latenter tiefer Venenthrombosen von 0,01 % annimmt. In einer Fallstudie bei 56 Flugreisenden mit Lungenembolie war das Risiko von der zurückgelegten Flugstrecke und damit Flugdauer abhängig, insgesamt jedoch minimal (0,01:1 Million bei Flugstrecken < 5000 km, 1,5:1 Million bei > 5000 km und 4,8:1 Million bei > 10 000 km).

Pathogenese und Risiko

Bei der Blutgerinnung handelt es sich um eine komplexe enzymatische Kaskade sich wechselseitig beeinflussender Einzelprozesse, die im Antagonismus zur und im Gleichgewicht mit der Fibrinolyse steht. Die auslösenden Faktoren in der Pathogenese venöser Thromboembolien sind Veränderungen der Gefäßwand, Veränderungen der Blutströmung und Veränderungen der Blutzusammensetzung. Begünstigend für eine Thrombose sind individuelle Risikofaktoren und weitere begünstigende Faktoren wie Immobilität etc. Bei den Risikofaktoren für thromboembolische Ereignisse bzw. im speziellen Fall für Reisethrombosen handelt es sich um Faktoren, die das Gleichgewicht zwischen Fibrinognese und Fibrinolyse in Richtung thrombophile Diathese verschieben bzw. andere pathogenetische Faktoren begünstigen.

Vereinzelte Fälle von thromboembolischen Ereignissen nach Langstreckenflügen erweckten bei einigen Autoren in den vergangenen Jahren den Verdacht, Langstreckenflüge seien ein spezifischer Auslöser dieser Ereignisse. Es machten die reißerischen Schlagworte des „Economy Class Syndroms" und des „Coach Class Syndroms" die Runde. Erst in letzter Zeit wurde dieser Begriff fallengelassen zugunsten des zutreffenderen Begriffs „Reisethrombose", da Thromboembolien auch in Verbindung mit langem Sitzen zu anderen Gelegenheiten wie langen Reisen mit Bus oder Bahn aber auch sonstigem langen Sitzen beobachtet wurden. Gemeinsam waren hierbei mehrstündiges Sitzen in beengter Position sowie meist weitere Risikofaktoren.

Reisethrombosen sind als tiefe Beinvenenthrombosen definiert, die im Anschluss an eine mindestens fünf Stunden andauernde, nicht länger als zwei Wochen zurückliegende Reise diagnostiziert werden. Das freie Intervall beträgt 2–7 (–14) Tage. Hierbei weisen ältere Patienten aufgrund chronischer Veränderungen oder akuter Krankheiten meist eine Kombination mehrerer Risikofaktoren, jüngere hingegen oft eine Kombination aus erworbenen (z. B. orale Kontrazeptiva) und möglicherweise angeborenen Risikofaktoren auf (z. B. Faktor-V-Leiden). Das Risiko älterer Reisender ist, analog zum Spontanrisiko thromboembolischer Ereignisse, höher als das jüngerer Reisender.

Für die Pathogenese einer Reisethrombose sind Endothelalterationen durch Abknicken und Druck der Sitzkante auf die Vena poplitea, Verlangsamung der Strömungsgeschwindigkeit im Sinne einer lokalen Stase durch fehlende Muskelkontraktionen sowie Veränderungen der Blutzusammensetzung, möglicherweise durch Dehydratation und vermehrte Gerinnungsneigung, diskutiert worden (Tabelle 5.1). Eine Viskositätserhöhung ist durch Flüssigkeitsverluste aufgrund der durch die niedrige Luftfeuchtigkeit in der Flugzeugkabine bedingten Flüssigkeitsabgabe, vermehrte Diurese durch Konsum von Alkohol und koffeinhaltigen Getränken sowie Flüssigkeitsverlagerung durch Ödembildung in den unteren Extremitäten aufgrund der Immobilität und des reduzierten Umgebungsdrucks möglich.

Tabelle 5.1: Pathogenese der Reisethrombose: Virchow'sche Trias und möglicherweise begünstigende Faktoren beim Reisen

1	Endothelalteration	Abknicken und lang dauernder Druck durch Sitzkante auf V. poplitea
2	Verlangsamung der Strömungsgeschwindigkeit	Lokale Stase
3	Veränderung Blutzusammensetzung	Vermehrte Viskosität (Flüssigkeitsverschiebung, Dehydratation, vermehrte Gerinnungsneigung)

Kompaktinformation

Mögliche Risikofaktoren für tiefe Beinvenenthrombosen (TVT)
- TVT in Eigen- oder Familienanamnese
- Immobilität
- Adipositas
- Fortgeschrittenes Alter (> 40 Jahre, > 70 Jahre)
- Forcierte Diurese, Dehydratation
- Nephrotisches Syndrom
- Chronisch-entzündliche Darmkrankheiten
- Polycythaemia vera
- Malignom
- Varikosis
- Vorangegangene Operation, Trauma der unteren Extremitäten
- Einnahme Östrogene, Ovulationshemmer (4faches Risiko im ersten Jahr der Einnahme, dann langsam abnehmend)
- Gravidität, postpartale Phase
- Thrombophilie (AT III-, Protein-C- und -S-Mangel, F.-II-Dimorphismus, Dysfibrinogenämie, Hyperhomozysteinämie, F V-Leiden-Mutation (APC-Resistenz), sonstige APC-Resistenz etc.)
- Rauchen

Ob es bei Langstreckenflügen zu einer Dehydratation kommt, wird allerdings widersprüchlich diskutiert. Zumindest eine lokal erhöhte Blutviskosität durch orthostatische Belastung, verlangsamte Blutströmungsgeschwindigkeit und Flüssigkeitsextravasation wird angenommen. Die hypobare Hypoxie könnte über eine Beeinflussung der NO-Produktion der Gefäßwand ebenfalls die Gerinnung oder die Thrombozyten aktivieren. Insgesamt wird das Kabinenmilieu jedoch nicht als monokausaler Risikofaktor eingeschätzt und die relativ niedrige Inzidenz thromboembolischer Ereignisse legt ein multifaktorielles Geschehen nahe.

Die Risiken für eine Thrombose sollen beim Fliegen gegenüber anderen Reisearten wie Pkw oder Eisenbahn nicht erhöht sein, andere Risikofaktoren als das Fliegen, wie sie auch für nicht mit Reisen in Verbindung stehende thromboembolische Ereignisse gelten, sind nach diesen Studien eher pathogenetisch wirksam. Hierbei wurden zahlreiche Risikofaktoren identifiziert (s. Kompaktinformation). Andere Studien bestreiten hingegen, dass überhaupt ein Risiko für eine tiefe Venenthrombose nach langen Reisen bestehe. Eine Studie fand in gesunden Probanden bei simulierten und tatsächlichen Langstreckenflügen zwar Unterschenkelödeme und Gewichtszunahme, jedoch keinerlei Hinweis auf eine thrombophile Diathese.

In einer Stellungnahme der WHO wird betont, dass Reisethrombosen im Vergleich zur enormen Frequenz von Langstreckenreisen selten sind und dann vor allem Reisende mit zusätzlichen Risikofaktoren für venöse Thromboembolien betreffen. Diese Patienten gilt es zu identifizieren. Bei den meisten Reisethrombosen handelt es sich um isolierte Thrombosen von Muskelvenen des Unterschenkels.

Prophylaxe

Eine reisemedizinische Beratung sollte bei entsprechend disponierten Patienten auch das Risiko einer Reisethrombose und ihrer Prophylaxe nicht ausklammern. Prophylaktisch wirksam – auch für Reisende ohne Disposition – sind Allgemeinmaßnahmen wie Aufstehen und Umhergehen (stündlich für jeweils ca. 5 min) und Sitzgymnastik (Betätigung der Wadenpumpe, Dorsal- und Plantarflexion im oberen Sprunggelenk etc.) zumindest einmal pro Stunde, ausreichende Trinkmenge, Verzicht auf diuretisch wirkende Getränke (Tee, Kaffee, Cola, Alkohol) und Verzicht auf Sedativa oder Hypnotika. Geeignete und nicht einengende Kleidung und Schuhe sind zu empfehlen. Das Sitzen mit übereinander geschlagenen Beinen (venöser Abstrom behindert) und Hypnotika (verminderter Muskeltonus kann venöse Stase begünstigen) sollten vermieden werden. Prädisponierte Patienten sollten Kompressionsstrümpfe oder -strumpfhosen (Dreizug-Kurzzug, Kompressionsklasse I, breiter Gummiabschluss in Kniehöhe) tragen und sich ggf. niedermolekulares Heparin (NMH, 2 h vor Reiseantritt in Hochrisikodosierung, nach anderen Autoren eine zusätzliche Injektion 24 h nach Reisebeginn bzw. erster Applikation) applizieren. Bei anschließenden Rundreisen ist die Applikation in 24-stündigen Abständen zu wiederholen. Alle Studien deuten auf eine Risikoreduktion durch Kompressionsmaßnahmen und Gabe von NMH.

Tabelle 5.2 orientiert sich an den Empfehlungen einer deutsch-österreichisch-schweizerischen Konsensus-Konferenz. Von derartigen Empfehlungen kann oder muss im Einzelfall abgewichen werden, die Entscheidung für eine Prophylaxe an sich und für oder gegen eine bestimmte Maßnahme muss individuell getroffen werden. Bei der Verordnung niedermolekularer Heparine (NMH) zur Prävention

Tabelle 5.2: Prophylaxe der Reisethrombose

Risiko	Kennzeichen	Prophylaxe
Niedrig	Mehrstündiges Sitzen	Bewegung, Übungen untere Extremitäten, Trinkmenge
Mittel	Alter > 40, Adipositas (BMI > 30), akute Entzündung, Polyzythämie, kleinere OP (< 3 Tage), Varizen, klinisch manifeste Herzinsuffizienz, kürzl. HI, Hormontherapie, Ovulationshemmer, Schwangerschaft/Wöchnerin, Lähmung untere Extremität, Verletzung untere Extremität (< 6 Wochen)	Zusätzlich Kompressionsstrümpfe oder -strumpfhose
Hoch	Anamn. Thromboembolie in Eigen- oder in Familienanamnese, bekannte thrombophile Diathese, größere OP (< 6 Wochen), vorangegangener apoplektischer Insult, Malignom, Alter > 70	Zusätzlich niedermolekulares Heparin

Tabelle 5.3: Dosierung in Deutschland zugelassener niedermolekularer Heparine bei hohem Risiko. Mod. nach Landgraf u. Koscielny 2000

Präparat	Körpergewicht (kg)	Tägliche Dosierung (s.c.-Gabe)
Dalteparin (Fragmin-P-Forte®)		1 x 5000 IE Anti-Xa: 30 mg; 0,2 ml
Nadroparin (Fraxiparin®)	< 50 kg	1 x 0,2 ml
	50–69 kg	1 x 0,3 ml
	> 70 kg	1 x 0,4 ml
Enoxaparin (Clexane 40®)		1 x 4000 IE Anti-Xa: 40 mg; 0,4 ml
Certoparin (Mono-Embolex®)		1 x 3000 IE Anti-Xa: 0,3 ml

der Reisethrombose ist zu beachten, dass eine ausdrückliche Zulassung für diese Indikation nicht besteht („Off-label use"). Ausdrücklich zugelassen zur Thromboembolieprophylaxe internistischer Patienten ist nur Enoxaparin. Weitere NMH wie Reviparin (Clivarin®) und Tinzaparin (Innohep®) sind nur für niedriges und mittleres Risiko bzw. für die Therapie von Thromboembolien zugelassen. Zwei Nebenwirkungen von NMH sind erwähnenswert. Blutungen sind nur bei fehlerhafter Anwendung (Überdosierung) zu befürchten. Eine heparininduzierte Thrombozytopenie kommt bei ambulanter Anwendung nur in einer Inzidenz < 1:10 000 vor. In der reisemedizinischen Praxis ist die in Tabelle 5.4 dargestellte Checkliste hilfreich.

In einigen Ländern wird ASS – möglicherweise aufgrund des günstigen Preises – in der Thromboseprophylaxe empfohlen. Die Verordnung von ASS hat jedoch keine pathophysiologische und pharmakologische Begründung, da es auf dem venösen Schenkel nicht hinreichend wirksam ist. Der antithrombotische Effekt des ASS kommt vielmehr auf dem arteriellen Schenkel zum Tragen. Hier bilden sich thrombozytenreiche Abscheidungsthromben, die aufgrund von Gefäßwandveränderungen durch konsekutive Thrombozytenaktivierung entstehen, bevorzugt an arteriosklerotischen Plaques. Die ASS-Wirkung beruht dabei auf der Hemmung der Thrombozytenaggregation (Cyclooxygenasehemmung, damit verminderte Bildung des Thrombozytenaggregationsaktivators Thromboxan A2). Venöse Thromben sind hingegen fibrinreiche Gerinnungsthromben, eine venöse Thrombose wird hauptsächlich über die plasmatische Gerinnungskaskade ausgelöst, wobei eine Apposition von Thrombozyten nur eine sekundäre Rolle spielt. Insgesamt kann also nicht von einer sicheren Thromboembolieprophylaxe mit ASS ausgegangen werden.

Einige neuere Enwicklungen wie Heparinanaloga und direkt oder indirekt wirkende Thrombininhibitoren könnten in der Zukunft ebenfalls in der Prophylaxe der Reisethrombose eventuell Eingang finden. So wäre insbesondere eine orale Applikation wesentlich einfacher als die parenterale Applikation der Heparine. Letztlich ist jedoch zu beachten, dass die meisten klinisch zugelassenen Prophylaktika für die Indikation Reisethromboseprophylaxe keine Zulassung haben.

5 Flugzeug – Einführung in die Flugmedizin

Tabelle 5.4: Checkliste Thromboseprophylaxe bei Langstreckenreisen über 8 Stunden

Allgemein-maßnahmen:	Keine einengende Kleidung/Schuhe, ausreichend trinken (nichtalkoholische Getränke), Bewegung (stündlich aufstehen, Bewegung untere Extremitäten)	
Wenn	Mittleres Risiko: – Alter > 40 – Adipositas (BMI > 30) – akute Entzündung – Polyzythämie – klinisch manifeste Herzinsuffizienz – kürzlich HI – Varizen – kleinere OP (< 3 Tage) – Verletzung untere Extremität (< 6 Wochen) – Lähmung untere Extremität – Hormonersatztherapie/Ovulationshemmer – Schwangerschaft/Wöchnerin	Hohes Risiko: – Thromboembolie in Eigen- oder in Familienanamnese – thrombophile Diathese (angeboren/erworben) – größere OP (< 6 Wochen) – anamnestisch apoplektischer Insult – Malignom – Alter > 70 Jahre
Dann zusätzlich	Kompressionsstrümpfe	Niedermolekulares Heparin

Weiterführende Literatur

1. Belcaro G, Geroulakos G, Nicolaides AN et al.: Venous thromboembolism from air travel: the LONFLIT study. Angiology 2001; 52: 369–374.
2. Consultation on air travel and venous thromboembolism. Final Report. Geneva: WHO Meeting, March 12–13, 2001.
3. Johnston RV et al.: Travel Thrombosis. Presentation at ICASM, Geneva, September 2001.
4. Kelman CW, Kortt MA, Becker NG et al.: Deep vein thrombosis and air travel: record linkage study. BMJ 2003; 327: 1–5.
5. Kesteven PJ, Robinson BJ: Clinical risk factors for venous thrombosis associated with air travel. Aviat Space Environ Med 2001; 72: 125–128.
6. Landgraf H: Reiseprophylaxe. Maßnahmen. In: Haas S (ed): Prävention von Thrombosen und Embolien in der Inneren Medizin. Berlin, Heidelberg, New York: Springer, 2005.
7. Lapostolle F, Surget V, Borron SW et al.: Severe pulmonary embolism associated with air travel. N Engl J Med 2001; 345: 779–783.
8. Partsch H: Reisethrombose 2001. Konsensuspapier. Phlebologie 2001; 30: 101–103.
9. Ringwald J, Schifferdecker C, Raemsch C et al.: Travelers´ thrombosis – a state of practice in Germany. J Travel Med 2011; 18: 44–52.

10 Schobersberger W, Toff WD, Eklöf B et al.: Traveller´s thrombosis: international consensus statement. VASA 2008; 37: 311–317.
11 Schwarz T, Schellong M: Thromboserisiko nach Fernflügen. Flug- und Reisemed 2006; 47: 4–35.
12 Schwarz T, Siegert G, Oettler W: Venous thrombosis after long-haul flights. Arch Intern Med 2003; 163: 2766–2770.
13 WHO: WHO Research into global hazards of travel (WRIGHT) project. Final report of phase I (www.who.int/cardiovascular_diseases/wright_project).

5.2.2 Flugangst

J. Gebhard

Definition

Bei der Flugangst oder Aviophobie handelt es sich um eine objektiv unbegründete Angst vor dem Fliegen. Es handelt sich damit um eine spezifische Phobie, die, wie alle Phobien, durch die Angst vor einem bestimmten Objekt oder einer speziellen Situation gekennzeichnet sind. Die Ausprägung der Angst kann dabei sehr unterschiedlich sein.

Flugangst ist ein typisches Phänomen des Erwachsenen. Angstbesetzte Erinnerungen oder zurückliegende Erlebnisse scheinen eine größere Rolle zu spielen als eine primäre Flugangst. Erwachsene haben – im Gegensatz zu Kindern – eher Probleme, sich jemand anderem anzuvertrauen, insbesondere, wenn sie selbst es gewohnt sind, das Handeln zu bestimmen. Im Flugzeug fühlen sich viele den Piloten und der von ihnen bedienten Technik ausgeliefert, sie sehen – und fühlen – das Flugzeug in drei Dimensionen den Kräften der Schwerkraft, der Triebwerke, des Wetters und der aerodynamischen Auftriebshilfen ausgesetzt. Erwachsene haben – ebenfalls im Gegensatz zu Kindern – eine negative Sensorik für Schaukelbewegungen und bestimmte Beschleunigungen. Daher entsteht Flugangst oft nur, wenn Turbulenzen auftreten, die entsprechend disponierte Menschen in eine auch körperlich empfundene unkomfortable Situation bringen. Dies geschieht fast regelmäßig beim Durchfliegen „des Wetters" unterhalb der Wolkengrenze und innerhalb der Wolken beim Steig- und Sinkflug.

Kompaktinformation

Symptomatik der Flugangst
Mögliche Symptome können sein:
- Aggressivität, evtl. in Verbindung mit
- erhöhtem Alkoholkonsum
- Hyperventilation
- Panikattacke
- Psychovegetative Dysregulation
- Mischbilder

Schätzungen zufolge leiden mindestens 30 % aller Flugpassagiere unter Angst beim Fliegen, wenige permanent, viele, wie oben gesagt, in bestimmten Flug-, manche lediglich in bestimmten Lebensphasen oder abhängig von der sog. Tagesform. In der betroffenen Gruppe gibt es Menschen, deren Angst vor dem Fliegen so groß ist, dass sie es nicht wagen, auszuprobieren, ob Angst beim Fliegen auftreten würde.

Flugangstseminare

Seit gut drei Jahrzehnten haben sich in Deutschland und weltweit Agenturen etabliert, die professionelle Seminare zur Überwindung der Flugangst anbieten. Einige dieser Agenturen arbeiten dabei eng mit Fluggesellschaften zusammen. Entsprechende Anbieter sind z. B. unter dem Stichwort „Flugangstseminare" im Internet zu finden. Im Verlauf gut gestalteter Wochenendseminare werden die Teilnehmer unter anderem detailliert über die konstruktiven und aerodynamischen Besonderheiten von Flugzeugen sowie über deren technische Wartung, Bedienung und Funktion informiert. Man soll einen Einblick in die umfangreichen Vorkehrungen bei der Auswahl des fliegenden Personals und dessen hohen Ausbildungs- und Trainingsstand bekommen.

Die Seminarteilnehmer sollen erfahren, wie nachhaltig technisch und organisatorisch dafür gesorgt wird, dass die moderne Verkehrsfliegerei sehr wenig Anlass für das befürchtete Ausgeliefertsein im Sinne der oben zitierten Ängste bietet. Darüber hinaus werden meist auch spezielle Entspannungstechniken gelehrt. Als Abschluss wird ein gemeinsamer Hin- und Rückflug auf der Kurzstrecke absolviert. Auf diese Weise kommen Menschen mit Flugangst doch in den Genuss des Fliegens und lernen aufgrund der Seminarteilnahme gemeinsam, der Technik und deren Handhabung zu vertrauen und die Ängste zu beherrschen.

Es bleibt eine Zahl von Flugreisenden, die primär nie so stark betroffen waren oder denen – mit oder ohne Seminar – z. B. beruflich keine Wahl bleibt als „sich zu überwinden". Diese Menschen benötigen unter bestimmten Bedingungen, möglicherweise auch nur im Verlauf eines einzelnen Fluges den Zuspruch des Kabinenpersonals oder sogar medizinische Hilfe an Bord.

Die Panikattacke oder die psychosomatischen Mischbilder sind wie die Hyperventilation durch einfühlendes Verhalten und ein beruhigendes, aufdeckendes Gespräch meist ausreichend zu beherrschen. Schwieriger kann es bei einem Zustand schwerer Alkoholisierung mit Kontrollverlust und Aggressivität werden. Gegebenenfalls müssen dann in Absprache mit der Crew und Mitreisenden auch gebündelte körperliche Kräfte zum Einsatz kommen. Über die Anwendung auch ungewöhnlicher Maßnahmen entscheidet der Kapitän, der hierfür juristisch legitimiert ist.

Hyperventilationssyndrom

Bei einem Hyperventilationssyndrom ist es meist sinnvoll, wenn man außer einer ruhigen Ausstrahlung sachgerecht und berechenbar handelt, etwa dem Hyperven-

> **Kompaktinformation**
>
> **Therapie des Hyperventilationssyndroms**
> - Beruhigende verbale Intervention
> - Den Beutel – wenn vorhanden, auch einen größeren Plastikbeutel, z. B. aus dem Bordverkaufstrolley – mit beiden Händen über Mund und Nase halten
> - Für mehrere Minuten ruhig in den Beutel aus- und rückatmen
> - Man kann dabei nicht ersticken, weil die aus- und dann rückgeatmete Luft mit etwa 17 % genügend Sauerstoff enthält. Dennoch sind kurze Unterbrechungen erlaubt
> - Wichtiges Ziel ist die Rückatmung des Kohlendioxids zum Ausgleich des Säure-Basen-Haushalts und der damit verbundenen erwünschten Elektrolytverschiebung in der Muskulatur
> - Ein Flugbegleiter, ggf. auch ein Angehöriger, bleibt als Unterstützung dabei, bis die Symptome gemindert sind. Der Betroffene entwickelt Vertrauen in die Maßnahme und wird ruhiger

tilierenden mit einem Griff in die vordere Sitztasche die dort untergebrachte Tüte aus Verbundmaterial reicht und ihn dann instruiert, wie er innerhalb der nächsten etwa zehn Minuten von dem beängstigenden tauben Kribbeln mit dem beginnenden Beugekrampf in seinen Händen befreit wird.

Resümee

Wenn auch eine völlige Eliminierung von Flugangst unrealistisch erscheint, ist es zum Wohle der Betroffenen wie auch der involvierten Flugbegleiter – und manchmal auch der Mitreisenden – wichtig, die hier aufgezeigten Zusammenhänge in einem frühzeitigen aufdeckenden Gespräch schon im Vorfeld einer geplanten Flugreise anzusprechen. Die oben erwähnten gut etablierten Flugangstseminare sind insbesondere für Menschen, die z. B. aus beruflichen Gründen häufig fliegen müssen, von großem Nutzen.

5.3 Zeitzonenflüge und Jet-Lag

T. Küpper

Praktisch alle Körperfunktionen höherer Tiere unterliegen einem Rhythmus, der als „biologische Uhr" nach dem Erstbeschreiber J.J. Virey 1814 in die Literatur eingegangen ist. Dies betrifft nicht nur physiologische Mechanismen (Hormonproduktion, Körpertemperatur, Leistungsfähigkeit u. v. a.), sondern auch pathophysiologische. So treten Myokardinfarkte und Asthmaanfälle bevorzugt in den frühen Morgenstunden auf. Diese biologische Uhr schwankt in ihrem Zyklus interindividuell zwischen 23 und 27 Stunden. Somit müssen fast alle Menschen ihren Biorhythmus täglich neu kalibrieren: Die meisten von ihnen müssen ihren Tag „verkürzen". Im Falle, dass in Ost-West-Richtung geflogen wird, entspricht die Zeit am Ziel nicht der aktuellen Zeit der inneren Uhr. Wird dabei die Toleranz des Körpers überschritten – sie liegt mit individuellen Unterschieden und abhängig von der Belastung am Zielort bei etwa 2 Stunden Zeitdifferenz – kommt es zum sog. „Jet-Lag", einer Desynchronisation der inneren Uhr. Dabei kommen Personen, deren Tagesrhythmus länger als 24 Stunden ist, auf Westflügen besser zurecht, diejenigen mit 23-Stunden-Rhythmus auf Ostflügen.

Potenzielle Folgen können u. a. sein: Leistungseinbruch, erhöhte Unfallgefahr (Straßenverkehr in fremden Ländern!), Erschöpfungszustände, Exazerbation psychiatrischer Erkrankungen.

Fallbeispiel: Vor diesem Hintergrund ist es kein Wunder, dass die deutsche Olympiamannschaft mit wesentlich weniger Medaillen als erwartet aus Sydney zurückkam. Für 10 Stunden Zeitverschiebung war man zu spät angereist und bei der extremen Leistungsdichte im Elitewettkampf waren die Sportler von vornherein chancenlos. Nicht, dass man daraus gelernt hätte: Bei der Olympiade in Peking 2008 spielten die deutschen Radsportler keinerlei Rolle. Die Frauen lagen deutlich höher im Klassement – sie waren früher als die Männer angereist.

Als Maßnahmen zur Optimierung der Zeitumstellung sollten insbesondere externe Zeitgeber am Zielort (Licht, Kontakte, Aktivitäten, Essen) bewusst eingesetzt werden. Man richtet sich unmittelbar nach dem lokalen Tagesrhythmus und vermeidet Tagschlaf. Belastungen aller Art sollten zumindest am ersten Tag gemieden werden. In geringem Ausmaß kann man sich voradaptieren, indem man bei Westflügen spät schlafen geht und den Wecker entsprechend später stellt, bei Ostflügen umgekehrt. Bei Kurzaufenthalten bis 4 Tage kann es sinnvoll sein, den heimatlichen Rhythmus beizubehalten und sich gar nicht umzustellen. Dann legt man seine Termine bei einem Ostflug auf den späten Nachmittag, bei einem Westflug auf den frühen Vormittag (Ortszeit).

„Pills turn pilots into patients!" – das gilt auch für Reisende! Es besteht keine Indikation für Alkohol oder Hypnotika. Letztere erhöhen durch ihre oft lange Halbwertszeit die Unfallgefahr bei Aktivitäten am nächsten Tag. Wenn überhaupt,

Kompaktinformation

Symptome bei „Jet-Lag"
1. Müdigkeit/Erschöpfung/Konzentrationsstörungen
2. Motivationslosigkeit („schlecht drauf"), Gereiztheit oder Depression
3. Schlafstörungen
4. Verdauungsstörungen
5. Verminderte Leistungsfähigkeit (Sport, Beruf)

können reine Einschlafmittel wie Zaleplon (HWZ 1 h) und Zolpidem (HWZ 1,5–2,5 h) eingesetzt werden. Melatonin ist in den USA als Nahrungsergänzungsmittel zu bekommen; es unterliegt damit einer schlechten Qualitätskontrolle und weist enorme Konzentrationsschwankungen im Produkt auf. Auch wenn es ein offenes Geheimnis ist, dass die meisten Berufspiloten und Vielflieger es mehr oder weniger regelmäßig einnehmen, kann dies nicht empfohlen werden. Falls man es doch macht, dann bitte darauf achten, dass 1–3 mg über 4–5 Tage richtig eingenommen werden, nämlich bei Westflügen etwa um 23:00 Uhr, bei Ostflügen um 19:00 Uhr.

In der EU wird Melatonin im Unterschied zu den USA als Medikament vertrieben (Circadin®). Es ist zur kurzfristigen Behandlung von primären Schlafstörungen bei > 55 Jahre alten Personen zugelassen, nicht dagegen für sekundäre Schlafstörungen (Jet-Lag, Schichtarbeit). Falls man das Präparat zur Bekämpfung des Jet-Lag einsetzen möchte, geschieht dies im Rahmen des sog. „off-label use" und erfordert detaillierte Aufklärung des Nutzers. Die Dosis beträgt 2 mg etwa 1–2 Stunden vor dem Einschlafen.

Große Konsequenzen hat die Zeitverschiebung für die Einnahme zahlreicher Medikamente. Es ist völlig in Ordnung, wenn man zu zweit in den Urlaub fliegt und zu dritt zurück kommen möchte, trotzdem sei auf die Verspätungstoleranz von oralen Kontrazeptiva und die sich daraus ergebenden Konsequenzen hingewiesen (Tabelle 5.5). Ein Diabetiker sollte für Zeitzonenflüge nicht allzu strikt eingestellt sein. Bis zu 7 Zeitzonen kann man unter Selbstkontrolle (alle 2 h!) mit Altinsulingabe (Westflug) oder -reduktion (Ostflug) steuern; darüber hinaus muss auch das Verzögerungsinsulin angepasst werden. In jedem Fall sollte der Diabetiker das Insulin erst dann spritzen, wenn im Flugzeug das Essen vor ihm steht, denn falls der

Tabelle 5.5: Einnahme von oralen Kontrazeptiva bei Zeitzonenflügen

Orales Kontrazeptivum	Verspätungstoleranz [h]	Flugrichtung	Zeitverschiebung	Maßnahme
Alle Kombinationspräparate	~12	Ost		Einnahme zur gewohnten Ortszeit
		West	<9	Einnahme zur gewohnten Ortszeit
			>9	1 Pille zusätzlich nach 12 h, dann weiter zur gewohnten Ortszeit
Mikropille	~6		<3	Einnahme zur gewohnten Ortszeit
			>3 (bei Westflug)	1 Pille zusätzlich nach 12 h, dann weiter zur gewohnten Ortszeit
Minipille	~3		Jeder Westflug	1 Pille zusätzlich nach 12 h, dann weiter zur gewohnten Ortszeit

Pilot durch Turbulenzen fliegen muss, wird das Essen eventuell nicht wie geplant ausgeteilt. Bei Glukokortikoiddauertherapie sollte bei Westflügen die halbe Dosis für 5 Tage zusätzlich eingenommen werden, beim Ostflug weiter zur gewohnten Ortszeit.

5.4 Flugreisetauglichkeit

J. Siedenburg

Das physiologische Milieu an Bord von Luftfahrzeugen unterscheidet sich im Flug von den Bedingungen auf Meereshöhe und hat Auswirkungen auf die Insassen. Insbesondere bei älteren Flugreisenden oder Reisenden mit chronischen Vorerkrankungen stellt sich die Frage, ob diese das geschilderte Milieu tolerieren und die besonderen Gegebenheiten kompensieren können. Der geringere Umgebungsdruck bewirkt eine milde Hypoxie, Gasvolumina dehnen sich beim Start aus und vermindern sich bei der Landung wieder. Bei schnellen Druckabfällen oder im Anschluss an Tauchgänge kann es auch zu einer Stickstoffentsättigung kommen. Weiterhin sind u. a. niedrige Luftfeuchtigkeit, eingeschränkte Mobilität und Zeitverschiebung zu beachten. Diese Veränderungen können unterschiedliche Auswirkungen auf Gesunde und Kranke haben.

Der Begriff der Flugreisetauglichkeit umschreibt die gesundheitliche Eignung des Flugpassagiers, eine Flugreise antreten zu können (Fliegertauglichkeit ist im Gegensatz hierzu die gesundheitliche Eignung von Piloten, Flugtauglichkeit die von sonstigem fliegenden Personal). Je nach Vorerkrankung kann sich nämlich bei vorbestehenden Erkrankungen grundsätzlich durch einen Flug beispielsweise die Krankheit verschlimmern (Transporttrauma), der Kranke nicht, wie aus Sicherheitsgründen erforderlich, bei Start und Landung in aufrechter Position sitzen oder sich bei einem eventuellen Notfall nicht in Sicherheit bringen, während des Fluges nicht selbständig essen, trinken oder die Toilette aufsuchen, Sitznachbarn oder Crew infizieren oder anderweitig gefährden.

Nach Vorgaben der IATA (International Air Transport Association, die internationale Dachorganisation der Fluggesellschaften) ist eine sog. Medical Clearance, also die Freigabe des Transports durch einen von der Fluggesellschaft beauftragten Flugmediziner nötig, wenn übertragbare Erkrankungen oder Gesundheitsstörungen vorliegen, die potenzielle Gefahren für Mitreisende und/oder Crew, Flugsicherheit, Pünktlichkeit des Flugs (Risiko einer außerplanmäßigen Landung) darstellen können, evtl. eine medizinische Behandlung oder spezielle Ausrüstung erfordern oder sich während oder durch den Flug verschlimmern können (IATA-Resolution, Section 2 – Medical Clearance, 2.2). Vor der Reise muss deshalb abgeklärt werden, ob der Patient überhaupt flugreisetauglich ist. Die Entscheidung liegt beim medizinischen

Dienst der jeweiligen Airline oder bei einem von ihr autorisierten Arzt. Die Lufthansa z. B. hat außerdem ein weltweites Netz von Vertragsärzten aufgebaut, damit vor Ort die Flugreisetauglichkeit bzw. Transportfähigkeit beurteilt oder auch eine ärztliche Begleitung organisiert werden kann.

Das international einheitliche MEDA- oder auch MEDIF-Formblatt erfasst die für die Beurteilung der Flugreisetauglichkeit wichtigen Angaben. Es ist beim Reisebüro erhältlich. Die Vorderseite des Formulars wird von diesem ausgefüllt und enthält die Flugdaten, die Rückseite enthält die relevanten medizinischen Informationen und wird vom behandelnden Arzt ausgefüllt. Der medizinische Dienst der Airline oder deren Vertragsarzt, an die diese Informationen weitergeleitet werden, entscheiden dann über die medizinische Möglichkeit eines Transports. Bei chronischen oder langfristigen Behinderungen und häufigeren Flugreisen kann eine sog. FREMEC-Karte (Frequent Traveller's Medical Card) ausgestellt werden. Diese bescheinigt durch Vorlage bei der Buchung für die Dauer ihrer Gültigkeit die Tauglichkeit für alle Flüge, ohne dass jeweils eine erneute Prüfung oder Rückfragen erforderlich wären.

Entsprechend der aktuellen europäischen Rechtslage müssen Flughäfen und Fluggesellschaften neuerdings Vorkehrungen schaffen, die nötige Ausrüstung und das Personal zur Verfügung stellen, um Behinderten („persons with reduced mobility" – PRM) eine Flugreise zu ermöglichen. Dies gilt für Flüge innerhalb, in und aus der EU, außer, wenn dies Sicherheitsanforderungen verletzen und aus technischen Gründen nicht möglich sein sollte. Für die persönliche Unterstützung müssen die Betroffenen ggf. von einer Begleitperson begleitet werden. Nach JAR-OPS 1.260 ist der Luftfahrtunternehmer verpflichtet, Verfahren für den Transport Behinderter (PRMs) zu entwickeln. Fluggesellschaften sind jedoch rechtlich nicht verpflichtet, jeden Passagier zu transportieren und sind insofern vom Disability/Discrimination Act befreit, der ansonsten eine Benachteiligung Behinderter verhindern soll. Wenn dies vom Hausarzt für nötig gehalten wird, sollten Passagiere mit Vorerkrankungen frühzeitig die Fluggesellschaft kontaktieren, um die Beurteilung der Flugreisetauglichkeit rechtzeitig vornehmen zu lassen und um spezielle Maßnahmen wie Hilfe oder Rollstuhltransport bei Boarding und Verlassen des Flugzeuges und auf dem Flughafen, Zusatzsauerstoff etc. rechtzeitig zu ordern. Die Tabellen 5.6 bis 5.8 (s. unten) geben Anhaltspunkte für die Flugreisetauglichkeit.

5.4.1 Internistische Erkrankungen

Bei internistischen Erkrankungen sollten aufgrund der milden Hypoxie an Bord, einer verminderten Koronarreserve und eines Anstiegs des pulmonalarteriellen Drucks insbesondere Patienten mit Herzerkrankungen wie Herzinsuffizienz und KHK eingehend beraten werden. Zusatzsauerstoff (s. unten) kann erforderlich sein. Bei Schrittmacherpatienten stellen Metallsuchgeräte meist kein Problem dar. Hierbei sind bipolare Schrittmachersysteme weniger anfällig als unipolare. Nichtsdestotrotz sollten starke Magnetfelder vermieden und immer eine Armlänge Abstand gehalten werden. Schleusen sind zügig zu durchqueren, es sollte in ihnen nicht stehengeblieben werden. Insbesondere bei Auftreten von Schwindel sollten die entsprechenden Patienten schnell weitergehen.

Pulmonale Erkrankungen. Bei pulmonalen Erkrankungen ist oft bereits in Meereshöhe der arterielle Sauerstoffpartialdruck erniedrigt. Mit dem abnehmenden Kabinendruck nimmt auch der Sauerstoffpartialdruck der Atemluft proportional ab, bei Lungenerkrankungen wie COPD, Bronchiektasen, Emphysem, pulmonalem Hochdruck, zystischer Fibrose, interstitiellen Lungenerkrankungen, Pleuraergüssen, Pneumothorax, pulmonalen Infekten, aber auch bei Beeinträchtigungen des Thoraxskeletts sowie neuromuskulären oder malignen Erkrankungen besteht das Risiko eines kritischen Abfalls des arteriellen Sauerstoffpartialdrucks und der Sauerstoffsättigung. Die Kompensation durch Hyperventilation ist bei solchen Patienten insuffizient. Beim Gesunden sinkt bei einem Kabinendruck von maximal 8000 ft die Sauerstoffsättigung auf ca. 92–94 % ab, Patienten mit Ventilationsstörung oder gestörtem Sauerstofftransfer können hingegen einen dramatischen Abfall aufweisen. Wenn die entsprechenden Mindestvoraussetzungen (s. Tabelle 5.6) nicht erfüllt sind, kann ggf. Zusatzsauerstoff erforderlich sein, wenn auch dies nicht ausreicht, besteht keine Flugreisetauglichkeit. Für die intermittierende oder permanente O_2-Gabe bieten sich von der Airline gestellte Sauerstoffflaschen an. Neuerdings verwendet die Lufthansa Sauerstoffflaschen mit einem Demandventil, die eine ausreichende Sauerstoffversorgung auch für die Dauer von Langstreckenflügen und eine Überwachung mit Pulsoxymetrie ermöglichen.

Diabetes mellitus. Zu beachten ist die Zeitverschiebung. Bei Flügen nach Westen verlängert sich der Tag und der Insulinbedarf steigt, bei Ostflügen wird er hingegen geringer, Applikationsintervalle und -zeitpunkte sind anzupassen. Die entsprechenden Modifikationen ergeben sich aus entsprechenden Computeralgorithmen, Formeln und Tabellen. Alternativ kann – unter Fortsetzung der gewohnten Applikation des Basalinsulins – alle 4 h Altinsulin nach Blutzuckermessung appliziert werden. Auf orale Antidiabetika eingestellte Diabetiker sollten bei Flügen in Westrichtung weiter die heimatliche Dosierung beibehalten, bei Ostflügen jedoch eine Einnahme auslassen. Eine Diabetesdiät muss spätestens 24 h vor dem Flug bei der Fluggesellschaft vorbestellt werden. Reisende Diabetiker sollten ausreichend Spritzen bzw. Pens und Injektionsnadeln, Teststreifen, Messgerät und Zubehör (ebenfalls jeweils 150 % der normalen Menge) mitführen sowie einen Diabetikerausweis, ärztliches Attest (cave Verkennen des Bestecks als Drogenzubehör) in mehreren Sprachen und Diabetes-Tagebuch. Diabetiker sollten bei längeren Flugreisen darauf achten, dass eine für die gesamte Länge der Reise ausreichende Insulinmenge (möglichst 150 % der normalen Menge) im Handgepäck jederzeit griffbereit mitgeführt wird. Sicherheitshalber sollte nochmals die gleiche Menge im aufgegebenen Gepäck sein. So ist auch dem selten vorkommenden Fall des Verlusts eines Gepäckstücks vorgebeugt. Das Insulin ist auf Reisen auch ohne Kühlung haltbar; auch wenn das Gepäck in Frachtstauräumen transportiert wird, kann es nicht zu kalt werden (eher unwahrscheinlicher Ausnahmefall: Kältebrücken). Ein Notfallpaket (schwarzer Tee, Salzstangen, Traubenzucker, sonstige Medikamente, Verbandsmaterial) sollte ebenfalls im Handgepäck mitgeführt werden. Insulinpflichtige Diabetiker sollten während des Flugs das Insulin erst spritzen, wenn das Essen bereits ausgeteilt wurde, da dies im Falle von Turbulenzen u. U. unterbrochen wird und dann Hypoglykämiegefahr bestehen würde.

Infektionserkrankungen. Fieber führt zu verminderter Hypoxietoleranz durch Rechtsverlagerung der Sauerstoffbindungskurve und Steigerung des Metabolismus. Um keine Exazerbation der Erkrankung zu riskieren und die geringe Infektionsgefahr von Sitznachbarn oder Kabinenpersonal zu vermeiden, verbietet sich deshalb bei gravierenden „offenen" akuten Infektionen eine Flugreise. Außerdem sind Fluggesellschaften verpflichtet, den Transport von kontagiösen Patienten zu verhindern. Bei Pneumonie kommt eine stark verminderte Gasaustauschfläche hinzu, da die betroffenen Lungensegmente von entzündlichem Sekret bedeckt sind und durch Kapillardilatation ein ausgeprägter funktioneller Shunt vorliegt.

5.4.2 Chirurgische Patienten

Besondere Gesichtspunkte sind zu beachten, wenn Kranke und Frischoperierte sich auf Flugreisen begeben wollen. Weiterhin stellt sich oftmals nach Unfällen, Akuterkrankungen oder nach Operationen im Ausland die Frage nach Repatriierung und Heimreise auf dem Luftweg. Frischoperierte befinden sich in einem Zustand vermehrten Sauerstoffverbrauchs durch Operationsstress, mögliche Sepsis und erhöhte Katecholaminspiegel. Ferner sind Exsikkose, postoperative Anämie (verminderter Gebrauch von Transfusionen) und Vorerkrankungen zu berücksichtigen. Auch besteht die Gefahr postoperativen Kopfschmerzes bis zu 7 Tage nach Spinalanästhesie (reduzierter Umgebungsdruck führt zu Duralleck an Punktionsstelle).

Besonderheiten für den Frischoperierten im Flugzeug können sich ferner aus dem sich mit dem sich verändernden Umgebungsdruck veränderten Volumen von Gasen ergeben. Beim Steigflug kommt es zur Ausdehnung, beim Sinkflug zur Volumenabnahme eingeschlossener Gase. Dieses betrifft in erster Linie Nasennebenhöhlen, Mittelohr und Darmgase, aber auch freies Gas im Thoraxraum wie nach Thorakotomie, Thorakoskopie oder bei Pneumothorax, in der Bauchhöhle (nach Laparoskopie oder Laparotomie) oder Stickstoffplomben bei Netzhautablösung. Die Gasausdehnung beim Steigflug kann postoperativ also insbesondere nach diagnostischen oder therapeutischen Eingriffen im Thorax- oder Abdominalbereich oder am Auge zum Barotrauma führen. Die Druckzunahme beim Sinkflug kann hingegen im Bereich der Nasennebenhöhlen und des Mittelohrs ein Barotrauma verursachen, wenn der Druckausgleich nicht gewährleistet ist. Dies kann neben Schleimhautschwellung auch durch operative Eingriffe in diesem Bereich bedingt sein.

Die Komplikation eines Pneumothorax, vor allem im hypobaren Milieu, ist die Entwicklung eines Spannungspneus mit den Folgen einer oberen Einflussstauung. Daher wird nach einem Spontanpneumothorax allgemein eine Wartezeit von 6 Wochen empfohlen. Andererseits ist für Pneus die Rezidivneigung charakteristisch, bei nichtchirurgisch behandelten Patienten ist in 30 % mit einem zweiten Pneu zu rechnen.

5.4.3 Neurologische und psychiatrische Patienten

Bei Affektionen des ZNS bzw. Neurotraumen wie apoplektischer Insult, subarachnoidale oder intrazerebrale Blutung, epiduralen oder subduralen Hämatomen, Commotio oder Contusio cerebri ist zu beachten, dass zum einen die leichte Hypoxie in der Flugzeugkabine begünstigend für ein Hirnödem ist, zum anderen, dass die Affektion selbst potenziell ein Hirnödem verursachen kann. Außerdem ist die unter Hypoxie gesteigerte zerebrale Krampfbereitschaft zu beachten. Bei vorbekanntem zerebralem Krampfleiden sollte daher die antiepileptische Medikation erhöht werden.

Die Beförderung von psychotischen Patienten verbietet sich nach dem Warschauer Abkommen, um eine Gefährdung des Luftverkehrs zu vermeiden. Um dennoch einen Transport solcher Patienten zu ermöglichen, ist die Begleitung durch einen Facharzt und erfahrenes Pflegepersonal erforderlich. Analog ist, je nach Ausprägung der Klinik, bei Neurosen zu verfahren.

5.4.4 Flugreisen in der Schwangerschaft, mit Neugeborenen und Kleinkindern

Bei der Beurteilung von Flieger-, Flug- und Flugreisetauglichkeit von Schwangeren sind die mit der Schwangerschaft verbundenen anatomischen, hormonellen und psychologischen Veränderungen zu beachten. Etwa 25 % der Schwangeren klagen über krampfartige Schmerzen, 30 % über vaginale Blutungen, 10 % über Spontanabort, 66 % über Übelkeit im ersten Schwangerschaftsdrittel und zwei Drittel davon über Erbrechen. Flugphysiologisch ergeben sich für Mutter und Kind jedoch durch eine Flugreise keine besonderen Gefahren. Bei den meisten Fluggesellschaften besteht bis zur 36. Schwangerschaftswoche Flugreisetauglichkeit (ggf. Vorlage eines geburtshilflichen Attests erforderlich), bei komplizierter Schwangerschaft nur bis zur 32. Woche. Bei Risikoschwangerschaft besteht keine Flugreisetauglichkeit.

Bei Neugeborenen besteht die Möglichkeit einer Unreife der Lunge. Außerdem geht man bei Säuglingen 1 Woche post partum von einem 10%igen Rechts-Links-Shunt aus. HbF ist ca. bis zum 3. Monat vorhanden; es begünstigt die O_2-Beladung in hypoxischem Milieu, verschlechtert jedoch andererseits die O_2-Abgabe in der Peripherie. Deshalb sollten Säuglinge möglichst erst nach einer Woche fliegen und können erst ab mindestens 48 Stunden nach Geburt von den Eltern mitgeführt werden. Anders sieht es bei Frühgeborenen aus. Zum einen besteht keine ausreichende Lungenreife (Surfactant-Mangel), zum anderen fehlt die kompensatorische hypoxische Atemantwort (Steigerung von Atemfrequenz und Atemzugvolumen bei einer Hypoxämie) auf den Abfall des Kabinendrucks. Deshalb sollten sie erst frühestens 6 Monate nach dem errechneten Geburtstermin fliegen.

Aufgrund des geringeren Kalibers der oberen Luftwege von Kindern ergeben sich oft Probleme beim Druckausgleich. Säuglingen sollte deshalb beim Sinkflug die Flasche gegeben werden, größeren Kindern kann durch Gabe von Kaugummi oder Bonbons geholfen werden. Je nach Auffassungsgabe kann auch das Valsalva-Manöver vor dem Flug trainiert und bei Bedarf angewandt werden.

5.4.5 Empfehlungen für die Flugreisetauglichkeit

Eine grobe Beurteilung der Flugreisetauglichkeit erlaubt die Einschätzung, ob ein Patient 50 m gehen oder ein Stockwerk Treppen steigen kann. Für eine exaktere Prognose können – je nach individueller Situation – Ergometrie, Lungenfunktionsuntersuchungen, Blutgasanalyse, Laboruntersuchungen erforderlich sein.

Die Tabellen 5.6 bis 5.8 bieten für einige wichtige Krankheitsbilder eine Übersicht über Flugreisetauglichkeit und eventuelle Wartezeiten, bevor ein Flug angetreten werden kann.

Tabelle 5.6: Flugreisetauglichkeit bei ausgewählten Krankheitsbildern – chirurgische Erkrankungen. Nach Siedenburg 2010

Krankheitsbild	Flugreisetauglichkeit/Einschränkungen
Operative Eingriffe im Bauchraum	Im Allgemeinen Flugreisetauglichkeit, bei ■ erfolgreicher Umstellung auf orale Ernährung, ■ Mobilisierung, ■ geregelter Darmtätigkeit (Stuhl und Winde), ■ unkomplizierter Wundheilung, ■ mindestens 10 Tage postoperativ.

5 Flugzeug – Einführung in die Flugmedizin

Tabelle 5.6: *Fortsetzung*

Krankheitsbild	Flugreisetauglichkeit/Einschränkungen
Verschiedene Eingriffe:	
Appendektomie	10 Tage postoperativ
Herniotomie	10 Tage postoperativ
Pneumoperitoneum	6 Wochen postoperativ
Gastrointestinale Blutung	s. gastrointestinale Erkrankungen
Cholezystektomie	6 Wochen postoperativ
Gastrektomie	6 Wochen postoperativ
Darmresektion	6 Wochen postoperativ
Sonstige viszeralchirurgische Eingriffe	10 Tage postoperativ
Laparoskopische Diagnostik und Eingriffe	10 Tage postoperativ, kein Restgas intraabdominell (sonographische Kontrolle)
Endoskopische Polypektomie	1 Woche postoperativ
Transplantationen	Leber 4 Wo., Niere 3–4 Wo., (Abstoßungsreaktionen!)
Bauchaortenaneurysma	6 Wochen und Hb > 9–10 g/dl

Tabelle 5.7: Flugreisetauglichkeit bei ausgewählten Krankheitsbildern – internistische Erkrankungen. Nach Siedenburg 2010

Krankheitsbild	Flugreisetauglichkeit/Einschränkungen
Infektionskrankheiten	
Im akuten Stadium	nicht flugreisetauglich
Akute Kontagiosität (z. B. Varizellen, Hepatitis A)	nicht flugreisetauglich
Herz-Kreislauf-Erkrankungen	
KHK ■ CCS I (keine Beschwerden) ■ CCS II (Beschwerden bei 30–100 W) ■ CCS III (Beschwerden bei 50 W > 1 min) ■ CCS IV (Beschwerden in Ruhe) ■ Instabile Angina pectoris	keine Einschränkung im Allgemeinen flugreisetauglich bedingt flugreisetauglich, O_2 ausnahmsw. flugreisetauglich, ärztl. Begleitung, O_2 keine Flugreisetauglichkeit
Myokardinfarkt ■ Unkompliziert/leicht ■ Schwer	 ggf. 10 Tage (Rücksprache mit behand. Kardiologen) 10 Wochen (wenn ohne Begleitung)

Tabelle 5.7: *Fortsetzung*

Krankheitsbild	Flugreisetauglichkeit/Einschränkungen
Herzinsuffizienz	
■ NYHA I (keine Beschwerden):	keine Einschränkung
■ NYHA II (Beschwerden bei stärkerer körperlicher Belastung):	im Allgemeinen flugreisetauglich
■ NYHA III (Beschwerden bei leichter körperlicher Belastung):	bedingt flugreisetauglich, O_2
■ NYHA IV (Beschwerden in Ruhe):	ausnahmsw. flugreisetauglich, ärztl. Begleitung, O_2
■ Dekompensiert:	keine Flugreisetauglichkeit
Pulmonale Erkrankungen	■ Mindestanforderungen: ■ VK: 3 l; FEV_1: 70%; $SaO_2 > 85\%$; $pO_2 > 70$ mmHg; ■ Bei Unterschreiten ggf. Flug unter O_2 möglich
Respiratorische Partial- oder Globalinsuffizienz, schwere COPD, Cor pulmonale, Emphysem (Ruhe-Dyspnoe, Zyanose):	Nicht flugreisetauglich, wenn ■ während des Flugs O_2-Gabe > 4 l/min erforderlich ■ unter 4 l/min O_2 $pO_2 < 70$ mmHg ■ bei path. pCO_2 (> 45 mmHg) unter O_2-Gabe Zunahme des $pCO_2 > 5$ mmHg ■ bei O_2-Dauertherapie > 3 l bereits am Boden
Asthma bronchiale	Je nach Klinik, Medikamente im Handgepäck
Pneumonie	Nicht flugreisetauglich, bis Fieberfreiheit und CRP-Normalisierung
Infektexazerbation	48 h nach Anfall nicht flugreisetauglich
Pneumothorax	6 Wochen (Lunge vollständig entfaltet?)
Rez. Spontanpneumothorax	6–8 Wochen (Lunge vollständig entfaltet?)
Schlafapnoesyndrom	Flugreisetauglich im Wachzustand, Langstreckenflüge vermeiden, da CPAP während des Fluges nicht möglich

Tabelle 5.8: Flugreisetauglichkeit bei ausgewählten Krankheitsbildern – sonstige Erkrankungen. Nach Siedenburg 2010

Krankheitsbild	Flugreisetauglichkeit/Einschränkungen
HNO	
Akute Otitis media	Nicht flugreisetauglich, anschließend Flugreisetauglichkeit bei intaktem Druckausgleich (Valsalva)
Akute Sinusitis	Nicht flugreisetauglich, anschließend Flugreisetauglichkeit bei ausreichender Belüftung NNH
Operationen im Mittelohr-Bereich	10 Tage postoperativ

5 Flugzeug – Einführung in die Flugmedizin

Tabelle 5.8: *Fortsetzung*

Krankheitsbild	Flugreisetauglichkeit/Einschränkungen
Tonsillektomie	7 Tage bei Kindern, 3 Wochen bei Erwachsenen (höheres Nachblutungsrisiko)
Psychiatrische Erkrankungen	
Psychose	Arztbegleitung, möglichst Facharzt, ggf. nötige Medikation griffbereit zur Injektion, zusätzlich erfahrenes Pflegepersonal; wenn Entäußerungen nicht auszuschließen: keine Flugreisetauglichkeit
Neurosen	Abhängig von Klinik; wenn Entäußerungen nicht auszuschließen: keine Flugreisetauglichkeit
Schwangerschaft	
Unkomplizierte Schwangerschaft	Bis zur 36. SSW Flug ohne Einschränkungen möglich
Komplizierte Schwangerschaft (anamnestisch Früh-, Mangel-, Fehl-, Totgeburt, habituelle Neigung zu Frühabort)	Bis zur 32. Woche flugreisetauglich bzw. nur Kurzstrecke (Rücksprache mit behandelndem Gynäkologen). Letzter Monat: nur Kurzstrecke (Rücksprache Gynäkologe)
Neugeborene	7 Tage (mindestens aber 48 h), wenn komplikationslose Geburt
Frühgeborene	Keine Flugreisetauglichkeit, Flugreisetauglichkeit erst 6 Monate nach dem errechneten Termin (Reife, Pädiater)
Sonstiges	
Nephrolithiasis, Blasensteine, Cholezystolithiasis (rez. Koliken)	Kein Flug im akuten Stadium
Entzündliche Zahnveränderungen	im akuten Stadium Gefahr der Barodontalgie Antikoagulation: problemlos, wenn INR/Quick stabil im therapeutischen Bereich
Tumorerkrankungen	abhängig von Klinik und evtl. funktionellen Einschränkungen (Herz-Kreislauf, Lunge)
Behinderungen	Individuelle Entscheidung, abhängig von Klinik. Uneingeschränkte Flugreisetauglichkeit, wenn Patient ohne fremde Hilfe essen, Toilette benutzen, Sitzplatz erreichen und verlassen kann. Ansonsten ggf. flugreisetauglich, wenn Vorkehrungen wie Extrasitz, Stretcher, Begleitperson, begleitender Arzt etc. getroffen werden.

Tabelle 5.8: *Fortsetzung*

Krankheitsbild	Flugreisetauglichkeit/Einschränkungen
Tauchen	24 Stunden, bei dekompressionspflichtigen Tauchgängen ggf. länger (siehe Tauchtabelle/Tauchcomputer)
Dekompressionskrankheit (DCS) nach Druckkammer-Behandlung (HBO) ▪ DCS Typ I ▪ DCS Typ II ▪ Restsymptome	 24 h 48 h 72 h (ggf. HBO-Therapie fortsetzen bis zur Symptomfreiheit)

Weiterführende Literatur

1 Coker RK, Boldy DAR, Buchdahl R et al.: Managing passengers with respiratory disease planning airtravel: British Thoracic Society recommendations. Thorax 2002; 57: 289–304.
2 Wichert P von: Pneumothorax. Internist 2004; 45: 549–554.
3 Daniell WE, Vaughan TL, Millies BA: Pregnancy outcomes among female flight attendants. Aviat Space Environ Med 1990; 61: 840–844.
4 Schulte P: Pregnant stewardess – should she fly? Aviat Space Environ Med 1976; 47: 77–81.
5 Siedenburg J: Kompendium Reisemedizin und Flugreisemedizin, 5. Aufl. Norderstedt: Books on Demand, 2003.

5.5 Medizinische Notfälle an Bord von Verkehrsflugzeugen

J. Siedenburg

5.5.1 Einführung

In der Öffentlichkeit gilt die Luftfahrtindustrie als technisch besonders ausgereift und zuverlässig. Der Luftverkehr wird als zuverlässiger als bodengebundene Verkehrsmittel angesehen, dieses Vertrauen und der hohe Sicherheitsanspruch werden mit fortgeschrittener Technologie und Ausbildung des Personals in Verbindung gebracht.

Der Luftverkehr hat in den letzten Jahren um ca. 5 % jährlich zugenommen. Trotz der jüngsten Einbrüche aufgrund der Wirtschaftskrise 2008/2009 wird auf längere Sicht mit einer weiteren Zunahme gerechnet. Weltweit fliegen mehr als zwei Milliarden Menschen im Jahr, 164 Millionen Fluggäste waren 2007 in Deutschland zu zählen. Mit der Zunahme von Größe der Passagierflugzeuge, Dauer und Strecke von Langstreckenflügen sowie des durchschnittlichen Alters der Passagiere wird auch mit einer Zunahme medizinischer Notfälle gerechnet. Außerdem begeben sich auch vermehrt Reisende mit chronischen, z. T. auch mit akuten Vorerkrankungen auf Reisen. Bereits in den 1970er Jahren schätzte man, dass etwa 5 % der Flugpassagiere unter einer Krankheit litten, inkl. chronisch obstruktiver Lungenerkrankung.

Unter „Zwischenfällen auf Flugreisen" sind alle – also auch sehr leichte – Gesundheitsstörungen zusammengefasst. Weltweit sind die Zahlen medizinischer Notfälle an Bord von Passagierflugzeugen insgesamt gering und liegen zwischen 8 und 100:1 Million Passagiere. Schwerere Notfälle, die zu einer außerplanmäßigen Landung oder gar zum Tode führen, treten mit einer Häufigkeit von nur 0,107 bis 1,0 zu 1 Million auf. Weltweit werden jährlich nur ca. 1800 tödliche Zwischenfälle gezählt.

In Industrieländern sind Herz-Kreislauf-Erkrankungen die führende Todesursache, auch der größte Anteil der Notfälle an Bord betrifft mit ca. 60 % das Herz-Kreislauf-System, mit 11–16 % den Magen-Darm-Trakt oder die Harnwege und mit ca. 10 % das neurologisch-psychiatrische Fachgebiet. Auch in einer jüngeren Studie zeigte sich dieses Bild: Bei über 10 000 ausgewerteten Notfällen während des Fluges in den Jahren 2002–2007 hatte sich bei zwei europäischen Fluggesellschaften gezeigt, dass 53,5 % der Notfälle durch Synkopen, 8,9 % durch gastrointestinale Beschwerden und 4,9 % durch Herzbeschwerden bedingt waren, also das Herz-Kreislauf-System wiederum zu knapp 60 % beteiligt war. In 86 % der Notfälle war ein Arzt unter den Passagieren zur Stelle, in 2,8 % kam es zu einer außerplanmäßigen Landung. Auf die Notfälle, mit denen an Bord gerechnet werden muss, wurde mit Notfallausrüstung und Ausbildung des Kabinenpersonals in Nothilfe reagiert.

5.5.2 Notfallausrüstung

Die internationale Zivilluftfahrt-Organisation ICAO (International Civil Aviation Organization) gibt auch für die Notfallausrüstung an Bord weltweite Mindeststandards vor (Annex 6 to the Convention on International Civil Aviation: Operation of Aircraft, Chapter 6: Aeroplane Instruments, Equipment and Flight Documents sowie Annex 6, Attachment B First Aid Medical Supplies). Im ersten Teil dieses Anhangs findet sich das Kapitel 6 „Aeroplane Instruments, Equipment and Flight Documents" mit der Empfehlung, dass Verkehrsflugzeuge einen oder mehrere Erste-Hilfe-Kästen (First Aid Kit – FAK) und – wenn sie für mehr als 250 Passagiere zugelassen sind – einen Arztkoffer (Emergency Medical Kit – EMK) für die Benutzung durch Ärzte oder anderes Personal bei medizinischen Notfällen während des Fluges an Bord haben sollten. Da es sich hierbei lediglich um Empfehlungen handelt, haben die verschiedenen ICAO-Mitgliedsländer sie in unterschiedlicher Weise in die nationalen Vorschriften zum Flugbetrieb übernommen.

In den gesetzlichen Vorgaben zum Flugbetrieb (EU-OPS, s. http://eur-lex.europa. eu/LexUriServ.do?uri=OJ:L:2008:254:0001:0238:EN:PDF), die für Europa relevant sind, wird auch zur Ausrüstung von Flugzeugen im kommerziellen Flugverkehr Stellung genommen. Die Vorgaben für First Aid Kits (FAK) und Emergency Medical Kits (EMK) für Deutschland und Europa finden sich OPS 1, Subpart K – Instruments and Equipment. In OPS 1.745 findet sich die Vorgabe, dass Passagierflugzeuge – abhängig von der Anzahl der Passagiere – mit mindestens einem bis zu vier First Aid Kits ausgerüstet sein müssen. In OPS 1.755 wird bestimmt, dass Passagierflugzeuge mit mehr als 30 Sitzen, die mehr als 60 Minuten Flugzeit entfernt von einem Flughafen mit qualifizierter medizinischer Versorgung operieren, ein Emergency Medical Kit an Bord haben müssen. Vorgaben zum Inhalt der jeweiligen Ausrüstung finden sich lediglich als Empfehlungen zu den beiden o. g. Paragraphen (ACJ 1.745 und ACJ 1.755). Im deutschen Recht fanden sich zuvor nur Vorgaben über eine Bordapotheke mit nur geringem Umfang (§ 19 Abs. 1 (2) LuftBO). Auch im Bereich der FAA (Federal Aviation Authority – Zivilluftfahrt-Behörde der USA) ist neuerdings eine umfangreichere medizinische Ausrüstung vorgeschrieben; zuvor war nur eine Minimalausrüstung vorgesehen. Im Aviation Medical Act (Title 14, Code of Federal Regulations, Part 12, Appendix A) wurden 1998 FAK und EMK sowie automatische externe Defibrillatoren (AED) ab einem Gesamtgewicht von 7500 Pound (entsprechend etwa 30 Flugpassagieren) angeordnet, die Übergangsfrist dauerte vom 12. April 2001 bis zum 12. April 2004. Außerdem wurden eine Ausbildung des Kabinenpersonals an dieser Ausrüstung vorgeschrieben und ein „Good Samaritan Clause" verabschiedet, der eine Haftung von Ersthelfern gegenüber den Patienten ausschließt. Derzeit werden bei europäischen Airlines während des Fluges insgesamt 69 % der Notfälle durch Angehörige medizinischer Berufe versorgt, davon 40 % Ärzte und 25 % Krankenschwestern.

Erwähnenswert ist abschließend noch die Tatsache, dass viele der renommierten europäischen Fluggesellschaften, insbesondere die deutschen, weit über die gesetzlichen Anforderungen hinausgehende Notfallausrüstungen an Bord mitführen und zum Teil über ausgefeilte Notfallkonzepte mit Integration von Telemedizin usw. verfügen. Dem wird im Entwurf mit der Empfehlung Rechnung getragen, dass die betroffenen Fluggesellschaft den Inhalt von First Aid und Emergency Medical Kits an ihre spezifischen Bedürfnisse anpassen und ergänzen sollte. Diese sind u. a. abhängig von Art der Operation, Flugdauer, Anzahl und Altersverteilung der Passagiere. Hierzu stehen in den erwähnten, aktuellsten Vorgaben der JAA ergänzenden Empfehlungen zur Verfügung.

Als Beispiel für die weitergehende Ausrüstung einiger internationaler vor allem europäischer Qualitäts-Airlines wird hier die Ausrüstung der Lufthansa vorgestellt. Hier wird der Inhalt von einem Gremium renommierter Notfall-Mediziner erarbeitet. Dabei sind verschiedene Gesichtspunkte wie Gebräuchlichkeit der Medikamente auch im internationalen Vergleich, Berücksichtigung der Bedingungen an Bord, der

5 Flugzeug – Einführung in die Flugmedizin

zu erwartenden Notfälle und nicht zuletzt Volumen- und Gewichtsgrenzen (1 kg Gewicht/Tag/Flugzeug entspricht Transportkosten von ca. € 100,–).

Die Ausrüstung teilt sich auf in First Aid Kit (die Anzahl richtet sich nach der Zahl der Passagiersitze des jeweiligen Flugzeugs) und einen Doctor's Kit bzw. Emergency Medical Kit. Der Doctor's Kit gliedert sich in verschiedene Module für verschiedene Indikationen auf. Bei einem akuten Notfall sind hierdurch alle erfor-

Kompaktinformation

Inhalt des Stewardess Kit
- ASS® 500-Tabl.
- Nasivinetten®
- Nicotinell®-Nikotinpflaster
- Heftpflasterstrips

Kompaktinformation

Inhalt des Cabin Attendant Medical Kit (auf Interkontinental-Flügen)
- Inhaltsverzeichnis, Beipackzettel
- Alkoholtupfer
- Brand- und Wundgel
- Buscopan®-Dragees/-Suppositorien
- Hansaplast®
- Imodium akut®-Dragees
- Nasivinetten®
- Paracetamol-Suppositorien
- Phosphalugel®-Beutel
- Protagent®-Augentropfen
- Vomacur®-Dragees
- Vomex A®-Suppositorien

Kompaktinformation

Inhalt des First Aid Kit
- Alkoholtupfer
- Aluderm Kompressen, Verbandtuch und -päckchen
- Clauden®-Gaze
- Dreieckstuch
- Einmalhandschuhe (unsteril)
- Elastische Binden
- Folien-Fieberthermometer
- Hansaplast®
- Infusionsbesteck, Venenverweilkanülen mit Stopfen und Fixierpflaster
- Isogutt® Augenspülung 250 ml
- Jonosteril 500 ml
- Klammerpflaster
- Kleiderschere
- Leukofix®
- Octenisept®
- Pocket Mask mit O_2-Anschluss
- Schiene/Universalsplint
- Zellstofftupfer
- Inhaltsverzeichnis First Aid Kit
- Anleitung Boden-Luft-Signale
- Erste-Hilfe-Fibel
- Notfallprotokoll
- Datalink-Vordrucke

Kompaktinformation

Inhalt des Doctor's Kit

Modul Intubation
- Blockerspritze
- Endotrachelatuben versch. Größen, Führungsmandrin, Gleitmittel
- Einmalhandschuhe unsteril
- Laryngoskop mit Spateln versch. Größen
- Leukofix
- Magillzange
- Verbandpäckchen

Modul Absaugung
- Absaugkatheter
- Einmalhandschuhe unsteril
- Handabsaugpumpe mit Absaugschläuchen

Modul Beatmung
- Beatmungsbeutel mit Reservoir
- Beatmungsmasken versch. Größen
- Einmalhandschuhe unsteril
- Guedel-Tuben versch. Größen
- Sauerstoffkatheter, Nasenbrille
- Sauerstoffschlauch mit Anschlussstück

Modul Infusion
- Alkoholtupfer
- Einmalhandschuhe unsteril
- Infusionsbesteck, Venenverweilkanülen mit Stopfen und Fixierpflaster
- Jonosteril® 500 ml
- Kompresse
- Leukofix®
- Stauschlauch

Modul Blasenkatheter
- Aqua dest., Blockerspritze
- Blasenkather
- Desinfektionsmittel (Braunol®)

- Einmalhandschuhe unsteril
- Gleitmittel Instillagel®
- Kathetertuch mit und ohne Loch
- Kompresse
- Pincette steril
- Urinbeutel 1000 ml

Modul Diagnostik
- Blutdruckmessung manuell
- Einmalhandschuhe unsteril
- Fingerklemm-Pulsoxymeter
- Folien-Fieberthermometer
- Glukose-Messgerät, Zubehör und Messstreifen
- Kleiderschere
- Stethoskop

Modul Ampullenset
- Adrenalin® (Epinephrin) 1:1000
- Akineton® (Biperiden)
- Amiodaron
- Aqua pro injectione
- Aspirin® (Acetylsalicylsäure) i.v. Ampulle
- Atropin Ampullen
- Beloc® (Metoprolol) i.v. Ampulle
- Berotec® (Fenoterol) N 100 Dosier-Aerosol
- Bronchoparat® (Theophyllin) Ampulle
- Bronchospasmin® (Reproterol) Ampulle
- Buscopan® (Butylscopolamin) Ampulle
- Diazepam Ampulle
- Dormicum® (Midazolam) Ampulle
- Glucose 40% Ampulle
- Ebrantil® (Urapidil) Ampulle
- Haldol® (Haloperidol) Ampulle
- Heparin-Natrium 5000
- Isotone Kochsalzlösung
- Ketanest S® (S-Ketamin) Ampulle
- Lasix® (Furosemid) Ampulle
- MCP® (Metoclopramid) Ampulle

Kompaktinformation

Inhalt des Doctor's Kit *(Fortsetzung)*
Modul Ampullenset (Fortsetzung)
- Novaminsulfon Ampulle
- Ranitidin Ampulle
- Solu-Decortin® (Prednisolon) 250 mg Amp.
- Tavegil® (Clemastin) Ampulle
- Novaminsulfon ratio®-Ampulle
- Tramal® (Tramadol) Ampulle
- Einmalkanülen und -spritzen
- Einmalskalpell
- Nabelklemme
- Alkoholtupfer
- Zellstofftupfer

Modul Sonstige Medikamente
- Bayotensin® akut (Nitrendipin) Phiolen
- Brand- und Wundgel (Lidocain)
- Buscopan® (Butylscopolamin) Drg. u. Supp.
- Diazepam Desitin Rectal Tube
- Imodium® (Loperamid) Akut Dragees

- Nitrolingual® (Nitroglycerin) Kapseln
- Paracetamol Supp
- Phosphalugel® (Aluminiumphosphat) Beutel
- Protagent® (Povidon) Augentropfen
- Rectodelt® (Prednison) Supp. 100 mg
- Vomacur® (Dimenhydrinat) Dragees u. Supp.

Modul Sonstiges
- Einmalmüllbeutel
- Kanülensammelbox
- Sauerstoffkatheter Nase
- Sauerstoffschlauch mit Anschlussstück
- Stauschlauch

Modul Dokumentation
- Packungsbeilagen (in Hefter)
- Gebrauchsanweisungen (in Klarsichthüllen)
- Notfallprotokoll
- Inhaltsplan
- Inhaltsverzeichnis

derlichen Ausrüstungsgegenstände und Medikamente griffbereit. Zugriff auf die Ausrüstung hat medizinisch qualifiziertes Personal. Weiterhin sind Stewardessen-Kits bzw. Cabin Attendant Medical Kits verfügbar, der Inhalt wird bei Bedarf von den Flugbegleiterinnen verwendet (s. Kompaktinformationen).

Für den Notfall (Reanimation, Feuer etc.) werden Sauerstoffflaschen zur Verfügung gehalten. Die Sauerstoffmasken über den Passagiersitzen gehören zum Notfallsauerstoffsystem und können nur für den Fall eines Druckverlusts der Kabine aktiviert werden. Sie fallen dann aus den Klappen, durch Zug am Schlauch werden Sauerstoffpatronen aktiviert, die bis zu Erreichen einer Sicherheitshöhe von 10 000 ft ausreichend Sauerstoff liefern.

5.5.3 Frühdefibrillation

Ischämische Herzerkrankungen sind weltweit die häufigste Todesursache. Der plötzliche Herztod ist für mehr als 60 % der Todesfälle bei KHK verantwortlich und die häufigste Todesursache in der westlichen Welt. Oft handelt es sich um die Erst-

Tabelle 5.9: Erfolg von Reanimationsmaßnahmen

Maßnahme	Überlebensrate [%]
Keine HLW-Maßnahmen, späte Defibrillation	0
HLW-Maßnahmen	5
HLW-Maßnahmen, Defibrillation < 5 min nach Ereignis	20
HLW-Maßnahmen, Defibrillation < 5 min nach Ereignis, ALS	30

HLW = Herz-Lungen-Wiederbelebung, ALS = Advanced Life Support

manifestation einer kardialen Erkrankung. Bei Herz-Kreislauf-Stillstand liegt in der Frühphase in 60 % der Fälle eine pulslose Kammertachykardie oder ein Kammerflimmern vor. Diese Rhythmusstörungen haben primär auch die beste Prognose, gehen aber ohne adäquate Therapie aufgrund der aus dem Kreislaufzusammenbruch resultierenden Hypoxie bald in eine Asystolie über. Ein akuter Herz-Kreislauf-Stillstand hat deshalb nur eine Überlebensrate von ca. 6 %. Auch eine kardiopulmonale Reanimation und Defibrillation, die erst nach 12 min erfolgt, resultiert nur in einer Überlebensrate von 8 %. Eine frühzeitige Defibrillation (erste 5 min) hat hingegen eine sehr viel bessere Erfolgsaussicht, jede weitere Minute ohne Defibrillation lässt die Überlebenschance um jeweils 7–10 % sinken. Die Frühdefibrillation ist deshalb Methode der Wahl (Tabelle 5.9).

Seit Ende der 1990er Jahre führten die größeren Fluggesellschaften (Lufthansa Anfang 1999) das Prinzip der Laiendefibrillation mit automatischen externen Defibrillatoren (AEDs) ein. Hierbei handelt es sich um ein bipolares Gerät, das für die Anwendung durch Laien konzipiert wurde. Die abgegebene Energie richtet sich nach der gemessenen Thoraximpedanz, damit dem Widerstand. Durch diese Eigenschaften ist der AED hoch effektiv bei geringerer Energieabgabe und geringerer myokardialer Schädigung durch den Stromstoß sowie längerer Lebensdauer des Akkus.

5.5.4 Weitere Gesichtspunkte

Das weitere Vorgehen hängt sicherlich vom Einzelfall und vom klinischen Verlauf ab. Weitere Gesichtspunkte in diesem Zusammenhang sind voraussichtliche Restflugdauer und momentane Position und Höhe. Eine außerplanmäßige Landung kann zum Beispiel bei einem instabilen Patienten erforderlich sein, wenn ein geeigneter Flughafen in der Nähe ist, von dem aus eine Intensivstation schnell erreicht werden könnte. Befindet man sich hingegen über dem Meer oder Regionen mit schlechter allgemeiner und medizinischer Infrastruktur, scheidet diese Option aus. Über dem dicht besiedelten Europa sieht es anders aus. Hier ist z. B. zu beachten, dass von der Reisehöhe bis zur Landung eine gewisse Zeit erforderlich ist, außerdem muss ein Notarztwagen angefordert werden, der bei der Landung bereitstehen muss. In dieser Situation kann ein Weiterflug zu einem bereits in der Nähe befindlichen, planmäßigen Zielflughafen Sinn machen. Eine Vielzahl von Informationen fließt also neben der medizinischen Einschätzung durch einen Arzt, der den Notfallpatienten behandelt, in diese Entscheidung ein. Die letztliche Entscheidung und Verantwortung trägt nach der geltenden Rechtslage der Flugkapitän. Viele Fluggesellschaften nehmen die Dienste von medizinischen Notrufzentralen in Anspruch, die weltweit rund um die Uhr verfügbar sind und sowohl entsprechende Informationen zeitnah zur Verfügung stellen können als auch im konkreten Fall Unterstützung bei der Diagnose und durch Therapieempfehlungen leisten können.

Die Haftung bei Notfallhilfeleistung an Bord ist unterschiedlich geregelt. Während in den USA vor einigen Jahren ein Aviation Medical Act verabschiedet wurde, der in solchen Fällen Schadensersatzklagen ausschließt (außer bei Fahrlässigkeit und Vorsatz), gibt es in Europa keine einheitlichen Rechtsvorschriften. Derzeit ist die Lufthansa die einzige europäische Fluggesellschaft, die eine Versicherung abgeschlossen hat, die den Ersthelfer oder den Hilfe leistenden Arzt vor Schadensersatzklagen schützt. Vielreisende Ärzte sollten ihre Haftpflichtversicherung um den Zusatz „Dieser Vertrag gilt für erste ärztliche Hilfe weltweit" ergänzen lassen.

Weiterführende Literatur

1 Coker RK, Boldy DAR, Buchdahl R et al.: Managing passengers with respiratory disease planning air travel: British thoracic society recommendations. Thorax 2002; 57: 289–304.
2 De John CA, Véronneau SJH, Wolbrink AM et al.: The evaluation of in-flight medical care aboard selected U.S. air carriers: 1996 to 1997. Final report, U.S. Department of Transportation, Federal Aviation Administration, Office of Aviation Medicine, Washington DC, 2000.
3 ECAC: Manual on Air Passenger Health Issues, 2006.
4 Jagoda A, Pietrzak M: Medical emergencies in commercial air travel. Emerg Med Clin North Am 1997; 15: 251–260.
5 Küpper T: Medizinische Ausrüstung bei Airlines. Teil 1: Flug- und Reisemed 13: 8–10; Teil 2: FTR 2007; 14: 17–19; Teil 3: FTR 2007; 14: 72–75; Teil 4: FTR 2007; 14: 172–176.
6 Sand M, Bechara FG, Sand D, Mann B: Surgical and medical emergencies on board European aircraft – a retrospective study on 10.189 cases. Critical Care 2009; 13: R3; doi: 10.1186/cc7690
7 Schoken V, Lederer LG: Unscheduled landings for medical reasons. A five year study of the experience of American Airlines. In: Busby DE (ed.): Recent advances in aerospace medicine. Proceedings of the 18th International Congress of Aviation and Space Medicine. Dordrecht, Netherlands: Reidel, 1970, pp 126–129.
8 Siedenburg J: Notfälle auf Langstreckenflügen. Der Internist 2002; 43: 1518–1528.

6 Reisen mit dem Automobil

T. Küpper, C.M. Muth

6.1 Unfallrisiko und Sicherheit im Straßenverkehr

T. Küpper

Von Reisenden wird man in der Beratung regelmäßig mit der Angst vor Spinnen und anderen Gifttieren konfrontiert und die meisten Ärzte stellen Infektionen und die Impfmedizin in den Vordergrund. Beide Ängste liegen fern jeglicher Realität: Verursacher schwerer Reisezwischenfälle und im Wortsinn die „Killer" sind Herz-Kreislauf-Zwischenfälle und Unfälle im Straßenverkehr. In einer Übersicht über die Todesfälle von Reisenden der Jahre 1971 bis 1991 gibt Steffen (2004) an, dass abhängig von Jahr und Region bis zu 68 % der Todesfälle auf Herz-Kreislauf-Zwischenfälle – meist auf dem Boden einer KHK – und bis 37 % der Toten auf Unfälle im Straßenverkehr zurückzuführen sind (Tabelle 6.1). Während man im Rahmen der Reisemedizin Erstere als Schicksal und allenfalls bedingt beeinflussbar auffassen muss, bestimmt der Reisende im Verkehr sein persönliches Risiko weitgehend selbst. Dazu gehört übrigens auch die konsequente Nutzung des Sicherheitsgurtes – auch im Urlaub!

Der Reisende muss sich zunächst einmal des höheren Risikos in bestimmten Regionen bewusst werden. So ist das Risiko in Italien schon 1,5-mal höher als in Deutschland (Abb. 6.1). Dagegen steigt die Wahrscheinlichkeit eines tödlichen Verkehrsunfalls in Griechenland bereits um mehr als das Doppelte, in Südafrika um das 18fache und in Äthiopien auf das 115fache.

Tabelle 6.1: Ursachen tödlicher Unfälle auf Reisen. Nach DuPont u. Steffen 1997

Ursache	Anteil [%]
Straßenverkehr	30,7
Ertrinken	15,6
Mord/Selbstmord*	12,4
Flugzeugabsturz	7,1
Vergiftung	6,5
Verbrennung	2,8
Sonstige	25,0

*Verhältnis Mord zu Selbstmord = 2:1

6 Reisen mit dem Automobil

Todesfälle im Straßenverkehr				
Norwegen	8,9	18,1-mal	Russland	86,1
Deutschland	8,9		Indien	145,3
Italien	13,1		▸Südafrika	161,5
USA	16,9	115,6-mal	Marokko	168,0
Griechenland	22,9 ▲ 2,6-mal		Ghana	199,2
Malaysia	37,3		Kenia	288,8
Nigeria	61,4		▲Äthiopien	1030,5
Brasilien	70,8			

Abb. 6.1: Tote pro 100 000 Kraftfahrzeuge 2007/2008. Nach WHO 2009

91 % der tödlichen Verkehrsunfälle geschehen in Entwicklungs- und Schwellenländern, obwohl dort nur 48 % der Kraftfahrzeuge registriert sind. Insgesamt sind die Angaben zu Verkehrsopfern lückenhaft und basieren zweifellos auch auf unterschiedlichen Erhebungsstrategien. Nur so sind die teilweise um Größenordnungen abweichenden Angaben erklärbar, auch wenn die Erhöhung der aktiven wie passiven Verkehrssicherheit in den Industrieländern und die Zunahme des Individualverkehrs in den Schwellenländern für Verschiebungen sorgen. Mit diesen Einschränkungen zeigt sich jedoch beim Vergleich der Daten aus Tabelle 6.2 und Abb. 6.1, dass die reisemedizinisch relevante Kernaussage der Risikoerhöhung sowohl hinsichtlich ihres Ausmaßes als auch der regionalen Schwerpunkte über die letzten 20 Jahre weitgehend konstant geblieben ist. Die Kenntnis der nationalen Notrufnummer – wenn es überhaupt eine gibt! – gehört zum Standard einer guten Reisevorbereitung. Diese Nummern sind in Anhang dieses Buches gelistet.

Die Problematik hat mehrere Komponenten oder Ebenen, sowohl technische als auch menschliche: Fahrzeuge, Straßenverhältnisse, Fahrstil und unberechenbare Verkehrsteilnehmer. Die Fahrzeuge unterliegen in vielen Ländern nicht einer staatlich reglementierten regelmäßigen technischen Untersuchung. Dadurch haben sie oft defekte Bremsen und Stoßdämpfer, eine verzogene Spur, kaputte Scheinwerfer und viele weitere mögliche sicherheitsrelevante Defekte. Die Straßenverhältnisse sind stark wechselnd mit möglicherweise ohne Vorwarnung auftretenden großen Schlaglöchern nach kilometerlang gut reparierter Straße, ungewohnten Verkehrsschildern, rutschiger Straßenoberfläche, unübersichtlicher Streckenführung sowie nicht abgesicherten Unfällen oder Baustellen.

Der Straßenbelag stellt an die Fahrer deutlich erhöhte Anforderungen. Den wenigsten ist klar, dass sie auf Schotter zwar oft über 100 km/h fahren können, aber dass sie eigentlich über ein Kugellager sausen, das keinen Fehler verzeiht, sollte

Tabelle 6.2: Verkehrstote im Längsschnittvergleich und auf unterschiedlicher Datenbasis

Land	DuPont u. Steffen 1997 (Daten von 1993/94)		OECD in Zahlen und Fakten 2011 bis 2012	
	Tote/ 100 000 KFZ	Faktor relativ zu Deutschland	Tote/ 100 000 KFZ	Faktor relativ zu Deutschland
Norwegen	1,2	0,57	6,5	0,77
Italien	1,9	0,90	8,5	1,01
Deutschland	2,1		8,4	
USA	2,1	1,00	13,0	1,55
Brasilien	4,1	1,95		
Malaysia	5,5	2,62		
Griechenland	5,6	2,67	18,5	2,20
Russland	14,7	7,00	73,6	8,76
Südafrika	22,0	10,48		
Indien	25,3	12,05		
Marokko	30,4	14,48		
Kenya	55,1	26,24		
Ghana	111,9	53,29		
Nigeria	161,0	76,67		
Äthiopien	197,0	93,81		
OECD-Mittelwert			12,0	1,43

eine Kurve kommen oder ein Ausweichmanöver nötig sein. Also rechtzeitig vor jeder Kurve oder unübersichtlicher Situation runter vom Gas! Bestimmte Regionen bieten besonders hinterhältige „Fallen": In Namibia werden manche küstennahen Straßen mit Meerwasser besprüht. Das auskristallisierende Salz bindet zwar den Staub, aber die Namib ist eine der sechs Nebelwüsten der Welt: Jeden Morgen sind diese Salzpisten spiegelglatt, bis sie wieder trocken sind! Gleiches gilt für Zuckerrohranbaugebiete, in denen Melasse auf die Pisten gespritzt wird, solange sie feucht ist.

Der Fahrstil beweist vielerorts ein recht „freizügiges" Auslegen der Straßenverkehrsregeln. Hinzu kommen Alkohol oder Drogen am Steuer, schwer überladene und damit kaum zu kontrollierende LKW und ihre völlig übermüdeten oder abgelenkten Fahrer. Das alles findet in einem extrem inhomogenen Verkehr statt mit Ochsen- oder Eselskarren zwischen schnellem und Schwerverkehr, Kindern, Haustieren und möglicherweise Großwild.

Vor diesem Hintergrund ist es essenziell, dass potenzielle Fahrer auf die Möglichkeiten der Risikobegrenzung hingewiesen werden. Das beginnt bei der Übernahme des Leihwagens. Neben der Bereifung einschließlich des Reserverads sollte dieser auf intakte Stoßdämpfer, gute Bodenfreiheit und korrekte Spureinstellung (Probefahrt!) überprüft werden.

Fallbeispiel: Wir haben mitten in der Kalahari, 170 km vom nächsten Telefon entfernt, einen Überschlag gemacht. Das Fahrzeug zog extrem nach links, aber am Sonntagabend – wir hatten bei Übernahme leider keine Probefahrt gemacht – ist Windhoek (Namibia) dermaßen im Wochenende, dass an einen Austausch des Fahrzeugs nicht zu denken ist. Trotz vorsichtiger Fahrweise (ca. 40 km/h bei gut geschredderter, gerader Piste) hüpfte der Wagen aus einem Schlagloch mit nicht völlig intakten Stoßdämpfern in einen kleinen Staub- und Kieshügel. Das Fahrzeug schlug sofort quer und überrollte seitwärts. Zu schwer, um zu zweit wieder aufgerichtet zu werden und abgeschnitten von jeglicher Möglichkeit des Notrufs, mussten wir auf Hilfe warten. Diese kam in Form eines Pickups mit 10 einheimischen Frauen. Mit ihrer vereinten Muskelkraft wurde unser Auto gedreht und so konnten wir mit leicht verändertem Design die Fahrt fortsetzen – zum Glück unverletzt!

Zusätzlich empfiehlt sich, abhängig von der Region und dem Fahrziel, ein Ausrüstungscheck und ggf. eine Ergänzung: Reservekanister (20 l), Werkzeug zzgl. Tape, Draht und Reserveöl, ggf. zweites Reserverad, ggf. Trinkwasserkanister, stabiles Brett zum Unterlegen unter den Wagenheber bei weichem Boden oder Sand und – je nach Fahrzeug – ein „Highjack" (großer, höhenverstellbarer Wagenheber).

Ganz wesentlich für das reale Risiko ist jedoch die eigene Fahrweise. Zunächst sollte sie unbedingt defensiv sein. Auf Schotter sollte sie keinesfalls 80 km/h überschreiten. Überholen ist auf Schotter lebensgefährlich. Abgesehen von der Sichteinschränkung durch den aufgewirbelten Staub schleudert das voraus fahrende Fahrzeug derart viele Steine hoch, dass das Überholen einem Vorrücken unter schwerem Artilleriebeschuss ähnelt (Abb. 6.2). Das Lenkrad muss unbedingt mit beiden Händen festgehalten werden, denn auch bei Servolen-

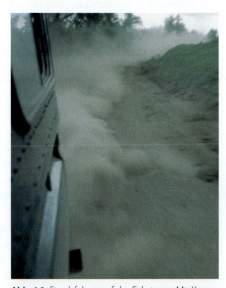

Abb. 6.2: Staubfahne auf der Fahrt zum Mt. Kenya. Achtung: Neben der Sichteinschränkung ist mit massiver Steinschlaggefahr zu rechnen, Überholen ist lebensgefährlich! Foto: T. Küpper

kung kann es dem Fahrer sonst bei schweren Schlaglöchern aus der Hand gerissen werden. Das Fahrzeug sollte nicht zu hoch beladen werden. Alle schweren Teile gehören nicht auf das Dach, sondern in den Innenraum (Kofferraum). Fahrzeuge mit hohem Schwerpunkt sind schwer kontrollierbar! Unbedingt auf Gepäcksicherung im Bereich der Insassen achten! In den meisten Teilen der Welt verbietet sich das Fahren im Dunkeln. Neben Kollisionen mit Großwild oder Personen vermeidet man auch, dass man Hindernisse, gefährliche Schlaglöcher oder schlecht beleuchtete Polizeikontrollen („Roadblocks") zu spät sieht. Gerade auf sehr einsamen Strecken kann für Kontinentaleuropäer der Linksverkehr zur besonderen Gefahr werden: Während man in Städten von der Verkehrsdichte automatisch an die „richtige" Seite erinnert wird, fährt auf einsamen Schotterpisten jeder in der Mitte. Kommt dann tatsächlich einmal jemand entgegen, dann weicht jeder nach seiner Gewohnheit aus: der Europäer nach rechts, der Einheimische aber nach links. So erklären sich die zahlreichen Frontalzusammenstöße auf einsamen Straßen, die eigentlich Platz genug für alle bieten.

Ein weiteres spezifisches Problem ist die Pistenwölbung auf Schotterstrecken. Da alle bis zum Auftreten eines Hindernisses (Gegenverkehr) in der Mitte fahren, ist dieser Bereich von losem Schutt meist befreit. Dieser wird nämlich an den Rand geschleudert. Genau dort hin gelangt ein Fahrzeug aber, wenn man einem anderen ausweicht – fatalerweise nur mit den Rädern einer Seite. Diese wird abrupt abgebremst: Das Fahrzeug schert seitwärts aus. Dieser Effekt wird noch durch die Fahrbahnwölbung verstärkt. Begegnen kann man dieser Gefahr nur, indem man sich ihrer bewusst ist und bereits beim Ausweichen in vorsichtiger Bereitschaft zum Gegenlenken ist und dies ggf. dosiert tut.

Hinweis: Zur Mahnung: In Namibia ist seit der Unabhängigkeit 1990 kein Fall eines schweren Giftschlangenunfalls eines Touristen bekannt geworden, aber fast jeden Tag gibt es irgendwo im Land einen Verkehrstoten! Im Falle eines Unfalles dauert das Eintreffen von Rettung meist Stunden – manchmal Tage –, denn die Entfernungen sind enorm.

Das Durchfahren von Flüssen stellt den zivilisationsgewöhnten Fahrer vor neue Herausforderungen (Abb. 6.3). Die häufigsten Fehler sind ein voreiliges Einfahren in das Wasser mit zu hohem Tempo, ohne die Furt zuvor zu erkunden. Wenn es sich nicht um eine eindeutige Durchfahrt durch einen Bach oder einen Fluss mit eindeutig erkennbarer Durchfahrt und festem Grund handelt, sollte zunächst ein Mitfahrer zu Fuß hindurch geschickt werden, der Tiefe und Untergrund sondiert (ein Stock hilft als „drittes Bein" gegen den Druck der Strömung) und vom Fahrer beobachtet wird. Nachdem dieser das andere Ufer erreicht hat, ist in den meisten Fällen klar, wo der beste Weg ist. Die Durchfahrt erfolgt dann in einem niedrigen Gang und geringem Tempo. Prinzip ist, dass mit geringem Tempo vermieden wird, dass Schwallwasser in den Luftansaugbereich des Motors kommt, aber durch den niedrigen Gang und gleichmäßige Fahrweise unbedingt verhindert wird, dass man im Wasser stehen bleibt.

Müdigkeit ist auf langen Fahrten eine der Hauptunfallursachen, insbesondere in eintöniger Landschaft oder nachts. Bereits in Mitteleuropa ist Müdigkeit in 7,1 % Unfallursache, aber in 25 % Ursache tödlicher Unfälle (BAST 1995). Kritisch sind insbesondere die frühen Morgenstunden, aber auch lange Fahrten in heißen, nicht klimatisierten Fahrzeugen (s. Kompaktinformation).

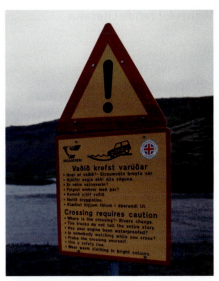

Abb. 6.3: Warnschild vor einer Furt in Island. Offensichtlich sind allzu viele Touristen im Wasser steckengeblieben…. Foto: B. Aberle

Strategien, um mit Müdigkeit am Steuer umzugehen, gibt es mehrere. Wichtig ist zunächst eine Zeit- und Routenplanung, die für den oder die Fahrer stressfrei schaffbar ist. Die zirkadiane Rhythmik sollte berücksichtigt, also Fahrten in den späten Nacht- und frühen Morgenstunden nach Möglichkeit vermieden werden. Mit frischer Luft, anregendem Gespräch und Singen kann man sich wach halten, das ist aber eine gefährliche Strategie. Besser ist eine Pause mit Schlaf (Lärm meiden, Decke, abdunkeln). Falls man nicht schlafen kann, hilft leichte körperliche Aktivität, Licht, leichtes Essen (vor allem Obst) und genügend Flüssigkeit.

Kompaktinformation

Wichtige Erkennungszeichen von Übermüdung am Steuer
- Häufiges Gähnen
- Probleme mit den Augen, häufiges „Zwinkern" mit den Augenlidern
- Trägheitsgefühl, „schwerer Kopf"

- Kopfschmerzen, Rückenschmerzen (Verspannung allgemein)
- Konzentrationsschwierigkeiten
- Psychische Auffälligkeit (Reizbarkeit, Aggressivität, Nervosität)
- Fahrfehler

Weiterführende Literatur

1. DuPont, Steffen R: Textbook of Travel Medicine and Health. Philadelphia: B.C. Decker, 1997.
2. OECD: Verkehrstote. In: Die OECD in Zahlen und Fakten 2011–12. Paris: OECD Publishing, 2012 (http://dx.doi.org/10.1787/9789264125476-de).
3. Peden M: World report on road traffic injury prevention. New York: World Health Organization (WHO), 2004.
4. Steffen R, DuPont HL: Epidemiology: morbidity and mortality in travellers. In: Keystone JS et al.: (eds.): Travel Medicine. Edinburg: Mosby, 2004.
5. WHO: Global Status Report on Road Safety: Time for Action. New York: World Health Organization (WHO), 2009 (www.who.int/violence_injury_prevention/road_safety_status/2009).

6.2 Kinetosen

C.M. Muth

6.2.1 Definition

Der Begriff Kinetose bezieht sich auf einen Symptomenkomplex, der mit einer Bewegung des Körpers assoziiert ist. Synonym werden im deutschen Sprachgebrauch die Begriffe „Bewegungskrankheit" (hergeleitet aus der Übersetzung von Kinetose) und „Reisekrankheit" benutzt. Zu den Kinetosen zählen neben der Reisekrankheit im eigentlichen Sinne, wie sie bei Reisen mit Auto, Bus oder Bahn vorkommen können, noch die Flugkrankheit, die reisemedizinisch besonders relevante Seekrankheit und, als Sonderfall, die Weltraumkrankheit („space motion sickness"). Tatsächlich sind die einzelnen Begriffe aber irreführend, denn eine Krankheit im eigentlichen Sinne besteht nicht. Stattdessen handelt es sich um eine physiologische Antwort des Körpers auf eine unphysiologische Reizung bzw. auf einen Reizkonflikt.

6.2.2 Pathophysiologie

Ursächlich für die Symptomatik bei Kinetosen ist ein Konflikt zwischen wahrgenommenen Bewegungen bzw. Beschleunigungen, die über das Gleichgewichtsorgan im Innenohr vermittelt werden und den Eindrücken anderer Sinnesorgane wie z. B. der Augen. Dieser Konflikt kann durch geradlinige Beschleunigungen, Radial-, Winkel- und Coriolis-Beschleunigungen ausgelöst werden, wie sie beispielsweise in einem Flugzeug bei Turbulenzen oder auf einem Schiff durch Wellengang vorkommen.

Tabelle 6.3: Faktoren bei Seekrankheit

Seekrankheit: begünstigende Faktoren	Günstiges Verhalten gegen Seekrankheit
■ Heftige Schiffsbewegungen ■ Lange Dünung ■ Aufenthalt im Vorschiff ■ Schlechte Luft ■ Angst und psychische Belastungen ■ Gespräche über Seekrankheit	■ Innenräume meiden ■ Möglichst Mittschiffs (draußen) aufhalten ■ den Horizont fixieren ■ Alkohol, Kaffee, Zigaretten meiden ■ Küchendünste und Geruch nach Diesel meiden ■ Wenn empfindlich: nur Tagesausfahrten

6.2.3 Symptomatik

Die Symptomatik umfasst Übelkeit, Erbrechen, Schwindel, Schweißausbrüche, Kopfschmerz und hypotone Kreislaufverhältnisse. Kennzeichnend ist, dass nicht alle Menschen gleich empfindlich auf eine solche Reizung reagieren, es aber ab einer gewissen Reizintensität (zunächst) jeden trifft. Besonders betroffen sind dabei Menschen mit einer erhöhten Empfindlichkeit der Gleichgewichtsorgane. Außerdem kommt es in der Regel über die Zeit bei fortdauernder Stimulation zu einem Adaptationsprozess mit einer Linderung bzw. völligem Verschwinden der Symptomatik, was allerdings mehrere Tage dauern kann. In dieser Zeit können Betroffene sehr unter der Symptomatik leiden.

6.2.4 Auftreten

Wie eingangs erwähnt, können Kinetosen bei Reisen mit jedem modernen Verkehrsmittel auftreten. Bei modernen Verkehrsflugzeugen stellen Kinetosen kaum noch ein Problem dar. Bei Reisen mit Auto, Bus und (seltener) Bahn kommt es zwar häufiger zum Auftreten von Kinetosen, die Expositionszeit ist jedoch in der Regel eher kurz. Die Weltraumkrankheit ist für Astronauten von hoher Relevanz, reisemedizinisch aber derzeit (noch) von untergeordneter Bedeutung. Dagegen stellt die Seekrankheit für viele Schiffsreisende ein echtes Problem dar (Tabelle 6.3).

6.2.5 Prophylaxe

Wer unter Kinetosen leidet, sollte zunächst sein Verkehrsmittel unter diesem Gesichtspunkt kritisch hinterfragen. Auch sollte möglichst auf die richtige Sitzplatzwahl geachtet werden, da in allen Reisemitteln die Reizung im vorderen und hinteren Bereich stärker ausfällt, als in der Mitte. Bei Busreisen sollte der Sitzplatz daher mittig sein, bei Flugreisen möglichst in der Nähe der Tragflächen.

6.2.6 Medikamentöse Prophylaxe

Es gibt eine Reihe von Medikamenten, die, wenn sie zeitig genug vor dem Reiz genommen werden, recht gut gegen Seekrankheit helfen (Tabelle 6.4). Ein häufig nicht genügend beachtetes Problem ist dabei die Einschränkung der zeitigen Einnahme vor Exposition, denn alle Medikamente gegen Kinetosen sollten deutlich vor Beginn der Reizung genommen werden. Die Medikamente mit einer brauchbaren Wirksamkeit greifen alle im zentralen Nervensystem an und können zu starker Müdigkeit, Kopfschmerzen, Schwindel, Angst und Unruhe führen. Bei der Verwendung der prinzipiell sehr wirksamen Scopoderm TTS®-Pflaster gegen Seekrankheit kann es zum Hitzestau durch Abnahme der Schweißproduktion, Lichtempfindlichkeit durch Mydriasis und sogar Desorientiertheit kommen. Dies ist vor allem in heißen Regionen von Nachteil, obwohl die aktuelle Studienlage Scopolamin als besonders effektiv gegen Kinetosen beurteilt. Die beschriebenen Nebenwirkungen werden bei allen Medikamenten durch Alkohol noch einmal verstärkt.

Im Hinblick auf mögliche Tauchaktivitäten ist zu beachten, dass die Einnahme von Medikamenten gegen Kinetosen im Hinblick auf das Tauchen wegen der zentralnervösen Nebenwirkungen als bedenklich gilt. Bei der reisemedizinischen Beratung ist daher auf diesen Umstand hinzuweisen.

Es sollte zudem empfohlen werden, das Präparat, auf das die Entscheidung fällt, zunächst zu Hause so auszuprobieren, dass eine Gefährdung ausgeschlossen ist (Teilnahme am Straßenverkehr!), denn die individuelle Empfindlichkeit in Bezug auf die möglichen Nebenwirkungen ist sehr unterschiedlich.

Tabelle 6.4: Übersicht Medikamente gegen Kinetosen

Wirkstoff	Handelsname (Beispiel)	Optimaler Abstand zwischen Einnahme und Reise	Wirkdauer ca.
Dimenhydrinat	Superpep Reisekaugummi-Dragees, Vomex A	3–4 h	6–8 h
Meclozin	Peremesin, Bonamine	3–6 h	18–24 h
Scopolamin	Scopoderm TTS Membranpflaster	10–14 h	72 h
Cinnarizin	Nicht mehr im deutschen Handel!	Nicht getestet (empfohlen mind. 1 h)	18–24 h

6.2.7 Alternative Methoden

Für die alternativen Mittel konnte insgesamt ein wissenschaftlicher Wirknachweis nicht erbracht werden. Dies gilt insbesondere für Akupressur- oder Magnetarmbänder. In letzter Zeit häufen sich positive Berichte über die Anwendung von hoch dosiertem Vitamin C (Dosierung über 2 g) zur Prophylaxe von Kinetosen. Doch auch hier steht der wissenschaftliche Wirksamkeitsnachweis noch aus.

Die Prophylaxe mit Ingwer wird kontrovers beurteilt und soll eine gewisse Wirkung haben, wobei die empfohlene Menge bei mindestens 500 mg und höchstens 1 g liegt. Wegen fehlender Nebenwirkungen und einer gerade bei Kinetosen nicht unbedeutenden psychogenen Komponente mit häufig zu beobachtenden ausgeprägten Placebo-Effekten kann ein Therapieversuch mit alternativen Methoden bzw. mit Ingwer dennoch durchaus indiziert sein.

7 Schiffsreisen

B. Neubauer, P.-J. Jansing, C.W. Flesche

7.1 Voraussetzungen

B. Neubauer

7.1.1 Reisebedingungen an Bord von Kreuzfahrtschiffen

Die Reisebedingungen an Bord von Kreuzfahrtschiffen weichen von denen auf Frachtschiffen grundsätzlich ab (s. unten). Bereits bei der Konstruktion und Ausrüstung von Kreuzfahrtschiffen ordnen sich alle Belange den Bedürfnissen des Passagiers unter. Bequemlichkeit, Komfort und Minimierung störender Einflüsse durch den Schiffsbetrieb, z. B. Lärm, Vibrationen, Abgase, haben naturgemäß oberste Priorität. Bereits Ende des 19. Jahrhunderts strebte Albert Ballin ständig danach, die Dienstleistungen an Bord der Passagierschiffe der „Hamburg-Amerikanischen Packetfahrt-Actien-Gesellschaft" zu optimieren. Der bauliche Komfort moderner Kreuzfahrtschiffe steht dem berühmter internationaler Hotels an Land in nichts mehr nach. Die körperlichen Anforderungen beim Aufenthalt an Bord und die Belastungen durch das Wetter sind technisch (s. unten „Schiffsbewegungen") und organisatorisch, z. B. durch Vermeidung von Schlechtwetterzonen, minimiert. Gleichwohl ist auch ein Kreuzfahrtschiff nicht grundsätzlich vor Wettereinflüssen geschützt (s. auch „Belastungen/Gefährdungen/Erkrankungsbilder – Schiffsbewegungen").

7.1.2 Reisebedingungen an Bord von Kauffahrteischiffen

Der Warentransport mit Schiffen unterliegt einem starken weltweiten Wettbewerb. Der Passagier eines Frachtschiffs hat sich daher den Handelsbelangen und allen damit verbundenen nautischen und ökonomischen Entscheidungen unterzuordnen (Fahrplan, Aus-/Einlaufzeiten, Häfen, Möglichkeiten des Ausschiffens, Schiffsbetrieb, Kurs etc.).

Eine Frachtschiffsreise ist deutlich beschwerlicher als Reisen auf Kreuzfahrtschiffen. Beispielsweise verfügen kleinere Schiffe im Deckshaus nicht zwingend über Fahrstühle, so dass die Kammern, Speiseräume und attraktive Bereiche, wie z. B. die Brücke oder der Maschinenraum, nur über Treppen erreichbar sind.

Liegen Frachtschiffe auf Reede, z. B. in Hong Kong, und werden dort auch gelöscht und geladen, so muss die Einschiffung von Passagieren und Besatzungsangehörigen per Motorboot erfolgen. Das Frachtschiff ist dann nur erreichbar, wenn der Überstieg vom schwankenden Motorboot zur Jakobsleiter und der Aufstieg die Leiter hinauf bis an Deck gelingen.

7.1.3 Körperliche Anforderungen

Aufgrund besonderer körperlicher Anforderungen, eingeschränkter medizinischer Kompensationsmöglichkeiten an Bord (s. auch „Medizinische Betreuung an Bord") und des vordringlichen Ziels eines ungestörten Betriebsablaufs, stellen die Frachtschiffreedereien an ihre Passagiere besondere gesundheitliche Anforderungen. Bestimmte Anbieter von Frachtschiffsreisen haben Altersgrenzen und andere Beschränkungen für Passagiere festgelegt (z. B. MCC Rickmers: max. 75 Jahre; Reedereien Thomas Schulte bzw. Drevin: Mindestalter 6 Jahre, keine Schwangeren; Transeste Schifffahrt GmbH: Mindestalter 5 Jahre, keine Schwangeren). Grundsätzlich soll bei alten oder sehr jungen Passagieren die Notwendigkeit einer Betreuung oder Beaufsichtigung durch die Besatzung ausgeschlossen werden.

Nahezu alle Anbieter von Frachtschiffsreisen fordern von potenziellen Passagieren ein zeitnah zur geplanten Einschiffung erstelltes ärztliches Attest, um gesundheitliche Mängel auszuschließen. Die auszuschließenden Erkrankungen sind weitgehend identisch mit den Erkrankungen bzw. gesundheitlichen Schäden, die auch beim Seemann eine Seediensttauglichkeit ausschließen (vgl. Anlage 1 zu § 2 Abs. 1 Seediensttauglichkeitsverordnung).

Grundsätzlich werden Personen, die z. B. auf eine Gehhilfe (Beinprothese, Gehstützen, Rollstuhl, Rollator o. Ä.) angewiesen sind, von Frachtschiffsreisen ausgeschlossen. Künstlicher Gelenkersatz und umfangreiche Implantate, z. B. auch Osteosynthesematerial nach Knochenoperationen führen beim Seemann zur dauerhaften oder zeitlich begrenzten „Seedienstuntauglichkeit". Stürze an Bord mit der Gefahr der Lockerung von z. B. Gelenkersatz und Einschränkungen der Belastbarkeit bzw. des natürlichen Bewegungsumfangs stehen der beruflichen Tätigkeit auf einem Schiff entgegen. Bestimmte Reedereien legen daher potenziellen Passagieren mit künstlichen Gelenken nahe, auf eine Schiffsreise zu verzichten. Über die o. g. Unfallfolgen hinaus wird befürchtet, dass die Vibrationen an Bord von Frachtschiffen bei künstlichen Gelenken Beschwerden und Schmerzen verursachen können, die es erforderlich machen könnten, dass der Passagier zum Schutz seiner Gesundheit das Schiff vorzeitig verlassen müsste (s. Kompaktinformation).

Ziel der medizinischen Untersuchung ist es, Personen zu identifizieren, die an Erkrankungen leiden, deren fortgesetzte Behandlung an Bord aufgrund der eingeschränkten medizinischen Optionen nicht möglich ist. Darüber hinaus sollen bestehende Erkrankungen erkannt werden, die im Falle einer akuten Verschlimmerung an Bord nicht beherrschbar sein würden. An Bord können diese zur Deviation führen was grundsätzlich eine erhebliche Störung des Betriebsablaufs mit zusätzlichen

Kompaktinformation

Deviation
Deviation ist die z. B. durch Krankheit, Unfallverletzung oder Tod erzwungene Kursänderung eines Schiffes, i. d. R. mit außerplanmäßigem Anlaufen fremder Häfen. Durch Deviationen entstehen der Reederei erhebliche Kosten und wirtschaftliche Nachteile.

Kosten durch Hafengebühren, Fahrplanverspätungen, Betriebsmittelverbrauch etc. bedeutet, gegen die sich die Reederei mit einer Deviationsversicherung für jede an Bord befindliche Person absichert. Diese spezielle Versicherung übernimmt die Kosten für den Fall, dass durch Krankheit, Unfallverletzung oder Tod das Schiff gezwungen ist, den Kurs zu ändern. Behandlungs-, Transport- und ähnliche Kosten werden für Passagiere im Gegensatz zu Besatzungsangehörigen i. d. R. weder durch den Reeder noch durch die Deviationsversicherung getragen. Zur Deckung dieser Kosten ist der Abschluss einer internationalen Reisekrankenversicherung für Schiffsreisen inkl. Rücktransport erforderlich.

Die von den Reedereien geforderten gesundheitlichen Voraussetzungen stellen sicher, dass hinsichtlich des Gesundheitszustandes kein wesentlicher Unterschied zwischen Seemann und Passagier besteht. In der Praxis hat sich dieses Vorgehen der Reedereien bewährt, da die Fallzahlen von Betriebstörungen oder gar Deviationen aufgrund erkrankter Passagiere verschwindend gering sind.

Sowohl von Seeleuten, als auch von Reisenden auf Frachtschiffen fordern die Kanalbehörden des Suez- und Panamakanals den Nachweis einer gültigen Gelbfieberimpfung, auch wenn diese Personen bzw. das Schiff nicht aus einem Gelbfieberinfektionsgebiet kommen. Der Impftermin muss mindestens zehn Tage zurückliegen, so dass auch von einem Impfschutz ausgegangen werden kann. Diese grundsätzliche Forderung der Kanalbehörden wird zwar häufig mit den Internationalen Gesundheitsvorschriften begründet, steht jedoch nicht im Einklang mit differenzierteren medizinisch-fachlichen Empfehlungen z. B. der WHO. Stellen Angehörige der Kanalbehörden fehlende Impfungen fest, dann verhängen sie ggf. Strafgelder gegen das Schiff, oder die Behörden bestehen auf eine Impfung durch lokale Dienststellen und verweigern bis zu deren Durchführung die Passage des Schiffes. Die Reedereien, die Frachtschiffsreisen anbieten, behalten sich daher vor, Passagiere von der Reise auszuschließen, wenn diese Impfung nicht zeitgerecht nachgewiesen werden kann.

7.1.4 Kinder an Bord

Die Absturzsicherungen an Bord von Handelsschiffen sind nicht auf den Schutz von Kleinkindern ausgelegt. Kleinkinder können problemlos unter den Stangen und Streben der Seereling hindurchrutschen und abstürzen bzw. über Bord gehen.

Bei Kindern steht eine sich aus den besonderen Körperproportionen ergebende Sicherheitsproblematik im Vordergrund. Der Gebrauch von Rettungsmitteln an Bord von Handelsschiffen, z. B. Standardschwimmwesten, setzt eine Körpermassenverteilung des Erwachsenen voraus, um im Wasser eine stabile, ohnmachtsichere Schwimmposition zu gewährleisten. Der Körperschwerpunkt wird beim Kleinkind durch den relativ großen Kopf in Richtung Oberkörper-Kopf verschoben. Rettungsmittel für Erwachsene gewährleisten daher beim Kleinkind keine ohnmachtsichere Position im Wasser. Rettungswesten für Kinder vor der Pubertät müssen in relativ engen Schritten an die wachstumsbedingten veränderten Gewichts-Größen-Verhältnisse angepasst werden, um eine sichere Funktionsweise zu garantieren.

7.2 Belastungen, Gefährdungen und Erkrankungsbilder

B. Neubauer

7.2.1 Infektionsgefahren

Infektionsgefahren bestehen ggf. beim Transfer zwischen Schiff und Flughafen in Häfen in Übersee. Eine sorgfältige reisemedizinische Recherche und Beratung ist daher immer angezeigt. Auch vermeintlich unproblematische Häfen wie z. B. Singapur bergen Gefahren. So schuf dort erst die beispielhafte Sauberkeit des asiatischen Stadtstaates die Voraussetzungen für geeignete Brutplätze der Asiatischen Tigermücke, die den Erreger des Denguefiebers überträgt.

Malaria ist eine besondere Gefährdung in vielen afrikanischen und einigen asiatischen Häfen. Einem Infektionsdruck durch Malaria sind Schiffsreisende in Häfen ausgewiesener Malariagebiete i. d. R. nur beim Aufenthalt an Land oder nach Einbruch der Dämmerung ausgesetzt.

Aus verschiedenen Gründen bestehen bei Seeleuten Vorbehalte gegen die regelmäßige Malariaprophylaxe. Einerseits werden die Nebenwirkungen der Medikamente falsch eingeschätzt oder überschätzt und andererseits Infektionsrisiko, Erkrankung und Erkrankungsfolgen bagatellisiert. Die mangelhaft betriebene Malariaprophylaxe führt regelmäßig zu Erkrankungsfällen. Passagiere von Frachtschiffen mit Zielhäfen in Malariagebieten laufen Gefahr, die Vorurteile der Seeleute, die von ihnen als vermeintliche Fachleute wahrgenommen werden, zu übernehmen und auf die korrekte Medikamenteneinnahme zu verzichten.

Die Gefahr von Durchfallerkrankungen, die in tropischen Ländern besonders hoch eingeschätzt werden muss, ist auf deutschen Schiffen nicht erhöht. An Bord von Frachtschiffen geht von der Verwendung des Trinkwassers kein erhöhtes Infektionsrisiko aus. Die Qualität des an Bord verwendeten Trinkwassers misst sich an den Anforderungen der deutschen Trinkwasserverordnung. Deutsche Hafen-

Gesundheitsbehörden sind in ihrer derzeitigen Praxis bei der Überwachung deutscher Handelsschiffe besonders gründlich. Sie legen z. B. bei den jährlichen an Bord gezogenen Trinkwasserproben hinsichtlich der mikrobiologischen Begutachtung die strengen Kriterien zu Grunde, die eigentlich für „Anforderungen an Trinkwasser, das zur Abgabe in verschlossenen Behältnissen bestimmt ist" vorgesehen sind (Anlage 1 Teil II TrinkwV).

7.2.2 UV-Strahlung

Die Belastung durch UV-Strahlung wird von unerfahrenen Reisenden an Bord von Schiffen häufig unterschätzt. Allein der Fahrtwind entspricht bei modernen Containerschiffen, deren Reisegeschwindigkeit mit mindestens 20 kn angenommen werden darf, einer Windstärke von 5 Bft. Addiert sich zum Fahrtwind die normale Windgeschwindigkeit hinzu, so herrschen an Bord sehr leicht stürmische Windgeschwindigkeiten, z. B. bei Fahrt gegen den Monsun oder in den Passatregionen. Der kühlende Windchill-Effekt an der Hautoberfläche führt daher regelmäßig zu einer subjektiven Unterschätzung der Sonneneinstrahlung. In kurzer Zeit kommt es ungeschützt zu Sonnenbränden, insbesondere an besonders exponierten Körperpartien: Nasenrücken, Stirn, Ohren, Schultern.

7.2.3 Schiffsbewegungen

Belastungen für Seeleute und Passagiere entstehen u. a. durch die Schiffsbewegungen (Gieren, Stampfen, Driften, Rollen, Tauchen, Surfen/Vorschnellen), die aus der Wechselwirkung von Eigengeschwindigkeit und äußeren Kräften durch Wind und Seegang resultieren. Die bekannteste Reaktion auf diese Beschleunigungsmuster ist die Seekrankheit/Kinetose (s. Kap. 6.2). Eine optimale Schiffsform, die alle störenden Schiffsbewegungen minimiert oder gar vermeidet, existiert leider nicht, zu unterschiedlich sind die Anforderungen, die an die verschiedenen Schiffstypen gestellt werden.

Die Rumpfkonstruktion eines Kreuzfahrtschiffes hat sich dem Komfort an Bord unterzuordnen. Die Vermeidung von Seekrankheit bei Passagieren und der Umsatz in der Gastronomie an Bord (Bars, Restaurants) hängen direkt voneinander ab. Bestimmte Freizeitaktivitäten, z. B. Tanzen, Essen, Fitness, werden beispielsweise durch Rollbewegungen des Schiffes stark behindert. Um Rollbewegung zu dämpfen, werden moderne Passagierschiffe daher z. B. mit Flossenstabilisatoren ausgestattet, die jedoch den Wasserwiderstand des Rumpfes erhöhen.

Wichtige konstruktive Ziele von Frachtschiffen, insbesondere Containerschiffen mit festen Ankunfts- und Auslaufterminen, sind Fahrplantreue und niedriger Brenn-

7 Schiffsreisen

> **Kompaktinformation**
>
> **Rollen**
>
> Rollen ist eine vom Seegang ausgelöste Drehbewegung des Schiffes um dessen Längsachse. In Abhängigkeit vom Wasserwiderstand des Rumpfes (z. B. Flossenstabilisatoren, Schlingerkiel) bzw. der Lage des Schiffsschwerpunkts aufgrund der Ladung (z. B. Stahl, Erzladung oder leichte Massengüter) richtet sich das Schiff sehr schnell (= steif) oder „gemächlich" (= weich) wieder auf. Die auf die Besatzung ausgeübten Beschleunigungen sind bei steifen Schiffen hoch bzw. bei weichen Schiffen gering. „Steife" Schiffe hingegen richten sich nach einer Rollbewegung wie ein „Stehaufmännchen" extrem rasch wieder auf, d. h. die Rollperiode ist sehr kurz.
>
> Das Seegangsverhalten kann sich schon allein durch die geladene Fracht verändern. Stark unterschiedliches Seegangsverhalten bei Schiffen gleicher Bauart kann sich ergeben, wenn sie „nur" durch Ballastwasser stabilisiert werden, nur leichte Schüttgüter (z. B. Torf) oder im Gegensatz hierzu beispielsweise Stahl transportieren.

stoffverbrauch. Gewünscht sind Schiffe, die aufgrund geringen Wasserwiderstands eine möglichst geringe Antriebsleistung benötigen bzw. auch bei stärkerem ungünstigem Seegang über eine Antriebsreserve verfügen, die es erlaubt, den Fahrplan einzuhalten. Der Komfort an Bord von Frachtschiffen ist dagegen zweitrangig.

Das große Rückstellmoment und die damit auf die Besatzungsangehörigen ausgeübte hohen Beschleunigungen können bei „steifen Schiffen" so stark sein, dass die Seeleute unkontrolliert gegen Einrichtungs- bzw. Ausrüstungsteile „katapultiert" werden. In der Vergangenheit kam es hierbei wiederholt zu schweren und bei extremen Wettersituationen, z. B. Taifunen, zu tödlichen Unfällen.

7.2.4 Verkehrsunfälle

Wie alle Unfall- und Erkrankungsstatistiken über Fernreisende zeigen, geht die größte Unfallgefahr wahrscheinlich vom Transfer zum/vom Schiff und der damit verbundenen Teilnahme am Straßenverkehr aus. In der Regel liegen die modernen Container- bzw. Massengutterminals deutlich außerhalb der Überseemetropolen, z. B. Shanghai, Rotterdam. Ein besonderes Gefahrenmoment geht vom Betriebsverkehr der Terminals selbst aus. In hohem Tempo liefern Lkw oder spezielle Transport- und Stapelfahrzeuge, z. B. Vancarrier, Container zu den Ladebrücken. Der Lieferverkehr genießt auf den Terminals Vorfahrt. In der Vergangenheit ist es auch in namhaften Häfen zwischen Stapelfahrzeugen und betriebsfremden Fahrzeugen bzw. Fußgängern zu schwersten Unfällen gekommen. Auf den Betriebsgeländen der Häfen sollte der Weg von und zum Schiff ausschließlich mit den örtlichen Shuttle-Diensten erfolgen.

7.2.5 Piraterie

Piraterie hat es zu allen Zeiten mit verschiedenen geografischen Schwerpunkten gegeben. Nach den statistischen Daten passiert weltweit pro Tag ein Piratenüberfall und ca. 10 % davon gehen mit Geiselnahme einher. Auf das Seegebiet vor Somalia bzw. westlicher Indischer Ozean entfallen hiervon ca. ein Drittel der Piratenüberfälle und die Hälfte aller Geiselnahmen. In den letzten Jahren hat die politische Instabilität am Horn von Afrika unmittelbare Auswirkungen auf Frachtschiffreisen genommen. Unter den rund 38 deutschen Reedereien, die Frachtschiffreisen anbieten, finden sich derzeit nur noch zwei, die explizit Reisen von Europa nach Asien auf der klassischen Route durch den Suezkanal anbieten. Diese Reedereien setzen auf dieser Route für die Frachtschiffreisen schnelle Schiffe mit Reisegeschwindigkeiten von mehr als 20 kn und hohem Freibord, i. d. R. mehr als 7 m, ein. Das heißt, diese Schiffe sind aufgrund ihrer technischen Voraussetzungen vergleichsweise schwer zu entern. Viele andere Anbieter verzichten im Seegebiet Suez, Rotes Meer und indischer Ozean komplett auf Mitreiseangebote. Darüber hinaus verlangen die Reedereien neben o. g. Bescheinigungen auch eine Piraterieerklärung, mit der sich der Passagier verpflichtet, ggf. an Übungen zur Piratenabwehr teilzunehmen, z. B. das Aufsuchen von robusten Schutzräumen, und sich im entsprechenden Fall den Anordnungen der Schiffsführung zu unterwerfen.

7.2.6 Zugang zum Schiff

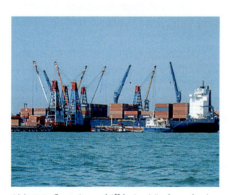

Abb. 7.1: Containerschiff beim Löschen der Ladung auf der Reede von Hong Kong. Der Zugang zum Schiff wird durch beidseits längsseits liegende Leichter stark behindert. Der konstruktiv vorgesehene Zugang zum Schiff per Jakobsleiter wird von den Leichtern versperrt

Die Umschlaghäfen der modernen Seelogistik liegen meist weit entfernt von überseeischen Metropolen. Die Liegezeiten sind aufgrund der standardisierten und hochgradig technisierten Umschlagvorgänge kurz. Die Gangway, die bei großen modernen Handelsschiffen leicht einen Höhenunterschied von 6–8 m überwindet, kann wackeln oder nicht auf der Pierseite aufliegen, da sich beim Laden und Löschen die Freibordhöhe des Schiffes stets ändert. Der Abstand der meist konvex geformten Stufen variiert je nach Anstellwinkel der Gangway, so dass für Unerfahrene eine erhöhte Sturz- und Verletzungsgefahr besteht.

Kompaktinformation

Freibord
Abstand von Oberkante des Deckstrichs (Freiborddeck) bis zur Lademarke bzw. tatsächlichen Wasserlinie (gemessen Mittschiffs), der sich durch zunehmende Beladung und damit verbundenes tieferes Eintauchen verringert.

Kompaktinformation

Leichter (auch: Barge)
Ein antriebsloses Wasserfahrzeug zur Aufnahme von Gütern (z. B. Schütt-, Stückgut, Container). Er wird einzeln oder im Koppelverband mit weiteren Leichtern durch Schlepp- oder Schubfahrzeuge bewegt. Zum Manövrieren an der Be- bzw. Entladeposition bewegt sich der Leichter in der Regel mit Hilfe eigener Winden und Drahtseilen, die an der Pier oder an anderen Fahrzeugen festgemacht werden.

Liegt das Schiff auf Reede, muss die Einschiffung per Motorboot erfolgen (Abb. 7.1). Der Übertritt vom schwankenden Motorboot an die Jakobsleiter des Handelsschiffes mit zusätzlicher Behinderung durch längsseits liegende Leichter für den Container- bzw. Güterumschlag stellen ein besonderes Gefahrenmoment dar (Sturz ins Wasser, Ertrinken, s. Kompaktinformation).

7.2.7 Gefahren durch den Schiffsbetrieb

Bis lange nach dem Zweiten Weltkrieg war es romantischen Weltenbummlern mitunter möglich, sich Reisen nach Übersee an Bord von Handelsschiffen zu „erarbeiten". Nicht selten wurde die Passage „Hand gegen Koje" getauscht. Aus verschiedenen formalen und arbeitsrechtlichen Gründen ist es heute Passagieren nicht mehr erlaubt, an Bord zu arbeiten.

Besondere Gefahren an Bord gehen einerseits von schwebenden Lasten, andererseits von großen Höhen aus. Bei Lade- und Löscharbeiten sowie Proviant- und Ersatzteilübernahme mit schiffseigenen Ladekränen ist daher das Betreten der Decks und Laderäume aus Sicherheitsgründen verboten. Geöffnete Luken mit Absturzhöhen von vielen Metern, und akzidentell von Containerecken herabfallende Befestigungselemente (Twistlock) sind beim Containerumschlag reale tödliche Gefahren (Abb. 7.2, s. auch Kompaktinformation).

Bei An- oder Ablegemanövern besteht auf dem Vor- und Achterschiff grundsätzlich die Gefahr von Trossenschlag, z. B. beim Brechen der Festmacher-Leinen unter Zuglast oder wenn diese unter Zug stehen und von Umlenkrollen abrutschen. Die

II Verkehrsmittel und Gesundheit

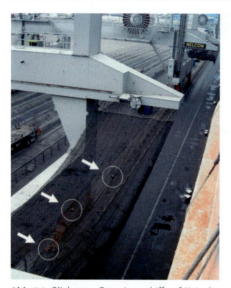

Abb. 7.2: Blick vom Containerschiff auf Kaianlagen in Rotterdam. Unterhalb der Containerverladebrücken in deren Schutznetzen aus Kettengewebe (*Pfeile*) heruntergefallene Twistlocks (*Kreise*)

Wucht zurückschnellenden Kunststofftauwerks ist so groß, dass selbst stählerne Schiffsaufbauten beschädigt und Personen schwerste Verletzungen erleiden bzw. erschlagen werden können.

Beim Ankermanöver lösen sich regelmäßig Materialteile von der mit hoher Geschwindigkeit ablaufenden Ankerkette, z. B. Rost, Farbe oder Anhaftungen. Ungeschützte Personen in der Nähe können verletzt werden, (z. B. Augenverletzungen durch oben genannte Fremdkörper); die kurzzeitig hohe Staubbelastung kann zu Atemwegsreizungen führen.

Frachtschiffe transportieren regelmäßig Gefahrstoffe, die in seltenen Fällen auch Schiff und Besatzung gefährden können. Die Ursachen dieser Gefährdungen liegen i. d. R. in fahrlässiger oder vorsätzlich fehlerhafter Kommissionierung oder Verladung der Gefahrstoffe durch den Versender. In der Vergangenheit haben Ladungsbrände oder Explosionen durch Selbstentzündung zu Todesfällen und Schiffsverlusten geführt. Um diese seltenen Situationen sicher überstehen zu können, ist es für Reisegäste zwingend erforderlich, sich zu Beginn einer Reise in die Rettungsmittel, Alarmsignale und Notfallabläufe einweisen zu lassen und ggf. an den regelmäßigen wöchentlichen Übungen teilzunehmen. Um den Passagier von Haftungen im Falle umfassender Schäden freizustellen, wird von einigen Reedereien der Passagier bei Vertragsabschluss von der Beteiligung an der „Großen Haverei" befreit (s. Kompaktinformation).

Kompaktinformation

Twistlock
Einsetzbare Drehverriegelung (twist = engl. verdrehen), die Container formschlüssig mit anderen Containern oder direkt mit dem Transportfahrzeug verbindet. I. d. R. werden diese Verriegelungen an den Aufnahmevorrichtungen in den Containerecken manuell eingesetzt bzw. entfernt.

Kompaktinformation

Große Haverei
Die „Große Haverei" ist ein Begriff aus dem Handelsgesetz. Die Kosten für Rettungsmaßnahmen, die allen, z. B. Schiffseigner, Ladungseigentümer, Transporteur zugute kommen, werden gemeinschaftlich getragen. Im Falle umfangreicher Havarien werden hierbei die vermögensrechtlichen Lasten durch Ladungs-, Umweltschäden, Schäden am Schiff, Bergungskosten, Kosten in einem Nothafen u. Ä. über den Transporteur hinaus auf alle Beteiligten verteilt.

7.2.8 Lärm und Vibration

Bei der Konstruktion eines Kreuzfahrtschiffes bzw. dessen Antriebsanlagen wird ein besonderes Augenmerk auf die Vibrationsproblematik gelegt, da lästige Vibrationen „rund um die Uhr" den Marktwert eines schwimmenden Hotels entscheidend mindern. Moderne Kreuzfahrtschiffe verfügen über laufruhige, dieselelektrische Antriebsanlagen. Besondere konstruktive Vorkehrungen, z. B. Maschinenfundamente, zielen einzig darauf ab, Vibrationen zu vermeiden.

Hingegen werden Handelsschiffe, um Kosten für Schiffbaustahl zu sparen und möglichst niedrige Antriebskosten zu verursachen, häufig in „leichter" Bauweise konstruiert. Schwingungen der Haupt-, Hilfsmaschinen und Welle bzw. Schraube erzeugen umso mehr störende und mitunter ständig spürbare Vibrationen, je leichter und dünnwandiger die Aufbauten und Maschinenfundamente konstruiert sind.

Lärmschutzmaßnahmen fallen auf Frachtschiffen häufig dem Diktat der niedrigen Bau- und Ausrüstungskosten zum Opfer. Auf aufwändige Schalldämpfer, z. B. der Lüfteranlagen an Oberdeck, wird bei vielen neuen Frachtschiffen verzichtet. Zusätzliche Lärmquellen können beispielsweise die Kühlaggregate von Kühlcontainern sein, die während der gesamten Seefahrt laufen. Je nach Menge der an Deck transportierten Kühlcontainer kann das „Konzert" dieser Aggregate das Tragen von Gehörschutzkappen an Deck erforderlich machen. Auf modernen Kreuzfahrtschiffen sind Belästigungen dieser Größenordnung nicht zu erwarten.

7.2.9 Internistische Krankheitsbilder

Präzise epidemiologische Daten zu Krankheitshäufigkeiten auf Kreuzfahrtschiffen sind rar. Die generelle Übertragbarkeit publizierter Daten auf Kreuzfahrtschiffe ist fraglich, da die Tourismusindustrie mittlerweile Schiffe bereedert, die unterschiedlichste Zielkunden bedienen (Familien-, Club-, Studien-, Luxuskreuzfahrten etc.). Erkenntnisse zum Erkrankungsspektrum z. B. auf Fährschiffen und US-amerikanische Erhebungen zu Todesfällen im Zusammenhang mit der Einreise in die USA stützen jedoch die Vermutung, dass an Bord vor allem Herz-Kreislauf-Erkrankungen zur Konsultation eines Heilkundigen führen. Schwerwiegende Erkrankungsbilder, wie z. B. Angina pectoris findet man auch innerhalb der Gruppe älterer Seeleute. Hafenärztliche Hinweise und wissenschaftliche Publikationen legen jedoch nahe, dass aufgrund der Zusammensetzung der Passagierzahlen (Lebensalter > 60 Jahre, keine laufende Gesundheitsüberwachung i. S. von z. B. Seediensttauglichkeitsuntersuchungen) die Inzidenz dieses Krankheitsbildes auf Passagierschiffen und bei männlichen Frachtschiffreisenden viel höher ist als in der Gruppe der Seeleute der gewerblichen Schifffahrt. Daten funkärztlicher Beratungsstellen für Seeschiffe legen nahe, dass auf eine Anfrage aus der gewerblichen Schifffahrt etwa drei Anfragen zu erkrankten Fährschiffpassagieren kommen.

Die hauptsächlichen Konsultationsgründe an Bord untersuchter US-amerikanischer Kreuzfahrtschiffe waren: Verletzungen (18,2 %), internistische Krankheitsbilder (69,3 %) und unspezifische andere Krankheitsbilder. Atemtraktinfektionen stellen innerhalb der internistischen Erkrankungen die häufigste Ursache (29,1 %). Im Beobachtungszeitraum litt etwa ein Zehntel der Patienten an lebensgefährlich eingestuften Erkrankungen. Aufgrund der erhöhten Morbidität in der Gruppe der Kreuzfahrtpassagiere muss nach norwegischen Untersuchungen statistisch mit etwa 2 Todesfällen pro Jahr bei Schiffen mit ca. 800 Passagieren gerechnet werden.

7.3 Medizinische Betreuung an Bord

B. Neubauer

7.3.1 Schiffe mit Schiffsarzt

Für Schiffe unter deutscher Flagge bestehen folgende formale Voraussetzungen: In Abhängigkeit vom Fahrtgebiet des Schiffes und der Anzahl der Personen bzw. der Anzahl von Arbeitnehmern an Bord und der Fahrtdauer leitet sich die Notwendigkeit her, einen Schiffsarzt an Bord zu nehmen. Formal ergibt sich aus § 15 SchKrFürsV, dass ein Schiffsarzt an Bord eines Schiffes in mittlerer bzw. großer Fahrt sein muss, wenn die Personenzahl an Bord größer als 75 ist. Für die kleine Fahrt gilt, dass bei einer Fahrtdauer von mehr als drei Tagen und mehr als 100 Arbeitnehmern an Bord ein Schiffsarzt vorhanden sein muss. Ein zweiter Arzt wird erforderlich, wenn die Anzahl von Personen an Bord größer als 800 ist.

Aus o. g. Zahlen wird deutlich, dass Schiffsärzte i. d. R. nur auf Kreuzfahrt-, Forschungsschiffen oder Einheiten der Marine anzutreffen sind. Handelsschiffe haben fast nie eine Personenzahl an Bord, die einen Schiffsarzt erforderlich machen würde. Die Besatzungsstärken moderner deutscher Handelsschiffe liegen in der Mehrzahl unterhalb von 25 Personen.

7.3.2 Qualifikation des Schiffsarztes

Die für die Tätigkeit des Schiffsarztes erforderliche Qualifikation leitet sich aus § 15 (4) SchKrFürsV ab. Danach muss der angehende Schiffsarzt nicht nur zur Ausübung des ärztlichen Berufs berechtigt (Approbation) und uneingeschränkt seediensttauglich sein (Zeugnis nach § 81 des Seemannsgesetzes), sondern auch ausreichende Kenntnisse für die Tätigkeit als Schiffsärztin/-arzt nachweisen. Die Bundesländer haben ihren hafenärztlichen Dienststellen die Verwaltungsaufgabe übertragen, die Kenntnisse angehender Schiffsärzte anhand von Zeugnissen zu überprüfen und ggf. die für die Anmusterung erforderliche Bescheinigung auszustellen. Die Details für das einheitliche Verwaltungshandeln werden innerhalb des Arbeitskreises der Küstenländer für Schiffshygiene abgestimmt und festgelegt. Angesichts der geforderten diversen Kompetenzen ist es jedoch unwahrscheinlich, Ärzte in erforderlicher Anzahl auf den Weltmeeren anzutreffen.

Fachliche Anforderungen für Schiffsärzte sind: Englischkenntnisse, mehrjährige klinische Weiterbildung insbesondere Innere Medizin, Chirurgie, Zusatzbezeichnung Notfallmedizin/Fachkunde Rettungsmedizin, in Abhängigkeit von technischen Untersuchungsmöglichkeiten an Bord: Fachkunde Strahlenschutz, Sonographiekenntnisse, Kenntnisse/Fähigkeiten/Erfahrung in orthopädischer, Hals-Nasen-Ohren-ärztlicher, augenärztlicher, dermatologischer, venerologischer, urologischer, gynäkologischer, psychiatrischer, zahnärztlicher sowie pädiatrischer Primärversorgung, Reise-/Tropenmedizin, Schiffshygiene (Trinkwasser-/Lebensmittelhygiene), Arbeitsmedizin an Bord. Gegebenenfalls Teilnahme am Lehrgang „Einführung in die maritime Notfallmedizin" nach Richtlinie der Deutschen Gesellschaft für Maritime Medizin. Vorgenannte Kenntnisse und Fähigkeiten werden bei Vorlage des Zertifikats „Maritime Medizin" (Ärztekammer Schleswig-Holstein) als gegeben angesehen.

Alle diese deutschen Anforderungen bedeuten nicht unbedingt, dass man als Arzt auch auf bekannten großen Kreuzfahrtschiffen eine Infrastruktur vorfindet, die man in einer allgemeinärztlichen Praxis erwarten würde – das Spektrum ist breit und unterliegt den Normen der Flaggenstaaten. Daher sollte man sich, rechtzeitig bevor man anheuert und damit Verantwortung übernimmt, unbedingt über die jeweilige Ausstattung (Material, Geräte, Personal einschließlich dessen Ausbildungsstand) informieren und nach Möglichkeit auch mit seinem Vorgänger an Bord sprechen.

Fallbeispiel: Ein Schiffsarzt, auf einem größeren, bekannten deutschen Kreuzfahrtschiff irgendwo im Pazifik vor der Küste Perus unterwegs, weckte via Satellitentelefon um 2 Uhr nachts MEZ einen ihm gut bekannten, jetzt aber tief schlafenden Kollegen (einen der Herausgeber). Als überwiegend chirurgisch ausgebildeter Arzt stand er nun mit völlig insuffizienter Ausstattung bestehend aus einem EKG-Monitor und jeweils einigen Ampullen Betablocker, Verapamil und Propaphenon da, aber einem Patienten mit schwersten und komplexen ventrikulären, erheblich kreislaufrelevanten Rhythmusstörungen. Als einzige der sich bietenden Alternativen forderte der Telefonpartner in Europa, nachdem er sich im Detail Situation und EKG hatte beschreiben lassen, den Kollegen auf, das Propaphenon extrem langsam und unter unablässiger Beobachtung des EKG-Monitors i.v. zu applizieren (es war weder eine Infusion noch eine Spritzenpumpe vorhanden) und via Satellitentelefon ununterbrochen zu berichten, was auf dem Monitor sichtbar wurde. Glücklicherweise verschwanden die Rhythmusstörungen fast vollständig, die Kreislaufsituation stabilisierte sich und der Patient konnte später in stundenlanger Fahrt nach Arequipa evakuiert werden (ein Hubschrauber ist auf dem ganzen Küstenabschnitt nicht verfügbar), wo er nach fast 24 Stunden in stationäre Behandlung kam.

Nach intensivmedizinischer Therapie und Implantation eines automatischen Defibrillators hat der Patient überlebt.

7.3.3 Nautischer Schiffsoffizier

Moderne Kauffahrteischiffe haben i. d. R. Besatzungsstärken von deutlich weniger als 75 Personen (s. auch „Schiffe mit Schiffsarzt"), d. h. dass eine medizinische Versorgung auf See formal nicht durch einen Arzt gewährleistet werden muss. Auf deutschen Schiffen fällt die Aufgabe der medizinischen Versorgung dem 2. nautischen Offizier zu.

Die Schiffsoffizier-Ausbildungsverordnung [SchOffzAusbV] schreibt für die angehenden Nautiker u. a. eine Ausbildung zur medizinischen Behandlung von Verletzungen und Erkrankungen vor (Anlage 1 zu § 10 Abs. 4 u. § 18 Abs. 2 SchOffzAusbV). Die Ausbildung geht deutlich über den Umfang einer Erste-Hilfe-Ausbildung hinaus, sie umfasst u. a. Kenntnisse der nationalen und internationalen Vorschriften zur Gesundheitspflege an Bord und praktische Kenntnisse und Fertigkeiten in der Schifffahrtsmedizin. Es werden sowohl Kenntnisse und Fähigkeiten zur Untersuchung, chirurgischer Wundversorgung, als auch internistischer Therapien vermittelt. Medizinische Wiederholungslehrgänge für Kapitäne und nautische Schiffsoffiziere im Umfang von 35 Stunden müssen alle fünf Jahre absolviert werden (§ 2 Abs. 3 SchKrFürsV).

Dem nautischen Offizier steht für die Aufgabe der Gesundheitspflege an Bord ein standardisierter Instrumenten- und Medikamentensatz zur Verfügung, dessen Ausstattung und Umfang in der SchKrFürsV, in Abhängigkeit vom Fahrtgebiet des Schiffes und Größe der Besatzung, festgelegt ist. Um unabhängig von Schiffstyp und Reederei ein schnelles Zurechtfinden in der medizinischen Ausrüstung zu gewährleisten, ist der Stauplan der medizinischen Ausrüstung (Medikamentenschrank) durch die staatliche Verordnung reglementiert und standardisiert und somit auf allen deutschen Schiffen identisch. Jedes deutsche Schiff verfügt über ein Handbuch „Anleitung zur Krankenfürsorge auf Kauffahrteischiffen", das, ausgehend von der Erkrankungssymptomatik, eine Hilfestellung für die medizinische Untersuchung, die Diagnosefindung und schließlich die Auswahl geeigneter Therapieverfahren gibt, die sich unmittelbar auf o. g. Ausrüstungssatz und dessen Stauplan beziehen.

Um auch auf hoher See fundierten medizinischen Rat einholen zu können, steht der Handelsschifffahrt seit 1931 die Funkärztliche Beratung am Städtischen Krankenhaus Cuxhaven jederzeit zur Verfügung: Telemedical Maritime Assistance Service (TMAS; s. Abschnitt 7.4).

7.3.4 Arzneimittel

Auf deutschen Schiffen richtet sich die Arzneimittel-, Medizinprodukte- und Hilfsmittelausstattung nach der staatlichen Vorschrift „Verordnung über die Krankenfürsorge auf Kauffahrteischiffen". Die jeweilige Ausstattung eines Frachtschiffes (Behandlungs-, Krankenräume, Arzneimittelmengen, medizinisches Gerät, z. B. zur Notfall- und Wundversorgung) ist dabei abhängig vom Fahrtgebiet des Schiffes und der Anzahl seiner Besatzungsmitglieder (s. Kompaktinformation).

Seit der Novellierung o. g. Verordnung im Jahre 2007 verfügen deutsche Handelsschiffe erstmals über einen Medikamentenbestand, der die Besatzung in die Lage versetzt, auf die meisten akut bedrohlichen Krankheitsbilder wirkungsvoll zu reagieren, jedoch nicht, um chronische Erkrankungen zu behandeln.

Schiffe, die Gefahrgüter transportieren, sind zusätzlich mit einem standardisierten Medikamentensatz und einer Handlungsanleitung ausgestattet („medical first aid guide" [MFAG]), die den nautischen Schiffsoffizier in die Lage versetzen sollen, Gefahrstoffkontaminationen bzw. Vergiftungen zu behandeln. Nahezu alle Containerschiffe transportieren in irgendeinem Container Gefahrgüter. Der MFAG wurde von der International Maritime Organisation erarbeitet und gibt Informationen über Gift-/Gefahrstoffwirkungen. Kurze Behandlungsempfehlungen sind auf Tafeln bzw. ausführlicher in den Anhängen des MFAG dargestellt.

Kompaktinformation

- Große Fahrt – Schifffahrt zum Transport von Personen und Gütern zu Häfen außerhalb der Fahrtbereiche mittlere und kleine Fahrt.
- Mittlere Fahrt – Schifffahrt außerhalb der kleinen Fahrt, zu europäischen Häfen und nichteuropäischen Häfen des Mittel- und Schwarzen Meeres, westafrikanischen Häfen bis 12° nördliche Breite und den Häfen der Kap Verden, Kanaren und Madeiras.
- Kleine Fahrt – Schifffahrt in deutschen Gewässern, die gesamte Ostsee und die Nordsee bis 61° nördlicher Breite für Schiffe bis 400 t.

Die Bereitstellung erforderlicher Medikamentenmengen für besondere Erkrankungen oder eine chronische Medikation ist Aufgabe des Passagiers. Zur Vorbereitung einer Schiffsreise mit einem Handelsschiff gehört es zwingend, in Absprache mit der Reederei herauszufinden, ob bestimmte Medikamente in den Zielhäfen einem besonderen Verfahren unterworfen werden. Manche Aufsichtsbehörden in Übersee stufen beispielsweise leichte Schmerzmedikamente als „regulated drug" ein, d. h., es können besondere Bestimmungen der Lagerung, des Zugriffs und der Verbrauchsdokumentation erforderlich sein, die das deutsche Arzneimittelrecht nur für „Betäubungsmittel" kennt. Darüber hinaus ist es erforderlich, dass der Passagier die Qualität seiner Medikamente sorgfältig überwacht. Werden von Behörden bestimmter Überseehäfen an Bord Medikamente entdeckt, deren Haltbarkeit bereits abgelaufen ist, dann kann dieser Mangel dem Schiff in Form eines Bußgeldes, oft mehrere Tausend US-Dollar, zur Last gelegt werden.

Weiterführende Literatur

1 Dahl E: Passenger mortalities aboard cruise ships. Int Marit Health 2001; 1–4: 19–23.
2 Internationale Gesundheitsvorschriften 2005, angenommen anlässlich der 58. Weltgesundheitsversammlung 23. Mai 2005, in Kraft getreten 15. Juni 2007
3 Jensen OC, Bo Bøggild N, Kristensen S: Telemedical advice to long-distance passenger ferries. J Travel Med 2005; 5: 254–260.
4 Lawson CJ, Dykewicz CA, Molinari NA, Lipman H, Alvarado-Ramy F. Deaths in international travelers arriving in the United States July 1, 2005 to June 30, 2008. J Travel Med 2012; 19: 96–103.
5 Neubauer B: Berufe der Schifffahrt. Arbeitsmed Sozialmed Umweltmed 2002; 37: 405–409.
6 Peake DE, Gray CL, Ludwig MR, Hill CD: Descriptive epidemiology of injury and illness among cruise ship passengers. Ann Emerg Med 1999; 1: 67–72.
7 Schiffsoffizier-Ausbildungsverordnung in der Fassung der Bekanntmachung vom 15. Januar 1992. BGBl. I S. 22, 227, zuletzt geändert durch Artikel 523 der Verordnung vom 31. Oktober 2006. BGBl. I S. 2407.
8 See-Berufsgenossenschaft (Hrsg.): I 1 Merkblatt über Malaria. Hamburg, 2007.
9 See-Berufsgenossenschaft (Hrsg.): Anleitung zur Krankenfürsorge auf Kauffahrteischiffen. Hamburg: Dingwort Verlag, 2008.
10 Verordnung über die Seediensttauglichkeit vom 19. August 1970 (BGBl. I S. 1241), zuletzt durch Artikel 4 Absatz 76 des Gesetzes vom 5. Mai 2004 (BGBl. I S. 718) geändert.
11 Verordnung über die Krankenfürsorge auf Kauffahrteischiffen vom 25. April 1972. BGBl. I S. 734, zuletzt geändert durch die Verordnung vom 5. September 2007. BGBl. I S. 2221.
12 Trinkwasserverordnung in der Fassung der Bekanntmachung vom 28. November 2011. BGBl. I S. 2370, geändert durch Artikel 2 Absatz 19 des Gesetzes vom 22. Dezember 2011. BGBl. I S. 3044.

7.4 Yachtsegeln

P.-J. Jansing

Yachtsegeln ist zu einer beliebten Freizeitaktivität geworden. Es verbindet Urlaubsaspekte (Reisen, Kultur etc.) mit sportlichen Aktivitäten. Gerade darin liegt die reisemedizinische Herausforderung. Im Kern müssen neben allgemeinen reisemedizinischen Aspekten (z. B. klimatische und seuchenhygienische Faktoren) sowohl allgemeinmedizinische Probleme (z. B. Vorerkrankungen) als auch sportmedizinische Überlegungen (z. B. Belastbarkeit von Herz, Kreislauf und Bewegungsapparat) berücksichtigt werden. Dies setzt eine integrative Betrachtungsweise voraus. Im Idealfall ist der beratende und behandelnde Arzt selbst Yachtsegler. Dieser Beitrag wendet sich vornehmlich an alle, die selbst (noch) keine Segel- und Yachterfahrung haben.

7.4.1 Kurze Einführung ins Yachtsegeln unter reisemedizinischen Aspekten (s. auch Glossar)

Yachtsegeln bedeutet Reisen und Wohnen auf einer geschlossenen Kielyacht. Man spricht in Seglerkreisen auch vom Dickschiffsegeln im Gegensatz zum Jollensegeln (Segeln mit leichten Segelbooten meist auf Binnengewässern oder in geschützten küstennahen Gewässern ohne Übernachtungsmöglichkeit an Bord).

Unter reisemedizinischen Aspekten ist das Yachtsegeln auf dem eigenen Schiff vom Chartersegeln zu unterscheiden. Während die eigene Yacht oft in der Nähe des Wohnortes, zumindest aber in gewohnter Umgebung liegt und ihre Ausstattung, Segeleigenschaften und Ausrüstung bekannt sind, liegen die Verhältnisse beim Chartersegeln grundlegend anders.

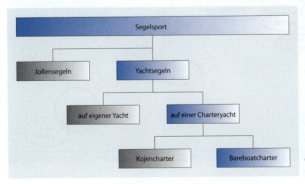

Abb. 7.3: Segelsport aufgeteilt nach Bootskategorien

Die Charteryachten werden vom so genannten verantwortlichen Schiffsführer (intern Skipper oder Skip, seltener Kapitän genannt) meist über einen Vermittler im Heimatland bei einem (ggf. ausländischen) Charterunternehmen gebucht. Der Vermittler organisiert auf Wunsch auch die Anreise. Reisemedizinisch ist wichtig, ob der Reisende selbst Skipper oder „nur" Mitsegler ist. Diese Art des Yachtsegelns nennt man auch Bareboatcharter.

Davon zu unterscheiden ist das Kojenchartern. Hier „mietet" der Reisende eine Koje auf einem Dickschiff, das von einem professionellen Skipper geführt wird. Dabei bucht er nicht nur die Reise auf dem Schiff des Veranstalters, sondern auch Dienstleistungen, die vom Skipper oder einem angestellten Crewmitglied erbracht werden (Verpflegung, ggf. Unterhaltung, Ausflüge). Mitunter wird beim Kojenchartern auch eine Mithilfe des Reisenden beim Segeln vereinbart oder zumindest erwartet, was bei der reisemedizinischen Beratung erfragt und berücksichtigt werden muss. „Hand gegen Koje" ist eine weitere Besonderheit. Hierbei sucht der Skipper einen Mitsegler (z. B. bei einer längeren Segelreise, auch Törn genannt), der an Bord bestimmte Aufgaben übernimmt und dafür eine kostenlose Fahrt bekommt.

Reisemedizinisch betrachtet spielen Dauer und Gestaltung der Segelreise eine wichtige Rolle:
- Wie lange dauert der Törn?
- Welche Distanz soll gesegelt werden?
- Wird allabendlich ein Hafen oder eine Ankerbucht angelaufen?
- Sind Nachtfahrten (Nachtschläge) oder mehrtägige Schläge geplant?
- Sind Ruhe- bzw. Hafentage eingeplant?

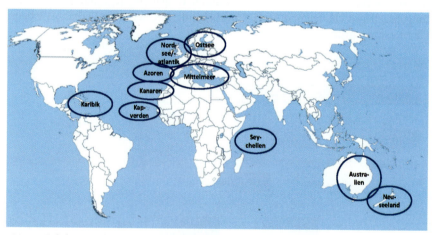

Abb. 7.4: Beliebte Segelreviere für das Yachtsegeln

Neben diesen primär segelspezifischen Parametern ist naturgemäß das Segelrevier selbst von entscheidender Bedeutung. Eine Übersicht über beliebte Segelreviere zeigt Abb. 7.4. Zunächst sind alle Reisenden den lokalen Klimabedingungen und den damit verbundenen Belastungen wie andere Touristen an Land ausgesetzt. Hierauf wird an anderer Stelle eingegangen. Es gibt aber zusätzlich revierspezifische Gegebenheiten, deren Auswirkungen nur Segler betreffen und reisemedizinisch zu berücksichtigen sind. Hierzu zählen:

- nautische Bedingungen (Wind, Seegang, Gezeiten),
- Infrastruktur im Segelrevier mit Versorgungs-, Hilfs- und Rettungseinrichtungen.

Sonderfälle des Yachtsegelns

Langstrecken-/Langzeittörns. Hierunter versteht man wochen-, monate- oder gar jahrelang dauernde Segelreisen mit landfernen Strecken und seltenen Landaufenthalten in oft zivilisationsfernen Gegenden. Die Vorbereitung auf solche Unternehmungen ist wesentlich intensiver und langdauernder und soll hier nur am Rande erwähnt werden. Neben einer intensiven Beratung und Untersuchung durch einen segelerfahrenen Reisemediziner empfiehlt sich dringend die Teilnahme an einem Praxisseminar über Medizin an Bord, wie es beispielsweise von der Kreuzer-Abteilung des Deutschen Segler-Verbandes (www.kreuzer-abteilung.org) angeboten wird. In solchen Fällen können auch prophylaktische Therapien diskutiert werden (z. B. Appendektomie [Blinddarmentfernung], Gebisssanierung).

Einhandsegeln. Hierbei wird allein – ohne Crew – gesegelt. Die Dauer reicht von Tagestouren bis hin zur Weltumsegelung. Naturgemäß sind hierbei die gesundheitlichen Anforderungen weitaus höher und bedürfen zusätzlicher Beratung möglichst durch einen segelerfahrenen Reisemediziner.

Segelregatten. Neben so genannten Fun-Regatten, die sich nur unwesentlich von anderen Segeltörns unterscheiden, zählen die großen Regatten wie der America's Cup oder das Transatlantic Race zum Profisport, der nur noch wenig mit Yachtsegeln zu tun hat. Dies ist eine Domäne der Sportmedizin, da hier extreme Anforderungen an die Crew gestellt werden.

7.4.2 Gesundheitsrisiken

Reisemedizinische Untersuchungen und Beratungen für Yachtsegler können sich an der (meist älteren) Speziallitertur orientieren. Hilfreich sind auch Auswertungen über telemedizinische Beratungen, die aber vielfach nur für die Berufsschifffahrt oder allgemein zusammengefasst sowie zu schweren, vital gefährdenden Ereignissen bzw. Todesfällen vorliegen. Die reisemedizinische Literatur für den Bereich der so genannten Sportschifffahrt ist sehr überschaubar. Meist handelt es sich um Einzelfallberichte oder Fallsammlungen. Wissenschaftlich fundierte Studien bzw. aggregierte Datensammlungen sind kaum publiziert.

Im Vordergrund der Berichte stehen Verletzungen und Herz-Kreislauf-Erkrankungen, Seekrankheit (Kinetosen), Infektionen und psychische Reaktionen. Zu den Häufigkeiten finden sich nur einzelne Angaben. Deshalb werden im Folgenden die Erfahrungen des Autors geschildert und ausgewertet.

Eigene Erfahrungen

Bei der Teilnahme an insgesamt 16 Segeltörns kam es immer wieder zu mehr oder weniger ernsten Gesundheitsproblemen bei den Teilnehmern. Die Gesamtdauer betrug 201 Törntage, davon 142 Tage auf See. Insgesamt wurden 3482 nautische Meilen (nm) – entsprechend 6449 km – zurückgelegt, was einem durchschnittlichen Etmal (Tagesstrecke) von 24,5 nm (45,4 km) entspricht, was wiederum täglich durchschnittlich etwa fünf Segelstunden bedeutet. Es wurden Seegebiete in Europa (Nord- und Ostsee, Mittelmeer), vor Afrika (Kanaren und Seychellen) und Mittelamerika (Karibik) besegelt. Die durchschnittliche Törndauer betrug knapp 2 Wochen (12,6 Tage).

An den Törns nahmen 33 verschiedene Personen (9 Frauen, 24 Männer) teil, mit einem Durchschnittsalter bei Törnstart von 51,1 Jahren. Die Altersverteilung zeigt einen Schwerpunkt im 5. und 6. Lebensjahrzehnt (5. Perzentile 43,0 Jahre, 95. Perzentile 60,7 Jahre, Abb. 7.5). Während dieser Törns wurde in 74 Fällen ärztliche Hilfe in Anspruch genommen (Tabelle 7.1). Diese wurden nach Schweregrad in Bagatellfälle (n = 9), leichte (n = 40), mittelschwere (n = 23) und ernste (n = 2) Fälle eingeteilt (Abb. 7.6). Der Zusammenhang mit spezifischen Einwirkungen

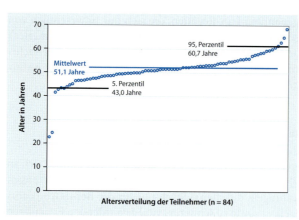

Abb. 7.5: Altersverteilung bei den ärztlich begleiteten Törns

7 Schiffsreisen

Tabelle 7.1: Auflistung der Verletzungen und Erkrankungen bei den ärztlich begleiteten Törns

Erkrankungen mit Bezug zum Segeltörn (n = 32)	Erkrankungen mit Bezug zum Urlaub (n = 11)	Gelegenheitserkrankungen (n = 31)
Verletzungen (n = 17)	**Verletzungen (n = 10)**	**Verletzungen (n = 1)**
Finger/Hand (n = 7): Fingerverletzung, Splitterverletzung Hand, Handverletzung beim Segelheißen, Handschnittverletzung bei starkem Seegang, Schnittwunden an der Hand, Verbrühung leicht, Verbrühung mittel	*Haut allgemein (n = 6):* 2-mal photoallergische Reaktion (schwer), Sonnenbrand (schwer), Quallenvernesselung leicht, 2-mal Quallenvernesselung mittel	Behinderung durch vorbestehende Unfallfolgen
		Herz-Kreislauf-Erkrankungen (n = 3) 2-mal Kreislaufstörung schwer, Kreislaufzusammenbruch und Sturz von Bord
Fuß/Bein (n = 9) Splitterverletzung Fuß, Knöchelprellung, Zehenbruch, Zehenquetschung, Zehenverletzung, Oberschenkelprellungen Beinahesturz von Bord, Oberschenkelprellung Sturz an Bord, Ober-/Unterschenkelprellungen Sturz im Hafen, Oberschenkelprellung mit massivem Hämatom	*Kopf (n = 2):* Kopfverletzung bei Landgang (Kaktusstacheln), Konjunktivitis durch Sonnenschutzspray	**Infektionen (n = 14)** 6-mal respiratorischer Infekt (leicht), 2-mal respiratorischer Infekt (mittel), respiratorischer Infekt (schwer), 5-mal Rhinitis
	Fuß/Bein (n = 8) Schürfwunde am Knie (Wanderung), Seeigelstacheln in der Fußsohle	
		Sonstiges (n = 13) 2-mal Dysenterie (schwer), 2-mal Diarrhoe, Podagra, rheumatische Beschwerden, 2-mal nächtliche Wadenkrämpfe, Residualzustand nach Alkoholexzess, unklarer Schwächeanfall, Zehenwunde bei Diabetes mellitus Typ II, Wespenstiche mehrfach, Sehstörung bei Brillenglasverlust
	Sonstiges (n = 1) Medikamente vergessen	
Kopf (n = 1): Gesichtsprellungen Sturz ins Hafenbecken		
Nausea (n = 10) 9-mal Seekrankheit (leicht bis mittel), Seekrankheit (schwer)		
Sonstiges (n = 5) 2-mal Unterkühlung, muskuläre Erschöpfung, Panikattacke, Bindehautreizung bei Kontaktlinsen		

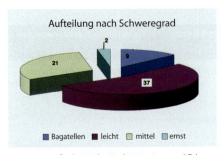

Abb. 7.6: Aufteilung der Verletzungen und Erkrankungen nach Schweregrad

bei einem Segeltörn war 32-mal gegeben. 11-mal handelte es sich eher um „urlaubstypische" Gesundheitsstörungen, während 31-mal Gelegenheitserkrankungen vorlagen. Bei den Gelegenheitserkrankungen waren die clusterartig auftretenden Infektionen des Magen-Darm- und Atemtrakts auffällig, die sich mit dem engen Zusammenleben an Bord erklären lassen, so dass man diese 18 Erkrankungen den törnbedingten Gesundheitsstörungen im weiteren Sinne zurechnen könnte. Durchschnittlich gab es 2 medizinische Ereignisse pro 100 nm bzw. jeden zweiten Tag einen Vorfall. Für den einzelnen Teilnehmer ließ sich ein Durchschnittsrisiko für ein Ereignis alle zwei Wochen errechnen. Dabei muss berücksichtigt werden, dass ein mitfahrender Arzt naturgemäß dazu verleitet, „mal eben" einen medizinischen Rat einzuholen, so dass die Inanspruchnahme ärztlicher Hilfe auf Törns ohne ärztliche Beteiligung deutlich niedriger liegen dürfte. Andererseits können von einem mitreisenden Arzt auch detailliertere Beobachtungen gemacht werden, die ansonsten nicht berichtet werden.

7.4.3 Fallbeispiele

Einige Beispiele sollen verdeutlichen, welche an sich an Land relativ harmlosen Vorkommnisse an Bord eine andere Wertigkeit erlangen.

Fallbeispiel 1: Nach ausgiebigem Essen und reichlichem Alkoholgenuss wacht ein 42-jähriges männliches Crewmitglied mitten in der Nacht auf und verspürt Harndrang. Obwohl das Schiff in einer Marina (Hafenanlage mit Sanitäreinrichtungen) liegt, geht er zum Heck des Schiffes und uriniert über den Spiegel (rückwärtiger Abschluss des Schiffes). Dabei wird er kurz bewusstlos und fällt über Bord. Andere Crewmitglieder wachen vom Platschen des Wassers und einer durch den Sturz ausgelösten ruckartigen Bewegung des Schiffes auf und können den im Hafenbecken Schwimmenden wieder an Bord holen.

Dieses Beispiel ist geradezu typisch für ein unvernünftiges und insgesamt unangemessenes Verhalten an Bord. Leider gehen solche Ereignisse nicht selten tödlich aus. Abgesehen von dieser unbotmäßigen, aber dennoch häufig geübten Praxis ist jedes Überbordfallen äußerst gefährlich, besonders wenn es nachts und unter Alkoholeinfluss geschieht.

Fallbeipiel 2: Eine 53-jährige, ansonsten gesunde Mitseglerin nahm zur Vorbeugung einer Thrombose bei oberflächlicher Venenentzündung (rezidivierender Thrombophlebitis) 100 mg Azetylsalizylsäure (ASS) am Tag vor dem Hinflug und am Flugtag ein. Kurz nachdem sie an Bord gegangen war, stieß sie mit dem linken Oberschenkel leicht an die abgerundete Ecke des Cockpittisches (meist einklappbarer Tisch auf Fahrtenyachten im hinteren Decksbereich). Dabei verspürte sie einen kurzen, hellen Schmerz, ohne dem eine besondere Bedeutung beizumessen. Im Laufe des nächsten Tages entwickelte sich an der Außenseite des Oberschenkels ein schmerzloser, massiver Bluterguss mit einer gänseeigroßen Schwellung. Im weiteren Verlauf floss der weiterhin kaum schmerzhafte Bluterguss unter zentraler Aufhellung nach unten bis zum Kniegelenk. Am 9. Törntag entwickelte sich eine einseitige, leicht eindrückbare Unterschenkel- und Fußschwellung (Ödem), bei gut tastbaren Fußpulsen ohne begleitende Unterschenkelschmerzen auf der vom Bluterguss betroffenen Seite. Bei Verdacht auf eine venöse Thrombose (Verschluss einer Vene durch ein Blutgerinnsel) wurde im nächsten Hafen einer kleineren Stadt in der Westtürkei erfolglos

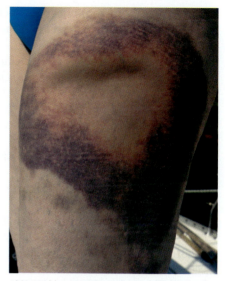

Abb. 7.7: Massives Hämatom nach Bagatellverletzung und ASS-Therapie

nach einer Diagnose- und ggf. Versorgungsmöglichkeit gesucht. Unter ärztlicher Begleitung wurde die Betroffene daraufhin mit einem Taxi in einer einstündigen Fahrt in ein 65 km entferntes Krankenhaus gebracht. Da es sich um einen Sonntag handelte und der Gefäßspezialist nicht erreichbar war, konnte keine Dopplersonographie durchgeführt werden. Im weiteren Verlauf wurde nach spontaner Abschwellung bei Hochlagerung die Diagnose eines einseitig betonten Unterschenkelödems bei starker orthostatischer und klimatischer Belastung (Steh- und Klimabelastung) gestellt. Nach Rückkehr auf das Schiff zeigte sich der in Abb. 7.7 dokumentierte Befund.

Hierbei bemerkenswert sind drei Dinge: 1. die nicht mehr allgemein empfohlene Thromboseprophylaxe mit einem Thrombozytenaggregationshemmer bei einem Mittelstreckenflug (3½ Stunden lang), 2. die hohe statische Belastung an Bord verbunden mit einer langsamen Hitzeakklimatisation und 3. erhebliche Schwierigkeiten, kurzfristig eine adäquate Diagnosemöglichkeit zu erreichen.

Fallbeispiel 3: An Bord des „Flaggschiffs" einer Miniflottille aus zwei Yachten führte ein 61-jähriger Skipper das Kommando. Bei ihm lag seit Jahren ein insulinpflichtiger, gut eingestellter Diabetes vor. Er nahm je nach Blutzuckermesswert mit Hilfe eines Insulinpens die Selbstmedikation vor. Sein Co-Skipper (64 Jahre) war soweit gesund. Beide erkrankten am letzten Törntag an einem fiebrigen Magen-Darm-Infekt mit Übelkeit, Erbrechen und Durchfall (Nausea, Vomitus und Diarrhoe). Die Therapie war symptomatisch unter besonderer Beachtung der diabetischen Stoffwechsellage des Skippers.

Nur dadurch, dass auch noch andere segelerfahrene und qualifizierte Crewmitglieder an Bord waren, konnte dieser Törn ohne Verzögerung zu Ende geführt werden.

7.4.4 Entwicklungstendenzen im Yachtsegeln mit Auswirkungen auf die reisemedizinische Untersuchung und Beratung

Drei Tendenzen sind bei Segelreisen empirisch festzustellen, ohne dass wissenschaftliche Untersuchungen dazu vorliegen:
- zunehmend ältere Crews,
- Segeln auf Charterbooten,
- Fernreisen in Länder mit weniger entwickelter Infrastruktur.

Im Einzelnen bedeutet dies, dass (altersbedingt) die Häufigkeit von schwerwiegenden Vorerkrankungen in den Crews zunimmt, dass das Boot und seine Ausrüstung nicht bekannt sind und dass die Verhältnisse im Reiseland nicht den gewohnten Erfahrungen entsprechen.

Die Reiserisiken von unerfahrenen Teilnehmern werden nicht selten unterschätzt. Besonders dann, wenn medizinisch vorgebildete Mitreisende an einem Segeltörn teilnehmen, fühlen sich auch gesundheitlich angeschlagene Teilnehmer sicher. Sie verkennen, dass selbst in deutschen oder europäischen Gewässern Hilfe von außen zumindest eine lange Vorlaufzeit hat (s. auch Fallbeispiel 2). Schwerste medizinische Zwischenfälle sind an Bord einer Segelyacht kaum zu beherrschen. Selbst banale Gesundheitsstörungen können an Bord weitreichende Folgen haben, beispielsweise, wenn Personen erkranken, die für die sichere Schiffsführung wichtig sind (Skipper, Navigator). In solchen Situationen hängt sehr viel von der Zusammensetzung der Crew ab, d. h. ob noch weitere seefeste und segelerfahrene Crewmitglieder an Bord sind, die notfalls einspringen können (s. Fallbeispiel 3). Die Vorschriften für die internationale Sportschifffahrt fordern nur die Benennung eines Co-Skippers, der aber selbst keine Befähigungsnachweise vorlegen muss. Außerhalb der 12-Meilen-Zone hat selbst diese Forderung kaum praktische Bedeutung.

7.4.5 Reisemedizinisches Untersuchungsprogramm für (Charter-)Yachtsegler

Aufgrund der dargestellten Berichte und Erfahrungen sollten bei einer reisemedizinischen Untersuchung und Beratung folgende Punkte berücksichtigt werden (s. auch Kompaktinformation):

Vorgeschichte (Anamnese)
Auf der Basis einer allgemeinen Vorgeschichtenerhebung (Anamnese) mit den Schwerpunkten auf chronischen Grunderkrankungen und aktuellen Gesundheitsstörungen sollten Ziel, Dauer und Art des geplanten Törns sowie bisherige Erfahrungen (z. B. Seekrankheit) genau erfragt werden. Die vorgesehene Funktion bzw.

Kompaktinformation

Merkliste zur reisemedizinischen Untersuchung und Beratung von Yachtseglern
- Anamnese (Vorgeschichtenerhebung)
  - Allgemein:
    Grunderkrankungen/Leistungsminderungen
    Aktuelle Beschwerden und Krankheiten
  - Speziell:
    Geplante Segelreise (Törn): Ziel, Dauer,
    Art/Funktion an Bord (Mitreisender oder
    aktives Crewmitglied)
    Erfahrungen: Seekrankheit
  - Impfstatus
- Diagnostik
  - Herz-Kreislauf
  - Lunge-Atemtrakt
  - Orthopädischer Status
  - Haut
- Prävention
  - Impfungen:
    Tetanus, Hepatitis A
  - Notfallselbstmedikation:
    Malaria
  - Mittel gegen Seekrankheit
- Beratung
  - Hygiene
  - Licht-/UV-Schutz:
    Haut, Augen
  - Gifte
  - Bordapotheke
  - Selbsthilfe und telemedizinische
    Beratung
  - Besondere gesundheitliche Einschränkungen

die Aufgaben an Bord (einfaches Crewmitglied, Navigator, Skipper etc.) bestimmen neben Hinweisen auf Leistungsminderungen (körperlich, seelisch) das Untersuchungsangebot im Allgemeinen. Weiterhin sollte der Impfstatus festgestellt werden.

Diagnostik

Neben einer allgemeinen körperlichen Untersuchung kommen eine angemessene (orientierende) Diagnostik von Herz, Kreislauf und Lunge-Atemtrakt sowie ein klinisch-orthopädischer Status in Frage. Ein Blick des Arztes auf die Haut ist wichtig. Hierbei geht es um den Hauttyp, den Zustand allgemein (Allergien, Neurodermitis) und Anzeichen eines sich abzeichnenden oder schon vorhandenen Licht-(Sonnen-)schadens. Dieser stellt eine Präkanzerose (Krebsvorstufe) dar und sollte ebenso wie ein Hauttyp I bis III Anlass für einen besonderen Sonnenschutz sein. Weitergehende apparative Untersuchungen sind nur bei entsprechenden Vorerkrankungen (z. B. Gefäßdiagnostik durch einen Facharzt für Gefäßchirurgie) erforderlich.

Strengere Kriterien sind beim Skipper selbst anzuwenden. Er ist der Gesamtverantwortliche und muss auch in kritischen Situationen gut belastbar sein. Eine „Eignungsuntersuchung" erfolgt bereits beim „Führerschein-"Erwerb, sollte aber je nach gesundheitlicher Entwicklung und vorgesehenem Törn wiederholt werden. Das Formular „Ärztliches Zeugnis für Sportbootführerscheinbewerber" ist dazu eine gute Orientierungshilfe (www.rolfdreyer.de/Downloads/Aerztliche.pdf).

Spezielle Prävention

Gezielte vorbeugende Maßnahmen zur Vermeidung von Gesundheitsstörungen können wesentlich zu einem gelungenen Segeltörn beitragen.

Impfungen. Je nach Impfstatus und Segelrevier ist ein Impfprogramm nach den aktuellen STIKO-Empfehlungen anzubieten und zeitgerecht durchzuführen. Generell sollte ein ausreichender Immunschutz gegen Tetanus gewährleistet sein. Auch kann eine Hepatitis-A-Impfung für Segler generell empfohlen werden, da sowohl die hygienischen Verhältnisse an Bord, im Reisegebiet sowie der häufige Genuss von Meeresfrüchten dies geboten erscheinen lassen. Andere Impfungen sind nur bei besonderen epidemischen Situationen und Reisegebieten anzuraten. Neben den STIKO-Empfehlungen sind hierfür auch die regionalspezifischen Reise- und Sicherheitshinweise des Auswärtigen Amtes gute Informationsquellen (www.auswaertiges-Amt.de → Reise & Sicherheit → Reise- und Sicherheitshinweise: Länder A-Z).

Notfallselbstmedikation. Das Tragen adäquater Kleidung und der Gebrauch von Repellents und Moskitonetzen stehen bei der Prophylaxe von insektenübertragbaren Krankheiten an erster Stelle. Vor allem bei Reisen in Malariagebiete ist eine mögliche Notfallselbstmedikation zu erläutern und zu rezeptieren. Das Risiko für typische Tropenkrankheiten (Malaria, Dengue-Fieber) ist in manchen insularen Segelrevieren deutlich geringer als auf dem Festland. Mücken als Überträger kommen auf dem Meer, wie generell in Salzwasserumgebung nicht vor. Aber bei Landgängen und -ausflügen sowie beim Ankern in Süß- oder Brackwasserlagunen ist mit einer regionalspezifischen Infektionsgefahr zu rechnen. Dabei ist die aktuelle Seuchenlage zu beachten.

Mittel gegen Seekrankheit

Es ist keine Schande, seekrank zu werden. Auch erfahrene Skipper werden mitunter seekrank. Das wohl berühmteste Beispiel dafür ist Admiral Lord Nelson (1758–1805, Sieger in der Seeschlacht von Trafalgar). Auch der ebenfalls durch überragende seglerische Leistungen (Einhandweltumsegelung) bekannt gewordene Sir Francis Chichester (1901–1972) hatte ständig mit Seekrankheit zu kämpfen.

Mit der Seekrankheit muss man an Bord offen umgehen, um Gefahren für sich selbst, aber auch für die gesamte Crew zu vermeiden. Ein Seekranker bedarf der besonderen Aufmerksamkeit des Skippers. Wichtig ist richtiges Verhalten (Beschäftigung an Deck, evtl. kleine Schlucke Wasser trinken, Kostaufbau mit Zwieback). Oft hilft auch das Rudergehen (unter Aufsicht!), weil hierbei die Konzentration von den Beschwerden abgelenkt wird und die Schiffsbewegungen vom Steuermann einerseits beobachtet, andererseits beeinflusst werden.

Von Frauen wurde und wird immer wieder ein Zusammenhang der Anfälligkeit für die Seekrankheit mit der Phase des Menstruationszyklus vermutet. Wissenschaftlich konnte das nicht bestätigt werden, hätte aber auch keine Konsequenzen für eine mögliche Zyklusbeeinflussung durch Hormonpräparate, da Wirkungen und Nebenwirkungen dieser Präparate erheblich gravierender sind als eine ungewisse Beeinflussung der Anfälligkeit für Seekrankheit.

Es gibt eine Vielzahl angepriesener Vorbeugemittel gegen Seekrankheit. Wenn ein Betroffener gute Erfahrungen mit einem bestimmten Mittel gemacht hat, sollte er bei diesem Mittel bleiben (ggf. auch Placeboeffekt). Für Therapie wie Prävention sei auf das Kap. 6.2 (Kinetosen) verwiesen.

Beratung

Hygiene. An Bord eines Schiffes sind persönliche und allgemeine Hygiene oft nicht in gewohntem Umfang aufrecht zu erhalten. Das liegt im Wesentlichen an der räumlichen Enge und den begrenzten Transportkapazitäten. Tröpfchen- und Schmierinfektionen sind kaum vermeidbar und führen gelegentlich zu „Bordepidemien". Die Qualität des Süßwasservorrats an Bord hängt von der Instandhaltung des Bootes und der Wasserqualität vor Ort ab. Desinfektionsmittel für Wassertanks werden vertrieben, ihre Wirkung ist aber unsicher (Verteilung des Mittels, Wirkspektrum). Bereits durch das Spülen des Geschirrs mit Süßwasser aus den Bordtanks kann die Nahrung mikrobiell kontaminiert werden. Daher empfiehlt es sich, in den meisten Gegenden außerhalb von Häfen und Buchten mit Meerwasser zu spülen. Trinkwasser muss entweder frisch gesammelt (Auffangen von Regenwasser), abgekocht oder aus gekauften Trinkwasserflaschen entnommen werden.

Lichtschutz für Haut und Augen. Bei (UV-)lichtempfindlichem Hauttyp sowie bereits vorhandenem Lichtschaden ist Sonnenschutz sehr wichtig:
- Aufenthalt im Schatten,
- Tragen von spezieller, nur wenig (UV-)lichtdurchlässiger Kleidung,
- Kopfbedeckung mit Nackenschutz,
- Anwendung von Sonnenschutzmitteln mit einem hohen Lichtschutzfaktor.

Meist sind die Yachten mit einem Bimini und einer Sprayhood ausgerüstet, die einen Aufenthalt an Deck im Schatten ermöglichen (Abb. 7.8). Gegebenenfalls sollte man auf diese Bootsausrüstung besonderen Wert legen.

Starke UV-Einstrahlung kann am Auge zu schmerzhaften Bindehautentzündungen und langfristigen Netz-

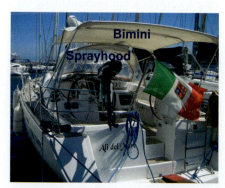

Abb. 7.8: Sonnenschutz an Bord: Charteryacht mit Bimini und Sprayhood

hautschäden führen. Hiergegen helfen Sonnenbrillen (mit ausreichendem Schutz gegen seitlich einfallendes Sonnenlicht). Hinsichtlich Details zu Prävention und Therapie von Strahlenschäden an Augen und Haut sei auf das Kap. 10.1.2 verwiesen.

Gifte. Auf Segeltörns wird viel gebadet und geschnorchelt, und das nicht nur an Stränden. Besonders in Ankerbuchten drohen vermehrt Kontakte mit giftigen Meeresbewohnern. Die Prävention sollte deshalb eine Aufklärung und Vorsichtsmaßnahmen über revierspezifische Gefahren und Hinweise auf spezielle Informationsquellen beinhalten.

Ein besonderes Problem stellt die Ciguatera dar, die in tropischen Seegebieten (bis 35° nördlicher/südlicher Breite) saisonal auftritt und lokal begrenzt ist. Diese Vergiftung kommt durch den Genuss von ansonsten ungiftigen Speisefischen zustande. Ursache ist ein geruch- und geschmackloses Toxin, das von Einzellern, die auf Korallenalgen leben, produziert wird und sich in der Nahrungskette anreichert, ohne die Fische zu schädigen. Es kann nicht durch Kochen inaktiviert werden. Die neurotoxische Wirkung (Nervengift) besteht in Taubheitsgefühl der Mundschleimhaut, starken Magen-Darmbeschwerden, Durchfällen und Kälteüberempfindlichkeit, die innerhalb weniger Stunden auftritt und wochenlang anhalten kann. Eine spezifische Therapie (Gegengift) ist nicht verfügbar. Die Sterblichkeit wird unterschiedlich mit bis zu 10 % angegeben. Deshalb ist Vorsicht bei Fisch (auch selbstgefangenem!) in den Risikogebieten (besonders der Karibik) geboten.

Bordapotheke. Generell sollte sich der Skipper um eine gut sortierte Bordapotheke bemühen und – so die eigene Erfahrung – am besten selbst mit an Bord bringen (Beispiel s. Anhang). Was man beim Chartern als „Erste-Hilfe-Kasten" oft vorfindet, spottet jeder Beschreibung. Empfehlungen hierzu gibt es in Fachveröffentlichungen für Segler. Darauf aufbauend gibt es auch eine eigene Empfehlung für eine Medizinbox mit Kurzanleitung für Laien, die aktuell etwa 125 Euro kostet bei einem Gewicht von unter 2 kg und in eine kleine Tasche passt (Abb. 7.9). Es empfiehlt sich, auch ein kleines „Notfall-Zahnreparaturset" mitzunehmen, um herausgefallene Füllungen, gelöste oder abgebrochene Zahnkronen und Zahnprothesen provisorisch reparieren zu können.

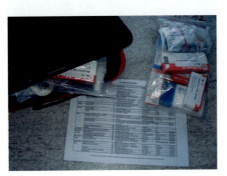

Abb. 7.9: Medizinbox für die Erste Hilfe an Bord (Beispiel)

Selbsthilfe und telemedizinische Beratung. Neben dem Auffrischen von Erste-Hilfe-Kenntnissen sind Informationen zur Selbsthilfe (z. B. Kohfahl

2003) durchaus nützlich und sollten im Beratungsgespräch angesprochen werden. Versicherungen können die pekuniären Folgen von Erkrankungen und Verletzungen absichern (s. Kap. 12.4.2). Folgende Hilfsmöglichkeiten sollten auf jedem seegängigen Boot bekannt sein. Diese sollten aber nur dann genutzt werden, wenn sich auf See ein schwerwiegender Notfall ereignet (funkmedizinische Beratungsangebote: z. B. MEDICO Cuxhaven, TMAS-Germany und MRCC, Bremen, s. Kap. 7.5). Ansonsten, d. h. an Land (im Hafen, beim Landgang) und bei leichten, beherrschbaren Gesundheitsstörungen und Verletzungen ist das Aufsuchen eines Arztes vor Ort in jedem Fall besser, da dieser den Patienten selbst untersuchen kann und die örtlichen Diagnose- und Therapiemöglichkeiten kennt.

Beratung bei besonderen gesundheitlichen Einschränkungen. Behindernde Erkrankungen des Bewegungsapparates schließen weitgehend die aktive Teilnahme am „Segelbetrieb" aus. Bei größeren Crews mit Segelerfahrung oder unter besonderen Bedingungen können körperlich Behinderte mitreisen. Jedenfalls sollte der verantwortliche Schiffsführer vorab und ggf. auch die anderen Crewmitglieder informiert werden.

Akute Psychosen schließen eine Teilnahme an Segeltörns aus. Unter den besonderen Umständen eines Segeltörns auf einer Yacht (schweres Wetter, räumliche Enge) können psychotische Erscheinungen auftreten oder Psychosen reaktiviert werden. Bei Hinweisen auf eine entsprechende Veranlagung sollte ein entsprechender Facharzt (Psychiater) konsultiert werden.

Besonders kritisch sind vorbestehende Erkrankungen des Skippers. So ist es beispielsweise fraglich, ob ein insulinpflichtiger Diabetiker die Skipperfunktion übernehmen sollte. Entweder sollte ein anderer Teilnehmer (sofern er die entsprechenden Voraussetzungen besitzt) diese Funktion übernehmen oder zumindest ein erfahrener Co-Skipper an Bord sein, der bei Gesundheitsproblemen ersatzweise einspringen kann. Dem tragen auch die Yachtsport-Versicherungen Rechnung, indem sie bei einer schweren Erkrankung des Skippers die Reiserücktrittskosten für die gesamte Crew übernehmen oder die Kosten für einen Ersatzskipper erstatten.

7.4.6 Schlussfolgerungen

Eine gute Vorbereitung und ein angemessenes Risikobewusstsein helfen, kritische Situationen beim Yachtsegeln zu vermeiden oder zu meistern. Hier liegt das Aufgabenfeld der reisemedizinischen Untersuchung und Beratung.

Mit gravierenden Verletzungen und ernsthaften Erkrankungen ist an Bord immer zu rechnen. Aber das Risiko hängt stark von der gesundheitlichen Ausgangssituation der Crew und dem geplanten Törn ab. Gute Vorbereitung –dazu zählt die reisemedizinische Untersuchung und Beratung – und Ausrüstung sind hilfreich. Auch das persönliche Verantwortungsbewusstsein des einzelnen Teilnehmers mit kritischer Selbsteinschätzung verringert das Gefahrenpotenzial. Aber – wie das Sprichwort es so schön ausdrückt – „Vor Gericht und auf See ist man in Gottes Hand".

Anhang: Glossar (seemännische Ausdrücke)

Bimini	Sonnenabdeckung des Cockpits
Charter	Anmieten eines Segelbootes bzw. eines Reiseplatzes an Bord
Cockpit	Gebräuchlicher Name für Plicht
Crew	Besatzung eines Schiffes, bei Bareboatcharter: alle Personen an Bord
Einhandsegeln	Alleinfahrt auf einem Schiff (keine weiteren Personen an Bord)
Etmal	Gesegelte Tagesstrecke
Flottille	Kleiner, gemeinsam fahrender Schiffsverband
Jolle	Kleines Segelboot ohne Übernachtungsmöglichkeit für kurze Ausflüge und Sportsegeln
Koje	Schlafplatz an Bord
Marina	Hafen für Sportboote/Yachthafen
Navigator	Person an Bord, die Fahrtroute (in Abstimmung mit dem Skipper) plant und während der Fahrt kontrolliert und Anweisungen für Kurse etc. gibt
Pflicht	Teil des Decks mit Steuerstand und Sitzgelegenheiten
Schiffsführer, verantwortlicher	Seerechtlicher Ausdruck für den Kapitän eines Schiffes, der sowohl die Gesamtverantwortung für Schiff, Besatzung und Gäste als auch die (absolute) Befehlsgewalt an Bord besitzt
Skipper (Skip)	Gängiger Name für den verantwortlichen Schiffsführer
Spiegel	Rückwärtiger Abschluss eines Schiffes
Sprayhood	Abdeckung des Cockpits und des Niedergangs gegen Wind und Spritzwasser
Törn	(Segel-)Reise auf dem Wasser
Yacht (hier Segelyacht, auch etwas unpräzise Dickschiff genannt)	Geschlossenes Kielboot mit Ballastkiel und verschiedenen Einrichtungen zur Navigation und zum Leben an Bord (Küche, Nasszelle, Toilette)

Weiterführende Literatur

1 Bullock CA, Moonesar I: Potential sources of bacteriological pollution for two bays with marinas Trinidad. Revista de biología tropical 2005; 53 (Suppl 1): 91–103.
2 Chance B Sr, Desaix P, Herrreshoff H, Milgram JH: Sailing yacht research. Science 1967; 156: 411–412.
3 Cheung B, Heskin R, Hofer K, Gagnon M: The menstrual cycle and susceptibility to coriolis-induced sickness. Journal of Vestibular Research: Equilibrium & Orientation 2001; 11: 129–136.
4 Christians U: Als Paraplegiker Skipper auf der eigenen Segelyacht. Rehabilitation 1985; 24: 96–99.
5 Deutscher Hochseesportverband „Hansa" e. V. (Hrsg): Seemannschaft – Handbuch für den Yachtsport, 29. Aufl. Bielefeld: Delius Klasing, 2011.
6 Dupouy-Camet J, Peduzzi R: Current situation of human diphyllobothriasis in Europe. Eur Commun Dis Bull 2004; 9: 31–35.
7 Grappasonni I, Petrelli F, Amenta F: Deaths on board ships assisted by the Centro Internazionale Radio Medico in the last 25 years. Travel Med Infect Dis 2007; 10: 186–191.
8 Hettlich M, Lechner K, Scharfenberg C, Schröder S, Küpper T: Dental Status and Dental Prophylaxis of Trekkers. 51. Jahrestagung der Deutschen Gesellschaft für Arbeitsmedizin und Umweltmedizin. Arbeitsmed Sozialmed Umweltmed 2011; 46: 231.
9 Jansing PJ, Jansing B: Notfälle an Bord – Medizinische Versorgung auf Segeltörns. 52. Jahrestagung der Deutschen Gesellschaft für Arbeitsmedizin und Umweltmedizin. Arbeitsmed Sozialmed Umweltmed 2012; 47: 214–215.
10 Kohfahl M: Medizin auf See. Hamburg: DSV-Verlag, 2003.
11 Leksowski W: Emotional disorders of sailors in stress situations during long yachting voyages. Bulletin of the Institute of Maritime and Tropical Medicine in Gdynia 1985; 36: 37–42.
12 Lien E: An epidemic among yachtmen. Tidsskrift for den Norske lægeforening: tidsskrift for praktisk medicin, ny række 1991; 111: 2006–2007.
13 Mantoni T, Belhage B, Pott FC: Prolonged survival after accidental immersion in cold water. Ugeskrift for laeger 2006; 168: 3227–3228.
14 McKnight AJ, Becker WW, Pettit AJ, McKnight AS: Human error in recreational boating. Accident; Analysis and Prevention 2007; 39: 398–405.
15 NN: Empfehlungen der Ständigen Impfkommission (STIKO) am Robert Koch-Institut, Epidemiologisches Bulletin 2011; 30: 276–294.
16 Praetorius F: Chartersegeln. Stuttgart: Pietsch, 1997.
17 Praetorius F: Ferne Inseln im Südpazifik – Segelreise mit medizinischen Akzenten; Flugmedizin – Tropenmedizin – Reisemedizin 2012; 19: 44–49.
18 Schaefer O: Verletzungen beim Jollensegeln – Eine Analyse im Anfängerbereich. Sportverletzung Sportschaden (Organ der Gesellschaft für Orthopädisch-Traumatologische Sportmedizin) 2000; 14: 25–30.
19 Schönle C: Traumatologie der Segelverletzungen. Aktuelle Traumatologie 1989; 19: 116–120.
20 Shephard RJ: The biology and medicine of sailing. Sports Medicine (Auckland, N.Z.) 1990; 9: 86–99.
21 Stoop JA: Maritime accident investigation methodologies. Injury control and safety promotion 2003; 10: 237–242.
22 Strange-Vognsen HH, Knudstorp N: Radio medical advice – the Danish experience. Journal of the Royal Naval Medical Service 1995; 81: 12–15.

7.5 Funkärztliche Beratung auf See – Telemedical Maritime Assistance Service (TMAS Germany), MEDICO Cuxhaven

C. W. Flesche

Die funkärztliche Beratung von Seeleuten wird, mit kurzer Unterbrechung während des 2. Weltkrieges, seit 1931 regelmäßig vom damaligen Stadtkrankenhaus Cuxhaven durchgeführt. Über 70 Jahre, bis 1997, war dies noch weitgehend eine ehrenamtliche Tätigkeit der Ärzte des Krankenhauses Cuxhaven. 1994 ratifiziert die Bundesrepublik Deutschland den Erlass 164 der IMO/ILO (International Maritime Organisation und International Labour Organisation) von 1987. Dieser Erlass schreibt unter anderem jeder Nation vor, einen zentralen qualifizierten medizinischen funkärztlichen Beratungsdienst für Seeleute vorzuhalten. Die Wahl der Bezeichnung TMAS (Telemedical Maritime Assistance Service) für derartige nationale Beratungszentren beinhaltet bereits die Forderung der IMO/ILO sicherzustellen, dass die Versorgung von Patienten auf See möglichst dem Standard an Land anzugleichen ist (z. B. sog. „Facharztstandard" bei der funkärztlichen Beratung).

7.5.1 Organisation und Ablauf der funkärztlichen Beratung

Hauptverantwortlich für die Organisation und Durchführung der funkärztlichen Beratung, die sowohl bei medizinischen Notfällen als auch bei „hausärztlichen" oder reisemedizinischen Fragestellungen gefordert ist, ist die Klinik für Anästhesiologie, Intensivmedizin, Notfallmedizin und Schmerztherapie am Krankenhaus Cuxhaven. Im Falle eines medizinischen Hilfeersuchens von See wird durch den MEDICO-Arzt neben der Evaluation der medizinischen Situation als eine der ersten Maßnahmen die exakte Seeposition des Schiffes abgefragt und das potenziell zuständige Maritime Rescue Coordination Centre (MRCC) ermittelt. In Deutschland sind, wie z. B. auch in Frankreich, die primären MEDICO-Ärzte speziell geschulte Anästhesisten und Notfallmediziner, jeweils in sehr enger Zusammenarbeit mit den anderen medizinischen Fachabteilungen des Krankenhauses (Innere Medizin, Chirurgie, Urologie, HNO, Gynäkologie und Geburtshilfe, Pädiatrie u. a.).

Nach Feststellen der medizinischen Situation sowie der nautischen Position des Schiffes (einschließlich Kurs, Geschwindigkeit und geplantem Zielhafen) erfolgt heute regelhaft eine Eingabe der Positionsdaten in einen PC, entsprechende Markierung in einer elektronischen Welt- bzw. Seekarte und anschließend der Ausdruck der entsprechenden Daten. Dieses planerische Vorgehen ist notwendig, um bei der

Kompaktinformation

Zuständigkeit und Aufgaben des nationalen Deutschen TMAS Zentrums „Medico Cuxhaven"

- Sicherstellung einer sofortigen, kostenfreien, weltweiten funkärztlichen Beratung (24 h und 365 Tage) durch in der maritimen Medizin besonders erfahrene Ärzte:
  - Alle deutschen Schiffe (Handels-, Behörden-, Fischerei-, Forschungsschiffe etc.)
  - Deutsche (Berufs-)Seeleute an Bord fremdflaggiger Schiffe
  - Auf Nachfrage von MRCC Bremen sowie anderer nationaler MRCCs- bzw. TMAS-Zentren oder deutscher Firmen im Bereich Seefahrt
- Angebotene zusätzliche Leistungen:
  - Bearbeitung von Evakuierungsmaßnahmen im Notfall
  - Repatriierungs- und medizinisch-/ärztlicher Begleitservice

- Allgemeiner medizinischer Beratungsservice und Terminorganisation zur Arztkonsultation im Auslandshafen
- Weltweite Gesundheits-, Impf- und reisemedizinische Beratung
- Individuelle Notfallmedizinische Kurse für Laien sowie Medizinlehrgänge für nautische Offiziere (nach STCW)*
- Fachlehrgänge für Notärzte zum Einsatz in See

*STWC: International Convention on Standards of Training, Certification and Watchkeeping for Seafarers (dt. Internationales Übereinkommen über Normen für die Ausbildung, die Erteilung von Befähigungszeugnissen und den Wachdienst von Seeleuten) = UN-Konvention, die international vergleichbare Standards in der Ausbildung von Seeleuten schaffen soll.

Organisation von eventuell notwendigen Abbergungen oder dem Heranführen von Rettungspersonal oder Hilfsschiffen bei gleichzeitig international verschiedenen Zuständigkeitsbereichen der einzelnen MRCCs eine möglichst optimale und zügige notfallmedizinische Versorgung eines Patienten, unter Berücksichtigung auch wirtschaftlicher Rahmenbedingungen, zu erreichen. Bei diesen MRCCs handelt es sich um die jeweiligen nationalen Leitstellen der Küstenstaaten zur Koordination der Seenotrettung, die bei Notfällen auf See die jeweils zur Verfügung stehenden Einsatzkräfte (für Deutschland z. B. Deutsche Gesellschaft zur Rettung Schiffbrüchiger (DGzRS), Küstenwache, Marine etc.) koordinieren.

7.5.2 Welche Maßnahmen können die funkärztliche Beratung im konkreten Fall verbessern und unterstützen?

Da der Beratungserfolg ganz wesentlich von einer ausreichenden Untersuchung des Patienten an Bord abhängt, ist es günstig, vor einem funkärztlichen Gespräch die Vorgeschichte (Anamnese) festzuhalten und den Erkrankten so gut wie möglich zu untersuchen. Hierfür sollte an Bord z. B. der zweisprachige Untersuchungsbogen der See-BG bzw. der Nachfolgeorganisation BG Verkehr (die See-Berufsgenossenschaft und die Berufsgenossenschaft für Fahrzeughaltungen haben sich am 01.01.2010 zusammengeschlossen und die Berufsgenossenschaft für Transport und Verkehrswirtschaft [BG Verkehr] gegründet) vorliegen. Wird dieser Bogen dann vor einem MEDICO-Gespräch per E-Mail oder Fax gesendet, kann dies eine Hilfe bei der Befunderhebung darstellen und zur Verbesserung der Diagnosefindung betragen. Eine Digitalkamera an Bord sowie die technischen Voraussetzungen zur Übermittlung von Digitalfotos kann bei einer Vielzahl von Erkrankungen und Verletzungen zusätzlich sehr hilfreich sein.

7.5.3 Nutzung des Funkärztlichen Dienstes in Notfällen durch Personen außerhalb der Berufsschifffahrt

Prinzipiell ist eine Nutzung der nationalen deutschen funkärztlichen Beratungsstelle MEDICO Cuxhaven auch durch nichtprofessionelle Seefahrer besonders bei medizinischen Notfällen möglich und sinnvoll. Die tägliche Routine und Erfahrung im Umgang mit medizinischen Problemstellungen in See sowie der direkte Zugriff auf TMAS-Zentren und MRCCs anderer Nationen kann auch Personen außerhalb der Berufsschifffahrt eine schnellstmögliche Abklärung möglicher Optionen zur Hilfeleistung bieten und ermöglicht zugleich die Mitnutzung bestehender professioneller funkärztlicher Beratungsstrukturen. In diesen Fällen anfallende Kosten einer Inanspruchnahme können ggf. in Rechnung gestellt werden, sofern diese nicht von entsprechenden Organisationen (z. B. Trans-Ocean e.V.) für deren Mitglieder übernommen werden.

Weiterführende Literatur

1 Flesche CW, Jalowy A, Inselmann G: Telemedizin in der Hochseeschifffahrt. Medizinische Klinik 2004; 99: 163–168.
2 Flesche CW, Jalowy A: Funkärztliche Beratung bei medizinischen Notfallsituationen in der Kauffahrteischiffahrt. Dtsch Med Wochenschr 2007; 132 :463–464.
3 Flesche CW, Hertig J: Notfallmedizin an Bord von Schiffen. Notfallmedizin up2date 2008; 3: 257–271.

8 Weltraumtourismus

R. Gerzer

Im letzten Jahrzehnt konnten mehrere Weltraumtouristen mit der russischen Raumfahrtagentur auf die MIR-Station oder auf die Internationale Raumstation fliegen. Diese Orbitalflüge kosteten zunächst etwa 20 Millionen US $, zurzeit werden sie zu einem Preis um die 50 Millionen US $ angeboten.

Inzwischen werden von mehreren privaten Betreibern aber auch Suborbitalflüge zu Preisen zwischen 100 000 und 200 000 $ angeboten. Erste entsprechende Flüge sind ab 2014 geplant. Da zu erwarten ist, dass sich in den nächsten Jahren dieses Geschäft mit dem Weltraumtourismus zu einem Milliardenmarkt entwickeln wird, viele Betreiber auf den Markt drängen und entsprechend die Preise deutlich sinken werden, ist es an der Zeit, auf dieses neue Gebiet der Reisemedizin aufmerksam zu machen.

Wir stehen damit heute in diesem Fach wieder vor einer neuen Episode: Nicht mehr das Verlassen unseres Heimatkontinents und die Herausforderungen neuer kultureller, klimatischer oder infektiologischer Gegebenheiten, sondern das Verlassen unseres Heimatplaneten und die neuen Umgebungen mit ihren Anforderungen an den menschlichen Körper stellen die reisemedizinische Betreuung vor grundsätzlich neue Herausforderungen.

Deshalb sollte in einem Handbuch für moderne Reisemedizin auch auf diese Thematik eingegangen werden. Nach dem Wissen des Autors ist der hier vorliegende Artikel der erste solche Artikel weltweit in einem reisemedizinischen Lehrbuch.

8.1 Rahmenbedingungen

8.1.1 Atmosphäre und Weltraum

Weltraum juristisch zu definieren ist einfach: Oberhalb von 100 km gilt Weltraumrecht. Jeder, der höher fliegt, ist Astronaut und hat damit das Hoheitsgebiet des entsprechenden Landes verlassen. Bei Rückkehr aus dem Weltraum überschreitet man entsprechend wieder eine Staatsgrenze und reist entweder wieder in sein Ursprungsland ein oder in ein anderes als das Ursprungsland. Dies ist in der Vergangenheit öfter geschehen, wenn ein Astronaut mit dem Space Shuttle von den USA aus gestartet und dann mit der Soyuz-Kapsel in Kasachstan gelandet ist.

Physikalisch beginnt der Weltraum jenseits einer Atmosphäre über einem Planeten. Dieser Übergang ist fließend und nicht exakt definiert. Über der Erde befindet sich zunächst die Troposphäre (variabel zwischen 10 und 20 km), in der sich das Wettergeschehen abspielt. Darüber kommt bis in 50 km Höhe die Stratosphäre, in der sich die Ozonschicht befindet und in der Jet-Streams die zivile Luftfahrt beeinflussen (z. B. Flugdauer in die USA ca. 1 Stunde länger als aus den USA zurück). Dann kommt bis in ca. 85 km Höhe die Mesosphäre (extrem kalte Temperaturen bis –90 °C); oberhalb liegt bis in ca. 500–800 km die Thermosphäre (Temperaturanstiege bis max. 2000 °C in den obersten Schichten), dann noch die Exosphäre (Meso- und Thermosphäre werden zusammengefasst auch Ionosphäre genannt), bevor physikalisch ohne starr definierte Grenze der echte Weltraum beginnt.

Bemannte orbitale Raumfahrt, die in Höhen zwischen etwa 300–400 km stattfindet, findet also zwar juristisch im Weltraum statt, physikalisch aber in der unteren Thermosphärenschicht, in der bei Tageslicht die Temperaturen nur bis zu ca. 150 °C ansteigen.

Die Dichte der Atmosphäre ändert sich halblogarithmisch: Alle ca. 5500 m halbiert sich diese Atmosphärendichte. Dies bedeutet, dass in Höhe des Mount-Everest-Gipfels noch etwa 1/3 bar vorhanden ist, in der Reiseflughöhe von Verkehrsflugzeugen (ca. 11 000 m) noch 1/4 und in der Höhe, aus der der höchste Fallschirmsprung durchgeführt wurde (Felix Baumgartner, 2012) noch weniger als 1/100 bar.

8.1.2 Schwerelosigkeit

Oberhalb von 100 km bzw. in der Höhe von 300 km, in der die Internationale Raumstation fliegt, herrscht keine Schwerelosigkeit. In 300 km Höhe beträgt die Erdanziehungskraft noch ca. 85–90 %, sodass eine Raumstation, die an einem bestimmten Punkt positioniert würde, einfach auf die Erde zurück fallen würde. Der Trick, den man verwendet, um Schwerelosigkeit zu erzeugen, ist, dass man die Raumstation mit einer Geschwindigkeit von 27 000 Stundenkilometern fliegen lässt. Dann bewirkt die Erdanziehungskraft in 300 km Höhe, dass die Flugbahn so abgelenkt wird, dass die Raumstation (oder das Raumschiff) im Kreis einmal in 90 min „um die Erde fällt". Da alles im Raumschiff genauso schnell fällt, herrscht nun im Raumschiff Schwerelosigkeit.

Um zu vermeiden, dass bei geändertem Weltraumwetter (bei dem sich die Restatmosphäre ausdehnen oder komprimieren kann) eine Raumstation immer größere Kreise dreht und schließlich im All entschwindet, ist die Geschwindigkeit so gewählt, dass die Raumstation bei jedem Erdorbit etwas an Höhe verliert. Deshalb muss sie alle drei bis 6 Monate wieder um ca. 30 km angehoben werden. Wird dies unterlassen, dann kommt sie der Erde immer näher und wird schließlich beim „Wiedereintritt" (weitgehend) verglühen. Auf diese Weise werden auch alte Raumstationen entsorgt.

Da der Weltraum zwar Milliarden von Lichtjahren groß, andererseits aber von Himmelskörpern durchsetzt ist, gibt es überall Kräfte, die reine Schwerelosigkeit verhindern. Hier gibt es aber eine Ausnahme: Im Umfeld von mehreren Himmelskörpern gibt es jeweils Regionen, in denen sich die gegenseitigen Anziehungskräfte neutralisieren und in denen tatsächliche Schwerelosigkeit herrscht. So befinden sich im Umfeld von zwei Himmelskörpern jeweils 5 solche Orte, die so genannten Lagrange- oder Librationspunkte. Diese gibt es in unserer Umgebung sowohl im Bezug zwischen Erde und Mond als auch zwischen Erde und Sonne (Abb. 8.1). Der Erde-Sonne-Lagrange-Punkt 2 ist für die Zukunft der bemannten Raumfahrt besonders interessant, weil eine dort positionierte Raumstation, die nie mehr angehoben werden müsste, als Aus-

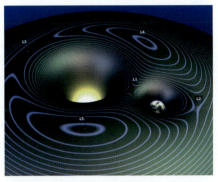

Abb. 8.1: Lagrange-Punkte zwischen Erde und Sonne. Es existieren fünf Positionen, in denen sich die gegenseitigen Anziehungskräfte so neutralisieren, dass echte Schwerelosigkeit herrscht. Der Lagrange-Punkt 2, der für die Zukunft der bemannten Raumfahrt interessant ist (s. Text), befindet sich ca. 1,5 Mio km außerhalb der Erdbahn um die Sonne und umkreist die Sonne gemeinsam mit der Erde. Aus: http://www.monde.de/lagrange.html

gangspunkt für weitere interplanetare Flüge oder zum Asteroidengürtel genutzt werden könnte. Derzeit überlegt die NASA, am Lagrange-Punkt 2 eine solche Station zu positionieren, um von dort aus zu prüfen, ob es kommerziell lohnend sein könnte, am Asteroidengürtel Bergbau zu betreiben und dort Mineralien zu gewinnen. Eine erste kommerzielle Firma hat bereits begonnen, dafür Vorbereitungen zu treffen.

8.1.3 Strahlung und Weltraumwetter

Auf der Erdoberfläche sind wir durch die Erdatmosphäre und das Erdmagnetfeld vor der Weltraumstrahlung geschützt. Alle Sterne im Weltall sind als ungesicherte Fusionsreaktoren zu betrachten, die gelegentlich auch explodieren. Solche Explosionen (Supernovae) sind so gewaltig, dass in ihnen auch schwere Atome geboren werden (z. B. Eisen), die nicht im Urknall entstanden und die für unser Leben essenziell sind. Leider produzieren existierende und explodierende Sterne auch jede Menge und Art von Strahlung, die sich im materielosen Weltall ungebremst über Millionen und Milliarden von Jahren verteilen kann. Deshalb ist das Weltall durchsetzt von Weltraumstrahlung, die von unterschiedlichsten Quellen kommt und auch hochenergetische schwere Ionen (z. B. Eisen) aus Supernova-Explosionen beinhaltet. Dazu kommt die Strahlung unserer Sonne, die zwar keine schwere Ionen aussendet, aber ein weites Spektrum von Strahlung, von dem für die Weltraummedizin insbesondere die Protonen bedeutsam sind.

Da die Erde ein Magnet ist, ist zum einen an den Polen der Schutz durch dieses Magnetfeld schwach und am Äquator stark. Anderseits ist das Magnetfeld um die Erde in der Lage, ionisierte Strahlung einzufangen. Deshalb befinden sich in etwa ringförmig um die Erde angeordnet an der Position, in der das Magnetfeld stark ist, zwei Strahlungsringe um die Erde, ein stark protonenangereicherter und ein stark elektronenangereicherter Strahlengürtel, der innere und äußere van-Allen-Gürtel. An einer Stelle über der Erde, der sog. südatlantischen Anomalie (Abb. 8.2) kommt der innere van-Allen-Gürtel der Erde besonders nahe. Fliegt dann die Internationale Raumstation in dieser Region, steigt die dort gemessene Strahlung deutlich an. Grund für diesen starken Strahlungsanstieg ist, dass die geometrische Erdachse und die Erdmagnetfeldachse nicht übereinstimmen, so dass das Erdmagnetfeld hier in Richtung Erde „verschoben" ist und die Strahlung bereits in 300 km Höhe stark ansteigt. Oberhalb von 400 km steigt die Strahlung wegen des inneren van-Allen-Gürtels massiv an. Zusätzlich würde auch wegen der Positionierung in der Mesosphäre die Temperatur massiv steigen. Fernerhin sinkt mit zunehmender Höhe der Schutz des Erdmagnetfelds gegen solare und galaktische Strahlung. Aus allen diesen Gründen kann orbitale Raumfahrt nur bis zu einer Maximalhöhe von ca. 450 km Höhe durchgeführt werden.

Würden bemannte Raumschiffe nur äquatorial fliegen (0° Inklination) dann würde die südatlantische Anomalie nicht durchflogen und die Strahlenbelastung wäre deutlich geringer, als sie in der Internationalen Raumstation ist, die mit 52° Inklination (Winkel zum Äquator) fliegt. Durch diese hohe Inklination wird er-

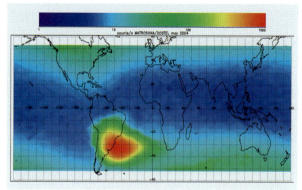

Abb. 8.2: Strahlenfeld in Höhe der Internationalen Raumstation 2004. Über dem Äquator ist die niedrigste Strahlenintensität, polnah steigt sie an. An der „südatlantischen Anomalie" ist sie massiv erhöht. Grafik: G. Reitz, DLR-Institut für Luft- und Raumfahrtmedizin

8 Weltraumtourismus

reicht, dass permanent über 95 % der bewohnten Erde überflogen wird. Die Raumstation fällt zwar immer in der gleichen Kreisbahn um die Erde, diese dreht sich aber gleichzeitig, so dass sich bei Rückkehr der Raumstation die Erde 90 min lang weitergedreht hat und die Raumstation eine andere Region überfliegt als 90 min vorher.

Zusätzlich zu Flughöhe und -position eines Raumschiffs ist aber auch das generelle „Weltraumwetter" für die Strahlenexposition von Bedeutung: Die Sonnenaktivität und damit der „Sonnenwind" ändert sich im 11-Jahres-Zyklus. Interessanterweise ist die Strahlenintensität in der bemannten Raumfahrt und auch der Luftfahrt invers mit der Sonnenaktivität korreliert: Steigt die Sonnenaktivität, dann sinkt die Strahlenexposition in Luft- und Raumfahrt und umgekehrt. Der Grund dafür ist, dass bei hoher Sonnenaktivität die Sonne zwar intensiver Protonen-, Elektronen- und andere Strahlung aussendet (Sonnenwind), dass aber gleichzeitig das Sonnenmagnetfeld stärker ausgeprägt ist und so weniger galaktische Strahlung bis in Erdnähe gelangen kann, so dass die Gesamtintensität der Strahlung trotz stärkerer solarer Strahlung abnimmt. Leider steigt aber bei hoher solarer Aktivität die Gefahr von Sonneneruptionen. Diese Eruptionen können nicht mit Sicherheit prognostiziert werden und können binnen kurzer Zeit die Strahlenexposition von Astronauten bis hin zur Gefährdung akuter Strahlenkrankheit vervielfachen. Die Vorwarnzeit beträgt etwa 15–30 min. Zum Glück gab es in den letzten Jahrzehnten keine entsprechende Sonneneruption, die eine massive Gefährdung der Astronauten beinhaltet hätte.

Wegen der unterschiedlichsten Komponenten der Strahlung (schwere Ionen, Protonen, Elektronen, Röntgenstrahlen etc. unterschiedlichster Intensität), unterschiedlichstem Weltraumwetter und Abhängigkeit von Flughöhe und -position ist die wirkliche Strahlenexposition von Astronauten nur durch direkte Online-Messung feststellbar und ist gleichzeitig ein wichtiges Wissenschaftsgebiet. In der Zukunft der interplanetaren Raumfahrt, in der Astronauten ohne den Schutz des Erdmagnetfelds der Strahlung ausgesetzt sind, wird dieses Gebiet weiter an Bedeutung zunehmen. Leider ist ein Teil der Weltraumstrahlung so hochenergetisch, dass

Tabelle 8.1: Durchschnittliche Strahlenexposition von Astronauten im Vergleich (große Schwankungsbreiten!)

Aufenthaltsort	Strahlenexposition
Erde	1
Linienflugzeug (11 km Höhe)	40
Internationale Raumstation	300
Weltraumspaziergang außerhalb ISS	600

einer Abschirmung durch Blei oder ähnliche Materialien enge Grenzen gesetzt sind und durch bei Aufprall auf Abschirmmaterialien entstehende Sekundär- und Tertiärteilchen das Strahlenproblem eher verstärken können. Deshalb denkt man für die Zukunft eher an schonend bremsende Abschirmmöglichkeiten wie meterdicke Wasserwände nach, die nicht zur starken Bildung von Sekundär- und Tertiärteilchen führen.

8.3 Parabelflug

Im Parabelflug zieht der Pilot ein Flugzeug aus seiner Reiseflughöhe zunächst mit etwa 1,8 G Beschleunigung steil nach oben und lässt es dann „im Leerlauf" frei fallen. Das Flugzeug fällt dann (in einer parabelförmigen Flugbahn) zunächst weiter nach oben, erreicht den Scheitelpunkt und fällt dann so lange nach unten, bis es der Pilot den Fall durch Gegenziehen mit einer erneuten Beschleunigung von 1,8 G wieder in Reiseflughöhe stabilisiert. Ein solcher Vorgang mit 1,8 G, 0 G, 1,8 G dauert insgesamt etwa eine Minute, von der knapp eine halbe Minute in der 0-G-Phase geflogen wird. Da alles im Flugzeug der gleichen Beschleunigung ausgesetzt ist wie das Flugzeug selbst, herrscht in der 0-G-Phase auch für die Teilnehmer Schwerelosigkeit. Dies ist für Menschen die einfachste Möglichkeit, Schwerelosigkeit bewusst zu erleben. Bisher war es allerdings nur schwer möglich, als zahlender Passagier an solchen Parabelflügen teilzunehmen, da das deutsche Luftfahrtbundesamt, die Europäische Flugsicherungsbehörde und auch die amerikanische Federal Aviation Authority Parabelfliegen bisher grundsätzlich als Experimentalflug einschätzen und deshalb hohe Auflagen machen. Deshalb stand diese Möglichkeit bisher hauptsächlich Wissenschaftlern oder Astronauten zum Experimentieren oder zum Training zur Verfügung.

Da derzeit eine Änderung der rechtlichen Vorgaben zu erwarten ist, wird es voraussichtlich in einigen Jahren auch in Westeuropa möglich sein, an kommerziell angebotenen Parabelflügen teilzunehmen.

Ein Parabelflugteilnehmer an ESA- oder DLR-Kampagnen benötigt derzeit ein gültiges Tauglichkeitszeugnis der Klasse 2 (JAR FCL3). Ein entsprechender Kandidat muss sich also entsprechend dieser Vorgabe zunächst an einen Fliegerarzt wenden. Von Passagieren über 65 Jahren wird zusätzlich ein Belastungs-EKG verlangt, das nicht älter als 2 Jahre sein darf. Zusätzlich erfolgt vor solchen Flügen grundsätzlich eine Sicherheitseinweisung. Da viele Teilnehmer von Parabelflügen im Verlaufe der typischerweise insgesamt ca. 30 geflogenen Parabeln mit Übelkeit und Erbrechen reagieren, wird in der Einweisung insbesondere darauf hingewiesen, dass erhöhte Empfindlichkeit für Übelkeit speziell während der Hyper-G-Phasen besteht, weil dann z. B. beim Bewegen des Kopfes mehrere Bogengänge gleichzeitig beschleunigen, so dass das „Coriolis-Phänomen" und dadurch Übelkeit induziert wird. Zusätzlich zur dringenden Empfehlung, seinen Kopf während der Hyper-G-Phasen nicht zu bewegen, erfolgt für alle Teilnehmer der dringende Rat, sich subkutan Scopolamin spritzen zu lassen.

8.4 Suborbitalflüge

Die zentrale Herausforderung suborbitaler Raumflüge ist es, die juristische Grenze zum Weltraum von 100 km Höhe zu überschreiten. Deshalb muss ein entsprechendes „Raum"-Flugzeug so gebaut sein, dass es sicher diese Höhe erreicht und dann sicher wieder landet. Da die Erde im Suborbitalflug nicht umrundet wird, ist es nicht nötig, in Reiseflughöhe mit 27 000 Stundenkilometern Geschwindigkeit zu fliegen; es reicht eine Geschwindigkeit, die ausreicht, das Flugzeug noch lenken zu können.

Aus diesem Grund sind Suborbitalflüge eher als ausgedehnte Parabelflüge denn als wirkliche Weltraumflüge einzuordnen. Im Suborbitalflug dauert die Parabelflugphase etwa 2–5 min, man überfliegt dabei die 100-km-Höhe und ist damit Astronaut. Weil die Atmosphäre bereits extrem dünn ist, sieht man über sich den schwarzen Weltraumhimmel und Sterne, während unten die gekrümmte Erde und die blaue Atmosphäre zu sehen sind. Bei der Rückkehr zur Erde benötigt man keine Wiedereintrittstechnologie, weil ja die Geschwindigkeit nicht 27 000 Stundenkilometer beträgt wie in einem Orbitalflug. Entsprechend ist es zwar für Entwickler solcher Raumschiffe eine große Herausforderung, Menschen sicher in über 100 km Höhe und zurück zu bringen. Andererseits ist es ungleich einfacher, als Menschen in die Erdumlaufbahn und zurück zu bringen.

Deshalb ist es auch für kommerzielle Unternehmen einfacher, solche suborbitale Systeme neu zu entwickeln und auf den Markt zu bringen, während andere Unternehmen nur in den privaten orbitalen Markt einsteigen können, wenn sie extrem finanzstark sind oder, wie es zur Zeit in den USA geschieht, massiv staatliche Unterstützung für die Entwicklung solcher Systeme bekommen.

Gegenwärtig arbeiten viele Firmen an der Entwicklung suborbitaler Weltraumtransportsysteme. Zwei dieser Firmen haben bereits öffentlich bekannt gegeben, dass sie in den nächsten Jahren ihren Routinebetrieb aufnehmen und verkaufen auch schon Tickets zwischen 100 000 und 200 000 Euro. Die entsprechenden Flüge sollen zwischen 30 Minuten und 3 Stunden dauern (Abb. 8.3).

Gesundheitliche Herausforderungen
Die gesundheitlichen Voraussetzungen für die Teilnahme an Suborbitalflügen werden derzeit von den entsprechenden Anbieterfirmen definiert, es gibt derzeit keine diesbezüglichen behördlichen Regularien. Da z. B. der weltberühmte Physiker Stephen Hawking als einer der ersten Passagiere vorgesehen ist, ist bereits symbolhaft

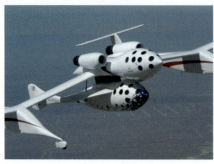 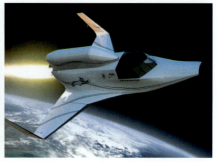

Abb. 8.3: Suborbital-Transportsysteme zweier Firmen, die konkret den Beginn regelmäßiger Suborbitalflüge angekündigt haben und Tickets verkaufen (links Spaceship2 von Virgin Galactic und rechts Lynx von XCor). Fotos: Virgin Galactic; XCor

klar, dass Tauglichkeit auch bedeutet: Was muss gemacht werden, damit jemand trotz eines gesundheitlichen Problems fliegen kann. Das ist dann auch eine Frage der finanziellen Möglichkeiten des prospektiven Passagiers.

Grundsätzlich gibt es drei wesentliche Gesundheitsherausforderungen:

1. *Medizinischer Notfall:*
Es muss möglichst ausgeschlossen werden, dass während eines Fluges ein medizinischer Notfall auftritt. Ein solcher Flug wird für viele zwar höchst faszinierend sein, aber gleichzeitig ein massives Stresserlebnis darstellen. Deshalb müssen entsprechende Risiken (z. B. Infarktrisiko, epileptischer Anfall, psychische Problem etc.) möglichst ausgeschlossen werden.

2. *Beschleunigungstoleranz:*
Die ersten Suborbitalsysteme werden voraussichtlich Maximalbeschleunigungen zwischen ca. 4 und 5 Gx erreichen. Deshalb muss sichergestellt sein, dass die Teilnehmer diese Beschleunigungen tolerieren. Dies sollte im Zentrifugentraining vor entsprechenden Flügen sichergestellt werden.

3. *Übelkeit:*
Ähnlich wie beim Parabelflug sollte auch für den eigentlichen Suborbitalflug Übelkeitsempfindlichkeit getestet werden. Die ideale Vorbereitung dafür ist der Parabelflug. Auch beim Suborbitalflug sollte eine prophylaktische Gabe von Scopolamin dringend empfohlen werden. Zusätzlich sollte auch hier vermieden werden, in der Hyper-G-Phase den Kopf zu bewegen. In der Hyper-G-Phase von Parabelflügen reicht häufig bereits das verneinende Kopfschütteln als Antwort auf die Frage, ob einem übel ist, um eine Übelkeit auszulösen.

Da die Passagiere nicht regelmäßig an Suborbitalflügen teilnehmen werden, wird Strahlung keine Problematik darstellen. Dies ist jedoch für Piloten grundsätzlich anders, da sie ja ggf. täglich fliegen und entsprechend durch persönliche Strahlendosimetrie überwacht werden müssen.

Wenn sich, wie von den Anbietern prognostiziert, tatsächlich ein Massenmarkt etabliert, dann ist das jetzt geplante Vorgehen Folgendes:
1. Der prospektive Teilnehmer bekommt vom Veranstalter einen Gesundheitsfragebogen, den er/sie ausfüllt.
2. Er/sie geht zum Hausarzt, der den Fragebogen ergänzt, Ergebnisse von Routineuntersuchungen beilegt und grundsätzlich eine Tauglichkeit für möglich bestätigt.
3. Er/sie geht zu einem vom Veranstalter akkreditierten Flugmedizinischen Zentrum, in dem die Tauglichkeit analog Fliegertauglichkeit 2 (Privatpiloten) sowie grundsätzliche Beschleunigungstoleranz (Zentrifugenfahrt) attestiert wird.
4. Die medizinischen Daten werden zum Arzt des Veranstalters übertragen. Dieser entscheidet, ob Flugtauglichkeit gegeben ist oder ggf. weitere Untersuchungen anzuschließen sind.
5. In einer mindestens ein- bis zweitägigen Vorbereitung wird insbesondere Beschleunigungstoleranz, das Sicherheitssystem sowie der Ablauf des Gesamtflugs bekannt gemacht und trainiert. Ein oder mehrere Parabelflüge sollten nach Möglichkeit ebenfalls vor dem entsprechenden Flug durchgeführt werden.

8.5   Orbital- und interplanetare Flüge

Seit die NASA die Space Shuttles ausgemustert hat und ihre Astronauten mit der Russischen Soyuz-Rakete zur ISS fliegt, hat Russland keine Weltraumtouristen mehr zur ISS transportiert. Da aber eines der neuen privaten amerikanische Raumtransportsysteme, die Rakete Falcon 9 der Firma SpaceX, voraussichtlich ab 2014/2015 als Auftragnehmer der NASA Astronauten zur ISS fliegt, verkauft die russische Raumfahrtagentur inzwischen wieder Tickets zum Flug zur ISS zum derzeitigen Preis von ca. 50 Mio$. Da sowohl die Fa. SpaceX als auch andere private Betreiber eigene Transportsysteme haben, ist es nur eine Frage der Zeit, wann private orbitale Raumfahrt neben der staatlichen orbitalen Raumfahrt in größerem Stil angeboten wird (Abb. 8.4 und 8.5). Derzeit errichtet China unabhängig von

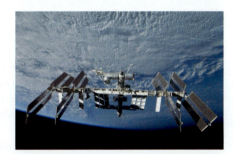

Abb. 8.4: Internationale Raumstation ISS. Die ISS ist ca. 100 m lang und wird vor allem von den USA und Russland mit Partnerschaft der Europäischen Raumfahrtagentur ESA und der Japanischen Raumfahrtagentur JAXA betrieben. Die Verwendung als globale Forschungsstation ist bis mindestens 2020 vereinbart. Foto: NASA

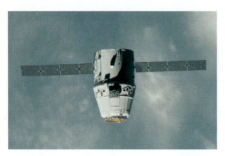

Abb. 8.5: Dragon vor dem ersten unbemannten Andocken an die ISS, Mai 2012. Ab 2015 soll diese Raumkapsel der privaten Firma SpaceX bis zu 7 Astronauten gleichzeitig zur und von der ISS bringen können. Foto: NASA

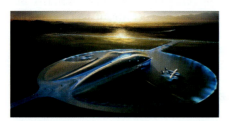

Abb. 8.6: Spaceport America in New Mexico, USA. Der Spaceport America wurde vom Bundesstaat New Mexico und Virgin Galactic erbaut und 2011 eröffnet. Animation: www.VirginGalactic.com

anderen Staaten auch eine bemannte Raumstation und hat auch mit ersten bemannten Flügen zu dieser noch unbemannten Station begonnen. Voraussichtlich wird diese Station sowie das gesamte chinesische Programm in den nächsten Jahren nicht für Weltraumtourismus zur Verfügung stehen. Ähnliches gilt für Indien, das angekündigt hat, bis zum Jahre 2020 eigenständig bemannte Raumfahrten durchzuführen.

Inzwischen drängen mehrere kommerzielle Firmen in den privaten orbitalen und sogar zirkumlunaren Markt. So hat die Firma Space Adventures bekannt gegeben, dass sie bereits ein erstes Ticket für 150 Mio $ für einen zirkumlunaren Flug verkauft hat, der 2015 stattfinden soll. Auch die Firma Excalibur Almatraz will bis 2015 dieses Ziel erreichen. Die Firma Bigelow Aerospace plant, ab 2015 die erste private bemannte Raumstation BA 330 mit bis zu 6 Personen Kapazität zu betreiben.

Alle diese Pläne klingen utopisch, aber wegen des vielen privaten Kapitals, das in diese Pläne fließt, steht zu erwarten, dass in den nächsten Jahrzehnten nicht nur die private suborbitale, sondern auch die private orbitale Raumfahrt boomen wird. Erste Firmen planen bereits Hotels auf dem Mond oder private Flüge zum Mars. Wir werden erleben, wie schnell sich diese heute als Visionen angesehenen Pläne verwirklichen werden.

Nicht nur Raumtransportsysteme, sondern auch neue Flughäfen werden für private bemannte Raumfahrt errichtet und bestehende Flughäfen werden für den Weltraumtourismus ausgebaut. So hat der amerikanische Bundesstaat New Mexico gemeinsam mit der Fa. Virgin Galactic den „Spaceport America" völlig neu errichtet (Abb. 8.6). Auch Singapur, die Vereinigten Arabischen Emirate, Curacao, Kiruna in Schweden und weitere Akteure arbeiten aktiv an der Etablierung von Weltraumflughäfen. In Deutschland könnte der Flughafen Cuxhaven-Nordholz zum Spaceport ausgebaut werden.

8.5.1 Gesundheitliche Herausforderungen

Orbitale und darüber hinausgehende Raumfahrt stellt an die entsprechenden Teilnehmer ähnliche Herausforderungen wie an professionelle Astronauten mit dem Unterschied, dass Weltraumtouristen nicht an den entsprechenden Forschungs-, Ausbau- und Wartungsarbeiten beteiligt sein müssen und im Notfall nicht das Kommando übernehmen können müssen. Trotzdem benötigen sie ähnliche gesundheitliche Grundvoraussetzungen und müssen identische gesundheitliche Risiken in Kauf nehmen wie professionelle Astronauten.

Wesentliche gesundheitliche Herausforderungen für längere Aufenthalte außerhalb der Erde sind in Tabelle 8.2 zusammen gestellt.

Tabelle 8.2: Wesentliche gesundheitliche Herausforderungen für Langzeitaufenthalte außerhalb der Erde

Herausforderung	Kommentar
Anpassungsphase	
Beschleunigung	bei Start bis zu +4 Gx, bei Landung bis zu ca. −6,5 Gx, muss trainiert werden
Übelkeit	unterscheidet sich von Übelkeit im Parabelflug, ist nach wenigen Tagen in Schwerelosigkeit vorbei; tritt häufig auch nach der Landung auf
Völlegefühl	tritt wegen Verschiebung von ca. 2 l Flüssigkeit aus unterer in obere Körperhälfte auf
Verringerung des Geschmacks- und Geruchsempfindens	wahrscheinlich wegen Flüssigkeitsverschiebung und Anschwellen der Schleimhäute
Verminderter Appetit und Durst	wegen Übelkeit und Flüssigkeitsverschiebung; führt zu Gewichtsabnahme von ca. 2 kg in erster Woche bei den meisten Astronauten
Verminderte Auge- Hand-Koordination	wegen Umstellung in Schwerelosigkeit; nach ca. 2 Wochen wieder normal
Schlafprobleme	Stress und neue Situation
Längerer Aufenthalt	
Rückenschmerzen in ersten Wochen	wegen Wirbelsäulenausdehnung bis zu 8 cm; reflektorisch Kontraktion der Rückenmuskulatur
Verminderte Immunabwehr	führt zu stärkeren Infekten und verminderter Wundheilung
Verminderte Blutbildung	wegen Erythropoietinabfall aufgrund Extravasation (HKT-Anstieg 5–10 %)

Tabelle 8.2: *Fortsetzung*

Herausforderung	Kommentar
Schlafprobleme	geänderte Schlafstruktur und verminderte Schlafdauer; Ursache noch nicht verstanden
Herz-Kreislauf-Dekonditionierung (erhöhte orthostatische Intoleranzneigung nach Landung)	wegen Schwerelosigkeit keine Stressoren für Widerstandsgefäße in unterer Körperhälfte; Frauen sensitiver als Männer
Erhöhter Knochenabbau an nicht mehr belasteten Stellen	macht bei Aufenthalten über 2 Wochen ausgedehntes Fitnesstraining erforderlich
Erhöhte Tendenz zu Nierensteinbildung	Hyperkalzämie und -urie wegen Knochenabbau
Erhöhter Muskelabbau an nicht mehr belasteten Stellen	macht bei Aufenthalten über 2 Wochen ausgedehntes Fitnesstraining erforderlich
Erhöhte Tendenz zu Arrhythmien	
Gefahr permanenter Visusschädigung	gelegentlich Nervus-Opticus-Ödem und Einklemmung bei schwerelosigkeitsinduziertem erhöhtem Hirndruck (Pathophysiologie noch nicht verstanden); bei einigen Astronauten deshalb permanente Visuseinschränkung und Cotton-Wool-Exsudate
Gehörschäden	wegen Dauerlärms bei einigen MIR-Kosmonauten aufgetreten
Wahrnehmung von Lichtblitzen bei dunkeladaptierten Augen	wahrscheinlich Cherenkov-Strahlung beim Durchgang hochenergetischer Strahlung durch Glaskörper
Vermehrt Katarakt	wegen Weltraumstrahlung
Gefahr erhöhter Krebsmortalität	Daten statistisch noch nicht aussagekräftig; bisher sind überproportional viele NASA-Astronauten an Krebs verstorben; dies könnte auch ein „Healthy Worker Effect" sein (deutlich verminderte Herz-Kreislauf-Mortalität von Astronauten, dadurch mehr Krebs in hohem Alter)

Da orbitale Raumfahrt seit Jahrzehnten betrieben wird und sowohl Kurzzeit- als Langzeitaufenthalte in Schwerelosigkeit beinhaltet, existiert inzwischen eine große Datenbasis zu den aufgetretenen Problemen. Bei Kurzzeitaufenthalten dominieren zunächst übelkeitsbedingte Probleme, die prophylaktisch meist mittels der i.m.-Gabe von Promethazin bereits vor dem Start behandelt wird, weniger mit der früher gebräuchlichen Gabe von Scopolamin, die sich in der Parabelflug-assoziierten Übelkeitsprophylaxe bewährt hat.

Etwa 10–15 % der Astronauten haben in den ersten Wochen der Schwerelosigkeit Rückenschmerzen wegen der Dekompression und Längenzunahme der Wirbelsäule. Diese werden mit Rückengymnastik oder auch Analgetika behandelt. Schlafprobleme treten sowohl in der Kurz- als auch in der Langzeitschwerelosigkeit auf und stellen heute den häufigsten Grund für Gabe von Medikamenten dar. Relativ häufig sind auch Augenverletzungen aufgrund herumfliegender kleiner Teilchen, die ja in Schwerelosigkeit nicht zu Boden fallen und daher länger schweben und eine Gefahr darstellen. Wegen der Hyperkalziämie in Schwerelosigkeit aufgrund Knochenabbaus sind des öfteren Nierenkonkremente oder auch Nierensteine aufgetreten, die wegen der u. U. damit verbundenen Schmerzen jeweils ein größeres Problem darstellen.

Mikroorganismen teilen sich in Schwerelosigkeit schneller als unter 1 g und sind auch wegen der erhöhten Strahlung mutationsfreudiger. Gepaart mit erniedrigter Immunabwehr führt das zu schwerer verlaufenden Infektionen als auf der Erde. Daher gehört zur Flugvorbereitung eine einwöchige Quarantäne vor dem Flug. Raumstationen sind Habitate nicht nur für Menschen, sondern auch für Mikroorganismen, die sich dort ausbreiten. Da sich bei längerer Dienstzeit von Raumstationen auf Oberflächen Pilzrasen bilden, ist in der Vergangenheit auch die Anzahl von Hautpilzinfektionen, die sich z. T. schnell großflächig ausbreiteten, deutlich erhöht gewesen.

Ansonsten gibt es überall, wo Menschen sind, auch Krankheiten. Deshalb sind inzwischen verschiedenste Krankheiten aufgetreten. Mehrere Raumflugmissionen wurden deshalb frühzeitig beendet. Da immer so viel Rücktransportmöglichkeiten an die Internationale Raumstation angedockt sein müssen, wie Astronauten dort sind, muss ggf. eine Soyuz-Kapsel mit dem Patienten und zwei weiteren Astronauten frühzeitig zur Erde zurückkehren. Auf der Raumstation befindet sich zwar notfallmedizinische Ausrüstung, aber zur Sicherheit wird im Zweifelsfall eine frühzeitige Rückkehr durchgeführt.

Ähnliche medizinische Systeme und Probleme wie für staatliche Astronauten werden in Zukunft auch für private Astronauten erwartet werden können.

Nachdem die umstellungsbedingte erhöhte Übelkeitsneigung, die viele Astronauten betrifft und nur wenige Tage andauert, abgeklungen ist, geben alle dem Autor bekannten Astronauten an, dass sie sich in Schwerelosigkeit herrlich fühlen, dass sie fast schockiert sind über die störende Schwerkraft nach Rückkehr und dass sie jederzeit gerne wieder zurück in die Schwerelosigkeit fliegen würden.

8.5.2 Training und Trainingszentren

Astronauten, die für längere Zeit orbital oder darüber hinaus fliegen, müssen neben einer intensiven gesundheitlichen Auswahl auch ein intensives Training absolvieren. Bisher trainierten Weltraumtouristen, die im russischen System flogen, gemein-

II Verkehrsmittel und Gesundheit

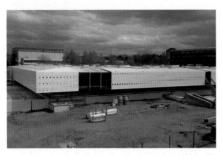

Abb. 8.7: :envihab im Deutschen Zentrum für Luft- und Raumfahrt, eine neuartige Forschungsanlage, die auch die neuen Erfordernisse der privaten bemannten Raumfahrt berücksichtigt und 2013 eröffnet wird. Vordergrund: Baustelle :envihab des DLR, Hintergrund links: Europäisches Astronautenzentrum der ESA. Das Foto wurde vom Institut für Luft- und Raumfahrtmedizin des DLR aus aufgenommen. Foto: R. Gerzer

sam mit den russischen Kosmonauten im Sternenstädtchen bei Moskau. In Zukunft werden rein private Raumfahrtfirmen zum einen versuchen, mit staatlichen Trainingszentren Verträge zu schließen und langfristig eigene solche Zentren betreiben. In Westeuropa wird zurzeit das Astronautentraining der ESA im Europäischen Astronautenzentrum in Köln durchgeführt. In unmittelbarer Nähe befindet sich das Institut für Luft- und Raumfahrtmedizin des DLR, das im Auftrag der ESA die medizinische Betreuung der Astronauten übernimmt. Um einerseits die Herausforderungen der Raumfahrt mit denen unserer Gesellschaft zu verbinden und andererseits auch für die Zukunft der kommerziellen bemannten Raumfahrt gerüstet zu sein, wird dort derzeit ein großes neues Forschungsgebäude namens :envihab errichtet (Abb. 8.7).

Zusammenfassend steht die bemannte Raumfahrt am Beginn einer neuen Ära. Die Reisemedizin bekommt damit eine spannende neue Zukunftsaufgabe, mit der sie für die gesamte Medizin Pionierarbeit leisten muss und wird.

III Gesundheitsrisiken im Gastland

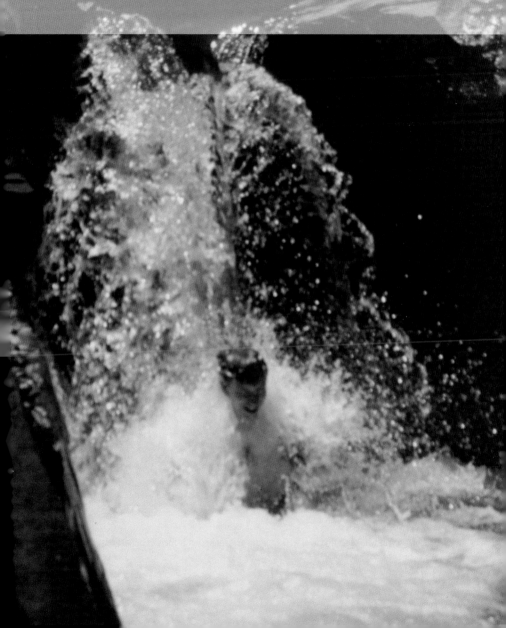

Motiv der Vorderseite:
Duschen im Wiphya Forest (Malawi) – Nicht jedes Wasser in den Tropen ist bilharzioseverdächtig!

9 Infektionserkrankungen

*B. Rieke, T. Küpper, A. Müller, W. Domej, C. Kitz, M. Haditsch, D. Sonsino,
A. Rieke, H. Mehlhorn, M. Grobusch, P. Kimmig, A. Stich, A. Rose, U. Obermair*

9.1 Durch Impfung verhinderbare Infektionen

B. Rieke

Impfungen sind nach Einschätzung der Weltgesundheitsorganisation (WHO) die medizinische Maßnahme mit dem besten Kosten-Nutzen-Verhältnis. Diese Eigenschaft verdanken sie einer Langzeitwirkung, die eigentlich eine Leistung des Immunsystems ist. Auf Konfrontation des Immunsystems mit charakteristischen Anteilen des Erregers hin erfolgt eine weitgehend naturidentische Immunreaktion, die mit der Herausbildung einer Gedächtniszelle ihren vorläufigen Abschluss bildet. Diese Zelle ist selbst nicht nachweisbar, in einigen Fällen kann aber die Antikörperantwort gemessen und damit ersatzweise auf die noch vorhandene Reaktionsbereitschaft der Gedächtniszelle geschlossen werden. Bei erneuter Konfrontation mit dem Antigen ist die Erkennung und Stimulation einer Antikörperantwort erheblich schneller präsent und kann daher die Infektion früh eingrenzen. Die charakteristischen Substanzen müssen natürlich unverfälscht zugeführt werden, weswegen sie vor zu viel Hitzeeinwirkung oder gar Säure geschützt werden müssen. Aus diesem Grund kann man Impfstoffe – mit einzelnen Ausnahmen – nicht schlucken und nur im Kühlschrank aufbewahren. Im Allgemeinen werden immunogene Oberflächensubstanzen der Keime benutzt, entweder durch Gabe abgetöteter Keime oder von „Bruchstücken" solcher Keime. Manchmal ist auch nicht der Keim, sondern dessen Produkt, ein Toxin, Ziel der Immunreaktion. Dann werden

Kompaktinformation

Impfung als Erregerfahndung

Man kann Impfungen mit einem Fahndungsplakat vergleichen. Die Abwehrreaktionen einer Gesellschaft werden durch Konfrontation mit charakteristischen Merkmalen eines Übeltäters geschult. Meist zeigt man das Gesicht, manchmal auch andere typische Merkmale oder Werkzeuge. Den Rücken abzubilden wäre nicht effektiv, da wir Menschen normalerweise nicht daran erkennen. Das Foto eines Mörders wird nicht schießen, das eines Räubers nicht rauben. Daher können wir uns das Plakat anschauen, ohne die Geldbörse festzuhalten und ohne eine kugelsichere Weste anzuziehen. So ist auch eine Hepatitis-Impfung keine Gefahr für die Leber und die Pneumokokken-Impfung keine für die Lunge, denn sie wirken nur auf die Abwehrzellen ein und schaffen Vorteile für den Tag der Konfrontation. Dafür muss man jedoch erkennungsrelevante Merkmale des Keims oder seiner Toxine auswählen.

Kompaktinformation

Grundregeln für Impfabstände
- Zwischen Totimpfstoffen ist kein Zeitabstand erforderlich
- Lebendimpfungen können gleichzeitig gegeben werden. Wenn nicht, so beträgt der Mindestabstand vier Wochen

- Zeitabstände zwischen gleichen Impfungen sind Mindestabstände, sie können verlängert werden
- Begonnene Grundimmunisierungen sind stets nur fortzusetzen und nie neu zu beginnen („Jede Impfung zählt")

gering veränderte Toxine, sog. Toxoide, gegeben. Einen weiteren Fall stellen Lebendimpfungen dar, also Infektionen mit Varianten des Originalkeims, die durch Kulturpassagen ihre krankmachenden Eigenschaften verloren haben. Hier ist eine normale Funktion der Abwehr Voraussetzung der Impfung, da es ja einen „echten", wenn auch asymptomatischen Infekt abzufangen gilt.

Eine funktionierende Abwehr wird von mehreren gleichzeitig gegebenen Impfungen ebensowenig überfordert wie etwa durch die zahlreichen Keime in einer Wunde. Daher lassen sich Impfungen grundsätzlich kombinieren, ohne dass eine Höchstzahl pro Tag berücksichtigt werden muss. Die auf Lebendimpfungen (oder einen natürlichen Infekt) hin ausgeschütteten Entzündungsmediatoren können allerdings den Erfolg einer in kurzem Abstand gegebenen zweiten Lebendimpfung stören. Daher gelten die oben in der Kompaktinformation genannten Grundregeln für Impfabstände.

Nebenwirkungen können bei Impfungen durch die Injektion, die Immunreaktion selbst, aber auch durch Begleitsubstanzen auftreten.

Soll ein Impfstoff intramuskulär gegeben werden, so wählt man den M. deltoideus am Oberarm, ersatzweise den M. quadriceps am Oberschenkel, was sich insbesondere bei Kindern oder älteren Personen mit unzureichend ausgebildeter Schultergürtelmuskulatur empfiehlt. Zur subkutanen Impfung wirft man in denselben Arealen durch seitlichen Druck eine Hautfalte auf, in die dann längs injiziert wird. Die Vorteile dieser Applikationsorte liegen offensichtlich in der kurzen Distanz zu den nächsten Lymphknotenstationen und daher in einer besseren Immunantwort als beispielsweise bei der (inzwischen obsoleten) Impfung in die Glutäalmuskulatur. Bei Personen mit Gerinnungsstörung, oft ja therapeutisch induziert durch Cumaringabe, sollte eine intramuskuläre Injektion durch eine subkutane ersetzt werden, wenn der Impfstoff dafür zugelassen ist. Wegen der möglichen Ausbildung von Granulomen nach subkutaner Gabe von Aluminiumhydroxyd und anderen Wirkverstärkern in Impfstoffen sollte dazu stets die Fachinformation des jeweiligen Präparates konsultiert werden.

Die ausgelöste Immunreaktion selbst kann durchaus spürbar sein: So kann es zu einer entzündlichen Rötung und Schwellung an der Einstichstelle kommen, zu

Tabelle 9.1: Gradeinteilung der Anaphylaxie und ihre Behandlung. Mod. nach Leitlinien der Deutschen Gesellschaft für Allergologie und klinische Immunologie, www.leitlinien.net

Grad	Haut	Gastrointestinaltrakt	Atmung	Kreislauf	Medikation
I	Urtikaria, Flush				H1- und H2-Antagonisten, Kortikoide, Nachbeobachtung
II	Urtikaria, Flush	Übelkeit, Krämpfe	Rhinorrhoe, Heiserkeit, Dyspnoe	Tachykardie (Anstieg um >20/min) RR-Abfall (systolisch) um >20 mmHg	i.v.-Zugang, Hydroxyethylstärke, H1- und H2-Antagonisten, Bronchodilatatoren bei rein resp. Symptomatik, sonst i.m. Katecholamine, Sauerstoff bei Dyspnoe, weiter wie Grad I
III	Urtikaria, Flush	Erbrechen, Defäkation	Bronchospasmus, evtl. Larynxödem, Zyanose	Schock, RR <90 syst. HF >100/min	ggf. Tracheotomie, Hydroxyethylstärke, ggf. mehrere Liter Volumen i.v., Katecholamine i.v. und/oder i.m. Sauerstoff, weiter wie Grad I
IV	Urtikaria, Flush	Erbrechen, Defäkation	Atemstillstand	Kreislaufstillstand	Reanimation, ggf. Tracheotomie, Katecholamine i.m., dann i.v., Hydroxyethylstärke, ggf. mehrere Liter Volumen, Sauerstoff, weiter wie Grad I

Lymphknotenvergrößerung und -schmerz und auch zu Allgemeinreaktionen mit Temperaturerhöhung, Krankheitsgefühl und Gelenkschmerzen. Diese klingen im Allgemeinen nach einem oder zwei Tagen wieder ab und rechtfertigen nur selten die Gabe eines NSAID wie Ibuprofen oder Paracetamol. Auch sind allergische Reaktionen möglich, die selten bis hin zum Schock gehen können (Tabelle 9.1). Auslöser ist durchaus nicht immer das Impfantigen selbst, sondern auch Substanzen, die aus der Produktion herrühren können, wie Antibiotika oder Proteine, etwa vom Hühnerei. Als eine seltene Sonderform der Impfnebenwirkung kann auch ein Guillain-Barré-Syndrom (GBS) ausgelöst werden, eine nur unvollkommen geklärte Reaktion des Zentralnervensystems mit einem vorübergehenden Querschnittssyndrom, das von den Beinen her aufsteigt und in variabler Höhe zum Stillstand kommt, bevor es sich zurückbildet. GBS kommt auch aus anderen Gründen und ohne erkennbaren Auslöser vor.

Bei Lebendimpfungen wird gezielt ein Virusinfekt gesetzt. Daher ist ein funktionsfähiges Immunsystem Voraussetzung. Wenn die Antikörperbildung rasch erfolgt, wird ein spürbarer Infekt ausbleiben. Dauert sie einige Tage, so können grippeähnliche Symptome auftreten, also Glieder- und Kopfschmerzen, Krankheitsgefühl und leichtes Fieber. Wer Lebendimpfungen erhält, darf für 4 Wochen kein Blut spenden, um den – oft ja schwerkranken – Empfänger nicht zu gefährden. Nebenwirkungen, die sich auf dem Niveau der hier dargestellten Symptome bewegen, werden im Folgenden nicht extra benannt. Spezifische Gefahren, die dem jeweiligen Impfstoff eigen sind, werden auch deswegen erwähnt, weil sie Gegenstand des Aufklärungsgesprächs sein müssen.

Auf die Meldepflicht für gravierende Impfnebenwirkungen sei hingewiesen, die einerseits nach § 6 Infektionsschutzgesetz gegenüber dem Paul-Ehrlich-Institut für Sera und Impfstoffe (PEI) und gegenüber der Arzneimittelkommission der Deutschen Ärzteschaft (AKdÄ) gilt. Dasselbe Formular (www.pei.de → Ärzte und Apotheker → Meldeformulare → schriftliche Meldung) kann für beides genutzt werden. Bleibende Impfschäden begründen zudem bei öffentlich empfohlenen Impfungen auch bei nicht völlig eindeutiger Beweislage einen Versorgungsanspruch nach § 60 Infektionsschutzgesetz. Dies war vor allem zu Zeiten der Pockenimpfung von besonderer Bedeutung, einer Impfung mit ungewöhnlich hohem Risikopotenzial, die mit den heutigen Impfstoffen in keiner Form vergleichbar ist. Die StIKo hat im Juni 2007 zum Nebenwirkungsspektrum zahlreicher Impfungen und auch zu sich darum rankenden Vermutungen und unbewiesenen Hypothesen Stellung genommen. Die mit ausführlichen Quellenangaben belegte Publikation ist eine wertvolle Grundlage für das Aufklärungsgespräch und wird am Ende dieses Kapitels zitiert.

Impfungen sind gegenüber dem Impfling zu begründen, auf typische Nebenwirkungen, die Schutzdauer, das Verhalten nach Impfung ist einzugehen und eine Rücksprache mit dem Arzt muss ermöglicht werden. Erfolgte Impfungen sind mit Chargennummer im Impfausweis zu dokumentieren, um Rückrufe bei später deutlich werdenden Qualitätsmängeln zu ermöglichen. Es gilt die Regel, dass jede Impfung zählt, die im Impfausweis nachvollzogen werden kann. Eine Grundimmunisierung ist also nie zu wiederholen, nur weil ihre Schutzdauer etwa abgelaufen wäre oder die Abstände länger als geplant ausgefallen sind, solange die Impfung im Impfausweis nachzuvollziehen ist. Die Abstände zwischen gleichartigen Impfungen sind insofern stets Mindestabstände, die nicht unterschritten, wohl aber verlängert werden können. Im Folgenden sind die Erkrankungen erläutert, die für den Impfschutz Erwachsener von Bedeutung sind oder sein können, wobei die Betonung auf den reisemedizinisch bedeutsamen liegt. Dabei soll der Text nicht die sorgfältige Lektüre der jeweils aktuellen Fachinformationen ersetzen, die für ein verantwortliches Handeln erforderlich sind.

9.1.1 Impfungen, die bei Einreise verlangt werden können („Pflichtimpfungen")

International Health Regulations (IHR)
Infektionen sind kein Individualschicksal. So, wie der Einzelne infiziert wurde, können auch mehrere, ja ganze Städte und Länder gefährdet sein. Gesundheits- und Einreisebehörden haben in solchen Situationen die Aufgabe, die Ausbreitung zu verhindern und die eigene Bevölkerung zu schützen. Dabei gibt es Beispiele sowohl für unnötige Restriktionen bei Reisen erkrankter oder nur einer Infektion verdächtiger Personen über Grenzen hinweg (HIV-Infektion als Visumhindernis) als auch für die internationale Ausbreitung einer gefährlichen Erkrankung (z. B. SARS), vor der die Bevölkerung von ihrer Regierung Schutz verlangt. Mit der Verfügbarkeit von Impfungen gegen Pocken, dann Cholera und Gelbfieber wurde es üblich, einzelne oder mehrere dieser Impfungen für bestimmte Länder als Einreisevoraussetzung vorzuschreiben, da dies die „Ungefährlichkeit" des Reisenden garantieren sollte. Dieser Kanon wurde als „Pflichtimpfungen" apostrophiert, es gesellte sich später nur im Falle der Hajj die Meningokokken- und, für einige, die Polioimpfung hinzu. Erstmals im Jahre 1969 wurde unter der Regie der Weltgesundheitsorganisation versucht, die widerstreitenden Interessen der Reisefreiheit für Personen und Güter einerseits und das Schutzbedürfnis der bereisten Länder andererseits in eine rational erscheinende Balance zu bringen. Dachte man damals vor allem an den Schutz durch Pflichtimpfung, so haben uns inzwischen ausgelaufene Chemikalien oder gebrochene Staudämme gelehrt, dass auch andere Umstände eine Gesundheitsgefahr von internationaler Bedeutung auslösen können. Mit der 2005 verabschiedeten und 2007 nach Ablaufen der Widerspruchsfrist in Kraft getretenen Neufassung der IHR wird ein Mechanismus zum Austausch von Informationen und zur gemeinsamen Bekämpfung solcher Gesundheitsgefahren geschaffen. Die Prinzipien sind vor allem:

- Routinepräventivmaßnahmen in Häfen, an Flughäfen und Grenzübertrittsstellen,
- die Meldung aller Ereignisse, die einen international bedeutsamen Public-Health-Notfall darstellen können,
- die Umsetzung vorübergehender Empfehlungen zur Aufrechterhaltung der Öffentlichen Gesundheit, wenn nach dem Urteil des Generalsekretärs der WHO ein solcher Notfall vorliegt.

Die beigetretenen Staaten verpflichten sich zur Benennung einer Kontaktstelle, die Meldungen an die WHO weiterleitet und von dort entgegennimmt. Die für den Reisenden im Allgemeinen am ehesten wahrnehmbaren Maßnahmen aus dem IHR-Kanon sind die Gelbfieberimpfung und die Desinsektion von Flugzeugen zum Schutz vor dem Import vektoriell übertragbarer Erkrankungen. Auch die Dokumentation von Prophylaxemaßnahmen ist normiert, dies ist der Grund, warum sich die

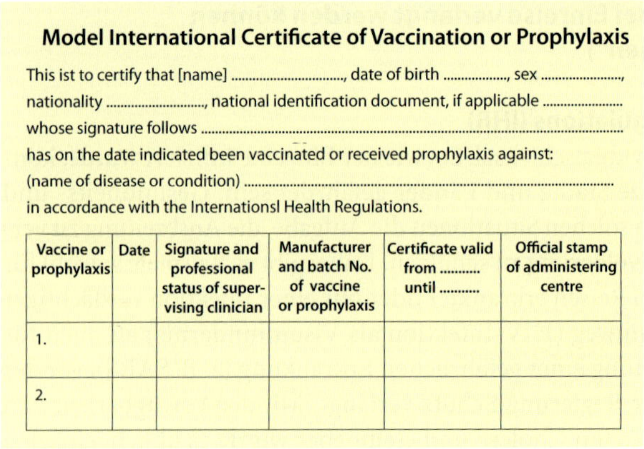

III Gesundheitsrisiken im Gastland

Model International Certificate of Vaccination or Prophylaxis

This ist to certify that [name] ...., date of birth ...., sex ....,
nationality ...., national identification document, if applicable ....
whose signature follows ....
has on the date indicated been vaccinated or received prophylaxis against:
(name of disease or condition) ....
in accordance with the Internationsl Health Regulations.

Vaccine or prophylaxis	Date	Signature and professional status of supervising clinician	Manufacturer and batch No. of vaccine or prophylaxis	Certificate valid from .... until	Official stamp of administering centre
1.					
2.					

Abb. 9.1: Zertifikat über Impfung oder Prophylaxe gemäß International Health Regulations (IHR 2005). Quelle: WHO: International Health Regulations 2005, 2nd edn., Geneva 2008 [8]

„Gelbfieberseite" in neueren Impfausweisen geändert hat. Dieses Formular dient nämlich auch der Dokumentation anderweitiger auf Dauer oder temporär vorgeschriebener Prophylaxen, etwa von Antibiose zur Keimträgersanierung u. Ä. Zudem beinhalten die IHR Entscheidungshilfen einschließlich Algorithmen und Expertengremien, die von betroffenen Staaten eingesetzt werden können. In spürbarem Bemühen, erpresserische Auswüchse an Grenzen einzudämmen, werden auch sehr spezifische Kostenregelungen getroffen. Hinsichtlich der Impf- und Prophylaxebescheinigung ist inzwischen auch die Dauer der Schutzwirkung einzutragen. Alle Eintragungen haben in Englisch oder Französisch zu erfolgen (also z. B. „Yellow Fever" bzw. „Fièvre Jaune" statt „Gelbfieber") und müssen vom zuständigen Arzt eigenhändig unterschrieben sein (Abb. 9.1).

Gelbfieber

Als Gelbfieber wird das Krankheitsbild bezeichnet, das durch eine Infektion mit dem Gelbfiebervirus (YF für Yellow Fever) ausgelöst wird. Das Mosquito-übertragene Virus kommt im tropischen Afrika und im nördlichen Südamerika als Zoonose vor und verursacht beim Menschen ein hämorrhagisches Fieber, das oft tödlich verläuft. Es gibt eine hocheffektive Impfung gegen das Gelbfieber.

Epidemiologie. Grundsätzlich kann das Gelbfiebervirus in zwei Szenarien zirkulieren. Das so genannte Sylvatische Gelbfieber wird von Stegomyia- (früher: Aedes-) oder Haemagogus-Stechmücken enzootisch zwischen Primaten des südamerikanischen und afrikanischen Tropengürtels übertragen. Dabei kommt es charakteristischerweise in Südamerika immer wieder zum Affensterben. Die Gebiete, in denen virologische oder serologische Befunde an Mücken bzw. Affen auf eine solche Zirkulation hinweisen, wurden früher in der Verbreitungskarte der WHO ausgewiesen.

9 Infektionserkrankungen

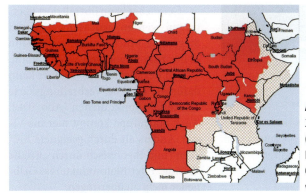

Abb. 9.2a: Gelbfiebergebiete 2012 (Afrika) mit eindeutiger (rot) und relativer (Schraffur) Impfempfehlung der WHO. Quelle: WHO, über www.who.int

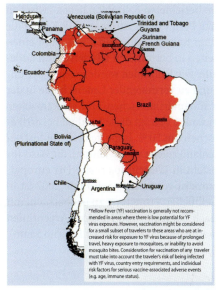

Abb. 9.2b: Gelbfiebergebiete 2012 (Südamerika)

Dies wurde jetzt durch eine Karte mit Impfempfehlungen ersetzt, die nicht mehr auf serologischen Befunden am Boden, sondern auf der Auswertung von Klimadaten beruht (Abb. 9.2a,b).

Dringt ein Mensch als Holzfäller, Jäger, Biologe, Geologe etc. in die Gegenden mit sylvatischer Gelbfieberzirkulation ein, so kann ein am Affen infizierter Mosquito die Infektion auf den Menschen übertragen. Dieser kann im Zeitraum der Virämie krankheitsbedingt oder unabhängig davon durchaus in städtische Gebiete einschließlich der großen Agglomerationen desselben Landes reisen, wo es zum Start des urbanen Gelbfieberzyklus kommen kann. Dabei wird das Virus durch städtische Stegomyia-Arten (Abb. 9.3) zwischen Menschen transferiert. Von besonderer Bedeutung ist hier Stegomyia) aegypti, der inzwischen fast im gesamten Tropengürtel verbreitete und sehr auf den Menschen spezialisierte, überwiegend tagaktive Vektor, der auch für die Verbreitung von Dengue- und Chikungunya-Infektionen hauptverantwortlich ist. Die Bekämpfung städtischer Gelbfieberepidemien ist außerordentlich schwer, zumal es durch sehr rasch anwachsende Zahlen von Erkrankten zur Überforderung des Gesundheitswesens und zu panikartigen Bewegungen der teils infizierten Bevölkerung auch in weitere Städte kommen kann.

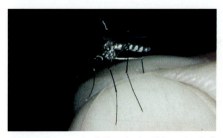

Abb. 9.3: Stegomyia- (früher: Aedes-) Mosquito. Auffallende schwarz-weiße Zeichnung. Foto: B. Rieke

Gelbfieber kann überall dort übertragen werden, wo Menschen und Stegomyia-Mücken existieren, wenn es nur zum Import von Viren kommt. Wegen des identischen Vektors kann dafür die Dengue-Verbreitungskarte als Anhaltspunkt dienen (Abb. 9.4.). Auch Südeuropa kommt hier ins Visier. Anders als durch geeignete Mücken (und theoretisch durch „needle sharing" oder Blutprodukte) ist Gelbfieber nicht zu übertragen.

Die von der WHO in den letzten Jahren berichteten Fallzahlen liegen zwischen 200 und 1500 pro Jahr, wobei in Südamerika Peru und in Afrika die DR Kongo die Statistik anführen. Die WHO geht von einer hohen Dunkelziffer aus, zum einen wegen fehlender diagnostischer Möglichkeiten in betroffenen Ländern, zum anderen wegen des Anteils subklinischer Verläufe. Die Fallzahlen werden wegen der unerklärt hohen Differenzen in der Letalität und zu vermutender Unterschiede in der diagnostischen Sicherheit getrennt nach südamerikanischen und afrikanischen Zahlen berichtet. Bezogen auf manifest Erkrankte beträgt diese Letalität bei afrikanischen Fällen um 15%, bei südamerikanischen um 50%. Importe in die Industriestaaten kommen gelegentlich vor (in Deutschland zuletzt vor 12 Jahren), die Basis für eine epidemieartige Weiterverbreitung besteht in Westeuropa nicht. Die europäischen Importfälle der letzten Jahre sind zumeist verstorben. Seit Ende 2007 ist in Südamerika eine gewisse Instabilität der Gelbfieberverbreitung zu beobachten, mit einer Südwärtsausbreitung der Enzootie nach Paraguay und Nordost-Argentinien (Provinz Misiones) sowie nach Osten hin (brasilianischer Bundesstaat Espirito Santo).

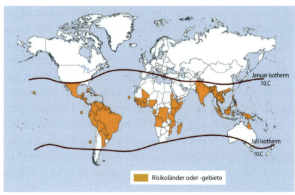

Abb. 9.4: Dengue-Verbreitungsgebiet. Wegen der mit dem (städtischen) Gelbfieber übereinstimmenden Vektoren kann dies als Anhaltspunkt dafür dienen, wo das Gelbfieber nach Einschleppung weiter übertragen werden könnte. Quelle: WHO, International Travel and Health 2012, über www.who.int

Kompaktinformation

Ausbrüche des städtischen Gelbfiebers in Afrika (nach Angaben der WHO)
- Angola: Luanda 1977, 1988
- Burkina Faso: Ouagadougou 1983
- Kamerun: Ngaoudéré 1994
- Liberia: Buchanan 1995
- Nigeria: Jos, Azare, Oju, Ogun, Ogbomosho 1987–1995, Kano 2000
- Elfenbeinküste: Abidjan 2001
- Senegal: Dakar, Touba 2002
- Guinea: Conakry 2002
- Burkina Faso: Bobo-Dioulasso 2004

Klinik. Eine Infektion führt beim Menschen zu einem zweiphasigen Krankheitsbild. Nach einer Inkubationszeit von 3–6 Tagen mit Virusgeneralisierung kommt es zu einer Vaskulitis („Rote Phase") mit hohem Fieber, Kopf- und Muskelschmerzen, Konjunktivitis und einem Exanthem. Nach einer passageren Besserung schließt sich bei etwa 15 % der klinisch Erkrankten eine fulminante Hepatitis („Gelbe Phase") an, die je nach führendem Symptom in etwa der Hälfte der Fälle durch fehlende Detoxikation und zentrales Regulationsversagen oder durch fehlende Gerinnungsfaktoren als Hämorrhagie mit Hämatinerbrechen („Vomito negro"), konjunktivalen Einblutungen, Suffusionen, dauernden Blutungen aus Einstichstellen und resultierendem Schock zum Tode führt. Eine spezifische Behandlung ist nicht bekannt, zumeist wird Ribavirin gegeben, wenn verfügbar. Eine nosokomiale Ausbreitung gibt es nicht, wohl aber das Risiko von Sekundärfällen durch Nadelstichverletzungen oder durch Blutmahlzeiten von Mosquitos beim Erkrankten. In Deutschland sind schon der Verdacht auf das Vorliegen eines Viralen Hämorrhagischen Fiebers (VHF) und der Nachweis des Gelbfiebervirus meldepflichtig nach Infektionsschutzgesetz.

Prophylaxe. Eine Impfprophylaxe ist mit einem attenuierten 17-D-Viruslebendimpfstoff möglich, der, subkutan injiziert, nach 10 Tagen zu einem Schutz führt. Dieser hält mindestens 10 Jahre an. Ein Impfvirusinfekt kann in 5–10 % der Fälle in spürbarer Form mit Fieber, Gliederschmerzen und Krankheitsgefühl auftreten, wenn die Antikörperbildung erst nach etwa einer Woche einsetzt und das Virus sich bis dahin vermehren kann. 10 Tage nach Impfung gilt der Ablauf als abgeschlossen. Da das Impfvirus in Hühnereiern vermehrt wird, ist wegen möglicher Reste von Proteinen aus dem Ei im Impfstoff die manifeste Hühnereiweißallergie eine Kontraindikation. Des Weiteren muss ein funktionierendes Immunsystem vorliegen. Gibt es daran Zweifel, etwa nach Thymusentfernung, bei HIV-Infektion, bei Dauermedikation mit Cortisonpräparaten (über 20 mg Prednisolonäquivalent) oder Immunsuppression durch Tumorerkrankungen oder deren Therapie, so kann die Impfung nicht durchgeführt werden. Aus den Jahren 1999–2002 wurden zudem mehrere Dutzend schwerer, zum Teil tödlich verlaufender Impfschäden berichtet, die zumeist bei

Personen über 60 Jahren auftraten. Seither gilt auch das Alter über 60 Jahren als relative Kontraindikation, auch wenn die Generalisierung der Beobachtungen aus diesen Jahren eine Überschätzung des Impfrisikos sein dürfte. Mindestalter für die Impfung sind 9 Monate, in Epidemien 6 Monate. Schwangere jenseits des ersten Trimenons können nach Risikoabwägung gegen Gelbfieber geimpft werden.

Für die Impfung gibt es grundsätzlich zwei Indikationen:
1. „Der Reisende hat Angst vor dem Land" und
2. „Das Land hat Angst vor dem Reisenden".

Fall 1. Eine Gelbfieberimpfung ist sinnvoll, wenn man in ein Land reist, in dem es Gelbfieber gibt. Dabei ist nicht so entscheidend, ob man in die Gebiete des Landes reist, in denen die Enzootie beschrieben ist und aus dem daher der erste Fall einer Epidemie stammen würde. Käme es durch diesen ersten Fall zu einem städtischen Gelbfieber, so könnte dies wegen fehlender Ausbreitungsbarrieren überall im betreffenden Land geschehen, wo es Vektoren und nichtimmune Menschen gibt. Der Verweis auf einen lange zurückliegenden letzten Ausbruch ist kein Gegenargument, wenn dies nicht Folge einer hohen Durchimpfung oder einer plausiblen, dauerhaften Bekämpfung von Stegomyia-Mosquitos wäre, die als einzige einen Schutz vor der Weiterverbreitung des Gelbfiebers in der Stadt bieten würden.

Fall 2. Wenn sich ein Land eingestehen muss, dass es zu städtischen Gelbfieberepidemien kommen könnte, da es Vektoren und empfängliche Personen in ausreichender Zahl dort gibt (orientierend sind dies die Länder mit Dengue-Übertragung), so wird das Land versuchen, den Import von Gelbfieber mit dem internationalen Reiseverkehr zu unterbinden. Dazu wird einerseits oft das Aussprühen von Flugzeugen mit Insektiziden verlangt, um evtl. Vektoren abzutöten, andererseits, nachvollziehbarerweise, von Einreisenden ein gültiges Impfdokument verlangt, wenn sie in den letzten Wochen in einem Land mit Gelbfiebervorkommen gewesen sind. Wer diesen Nachweis nicht erbringen kann, wird in Quarantäne genommen, an der Grenze geimpft (Wirkung allerdings erst nach 10 Tagen) oder zurückgeschickt. Wer sich im ersten Fall hat impfen lassen, hat im zweiten Fall allerdings sein Impfdokument bereits parat. Einige Staaten (vgl. Tabelle 9.2) praktizieren eine Verwaltungsvereinfachung derart, dass jedem Einreisenden (und damit auch dem aus Westeuropa kommenden) eine Impfung abverlangt wird. Dies sind gegenwärtig jedoch bis auf einen Fall ausschließlich Länder mit einer eigenen Gelbfiebergefahr, so dass auch für diese der erste Fall bereits gilt.

Die Berechtigung, sich vor der Einschleppung gefährlicher Epidemien etwa durch Verlangen einer Impfung zu schützen, ist durch die International Health Regulations (IHR) von 2007 anerkannt. Somit entscheidet das Impfdokument über die Einreise-

Tabelle 9.2: Gelbfieberrisiko und (pauschale) Gelbfieberpflichtimpfung 2012. (Nach WHO: International Travel and Health 2012, Annex 1, über www.who.int)

Länder mit dem Risiko einer Gelbfieberübertragung. Im Fettdruck solche, die von jedem Einreisenden eine Gelbfieberimpfung verlangen
Äquatorial-Guinea, **Angola**, Äthiopien, Argentinien, **Benin,** Bolivien, Brasilien, **Burkina Faso,** Burundi, **Côte d´Ivoire,** Ecuador, **Franz. Guyana,** Gabun, Gambia, **Ghana,** Guinea, **Guinea-Bissau,** Guyana, **Kamerun,** Kenia, Kongo, Kongo (DR), **Liberia, Mali,** Mauretanien, **Niger,** Nigeria, Panama, Paraguay, Peru, **Ruanda,** Senegal, **Sierra Leone,** Somalia, Sudan, Südsudan, Suriname, **Togo,** Trinidad und Tobago, Tschad, Uganda, Venezuela, **Zentralafrik. Republik**
Trotz relativer WHO-Impfempfehlung nicht als Gelbfiebergebiete aufgeführt: Sambia, Tanzania Ein Nicht-Gelbfieber-Gebiet verlangt die Gelbfieberimpfung von jedem Einreisenden: **Sao Tomé und Principe**

möglichkeit. Um die Ausgabe dieses Dokuments kontrollieren zu können, bedürfen die Gelbfieberimpfstellen einer staatlichen Zulassung, die im runden Gelbfieberstempel auch bestätigt wird.

Meningokokkenmeningitis

Meningokokken (Neisseria meningitidis) sind Keime des Nasen-Rachen-Raums, die in sporadischen Einzelfällen, aber auch in großräumigen Epidemien aus nicht näher bekannten Gründen invasiv werden können und dann eine Entzündung der Hirnhäute und eine Sepsis hervorrufen, die oft tödlich endet. Es gibt zwei Impfprinzipien, deren Anwendung je nach Exposition differenziert werden muss.

Epidemiologie. Nach zahlreichen Untersuchungen ist der Keim bei 10–30 % der Allgemeinbevölkerung nachweisbar, in Epidemien noch häufiger. Er wird durch Hu-

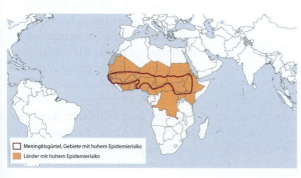

Abb. 9.5: Meningokokkengürtel und Länder mit hohem Epidemierisiko. Quelle: WHO, International Travel and Health 2012, über www.who.int

sten, Niesen und Schleimhautkontakte, etwa Küsse, übertragen. Die Gründe für das Eindringen des Keims sind nicht genau bekannt, wobei in den Industriestaaten vor allem Vorschulkinder, Jugendliche und junge Erwachsene im Vordergrund stehen. Risikofaktor ist auch jede Form der Gemeinschaftsunterbringung, vom Schlafsaal eines Internats bis zu Kasernen, sowie der Kontakt zu Erkrankten. Auf dem afrikanischen Kontinent kommt es in einem als Meningitisgürtel bezeichneten Streifen südlich der Sahara zu großflächigen Epidemien, die sich oft in den sehr trockenen Monaten von März bis Mai mit Zehntausenden von Fällen manifestieren, während in den gemäßigten Breiten die Wintermonate und das Frühjahr im Vordergrund stehen und Cluster von maximal einem Dutzend Fällen vorherrschen. Die Teilnahme der islamischen Bevölkerung aus dem Meningitisgürtel an Hajj und Umra zusammen mit der Unterbringung in Zeltstädten dort hat Mekka eine Zeitlang zur Drehscheibe des Keimaustauschs gemacht. Um dies zu unterbinden, verlangt Saudi-Arabien von Pilgern eine Meningokokkenimpfung.

Neben den genannten Rahmenbedingungen ist auch die Serogruppe des Keims von Bedeutung, eine Einteilung nach seinen Oberflächenantigenen. Hier stehen die Serogruppen A, B, C, W135 und Y bei Ausbrüchen zumeist im Vordergrund. In verschiedenen Regionen der Welt sind diese Serogruppen unterschiedlich verteilt. So finden sich in Deutschland überwiegend Meningokokken der Serogruppe B (70%), gefolgt von der Serogruppe C mit etwa 20% Anteil (Abb. 9.6). In anderen europäischen Staaten (Großbritannien, Irland, Spanien, Griechenland, Tschechien, der Slowakei), in den USA und Kanada erreicht der Anteil der Serogruppe C am Geschehen 30–70%. In den Staaten des Meningitisgürtels, zu denen in den letzten Jahren auch ostafrikanische Staaten wie Tanzania, Ruanda oder Mozambique traten, stehen die Serogruppen A und C im Vordergrund, wobei in den letzten Jahren die Varianten W135 und Y deutlich mehr als früher beobachtet werden. Asien jenseits der arabischen Staaten berichtet sehr viel weniger von Meningokokkenerkrankungen, Ausbrüche in Nordindien durch Serogruppe A sind nach längerer Pause in den letzten Jahren wieder vorgekommen. Eine hohe Inzidenz berichtet auch Neuseeland, wobei dort insbesondere die Serogruppe B im Vordergrund steht. Die Situation in Südamerika ist der europäischen in etwa vergleichbar. Nur rund 3,6% der in Deutschland auftretenden Fälle mit Angaben zum Infektionsland wurden 2011 im Ausland erworben. Aus Großbritannien ist jedoch der Anstieg von Erkrankungszahlen und das Auf-

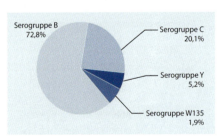

Abb. 9.6: Verteilung der Serogruppen unter den an das RKI gemeldeten 369 Fällen in 2011. Mod. nach Infektionsepidemiologisches Jahrbuch meldepflichtiger Krankheiten für 2011, RKI, 2012, S. 145

treten „exotischer" Serogruppen und -typen nach der Hajj bekannt, was die reisemedizinische Bedeutung belegt.

Klinik. Werden Meningokokken invasiv, so kommt es zu einer eitrigen Meningitis (40 % der Fälle), zu einer Sepsis (20 %) oder zu einer Kombination aus beidem (20 %, weitere 20 %: nicht spezifiziert). Betroffen sind zumeist Kleinkinder oder Jugendliche, wobei sich Folgefälle in der Familie, der Schule, der Wohngemeinschaft oder unter Pflegeberufen mit einer Inkubationszeit von ca. 4 (2–10) Tagen oft ereignen. Die Meningitis zeigt sich mit Lichtscheu, Unwohlsein, gelegentlich Übelkeit und Erbrechen sowie schließlich der typischen Nackensteifigkeit. Die Sepsis ist charakterisiert durch Verschleppung von Meningokokken mit der Zirkulation. Die Keime induzieren in Kapillarstromgebieten, etwa in der Haut, die Blutgerinnung, so dass sich livide, nicht wegdrückbare Ausschläge zeigen, die in Hautnekrosen übergehen. Die Differenzierung solcher Ausschläge von anderen, z. B. viralen Exanthemen mit einem Wasserglas wird Eltern in vielen Ländern beigebracht (Abb. 9.7). Oft führt eine solche Sepsis zur Nebennierennekrose, dies wird als Waterhouse-Friderichsen-Syndrom bezeichnet und ist auch unter den Bedingungen eines westlichen Gesundheitssystems in 40–50 % der Fälle tödlich.

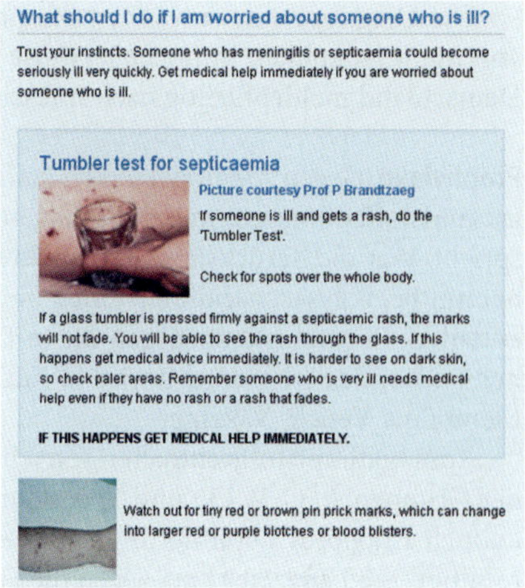

Abb. 9.7: Wasserglastest zur Differenzierung septischer Ausschläge von viralen Exanthemen, hier die Empfehlung der britischen Meningitis Research Foundation

Doch auch die Letalität der Meningitis liegt bei 5–10 %, in Epidemiesituationen Afrikas mit entsprechender Überforderung der Infrastruktur werden 50 % Gesamtletalität beobachtet. Charakteristisch ist ein dramatischer Verlauf innerhalb eines Tages vom Kind, das morgens in den Kindergarten geht und abends auf der Intensivstation mit dem Tode ringt. Umso wichtiger ist ein entschlossenes Vorgehen in Verdachtsfällen mit dem Versuch der Keimsicherung und einer möglichst frühzeitigen Antibiose. Besonders dramatische Verläufe zeigen Personen nach Entfernung der Milz oder funktioneller Asplenie z. B. als Folge einer Sichelzellenerkrankung sowie Personen mit bestimmten Immundefekten. Folgeschäden beim Überleben der Akuterkrankung betreffen 10–20 % und reichen von Hörminderung über Krampfleiden zu intellektuellen Defiziten und – bei Sepsis – der Amputation von nekrotischen Gliedmaßen.

Die Diagnose einer invasiven Meningokokkenerkrankung und der Nachweis von Meningokokken in normalerweise sterilen Substraten (Blut, Liquor) sind in Deutschland meldepflichtig nach Infektionsschutzgesetz.

Prophylaxe. Gegen Meningokokken kann man mit Polysaccharid- und mit Konjugatimpfstoffen impfen, wobei die längere Wirkung klar für die Konjugatimpfstoffe spricht. War die Berücksichtigung mehrerer Serogruppen (A, C, W135 und Y) früher nur bei Polysaccharidimpfstoffen möglich, so ist dieser Unterschied seit kurzem entfallen. Ein Impfschutz gegen die in Deutschland im Vordergrund des Geschehens stehende Serogruppe B wird in Kürze möglich sein, und zwar mit einer Outer Membrane Vesicle-Vakzine.

Konjugatimpfstoffe enthalten je nach Produkt Polysacchard der Gruppe C oder der Gruppen A, C, W135 und Y, das zur besseren Immunogenität an Proteine gekoppelt ist, wofür Diphtherie- bzw. Tetanus-Toxoid-Eiweiße genutzt werden. Es resultiert ein Langzeitschutz gegen die Serogruppe C bzw. A, C, W135 und Y ohne demonstrierbare Notwendigkeit zu Auffrischungsimpfungen. Die C-Konjugatimpfung ist inzwischen Teil der Standardimpfungen in Deutschland, aber auch in vielen europäischen Staaten mit besonders intensiver Zirkulation von C-Meningokokken (Großbritannien, Irland, Belgien, Spanien, Griechenland, Tschechien, Slowakei). Dies gilt auch Kanada und die USA, wobei in Letzteren meist die Schulen und Hochschulen zur Vermeidung von Ausbrüchen auf eine Impfung drängen.

Polysaccharidimpfstoffe enthalten das Oberflächenpolysaccharid der Serogruppen A und C bzw. der Serogruppen A, C, W135 und Y. Wegen der relativ kurzen Wirkung von 3 Jahren und des fehlenden Booster-Infekts bei Wiederimpfung sollten Konjugatimpfstoffe bevorzugt werden. Daher ergeben sich folgende Indikationen für die Impfung gegen Meningokokken:

- ■ Konjugatimpfstoff:
  - Standardimpfung nach StIKo gegen Serotyp C im zweiten Lebensjahr,
  - Indikationsimpfung bei Immundefekten, fehlender Milzfunktion,
  - Ausbruchskontrolle auf Anordnung der Gesundheitsbehörden,
  - längerer Aufenthalt (6 Wochen oder mehr) von Kindern, Jugendlichen, jungen Erwachsenen in Ländern mit hohem Vorkommen von Meningokokken, insbesondere wenn
    Unterbringung in Gemeinschaftsunterkünften stattfindet und
    es für die entsprechende Altersstufe im Gastland eine Impfempfehlung gibt,
  - berufliche Gefährdung durch Kontakt zu Meningokokken.
  - Pflichtimpfung bei Teilnahme an Hajj und Umra (quadrivalenter Impfstoff vorgeschrieben),
- ■ Polysaccharidimpfstoff:
  - fehlende Verfügbarkeit oder Kontraindikation gegen Konjugatimpfstoff,
  - kurze Schutzdauer (3 Jahre) ausreichend.

Die Einführung der Konjugatimpfung gegen Serogruppe C in Großbritannien im Jahre 1999 hat zum weitgehenden Verschwinden der Meningitiden dieser Serogruppe geführt, ohne dass es zu einer Verlagerung auf andere Serogruppen gekommen wäre (Abb. 9.8). Die Einführung in den Impfkalender in Deutschland fand 2006 statt. Ob die hier in den letzten Jahren beobachtete Abnahme der Gesamtzahl der Meningokokkenmeningitiden und des Anteils der Serogruppe C daran ein Impfeffekt ist, kann derzeit noch nicht sicher beurteilt werden.

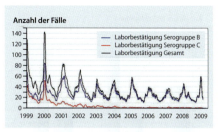

Abb. 9.8: Abnahme der invasiven Meningokokkenerkrankungen der Serogruppe C (*rote Linie*) in Großbritannien seit Einführung der Impfung dagegen im Jahre 1999. Quelle: www.hpa.gov.uk

Cholera

Die Cholera ist eine Erkrankung infolge einer Infektion des Darminneren durch Vibrio cholerae – ein toxinbildender Keim, der das Dünndarmepithel zu massiver Sekretion anregt und daher zu extremer Diarrhoe, massiver Austrocknung und, bei fehlender Behandlung, zu Lebensgefahr durch Kreislaufzusammenbruch führt.

Epidemiologie. Die Cholera ist für viele der Inbegriff der Epidemie. Tatsächlich benötigt sie für eine rasche Ausbreitung Lebensverhältnisse, wie sie in Europa nicht mehr existieren, wohl aber in engen Slums am Rande von Millionenstädten in Entwicklungsländern, mit ungesicherter Wasserversorgung und Latrinen, die bei jedem Wolkenbruch überschwemmt werden. Zudem steht die recht einfache und preiswerte Behandlung solchen armen Bevölkerungsschichten oft nicht zur Verfügung. Die Cholera läuft in Pandemien ab, deren gegenwärtige 1961 in Indonesien startete und deren vorherrschender Keim, die Variante „El Tor", sogar die klassische aus ihrem

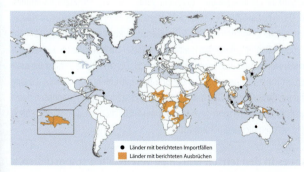

Abb. 9.9: Verbreitungsgebiet autochthoner Cholera und Importfälle. Quelle: WHO International Travel and Health 2012, über www.who.int

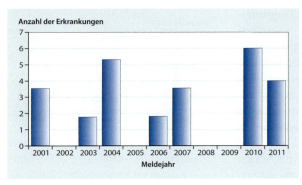

Abb. 9.10: Cholerafallmeldungen an das Robert-Koch-Institut in den vergangenen Jahren. Mod. nach RKI, Infektionsepidemiologisches Jahrbuch meldepflichtiger Krankheiten 2011, Berlin 2012, über www.rki.de

Stammgebiet in Nordindien verdrängen konnte. So kommt es gegenwärtig vor allem in Südasien und im tropischen Afrika zu rund 150 000–250 000 gemeldeten Fällen pro Jahr, wobei die klinische Überlappung mit konventionellen Diarrhoen dazu führt, dass solche Zahlen stets sehr unzuverlässig sind. In Epidemien ist eine mikrobiologische Diagnostik meist nicht prioritär, zudem tendieren Länder aus Sorge um den Tourismus dazu, die Zahlen eher herunterzuspielen (Abb. 9.9 und 9.10). Im Gefolge der Erdbebenkatastrophe in Haiti wurde die Cholera dort durch „Blauhelme" aus Nepal importiert.

Fallbeispiel: Der Autor hat in Westafrika ein paar kleinere Choleraausbrüche „auf Dorfniveau" mitgemacht. Innerhalb von Stunden wird das Krankenhaus von Patienten „geflutet", die kollaptisch und extrem dehydriert sind. Die wichtigsten Aktionen sind in dieser Situation die Einführung einer Triage, das sofortige Entlassen aller, die nicht vergleichbar gefährdet sind, die Information von Patienten und Angehörigen über die Entsorgung des Cholerastuhls und das sofortige Nachbesorgen von Infusionsflaschen. Die Behandlung ist denkbar einfach: i.v.-Flüssigkeit nach Dehydratation dosiert. Wer im Kollaps keine auffindbaren Venen mehr hat, erhält die Infusion intraperitoneal. Wer trinken kann, erhält orale Rehydratationslösung gemäß WHO-Empfehlung. Mit einer solchen Therapie sollte niemand an der Cholera sterben (vgl. auch Abb. 9.34. In deren erster Zeile sind die Cholerafälle und -todesfälle aufgeführt). Der Einsatz eines Antibiotikums ist nicht entscheidend. Die meisten Patienten sind nach einem oder zwei Tagen wieder zu Hause.

In den betroffenen Dörfern wurde in solchen Fällen die Bevölkerung informiert, worum es sich handelt (auch zur Unterbindung von Gerüchten), dass man nur sicheres Wasser trinken solle (da vielfach aus Oberflächengewässern getrunken wurde) und dass schon bei beginnender Durchfallsymptomatik die orale Rehydratation begonnen werden müsse. Zudem wurden die Brunnen mit Chlor- oder $KMnO_4$-Lösung desinfiziert, was eher etwas für die Optik war. Da eine mikrobiologische Bestätigung der Diagnosen durch die (nicht ganz leichte) Anzucht und Identifikation des Keims für uns nicht möglich war, wurden diese Ausbrüche in den nationalen Statistiken nicht berücksichtigt.

In der Bundesrepublik kam es in den letzten Jahren zu vereinzelten Importfällen.

Klinik. Vibrio cholerae ist ein begeißeltes, leicht gebogenes gramnegatives Stäbchen, das in der peranal entleerten Flüssigkeit praktisch in Reinkultur vorkommt. Der das Krankheitsbild der Cholera auslösende Typ O1 – daneben gibt es noch den Typ O139 Bengal – hat unterschiedliche Sero- und Biotypen, von denen der Biotyp El Tor eher weniger ausgeprägte Krankheitszeichen und eher mehr Dauerausscheider verursacht. Die Infektion erfolgt über fäkal kontaminiertes Wasser oder Lebensmittel, wobei sie vor allem bei fehlender Säurebarriere angeht. Im Dünndarm vermehrt sich der Keim und produziert ein Toxin, dessen A-Untereinheit die Dünndarmschleimhaut durch Stimulation der Adenylatcyclase zu maximaler Sekretion anregt. Dies hat, ähnlich einer Darmlavage vor Koloskopie, schließlich die Ausscheidung einer flockig-durchscheinenden Flüssigkeit („Reiswasserstuhl") zur Folge (Abb. 9.11). Es gibt kein Tierreservoir; V. cholerae ist jedoch in Algen, sogar im Meer, nachgewiesen worden. Ob dies oder die Verbringung solchen Wassers in Ballasttanks von Schiffen für die Ausbreitung bedeutsam ist, wird diskutiert.

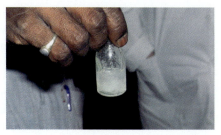

Abb. 9.11: Reiswasserstuhl bei Cholera. Foto: B. Rieke

Die Folgen der literweisen Diarrhoe sind eine extreme Austrocknung, die 10 % des Körpergewichts ausmachen kann, eine Hypokaliämie bis hin zu Muskelkrämpfen und eine Hypovolämie bis hin zum Schock und zum Tod. Fieber ist kein Symptom der Cholera. Die Therapie besteht in der Rehydratation, wobei in der Abwesenheit besserer Methoden auch die orale Route wirksam ist. Ansonsten wird Flüssigkeit nach klinischen Beurteilungskriterien i.v., intraperitoneal oder auch in den Markraum gegeben. Die Erkrankung ist selbstlimitierend, eine Antibiose ist nicht essentiell, kann aber mit Doxycyclin durchgeführt werden. Gehört man zu den Armen eines asiatischen oder afrikanischen Landes, so sind auch solch einfache Therapien oft nicht erreichbar und bezahlbar. Unter solchen Rahmenbedingungen kommen Letalitäten von 50–70 % zustande, die oft noch zu Kolonialzeiten in Indien ermittelt worden sind. An einer Cholera sollte man bei einigermaßen funktionierender Versorgung nicht sterben. Im globalen Maßstab liegt die Letalität bei etwa 4 %. Die überstandene Cholera hinterlässt außer dem Risiko eines Dauerausscheidertums (ca. 3 %) keine längerfristigen Folgen.

In Deutschland sind der klinische Choleraverdacht und der Labornachweis von V. cholerae O1 oder O139 meldepflichtig nach Infektionsschutzgesetz.

Prävention. Vibrio cholerae ist im Grunde ein toxinbildender Durchfallerreger. Die dafür geltenden Regeln eines hygienischen Umgangs mit Lebensmitteln, insbesondere Trinkwasser, einer sicheren Entsorgung von Fäkalien und einer vernünftigen Handhygiene gelten hier wie bei der Prävention jeder anderen fäkal-oral übertragenen Erkrankung. Da der Keim sehr empfindlich ist, kann man ihn mit diesen einfachen Mitteln auch in einer Epidemie gut vermeiden. Eine Impfung ist möglich, angesichts der geringen Gefahr aber zum Choleraschutz nur bei besonderer Exposition (Arbeit im Slum, in Flüchtlingslagern, an der Wiederherstellung von Wasserversorgung und Abwasserentsorgung nach Katastrophen, im Gesundheitswesen von Entwicklungsländern) erforderlich – oder eben bei Verlangen durch die Gesundheitsbehörden. Dies ist bei internationaler Einreise nach WHO-Angaben gegenwärtig (2013) nirgends der Fall, wobei gerade die Anforderung einer Choleraimpfung immer wieder an Grenzstationen oder in Häfen eine Methode zur Verunsicherung und zur Provokation von Schmiergeldzahlung ist. Der inzwischen einzig relevante Choleraimpfstoff ist eine zweimal zu applizierende Schluckimpfung, die eine enterale Schleimhautimmunität für etwa zwei Jahre induziert. Dazu wird inaktivierter Ganzkeim und zusätzlich die immunogene, aber nicht krank machende B-Untereinheit des Toxins gegeben. Um eine Schädigung des Impfstoffes bei Magenpassage zu verhindern, erfolgt die Einnahme mit „Brausepulver" zur kurzzeitigen Neutralisation der Magensäure.

Da das Choleratoxin große Ähnlichkeit mit einem der Toxine von ETEC (enterotoxinbildende Escherichia coli) hat, entsteht gleichzeitig ein Schutz gegen den wichtigsten Auslöser der Reisediarrhoe. Diese Wirkung ist seit vielen Jahren bekannt, sie wurde aber an der Bevölkerung von Entwicklungsländern (v. a. Bangla Desh) ermittelt, die Übertragbarkeit auf Reisende war unklar. Daher steht dieser Nutzen des Impfstoffes nicht in der Fachinformation. Es ist inzwischen aber der Nachweis einer Reduktion der Zahl von Durchfallepisoden bei geimpften Reisenden wiederholt erbracht worden (etwa: López-Gigosos et al. 2007). Dennoch handelt es sich beim Einsatz des Impfstoffes zur Durchfallprävention um einen hinweispflichtigen sog. „off label use". Eine Expertengruppe hat hierzu eine Empfehlung veröffentlicht (Weinke et al. 2006), die, zusammengefasst, vier Indikationsgruppen sieht:

- hohe Gefahr einer Cholera (in Entwicklungshilfe, Flüchtlingslagern, Ausbrüchen, für medizinisches Personal),
- hohe Wahrscheinlichkeit einer ETEC-Diarrhoe infolge fehlender Magensäurebarriere (durch Magenresektion oder Einnahme von Protonenpumpeninhibitoren),
- besondere Konsequenzen durch ETEC-Diarrhoe zu erwarten (Schubauslösung bei chronisch-entzündlichen Darmerkrankungen, Verschlechterung kardialer Erkrankungen durch Hypokaliämie, weitere Verschlechterung einer bereits eingeschränkten Nierenfunktion u. Ä.), evtl. bei Immunsuppression,
- „critical travel": besondere Konsequenzen durch Krankheitstage unterwegs, etwa bei Diplomaten, Spitzensportlern etc.

Angesichts einer nebenwirkungsarmen Impfung und dem Anspruch auch von Urlaubsreisenden, unterwegs auf Ausflüge, Besichtigungen etc. nicht verzichten zu wollen, beobachtet man in der letzten Zeit eine Tendenz zur Ausweitung der Impfindikation. Es ist wichtig, darüber die wirksamen, aber kooperationsabhängigen „konventionellen" Maßnahmen zur Reduktion der Zahl von Diarrhoeattacken nicht aus dem Blick zu verlieren.

9.1.2 Infektionen mit (ehemals) globaler Präsenz, Impfschutz in Deutschland

Für viele Erwachsene ist die Reise der einzige Anlass, den Impfausweis herauszuholen und überprüfen zu lassen. Ein Gesundheitswesen mit zunehmend präventivem Anspruch sollte dies ändern und auch andere präventive Untersuchungen (Vorsorgeuntersuchungen im Kindesalter, bei Jugendlichen, bei arbeitsmedizinischen Fragestellungen, im Rahmen der „Gesundheitsuntersuchungen" und der Krebsfrüherkennung) zum Anlass für die Aktualisierung des Impfschutzes nehmen. Wir gehen auf den reiseunabhängigen Impfschutz hier nur kurz ein, um dessen reisemedizinische Bedeutung zu erläutern. Für pädiatrische Impfungen sei auf die entsprechende Fachliteratur verwiesen.

Für die Bevölkerung in Deutschland legt die Ständige Impfkommission (StIKo) am Robert-Koch-Institut die empfohlenen Impfungen fest. Diese stellen eine Leitlinie und den „Stand der Wissenschaft" dar. Sie werden durch Beschluss des Gemeinsamen Bundesausschusses der Ärzte und Krankenkassen (GBA) zu Krankenkassenrecht. Dabei hat es bislang keine wesentlichen Abweichungen gegeben. Gäbe es sie, so wäre der Arzt verpflichtet, ggf. auch Selbstzahlerleistungen zu empfehlen, wenn dies zur Erfüllung der Anforderungen der StIKo erforderlich wäre. Die StIKo klassifiziert die Impfindikationen wie in der Kompaktinformation angegeben.

Daraus ergibt sich folgender Impfkalender, der ohne Berücksichtigung evtl. in der Person des Geimpften liegender zusätzlicher Indikationen gilt (Abb. 9.12).

Kompaktinformation

Klassifikation der Impfindikationen nach StIKo

- A Auffrischungsimpfung nach Komplettierung der Grundimmunisierung
- B durch berufliche Exposition begründete Impfung
- G Grundimmunisierung
- I Indikationsimpfung
- N Nachholimpfung
- P Impfindikation im Rahmen der Postexpositionsprophylaxe, also im Rahmen der Versorgung einer Gefährdungssituation
- R Reiseimpfung
- S Standardimpfung

III Gesundheitsrisiken im Gastland

Impfung	Alter in Jahren					
	2–4	5–6	9–11	12–17	ab 18	ab 60
Tetanus	N	A1		A2	A (ggf. N) Td-Auffrischimpfung alle 10 Jahre	
Diphtherie	N	A1		A2	Die nächste fällige Td-Impfung einmalig als Tdap- bzw. bei entsprechender Indikation als Tdap-IPV-Kombinationsimpfung	
Pertussis	N	A1		A2		
Haemophilus influenza Typ b						
Poliomyelitis	N			A1		ggf. N
Hepatitis B		N				
Meningokokken C		N				
Masern		N			S$^{b)}$	
Mumps, Röteln		N				
Varizellen		N				
Influenza						S jährliche Impfung
Pneumokokken						S$^{a)}$
Humanes Papillomvirus HPV)			S Mädchen und junge Frauen			

a) Einmalige Impfung mit Polysaccharid-Impfstoff, Auffrischungsimpfung nur für bestimmte Indikationen empfohlen
b) Einmalige Impfung für alle nach 1970 geborenen Personen ≥ 18 Jahre mit unklarem Impfstatus, ohne Impfung oder mit nur einer Impfung in der Kindheit, vorzugsweise mit einem MMR-Impfstoff

Abb. 9.12: Standardimpfkalender für Kinder ab 2 Jahren, Jugendliche und Erwachsene gem. Ständiger Impfkommission (StIKo) am Robert-Koch-Institut. Mod. nach RKI, Epidemiologisches Bulletin Nr. 30/2012 v. 30.07.2012. Zur Erläuterung der Anmerkungen s. Originalpublikation unter www.rki.de

Für Erwachsene ergibt sich somit die Empfehlung für einen Impfschutz gegen Tetanus, Diphtherie, Poliomyelitis, Pertussis (Keuchhusten), Mumps, Masern, Röteln, Influenza und Pneumokokken – bzw. altersabhängig nur einen Teilbereich davon.

Hinweis: Auf diese Routineimpfungen des Erwachsenen soll hier nur eingegangen werden, soweit eine Reise das Risiko besonders beeinflusst. Dies ist für eine Erkrankung an Tetanus, Diphtherie, Pertussis (Keuchhusten) und invasive Pneumokokkeninfekte gegenwärtig nicht der Fall. Daher werden diese Erkrankungen hier übergangen, um dem Anspruch an eine reisemedizinische Darstellung gerecht zu werden. Dies soll die Indikation zur jeweiligen Impfung aber nicht relativieren.

Poliomyelitis/Kinderlähmung

Die Poliomyelitis (Polio) ist die durch schlaffe Lähmungen von (zumeist) Gliedmaßen gekennzeichnete Folge eines extrem infektiösen enteralen Virusinfekts. Wegen dieser leichten Übertragbarkeit lagen die Infekte und damit auch die Lähmungen vor Einführung der Impfung praktisch ausschließlich im Kindesalter, daher die Bezeichnung „Kinderlähmung".

Epidemiologie. Das Virus, das in drei Typen vorkommt und eine bleibende Immunität hinterlässt, befällt nur den Menschen, weswegen seine Ausrottung durch Impfstrategie möglich erscheint und seit 1988 offizielle WHO-Politik ist. Inzwischen zirkuliert das Wildvirus nur noch in Nigeria, Pakistan und Afghanistan, wird aber in den letzten Jahren immer wieder in andere Länder (Indonesien, Jemen, Niger, Namibia, Somalia und die südlichen GUS-Staaten) verschleppt. Da meist islamisch geprägte Staaten betroffen sind und Mekka Drehscheibe des Virusaustauschs zu sein schien, haben die saudischen Gesundheitsbehörden für bis zu 15-jährige Pilger die Polioimpfung zur Einreisevoraussetzung erklärt. Da nur etwa einer von 250 Infizierten neurologisch erkrankt, wird aus der Zahl der Erkrankten das wahre Ausmaß der Zirkulation des Keims nicht deutlich. Typ 2 ist seit Jahren nicht mehr aufgetreten und offensichtlich bereits ausgerottet (Abb. 9.13).

Klinik. Polioviren verursachen nach einer Inkubationszeit von 2–35 Tagen eine milde Gastroenteritis, die in der Routinediagnostik nicht auf virale Auslöser hin abgeklärt werden dürfte. Sie hinterlassen eine typspezifische Immunität der Darmschleimhaut, die auch die erneute Vermehrung und Ausscheidung des entsprechenden Keims bei einem Folgeinfekt verhindert. In etwa 1 aus 250 Fällen kommt es dann aber zu einem Allgemeininfekt, bei dem die Viren motorische Vorderhornzellen im Rücken-

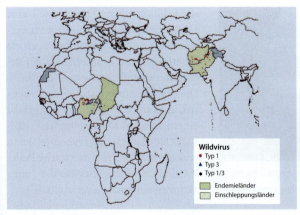

Abb. 9.13: Poliofälle in den ersten 8 Monaten des Jahres 2012. Quelle: WHO, über www.polioeradication.org

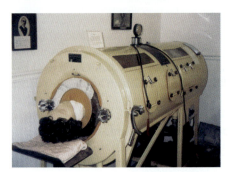

Abb. 9.14: „Eiserne Lunge" zur Langzeitbeatmung von Polioerkrankten mit Atemlähmung – heute in einem Heimatmuseum. Foto: B. Rieke

mark befallen und schädigen. Sie führen so zu einer schlaffen Lähmung, die zumeist die Beine oder – seltener – Arme betrifft, aber auch Atemstörungen verursachen kann, was zur Erfindung der sog. „Eisernen Lunge" als erster Form der Langzeitbeatmung führte (Abb. 9.14). Die Lähmungen können reversibel sein, in den meisten Fällen bleiben sie jedoch. Es kommt zu trophischen Störungen, Gelenkdeformitäten und kompensatorischen Fehlbelastungen anderer Gliedmaßen. Auch die nicht unmittelbar gelähmten motorischen Einheiten leiden, was mit anderen Faktoren zusammen Ursache des sog. Post-Polio-Syndroms ist, einer nur schwer zu diagnostizierenden und zu therapierenden Allgemeinerkrankung.

Die Diagnose einer akuten schlaffen Lähmung – außer, wenn traumatisch bedingt – ist als Polioverdacht nach den Vorschriften des Infektionsschutzgesetzes ebenso meldepflichtig wie der Virusnachweis selbst.

Prävention. Da das Poliovirus extrem resistent gegen Umgebungseinflüsse ist, kann man es mit konventionellen Maßnahmen der Handhygiene und der Entsorgung von Stuhl in Toiletten und Latrinen allein nicht eingrenzen. Es sei daran erinnert, dass das Virus auch unter den Verhältnissen der 1950er Jahre in Europa und den USA problemlos zirkulieren konnte. Erst die Entwicklung des injizierbaren Totimpfstoffes durch Salk 1954 und des Schluckimpfstoffes durch Sabin 1955 machte die Eradikation möglich. Dabei bietet der Schluckimpfstoff den Vorteil, eine Darmschleimhautimmunität zu vermitteln, was den Geimpften auch als Überträger und Multiplikator der Infektion untauglich macht (Abb. 9.15). Die orale Impfung hat aber den Nachteil, dass sie sehr selten, bei ungefähr einem von 4–6 Mio. Geimpften, auch selbst eine Lähmung hervorrufen kann (vakzineassoziierte paralytische Polio, VAPP). Das war zu Beginn der Impfaktionen ein noch zu vernachlässigendes Risiko, mit zunehmender Unwahr-

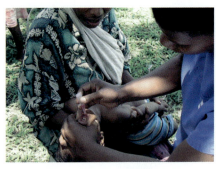

Abb. 9.15: Die Schluckimpfung gegen die Poliomyelitis ist – außer in den Industriestaaten – heute weltweiter Standard. Foto: B. Rieke

scheinlichkeit einer „natürlichen" Polio gewann dieses Gegenargument jedoch an Gewicht, so dass in Deutschland 1997, ähnlich auch in den meisten Industriestaaten, auf die Injektionsimpfung umgestellt wurde. Zwar wurde dadurch die Impfung sicherer, denn die VAPP kann durch den Totimpfstoff nicht verursacht werden, doch entfällt seither auch die Unterbrechung der Infektketten, für die die Schluckimpfung sorgte. Ein Wildvirus kann somit vom Geimpften unbemerkt transportiert und verbreitet werden. Dieses Risiko erschien bei der Umstellung für kurze Zeit tragbar, da man ja ursprünglich schon für 2000 die Ausrottung der Polio geplant hatte.

Wegen der guten Immunantwort auf die Impfung gilt somit als „für Deutschland" ausreichend geschützt, wer eine Grundimmunisierung sowie später eine Auffrischungsimpfung erhalten hat. Wer aber ins Ausland reist, für den ergibt sich – neben der evtl. erforderlichen Auffrischung im Erwachsenenalter – ein doppeltes Anliegen:

- Die in Pakistan, Afghanistan und Nigeria stets, in manchen afrikanischen und südasiatischen Ländern mitunter drohende Poliowildvirusinfektion sollte auf einen aktuellen, also zuletzt vor maximal 10 Jahren aufgefrischten Impfschutz treffen und
- das Risiko einer VAPP durch Infektion im Zielland sollte unterbunden werden.

Letztere ist nicht nur durch Konfrontation mit dem Originalimpfvirus möglich, sondern auch durch die Wiederauswilderung des Impfvirus. Diese ist in schlecht durchimmunisierten Populationen möglich, wenn die Bevölkerung das Polioproblem für ausgerottet hält, und wenn ein hoher Prozentsatz von Immunsupprimierten (HIV-Rate!) in einem solchen Land durch eine Art Dauerausscheidung die genetisch instabile Kopie des Impfvirus in Umlauf hält. Eine solche Situation kann nicht jedes arme Land überhaupt feststellen, sie wird aber durchaus immer wieder bekannt, wobei ja auch hier gilt, dass der Blick auf die Fallzahlen das Ausmaß des Problems nicht wiedergibt (Tabelle 9.3).

Leider gibt es keine kartenmäßige Darstellung der Verwendung von Schluckimpfstoff in den verschiedenen Ländern. Die ausschließliche Verwendung des injizierbaren Totimpfstoffes sollte jedoch nur in Nordamerika, Westeuropa, Japan, Australien und Neuseeland unterstellt werden. Somit besteht eine reiseunabhängige Indikation für die Grundimmunisierung und eine Auffrischung nach 10 Jahren als Standardimpfung (S), stets mit der injizierbaren Poliovakzine (IPV). Daneben ergeben sich aus den genannten Gründen reisebedingte Auffrischungsindikationen. Die StIKo hat diese in einer Stellungnahme (Epidemiologisches Bulletin 2002; 30: 253) als Indikationsimpfungen (I) und nicht als Reiseimpfungen (R) gewertet, was die Verwendung von Kombinationsimpfstoffen erleichtert, ohne die Antigene auf verschiedene Kostenträger aufteilen zu müssen.

Tabelle 9.3: Zirkulierende von Vakzine abstammende Poliovirusnachweise (cVDPV) in verschiedenen Ländern. Quelle: WHO, über www.polioeradication.org

Land	VDPV-Typ	2000	01	02	03	04	05	06	07	08	09	Erster Fall	Letzter Fall
Nigeria	2						1	21	68	63	148	02.07.05	03.10.09
DR Kongo	2									14	2	22.03.08	02.03.09
Äthiopien	2									3	1	04.10.08	16.02.09
Myanmar	1							1	4			09.04.06	06.12.07
Niger*	2							2				28.05.06	03.10.06
Kambodscha	3						1	1				26.11.05	15.01.06
Indonesien	1						46					09.06.05	26.10.05
Madagaskar**	2		1	4			3						13.07.05
China	1					2						13.06.04	11.11.04
Philippinen	1		3									15.03.01	26.07.01
DOR/Haiti	1	12	9									12.07.00	12.07.01

*VDPVs sind gekoppelt mit dem Ausbruch in Nigeria; **zwei verschiedene Ausbrüche 2001/2002 und 2005.

Masern

Die Masern sind eine aerogen übertragene und auf den Menschen begrenzte Viruserkrankung, die nach 7–18 Tagen Inkubationszeit ein hochfieberhaftes, von einem typischen Exanthem begleitetes Krankheitsbild zur Folge hat, jedoch auch schwere Komplikationen wie Enzephalitis, Pneumonie und Erblindung hervorrufen kann. In Deutschland kommt es gegenwärtig trotz allgemein angebotener Impfung zu etwa 1000–2000 Erkrankungen jährlich; angesichts sinkender diagnostischer Erfahrungen und eines fehlinterpretierbaren Exanthems muss von einer Dunkelziffer ausgegangen werden (Abb. 9.16 und 9.17). Als spezifischstes klinisches Symptom können die Koplik'schen Flecken gelten, harte, „kalkspritzerartige" Veränderungen auf dem Epithel der Mundhöhle. Während Teile der Öffentlichkeit in Deutschland dazu tendieren, die Masern als Harmlosigkeit anzusehen, sprechen die Verläufe eine andere Sprache. Mit der nach wenigen Tagen des Krankheitsverlaufs auftretenden Masernenzephalitis, der subakut-sklerosierenden Panenzephalitis (SSPE) und der Einschlusskörperchenenzephalitis kann das Masernvirus drei Formen von Hirnsubstanzentzündungen hervorrufen, die vielfach mit Behinderung oder Tod enden. Die Häufigkeit der Masernenzephalitis liegt bei 1:1000 Infektionen und steigt mit

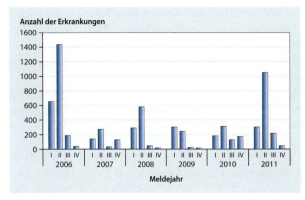

Abb. 9.16: Fallzahlen für die Masern in Deutschland im zeitlichen Verlauf. Mod. nach RKI, Infektionsepidemiologisches Jahrbuch meldepflichtiger Krankheiten für 2011, Berlin, 2012, S. 137

dem Erkrankungsalter an. Daneben können weitere Komplikationen wie Pneumonien und Mittelohrentzündungen folgen. Die Bevölkerung des tropischen Afrika ist noch weitaus anfälliger für Komplikationen. Die Masern sind Wegbereiter der Tuberkulose, da sie eine passagere Immunsuppression hervorrufen. Sie sind zudem als Einstieg in die Xerophthalmie einer der wichtigsten Gründe für Erblindung. Impfprogramme von WHO und Unicef haben die Masernfallzahlen in den letzten Jahren im tropischen Afrika mehr als halbiert. Dennoch ist dort wie auch in Süd-

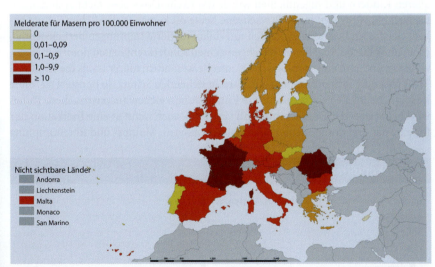

Abb. 9.17: Maserninzidenz 2011 in Europa. Das WHO-Ziel liegt bei <1/100 000. (Mod. nach ECDC, über www.ecdc.europa.eu)

asien mit Ausbrüchen immer wieder zu rechnen, was vor allem Reisende mit engem Kontakt zur örtlichen Bevölkerung betrifft, insbesondere im Rahmen von Langzeitaufenthalten und Sozialprojekten. Eine spezifische Therapie der Masern gibt es nicht. In Deutschland sind der klinische Masernverdacht und der Labornachweis einer frischen Infektion meldepflichtig nach Infektionsschutzgesetz.

Mit Einführung der Impfung, in der Bundesrepublik 1973, ist die Erkrankung gut verhinderbar. Die Zirkulation des Virus aber wird erst ab einer Durchimpfungsrate von 95 % unterbrochen. Dies, kenntlich auch an einer Inzidenz der Masern von unter 0,1 Fällen pro 100 000 Einwohner, ist erklärtes gesundheitspolitisches Ziel in Deutschland, liegt aber bei einem aktuellen Wert (2008) von 1,1/100 000 noch relativ weit entfernt. International haben Reisende aus Deutschland schon wiederholt Masernausbrüche initiiert, so in Ecuador, Venezuela und Schweden. Der große Ausbruch 2006 in Nordrhein-Westfalen führte gar zu einer Reisewarnung der US-amerikanischen CDC im Vorfeld der Fußball-WM, nach Deutschland nur mit einem guten Impfschutz zu fahren. Die reisemedizinische Bedeutung der Masern liegt sicher auch in der Möglichkeit, unterwegs zu erkranken, doch sollte angesichts der im internationalen Vergleich unzureichenden Bekämpfungserfolge der Gedanke mitschwingen, welche Gefährdung für unsere aus dem Ausland kommenden Gäste resultiert.

Erst lange nach Einführung der Masernimpfung wurde deutlich, dass der durch eine Dosis erzeugte Schutz nicht ebenso lange schützt wie die natürliche Infektion. Daher wurde in den 1990er Jahren eine zweite Dosis für Kinder eingeführt. Bei den älteren Kindern und Jugendlichen wurde die zweite Dosis aber nicht systematisch nachgeholt, weswegen junge Erwachsene heute oft keinen verlässlichen Schutz haben. Bei dessen Beurteilung werden nur dokumentierte Impfungen berücksichtigt, da anamnestische Angaben zu durchgemachten Kinderkrankheiten notorisch unzuverlässig sind und eine serologische Kontrolle wesentlich teurer ist als die Impfung. Trifft aber eine Lebendimpfung auf einen bestehenden Schutz, so boostert sie, ohne wesentliche lokale oder systemische Entzündungszeichen zu verursachen. Daher wird heute stets der Dreifachimpfstoff verwandt, auch wenn es eine Indikation nur für eine der drei Komponenten gibt. Bei der Masern-, Mumps- und Rötelnimpfung

Kompaktinformation

Indikation zur Impfung gegen Mumps, Masern und Röteln
Schutz besteht, wenn im Impfausweis Folgendes dokumentiert ist:
- Kinder ab 1 Jahr und Jugendliche:
  2 Dosen im Abstand von (mind.) 4 Wochen

- Erwachsene, die nach 1970 geboren sind
  1 MMR-Impfung als Erwachsener
  oder
  2 MMR-Impfungen als Kind
- Jedoch bei Frauen im gebärfähigen Alter:
  2 Impfungen mit Röteln-Komponente

> **Kompaktinformation**
>
> **Impfgegnerschaft**
> Unter Eltern hält sich bei einer Minderheit die Einschätzung, dass es falsch sei, den Kindern die Erfahrung der Masern nehmen zu wollen. Es würde die Kinder reifen lassen. Daher werden ungeimpfte Kinder zum Teil in „Masernpartys" gezielt inkubiert.
>
> Das Argument, an Krankheiten könne man reifen, ist in sich nicht falsch. Klar ist nur nicht, warum dies durch konventionelle fieberhafte Erkältungsinfekte nicht passiert, sondern eine Erkrankung erfordert, die auch mit Behinderung und Tod enden kann. Zudem erscheint dem Autor die elterliche Haltung gegenüber dem Kind zweideutig, da ja der liebenden Fürsorge für das kranke Kind die absichtliche Herbeiführung des Leides vorangeht. Drittens verdirbt genau diese Gruppe das Erreichen der 95%igen Durchimpfung, die allein die Gefährdung für alle beenden würde, also auch für die, die aus medizinischen (Immunsuppression wie HIV, Tumortherapie) oder aus sozialen Gründen (Migrantenkinder oder Illegale mit sprachlichen oder anderen Zugangsbarrieren zum Gesundheitswesen) die Impfung nicht erhalten. Die von Impfgegnern so ungeliebte Masernimpfung muss also paradoxerweise gerade deshalb länger eingesetzt werden, weil eine schnelle Ausrottung so nicht gelingt. Hätte eine ausreichend große Gruppe sich der Elimination der Pocken widersetzt, so müssten wir diese wesentlich komplikationsträchtigere Impfung auch heute noch durchführen. Diese Logik gilt erst recht auf internationaler Ebene, auf der andere, weit ärmere Länder versuchen, mit großen Anstrengungen die Masern auszurotten, die in ihrer Bevölkerung weitaus dramatischere Folgen haben. Für dieses Ziel jedoch sind sie darauf angewiesen, dass auch wir „unsere Hausaufgaben machen".

handelt es sich jeweils um die Gabe eines attenuierten Lebendvirus, was die eingangs des Kapitels erwähnten Abstandsregeln und das entsprechende Nebenwirkungsspektrum relevant werden lässt. Die Fähigkeit zur funktionierenden Antikörperbildung sollte vorhanden sein, was bei Tumorpatienten, fortgeschrittener HIV-Infektion und angeborenen Immundefekten oft nicht gegeben ist. Die Impfung sollte nicht in der Schwangerschaft gegeben werden.

Die Masernimpfung kann in wenigen Prozent der Fälle erhöhte Temperaturen und ein leichtes Exanthem, die Impfmasern, hervorrufen, nicht aber die Komplikationen der Masern selbst. Das Auftreten eines solchen Exanthems ist als Bestätigung der Indikation zu werten, da es bei bereits vorab Immunen nicht auftritt. Außer als Standardimpfung hat die Masernimpfung auch noch eine Bedeutung zur Eingrenzung eines Ausbruchs, wenn es gelingt, sie Empfänglichen innerhalb der ersten drei Tage der laufenden Inkubation zu geben, und als beruflich begründete Impfung in der Kinder- und Krankenpflege. Auch hier gilt die Dreifachimpfung immer dann schon als indiziert, wenn nur eine ihrer drei Komponenten erforderlich ist.

Mumps

Bei Mumps handelt es sich um eine aerogen übertragene Viruserkrankung, die vor allem zu einer Parotitis führt. Als Komplikationen können aber auch eine Pankreatitis und eine Orchitis auftreten. Zur Vermeidung dieser Komplikationen, einschließlich der nach Orchitis ggf. zurückbleibenden Sterilität, wird mit der Masern- und der Rötelnimpfung zusammen zweimal im zweiten Lebensjahr gegen Mumps geimpft. Auch hierbei handelt es sich um eine attenuierte Lebendimpfung. Neben diese Standardimpfindikation nach den StIKo-Empfehlungen tritt auch hier in Analogie zu der Masernimpfung die berufliche und die postexpositionelle Impfindikation (B und P).

Röteln

Auch die Röteln sind eine exanthematische Kinderkrankheit mit aerogener Übertragung. Ihre Bedeutung liegt aber nicht so sehr in den klinischen Konsequenzen für Kinder, Jugendliche oder junge Erwachsene als vielmehr im Risiko einer Rötelnembryopathie bei Infektion (vor allem) im ersten Schwangerschaftstrimenon. Das Resultat können Fehlgeburten und Fehlbildungen an Hirn, Augen, Herz oder Skelettsystem sein. Diese Situation sollte auf verschiedene Weise verhindert werden, so durch das Angebot der Impfung im Kindes- und Jugendalter wie durch serologische Testung in der Schwangerschaft selbst. Kinderwunsch ist somit bereits eine Indikation zur Überprüfung des Impfschutzes. Finden sich im Impfausweis einer Frau im gebärfähigen Alter keine zwei Immunisierungen, so sollte mit MMR-Impfstoff nachgeimpft werden. Weiter ergibt sich eine Indikationsimpfung (I) dann, wenn eine Seronegativität festgestellt wird. In diesem Falle sollte bei Frauen sogar die Serokonversion nach Impfung überprüft werden. Die bei den Masern und beim Mumps erwähnte berufliche Indikation (B) für Beschäftigte in Gemeinschaftseinrichtungen für Kinder und in Pädiatrie und Geburtshilfe gilt auch hier, ebenso der Einsatz der Impfung bis 3 Tage postexpositionell (P).

Influenza

Als Influenza oder Grippe wird der atemwegsbetonte Allgemeininfekt bezeichnet, der durch das Influenzavirus ausgelöst wird, einem in 3 Typen (A, B und C) vorkommenden Myxovirus mit teils hoher genetischer Variabilität und der Tendenz zu saisonalen Epidemien. Diese treten jährlich in den Wintermonaten auf, in längeren Abständen kommt es jedoch zu Pandemien mit, historisch gesehen, sehr hohen Todesfallzahlen in kurzer Zeit. Die Ausbreitung über Reisende und Verkehrsmittel machen die Influenza zu einem reisemedizinischen Thema.

Virologie. Influenzaviren werden in die Typen A, B und C eingeteilt und nach Fundort und Jahr bezeichnet. Die Typen B und C sind ausschließlich humanpathogen und führen zu einem eher milden (Typ B) bzw. einem unbedeutenden Krankheitsbild. Die wesentliche Problematik geht vom Typ A aus, dessen Genom in 8 Einzelsträngen vorliegt und sich sowohl durch einzelne Punktmutationen langsam („Antigendrift") ändert als auch durch Austausch ganzer Stränge genetischen Materials („Antigenshift"), was Immunmechanismen narrt und zu großen Krankheitsausbrüchen rund um die Welt führt, den Pandemien. Auf der Oberfläche von Influenza Typ A finden sich zwei für das Andocken an die Wirtszelle (Hämagglutinin) bzw. die Freisetzung daraus nach Vermehrung (Neuraminidase) bedeutsame Moleküle, deren Varianten von 1 bis 9 im Falle des Hämagglutinins und von 1 bis 15 im Falle der Neuraminidase durchnummeriert werden. So bezeichnet man ein Influenza-A-Virus mit der Kurzformel seiner H- und N-Typen etwa als A/H1N1 oder A/H5N1. Die Neuraminidase ist gleichzeitig auch der Angriffspunkt von Medikamenten wie Oseltamivir oder Zanamivir, die die Freisetzung des Virus aus der Wirtszelle hemmen. Typ A hat ein weites Spektrum von infizierbaren Spezies, von denen der Mensch, das Schwein und die Vogelwelt die bedeutsamsten sind. Es ist bekannt, dass die Hämagglutinin-Typen 1, 2 und 3 vor allem den Menschen und die H-Typen 5, 7 und 9 vor allem Vögel befallen. Menschen und Schweine als Wirtsorganismen sind vor allem deswegen so bedeutsam, weil sich in ihnen Doppelinfektionen ereignen können, die für den Austausch von Genpaketen beste Voraussetzungen bieten, also eine Art genetisches Lottospiel, an dessen Ende Influenzaviren mit ungeahnten Fähigkeiten hinsichtlich Weiterverbreitung oder Pathogenität stehen.

Epidemiologie. Normalerweise zirkulieren Influenzaviren in den jeweiligen Wintermonaten der Nord- und der Südhalbkugel, somit also zeitlich versetzt (Abb. 9.18). Dies führt zu sehr eng begrenzten Zeiträumen, in denen es zu millionenfacher, aber im Einzelfall unspezifischer Erkältungssymptomatik kommt. Die Situation wird über Sentinelsysteme und die Zählung von „influenza-like illness" (ILI) überwacht, wobei die umlaufenden Influenzatypen ebenfalls erfasst werden und in die Empfehlungen zur Impfstoffzusammensetzung einfließen können, die die WHO getrennt für Nord- und Südhalbkugel jeweils nach Ende der Hauptverbreitungszeit für die nächstfolgende ausspricht.

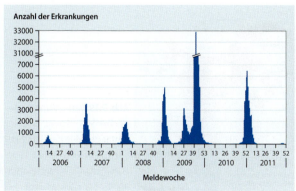

Abb. 9.18: Verlauf der saisonalen Influenza in Deutschland. Die Absolutzahlen entstammen Meldesystemen und geben nicht die Gesamtzahl der Erkrankungen in Deutschland wieder. Beachte die Fallzahlen der Influenza-Pandemie 2009. (Mod. nach RKI, Infektionsepidemiologisches Jahrbuch meldepflichtiger Erkrankungen, Berlin, 2012

Dieses saisonale Geschehen führt jährlich zu einer Infektionsrate von rund 5–10 % der Gesamtbevölkerung. Auch wenn viele davon gar nicht oder nur geringfügig erkranken, werden daran die Größe des Problems insgesamt und die Wahrscheinlichkeit deutlich, mit der auch Vorerkrankte einbezogen werden und ggf. zu Schaden kommen können. Auch Aspekte wie Arbeitszeitausfall und Anforderung an das Gesundheitswesen lassen sich abschätzen. Von der saisonalen Influenza ist bekannt, dass Verkehrsmittel und Schulen wichtige Drehscheiben für das Virus bilden und neben die Tröpfchenübertragung vor allem die durch Hände tritt.

Neben der saisonalen humanen Influenza gibt es Ausbrüche bei Tieren, vor allem Schweinen und Vögeln. Solche Vogelgrippeausbrüche kommen in verschiedenen Regionen und völlig unterschiedlicher Größenordnung vor. Handelt es sich um hochpathogene Influenzaviren („highly pathogenic avian influenza", HPAI), so führt sie in Geflügelzuchtbetrieben etwa zu einem Tiersterben über Nacht. In den letzten Jahren hat eines dieser Geschehen, die A/H5N1-Ausbreitung in Südostasien, besondere Aufmerksamkeit erhalten. Der Keim geht nur bei hohen Infektionsdosen auf den Menschen über und ist normalerweise ein Problem derer, die Vögel züchten. Die großflächige Ausbreitung, die das Vogelgrippevirus A/H5N1 in den letzten Jahren in Südostasien erfahren hatte, führte zu der berechtigten Annahme, dass sich daraus bei Kozirkulation mit der saisonalen Influenza eine Pandemie entwickeln kann (Abb. 9.19).

Die Vogelgrippe hat in den Tropen keinen offensichtlich saisonalen Charakter, wohl aber in den gemäßigten Breiten, wo sie vor allem in den Wintermonaten vorkommt. Menschliche Infektionsfälle verliefen bislang in ca. 60 % tödlich, das Virus sprang aber nur in Einzelfällen von Mensch zu Mensch über.

Aus der historischen Erfahrung wissen wir, dass sich etwa alle 30 (11–52) Jahre eine Pandemie als weitere Influenza-typische Auftretensform entwickelt. Meistens, nicht aber 2009, ist sie mit einem Wechsel des in der saisonalen Grippe dominie-

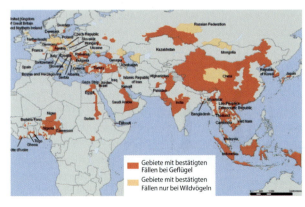

Abb. 9.19: Verbreitungskarte der A/H5N1-Vogelgrippe. Bestätigte Fälle bei Geflügel seit 2003. Quelle: WHO, International Travel and Health 2009, über www.who.int

renden Hämagglutinintyps verbunden. Eine Pandemie ist gekennzeichnet durch Mensch-zu-Mensch-Übertragung „zur Unzeit", also außerhalb der saisonalen Verbreitung, in mehr als einer WHO-Region. Sie muss, gerade zu Beginn, für Erkrankte nicht besonders folgenreich sein, baut sich aber zumeist in Wellen auf, in denen dann rund 30 % der Bevölkerung erkranken und 1–3 von 1000 Erkrankten versterben. Jede Pandemie zeigt ein besonderes Profil bei den hauptbetroffenen Gruppen in der Bevölkerung. Bei der Pandemie 2009 waren dies vor allem Schwangere.

Klinik. Die saisonale Influenza verläuft beim Menschen recht variabel. Vom asymptomatischen kurzfristigen Virusträgertum reicht das Spektrum über den klassischen Erkältungsinfekt bis hin zum schweren Verlauf mit Pneumonie und/oder Myokarditis. Rasch kommt es zur Virusvermehrung im Epithel des Atemwegssystems. Die befallenen Zellen sterben ab und hinterlassen große Wundflächen, auf die sich oft bakterielle Superinfektionen setzen. Zudem ist die Influenza kein respiratorischer Schleimhautinfekt, sondern kann per Zirkulation auch andere Organe befallen, eben zur Myokarditis, Viruspneumonie oder auch zur Enzephalitis führen. In Deutschland ereignen sich in Wintern mit viel Influenzaverbreitung im Vergleich zu solchen mit wenig (vgl. Abb. 9.18 mit der jährlich wechselnden Fallzahl) 8000–12 000 Todesfälle mehr, die man als Minimalwert für die influenzabedingten Todesfallzahlen annehmen muss. Die schweren Verläufe betreffen zumeist Personen über 60 Jahre und solche mit Grundkrankheiten, seien es kardiale, respiratorische oder solche des Stoffwechsels. Auch Kinder und Jugendliche sind mitunter betroffen. Die Behandlung besteht in der Gabe von Oseltamivir oder Zanamivir, der Antibiose bei gravierenden bakteriellen Infekten und ggf. intensivmedizinischer Therapie mit Beatmung, Unterstützung der Zirkulation etc. Beim Einsatz von Amantadin und Derivaten ist der Effekt wegen möglicher Resistenzen nicht sicher.

Im Falle der Pandemie liegt das Spektrum klinischer Folgen und des Versorgungsbedarfes ähnlich, doch kommen gegenüber der saisonalen Influenza die Überforderung des Gesundheitswesens und die Funktionsausfälle in der Gesellschaft durch zahllose Erkrankte und Verängstigte hinzu.

Prävention. Die saisonale Influenza kann durch Impfschutz mit rund 70%iger Wirksamkeit verhindert werden. Dazu wird dieser im Herbst einmal gegeben, wobei die StIKo hier die Indikation für Schwangere ab dem 2. Trimenon, für Personen ab 60 Jahre, für solche jeden Alters mit einer Grundkrankheit oder mit viel Publikumsverkehr formuliert. Beruflich im Risiko steht das Personal im Gesundheitswesen und in Sozialberufen, zumal viele Erkrankte und Pflegebedürftige ihre wesentlichen, infektionsrelevanten Außenkontakte nur über Pflege und Behandlung haben. Die Zusammensetzung des Impfstoffs umfasst stets zwei in der vorangegangenen Saison besonders intensiv zirkulierende Typ-A-Influenzaviren und einen bedeutsamen Typ B. Die Empfehlung zur Zusammensetzung spricht die WHO jeweils nach dem Winter für die Nord- und die Südhalbkugel getrennt aus. Die Impfstoffe enthalten, außer in den neueren attenuierten Lebendimpfstoffen zur nasalen Anwendung, immunogene Oberflächenanteile. Infektionstaugliches Virus ist natürlich nicht enthalten. Die häufige Klage von Geimpften, kurz darauf „dann doch eine Grippe bekommen" zu haben, ist ein Beobachtungsfehler. Die saisonale Influenza, wie oben dargestellt, zirkuliert nur in den ersten Wochen des jeweils neuen Jahres. Wenn also jemand im Oktober geimpft wird, kann er durchaus im November eine konventionelle Erkältung bekommen. Davor schützt die Impfung ja nicht, und eine Erkältung im November hat durchaus eine gewisse Wahrscheinlichkeit, bei Geimpften wie bei Nichtgeimpften.

Ein bekanntes reisemedizinisches Problem ist die mangelnde Verfügbarkeit der Südhalbkugelimpfstoffe im Norden. Die in manchen Jahren identisch zusammengesetzten Nordhalbkugelimpfstoffe wären zwar verfügbar, ihre ausgewiesene Haltbarkeit reicht aber oft nicht lange bis in den Nord-Sommer hinein. In jedem Falle ist dem Vielreisenden ein Impfschutz anzuempfehlen, da, wie erwähnt, Verkehrsmittel bekanntermaßen zur Infektion führen.

Für den Fall der Pandemie sollten Massenveranstaltungen vom Kino bis zum Fußballstadion und Verkehrsmittel (Flugzeug wie Zug oder Straßenbahn) soweit wie möglich gemieden werden. Handhygiene sollte exakt beachtet werden. Erstmals ist es 2009 auch gelungen, die Pandemie in statu nascendi zu studieren und in großem Maßstab Impfstoff gegen den verursachenden A/H1N1-Keim („Schweinegrippe") herzustellen. Wenn das Pandemievirus gegen Oseltamivir und Zanamivir empfindlich ist, so ist deren Einsatz zur Prophylaxe und zur Therapie möglich. Personen im Langzeitauslandsaufenthalt stehen einige dieser Schutzmethoden nicht zur Verfügung. Hier bleibt vor allem die Methode des „Einigelns" mit Reduktion der Außenkontakte, Verlagerung der Kommunikation auf Telefon und E-Mail sowie das Verfolgen der Nachrichtenlage als Schutzkonzept.

Internetadressen

- World Health Organization: www.who.int (insbesondere: International Travel and Health 2012)
- Auswärtiges Amt: www.diplo.de (insbesondere: Länder, Reisen und Sicherheit)
- Fachinformationen der Impfstoffhersteller, z. B. über www.fachinfo.de

Weiterführende Literatur

1 Cook GC, Zumla A: Manson´s Tropical Diseases, 21. edn. Philadelphia: Saunders, 2003.
2 López-Gigosos et al.: Effectiveness in prevention of traveler's diarrhea by an oral cholera vaccine WC/rBS. Travel Med Infect Dis 2007; 5: 380–384.
3 RKI: Infektionsepidemiologisches Jahrbuch meldepflichtiger Krankheiten für 2011. Berlin: RKI, 2012 (auch online über www.rki.de).

9 Infektionserkrankungen

4 Ständige Impfkommission (StIKo) am Robert-Koch-Institut: Empfehlungen der Ständigen Impfkommission, Epidemiologisches Bulletin Nr. 30, 30. Juli 2012.
5 Stiko: Hinweise für Ärzte zum Aufklärungsbedarf über mögliche unerwünschte Wirkungen bei Schutzimpfungen/Stand: 2007. Epidemiologisches Bulletin 25/2007 vom 22.06.2007. www.rki.de/cln_160/nn_264978/DE/Content/Infekt/Impfen/Nebenwirkungen/Anlagen/25__07,templateId=raw,property=publicationFile.pdf/25_07.pdf
6 Weinke et al.: Impfprophylaxe gegen ETEC-Reisediarrhoe und Cholera: Ist sie sinnvoll und für wen? Dt Med Wschr 2006; 131: 1660–1664.
7 Weißer K et al.: Verdachtsfälle von Impfkomplikationen nach dem Infektionsschutzgesetz und Verdachtsfälle von Nebenwirkungen (von Impfstoffen) nach dem Arzneimittelgesetz vom 01.01.2004 bis zum 31.12.2005 http://www.rki.de/cln_160/nn_199626/DE/Content/Infekt/Impfen/Nebenwirkungen/impfkompl-2004-2005__pdf,templateId=raw,property=publicationFile.pdf/impfkompl-2004-2005_pdf.pdf
8 WHO: International Health Regulations 2005, 2nd ed., Geneva 2008, S. 53. http://www.who.int/ihr/9789241596664/en/index.html

9.1.3 Infektionserkrankungen mit weiter Verbreitung vor allem außerhalb der Industriestaaten

Hepatitis A

Die Hepatitis A ist eine fäkal-oral übertragene Viruserkrankung, die zwar keine chronische, wohl aber eine unter Umständen lebensbedrohliche akute Leberentzündung hervorrufen kann. Sie ist außerhalb der Industriestaaten weit verbreitet.

Epidemiologie. Die Hepatitis A ist eine Erkrankung der mangelhaften Hygiene. Wo Klärwerke praktisch nicht existieren und Abwässer entweder unkontrolliert in der Nähe von Brunnen versickern oder in Oberflächengewässer eingeleitet werden, die gleichzeitig wieder zum Baden oder gar Wasserholen dienen, kann das mit dem Stuhl massenhaft ausgeschiedene Virus leicht von Erkrankten auf Empfängliche übergehen (Abb. 9.20). Schmierinfektionen (Haushaltsgeräte, Türklinken, Flächen, Wäsche, ungewaschene Hände) tun ein übriges (Abb. 9.21). Unter solchen Umständen werden Kinder oft in den ersten Lebensjahren infiziert. Da sie ohne oder mit nur

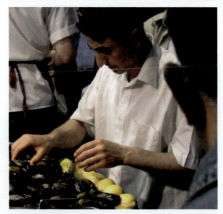

Abb. 9.20: Abwassereinleitung in Küstengewässer lässt auch Meeresfrüchte zur Hepatitis-A-Gefahr werden. Zitronensaft wirkt nicht dagegen. Foto: B. Rieke

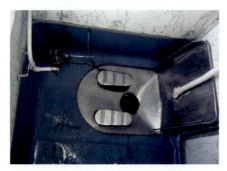

Abb. 9.21: Indische Zugtoilette als mögliche Quelle von Schmierinfektionen. Foto: B. Rieke

milder klinischer Symptomatik erkranken, bleibt das Ausmaß der Verbreitung unsichtbar und das öffentliche Gesundheitswesen wenig interessiert. Dies betrifft vor allem Entwicklungsländer, aber durchaus auch ärmere (ost-)europäische Staaten und Gegenden, in denen eine oberflächliche Ableitung von Abwässern wegen Permafrostböden unausweichlich ist (Grönland, Alaska, Nordwestkanada, Sibirien; Abb. 9.22).

Die andere stabile Situation ist die der Industriestaaten mit einem organisierten Abwasserentsorgungssystem und der Möglichkeit, Erkrankungen exakt zu diagnostizieren und zu isolieren. Hier ist der Normalzustand die Seronegativität auch von Erwachsenen.

Problematisch ist der Übergang von der einen zur anderen Situation, da es dann vorübergehend zu Ausbrüchen größeren Ausmaßes in einer zunehmend nicht mehr immunen Bevölkerung kommen kann. Diese Entwicklung hat sich in Deutschland in den 50er Jahren des vergangenen Jahrhunderts ereignet, sie charakterisiert heute einige Schwellenländer Südostasiens. Problematisch ist aber auch der individuelle Übergang von der einen zur anderen Grundsituation, wie ihn Reisende vollziehen. Dies betrifft zum einen das offensichtliche Erkrankungsrisiko vor allem für Erwachsene, zum anderen bei symptomloser Erkrankung reisender Kinder die Möglichkeit zur Streuung nach Rückkehr.

In Europa ist die Situation überraschend unterschiedlich. Dabei spielt eine Rolle, dass das öffentliche Gesundheitswesen der ost- und südosteuropäischen Staaten nach dem Zusammenbruch des Ostblocks stark geschwächt wurde und sich davon nur in

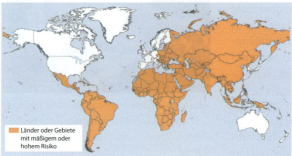

Abb. 9.22: Länder mit mäßigem und hohem Hepatitis-A-Risiko. Wegen Durchschnittsbildung über das gesamte Land sind die Risiken in Alaska, N-Kanada und Grönland nicht dargestellt. Mod. nach WHO International Travel and Health 2012, über www.who.int

unterschiedlichem Maße erholt hat. Auch kann die Gleichwertigkeit von Meldezahlen nur mit Zurückhaltung unterstellt werden. Am höchsten sind die Inzidenzen in Bulgarien und Rumänien. In Deutschland, das innerhalb der EU in etwa im Mittelfeld der Inzidenzen liegt, berichtet das RKI in den letzten Jahren von jeweils rund 800–1000 Fällen, wobei die am meisten betroffene Altersgruppe zwischen 5 und 14 Jahren liegt. Sieht man auf die Verteilung im Jahresverlauf, so zeigt sich ein Anstieg nach den Sommerferien, der die Assoziation mit Auslandsreisen nahelegt (Abb. 9.23). Bei der Aufschlüsselung nach Infektionsländern wird deutlich, dass der größte Anteil der Infektionen in Deutschland erworben wird, wobei es sich oft um Folgefälle importierter Infektionen handeln dürfte (Tabelle 9.4). Dann wird die Türkei genannt. Bei Einzeldarstellungen findet sich häufig ein gewisses Muster dieser Fälle: Eine in Deutschland wohnende, aus der Türkei stammende Familie besucht mit ihren in Deutschland aufgewachsenen Kindern ein relativ dörfliches Ambiente in der Türkei, wo sich die Kinder infizieren und nach Rückkehr – selbst symptomlos – über Kindergärten und Krabbelgruppen den Infekt weitergeben, der dann an den erwachsenen Kontaktpersonen deutlich wird. Diese können dann v. a. bei Tätigkeit in Lebensmittelbetrieben (Bäckerei, Eisdiele) weitere Folgefälle hervorrufen.

Klinik. Nach der Infektion und dem Ablauf der Inkubationszeit von ca. 2–6 Wochen kommt es zu einem fieberhaften Bild mit unspezifischen Allgemeinsymptomen, Appetitlosigkeit und Abgeschlagenheit. Dies geht, oft unter klinischer Besserung, dann in die ikterische Phase über, die von Gelbverfärbung der Haut und der Skleren, von dunklem Urin („wie schwarzer Tee", „wie Cola") und auffallend hellem Stuhl gekennzeichnet ist. In dieser Situation liegt die Diagnose klinisch und ggf. aus der

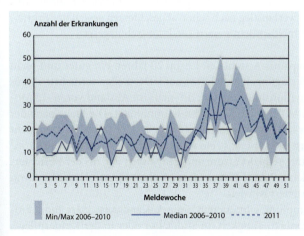

Abb. 9.23: Hepatitis-A-Meldungen im Jahresverlauf. Mod. nach RKI Infektionsepidemiologisches Jahrbuch meldepflichtiger Krankheiten für 2011, Berlin, 2012

Tabelle 9.4: Infektionsländer („Herkunftsländer") bei Hepatitis-A-Fällen in Deutschland. Quelle: RKI: Infektionsepidemiologisches Jahrbuch meldepflichtiger Krankheiten für 2011, Berlin, 2012

Infektionsland	Nennungen	Anteil [%]
Deutschland	565	70
Türkei	76	9
Ägypten	22	3
Marokko	14	2
Indien	10	1
Afghanistan	8	1
Spanien	8	1
Pakistan	8	1
Irak	7	1
Mexiko	5	1
Peru	5	1
Andere	79	10
Summe	**807**	**100**

Reiseanamnese nahe und kann mit IgM-Positivität bestätigt werden. Im weiteren Verlauf tritt anti-HAV-IgG hinzu und löst das IgM ab. Die Therapie ist unspezifisch, die resultierende Immunität dauert lebenslang. Schwere, auch tödliche Verläufe unter dem Bild eines akuten Leberversagens treffen vor allem ältere Personen, Patienten mit vorbestehenden Lebererkrankungen und auch Schwangere. Eine chronische Hepatitis A kommt nicht vor, wohl aber gelegentlich ein Wiederaufflammen der Entzündung mit Leberwertanstieg nach schon abgeschlossen geglaubter Erkrankung. Die Erkrankung ist meldepflichtig nach Infektionsschutzgesetz.

Prävention. Gegen die Hepatitis A steht seit knapp 20 Jahren ein guter und recht sicherer Impfschutz zur Verfügung. Inaktiviertes, auf HDC-Zellen vermehrtes Virus wird zweimal (in Kombinationsimpfung ggf. dreimal) im Abstand von 6–12 Monaten injiziert und vermittelt eine lang anhaltende Immunität. Die Frage nach der Verzichtbarkeit von Auffrischungen wird bereits gestellt. Der Impfschutz ist nicht völlig sicher. Zum einen ist bekannt, dass ein Body Mass Index von über 30 kg/m² die Titerhöhe nach Impfung reduziert, zum anderen wissen wir aus der Berichterstattung des RKI und anderen Publikationen, dass 1 % der Fälle von Hepatitis A von korrekt Geimpften beigesteuert wurden.

Für die Hepatitis-A-Impfung gibt es auch ohne Auslandsreise klare Indikationen, etwa bei Abwasserkontakt, Tätigkeit im Stuhllabor oder in der Kinderpflege.

Aber auch ein schweres Leberleiden oder ein risikobehaftetes Sexualverhalten sind Anlässe für die (krankenversicherungsrechtliche) Durchführung, ebenso die Gefährdung durch einen Erkrankten im Haushalt.

Erst recht sollte bei einer Reise in die dargestellten Risikogebiete geimpft werden. Die nach Einführung der Impfung gesunkenen Fallzahlen dürfen den Blick für die Gefährdung auch durch kurze Reisen nicht verstellen. Auch beim „Last-minute"-Impfling, der am Folgetag bereits fliegt, kann man durch Impfung eine Immunität erzeugen, da die Latenz bis zum Wirkungseintritt kürzer ist als die durchschnittliche Inkubationszeit.. Die früher zum Schutz gegen die Hepatitis A gegebenen Immunglobulinpräparate sind nicht mehr sinnvoll, zum einen wegen der geringeren anti-HAV-Konzentration heutiger Seren, zum anderen wegen der nur kurzen Wirkdauer des resultierenden Schutzes. Zudem sollte jedes Blutprodukt wegen der nie völlig auszuschließenden Infektionsgefährdung nur zurückhaltend angewandt werden.

Vor der Impfung ist die Frage zu stellen, ob der (erstmals) zu Impfende bereits Hepatitis-A-immun sein könnte. Dies ist dann möglich, wenn das Geburtsjahr vor 1950 liegt oder viele Jahre in einem Land mit stabiler Transmission verbracht wurden. Auch anamnestische Hinweise können helfen, wenn man den häufig angegebenen Ikterus neonatorum ignoriert. Gibt es eine realistische Chance auf eine z. B. inapparent durchgemachte Hepatitis A, so sollte zunächst anti-HAV getestet werden. Der Zusatznutzen eines solchen Verfahrens liegt in der Zusage einer lebenslangen Schutzwirkung bei infektionsbedingtem Antikörpernachweis.

Nicht ganz leicht zu stellen ist die Impfindikation bei Kindern. Schulkinder sollten einen Impfschutz nach den Kriterien erhalten, wie sie für Erwachsene gelten. Bei Vorschulkindern relativiert sich jedoch das Argument der Verhinderung einer Erkrankung, da in dieser Altersgruppe eine symptomlose Infektion mit der Folge eines lebenslangen Schutzes zu erwarten ist. Die Impfung erfolgt somit vor allem zum Schutze der Umgebung nach Rückkehr, wobei der berufliche Umgang mit Kleinkindern ja zumeist eine Impfindikation ist und die mitreisenden Eltern einen eigenen Schutz haben sollten. Entspricht das Reisemuster dem oben für die Türkei geschilderten Ablauf (sog. VFR-Reisen, „visiting friends and relatives"), so sollte schon ab etwa 2 Jahren geimpft werden. Bei Langzeitaufenthalten dagegen, also etwa der ausreisenden Entwicklungshelferfamilie, kann man die natürliche Infektion eher riskieren, da sie vermutlich komplett im Gastland abläuft.

Die Impfung mit monovalenten Impfstoffen erfordert nur einen Termin vor der Reise und einen weiteren nach einem halben bis einem Jahr. Auf die Verwendung von Kombinationsimpfstoffen (mit Hepatitis B, mit Typhus) sollte bei entsprechender Indikation geachtet werden, sie verändert Zahl und Abstand der Impftermine.

Fallbeispiel: Der Autor erinnert sich lebhaft seiner eigenen Hepatitis A, die ihn in Ghana noch vor Entwicklung der Impfung ereilte. Sie begann mit Inappetenz und Fieber, wobei der Malariatest negativ blieb. Nach wenigen Tagen trat ein Ikterus hinzu, begleitet von einer vorübergehenden Besserung. Da sich dann aber zunehmend Benommenheit und Blutungsneigung zeigten, wurde die Evakuierung nach Deutschland eingeleitet. Bei Krankenhausaufnahme lagen das Gesamtbilirubin bei 16 mg/dl, der Quick bei 16 %, die Transaminasen um 3500 U/l. Die mitausgereisten Kinder, damals 1, 3 und 5 Jahre alt, stellten sich bei der Rückkehreruntersuchung später als immun heraus, nur eines war für einen halben Tag klinisch beeinträchtigt und zeigte den typischen braunen Urin.

Hepatitis B

Die Hepatitis B ist eine virale Leberentzündung, die im Wesentlichen wegen des chronischen Verlaufs und seiner Folgeerkrankungen gefürchtet wird. Die Übertragung des hochinfektiösen Virus erfolgt über Blut und Sekrete. Trotz möglicher Schutzimpfung bleibt die Hepatitis B eines der größten Gesundheitsprobleme der Menschheit.

Epidemiologie. Die Virushepatitis B wird durch ein DNA-Virus hervorgerufen, das sich durch hohe Infektiosität und Resistenz gegen Umwelteinflüsse auszeichnet. Reservoir sind chronisch Infizierte, die es mit Schweiß und Speichel, Sperma und Vaginalsekret, Blut und Urin in infektionstauglicher Form ausscheiden. Die Übertragungswege ähneln daher denen von HIV, wobei die Infektiosität von Hepatitis B in gleichen Situationen rund 100-mal höher liegt, und Wege, die im Zusammenhang mit HIV unwichtig sind, für die Hepatitis B von Bedeutung zu sein scheinen: Speichel am Glas, Küsse, die verwechselte Zahnbürste, der mehrere Tage alte Blutfleck auf dem Tisch oder in der Wäsche. Die Klärung der genauen Infektionsursache ist jedoch schwierig, da die lange Inkubationszeit und die oft nicht bemerkte initiale Infektion eine Nachforschung beeinträchtigen. Die häufigsten Übertragungswege sind somit:

- Sexualkontakte,
- Übertragung von der Mutter auf das Neugeborene während der Geburt,
- unqualifizierte medizinische Leistungen: ungetestete Transfusionen, unzureichend aufbereitete Injektionskanülen, Katheter, Naht- und Verbandsmaterialien, OP-Wäsche, ärztliche und zahnärztliche Instrumente (Abb. 9.24),
- Körperpflege im weitesten Sinne: Instrumente bei der (professionellen) Haar-, Haut- und Nagelpflege, Piercing, Tätowierungen,
- i.v.-Drogengebrauch,
- Erste-Hilfe-Leistungen ohne Handschuhe, Atemspende.

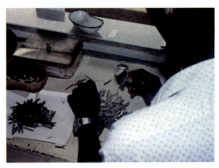

Abb. 9.24: Wiederaufbereitung von Kanülen, Spritzen und Lanzetten in einem afrikanischen Krankenhaus. Foto: B. Rieke

Weltweit sind nach WHO-Angaben 300 bis 400 Mio. Personen chronisch mit Hepatitis B infiziert (Abb. 9.25–9.27). Die wenigsten dieser Personen wissen von dieser Diagnose und von der Gefahr, die dies für die Kontaktpersonen in der Familie und am Arbeitsplatz bedeutet. Während man international die Zahl chronisch Infizierter auf 5–7 % der Allgemeinbevölkerung (auch Werte von über 20 % kommen vor!) schätzt, liegt diese Zahl in Deutschland bei etwa 0,4–0,7 % der Bevölkerung, immerhin also bei 350 000–500 000 Personen oder jeweils eine von 200 Personen. Modellrechnungen lassen auf 35 000–50 000 Neuinfektionen pro Jahr schließen. Da es eine Meldepflicht für Hepatitis B nur im Fall einer akuten Virushepatitis B gibt, sind die Meldedaten mit rund 1000 Fällen pro Jahr, 806 im Jahre 2011, wenig hilfreich. Man kann mit ihnen aber Schwerpunkte des Infektionsgeschehens identifizieren, wenn man die absoluten Zahlen nicht überbewertet. Die Herausforderung besteht im Auffinden der chronisch Infizierten zu deren Behandlung und zum Schutz vor Weiterverbreitung und in der Umsetzung allgemein präventiver Maßnahmen.

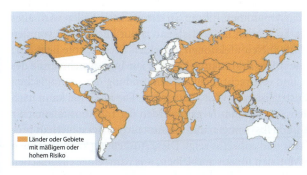

Abb. 9.25: Hochprävalenzregionen der Hepatitis B. Quelle: WHO: International Travel and Health 2012, über www.who.int

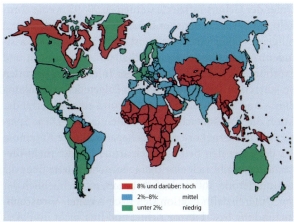

Abb. 9.26: Bevölkerungsanteil mit Marker der chronischen Hepatitis. Besonders betroffen sind indigene Bevölkerungsgruppen, die Inuit, die südamerikanischen Indios und, hier nicht dargestellt, die Aborigines Australiens, die dem Marker einst die Bezeichnung „Australia-Antigen" gaben. Aus: WHO 2002 [3]

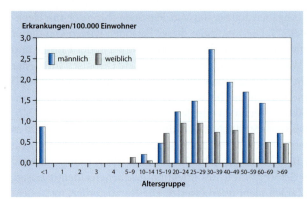

Abb. 9.27: Altersabhängige Inzidenz der (akuten) Hepatitis B. Mod. nach RKI, Infektionsepidemiologisches Jahrbuch meldepflichtiger Erkrankungen für 2011, Berlin, 2012

Klinik. Die Infektion verläuft typischerweise unbemerkt und kann nach einer Inkubationszeit von 2–6 Monaten zu einer akuten Hepatitis mit Transaminasenanstieg und milden Allgemeinsymptomen führen. In den meisten Fällen wird aber die Diagnose nicht gestellt. So werden in Deutschland ja nur knapp 1000 von den zu vermutenden 35 000–50 000 Neuinfektionen gemeldet. Diese Quote liegt dort noch viel niedriger, wo eine milde Erkrankung kaum je zur Inanspruchnahme des Gesundheitswesens führt und erst recht nicht zur Anwendung der serologischen Diagnostik, die in der industrialisierten Welt Standard ist. Die Infektion kann nach der akuten Phase ausheilen, was sich am Negativwerden der Infektiositätsmarker Hbe-Antigen, HBV-DNA und Hbs-Antigen und am Auftauchen der dauerhaft protektiven Antikörper anti-Hbc und anti-Hbs zeigt. Diese Ausheilung kann aber auch über den Zeitraum von 6 Monaten hinaus ausbleiben, was dann einer chronischen Hepatitis B entspricht. Die Rate, mit der diese Chronifizierung eintritt, ist unter anderem altersabhängig. Unter der Geburt Infizierte werden zu 90–95 % eine chronische Hepatitis B entwickeln, im Erwachsenenalter Infizierte zu rund 10 %. Damit wird auch klar, warum indigene Völker mit einer meist nicht professionell assistierten Geburt und fehlendem Zugang zu Schwangerschaftsuntersuchungen und Impfschutz von einer so exorbitant hohen Rate chronischer Infektionen betroffen sind. Gleichzeitig liegen die Jahrzehnte später auftretenden Folgen der Erkrankung im jungen Erwachsenenalter – und stellen nach WHO in rund einem Viertel der Fälle von neonataler Infektion die Todesursache dieser Patienten dar. Diese Spätfolgen sind im Wesentlichen die Leberzirrhose und das hepatozelluläre Karzinom (HCC), Erkrankungen also, die unter den Bedingungen armer Länder nicht therapierbar sind. In Industriestaaten ergibt sich eine therapeutische Palette über die Anwendung teils pegylierter Interferone, antiviraler Substanzen und schließlich der Lebertransplantation, deren Differenzialindikation sich nach Akuität, Virusreplikation und Zeichen der Entzündung bzw. Fibrose richtet und hier nicht im Fokus steht. Interessierte werden auf die Leitlinien und das Internetangebot etwa der Deutschen Leberstiftung und des Kompetenznetzes Hepatitis (www.deutsche-leberstiftung.de) verwiesen.

Ziel dieser Behandlung ist die Abmilderung der Infektionsfolgen und auch der Infektiosität. Eine Ausheilung kann als Ergebnis nicht zugesagt werden, sie tritt nur bei 5–10 % der Behandelten auf.

Prävention. Unter reisemedizinischen Aspekten ist die Hepatitis B im Wesentlichen eine sexuell und durch Blut übertragbare Krankheit. Die Wege der Prävention sind damit bereits deutlich. Sexualkontakte bergen ein vielfältiges Infektionsrisiko und sollten in Gegenden mit hoher Prävalenz für sexuell übertragbare Erkrankungen vermieden oder sicher(er) gestaltet werden. Hierzu wird auf den Abschnitt 9.4.7 dieses Buches verwiesen. Die unspezifische Vermeidung von Infektionen, besonders der Hepatitis B, im Rahmen medizinischer Eingriffe besteht in der Unfallprävention im Straßenverkehr und in der Freizeit, in der Erledigung anstehender Eingriffe (Zahnmedizin!) vor Abreise, der Vermeidung von Tätowierungen und Ähnlichem. Die Mitnahme von sterilem Injektionsmaterial kann in Einzelfällen hilfreich sein, sollte aber auch nicht überschätzt werden, da schon das Aufziehen von Medikamenten aus kontaminierten Mehrfachentnahmeflaschen (etwa Lokalanästhetika oder Lösungsmittel für Trockensubstanzen) nicht dadurch sicherer wird, dass es mit mitgebrachten Spritzen geschieht. Vielmehr sollte stets gefragt werden, warum ein Medikament gespritzt werden muss und ob es eine Alternative in Tablettenform gibt.

Eine besondere Brisanz erhält die Hepatitis B dadurch, dass klassische und innovative Leistungen der Medizin (z. B. Augenheilkunde, plastische Chirurgie) oder der Zahnmedizin (Implantate) inzwischen selbst zu zahlen sind. Somit eröffnet sich ein Wettbewerb mit Anbietern in Osteuropa, der Türkei und Südostasien, der eher über den Preis als über die für den Auftraggeber schwer durchschaubaren Qualitätsmerkmale geführt wird. Erhöhte Raten von Hepatitis-B-Übertragung sind in diesem Zusammenhang denkbar, aber schlecht zu belegen. Damit kann und soll die Leistungsfähigkeit von Zentren in diesen Ländern aber nicht pauschal abgewertet werden.

Die gezielte Hepatitis-B-Prävention besteht jedoch in der Impfung. Dazu werden bei Erwachsenen 10 bzw. 20 μg Hepatitis-B-surface-Antigen nach Herstellerangaben mindestens dreimal verabreicht. Die WHO empfiehlt seit 1989 eine Eingliederung in die Kinderimpfschemata, wobei, anders als in Deutschland praktiziert, auch in Niedrigrisikoländern Wert auf die Gabe der ersten Dosis in den ersten 24 Stunden nach Geburt gelegt wird, um die besonders folgenschwere Infektion von Neugeborenen zu verhindern (Abb. 9.28).

Die reisemedizinische Indikationsstellung beginnt insofern vernünftigerweise mit der Überprüfung, ob eine Standardimpfindikation nach STIKO (S, für Kinder und Jugendliche), eine berufliche (B, im Wesentlichen bei Tätigkeiten in Medizin

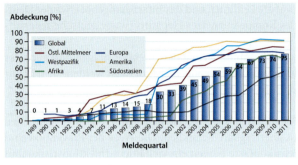

Abb. 9.28: Durchimpfungsraten für Hepatitis B (3 Dosen) global und in verschiedenen WHO-Regionen. Mod. nach WHO [4]

und Wohlfahrtspflege, aber auch Polizei, Justizvollzug, Ersthelfer im Betrieb, Katastrophenschutz) oder eine anderweitige Indikation (I) vorliegt. Letztere umfassen ein weites Spektrum, das von Erkrankungen der Leber über die Therapie mit Blut und Blutbestandteilen, bevorstehende große chirurgische Eingriffe und risikobehaftete Sexualpraktiken bis hin zum Kontakt zu chronisch Infizierten reicht.

Hinweis: Stellungnahme des Autors: Angesichts der Vielgestaltigkeit und zum Teil auch Unausweichlichkeit des Hepatitis-B-Risikos, der breiten Altersverteilung, der hohen Zahlen von Neuinfektionen und der unbefriedigenden Behandlungsergebnisse bei einer chronischen Infektion kann ich nicht verhehlen, dass ich die Klassifikation der Hepatitis-B-Impfung als Standardimpfung für die Gesamtbevölkerung (in Analogie zu Tetanus oder Diphtherie) für geboten erachte, so wie dies für Kinder und Jugendliche bereits der Fall ist. Viele indizierte Impfungen gegen diese Erkrankung unterbleiben vermutlich, weil es indiskret und entwürdigend ist, die zur Reiseberatung erschienenen Personen „aus heiterem Himmel" nach ihren sexuellen Präferenzen zu befragen.

Ergibt sich aus den Kriterien der Standard-, Indikations- oder beruflich begründeten Impfungen kein Grund für eine Durchführung, so ist nach den reisemedizinischen Argumenten im engeren Sinne zu fragen. Es wäre falsch, die Impfung nur dann geben zu wollen, wenn Sexualkontakte das offensichtliche oder offen eingestandene Reisemotiv darstellen, während man eine solche Gefährdung beim Geschäftsreisenden meint negieren zu können (vgl. hierzu die Kap. 9.4.7 und 11.5.2 über sexuell übertragbare Risiken und zu den Gesundheitsgefahren junger Freiwilliger im Ausland). Doch auch die Liste von Beispielen nichtsexueller Übertragungsmöglichkeiten ist lang: Der Kontakt eines instabilen Diabetikers zum Gesundheitswesen eines bereisten Entwicklungslandes gehört ebenso dazu wie die Rasur des

Kompaktinformation

StIKo-Indikationen (I) für Hepatitis-B-Impfungen
1. Patienten mit chronischer Nieren-(Dialyse)/Leberkrankheit/Krankheit mit Leberbeteiligung/häufiger Übertragung von Blut(bestandteilen, z. B. Hämophile), vor ausgedehntem chirurgischem Eingriff (z. B. unter Verwendung der Herz-Lungen-Maschine), HIV-Positive
2. Kontakt mit HBsAg-Träger in Familie/Wohngemeinschaft
3. Sexualkontakt zu HBsAg-Trägern bzw. Sexualverhalten mit hoher Infektionsgefährdung
4. Drogenabhängigkeit, längerer Gefängnisaufenthalt
5. Durch Kontakt mit HBsAg-Trägern in einer Gemeinschaft (Kindergärten, Kinderheime, Pflegestätten, Schulklassen, Spielgemeinschaften) gefährdete Personen
6. Patienten in psychiatrischen Einrichtungen oder Bewohner vergleichbarer Fürsorgeeinrichtungen für Menschen mit Verhaltensstörungen oder Zerebralschädigung sowie Personen in Behindertenwerkstätten

Quelle: StIKo-Empfehlungen, Epidemiologisches Bulletin 30/2012 vom 30. 07. 2012, über www.rki.de

---

Haupthaars mit Klingen bei Hunderttausenden im Rahmen des Hajj, der Austausch speichelbehafteter Lungenautomaten zwischen Tauchern (das Risiko wurde nie untersucht!) und der spontane Einfall, sich am Strand ein Tattoo oder ein Ohrloch stechen zu lassen. Somit sind gute Gründe für eine reisemedizinische Hepatitis-B-Impfung:

- die längere (über etwa 4 Wochen) oder wiederholte Reise in Länder oder Regionen mit mittlerer oder hoher Rate chronisch Hepatitis-B-Infizierter (vgl. Abb. 9.26), schlechtem allgemeinen Hygieneniveau, unzuverlässigem oder nicht flächendeckendem Gesundheitssystem und zu vermutenden Engpässen bei der Verfügbarkeit von Sterilmaterial,
- die durch eine Erkrankung oder Therapie(kontrolle) erforderliche oder wahrscheinliche Betreuung in einem solchen Gesundheitssystem, etwa bei Diabetikern, Cumarinbehandelten, Tumorpatienten,
- Reise mit dem Ziel, invasive medizinische Leistungen vornehmen zu lassen,
- medizinische oder soziale Arbeit in einem Gastland unabhängig vom Ausmaß der Hepatitis-B-Prävalenz,

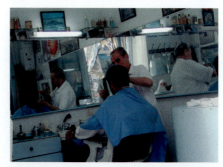

Abb. 9.29: Eine Hepatitis-B-Übertragung ist überall dort möglich, wo es zu kleinen Verletzungen kommen kann. Foto: B. Rieke

- Ausübung von verletzungsträchtigen Tätigkeiten, insbesondere von Risikosportarten, im Gastland,
- eingestandenes „Nicht-nein-sagen-Können" zu ungeschützten Sexualkontakten, exzessivem und damit unfallgefährlichem Alkoholkonsum, i.v.-Drogenkonsum oder zu Piercings/Tattoos.

Die Kriterien machen das weite Spektrum und die Schwierigkeit der adäquaten Thematisierung deutlich.

Die reisemedizinische Impfung erfordert ebenfalls die dreimalige Injektion einer altersentsprechenden Dosis von Impfstoff, wobei nach der zweiten Impfdosis mit einem kurzfristigen, nach der dritten mit einem dauerhaften Impfschutz gerechnet werden kann. Auf die Verwendung von Kombinationsimpfstoffen (mit Hepatitis A bzw. für das erste Lebensjahr mit 4 oder 5 weiteren Antigenen) sollte bei entsprechender Indikation geachtet werden. Auf die Applikation an korrekter Stelle, also in den M. deltoideus, nicht in den M. glutaeus, ist ebenfalls zu achten, da sie für den Impferfolg relevant ist. Ohnehin führt die Impfung nicht immer zu einem messbaren Antikörpertiter. Streng genommen ist das Ziel der Impfung die Induktion eines immunologischen Gedächtnisses, was aber nicht direkt zu testen ist. Risikofaktoren für das Ausbleiben einer (messbaren) Immunantwort sind vor allem das Alter bei Impfung, jedoch auch Übergewicht, Nikotinkonsum, Begleiterkrankungen – und eben der Injektionsort.

Aus den genannten Gründen erscheint es sinnvoll, das Entstehen des Antikörpers zu kontrollieren, wenn dies medizinisch gesehen unsicher ist oder rechtlich gesehen nachgewiesen werden sollte. Der erste Fall tritt vor allem bei immunsuppressiver Erkrankung oder Therapie, bei HIV-Infektion oder vor Dialyse sowie bei

Tabelle 9.5: Anti-Hbs-Serokonversionsraten nach Hepatitis-B-Impfung in %. Aus: WHO: Hepatitis B, Genf 2002, www.who.int/csr/disease/hepatitis/HepatitisB_whocdscsrlyo2002_2.pdf

Neugeborene	> 95 %
2–19 Jahre	~ 99 %
20–29 Jahre	~ 95 %
30–39 Jahre	~ 90 %
40–49 Jahre	~ 95 %
50–59 Jahre	~ 70 %
> 59 Jahre	~ 50 %
Patienten mit Nierenschaden, HIV-Infektion, andere Immunsupprimierte	50–70 %
Patienten mit Lebererkrankung	60–70 %

Haushaltskontakten chronisch Infizierter auf – oder eben bei einem Impfalter von über 40 Jahren, der zweite bei beruflicher Impfindikation. Dazu wird 4–6 Wochen nach der letzten Injektion der Grundimmunisierung anti-Hbs bestimmt. Der Impfschutz ist ab 10 IU/l gegeben, ein 10-Jahres-Langzeitschutz ab 100 IU/l. Unterschreitet der Wert danach die 100 IU/l, so wird nachgeimpft. Ist keinerlei Antikörperreaktion entstanden („non-responder"), so wird nachgeimpft und jeweils nach 4–6 Wochen nachkontrolliert, bis maximal 6 Impfungen gegeben wurden. Manchmal werden die 5. und die 6. Impfung zu einer doppelt dosierten 5. zusammengezogen. Ist auch danach kein Antikörper entstanden, so wird nicht weiter gegen Hepatitis B geimpft. Diese Personen haben dennoch einen statistisch nachweisbaren Schutz gegen die chronische Hepatitis B. Die Rolle eines neuen, adjuvanshaltigen Impfstoffes gegen die Hepatitis B in der Immunisierung von Non-Respondern ist zurzeit noch nicht geklärt.

Die lange Inkubationszeit der Hepatitis B bietet auch die Möglichkeit zur postexpositionellen Impfung, was hier aber nur am Rande erwähnt werden soll.

Typhus

Der Typhus (engl. „typhoid fever", das englische „typhus" bedeutet Fleckfieber!) ist das Krankheitsbild, das von Salmonella enterica, Serovar Typhi (meist als S. Typhi bezeichnet) hervorgerufen wird, einer atypischen Salmonelle, die nicht eine Enteritis, sondern eine Sepsis mit zahlreichen organbezogenen Komplikationen hervorrufen kann.

Epidemiologie. Typhus ist weltweit verbreitet. Da die Erkrankung vor allem unter den Bedingungen schlechter Lebensmittel- und Küchenhygiene, warmer Umgebungstemperaturen, fehlender mikrobiologischer Diagnostik, inadäquater Antibiotikatherapie und häufiger immunsuppressiver Erkrankungen in der Bevölkerung vorkommt, sind die Wahrscheinlichkeiten für eine Erkrankung nicht gleichmäßig verteilt. Verlässliche Fallzahlen und die Einhaltung einer Falldefinition sind von vielen Ländern des Südens nicht zu erwarten, weswegen man indirekte Argumente wie die Infektionsländer von Reisenden zur Gefährdungsabschätzung heranzieht. Die WHO ging 2008 von rund 21 Mio. Fällen weltweit und von 1–4 % tödlichen Verläufen aus, was einer Inzidenz von 0,3 % entspricht. In einigen Ländern Asiens und Afrikas liegt dieser Wert jedoch beim Dreifachen, wobei die Letalität unter einfachen Verhältnissen 10 % erreicht. Besonders betroffen sind Schul- und Vorschulkinder.

In Deutschland liegen die Meldezahlen in den letzten Jahren zwischen 60 und 90 Fällen pro Jahr. Diese sind inzwischen – anders als noch in der Nachkriegszeit – überwiegend importiert. Zu Todesfällen kam es bei den 59 Fällen des Jahres 2011 nicht. Während die Inzidenz, wie das RKI betont, noch 1951 bei 10,6/100 000 Einwohnern lag, so liegt sie jetzt seit Jahren unter 0,1. Für die Inlandsfälle kann man dies auf

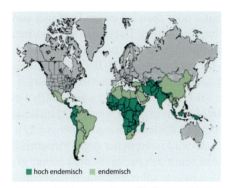

Abb. 9.30: Verbreitungskarte für Typhus. Die Andenstaaten, das tropische Afrika und Südasien sind besonders betroffen. Quelle: sprojects.mmi.mcgill.ca/tropmed/disease/typhoid/geo.htm

hygienische Verbesserungen, eine intensivere mikrobiologische und epidemiologische Abklärung von Krankheitsfällen und eine Überwachung von Lebensmittelbetrieben durch den öffentlichen Gesundheitsdienst zurückführen. Die Infektionszahlen unter Reisenden mögen durchaus aufgrund der Verbreitung der Impfung gegen Typhus gesunken sein.

Klinik. Das verursachende gramnegative Stäbchen befällt nur den Menschen und führt in etwa 3 % der Infektionsfälle zu einem chronischen Ausscheidertum. Solche Dauerausscheider führen vor allem zu Folgefällen, wenn sie in Küchenzelten bei Trekking/Expeditionen, Großküchen, im Restaurant, an Imbissbuden, in der Lebensmittelindustrie oder ähnlichen „strategischen Punkten" arbeiten. Mit Stuhl kontaminiertes Wasser oder Lebensmittel führen zur Infektion. Wegen der großen Säuresensibilität ist dafür eine hohe Keimzahl erforderlich, was besonders leicht durch Anwachsen der Salmonellen auf halbwarmen Speisen „gelingt". Daher sind Personen nach Magenresektion oder unter säurehemmender Therapie besonders anfällig für eine Infektion. Typhussalmonellen, die den Magen überwunden haben, dringen in den Körper ein und vermehren sich in Makrophagen. Für das Eindringen in die Zellen scheint das Vi-Antigen bedeutsam zu sein, ein Oberflächenpolysaccharid des Keims.

Es kommt daraufhin nach einer Inkubationszeit von 5–21 Tagen zu einem hochfieberhaften Krankheitsbild, das durch eine fieberinadäquat langsame Herzfrequenz, Benommenheit („typhos" heißt Nebel!) und durch Roseolen auf der Bauchhaut gekennzeichnet ist, dies sind „Nester" von mit der Zirkulation dorthin transportierten Salmonellen. Hinzu kommen charakteristische Laborbefunde (hohes CRP bei niedrigen Leukozyten und praktisch fehlenden Eosinophilen) und variable Zeichen der Störung von Organfunktionen, vom Husten über Hirnnervenausfälle (oft Hörminderung) zu Rhythmusstörungen. Die Milz ist groß und vulnerabel. Durchfall ist in dieser Frühphase nicht zu erwarten. Sekundär kommt es dann zur Keimausscheidung über Leber und Gallenkapillaren in den Darm. Hier setzt eine heftige Entzündung der Peyer'schen Plaques ein, des Lymphsystems der Darmwand. Diese können Blutgefäße eröffnen oder nekrotisch werden und damit zu peranalen Blutungen oder Darmperforationen führen. Gegen Ende der akuten Krankheitsphase kommt es zum typischen „Erbsbreistuhl", der somit zur Diagnose

Tabelle 9.6: Infektionsländer der 2011 gemeldeten Typhusfälle. Aus: RKI: Infektionsepidemiologisches Jahrbuch meldepflichtiger Krankheiten für 2011, Berlin 2012

Infektionsland	Nennungen	Anteil [%]
Indien	35	57
Pakistan	10	16
Deutschland	4	7
Bangladesch	3	5
Türkei	3	5
Peru	1	2
Sri Lanka	1	2
Ghana	1	2
Irak	1	2
Kenia	1	2
Andere	1	2

wenig beiträgt. In der Frühphase ist die Diagnose am besten aus der Blutkultur zu stellen, es folgen später Stuhlkultur und Serologie. In vielen tropischen Ländern stehen mikrobiologische Verfahren jedoch nicht zur Verfügung, weswegen man oft die veraltete Weil-Felix-Reaktion macht und wegen hoher Hintergrundpositivität in der Bevölkerung die Diagnose tendenziell zu oft stellt. Die Therapie besteht, neben supportiven Maßnahmen und, wenn nötig, chirurgischer Intervention, in der Gabe von Antibiotika, oft in Kombination, wobei ein Partner meist ein Gyrasehemmer ist. Chloramphenicol und Cotrimoxazol, die klassischen Therapien armer Länder, sind heute meist nicht mehr erfolgversprechend. Nach überstandener Akutphase sind Abszessbildungen eine häufige Komplikation, zu denen es in Knochen, aber auch in Gelenken und serösen Höhlen kommen kann, gerade beim Vorliegen einer immunsuppressiven Erkrankung.

Die Erkrankung und der Erregernachweis sind meldepflichtig nach Infektionsschutzgesetz.

Fallbeispiel: Eine 25-jährige BWL-Studentin verbringt nach dem Examen einen einwöchigen Urlaub in Hurghada/Ägypten. Sie will nur ausspannen, ein bisschen Schnorcheln, unternimmt nichts Besonderes. Eine Woche nach Rückkehr erkrankt sie schwer mit hohem, kontinuierlichem Fieber und Doppelbildern. Sie reagiert nur verzögert auf Aufforderungen, wird bradykard bis um 30/min. Eine Malaria wird wegen anderer Reisen und einer Splenomegalie ebenso ausgeschlossen wie per Lumbalpunktion eine Meningitis. In der Blutkultur finden sich Salmonella Typhi. Sie liegt einige Tage unter Isolationsbedingungen auf der Intensivstation und wird nach Antibiogramm über 3 Wochen mit Ciprofloxacin und Amoxicillin behandelt.

III Gesundheitsrisiken im Gastland

Prävention. Die wichtigste Maßnahme der Vorbeugung ist die Einhaltung der Hygieneregeln rund um Lebensmittel, Gefäße, Flächen und Textilien in der Küche. Lebensmittel von einer Temperatur nahe 37 °C, dem Wachstumsoptimum der Salmonellen, sind stets ein Problem. Hände müssen oft gewaschen werden, zumindest aber nach dem Toilettenbesuch und vor dem Essen. Wer Mahlzeiten „einkauft", sollte sich für die Qualität auch dieser Rahmenbedingungen interessieren. Für einen Imbissbudenbesitzer ist der Gang zur „Toilette" am Rande eines überfüllten Marktes stets ein Problem, schon aus Sorge um die Kasse. So findet das Absetzen von Stuhl in Eile hinter dem Busch, in einer Häuserruine oder an einem Abwasserkanal statt, wo eine gründliche Reinigung der Hände nicht möglich ist. Da bleibt vielfach nur der Griff zum Allzwecktuch am Stand, das dann wieder bei der Reinigung von Flächen und Töpfen dienlich ist.

Weiteres Schutzprinzip ist die Impfung, die in zwei Formen möglich ist. Seit 1983 verfügbar ist die Schluckimpfung mit Typhussalmonellen des Stammes Ty21a, die bei dreimaliger (Empfehlung in den USA und Kanada: viermaliger) Einnahme eine Schleimhautimmunität induziert. Sie ist eine Lebendimpfung, deren Erfolg bei gleichzeitiger Einnahme von Antibiotika oder von Proguanil gefährdet ist. Für die Abstandsregel zu anderen, injizierten Lebendimpfungen ist die Typhusschluckimpfung jedoch nicht bedeutsam. Zu beachten ist, dass der Stuhl vorübergehend positiv für (Impf-)Salmonellen wird. Unterschiedliche Angaben finden sich zur Dauer des Schutzes. Wahrscheinlich sind 12 Monate realistisch, Effekte bis 3, ja 5 Jahre nach der Impfung sind bei kontinuierlichem Auslandsaufenthalt nachgewiesen, wobei möglicherweise „natürliche" Salmonelleninfektionen so etwas wie eine Booster-Funktion übernehmen. Die Schutzquote liegt bei 60–70 %.

Weiter kann man mit einer 1994 eingeführten Impfung Antikörper gegen das Vi-Antigen induzieren, wenn man dieses injiziert. Da es sich um ein Polysaccharid handelt, führt die Impfung zu einer nicht boosterfähigen Immunantwort. Somit muss das Antigen nur einmal gegeben werden, der Schutz wirkt aber auch nur für 3 (bis 5) Jahre und erreicht ebenfalls nur rund 60–70 % Effektivität. Zudem kann man Kinder unter 2 Jahren nicht wirksam impfen. Die Injektionsimpfung wird auch in Kombination mit der Hepatitis-A-Impfung angeboten, was gegenüber der Gabe von Einzelimpfstoffen keine Nachteile hinsichtlich der Immunantworten hat.

Die Indikationsstellung ist nicht ganz leicht und – wie die Bewertung von Gefahren allgemein – auch von subjektiven Aspekten abhängig. Es ist üblich, die Impfung vor allem „Rucksacktouristen" nahezulegen. Das Fallbeispiel zeigt jedoch, dass der Typhus durchaus nicht nur diese trifft. Inzwischen erkranken in Deutschland zwar deutlich weniger Personen als früher, was auch an der Impfung liegen mag. Die klinischen Konsequenzen der Erkrankung sind jedoch ungleich höher als beispielsweise bei der Cholera, die von den Reisenden eher zu sehr gefürchtet wird. Die Indikation für die Typhusimpfung ist eindeutig bei Personen,

- die im Gastland weitgehend wie Einheimische reisen („Rucksackreisende"),
- die bei Mahlzeiten „experimentierfreudig" sind und sich auch an kleinen Imbissbuden verpflegen würden,
- die zu längeren Aufenthalten (1–2 Monate oder mehr) aufbrechen,
- die sich in Sozial- oder medizinischen Projekten engagieren oder in Katastrophensituationen helfen, wenn dies in einem Land mit hohem Typhusvorkommen geschieht.

Tollwut

Die Tollwut (engl.: rabies) ist eine seltene, aber bei Ausbruch praktisch stets tödlich verlaufende virale Enzephalitis, deren Erreger durch Kontamination von (Biss-)Wunden mit dem Speichel tollwütiger Tiere – selten auch Menschen – übertragen wird.

Epidemiologie. Tollwut ist unter Wild- und Haustieren in großen Teilen der Welt eine eher häufige Infektion. Grundsätzlich können alle Warmblüter sich mit Tollwut infizieren, die individuellen Anfälligkeiten variieren stark. Für den Menschen sind je nach Fauna Füchse (Europa), Waschbären (Nordamerika), Hunde (Afrika, Süd- und Südostasien) und Fledermäuse (Südamerika) von besonderer Bedeutung. 99% aller menschlichen Tollwutfälle gehen nach WHO-Angaben von Hunden aus, die oft auch das Bindeglied zwischen dem Geschehen unter Wildtieren und dem Menschen bilden. Nur wenige Inseln (Großbritannien, Japan, Neuseeland) gelten als tollwutfrei, wobei die Definition dieser Tollwutfreiheit („keine Tollwut bei terrestrischen Tieren") große Lücken lässt, wenn etwa tollwütige Fledermäuse (in Schottland, aber auch in Berlin 2008) nicht als terrestrische Tiere zählen. Bekannt sind die hohen Zahlen in Indien mit über einer Million Impfungen nach Bissen und inzwischen rund 20 000 Todesfällen pro Jahr. Die WHO hat jedoch in einer Bewertung der Situation Ende 2007 darauf hingewiesen, dass die sich daraus errechnende Gefährdung der Bevölkerung in Indien (2 Todesfälle auf 100 000 Einwohner im Jahr) dennoch deutlich unter der in tropisch-afrikanischen Ländern (4/100 000) liegt.

Die Karte (s. Abb. 9.35) weist nun erstmals Neuseeland als einzig „wirklich" tollwutfreies Land der Erde aus und unterscheidet zwischen aus-

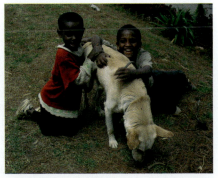

Abb. 9.31: Ungeimpfte Haushunde können nach einer Beißerei auf der Straße die Tollwut streunender Hunde direkt in die Familie bringen. Foto: B. Rieke

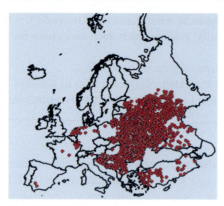

Abb. 9.32: Wildtollwutvorkommen in Europa 2011. (© Friedrich Löffler Institut)

schließlichem Fledermaustollwutvorkommen (Westeuropa, Australien, Papua Neuguinea) und Tollwutvorkommen auch bei anderen Tieren.

Die Situation in Europa ist recht heterogen. Da die menschlichen Fälle zu sporadisch für eine statistische Aussage sind, kommt der Beobachtung der Wildtollwut eine besondere Rolle zu. Hierbei treten jedoch große Ost-West-Unterschiede zutage (Abb. 9.32).

Die Fallzahlen in Deutschland sind niedrig, da es sich inzwischen – außer nach Fledermauskontakt – nur noch um importierte Fälle handelt. Durch Immunisierung der Fuchspopulation ist die Zirkulation unter Wildtieren unterbunden worden, durch Impfung der Haushunde die Verbindung zwischen Wildtollwut und dem Menschen unterbrochen. In den letzten Jahren gab es keinen Fall, in den Jahren zuvor zumeist jeweils einen, wobei 2005 im Gefolge der Transplantation von Organen einer an noch nicht diagnostizierter Tollwut verstorbenen Frau 3 Organempfänger an der Tollwut verstarben.

Klinik. Tollwutviren sind relativ große Rhabdoviren aus dem Genus Lyssavirus und haben die Form eines Projektils. Ihr Glykoprotein G induziert eine Immunantwort, die die verschiedenen Unterarten des Virus umfasst. Wird ein Mensch gebissen, so liegt das im Speichel eines tollwütigen Hundes etwa enthaltene Virus im Gewebe und Wundbereich. Dort kann es von Nerven aufgenommen werden und wandert dann mit der axonalen Zytoplasmazirkulation ins Zentralnervensystem. Hier löst es eine virale Enzephalitis aus und wandert auch nach peripher, vor allem in den Hirnnerven, und erscheint in der Kornea, im Speichel, aber auch in der nuchalen Haut. Zu einer Virämie kommt es nicht.

Die Inkubationszeit variiert zwischen ca. 2 Wochen und mehreren Jahren und hängt auch von der Distanz zwischen Bisswunde und ZNS ab, weswegen Inkubationszeiten bei Kindern zumeist kürzer sind. Das Virus führt aber auch an anderen Stellen im Körper zu Entzündungen, etwa zu einer Myokarditis. Klinisch kommt es im Rahmen des Prodromalstadiums zu Taubheitsgefühl und Kribbeln im Bereich der dann meist schon wieder verheilten Wunde. Es kommen Bewegungsstörungen, Kopfschmerzen, Lichtscheu hinzu. Die Enzephalitis generalisiert mit Verhaltensauffälligkeiten wie Aggressivität oder scheuem Rückzug („stille Wut"). Als unverwechselbare Zeichen kommen Wind- und Wasserscheu hinzu, also die Auslösung von Abwehrreaktionen und schließlich Krämpfen durch Wind, Durchzug, einen laufenden Ventilator, Trink- und Waschwasser, Infusionen u. Ä. Die Schlingkrämpfe beim Anblick von Wasser führen auch dazu, dass der Speichel nicht mehr verschluckt werden kann und abtropft. Bei erhaltenem Bewusstsein tritt schließlich nach einer Woche der Tod durch Atemlähmung ein. Die Diagnose wird durch elektronenoptischen oder PCR-Virusnachweis aus Probenmaterial wie einem Kornea-Abklatschpräparat oder der nuchalen Haut gestellt. Posthum sind die Negri-Körperchen in der Gehirnsubstanz (Hirnstamm, Ammonshorn) diagnostisch für die Tollwut (Abb. 9.33, 9.34).

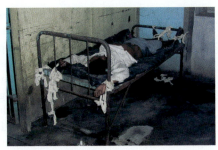

Abb. 9.33: Tollwutpatient in einem indischen Krankenhaus. Aus Sorge vor aggressiven Durchbrüchen ist er gefesselt. Foto: B. Rieke

Die Therapie ist rein symptomatisch und ohne kurativen Anspruch. Unter maximalem Einsatz von Hyperimmunglobulin, antiviralen Medikamenten, Beatmung und mehrwöchiger Intensivtherapie hat 2004 eine von einer Fledermaus gebissene Patientin überlebt, die bereits initiale Tollwutsymptome zeigte. Dies ist der erste gut dokumentierte solche Fall. Der Versuch, in einem anderen Fall das sog. „Wisconsin-Behandlungsschema" zu kopieren, führte nicht zum Erfolg.

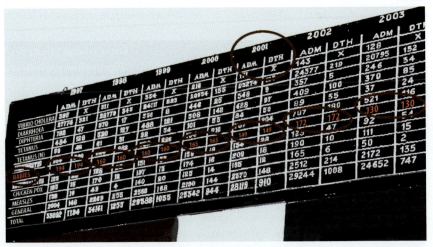

Abb. 9.34: Aufnahme- („ADM" für admission) und Todesfallstatistik („DTH" für death) in einem indischen Krankenhaus: Die Letalität der Tollwutfälle beträgt 100%. Beachte auch die weiteren vorkommenden Erkrankungen! Foto: B. Rieke

Wer von einem Wild- oder (nicht wirksam geimpften) Haustier gebissen wird, sollte die Wunde sofort mit Seife oder Shampoo und Wasser reinigen und chirurgisch kontrollieren lassen. Wegen der möglicherweise langen Inkubationszeit kann und sollte man versuchen, nach einem Biss mit Tollwutrisiko so schnell wie möglich eine Tollwutimmunität aufzubauen, wenn diese nicht schon besteht. Diese Postexpositionsprophylaxe erfordert in Abhängigkeit vom Expositionsgrad die Gabe einer Impfdosis (es gibt keine abweichende Kinderdosis) an den Tagen 0, 3, 7, 14 und 28. In anderen Ländern ist auch die Gabe von 2 Dosen am Tag 0, gefolgt von je 1 Dosis an Tag 7 und 14, üblich und von der WHO akzeptiert. Beim Expositionsgrad III, vereinfachend gesagt, sobald eine blutende Bisswunde vorliegt, sollte versucht werden, die im Gewebe liegenden Viren durch Tollwuthyperimmunglobulin zu neutralisieren, wovon möglichst viel von der Gesamtdosis von 20 IU pro kg Körpergewicht um die Wunde infiltriert und der Rest i.m. injiziert wird. Wer sich dagegen vor der Reise hat impfen lassen, benötigt zwar aus Sicherheitsgründen Nachimpfungen, nicht jedoch das Hyperimmunglobulin. Zudem ist der Zeitdruck geringer, so dass man weiter suchen kann, wenn man keinen Gewebekulturimpfstoff (kenntlich an den Bezeichnungen HDC- oder PCEC- oder Verozell-Vakzine) angeboten bekommt. Diese modernen Impfstoffe haben ein Nebenwirkungsprofil wie andere Totimpfstoffe auch, also im Wesentlichen Schmerzen und Schwellung an der Einstichstelle. Die Vorgänger, die sog. Hirngewebsimpfstoffe, die aus Preisgründen in armen Ländern oft aus-

Tabelle 9.7: Tollwutgefährdung und Konsequenz daraus bei Kontakt mit Wild- und Haustieren. Mod. nach WHO, Weekly Epidemiological Record 49/50, 7.12.2007 und StIKo: Epidemiologisches Bulletin 30/2012 vom 27.07.2012

Expositionsgrad	Definiert als	Erforderlicher Schutz des Ungeimpften vor Tollwut
I	Berühren oder Füttern von Tieren, Belecken der intakten Haut (somit keine Exposition), Berühren von Impfstoffködern	Keine Impfung
II	Knabbern an der unbedeckten Haut, kleine Kratzer oder Abschürfungen ohne Blutung, Belecken der nichtintakten Haut, Kontakt zur Flüssigkeit eines Impfstoffköders mit nichtintakter Haut	Postexpositionelle Impfung an den Tagen 0, 3, 7, 14 und 28, keine Gabe von Immunglobulin
III	Bisse oder Kratzer durch die Haut hindurch, Belecken von Hauteinrissen, Spritzer von Speichel auf Schleimhäuten durch Lecken oder Exposition gegenüber Fledermäusen, Kontamination von Schleimhäuten oder frischen Hautverletzungen durch die Flüssigkeit eines Impfstoffköders	Postexpositionelle Impfung an den Tagen 0, 3, 7, 14 und 28 mit Gabe von Immunglobulin

Tabelle 9.8: Behandlung der blutenden Verletzung mit Tollwutgefahr beim Geimpften und beim Ungeimpften im Vergleich

Sofortbehandlung des Tollwut-Expositionsgrades III (blutende Verletzung) beim	
zuvor nicht Geimpften	zuvor komplett Geimpften
Spülen der Wunde mit Seife, Shampoo oder Ähnlichem	
Chirurgische Wundrevision (Sehnenverletzungen etc?). Keine Wundnaht!	
Umgehende Impfung mit dem nächsterreichbaren Aktivimpfstoff. Wenn Gewebekulturimpfstoff erreichbar, dann Gabe an Tag 0 – 3 – 7 – 14 – 28.	Nachimpfung nur mit Gewebekultur-impfstoff zum frühestmöglichen Zeitpunkt (= Tag 0), dann am Tag 3. Wenn Grundimmunisierung über zwei Jahre alt, auch an Tag 7. (Abbruch der Impfung möglich, wenn Antikörperspiegel im NT oder RFFI über 0,5 IE/ml liegt)
Gabe von Tollwuthyperimmunglobulin 20 IU/kg KG rund um die Wunde, Rest i.m.	Entfällt

schließlich verfügbar sind, sind praktisch ungereinigte Suspensionen von Virus in dem Nervengewebe, in dem sie vermehrt wurden, also Schafs-, Mäuse- oder Kaninchenhirn. Das enthaltene Virus ist durch Phenolzusatz nicht mehr infektionstauglich. Meist sieht der Impfstoff gelblichweiß aus und wird in 5-ml-Mengen (das ist extrem viel für einen Impfstoff!) über 2 Wochen täglich in die Bauchdecke injiziert. Das im Impfstoff enthaltene Myelin kann schwere Reaktionen auslösen, bis hin zu Enzephalitiden und Todesfällen noch während der Impfserie. Dennoch sollte in der Abwesenheit besserer Versorgung mit dieser Impfserie begonnen werden, wenn man ungeimpft gebissen wird. Hyperimmunglobulin, das verspätet eintrifft, sollte noch bis zum 7. Tag des bereits laufenden Impfschemas nachgegeben werden. Wer einen tollwutgefährdenden Biss abbekommt, darf für 12 Monate kein Blut spenden. Eine Tollwutexposition ist meldepflichtig nach den Vorschriften des Infektionsschutzgesetzes.

In der Praxis stellt die korrekte Versorgung nach einem Biss für einen ungeimpft Reisenden in ein Entwicklungsland eine kaum lösbare Aufgabe dar. Zunächst muss er feststellen, dass er sich evtl. eine innerhalb weniger Wochen tödlich verlaufende, unheilbare Erkrankung zugezogen hat, dann das vielfach im Lande nicht erhältliche, teure und knappe Hyperimmunglobulin und schließlich einen qualitativ einwandfreien aktiven Impfstoff suchen, was alles noch am Tage des Bisses zu geschehen hat. Die angesichts des möglicherweise tödlichen Ausgangs erforderliche Konsequenz, notfalls auszureisen in ein besser versorgtes Land, bringen nur wenige Reisende auf. Es kann sinnvoll sein, das Callcenter einer Reisekrankenversicherung oder die Deutsche Botschaft im Gastland einzuschalten.

Prävention. Die wichtigste Maßnahme ist auf Seiten des Reisenden eine besondere Vorsicht im Umgang mit Tieren, also Affen, Hunden, Katzen, „zahmen" Wildtieren etc., wenn Wildtollwut bekannt und Impfprogramme für Hunde nicht machbar sind. Weitere Präventionsmethoden, wie der Abschuss von streunenden Hunden, Impfvorschriften für Tiere oder Importverbote, liegen nicht in der Macht des Reisenden. Tierbisse mit Tollwutgefährdung sind nach einer Abschätzung des Robert-Koch-Institutes bei 1–2 von 1000 Reisenden in tropische Länder zu erwarten. Im Grunde gibt es nur zwei Varianten, der Tollwutgefahr zu begegnen:
- konsequente Distanz zu Tieren und Verzicht auf die Impfung vor Reise im Vertrauen auf eine Möglichkeit zur korrekten Behandlung nach einem Biss oder
- Impfung vor Reise zur Vereinfachung der Situation nach einem Biss.

Daraus ergeben sich folgende Argumente für eine Impfung vor der Reise:
- Reise in ein Land mit deutlich schlechterer medizinischer Versorgung als in Westeuropa,
- längere Reise (über 4–6 Wochen),
- absehbar viele Wege zu Fuß („Rucksackreise", Sozialarbeit in Armenvierteln, Tätigkeit in der Land- und Forstwirtschaft, Zu-Fuß-Safari),
- vorhersehbarer Kontakt zu Tieren (Wildtieraufzuchtstationen, Jagd, Wachhunde an Wohn- oder Arbeitsstelle),
- hohe persönliche Affinität zu Tieren,
- Kinder wegen fehlendem Gefahrenbewusstsein, evtl. Verheimlichung von Tierbissen gerade wegen Verbots von Tierkontakten und der kurzen Inkubationszeit.

Die WHO ist in ihrer jüngsten Kartendarstellung (Abb. 9.35) vom bisherigen Schema abgewichen und kategorisiert die Länder jetzt nach
- kein Risiko (nur Neuseeland),
- niedriges Risiko (Westeuropa, Nordamerika, Australien): präexpositionelle Impfung nur bei absehbarem Kontakt zu Fledermäusen,

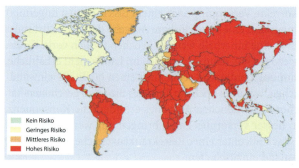

Abb. 9.35: Geografische Verbreitung des Tollwutrisikos. Quelle: WHO, International Travel and Health, 2012, über www.who.int

- mittleres Risiko (Grönland, einige osteuropäische, arabische und südamerikanische Länder): präexpositionelle Impfung bei absehbarem Kontakt zu Fledermäusen und anderen Wildtieren
- hohes Risiko (Asien, Afrika, Mittel- u,nd nördliches Südamerika): präexpositionelle Impfung bei absehbarem Kontakt zu Haustieren, besonders Hunden, und anderen möglichen Tollwut-Überträgern.

Wird eine Tollwutimpfung vor Reise durchgeführt, so geschieht dies an den Tagen 0 – 7 – 21 oder 28, nach Herstellerangaben muss für einen dauerhaften Schutz ggf. nach einem Jahr aufgefrischt werden. Dann besteht ein Schutz für zumindest 2–5 Jahre, der, z. B. anlässlich einer neuen Reise, auch mittels Serologie (NT, RFFI) überprüft werden kann, bei kontinuierlich hoher Exposition (Laborpersonal) wird ein Test in halbjährlichen Abständen empfohlen.

Weiterführende Literatur

1. RKI: Infektionsepidemiologisches Jahrbuch meldepflichtiger Krankheiten für 2011, Berlin 2012
2. StIKo: Empfehlungen der Ständigen Impfkommission (STIKO) am Robert-Koch-Institut, Stand: Juli 2012. Epidemiologisches Bulletin 30/2012 vom 30.07.2012, über www.rki.de
3. WHO: Hepatitis B, Genf 2002, http://www.who.int/csr/disease/hepatitis/HepatitisB_whocdscsrlyo2002_2.pdf
4. WHO: http://www.who.int/entity/immunization_monitoring/diseases/HepB_coverage.JPG
5. WHO: Vaccine Position Papers: über www.who.int/immunization/documents/positionpapers/en

9.1.4 Infektionserkrankungen mit regionaler Verbreitung

Frühsommer-Meningoenzephalitis (FSME)
Die Frühsommer-Meningoenzephalitis ist eine Zoonose durch Flaviviren, die mittels Zeckenbiss, gelegentlich auch durch Rohmilch infizierter Weidetiere, auf den Menschen übertragbar ist. Kontakt zur Natur in den betroffenen Gebieten ist eine klare Indikation zur Impfung, da die Erkrankung schwer verlaufen und neurologische Defizite hinterlassen kann.

Epidemiologie. Die Ausbreitung der FSME und ihrer beiden östlichen Varianten (der Sibirischen und der Fernöstlichen) ist auf ein annähernd bandförmiges Areal begrenzt, das sich von Mitteleuropa über Sibirien bis auf die Inseln im russisch-japanischen Grenzgebiet erstreckt. Hier ist die Infektion in Nagern, Weide- und Wildtieren heimisch, menschliche Infektionen sind eigentlich ein „Randphänomen" des Geschehens. Die Übertragung erfolgt normalerweise über Zeckenstiche, wobei in Mitteleuropa die Schildzecke Ixodes ricinus, in Russland Ixodes persulcatus

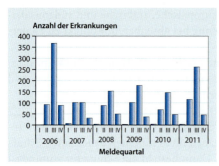

Abb. 9.36: Zahl der in Deutschland gemeldeten FSME-Fälle nach Quartal. Mod. nach RKI, Infektionsepidemiologisches Jahrbuch meldepflichtiger Krankheiten für 2011, Berlin, 2012

und im Baltikum beide gemeinsam verantwortlich sind. Zecken nehmen pro Entwicklungsstadium eine Blutmahlzeit zu sich, wobei die Infektion auf das Folgestadium und schließlich auf die Eier übergeht. Daher sind diese und die überwinternden Zecken das Virusreservoir (sog. „vertikale Transmission"). Ihr Hauptlebensraum sind Laubwälder und Bachläufe, Lichtungen und Waldränder, normalerweise unterhalb von 1500 m Höhe. Dort lassen sich die Vektoren von Tier und Mensch im Vorbeilaufen von der Vegetation abstreifen, wandern zu Prädilektionsstellen (Kniekehle, Leiste, Genitalbereich, Axillen, Haaransatz) und beginnen ihre Blutmahlzeit, die mit der Absonderung infektiösen Speichels beginnt. Der Ablauf ist insofern anders als bei der Lyme-Erkrankung oder Borreliose. Gelegentlich kommt es zur Infektion über Rohmilch und Produkte daraus, wenn Weidetiere gerade infiziert sind. Entsprechend den jahreszeitlichen Aktivitätsperioden der Vektoren treten die Erkrankungen ungleichmäßig über das Jahr verteilt auf, wie dies auch die in Deutschland berichteten Fälle zeigen (Abb. 9.36). Die Fallzahlen in Deutschland schwanken je nach den klimatischen Bedingungen zwischen 250 und 500 Fällen pro Jahr.

Deutlich höher liegen die Fallzahlen und auch die Inzidenzen in den osteuropäischen Ländern, insbesondere denen des Baltikums und in Russland. Bei der Interpretation dieser Zahlen im Verlauf ist jedoch zu berücksichtigen, dass sich die „objektive" Gefährdung darin nur modifiziert widerspiegelt. So gibt es Infektionen mit nur unspezifischer Symptomatik, die nie zur Diagnose führen dürften. Auch die mangelnde oder unregelmäßige Verfügbarkeit von Tests, etwa in einer sibirischen Kleinstadt, kann die Meldezahlen verfälschen. Andererseits verringert ein guter Impfschutz der Bevölkerung, etwa in Österreich, die Fallzahlen, was aber nicht eine Verringerung der Gefahr für einen Besucher bedeutet. Es gibt daher Bestrebungen, entweder serologische Ergebnisse an Wildtieren oder Infektionsraten unter von der Vegetation abgestreiften Zecken der Beurteilung zugrunde zu legen. Eine weitere Unsicherheit in der Beurteilung liegt in der gegenwärtigen Dynamik der Zeckenpopulationen nach Art, Zahl und Ausbreitung, die möglicherweise mit dem Klimawandel zusammenhängen.

Als Beratungsgrundlage geben wir hier aus der genannten Publikation von Süss in Eurosurveillance die Beschreibung der FSME-Risikogebiete verschiedener, vor allem europäischer Länder wieder (Abb. 9.37).

9 Infektionserkrankungen

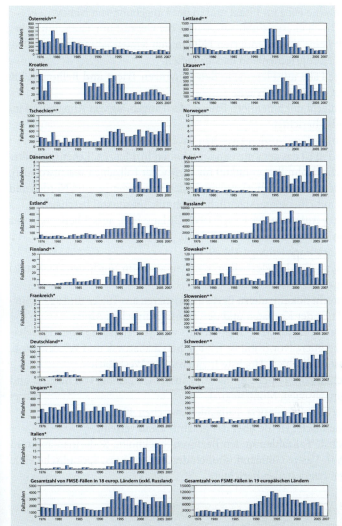

Abb. 9.37: Fallzahlen und Trends bei der FSME in verschiedenen europäischen Staaten. (m = Meldepflicht; *Mitgliedsstaat der Europäischen Union).
Quelle: Süss J: Eurosurveillance 2008; 13: 1–8

- Dänemark: Insel Bornholm betroffen. 2009 erste Infektionen auf Seeland.
- Deutschland: Bekannte Risikogebiete sind Bayern, Baden-Württemberg, einzelne Kreise in Hessen, Thüringen und Rheinland-Pfalz (s. Abb. 9.41). Einige Fälle auch außerhalb dieser Gebiete nachgewiesen.
- Estland: Betroffen ist das gesamte Land.
- Finnland: Betroffen sind im Wesentlichen die Inselwelt von Åland und Turku, Kokkola und Lappeenranta.

- Frankreich: einzelne Fälle im Elsass und in der Umgebung von Nancy.
- Griechenland: Nach älteren Publikationen ist die Gegend um Thessaloniki betroffen, jedoch keine dokumentierten Fälle in den letzten Jahren. Seropositive Blutspender in Nordgriechenland nachgewiesen.
- Italien: einzelne Fälle um Florenz, in den Provinzen Trient und Belluno. 2006 Ausweitung auf die Provinz Friaul.
- Kasachstan: schlecht dokumentiert. Fälle in der Umgebung von Almaty und im Osten des Landes berichtet.
- Kroatien: Naturherd im Norden zwischen Save und Drau.
- Lettland: Betroffen ist das gesamte Land mit hohen Inzidenzen. Lebensmittelbedingte Ausbrüche (Rohmilchprodukte) für ca. 5 % der Fallzahlen verantwortlich.
- Litauen: Betroffen ist das gesamte Land mit hohen Inzidenzen, v. a. im Norden und zentral. Lebensmittelbedingte Ausbrüche (Rohmilchprodukte) beschrieben.
- Norwegen: erstes Auftreten der FSME 1997. Bislang Fälle ausschließlich in der Umgebung von Tromøy im äußersten Süden.
- Österreich: s. Kartendarstellung (Abb. 9.38).
- Polen: FSME weitgehend landesweit präsent, vor allem im Nordosten (Bialystok) und im Grenzgebiet zu Tschechien.
- Rumänien: schlecht dokumentiert. Berichte existieren aus Tulcea und aus Transsylvanien am Fuße der Karpaten und der Transsylvanischen Alpen.
- Russland: breiter Korridor der FSME-Gefahr von St. Petersburg über Tscheljabinsk, Kazan, Tyumen, Nowosibirsk, Irkutsk bis Chabarowsk und Wladiwostok. Weltweit höchste Fallzahlen. Höchste Inzidenzen in Westsibirien.
- Serbien: schlecht dokumentiert. Einige Fälle in der Umgebung von Belgrad und an der Adria (inzwischen: Montenegro).
- Slowakei: schlecht dokumentiert. Fallzahlen zwischen 40 und 90/Jahr.
- Slowenien: endemische Herde über das gesamte Land verteilt.
- Schweden: höchste Fallzahlen in den Bezirken Stockholm, Södermanland und Uppsala. Auch in Västra Götaland, südlich des Vänern-Sees. Sporadische Fälle auch in anderen Landesteilen berichtet.

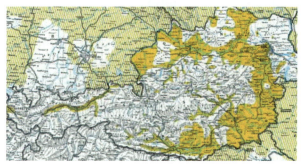

Abb. 9.38: Verbreitung der FSME in Österreich. Quelle: http://www.zecken.at/upload/medialibrary/Resizelmage.aspx67792.jpg

9 Infektionserkrankungen

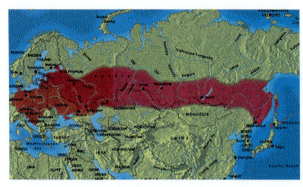

Abb. 9.39: Ausbreitung der FSME, der Sibirischen und der Fernöstlichen Variante von Europa bis Japan. Quelle: http://www.tbefacts.com/about-tick-borne-encephalitis.html

- Schweiz und Liechtenstein: Vor allem in den Kantonen Zürich, Thurgau, St. Gallen, Aargau, inzwischen auch Neuchâtel. Liechtenstein: Nähe Vaduz. Siehe Kartendarstellung (Abb. 9.40).
- Tschechien: FSME-Gefahr in allen Teilen des Landes. Auffallende Erkrankungshäufung in den letzten 4 Monaten des Jahres.
- Türkei: trotz publizierter Befunde über Seropositivität in Einzelfällen kein gesichertes Vorkommen der FSME.
- Ungarn: Betroffen sind große Areale im Westen des Landes, entlang der Donau und am Plattensee.
- Weißrußland, Bosnien, Moldawien, Albanien: schlecht dokumentiert. Hohe Infektionsrate unter Zecken und Risikogebiete im gesamten Land vermutet.
- China: Wegen fehlender Meldepflicht nur sporadische Daten. Betroffen sind Waldgebiete der Provinzen Jilin, Innere Mongolei, Heilongjian. Gelegentliche Berichte aus der Provinz Xinjiang Uygur im Nordwesten. Einzelberichte auch aus Yünnan und Tibet.

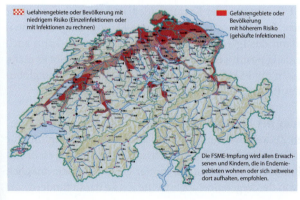

Abb. 9.40: Verbreitung der FSME in der Schweiz. Quelle: Nach T. Krech, Kreuzlingen, www.impf-dich.ch/1189/Endemiekarten.htm

- Japan: trotz Nachweis von FSME in der Fernöstlichen Variante (Oshima 5-10-Stamm) auf Hokkaido bislang nur ein autochthoner humaner Fall 1993 – und ein tödlich verlaufener, aus Österreich importierter.
- Mongolei: einzelne Fälle im Norden und in der Umgebung von Ulan Bator.
- Südkorea: Isolation des westeuropäischen FSME-Subtyps (!) aus Zecken und Mäusen, jedoch bislang kein autochthoner Erkrankungsfall.

Das ECDC hat 2012 eine Zusammenstellung von Meldewegen und -daten in EU und EFTA veröffentlicht, die für einige der betroffenen Länder auch detaillierte Risikokarten enthält (Quelle: European Centre for Disease Prevention and Control. Epidemiological situation of thick-borne encephalitis in the European Union and European Free Trade Association countries. Stockholm: ECDC, 2012).

Für Deutschland veröffentlicht das RKI jeweils im Frühjahr eine Karte der Risikogebiete auf Landkreisbasis, der eine Abschätzung des Erkrankungsrisikos im Kreis und seinen Nachbarkreisen zugrunde liegt. Wenn dies auch für beruflich in einem umgrenzten Areal Exponierte hilfreich ist, so sollte doch für Freizeitaktivitäten der Wohnbevölkerung und von Urlaubern unterstellt werden, dass diese nur selten auf einen Landkreis begrenzt sein dürften. Baden-Württemberg ist demnach vollständig, Bayern überwiegend betroffen. Tendenziell lässt sich im Verlauf der letzten Jahre eine gewisse Ausweitung des Areals nach Norden erkennen (Abb. 9.41).

Erkrankung. Klinisch entwickelt sich nur in etwa einem Drittel aller Infektionen nach 1–2 (–4) Wochen eine Symptomatik, die zunächst der eines unspezifischen Virusinfekts entspricht. Nur in einem Drittel dieser symptomatischen Fälle kommt es nach einer etwa einwöchigen Phase der Besserung zur ZNS-Infektion mit meningitischem, myelitischem oder enzephalitischem Verlauf – oder Mischbildern aus diesen. Anfälliger für neurologische Symptomatik scheinen Senioren zu sein, während andererseits (Vorschul-)Kinder weniger schwer erkranken. Es können Lähmungserscheinungen, Nackensteifigkeit, Sehstörungen und ähnliches resultieren. Residualschäden wie Lähmungen oder Krampfleiden sind möglich, Todesfälle vereinzelt (1 %) beschrieben. Zur Diagnostik dient in der (allerdings unspezifischen) ersten Phase eine PCR, dann der IgG- und IgM-Nachweis. Letzterer kann auch nach Impfung für eine Zeitlang positiv sein. Eine spezifische Therapie gibt es nicht. Die früher nach Zeckenbissen mit FSME-Infektionsrisiko gegebenen Immunglobulinpräparate sind wegen des Risikos einer Krankheitsverstärkung obsolet.

Prävention. Die Bekämpfung des Krankheitsgeschehens umfasst zum einen allgemeine Maßnahmen gegen Zeckenbisse und zum anderen die FSME-Impfung für Exponierte. Allgemeinmaßnahmen betreffen zunächst die Vermeidung einer Exposition gegenüber den Biotopen, was aber nicht immer gewünscht oder möglich ist. Weiter kann man die von der Vegetation abgestreifte Zecke daran hindern, zur

9 Infektionserkrankungen

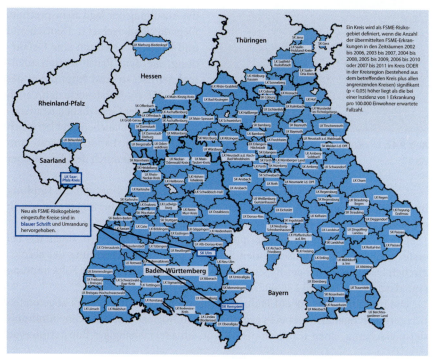

Abb. 9.41: Risikogebiete für die FSME in Deutschland. Mod. nach: RKI, Epidemiol. Bulletin 21/2012

Blutmahlzeit zu kommen. Dies geht etwa durch geeignete Kleidung, zumal wenn die Hosenbeine in die Strümpfe oder Schuhe gesteckt werden. In hoher Konzentration sind auch Repellenzien wirksam und können hierfür auch auf die Kleidung aufgetragen werden. Nach der Exposition ist es sinnvoll, die genannten Prädilektionsstellen auf Zecken abzusuchen und diese frühzeitig zu entfernen. Dazu sollten die Mundpartien der Zecke mit einer möglichst schmalen (Splitter-) Pinzette, einer Zecken-Karte mit V-förmigen Einkerbungen oder einer Fadenschlinge gefasst und herausgehebelt werden. Jeder Druck auf die weichen Partien der Zecke kann Mageninhalt in die Wunde befördern („Zahnpastatuben-Effekt"), was mehr noch als für die FSME eine Borrelieninfektionsgefahr heraufbeschwört.

Der spezifische Schutz besteht in der Impfung gegen die FSME, die gefährdeten Personen empfohlen wird. In Deutschland sind dies gemäß StIKo-Empfehlung als Indikationsimpfung Personen, die in Risikogebieten zeckenexponiert sind. Dies umfasst sowohl die Wohnbevölkerung als auch Urlauber, sofern sie Kontakt zu zeckenbesiedelten Naturräumen haben und sich dies während der Monate April bis November abspielt. Somit sind Wander- und Campingreisen, Bootstouren, aber auch

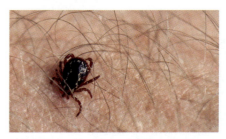

Abb. 9.42: Ixodes ricinus. Quelle: www.photos.com

die Ausübung der Jagd anzusprechen. Liegt das Risikogebiet in Deutschland und handelt es sich um eine Gefährdung, die dem Privatbereich zuzurechnen ist, so sind Impfungen gegen FSME für Versicherte dann auch Leistungen der Gesetzlichen Krankenversicherung. Daneben sind beruflich Exponierte im Labor, in Forst- und Landwirtschaft durch den Arbeitgeber zu schützen.

Als reisebedingt gilt die Impfung im Zusammenhang mit Auslandsreisen, wenn diese in der Übertragungssaison in die genannten Risikogebiete führen und eine Exposition wahrscheinlich ist.

Die Rolle der Impfung in einer postexpositionellen Situation ist wegen des bei erster Gabe verzögert einsetzenden Schutzes und der Erschwerung der serologischen Diagnostik eher gering, es sei denn, es handelt sich um eine Folgeimpfung (vgl. dazu StIKo, EpiBull 15/2007, S. 136).

Die Impfung wird mit auf Hühnerfibroblasten vermehrten, dann abgetöteten Erregern durchgeführt, wobei es gegenwärtig ein Normal- und ein Schnellimmunisierungsschema, einen Kinderimpfstoff und ein altersabhängiges Boosterintervall

Tabelle 9.9: Vorgehen bei irregulären Impfabständen. Quelle: Druckschrift Fa. ChironBehring Vaccines, undatiert. Zitiert nach: www.zeckeninfo.de

Kinder, Jugendliche, Erwachsene < 50 Jahre	Empfohlen	Erwachsene > 50 Jahre
> 1 Jahr nach der 1. Impfung vergangen	3 Impfungen (d. h. neue Grundimmunisierung durchführen)	1 Jahr nach 1. Impfung vergangen
< 5 Jahre nach der 2. Impfung vergangen	1 Impfung (Grundimmunisierung damit abgeschlossen)	< 3 Jahre nach 2. Impfung vergangen
> 5 Jahre nach der 2. Impfung vergangen	2 Impfungen, Mindestabstand 4 Wochen (Grundimmunisierung damit abgeschlossen)	> 3 Jahre nach 2. Impfung vergangen
< 10 Jahre nach der letzten Impfung der Grundimmunisierung vergangen	1 Impfung (weitere Auffrischimpfungen gemäß Fachinformation)	< 5 Jahre nach der letzten Impfung vergangen
> 10 Jahre nach der letzten Impfung der Grundimmunisierung vergangen	2 Impfungen (weitere Auffrischimpfungen gemäß Fachinformation)	> 5 Jahre nach der letzten Impfung vergangen

zu beachten gibt. Es werden 3 bzw. 4 altersentsprechende Dosen zur Grundimmunisierung appliziert, die dann nach 3 Jahren, danach bis zum Alter von 50 Jahren alle 5 Jahre aufgefrischt werden, anschließend alle 3 Jahre. Die Impfempfehlungen sind zudem in verschiedenen Staaten nicht deckungsgleich. Die Schutzwirkung ist gut, setzt aber nicht besonders schnell ein. Für Encepur® gibt es eine Empfehlung, wie mit für längere Zeit unterbrochenen und irregulären Impfserien umgegangen werden sollte. Wir geben sie hier wieder (Tabelle 9.9), weisen aber darauf hin, dass es sich um pragmatische Vorschläge, nicht aber um fachinformationskonforme Vorgehensweisen handelt. Daher sollte, wenn immer das geboten erscheint, eine serologische Erfolgskontrolle durchgeführt werden.

Das Beispiel Österreichs zeigt, wie sehr ein guter Impfschutz die Erkrankungsraten senken kann (Abb. 9.43). In Süddeutschland sind die Durchimpfungsraten dagegen wechselhaft, eher niedrig und nicht besonders kongruent mit den Risikogebieten, wie eine 2006 publizierte RKI-Erhebung ergab (Abb. 9.44).

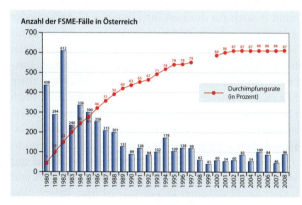

Abb. 9.43: FSME-Durchimpfungsraten und Reduktion des Krankheitsgeschehens in Österreich. Mod. nach http://www.zecken.at/Zecken.aspx_param_target_is_49687.v.aspx

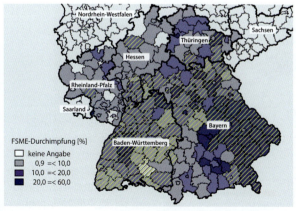

Abb. 9.44: FSME-Durchimpfung (max. 60%!) und Korrelation zum FSME-Risikogebiet (Schraffur). Mod. nach RKI, Epidemiologisches Bulletin 12/2006, S. 93

Japanische Enzephalitis

Die Japanische Enzephalitis (JE) ist eine vektorübertragene Flavivirusinfektion, die in Südostasien in ländlichen Gebieten bei Wasservögeln und Haustieren vorkommt, auf den Menschen übertragen werden kann und dann bei einer kleinen Zahl der Infizierten zu einer schweren Hirnsubstanzentzündung führt. Diese ist oft tödlich oder heilt mit schweren Defekten aus. Es gibt eine verbesserte und gut schützende Impfung.

Epidemiologie. Die Japanische Enzephalitis hat sich seit dem Zweiten Weltkrieg in Südostasien deutlich weiter ausgebreitet. Sie ging in den 90er Jahren des letzten Jahrhunderts auch auf Pakistan und den Norden Australiens über. Den gegenwärtigen Stand zeigt die Karte der WHO (Abb. 9.45). Das Virus wird von Mosquitos übertragen, wobei nachts und in der Dämmerung aktive Culex-Arten im Vordergrund stehen. Diese sind Reisfeldbrüter und übertragen das Virus zwischen Wasservögeln, etwa Reihern. Infizierte Culex-Weibchen legen auch infizierte Eier, so dass schließlich infizierte Mosquitos schlüpfen (sog. transstadiale Transmission). Bei hohen Mosquitozahlen kommt es auch zur direkten Infektion von Menschen oder zur Weitergabe des Virus an Schweine, die es sehr stark vermehren und somit für weitere Mosquitos, oft in Nähe menschlicher Behausungen, eine Infektionsquelle darstellen. In den genannten Gebieten ist die JE die häufigste virale Enzephalitisursache. Erwachsene sind meistens immun, so dass sich die Krankheit vor allem an Kindern und Jugendlichen zeigt. Gemeldet werden 30 000 bis 50 000 Fälle, doch ist erstens die Dunkelziffer bei klinisch Erkrankten dort recht hoch, wo eine exakte Diagnostik nicht möglich ist, und zweitens wird nur etwa ein Fall von – altersabhängig – 50 bis 300 Infizierten krank. Somit kann man durchaus von 10 Mio. menschlichen Infektionsfällen pro Jahr ausgehen. Erkrankungen bei Reisenden sind nur in Einzelfällen bekannt geworden, so in Dänemark, Finnland, Israel, den USA und Deutschland. Die CDC schätzen das Risiko einer JE auf etwa 1:1 Mio. Reisen. Was

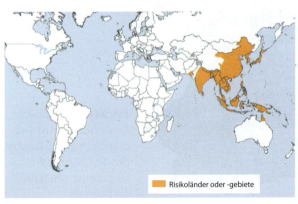

Abb. 9.45: Verbreitungsgebiet der Japanischen Enzephalitis. Quelle: WHO (http://gamapserver.who.int/mapLibrary/Files/Maps/Global_JE_ITHRiskMap.png)

Risikoländer oder -gebiete

sich so sehr niedrig anhört, rechnet sich bei Zugrundelegung einer Manifestationsrate von 1:200 auf etwa eine Infektion bei 5000 Reisenden hoch.

Erkrankung. Bei einer Infektion kommt es in den meisten Fällen nur zu geringfügigen, erkältungsähnlichen Symptomen. Wenn aber, was vor allem bei Kleinkindern und bei älteren Menschen passiert, nach einer Inkubationszeit von 6–16 Tagen eine Enzephalitis folgt, so verläuft diese sehr schwer.

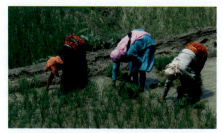

Abb. 9.46: Die Zeit des Reisanbaus in gefluteten Feldern ist Hauptrisikozeit für die Übertragung der Japanischen Enzephalitis. Foto: B. Rieke

Begleitet von einer lymphozytären Pleozytose im Liquor und perivaskulären Infiltraten kommt es zu Bewegungsstörungen, Kopfschmerzen, Lichtscheu und schließlich Komazuständen. Je etwa ein Drittel der Betroffenen gesundet wieder, stirbt oder überlebt mit schweren Behinderungen, vom intellektuellen Defizit über Krampfleiden zu sensorischen Defekten. Diese Zahlen bestätigen Untersuchungen in den hauptbetroffenen Ländern ebenso wie die wenigen Untersuchungen an Reisenden. Die Diagnostik erfordert in den ersten vier Krankheitstagen eine PCR, danach den Antikörpernachweis, der jedoch durch Reaktionen auf andere Flaviviren, insbesondere Dengue, gestört werden kann. Die Spezifität einer Reaktion wird daher über einen Neutralisationstest mittels Plaquereduktion nachgewiesen. Eine spezifische Therapie gibt es nicht. Die überstandene Infektion hinterlässt eine anhaltende Immunität.

Prävention. Etwa seit dem 2. Weltkrieg gab es Anstrengungen, humane JE-Fälle durch Impfprogramme zu verhindern. Dazu wurden lange Zeit Impfstoffe verwandt, für deren Herstellung das Virus in Mäusehirnen vermehrt wurde und die daher neurale Proteine der Maus als Verunreinigung enthalten konnten. Es kam immer wieder zu schweren Unverträglichkeitsreaktionen. Auch für Reisende war dieser Impfstoff als Importware im Gebrauch und bedurfte der schriftlichen Impfaufklärung. In China ist zudem ein – allerdings internationaler, unabhängiger Bewertung nicht zugänglicher – Lebendimpfstoff mit dem Stamm SA14-14-2 üblich, für den eine gute Verträglichkeit reklamiert wurde.

Seit kurzem ist nun eine Neuentwicklung auch mit europäischer und PEI-Zulassung verfügbar, die diesen Stamm auf Verozellen kultiviert und dann inaktiviert enthält. Der Impfstoff ist zweimal im Abstand von 28 Tagen i.m. zu geben und baut eine im Vergleich zum Vorgängerimpfstoff höhere Immunantwort bei deutlich geringeren Nebenwirkungen auf. Die Seropositivenrate nimmt dann im ersten Jahr jedoch von ca. 95 % auf 82 % ab, so dass für einen Dauerschutz eine Nachimpfung nach einem Jahr erforderlich ist. Die Impfung ist sinnvoll, wenn eine klare Gefährdung besteht, also beim Aufenthalt im ländlichen Raum in den betroffenen Gebieten, vor allem bei lückenhaftem oder noch nicht abschätzbarem Mückenschutz. Der rein touristische Aufenthalt am Strand und in der Großstadt erscheint nicht als Indikation, auch wenn es einzelne Fallbeschreibungen auch aus dieser Gruppe gibt. Häufige oder monatelange Aufenthalte, etwa infolge familiärer oder beruflicher Kontakte, oder die Reise in ein aktuelles Ausbruchsgebiet sind jedoch Indikationen. Heimatbesuche von Personen, die aus dem JE-Gebiet stammen, benötigen besondere Aufmerksamkeit, zumal sie oft in ländliche Gebiete oder immer wieder reisen. Die Saisonalität der Übertragung ist bei der Gefährdungsbeurteilung natürlich zu beachten. Die Impfung ist bislang für Kinder, Jugendliche und Schwangere nicht freigegeben.

Allgemeine Schutzprinzipien vor nachtaktiven Mosquitos (Netz oder Air Condition, Kleidung, Repellenzien) sind zusätzlich zu befolgen, wie separat dargestellt.

9.2 Enteral übertragene Erkrankungen

9.2.1 Reisedurchfall

T. Küpper

Risiko und risikobestimmende Faktoren

Reisediarrhoe ist eines der wichtigsten medizinischen Probleme unterwegs. Das Risiko ist enorm davon abhängig, wo man unterwegs ist: Bei Reisen in den Alpenraum, Nordamerika oder Skandinavien liegt das Risiko bei 4–6 % der Reisenden, im Mittelmeerraum bereits bei 10–15 %, und in Afrika und Asien bei 60–80 %. Besonders gefährdet sind Patienten, die aufgrund einer Vorerkrankung weniger Magensäure produzieren oder diese medikamentös unterdrücken (Einnahme von Antazida oder Protonenpumpenhemmern), bei beeinträchtigter Immunabwehr, Diabetes oder vorausgegangenem Aufenthalt in einem Entwicklungsland für länger als 6 Monate. Personen, die einen oder mehrere dieser Risikofaktoren aufweisen, sollten individuellen reisemedizinischen Rat einholen.

Die Häufigkeit der diagnostizierten Auslöser ist massiv von der Veränderung der technischen Möglichkeiten bestimmt, weniger von einer echten Verschiebung des Keimspektrums. So wurden vor 20 Jahren allenfalls in 20 % der Fälle spezifische pathogene Keime identifiziert, während dies heute bei 80 % der Fälle möglich ist – auch wenn dies aufgrund äußerer Faktoren in den meisten Studien (limitierte diagnostische Infrastruktur in den Reiseländern) nach wie vor nur in 20–40 % geschieht. Eine Übersicht über die Häufigkeit der auslösenden Keime gibt Tabelle 9.10.

Besondere Aufmerksamkeit und Information sollten diejenigen Personen erhalten, die mit Nahrungsmitteln umgehen, und zwar unabhängig davon, ob es sich um

Tabelle 9.10: Die wichtigsten Auslöser der Reisediarrhoe bei Reisen in Entwicklungsländer (nach Adachi et al., in Auerbach 2007). Die Schwankungen ergeben sich durch erhebliche regionale Unterschiede

Keim	Häufigkeit [%]
Bakterien	**50–80**
– ETEC	5–50
– E. coli (sonstige)	5–30
– Salmonella spp.	1–15
– Shigella spp.	1–15
– Campylobacter jejuni	1–30
– Aeromonas spp.	0–10
– Plesiomonas shigelloides	0– 5
– Andere	0– 5
Viren, Protozoen und Sonstige	**0–20**
– Rotavirus	0–20
– Norovirus	1–20
– Protozoen	1– 5
– Giardia lamblia	0– 5
– Entamoeba histolytica	0– 5
– Cryptosporidium parvum	0– 5
– Unbekannter Erreger	10–40

Mitreisende oder lokale Kräfte handelt. Händehygiene (waschen, bevor man Nahrungsmittel anfasst!) und das Reinigen von Oberflächen oder Ausrüstung, die mit Nahrung in Kontakt kommt (Teller, Besteck etc.) ist von elementarer Bedeutung. Es hat sich bewährt, wenn Fleischprodukte separat von Gemüse, Früchten oder Eiern zubereitet werden. Halte jegliche Nahrungsmittel, die mit pathologischen Mikroorganismen kontaminiert sein könnten (z. B. Eier) von anderen getrennt! Es sei auch ausdrücklich auf das Kapitel zur Hygiene (Kap. 9.2.7) verwiesen.

Hinsichtlich des Keimspektrums ist potenziell eine enorme Vielfalt zu erwarten (Tabelle 9.11), jedoch sind einige wenige wesentlich relevanter als andere. ETEC-Keime gelten mit 30–50 % als häufigste bakterielle Erreger, gefolgt von Campylobacter, Shigellen, Salmonellen. Dagegen verursachen Noroviren heftige, epidemieartige Ausbrüche in begrenzten Populationen (Hotel, Kreuzfahrtschiff o. Ä.).

Fallbeispiel: Im Jahre 2004 wurden in einem Hotel in Hurgada 271 Personen (alle nichtgeimpften Gäste!) mit Hepatitis A angesteckt. Die Infektionsquelle war ein von einem Küchenmitarbeiter kontaminierter Grapefruitsaft!

Tabelle 9.11: Beispiele für oral übertragene Infektionskrankheiten auf Reisen (besonders wichtige Erreger kursiv)

Erreger	Erkrankung
Viren	
Rota-, Noro-, Norwalk-, Adenoviren u. v. a.	Vitale Diarrhoe
HAV, HEV	Hepatitis A/E
Poliovirus	Poliomyelitis
Bakterien	
E. coli (inkl. ETEC)	Bakterielle Enterokolitis
Salmonella spp.	Salmonellose
Salmonella typhi/paratyphi	Typhus/Paratyphus
Shigella spp., bes. S. dysenteriae	Bakterielle Ruhr
Vibrio spp., bes. V. cholerae	Cholera
Campylobacter jejuni	Campylobacter-Enteritis
Yersinia enterocolitica	Yersinien-Enteritis
Protozoen	
Giardia lamblia	Lambliasis
Entamoeba histolytica	Amöbiasis
Cryptosporidium spp.	Cryptosporidiose
Cyclospora cayetanensis, Isospora belli u. a.	intestinale Mikrosporidiose
Helminthen	
Ascaris, Trichuris u. a.	intestinaler Wurmbefall
Taenia saginata, T. solium u. a.	Bandwurmbefall
Trichinella spiralis	Trichinose
Opisthorchis, Fasciolopsis, Paragonimus	Befall mit Leber-, Darm-, Lungenegel

Prävention des Reisedurchfalls

Die wichtigste Prävention besteht in persönlicher und in Nahrungsmittelhygiene (Kap. 9.2.7). Trotz allem bleiben versteckte Fallen. So schießen sich manchmal (Trekking-)Reisende ein Eigentor: Spätestens dann, wenn der Dritte seine Nase fragend ins Küchenzelt gesteckt hat, wann denn der Tee fertig sei, wird ein Asiat oder Afrikaner im Willen, es dem Gast so komfortabel wie möglich zu machen, sofort Tee servieren – dessen Wasser dann aber möglicherweise nicht gekocht hat! Eine hinterhältige, kaum bekannte Schmierinfektion wird unterbrochen, wenn nach dem Schuhezubinden die Hände gereinigt werden, insbesondere bei Wanderungen oder Aufenthalt im ländlichen Bereich oder in Städten von Entwicklungsländern. Relativ viele Reisende kümmern sich offensichtlich nicht ausreichend um Prävention.

Tabelle 9.12: Vermeidung „gefährlicher" Speisen durch die Reisenden (Steffen R: Flug- und Reisemedizin 2003; 10: 12)

	Speiseeis	Eiswürfel	Getränke	„Kritische" Früchte	Salate/ Mayonnaisen	Fleisch/Meeresfrüchte, nicht vollst. gegart
Immer (14,3%)	44%	56%	59%	20%	30%	37%
Meist/manchmal (77,5%)	9%	23%	22%	42%	38%	32%
Nie (6,7%)	21%	16%	15%	31%	25%	23%

So machen nach Steffen 98 % der Schweizer in Sri Lanka und Kenya irgendeinen „Diätfehler" (Tabelle 9.12).

Eine weitere versteckte Falle ist, dass sich erfahrene Reisende oder Langzeitaufenthalter vermeintlich sicher fühlen und ihre Präventionsmaßnahmen vernachlässigen, wenn sie sich im Lande zunehmend „zu Hause" fühlen. Entsprechende Umgebungsbedingungen limitieren ihrerseits die objektive Sicherheit des Reisenden (Abb. 9.47).

Die medikamentöse Prävention der Reisediarrhoe oder durch Impfungen wird immer wieder diskutiert. Auf jeden Fall kommen diese Strategien nur für spezielle Zielgruppen in Frage und sind zudem in ihrer Effektivität begrenzt. Die Schutzwirkung der Choleraimpfung (Dukoral®) gegen Reisedurchfall beruht auf der Ähnlichkeit des Toxins von V. cholerae mit dem hitzelabilen Toxin von E. coli (LT-ETEC). Sie wird mit bis zu 80 % für LT-ETEC angegeben. Theoretisch ließen sich damit also ca. 10 % der Reisediarrhoefälle verhindern (in der Praxis liegt dieser Anteil offensichtlich deutlich darunter). Näheres findet sich im Kapitel zu Impfungen.

Über die medikamentöse Prävention mit Antibiotika existieren diverse Studien, zumeist an recht spezifischen Zielgruppen. So zeigt Rifaximin (3-mal 200 mg/Tag) eine Schutzwirkung von 50–67 %. Unter Ciprofloxacin (500 mg /Tag) lag die Schutzwirkung in Tunesien bei 94 %; Norfloxacin (400 mg/ Tag) reduzierte das Risiko von 26 % auf 2 %. Als mögliche Indikation werden besondere Einsatzbedingungen gesehen (militärische Operationen, Katast

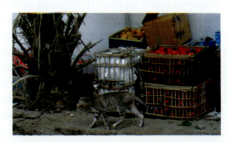

Abb. 9.47: Wenn Hunde und Katzen ihr Geschäft auf der Nahrungsmittelanlieferung verrichten, wie hier an einem großen Hotel in Hurghada, ist die Hygiene von Frischwaren zwangsläufig limitiert. Foto: T. Küpper

ropheneinsätze, Sozialarbeit in Slums). Von einem breiten prophylaktischen Einsatz wird aufgrund der Nebenwirkungen und der Resistenzentwicklung dringend abgeraten.

Symptome der Reisediarrhoe

Der Beginn der Erkrankung liegt in den meisten Fällen am 3. Tag nach Ankunft (Inkubationszeit 6 Stunden bis zu einigen Tagen). Die Dauer der Symptome beträgt unbehandelt 3–4 Tage (10 % > 1 Woche, 1 % chronische Diarrhoe > 3 Wochen). Im Verlauf der Erkrankung treten dann in den meisten Fällen Magen-Darm-Beschwerden (Gastroenteritis/Enterokolitis) mit wässrigem, in Einzelfällen schleimigem Stuhlgang, diffusen Bauchschmerzen, Erbrechen und bis etwa 38,5 °C erhöhter Körpertemperatur auf. Die meisten Fälle sind selbstlimitierend.

Hinweis: Aufstoßen mit fürchterlichem Geschmack, stinkende Flatulenz, Bauchschmerzen, „Blubbern" im Bauch und Übelkeit sind nahezu beweisend für eine Giardia-Infektion (relativ häufig v.a. in Indien und Nepal, aber auch in den Rocky Mountains (USA), s. Kap. 9.2.3).

Falls die Symptome länger als 5 Tage bestehen bleiben, wenn Dysenterie (etwa 10 % der Patienten), eitriger oder blutiger Stuhl, Tenesmen (krampfartig-schmerzhafter Stuhlgang), Fieber bis zu > 40 °C auftreten oder falls es sich um Schwangere oder kleine Kinder (unter 6–8 Jahre) oder um Menschen über 65 Jahre handelt, sollte unbedingt und umgehend ärztlicher Rat eingeholt werden.

Therapie des Reisedurchfalls

Die oft publizierte Forderung, dass man die Selbstlimitierung der Reisediarrhoe abwarten sollte, ist zwar theoretisch richtig, entspricht aber nicht der Realität zahlreicher Reisesituationen – teilweise banal deshalb, weil niemand die wenigen und teuren Urlaubstage auf der Toilette verbringen möchte, aber auch, weil die äußeren Umstände dies möglicherweise nicht erlauben. Man stelle sich nur eine tagelange Busreise auf dem Karakorum-Highway vor.

Im Vordergrund der Therapie steht immer die Rehydratation! Beginne früh, um die Konsequenzen in Grenzen zu halten! Trinke etwa ¼ l (= 2 Gläser) pro Stuhlgang als Erwachsener (Kinder: 1 Glas, Kleinkinder ½ Glas). Außer im Falle minimaler Symptome benutze Elektrolyte zur Rehydration (Oral Rehydration Solution, ORS), Tabelle 9.13). Bei leichten, den Reisenden nicht sehr beeinträchtigenden Symptomen reicht dies normalerweise aus. Bei bestimmten Reisen, z. B. in sehr heiße Regionen, bei (Sport-)Tauchern oder beim Trekking und Höhenaufenthalt sollte die Therapie wegen der schon unabhängig von der Diarrhoe zumindest grenzwertigen Dehydratation „offensiver" durchgeführt werden als für „übliche" Reisende empfohlen.

9 Infektionserkrankungen

Tabelle 9.13: Inhaltsstoffe, um 1 Liter oraler Rehydrationslösung (ORS) mit desinfiziertem Wasser herzustellen. Dosierung (nach jedem flüssigen Stuhlgang): ½ Glas für Kleinkinder (2–5 Jahre), Schulkinder (6–12 Jahre) 1 Glas, Jugendliche und Erwachsene 2 Gläser.

Inhaltsstoff	WHO-Empfehlung	Improvisation
Kochsalz	3,5 g	1 Teelöffel Tafelsalz
Natriumbikarbonat	25,0 g	½ Teelöffel Backpulver
Kaliumchlorid	1,5 g	Iss 1 Banane oder eine Handvoll Trockenobst (Aprikosen)
Glukose	20,0 g	4 Teelöffel Traubenzucker
oder normaler Zucker	40,0 g	8 Teelöffel Kristallzucker

Hinweis: Übliche kommerziell erhältliche Produkte oraler Rehydratationslösungen sind für Erwachsene dosiert (Dosisanpassung für Kinder vornehmen!).

Die weitere Behandlung erfolgt differenziert nach der Ausprägung des Beschwerdebildes, sozusagen nach einem Stufenplan. Bei mäßig starken Symptomen, vorbestehender Dehydratation oder individuell erhöhtem Risiko (z. B. alte Menschen) gibt man neben dem Rehydratationsgetränk noch Loperamid (erste Dosis 4 mg = 2 Kapseln), dann 1 Kapsel pro flüssiger Stuhlentleerung, nicht mehr als 12 mg/Tag oder länger als über 48 Stunden. Dies gilt nur für Patienten > 8 Jahre (Kinderdosis für 2–8 Jahre ist gesondert erhältlich). Bei starken Symptomen nimmt man neben Rehydratation und Loperamid noch ein Antibiotikum. In den meisten Fällen ist ein Chinolon optimal (z. B. Ofloxacin 400 mg/Tag oder Ciprofloxacin, 500 mg/Tag). Achtung: Campylobacter ist ein häufiger Keim in Nepal. Hier und in anderen Regionen Südostasiens (Indien!) wird Azithromycin empfohlen (500 mg 1-mal/Tag über 3 Tage). Hochgradig problematisch ist wegen der nahezu ubiquitären Resistenzen die antibiotische Therapie in Griechenland, aber auch in der Türkei, Ägypten und einigen weiteren Ländern. Langjähriger unkritischer Antibiotikaeinsatz macht übliche Substanzen, die Reisende möglicherweise in ihrer Reiseapotheke haben, oft wirkungslos

Hinweis: Kein weiterer Höhenaufstieg, bis die Symptome kuriert sind und der Patient vollständig rehydriert ist! Es besteht ein erheblich erhöhtes Risiko für akute Höhenkrankheit (AMS)!

Für Reisende mit Vorerkrankungen wird eine möglicherweise gefährliche Wechselwirkung fast nie angesprochen: Nicht nur die Diarrhoe selbst (verringerte Resorptionsrate!), sondern auch die verbreitete (Selbst-)Therapie mit Kohle kann die Resorption oraler Antikoagulanzien (und anderer Medikamente, z. B. Antikonzeptiva) nahezu aufheben und der gerinnungshemmende Effekt wird in kürzester Zeit aufgehoben. Patienten mit „klassischer" Antikoagulation sollte geraten werden, bei Reisedurchfall engmaschige Kontrollen durchzuführen (Coagucheck). Bei „modernen" oralen Substanzen steht ein solcher mobiler Schnelltest leider noch nicht zur Verfügung.

Kryptosporidiose

Kryptosporidien, weltweit vorkommende, mit Plasmodien und Toxoplasmen verwandte Einzeller, können über verunreinigtes Trinkwasser lokal akut in erheblichem Ausmaß verbreitet werden (z. B. „Milwaukee-Epidemie" 1993 mit 300 000 Erkrankten). Neben Trinkwasser bildet Rohkost oder der Haustierkontakt (Kälber!) eine mögliche Infektionsquelle. Die epidemiologische Datenlage ist dürftig, es wird geschätzt, dass in Nordamerika und Europa 0,1–3,5 % und in warmen Zonen Afrikas und Asiens 0,5–10 % der Bevölkerung Ausscheider der Oozyten sind. Die Infektionsdosis ist sehr klein. Die Infektion (Kryptosporidiose) verursacht nach einer Inkubationszeit von 5–28 Tagen leichtes Fieber, Schwindel, Bauchkrämpfe, Flatulenz, osmotische wässrige Diarrhoe sowie Gewichtsverlust und heilt nach 5–26 Tagen meist spontan aus. Hochgradig problematisch ist die Infektion dagegen für Personen mit geschwächtem Immunsystem: Es wird geschätzt, dass 3 % aller AIDS-Todesfälle im Zusammenhang mit Kryptosporidien stehen. Hier stehen chronische Durchfälle, Malabsorption und Gewichtsverlust im Vordergrund, jedoch können (selten) auch extraintestinale Manifestationen auftreten (Respirationstrakt, Cholangitis), was oft einen tödlichen Ausgang nimmt. Die Diagnose erfolgt über Stuhlproben und Formalin-Äther-Anreicherung sowie Mikroskopie nach Giemsa-Färbung. Weitere Verfahren stehen mit der Flow-Zytometrie, PCR, und der Restriction Fragment Length Polymorphism Analysis (RFLP) zur Verfügung, allerdings ist deren klinische Bedeutung noch nicht geklärt.

Bislang existiert keine klar erfolgreiche Therapie. In leichten Fällen bei immunkompetenten Patienten wird rein symptomatisch behandelt. In schweren Fällen sowie bei immundefizienten Personen werden Paromomycin (500–750 mg 3- bis 4-mal/Tag über 2 Wochen), Azithromycin (1200 mg/Tag für 4 Wochen) oder Nitrazoxanid (500 mg, 2-mal/Tag für 3–14 Tage) empfohlen. Positive Resultate wurden auch mit anderen Substanzen erzielt (Roxithromycin, Sulfonamide, Mefloquin), aber hier sind weitere Untersuchungen nötig. Der Prävention kommt besondere Bedeutung zu: Sowohl Oozyten als auch Sporozoiten sind sehr klein, jedoch mit 4–5 µm groß genug, um sie mit handelsüblichen Filtersystemen, nicht sicher jedoch mit Chlorierung aus dem Wasser zu entfernen (s. Kap. 9.2.7).

Isospora belli

Isospora belli ist in jeder Hinsicht den Kryptosporidien sehr ähnlich. Auch hier ist die Datenlage dürftig: In Industrieländern der nördlichen Hemisphäre liegt die Prävalenz bei 0,2–3 % (bei AIDS-Patienten 8–20 %), während sie in Endemiegebieten (Südamerika, Afrika, Asien) deutlich höher sein dürfte. Bei immunkompetenten Personen verläuft die Infektion meist asymptomatisch oder mit vorübergehendem Durchfall und leichten Bauchschmerzen und ist nach 2–3 Wochen selbstlimitierend. Selten treten chronische Beschwerden, die denen der Giardiasis ähneln auf (s. Kap. 9.2.3). Bei immunkompromittierten Patienten treten dagegen schwere Verlaufsformen in den Vordergrund. Die Diagnose erfolgt über Stuhlproben. Zur Behandlung stehen Trimethoprim/Sulfamethoxazol (160/800 mg 4-mal/Tag für 10 Tage, gefolgt von 2-mal/Tag für 3 Wochen), Pyrimethamin (75 mg/Tag für 14 Tage), Metronidazol und – bei Sulfonamidallergie – Nitazoxanid zur Verfügung.

Weiterführende Literatur

1 Adachi JA, Backer HD, DuPont HL: Infectious diarrhea from wilderness and foreign travel. In: Auerbach PS (ed) Wilderness medicine. St. Louis (Missouri, USA): Mosby, 2007, pp. 1418–1444.
2 Armstrong AW et al.: A randomized, double-blind, placebo-controlled study evaluating the efficacy and safety of rifaximin for the prevention of traveller's diarrhoea in the US military personnel deployed to Incirlic Air Base, Incirlic, Turkey. J Travel Med 2010; 17: 392–394.
3 Küpper T, Schoeffl V, Milledge J: Consensus statement of the UIAA Medical Commisison Vol. 5: Traveller's Diarrhoea – prevention and treatment in the mountains (2008). www.theuiaa.org
4 DuPont HL et al.: Expert review of the evidence base for prevention of travellers' diarrhoea. J Travel Med 2009; 16: 149–160.
5 Hayat AM et al.: Knowledge, attitudes, and practice of travellers' disrrhoea management among frontline providers. J Travel Med 2011; 18: 310–317.
6 Ostrosky-Zeichner L, Ericsson CD: Prevention of traveller's diarrhea. In: Keystone JS et al. (eds): Travel medicine. Edinburgh: Mosby, 2004.

9.2.2 Amöbiasis

B. Rieke

Die Amöbiasis ist ein – etwas unscharfer – Sammelbegriff für Erkrankungen, die durch Befall mit Entamoeba histolytica verursacht werden, einem enteralen Einzeller mit Invasionsfähigkeit in das Gewebe, der fäkal ausgeschieden wird, als Zyste in der Umgebung überlebt und durch Hygienemängel übertragen wird.

Erreger. Der Erreger selbst lebt kommensal auf der Darmschleimhaut, vor allem im Zäkum, wobei der Mensch das Hauptreservoir darstellt, aber offensichtlich auch

Hunde und Katzen infiziert sein können. Bei Passage durch das Kolon bildet sich eine runde Zyste aus, die anfangs einen, schließlich vier lichtmikroskopisch randbetonte Kerne enthält und etwa 12,5 μm im Durchmesser misst. Diese bleibt nach der Ausscheidung für einige Tage infektiös, wenn sie nicht austrocknet. Wird die Zyste mit Lebensmitteln oder Wasser wieder aufgenommen, so übersteht sie das saure Milieu des Magens und setzt im Dünndarm einen Trophozoiten frei, der sich mittels Pseudopodien bewegt. Lange Zeit war es unklar, warum die Trophozoiten zumeist auf der Schleimhaut vegetierten, manche aber offensichtlich in der Lage waren, in die Schleimhaut einzudringen, dann vornehmlich Erythrozyten aufzunehmen und sich mit dem Blutstrom in die Leber – selten auch andere Organe – schwemmen zu lassen. Die Erklärung bestätigte eine bereits 1925 geäußerte Hypothese und liegt darin, dass eine weiter als Entamoeba histolytica bezeichnete Art aufgrund ihrer Enzymausstattung genetisch („Zymodem") in der Lage ist, die Schleimhaut aufzuschließen, während eine mikroskopisch ununterscheidbare zweite Art, Entamoeba dispar, dies nicht kann und stets kommensal bleibt.

Epidemiologie. Etwa 10–12 % der Menschheit trägt solche Amöben, wobei Länder mit niedrigem Lebensstandard stärker betroffen sind. Die Neueinteilung der Arten hat zu der Erkenntnis geführt, dass E. dispar bei weitem der häufigere Parasit ist. Nur bei 10 % der mikroskopisch identifizierten Amöbenausscheider liegt E. histolytica vor, in Europa eher noch weniger. Die schweren Verlaufsformen der Parasitose führen jedoch auch weiterhin zu geschätzten 70 000 Todesfällen jährlich weltweit.

Klinik. Die verschiedenen Erscheinungsformen des Parasiten und seine fakultative Pathogenität führen zu unterschiedlichen Reaktionsformen des Körpers und zu unterschiedlichen Krankheitsbildern. So kommt es zunächst zum enteralen Befall mit Zystenausscheidung. Dies kann mikroskopisch mit begrenzter Sensitivität im Nativstuhl, besser in der parasitologischen Konzentration (MIFC- oder SAF-Verfahren) nachgewiesen werden. Gelingt es, losen Stuhl unmittelbar nach dem Absetzen zu mikroskopieren, so kann man die amöboid beweglichen Trophozoiten sehen. In jüngerer Zeit finden auch Koproantigentests Verwendung, die zwar andere Parasitosen nicht diagnostizieren können, aber keinen erfahrenen Mikroskopeur mehr benötigen. Den enteralen Befall kann ebenso auch Entamoeba dispar hervorrufen, nicht aber die anderen nachfolgend genannten gewebeinvasiven Krankheitsbilder. Um das Gefahrenpotenzial abzuschätzen und in Abhängigkeit davon zu therapieren, ist gemäß Leitlinie die Differenzierung zwischen den beiden Amöbenarten mittels PCR oder mittels speziessensitivem Koproantigentest erforderlich. Ohne Behandlung würde die E.-histolytica-Besiedlung in 90 % der Fälle innerhalb einiger Monate – bis zu einem Jahr – spontan sistieren, die anderen 10 % würden eine invasive Erkrankung entwickeln.

Wenn dies geschieht, so kommt es mit schleichendem Beginn zu Tenesmen und blutig-schleimigen, breiig-ungeformten Stühlen, der klassischen Amöbenruhr. Diese kann sich leichter manifestieren, wenn infolge einer chronisch-entzündlichen Darmerkrankung etwa bereits Ulzera oder Fisteln bestehen. Auch an einem Anus praeter oder andernorts extraintestinal gilt dies. Invasivität lässt auf Entamoeba histolytica schließen. Ob eine Ruhr amöbenbedingt ist, kann man am einfachsten wieder mikroskopisch feststellen: Finden sich Trophozoiten, die Erythrozyten phagozytiert haben, so gilt die Amöbenruhr als bewiesen. Koproantigentests und eine PCR können hier nicht mehr als den Befall feststellen, nicht aber die Invasivität. Oft ist die Amöbenserologie in diesen Fällen positiv, ein diagnostisches Hilfsmittel, das natürlich vor allem in der reisenden Klientel von Aussagekraft ist, bei der ein negativer Ausgangsbefund unterstellt werden kann.

Bei einer anhaltenden entzündlichen Auseinandersetzung des Organismus mit Entamoeba histolytica in multiplen Läsionen kann es dann, zumeist im Zäkum, zum Amöbom kommen. Fibrosierungen und narbige Veränderungen in der Darmwand sind die Folge, Obstruktionen kommen vor, die Situation gleicht von den Beschwerden und manchen Befunden her einem Zäkumtumor. Unweigerlich ist jedoch die Amöbenserologie positiv, während Amöben im Lumen des Darms bereits wieder fehlen können. Eine operative Sanierung ist vielfach nötig, das Krankheitsbild ist unter Reisenden selten.

Werden Amöben aus Darmwandläsionen mit dem Blutstrom mitgeschwemmt, so landen sie zumeist in der Leber, seltener auch in der Lunge oder im ZNS, und setzen dort, ausgehend von kleinen Nestern, das weitere Eindringen ins Gewebe fort. Das führt im typischen Fall schließlich zum Amöbenleberabszess (ALA), einer Erkrankung, die von hohem Fieber und Druckgefühl im rechten Oberbauch, überwiegend aber nicht mehr von Amöbenausscheidung mit dem Stuhl begleitet ist. Die Amöbenserologie ist hoch positiv, der Stuhltest ist dementsprechend oft wieder negativ. Sonographie, CT und ggf. MRT sind diagnostisch natürlich hilfreich. Der Abszess selbst ist von liquefiziertem Lebergewebe und Leukozyten gefüllt und von Amöben quasi ausgekleidet. Früher war es üblich, solche Abszesse durch Punktion zu drainieren, wobei sich das Material als „anchovisaucenartig" darstellte. Auch wegen des Risikos, unabsichtlich eine Echinokokkenzyste statt eines ALA zu punktieren, sollte, außer in Fällen drohender Ruptur, von der Punktion Abstand genommen werden. Eine solche Ruptur kann zur Einschwemmung des Eiters in die Blutbahn, zur Perikardtamponade oder zum Pleuraempyem führen, was die genannten Todesfallzahlen begründet. Im günstigsten Falle rupturiert der Abszess nach außen.

Therapeutisch ist zu unterscheiden, ob das Darminnere saniert oder ob ins Gewebe eingedrungene Amöben abgetötet werden sollen. Im ersteren Fall besteht auch die Möglichkeit, den Befall mit E. dispar nachzuweisen und auf die Therapie zu verzichten. Dann unterstellt man aber, dass die Amöben in der untersuchten Stuhlprobe repräsentativ für das gesamte Geschehen im Darm sind. Da die PCR zudem aufwändig ist und ohnehin anschließend ein Teil der Patienten therapiert werden muss, geben viele Untersucher bereits beim Amöbennachweis – ohne Differenzierung in E. histolytica oder dispar – ein luminales Amöbizid. Das über Jahrzehnte gängige und gut verträgliche Diloxanid-Furoat steht dafür inzwischen nicht mehr zur Verfügung, so dass man auf das unselektive Paromomycin (3-mal 500 mg für 7–10 Tage) ausweichen muss. Eine gewisse Alternative ist das Iodoquinol (3-mal 650 mg für 20 Tage). Invasive Amöben, per definitionem stets E. histolytica, kann man mit Metronidazol (3-mal 750–800 mg für 7–10 Tage) oder Tinidazol (internationale Apotheke, je 2 g an 2–3 Tagen, bei Amöbenleberabszess an 3–5 Tagen) gut therapieren. Ein Amöbenleberabszess sollte dadurch devitalisiert werden und mit einer Geschwindigkeit von ca. 1 cm Durchmesser pro Monat zu schrumpfen beginnen.

9.2.3 Lambliasis („Beaver fever", Lamblienruhr)

T. Küpper

Risiko und risikobestimmende Faktoren

Giardia lamblia (G. intestinalis, G. duodenalis; Abb. 9.48), obwohl bereits von Leeuwenhoek 1681 entdeckt, wurde erst in den letzten 40 Jahren als relevanter humanpthogener Keim erkannt und ist heute das häufigste isolierte intestinale Protozoon weltweit (200 Mio. Erkrankte pro Jahr in über 140 Ländern, 10 % der Weltbevölkerung sind infiziert!). Durch mangelnde Hygiene wurde der Keim aus den Endemiegebieten nahezu überall hin verschleppt. So kann davon ausgegangen werden, dass nahezu jeder Bach der Rocky Mountains – auch in abgelegenen Gebieten – kontaminiert ist. Weitere Hochrisikoländer sind insbesondere Indien, Türkei, Ägypten, Spanien und Italien. Säugetiere und Vögel sind für humanpathogene Lamblien das Tierreservoir, wobei Rinder und Schafe je nach Gegend bis zu 30 %, Hunde und Katzen bis 20 % infiziert sind. In der Wildnis bilden Biber (USA), Rehe und Hirsche das wichtigste Reservoir.

Die Infektionsdosis ist äußerst gering: nur 10 Zysten lassen 30 % der Betroffenen erkranken, 25 Zysten schon 100 %. Ein einziger Stuhlgang eines Keimträgers in unmittelbarer Ufernähe kann ein Fließgewässer auf mehrere Kilometer kontaminieren! In kaltem Wasser können die Zysten 2–3 Monate

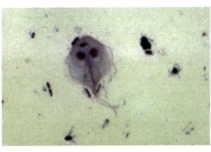

Abb. 9.48: Giardia lamblia (Foto: M. Imöhl, K. Ritter)

infektiös bleiben. Sogar in einigen städtischen Wassersystemen stellt der Keim ein Problem dar, beispielsweise für Reisende nach St. Petersburg.

Einige Personen haben offensichtlich ein erhöhtes Erkrankungsrisiko: Hypochlorhydrie oder Antazidabehandlung, Immundefizite verschiedener Ursachen, Blutgruppe A, Hypogammaglobulinämie sowie Fehl- oder Unterernährung.

Symptome der Lambliasis

Wegen der relativ langen Inkubationszeit handelt es sich meist um Fälle persistierenden Durchfalls nach Reiserückkehr. Über die pathophysiologischen Mechanismen der Erkrankung ist noch relativ wenig bekannt. Die meisten Infektionen verlaufen asymptomatisch (30–95 %). Diese scheinbar gesunden Personen können jedoch eine enorme Menge an Zysten freisetzen (s. auch Abschnitt Hygiene, Kap. 9.2.7).

Nach einer Inkubationszeit von 1–2 Wochen (3–25 (+), im Mittel 9 Tage) kann sich ein recht breites Spektrum an Symptomen zeigen. Ein Teil der Patienten leidet an plötzlich einsetzenden, wässerigen Durchfällen mit Bauchkrämpfen, Erbrechen, Krankheitsgefühl und übelst riechendem Flatus, Meteorismus und übel (nach faulen Eiern oder fäkal) schmeckendem Aufstoßen. Ein differenzialdiagnostisches Geländekriterium – übrigens das einzige verlässliche Kriterium im Gelände – eines erfahrenen Expeditionsarztes sei als Merksatz original zitiert: „Wenn Du rülpst und es schmeckt nach Scheiße, dann sind es Lamblien!"

Nach typischerweise 3–4 Tagen geht dieses Bild in das häufigere subakute Stadium über: Stühle in wechselnder, meist sehr weicher, aber selten wässriger Konsistenz, die regelmäßig üblen Geruch haben. Die Begleitsymptome persistieren mehr oder weniger ausgeprägt. Appetitlosigkeit, Gewichtsabnahme und Müdigkeit sind häufig. Seltene Bilder sind allergische Manifestationen (Urtikaria, Erythema multiforme, Bronchospasmus). Eine Chronifizierung mit Malabsorptionssyndrom und Gewichtsabnahme ist möglich, die Induktion von Laktoseintoleranz, Reizdarmsyndrom und Nahrungsmittelunverträglichkeit wird diskutiert.

In den meisten Fällen ist die Erkrankung nach 3–10 Wochen selbstlimitierend. Allerdings sind Reinfektionen jederzeit möglich, denn es existiert zwar eine Immunreaktion, jedoch keine belastbare Immunität.

Diagnostik der Lambliasis

In den Reiseländern wird meist noch die mikroskopische Stuhluntersuchung der Standard sein, während in den Industrieländern neben der mikroskopischen Untersuchung von Dünndarmsekret zunehmend immundiagnostische Verfahren von Stuhlproben oder der Nachweis von Lamblien-DNA im Stuhl mittels PCR zur Anwendung kommen. Serologische Untersuchungen sind nicht sinnvoll. Falls Stuhl nicht umgehend untersucht werden kann, sollten die Proben unmittelbar nach Abgabe mit Formalin oder Polyvinylalkohol konserviert werden, da die Trophozoiten nur bedingt stabil sind. Da die Ausscheidung von Zysten extrem variabel und unabhängig von den klinischen Symptomen ist, sollten drei Untersuchungen im Abstand von jeweils 2 Tagen geplant werden („Trefferquote" bei einmaliger Stuhluntersuchung ca. 50 %, bei dreimaliger 95 %). Da zahlreiche Patienten zuvor eine (erfolglose) Eigenmedikation durchgeführt haben, sollte dies hinterfragt und die Stuhluntersuchung mindestens 5 Tage nach Absetzen dieser Medikation durchgeführt werden.

Hinweis: Frage nach Lamblien gezielt auf dem Laborbegleitschein stellen! „Stuhl auf pathogene Erreger" reicht nicht aus, dann wird nicht nach Lamblien gesucht.

Die Untersuchung von Duodenalschleim (Enterotest) weist eine Sensitivität von 10–80 % auf. Die Duodenalbiopsie ist möglicherweise der derzeit sensitivste Test, obwohl sie nur selten nötig sein wird. Enzymimmunoessays haben sich der Mikroskopie hinsichtlich der Sensitivität als ebenbürtig erwiesen, aber im Gegensatz zu dieser liegt hier die Spezifität bei 100 %. Damit existiert eine einfache Screening-Methode.

Therapie der Lambliasis
Grundlage der Therapie ist wie bei allen Reisedurchfällen die Rehydratation (s. Abschnitt 7.2.1). Kein Medikament ist absolut verlässlich in der spezifischen Therapie. Bei weiter bestehenden Beschwerden muss dann die Kombination zweier Medikamente über einen längeren Zeitraum eingennommen werden. Rückfälle einige Monate nach primär erfolgreicher Therapie können einen zweiten Behandlungszyklus erfordern.

Metronidazol gilt als Mittel erster Wahl (Erwachsene: 3-mal 250 mg, 5 Tage. Erfolgsrate 85–90 %). Bei gleicher Erfolgsrate ist diese Therapie verträglicher als mit Acridinderivaten. Trotzdem sollten die Nebenwirkungen von Nitroimidazolderivaten (metallischer Geschmack, Schwindel, Übelkeit, Kopfschmerzen, Neutropenie) und die Kontraindikation in der Schwangerschaft beachtet werden. Eine gute Alternative wäre Tinidazol (Erwachsene: 1 Dosis von 2000 mg; Kinder ≥ 6 (U.S.-Zulassung: ≥ 3) Jahre 15–30 mg/kg/Tag in 2–3 Dosen über 7 Tage). Für Nitazoxanid wird eine ähnliche Erfolgsrate wie für Metronidazol berichtet (Erwachsene 2-mal 500 mg, Kinder 4–11 Jahre 2-mal 200 mg, 1–4 Jahre 2-mal 100 mg, jeweils für 3 Tage; Erfolgsrate 85 %). Als Alternative bei Therapieversagen werden Albendazol (400 mg/Tag für 5 Tage), aber auch Mebendazol, Secnidazol, Furazolidin oder Quinacrin empfohlen.

Der direkte oder indirekte Nachweis einer Lamblieninfektion ist in Deutschland meldepflichtig, nicht dagegen in der Schweiz und in Österreich.

Weiterführende Literatur

1 Adachi JA, Backer HD, DuPont HL: Infectious diarrhea from wilderness and foreign travel. In: Auerbach PS (ed) Wilderness medicine. St. Louis (Missouri, USA): Mosby, 2007, pp. 1418–1444.

9.2.4 Helminthosen

A. Müller

Die Wurmerkrankungen (Helminthosen) des Menschen werden durch Vertreter aus der Klasse der Nematoden (Fadenwürmer), Cestoden (Bandwürmer) und Trematoden (Saugwürmer) hervorgerufen (Tabelle 9.14). Daneben gibt es Erkrankungen, die durch wurmähnliche Parasiten anderer taxonomischer Zuordnung verursacht werden, wie die Pentastomiasis oder Gnathostomiasis. An dieser Stelle werden nur die enteral übertragenen Wurmerkrankungen behandelt.

Tabelle 9.14: Fragen zur Expositionsabschätzung gegenüber Wurminfektionen nach Auslandsreisen

Frage	Beispiel	Mögliche parasitäre Infektion
Verzehr von rohem oder unzureichend gegartem Rind- oder Schweinefleisch, Wildschweinfleisch?	Tartar, Mett, Steaks, nur gepökelte/geräucherte Wurstwaren	Rinderbandwurm, Schweinebandwurm, Trichinellen
Verzehr von rohem oder unzureichend gegartem Fisch?	Sushi, traditionell mit rohem Fisch zubereitete Salate in Asien	Fischbandwurm, Chinesischer Leberegel, Katzenleberegel
Verzehr von rohem oder unzureichend gegartem Krebs- oder Krabbenfleisch?	Salate mit rohem Krebs-/Krabbenfleisch in Asien	Lungenegel
Verzehr von Produkten mit rohen Wasserpflanzen?	Brunnenkresse in Europa, „Chinese spinach", „Swamp cabbage", „Water morning glory" in Asien	Großer Leberegel
Schwimmen oder anderweitiger Süßwasserkontakt in Afrika/Asien?	Viktoriasee, Malawisee, Nil, Omo River, Seen in Oasen der Sahara	Schistosomiasis
Verzehr von Lebensmitteln, die unter eingeschränkten hygienischen Bedingungen hergestellt oder gelagert wurden?	Blattsalate, Obst- und Gemüsesalate, Lebensmittel von lokalen Imbissständen, sofern nicht durchgegart	Askariasis, Trichuriasis, Oxyuriasis

III Gesundheitsrisiken im Gastland

Globale Bedeutung von Wurmerkrankungen

Durch die Verbesserung des Lebensstandards und der Hygiene sind Wurmerkrankungen in den Industrienationen selten geworden. In vielen Ländern mit niedrigem sozioökonomischem Standard sind sie dagegen nach wie vor ein häufiges und relevantes Gesundheitsproblem. Das Fehlen einer Versorgung mit sauberem Trinkwasser und einer geregelten Abwasserentsorgung, mangelnde Bildung, fehlender Zugang zu Gesundheitseinrichtungen und Armut begünstigen fäkal-oral übertragene Erkrankungen. Menschen, die unter diesen Bedingungen leben müssen, weisen die höchsten Befallsraten an Wurmerkrankungen und die größte Krankheitslast auf.

Weltweit am häufigsten und am weitesten verbreitet sind Infektionen durch den Spulwurm (Ascaris lumbricoides), den Peitschenwurm (Trichuris trichiura) und Hakenwürmer (Necator americanus, Ancylostoma duodenale). Es wird geschätzt, dass mehr als 1,5 Milliarden Menschen von diesen intestinalen Parasiten befallen sind, ein Mehrfachbefall ist häufig. Intestinale Wurminfektionen verursachen bei Schulkindern der Altersgruppe 5–14 Jahre 12 % der gesamten Krankheitslast durch übertragbare Erkrankungen. Chronische intestinale Wurminfektionen wurden als relevanter Faktor für Wachstums- und Entwicklungsverzögerungen bei Kindern erkannt.

Bedeutung von Wurmerkrankungen in der Reisemedizin

Im Rahmen von Reisen erworbene Wurmerkrankungen sind nach eigener Erfahrung insgesamt selten. Im Fall einer Infektion ist die Wurmlast in der Regel niedrig. Konkrete Zahlen zur Häufigkeit liegen allerdings nur in Ausnahmefällen vor, da mit Ausnahme der Echinokokkose und der Trichinellose in Deutschland keine Meldepflicht besteht.

Das Risiko einer parasitären Infektion hängt stark vom Reisestil und der individuellen Exposition ab. Bei einfachem Reisestil, „Low budget"-Tourismus und Langzeitaufenthalt ist es höher einzustufen. Eine niedrige Wurmlast darf auch nicht generell als harmlos angesehen werden. So kann eine Gallengangsverlegung durch einen einzelnen Spulwurm zu gravierenden Problemen führen oder ein atop gelegenes Schistosomenpärchen das Bild einer Neuroschistosomiasis verursachen. Viele Würmer weisen darüberhinaus eine beträchtliche Lebensspanne auf (Tabelle 9.15). Ob und welche Untersuchungen im Anschluss an eine Auslandsreise sinnvoll sind, kann nur durch eine sorgfältige Anamnese unter Berücksichtigung von Risikofaktoren und Epidemiologie entschieden werden (s. Tabelle 9.14). Bei unklaren Symptomen nach einem Aufenthalt in tropischen oder subtropischen Regionen sollten Wurmerkrankungen in die Differenzialdiagnose einbezogen werden. Bei Migranten, die aus Entwicklungsländern stammen, sind parasitäre Infektionen erfahrungsgemäß deutlich häufiger und daher gegebenenfalls auch Screeninguntersuchungen angezeigt.

Tabelle 9.15: Auswahl wichtiger enteral und perkutan übertragener Wurminfektionen

Name	Deutsche Bezeichnung	Präpatenzzeit	Lebensdauer	Übertragungsweg	Direktnachweis
Nematoden					
Trichuris trichiura	Peitschenwurm	60–90 Tage	Mehrere Jahre	Enteral	Eier im Stuhl
Enterobius vermicularis	Madenwurm, Oxyuren	37–101 Tage	≈ 100 Tage	Enteral	Eier, Klebefilmpräparat
Ascaris lumbricoides	Spulwurm	50–80 Tage	12–18 Monate	Enteral	Eier im Stuhl
Ancylostoma duodenale	Hakenwurm	35–42 Tage	5–12 Jahre	Perkutan	Eier im Stuhl
Necator americanus	Hakenwurm	35–42 Tage	5–8 Jahre	Perkutan	Eier im Stuhl
Strongyloides stercoralis	Zwergfadenwurm	17–28 Tage	Bis zu 20 Jahre	Perkutan	Larven im Stuhl
Trichinella spiralis	Trichine	≈ 7 Tage	25–30 Tage (Adulte), 20–30 Jahre (Larven)	Enteral	Larven im Blut in der akuten Phase der Erkrankung
Cestoden					
Taenia saginata	Rinderbandwurm	77–84 Tage	Bis zu 20 Jahre	Enteral	Eier/Proglottiden im Stuhl
Taenia solium	Schweinebandwurm	35–74 Tage	Bis zu 25 Jahre	Enteral	Eier/Proglottiden im Stuhl
Hymenolepis nana	Zwergbandwurm	14–28 Tage	Einige Monate	Enteral	Eier im Stuhl
Diphyllobothrium latum	Fischbandwurm	18–21 Tage	15–20 Jahre	Enteral	Eier im Stuhl
Trematoden					
S. mansoni	Bilharzioseerreger	30–40 Tage	Bis zu 30 Jahre	Perkutan	Eier im Stuhl
S. japonicum	Bilharzioseerreger	20–26 Tage	?	Perkutan	Eier im Stuhl
S. mekongi	Bilharzioseerreger	35 Tage	?	Perkutan	Eier im Stuhl

Tabelle 9.15: *Fortsetzung*

Name	Deutsche Bezeichnung	Präpatenzzeit	Lebensdauer	Übertragungsweg	Direktnachweis
Trematoden *(Fortsetzung)*					
Schistosoma haematobium	Bilharzioseerreger	4–6 Wochen	Bis zu 30 Jahre	Perkutan	Eier im Urin
Fasciola hepatica	Großer Leberegel	2–3 Monate	1–20 Jahre	Enteral	Eier im Stuhl/ Duodenalsaft
Clonorchis sinensis	Chinesischer Leberegel	14 Tage	25 Jahre	Enteral	Eier im Stuhl/ Duodenalsaft
Paragonimus westermani	Lungenegel	2,5–3 Monate	20 Jahre	Enteral	Eier in Sputum oder Stuhl

Nematoden

Askariasis (Ascaris lumbricoides). Zur Spulwurminfektion kommt es durch die orale Aufnahme von embryonierten Eiern (Abb. 9.49) mit kontaminierten Lebensmitteln. Im Dünndarm werden die Larven freigesetzt, die sich durch die Darmwand bohren und mit dem Blutstrom in die Lunge befördert werden, wo die weitere Larvenentwicklung erfolgt. Diese für den Lebenszyklus obligate Lungenpassage findet sich auch bei den Hakenwürmern und dem Zwergfadenwurm. Schließlich gelangen die Larven über das Lungengewebe in die Bronchien, werden hochgehustet und verschluckt. Im Dünndarm setzen sie ihre Entwicklung zum Adulttier fort. Die Weibchen erreichen eine stattliche Größe von ca. 20–45 cm Länge und 3–6 mm Dicke, die Männchen sind nur etwa halb so groß. Ein Weibchen produziert pro Tag bis zu 200 000 Eier, die mit dem Stuhl ausgeschieden werden. Diese sind zum Zeitpunkt der Eiablage noch nicht infektiös, sondern benötigen in der Umwelt noch eine Reifungszeit von mindestens 3 Wochen. Eine Autoinfektion ist daher nicht möglich.

Die ersten Beschwerden nach der Infektion können zum Zeitpunkt der Lungenpassage in Form einer Pneumonitis mit begleitender Eosinophilie im Differenzialblutbild auftreten. Auch Fieber und asthmatische Beschwerden werden beschrieben. Ein Befall mit nur wenigen Würmern bleibt häufig ohne nennenswerte Beschwer-

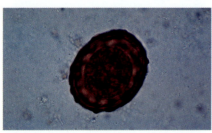

Abb. 9.49: Befruchtetes Ei des Spulwurms (Ascaris lumbricoides) in einer Stuhlprobe. Foto: A. Müller

Tabelle 9.16: Chemotherapie wichtiger Wurminfektionen

Erkrankung	Therapeutikum der 1. Wahl	Dosierung Erwachsene	Dosierung Kinder	Alternative	Bemerkung
Askariasis/ Spulwurmbefall	Albendazol	400 mg Einmaldosis	wie Erwachsene	Mebendazol 100 mg 2-mal tgl. an 3 Tagen	
Oxyuriasis/ Madenwurmbefall	Mebendazol	100 mg Einmaldosis	wie Erwachsene	Pyrantelpamoat 11 mg/kg KG	Wiederholung nach 14 Tagen
Trichuriasis/ Peitschenwurmbefall	Mebendazol	100 mg 2-mal tgl. an 3 Tagen	wie Erwachsene	Albendazol 400 mg an 3 Tagen	
Hakenwurmbefall	Albendazol	400 mg tgl. an 3 Tagen	wie Erwachsene	Mebendazol 100 mg 2-mal tgl. an 3 Tagen	
Schistosomiasis/ Bilharziose	Praziquantel	40 mg/kg KG (60 mg/kg KG für S. japonicum/mekongi)	40 mg/kg KG (60 mg/kg KG für S. japonicum/mekongi)		Wiederholung nach 1–6 Monaten
Strongyloidiasis/ Zwergfadenwurmbefall	Ivermectin	200 µg/kg KG/ Tag an 2 Tagen	200 µg/kg KG/Tag an 2 Tagen	Albendazol 400 mg 2-mal tgl. an 7 Tagen	
Enteraler Bandwurmbefall	Praziquantel	5–10 mg/kg KG	5–10 mg/kg KG	Niclosamid 2 g Einmaldosis	Kinder: 50 mg/kg KG

den und wird gelegentlich nur deshalb entdeckt, weil ein Wurm am Ende seiner Lebensspanne (12–15 Monate) spontan abgeht. Andererseits kann auch ein einzelner Wurm bei Einwanderung in die Gallenwege zu bedrohlichen Komplikationen infolge Gallengangsobstruktion, eitriger Cholangitis oder Abszedierung in der Leber führen. Bei starkem Befall besteht die Gefahr eines Askaridenileus – durchaus kein seltenes Problem in Entwicklungsländern.

Die Diagnostik erfolgt durch den Einachweis im Stuhl (s. Abb. 9.49). Zur Therapie werden heute meistens Benzimidazolpräparate wie Mebendazol oder Albendazol eingesetzt, die verlässlich wirken (Tabelle 9.16).

Trichuriasis (Trichuris trichiura). Auch die Peitschenwurminfektion ist weltweit verbreitet, häufiger in den Tropen. Die Infektion wird durch orale Aufnahme von

Eiern erworben, meistens über kontaminierte Lebensmittel, bei Kindern auch über die Hände beim Spielen auf verunreinigtem Boden. Die Peitschenwürmer entwickeln sich ohne Lungenpassage und besiedeln den Dickdarm. Das dünnere Vorderende der 3–5 cm langen Weibchen liegt in der Schleimhaut, das deutlich dickere Hinterende mit dem Uterus ragt in das Dickdarmlumen hinein. Pro Weibchen werden täglich 2000–20 000 Eier produziert, die noch unreif sind und eine mehrwöchige Reifungszeit in der Umwelt benötigen. Eine Autoinfektion ist somit nicht möglich. Die Eier sind sehr umweltresistent und bleiben über viele Monate infektiös.

Die Beschwerdesymptomatik korreliert mit der Befallsstärke. Während wenige Würmer unbemerkt bleiben, treten ab 100 Würmern Symptome auf und ab 500 muss mit schweren Beschwerden gerechnet werden. Durch die Lage der Würmer in der Schleimhaut wird eine lokale Enzündung hervorgerufen, die bei starkem Befall das Bild einer schweren, chronischen Kolitis hervorruft mit abdominellen Schmerzen, Durchfällen, Blut- und Eiweißverlust, Gewichtsverlust und Anämie.

Die Diagnostik erfolgt durch den Einachweis im Stuhl. Zur Therapie werden die Benzimidazolpräparate Mebendazol und Albendazol eingesetzt.

Oxyuriasis (Enterobius vermicularis). Die Oxyuriasis ist weltweit verbreitet und die in Deutschland häufigste Wurmerkrankung. Infektionen finden sich vor allem im Kleinkindalter, Gruppeninfektionen in Kindergärten oder innerhalb von Familien sind nicht selten. Die Infektion erfolgt durch Verschlucken der Wurmeier. Innerhalb von 4 Wochen entwickeln sich im Dickdarm die adulten Würmer. Die etwa 10 mm langen Weibchen deponieren ihre Eier mittels einer Kittsubstanz auf der Haut der Afterregion, was für den charakteristischen nächtlichen und in den frühen Morgenstunden auftretenden Juckreiz verantwortlich ist. Innerhalb weniger Stunden nach der Eiablage sind die Eier infektiös. Durch Kratzen und Aufnahme von Eiern über die verunreinigten Hände kommt es zu einer kontinuierlichen Reinfektion. Ohne diese würde die Infektion nach der kurzen Lebensspanne der Würmer von selbst zum Erliegen kommen. Da die Eier in der Umwelt über einige Monate lebensfähig sind, erscheint auch ein Infektionsweg durch das Einatmen mit dem Haustaub aufgewirbelter Eier möglich. Afterjuckreiz und diffuse abdominelle Beschwerden sind die häufigsten Beschwerden. Selten ist eine Oxyuriasis auch Ursache einer Vulvovaginitis, Salpingitis oder Appendizitis.

Gelegentlich finden sich adulte Würmer im Stuhl oder werden bei Kindern perianal gesichtet. Ansonsten erfolgt der Nachweis mittels Klebestreifenpräparaten, die an mehreren Tagen hintereinander angefertigt werden sollten. Sinnvollerweise sollte auch das Umfeld untersucht werden, da Gruppeninfektionen häufig sind.

Die Therapie erfolgt mit Mebendazol. Eine einzige Tablette von 100 mg ist ausreichend, die Dosierung für Kinder und Erwachsene identisch. Mebendazol wirkt nicht auf die in Entwicklung befindlichen Würmer. Daher ist eine Therapiewiederholung nach 2 Wochen obligat. In hartnäckigen Fällen, die immer auf eine Reinfektion zurückzuführen sind, sollte über 3 Monate hinweg im Abstand von 14 Tagen 1 Tbl. Mebendazol 100 mg verabreicht werden. Dies entspricht dem Inhalt einer handelsüblichen Packung mit 6 Tabletten.

> **Fallbeispiel:** Ein dreijähriges Kind wurde bereits wiederholt wegen einer Oxyuriasis behandelt, doch treten nach nur wenigen Wochen erneut Würmer auf. Die Untersuchung aller Familienmitglieder weist eine Infektion bei einem Geschwisterkind und dem Vater nach. Nach Behandlung der gesamten Familie und Wiederholungstherapie im Abstand von 14 Tagen ist die Infektion saniert.

Toxokariasis (Toxocara spp.). Die Toxokariasis ist eine Erkrankung durch Larven des Hunde- und Katzenspulwurms (Toxocara canis, Toxocara cati). In serologischen Studien finden sich hierzulande Prävalenzen im einstelligen Prozentbereich, so dass ein großer Anteil der Infektionen asymptomatisch oder oligosymptomatisch verläuft bzw. nicht diagnostiziert wird. Nach oraler Aufnahme von Eiern über verunreinigte Lebensmittel (bodennah wachsendes Beerenobst, Salat) oder die kontaminierten Hände werden im Gastrointestinaltrakt die Larven freigesetzt, bohren sich durch die Darmwand und wandern ziellos durch das Gewebe. Der Mensch ist jedoch ein Fehlwirt und die Larven können sich nicht weiterentwickeln. Sie werden schließlich vom Immunsystem zerstört und es entwickelt sich ein eosinophiles Granulom um die abgestorbene Larve. Die Symptomatik variiert je nach der Lokalisation des Geschehens und der Intensität des Befalls. Eine eosinophile Pneumonie, Pleuritis und asthmatische Beschwerden werden bei einer Passage durch die Lunge beobachtet, eine fokale Hepatitis und Peritonitis bei Wanderung im Abdomen. Im zentralen Nervensystem können eine meningeale Symptomatik, fokale Krampfanfälle oder Augenbeteiligung die Folge sein.

Die Diagnose wird anhand der Beschwerdesymptomatik und des Nachweises von Antikörpern gestellt, ein histologischer Direktnachweis ist eher ein Zufallsbefund. Klinisch liegt meist eine deutliche Eosinophilie im Differenzialblutbild vor. Zur Therapie werden die Benzimidazole Mebendazol, Thiabendazol oder Ivermectin eingesetzt. Thiabendazol ist auch international zunehmend schwerer erhältlich, Ivermectin ist über internationale Apotheken zu beziehen.

Trichinellose (Trichinella spiralis und weitere Spezies). Die klassische Hauptquelle der Trichinellose sind Hausschweine, aber auch Wildschweine, Warzen- und Buschschweine sowie Bären beherbergen häufig Trichinellen. Ein Infektionsrisiko besteht bei Verzehr von unzureichend gegartem Fleisch oder Wurstwaren (z. B. Räucherspeck, Schinken), in denen sich eingekapselte Larven befinden.

Trichinelleninfektionen sind in Deutschland sehr selten geworden, was auf die gesetzliche Fleischbeschau und auf die heutigen Bedingungen der Tierhaltung zurückzuführen ist. Gelegentliche Infektionen sind meist auf Infektionen im Ausland oder importierte Fleischprodukte zurückzuführen. In der Regel handelt es sich um Erkrankungen in einer Gruppe von Konsumenten desselben Lebensmittels.

Aus den mit dem infizierten Fleisch aufgenommenen Larven entwickeln sich im Dünndarm innerhalb von 5–7 Tagen die adulten Würmer. Die etwa 3–4 mm langen Weibchen sind lebendgebärend und produzieren etwa 1000–2000 Larven pro Tag, die über Lymphbahnen und Blutkreislauf im gesamten Körper verteilt werden und in Herz- und Skelettmuskulatur eindringen. Hier wachsen sie zu einer Größe von ca. 1 mm heran und werden von einer bindegewebigen Kapsel umgeben. Sie bleiben über Jahrzehnte lebensfähig und infektiös.

In der akuten Phase der Erkrankung, ab etwa dem 10. Tag nach Infektion, tritt eine Symptomatik bestehend aus Muskelschmerzen, allergischen Symptomen, Augenlid- und generalisierten Ödemen sowie Fieber auf. Die Schwere korreliert mit der Befallsintensität. Laborchemisch ist meist eine deutliche Eosinophilie, eine Erhöhung der Kreatinkinase, des Myoglobin und Troponin nachweisbar. Letale Verläufe infolge einer Myokarditis kommen vor! Daher sollte bei begründetem Verdacht umgehend eine Therapie eingeleitet werden. Diese besteht neben der anthelminthischen Therapie mit Albendazol oder Mebendazol in der Gabe von Steroiden zur Entzündungshemmung und supportiven Therapie.

Die Diagnose erfolgt durch Direktnachweis in Fleischproben oder indirekt durch Antikörpernachweis. Ein Direktnachweis zirkulierender Larven im Blut ist prinzipiell möglich, gelingt jedoch nur selten.

Die Trichinellose ist eine meldepflichtige Erkrankung.

Trematoden

Befall durch Leberegel (Clonorchis sinensis, Opisthorchis felineus, Fasciola hepatica), Darmegel (Fasciolopsis buski) und Lungenegel (Paragonimus westermani/africanus): Die Trematoden (Egel) haben komplexe Lebenszyklen, die regelhaft einen Wirtswechsel mit einem oder zwei Zwischenwirten beinhalten. Der erste Zwischenwirt ist üblicherweise eine Schnecke. Nach dem Ort, an dem die erwachsenen Egel beim Endwirt leben, unterscheidet man Leber-, Darm- und Lungenegel.

Im Fall des chinesischen Leberegels (Clonorchis sinensis) und des Katzenleberegels (Opisthorchis felineus) erfolgt die Infektion über rohen Fisch, der infektiöse Stadien, sog. Metacercarien, enthält. Die Infektion ist daher in Ländern Asiens, wo traditionell Speisen mit rohem Fisch verzehrt werden, sehr häufig. Auch in getrocknetem oder gesalzenem Fisch überleben die Metacercarien. Die etwa 10–20 mm großen adulten Egel leben in den Gallenwegen, wo sie eine chronische Entzündung und Dilatation verursachen. Chronische Oberbauchbeschwerden und eine Schädigung der Leber können die Folge sein. Studien in China und Thailand zufolge sind Gallengangskarzinome bei Leberegelbefall bedeutend häufiger.

Der große Leberegel (Fasciola hepatica), der bis zu 40 mm lang und 13 mm breit wird, ist ein weit verbreiteter Parasit von Kühen, Schafen und Ziegen. Neben

Nord- und Südafrika, einigen Ländern Südamerikas und Asiens, kommt er auch in Europa (Frankreich, Portugal) vor. Häufigster Infektionsweg für den Menschen ist der Verzehr roher Brunnenkresse, der Metacercarien anhaften. Bei der Wanderung der Larven vom Darm über die Peritonealhöhle und das Leberparenchym in die Gallenwege können heftige Oberbauchschmerzen, Fieber und weitere Allgemeinsymptome auftreten. Im Blutbild findet sich meist eine ausgeprägte Eosinophilie. Zu diesem Zeitpunkt ist noch kein Einachweis möglich, sondern lediglich eine serologische Diagnostik.

Der Riesendarmegel (Fasciolopsis buski) kommt in Südostasien vor. Die Infektion ist streng an bestimmte Ernährungsgewohnheiten gebunden. Beim Verzehr von rohen Wasser- oder Sumpfpflanzen, wie Wassernuss oder Wasserkastanie, werden anhaftende Metacercarien aufgenommen. Die adulten Würmer leben im oberen Dünndarm. Abhängig von der Befallsstärke treten vor allem unspezifische Oberbauchbeschwerden auf.

Es gibt mehr als 20 Arten von Lungenegeln, von denen Paragonimus westermani und P. africanus die häufigsten sind. Die Infektion erfolgt durch den Verzehr von rohem Krebs- und Krabbenfleisch, in dem sich Metacercarien der Parasiten befinden. Das klassische Verbreitungsgebiet für P. westermani ist Südostasien, für P. africanus das westliche Afrika. Die adulten Egel leben in der Lunge und verursachen chronischen Husten, Auswurf und thorakale Schmerzen als häufigste Symptome. Die klinische Symptomatik wie auch die Röntgenbefunde können einer Tuberkulose ähnlich sein.

Zur Diagnostik und Therapie der Trematodeninfektionen geben die Tabellen 9.15 und 9.16 orientierend Auskunft.

Cestoden

Rinderbandwurm (Taenia saginata), Schweinebandwurm (Taenia solium), Fischbandwurm (Diphyllobothrium latum), Hundebandwurm (Echinococcus granulosus) und Fuchsbandwurm (Echinococcus multilocularis): Bei den Bandwurmerkrankungen des Menschen sind solche zu unterscheiden, bei denen der Mensch als Endwirt, und solche, bei denen er als Zwischenwirt für den Parasiten fungiert.

Infektionen mit dem Rinder-, Schweine- und Fischbandwurm sind in Deutschland sehr selten. Gelegentlich findet man Infektionen bei Menschen mit Migrationshintergrund. Die Infektion erfolgt durch den Verzehr von rohem oder unzureichend gegartem Schweine- oder Rindfleisch, das Cysticerci genannte infektiöse Stadien enthält. Ein Cysticercus ist ein 3–10 mm großes zystisches Gebilde, das eine eingestülpte Bandwurmanlage enthält. Die Würmer, die eine stattliche Länge von mehreren Metern erreichen können, verankern sich mit ihrem nur 1–2 mm großen Kopfglied (Scolex) im oberen Dünndarm und können Jahrzehnte lang leben. In der Zone unmittelbar hinter dem Scolex erfolgt die Bildung neuer Bandwurmglieder. Am distalen Ende werden Bandwurmglieder abgestoßen und mit dem Stuhl ausgeschieden. Sie enthalten bis zu 80 000 Eier pro Segment. Von den Ablösungszonen können auch Eier in den Stuhl gelangen und dort nachgewiesen werden. Das Rind bzw. Schwein ist der Zwischenwirt und infiziert sich durch mit menschlichen Fäkalien kontaminiertes Futter.

Beim Fischbandwurm erfolgt die Infektion in analoger Weise durch den Verzehr larvenhaltigen rohen Fischs. Menschliche Infektionen finden sich daher häufiger in Regionen mit reichlichem Verzehr von Fischprodukten, wie Schweden, Finnland, in den baltischen Staaten und Russland.

Hinweis: Durch den Verzicht auf den Verzehr roher Fleisch- und Fischprodukte, von rohem Krebsfleisch und frischen Wasserpflanzen können zahlreiche, potenziell schwerwiegende Wurminfektionen verhindert werden. Dies sollte insbesondere allen Fernreisenden nahegelegt werden.

Ein Bandwurmbefall verursacht beim Träger im Regelfall keine oder nur geringe und unspezifische Beschwerden. Die Diagnose erfolgt durch den Nachweis von Bandwurmgliedern oder Eiern im Stuhl. Therapeutisch ist eine Einmaltherapie mit Praziquantel oder Niclosamid effektiv.

Im Fall des Schweinebandwurms kann der Mensch über die orale Aufnahme von Eiern auch zum Zwischenwirt für den Parasiten und zum Träger des Finnenstadiums werden. Dieses als Zystizerkose bezeichnete Krankheitsbild stellt die eigentliche Gefahr dar, die vom Schweinebandwurm ausgeht. Die Cysticerci können sich in allen Geweben ansiedeln mit einer Prädilektion für die Muskulatur und das Gehirn. Die Neurozystizerkose ist in Regionen mit hoher Prävalenz, wie z. B. in Zentral- und Südamerika, China und Südasien, eine häufige Ursache für Epilepsie.

Hundebandwurm und Fuchsbandwurm sind 2–3 mm große Würmer, die aus nur wenigen Gliedern bestehen und Carnivoren, wie Hund und Fuchs, gelegentlich auch Katzen, besiedeln. Infizierte Tiere können Tausende von Würmern beherbergen und Eier in großer Zahl ausscheiden. Der Mensch infiziert sich durch die orale Aufnahme von Wurmeiern und wird in diesem Fall zum Träger des Finnenstadiums des Parasiten, fungiert also als Zwischenwirt.

Hinweis: Eine regelmäßige Entwurmung von Hunden und Katzen dient der Gesundheit der Tiere und minimiert das Risiko der Übertragung einer humanpathogenen Infektion. Dies gilt insbesondere auch für die Haustierhaltung bei Langzeitaufenthalt in den Tropen.

Die natürlichen Zwischenwirte für den Hundebandwurm sind dagegen Pflanzenfresser wie Schafe, Rinder oder Kamele. Der Hundebandwurm kommt weltweit vor, ist jedoch häufig in Regionen, in denen Tiere mit Schlachtabfällen gefüttert werden und die hygienischen Rahmenbedingungen unzureichend sind. Hohe Prävalenzen im Prozentbereich wurden aus Nordafrika und unter den Turkana im Nordwesten von Kenia berichtet. In Deutschland liegt bei den meisten diagnostizierten Fällen ein Migrationshintergrund vor.

Für den Fuchsbandwurm sind dagegen Kleinnager, vor allem Mäuse, die Zwischenwirte. Er kommt nur in der nördlichen Hemisphäre vor mit einer Verbreitung in Mittel- und Osteuropa, Alaska und Kanada. In Asien weist insbesondere China hohe Prävalenzen auf. In Deutschland werden jährlich etwa 20 überwiegend autochthone Fälle diagnostiziert.

Der Hundebandwurm (Echinococcus granulosus) verursacht das Krankheitsbild der zystischen Echinokokkose, der Fuchsbandwurm die alveoläre Echinokokkose, die sich in vielerlei Hinsicht unterscheiden.

Der Hundebandwurm präsentiert sich beim Menschen mit zystischen Raumforderungen (Abb. 9.50, und 9.51), die sich überwiegend in der Leber (60 %) und Lunge (20 %) entwickeln, seltener in anderen Organen wie Milz oder Gehirn. Die Zysten (s. Abb. 9.53) können sich über Jahre hinweg zu einer beträchtlichen Größe entwickeln und durch ihr verdrängendes Wachstum Beschwerden verursachen. Eine schwerwiegende Komplikation ist die Zystenruptur in das Gallengangssystem, die freie Bauchhöhle oder den Pleuraraum mit Dissemination der Infektion.

Der Fuchsbandwurmbefall des Menschen ist dagegen durch ein tumorartiges, infiltrierendes Wachstum des Parasitengewebes (Abb. 9.52) gekennzeichnet. Auch hier ist überwiegend die Leber betroffen.

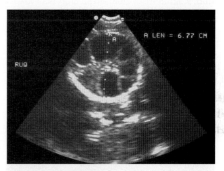

Abb. 9.50: Ultraschallbefund einer Echinococcus-granulosus-(Hundebandwurm-)Zyste in der Leber eines tansanischen Patienten. Charakteristisch, aber nicht immer vorhanden, ist die Radspeichenstruktur der nahezu 7 cm großen Zyste. Foto: A. Müller

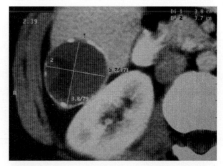

Abb. 9.51: Echinococcus-granulosus-Zyste in der Leber einer türkischen Patientin in der Computertomographie. Foto: A. Müller

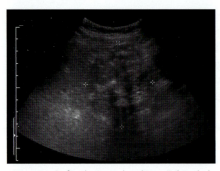

Abb. 9.52: Befund einer alveolären Echinokokkose (Fuchsbandwurmbefall) der Leber im Ultraschall. Es zeigt sich eine unscharf gegen die Umgebung abgegrenzte, inhomogene Raumforderung. Der serologische Befund für Echinococcus multilocularis war hochtitrig positiv. Foto: A. Müller

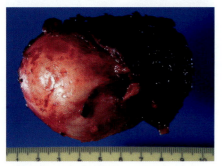

Abb. 9.53: Operationspräparat der vollständig entfernten Echinokokkuszyste einer türkischen Patientin (vgl. Abb. 9.51). Foto: A. Müller

Die Diagnostik basiert in beiden Fällen auf einer Kombination der aus bildgebenden Diagnostik (Ultraschall, Computer- und Kernspintomographie) und Serologie. Die Therapie ist primär chirurgisch (Abb. 9.53), sofern operationstechnisch möglich und keine Kontraindikationen bestehen. Kleinere Zysten des Hundebandwurms können unter Umständen auch mittels PAIR- (Punktur, Aspiration, Injektion, Reaspiration) Technik behandelt werden. Dabei wird die Zyste punktiert, Zysteninhalt aspiriert und eine Lösung zur Abtötung des Parasitengewebes instilliert. Die bildgebende Diagnostik erlaubt eine Abschätzung der Aktivität und Vitalität der Zysten, so dass auch eine primär abwartende Haltung und Verlaufskontrolle angezeigt sein kann. Der Fuchsbandwurm wird häufig erst in einem inoperablen Stadium diagnostiziert. Durch eine Dauertherapie mit Albendazol kann eine Wachstumsverlangsamung erreicht werden. Ultima ratio ist in dieser Situation die Lebertransplantation.

Hinweis: Die Behandlung von Erkrankungen durch larvale Cestoden, wie Echinokokkose und Zystizerkose, sollte aufgrund ihrer Komplexität in Abstimmung mit spezialisierten Einrichtungen erfolgen.

Anmerkungen. Die Benzimidazolpräparate Mebendazol und Albendazol werden nur in geringem Maße enteral resorbiert. Die therapeutische Dosierung für Erwachsene und Kinder ist daher meist identisch.

Albendazol ist gegenwärtig (Stand 12/2012) in Deutschland nur unter dem Handelsnamen Eskazole® in einer Packung mit 60 Tabletten zur Behandlung der Echinokokkose im Handel. Als Zentel® wird der Wirkstoff in einer Packungsgröße mit 1 Tablette Albendazol 400 mg oder 10 ml 4%iger Suspension jedoch in Nachbarländern vertrieben.

Eine Echinokokkose ist nach den Vorschriften des Infektionsschutzgesetzes nichtnamentlich meldepflichtig.

9.2.5 Brucellosen

B. Rieke

Die Brucellosen sind eine Gruppe von weltweit vorkommenden Zoonosen, die durch Inhalation, Ingestion oder Inokulation auf den Menschen übergehen und zu schweren, chronischen und mitunter tödlichen Krankheitsbildern führen können.

Epidemiologie. Brucellen sind gramnegative kokkoide Stäbchen, die weltweit in Nutz- und Wildtierbeständen vorkommen. Für den Menschen sind vor allem Ziegen und Schafe (Brucella melitensis), Rinder (B. abortus) und Schweine (B. suis) von Bedeutung, wenn die Bestände nicht durch konsequente Schlachtung infizierter Tiere und ggf. Impfung brucellenfrei gehalten werden. Dies gelingt in Westeuropa, Nordamerika und Australien, doch schon rund um das Mittelmeer sind die Verhältnisse wesentlich anders. So stammten 8 von 24 dem RKI nach Infektionsschutzgesetz gemeldeten Fällen des Jahres 2011 aus der Türkei. Bei Tieren verursachen Brucellen eine anhaltende Infektion des Urogenitaltraktes, was die Exposition von Landwirten, Tierärzten und Schlachtern über Ausscheidungen, Geburtsprodukte und Aerosole erklärt. Auch die Inokulation in kleine Hautverletzungen kommt vor. Die Normalbevölkerung kann vor allem über Rohmilch(käse) und rohes Fleisch infiziert werden, natürlich vor allem beim Aufenthalt in Enzootiegebieten.

Klinik. Etwa 2–4 Wochen nach Infektion kommt es zu einem vielgestaltigen Krankheitsbild mit unregelmäßigem Fieber, Abgeschlagenheit, Kopfschmerzen und Hepatosplenomegalie. Je nach Organbefallsmuster können dann eine granulomatöse oder abszedierende Hepatitis, eine Orchitis, eine Myokarditis, eine Ileokolitis, aber auch Knochen-, Gelenks-, meningealer oder Herzklappenbefall auftreten. Die Diagnose gelingt aus der Blutkultur, mittels PCR im Punktat aus serösen Höhlen oder schließlich durch Serologie. Die Behandlung erfordert eine monatelange kombinierte Antibiose aus Doxycyclin und Rifampicin oder Streptomycin und Rifampicin, ggf. ergänzt um chirurgische Abszessdrainage oder z. B. Herzklappenersatz.

Weiterführende Literatur

1 Cook GC, Zumla A: Manson's Tropical Diseases, 21st edn. London: Oxford Elsevier, 2003.
2 RKI: Infektionsepidemiologisches Jahrbuch meldepflichtiger Erkrankungen für 2011. Berlin: RKI, 2012.
3 Suttorp N, Kiehl W, Mielke M, Stück B: Infektionskrankheiten. Stuttgart: Thieme, 2004.
4 WHO: www.who.int (Fact sheets zu einzelnen Erkrankungen)

9.2.6 Viruserkrankungen

B. Rieke

Enteral übertragene Viruserkrankungen sind von großer Bedeutung. Neben den an andere Stelle erwähnten, durch Impfung verhinderbaren Viruserkrankungen wie Poliomyelitis und Hepatitis A werden hier drei besonders bedeutsame Viruserkrankungen mehr exemplarisch als mit dem Anspruch auf Vollständigkeit herausgegriffen, zumal sie von besonderer Bedeutung in der Reisemedizin sind.

Noroviren

Noroviren, ursprünglich sprach man im Gefolge des zur Erstbeschreibung führenden Ausbruches von „Norwalk-like viruses", sind kleine, sehr umgebungsresistente und sehr infektiöse RNA-Viren aus der Familie der Caliciviren. Sie werden von Erkrankten massenhaft ausgeschieden und entweder fäkooral oder auch durch virushaltige Aerosole (beim Erbrechen, bei Reinigung von Gegenständen etc.) weitergegeben, wobei schon 10–100 Viren für das Angehen einer Infektion zu reichen scheinen. Nach einer Inkubationszeit von 1–2 Tagen, gelegentlich auch nur von 12 Stunden, kommt es zu einer heftigen Gastroenteritis. Das Erbrechen („epidemisches Erbrechen") und evtl. Kreislaufauswirkungen, die durch den Flüssigkeitsverlust nach nur kurzer Laufzeit der Erkrankung noch nicht gerechtfertigt erscheinen, sollten den Verdacht umgehend wecken. Es folgt eine heftige Episode von Durchfall und eben Erbrechen über insgesamt ca. 1–3 Tage mit deutlichem Krankheitsgefühl, Kopfschmerzen und allenfalls subfebrilen Temperaturen. Vom Erkrankungsbeginn bis zumindest 8 Tage, in Einzelfällen auch 4 Wochen nach

---

Kompaktinformation

Steckbrief Noroviren
- Hochinfektiös
- Frühjahr und Herbst
- Kurze Inkubationszeit
- Viele Folgefälle pro Fall, daher explosionsartige Ausbrüche möglich
- Erbrechen und Kreislaufkollaps häufig
- Keine bleibende Immunitätr

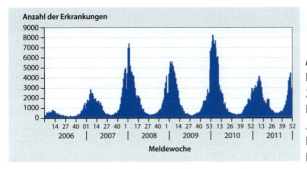

Abb. 9.54: Meldezahlen der Norovirus-Gastroenteritiden 2006–2011. Mod. nach RKI: Infektionsepidemiologisches Jahrbuch meldepflichtiger Erkrankungen für 2011, Berlin 2012

Sistieren der Beschwerden besteht Infektiosität. Eine Immunität entsteht nur für einige Monate. Der Erreger kann im Stuhl am einfachsten durch PCR nachgewiesen werden, in Ausbrüchen genügt die Bestätigung einzelner typischer Fälle zu Beginn. Zumeist sind Kinder und Senioren betroffen, trotz des charakteristischen Frühjahrsgipfels können Ausbrüche im ganzen Jahresverlauf vorkommen. Noroviren sind für 30–50 % der nicht bakteriell bedingten Gastroenteritiden verantwortlich. Durch Änderung der Definitionen seit Ende 2009 sind die absoluten Fallzahlen nicht mit denen davor vergleichbar, die echten Zahlen werden unterschätzt. Die Meldepflicht ergibt sich aus dem Labornachweis ebenso wie aus dem klinischen Bild.

Das Gefährliche der Norovirus-Ausbrüche liegt in der sehr raschen Ausbreitung und den früh einsetzenden, ausgeprägten Krankheitssymptomen. Zwar kommt es nicht zu Komplikationen im engeren Sinne, doch kann gerade bei Vorerkrankten und Älteren die Norovirus-Gastroenteritis zu Todesfällen führen (43 Todesfälle 2011). Daher ist sie gerade in Gemeinschaftseinrichtungen wie Altenheimen, Kindergärten, Hotels und an Bord von Kreuzfahrtschiffen ein gefürchtetes Ereignis. Für mehrtägige Großveranstaltungen unter grenzwertigen Hygienebedingungen, vom Pfadfinder-Jamboree bis zum Rockkonzert, ist ein Norovirus-Ausbruch ein Abbruchszenario. Nur sehr konsequente Hygienemaßnahmen wie Händewaschen und -desinfektion, Reinigung von Flächen, Handgriffen, Toiletten, Wäsche mit großer Sorgfalt und ein Kontakt zu Erkrankten unter Selbstschutz (Maske, Handschuhe, Schutzkittel) können die Ausbreitung eindämmen. In Krankenhäusern und Altenheimen versucht man, durch Kompartimentierung („Kohortenpflege") möglichst ohne Personal- und Materialaustausch betroffene Stationen zu isolieren. Die Behandlung ist symptomatisch und an Rehydratation und Elektrolytbalance orientiert.

Rotaviren

Rotaviren sind den Noroviren in vielen Punkten sehr ähnlich, weswegen wir hier wegen des geringeren reisemedizinischen Bezuges nur auf die wesentlichen Unterschiede verweisen wollen. Das Virus selbst gehört zu den Reoviridae und besitzt

> **Kompaktinformation**
>
> **Steckbrief Rotaviren**
> - Hochinfektiös
> - Vor allem Säuglinge und Kleinkinder
> - Erbrechen untypisch
> - Weitgehend typspezifische Immunität
> - Durch Impfung (nur Säuglinge) verhinderbar

ein variables Genom, dessen Virusproteine 7 und 4 in 14 bzw. 20 verschiedenen Formen vorkommen können. Diese Varianten werden als G- bzw. P-Typen benannt. Am häufigsten ist der Typ G1P8. Da nach Infektion eine typspezifische Immunität resultiert, erkranken vor allem Kinder im Rahmen ihrer Rotaviren-Erstinfektionen mit dem jeweiligen Typ. Auch hier kommt es nach fäkooraler oder durch virushaltige Aerosole vermittelter Infektion mit unter Umständen nur 10 Viruspartikeln zu einer Durchfallerkrankung, wobei die bei den Noroviren so typische Erbrechenssymptomatik hier viel seltener ist. Eine Dehydratation ist dagegen häufig und auch oft gefährdend, zumal in warmen Ländern mit lückenhafter medizinischer Versorgung, so dass Rotaviren einen Großteil der weltweiten Kindersterblichkeit an Diarrhoen verursachen. Dem RKI wurden 2011 54 444 Fälle und 7 Todesfälle übermittelt. Diagnostisch werden PCR-Untersuchungen, teils auch Kopro-Antigen-ELISAs, aus dem Stuhl angeboten, die zu Beginn von Ausbrüchen sinnvoll und dann auch auf die in der Umgebung gleichartig Erkrankten zu beziehen sind. Die Behandlung besteht in der Rehydratation, wenn nötig durch Infusion, und symptomorientierter Medikation, wenn erforderlich. Auch hier ist eine konsequente Hand- und Flächenhygiene zur Vermeidung der weiteren Ausbreitung erforderlich. Zur Prävention der Rotavirus-Diarrhoe ist seit 2006 (erneut) eine Impfung auf dem Markt, die als orale Lebendimpfung bereits in den ersten 6–12 Lebenswochen begonnen und mit einer bzw. zwei Folgeimpfungen im Abstand von je 4 Wochen komplettiert wird. Der Stuhltest auf Rotaviren wird darunter natürlich vorübergehend positiv. Die Schutzwirkung entsteht v. a. für schwere und stationär behandlungsbedürftige Verläufe.

Hepatitis E

Die Hepatitis E ist eine zumeist milde verlaufende Leberentzündung durch ein kleines RNA-Virus, das Hepatitis-E-Virus (HEV). Es wird von Mensch zu Mensch fäkooral übertragen, wobei es ein signifikantes und auch für menschliche Infektionsfälle bedeutsames Tierreservoir gibt. Insbesondere Schweine und Wild scheinen alimentäre Infektionsfälle zu verursachen. Die Verbreitungskarte von HEV ist noch nicht abschließend gezeichnet, und mit steigender Zahl von Untersuchungen weitet sich das bekannte Verbreitungsgebiet immer mehr aus. Indien, Südostasien, aber auch Mittelamerika und schließlich Europa zählen inzwischen hinzu. Vermutlich ist von einer weltweiten Verbreitung auszugehen. In Deutschland wurden 2011 238

Tabelle 9.17: Infektionsländer bei Hepatitis-E-Fällen in Deutschland. Quelle: RKI: Infektionsepidemiologisches Jahrbuch meldepflichtiger Erkrankungen für 2011, Berlin 2012, über www.rki.de

Infektionsland	Nennungen	Anteil [%]
Deutschland	181	78
Indien	12	5
China	6	3
Italien	4	2
Frankreich	3	1
Spanien	3	1
Thailand	2	1
Österreich	2	1
Andere	19	8
Summe	**232**	**100**

Fälle gemeldet, wobei sich, am ehesten als Folge vermehrter Aufmerksamkeit, ein kontinuierlicher Anstieg über die Jahre zeigt.

Beim Menschen kommt es zu allgemeinem Krankheitsgefühl, subfebrilen Temperaturen und Leberwertanstiegen, meist ohne Ikterus. Von Bedeutung ist HEV vor allem durch den besonders dramatischen Verlauf in der Schwangerschaft, der in 20 % der Infektionen letal verläuft. Die Therapie ist symptomatisch. Es entwickelt sich eine Immunität, die sich auf alle bekannten Genotypen zu erstrecken scheint, aber nicht von langer Dauer ist, so dass Folgeinfekte vorkommen. Eine Impfung ist in Entwicklung.

Weiterführende Literatur

1 Cook GC, Zumla A: Manson's Tropical Diseases, 21st edn. London: Oxford Elsevier, 2003.
2 RKI: Infektionsepidemiologisches Jahrbuch meldepflichtiger Erkrankungen für 2011. Berlin, 2012
3 Suttorp N, Kiehl W, Mielke M, Stück B: Infektionskrankheiten. Stuttgart: Thieme, 2004.
4 WHO: www.who.int (Fact sheets zu einzelnen Erkrankungen).

9.2.7 Prävention enteral übertragener Erkrankungen

T. Küpper

Durch Hygienemängel verursachte Infektionskrankheiten, insbesondere der Reisedurchfall, stellen das mit Abstand häufigste Problem für Reisende dar. Durchfallerkrankungen treten abhängig vom Reiseland bei 20 bis >70% aller Reisenden auf und erzwingen bei nahezu 40% der Betroffenen eine Änderung der Reisepläne. Die Hauptgefahren sind mangelnde persönliche Hygiene, kontaminierte Nahrungsmittel und Trinkwasser. Umgekehrt zeigt die Abnahme fäkal-oraler Erkrankungen bei Reisenden eine Verbesserung der lokalen Hygiene. Auch wenn die Reisenden insgesamt eine langsam, aber stetig zunehmende Bereitschaft zur (Nahrungsmittel-)Hygiene zeigen, wird das Hepatitis-A-Risiko krass fehleingeschätzt, insbesondere in Hochrisikoregionen. Alle Präventionsstrategien zielen auf eine Minimierung pathogener Keime, die z. T. in sehr gringer Zahl krankheitsauslösend sein können (Tabelle 9.18).

Allgemeine und persönliche Hygiene

Die Vermeidung von Infektionsgefahren beginnt ganz maßgeblich durch banale Hygienemaßnahmen im Alltag. Grundsätzlich sollte sich jeder, also auch einheimisches Personal, die Hände waschen, bevor irgendein Nahrungsmittel oder Getränk angefasst wird. Gleiches gilt natürlich auch für die Rückkehr von der wie auch immer gearteten Toilette. Menschliche Ausscheidungen müssen mindestens 30 m von der nächsten Wasserstelle entfernt und mindestens 25 cm tief vergraben werden, um Kontamination zu vermeiden. Ähnliches gilt für das Waschen von Personen, Geschirr oder Wäsche: 30 m entfernt von offenem Wasser; das Brauchwasser wird zum Versickern in ein Loch geschüttet. Nach dem Zubinden von Schuhen sollten die Hände ebenfalls gereinigt oder desinfiziert werden, insbesondere in ländlichen Gegenden oder Städten von Entwicklungsländern. Jede Ausrüstung, die mit Nahrungs-

Tabelle 9.18: Geschätzte Infektionsdosen. Nach Backer 2007

Keim	Infektionsdosis
Salmonella spp.	10 000
Vibrio spp.	1000
Shigella spp.	100
Giardia	10–100
Kryptosporidien	10–100
Enteritische Viren	1– 10

mitteln in Berührung kommt, sollte strikt sauber gehalten werden. Die Zubereitung von Fleisch- und sonstigen Produkten (insbesondere Gemüse) auf zwei verschiedenen Tischen oder zwischenzeitlich gut gereinigter Fläche vermeidet eine Kreuzkontamination.

Alle diese Ratschläge sind recht einfach in die Tat umzusetzen, aber trotzdem ist bekannt, dass fast alle Reisende „Diätfehler" begehen (nach Steffen 98 % der Schweizer in Kenya; s. Tabelle 9.12).

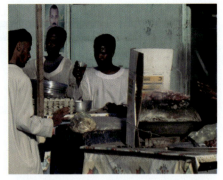

Abb. 9.55: Kamelfleisch auf dem Markt von El Shalatein an der sudanesischen Grenze – Risiko oder nicht? Foto: T. Küpper

Fallbeispiel: An diesem Stand auf dem Kamelmarkt in El Shalatein an der Grenze zum Sudan wird gegrilltes Kamelfleisch angeboten (Abb. 9.55). Die Fliegen haben es auch schon gefunden – aber der Hunger plagt, was tun? Die Lösung: (Umgebungs-)Dreck und ein paar Fliegen auf ansonsten frischem Fleisch sind nicht prinzipiell gesundheitsschädlich! Wir haben genau darauf geachtet, dass es gut durchgegrillt war. Das Fleisch war schmackhaft und wir sind alle gesund geblieben. Pragmatismus bei der Ernährung bringt Sicherheit, übermäßige Pingeligkeit erhöht dagegen merkwürdigerweise sogar das Risiko!

Reinige Teller, Töpfe, Besteck, Pfannen usw. grundsätzlich mit sicherem Wasser, zumindest die abschließende Reinigung. Falls sicheres Wasser nur begrenzt zur Verfügung steht, kann die Vorreinigung mit unreinem Wasser durchgeführt werden. Derjenige, der an Diarrhoe leidet, hat striktes „Küchenverbot"! Im Falle von Wasserknappheit oder um zusätzliche Sicherheit zu schaffen, kann ein Fläschchen Desinfektionsmittel für die Hände mitgenommen werden. Allerdings wurde nie evaluiert, ob dies tatsächlich Sicherheit schafft.

Lebensmittelhygiene
Achtung: Der Slogan „Peel it, boil it, cook it, or forget it" („Schäle es, siede es, koche es oder vergiss es!") garantiert noch lange nicht sichere Nahrungsmittel! Da einige Keime Toxine produzieren, ist die Qualität der Ausgangsstoffe, aus denen die Nahrung zubereitet wird, von essenzieller Bedeutung, und zwar völlig unabhängig von der Art der Zubereitung. Bedenke auch, dass die Küche eines 5-Sterne-Hotels dem Hygieneniveau einer Garküche entsprechen kann, wenn keine Einrichtungen zur Händehygiene für das Personal vorhanden sind oder vorhandene Einrichtungen nicht genutzt werden. In zahlreichen Situationen wird es an sicherem Wasser mangeln. In diesem Falle können Hygienetücher weiterhelfen, Hände, Besteck und

III Gesundheitsrisiken im Gastland

Tabelle 9.19: Übersicht über die wahrscheinliche Sicherheit von Nahrung, Getränken und Umgebung

Sicher	Wahrscheinlich sicher	Fragwürdig/unsicher
Getränke		
Kohlensäurehaltige Getränke	Frischer Zitrusfruchtsaft	Brunnenwasser
Kohlensäurehaltiges Mineralwasser (Industrie)	Flaschenwasser	Leitungswasser
Abgekochtes Wasser	Eis aus Industrieproduktion	Eiswürfel
Desinfiziertes Wasser		Unpasteurisierte Milch
Speisen		
Heiß, gut gegrillt oder gekocht	Trockenprodukte	Salat
Industriell verarbeitet und verpackt	Hyperosmolare Nahrungsmittel (Marmelade, Sirup etc.)	Saucen und „Salsas"
Gekochtes Gemüse und geschälte Früchte	Gewaschenes Gemüse und Früchte	Rohe Meeresfrüchte, „blutiges" Fleisch, ungeschälte Früchte,
		nicht pasteurisierte Milchprodukte, kalte Desserts
Umgebung		
Gute (bereits in Europa empfohlene oder bekannte) Restaurants	Örtliche Privathäuser	Straßenverkäufer

Teller zu reinigen (nach grober Reinigung mit unsicherem Wasser). Die Sekundärkontamination primär einwandfreier Lebensmittel ist unbedingt zu vermeiden. So müssen sie immer verschlossen oder zumindest vor Fliegen geschützt gelagert werden. Gleiches gilt auch für den Lebensmitteltransport. Hier hat der Reisende das zusätzliche Problem fehlender Kühlmöglichkeit. Abhilfe schaffen Instantprodukte, alternativ der sofortige Verzehr von frischen Nahrungsmitteln.

Trinke nur Getränke sicherer Herkunft (abgekocht oder behandelt) oder sichere industriell hergestellte Getränke (Tabelle 9.19), denke dabei auch an eine mögliche Hygienelücke: Zähneputzen mit unsicherem Wasser (auch wenn das Risiko der Infektion begrenzt ist, wenn man das Wasser nicht schluckt). Vermeide Eiswürfel, Speiseeis, ungekochte Milch oder Milchprodukte und nicht „durch" gegartes Fleisch. Besondere Vorsicht mit Salaten in jeglicher Form, erst recht dann, wenn sie Saucen oder Mayonnaisen enthalten. Für Früchte gilt: schälen oder mit sicherem Wasser sorgfältig reinigen. Schälen sollte man sie selbst, sonst ist das Problem nicht sicher gelöst. Eine Übersicht über das jeweils zu erwartende Risiko gibt Tabelle 9.19.

Hinweis: Vorsicht! Einige Früchte sind auch dann problematisch, wenn sie geschält sind! Beispielsweise werden Melonen nach Gewicht verkauft. Wenn zuvor Wasser hinein gespritzt wurde, ist die Frucht schwerer und damit wertvoller, aber falls das hineingespritzte Wasser kontaminiert war, ist die Wasser und Zucker enthaltende Frucht ein idealer Nährboden für Bakterien, insbesondere dann, wenn die Frucht in der Sonne gelagert wurde! Ähnliches gilt für teilentleerte und mit Wasser aufgefüllte, normalerweise industriell abgefüllte Getränke. Kronkorken kritisch betrachten! In Ägypten, Indien und Nepal haben wir auch Flaschen gefunden, die bis einschließlich der industriell erscheinenden Versiegelung (fast) perfekt gefälscht waren!

Trinkwasseraufbereitung und -sicherheit

Zunächst einmal sollte man den täglichen Bedarf an sicherem Wasser minimieren. „Welche Maßnahmen können auch mit Brauchwasser durchgeführt werden?" ist der Leitgedanke. In Frage kommen beispielsweise die Reinigung von Ausrüstung und die Grobreinigung von Händen und Küchengerät bei starker Verschmutzung. Trotzdem muss pro Person und Tag mit einem Bedarf von 4–5 Litern sicheren Wassers gerechnet werden. Falls mehrere Methoden der Desinfektion zur Verfügung stehen, wird die sicherste gewählt. Gutes Rohwasser macht alle Methoden sicherer und schont zudem die Ressourcen. Vielerorts kann nicht davon ausgegangen werden, dass das Wasser, das aus der Leitung kommt, ausreichend keimfrei ist (Abb. 9.56). Druckschwankungen im System sorgen dafür, dass Schmutzwasser durch Kapillarkräfte in eventuellen Haarrissen der Rohre angesaugt und so bei nicht ausreichender Chlorierung das ganze System kontaminiert wird.

Das Sammeln von Regenwasser ist eine besonders gute Methode oder das Schöpfen aus schnellen klaren Fließgewässern. An vielen Stellen ist das Rohwasser erstaunlich keimfrei, wenn es aus stark fördernden Quellen stammt – wie beispielsweise in der Solo Khumbu-Region (Everest-Gebiet, Nepal) –, jedoch wird es sekundär in den Transport- und Lagerbehältern der Einheimischen kontaminiert. Nur Personen mit ausreichenden Kenntnissen sollten Trinkwasser gewinnen, andernfalls drohen Gruppeninfektionen!

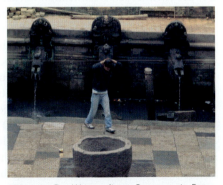

Abb. 9.56: Das Wasser dieses Brunnens in Patan – einer der Ausgangspunkte der Typhuserkrankungen in Kathmandu (Nepal) – ist das Gleiche, das aus den Wasserhähnen der Touristenhotels in Tamel kommt. Foto: T. Küpper

> **Hinweis:** Eine erhöhte Frequenz menschlicher Besucher an Wasserquellen ist zwar mit einer erhöhten Kontamination des Wassers verbunden, viel problematischer ist jedoch Viehhaltung, die in der Umgebung der Quelle oder stromauf stattfindet!

Es steht kein Verfahren zur Verfügung, das frei von Fehlerquellen ist. Durch Abkochen können unabhängig von der Höhe alle enteropathogenen Keime vernichtet werden. Das Wasser sollte kurz mit Blasen kochen. Der Vorteil des Verfahrens liegt darin, dass es sehr einfach und nahezu ohne Fehlermöglichkeiten ist, der Nachteil besteht jedoch im enormen Energieaufwand: Da 1 kg Holz dazu notwendig ist, um 1 Liter Wasser zu kochen, trägt dies erheblich zur Rodung ganzer Landstriche bei oder es müssen erhebliche Mengen an Brennstoff mitgenommen werden. Falls kein flüssiges Wasser zur Verfügung steht, so hat man (zumindest zum Schmelzen) keine Alternative.

> **Hinweis:** In der deutschen Literatur taucht immer wieder die Diskussion auf, ob Hepatitis-A-Viren durch Abkochen in der Höhe zerstört werden. Nach allen uns zur Verfügung stehenden Daten ist dies der Fall. Vermutlich hat ein viel zitierter Autor einen Tippfehler gemacht und Hepatitis B gemeint: Dieses Virus ist in der Tat deutlich hitzestabiler. Unabhängig davon sollten Reisende gegen diese Viren geimpft sein.

Bei der chemischen Desinfektion werden mit Salzen, die Hypochlorit freisetzen, Bakterien und Viren, nicht jedoch (oder nur bei sehr hoher Dosierung des Desinfektionsmittels) Eier oder Parasiten (z. B. Giardia, Helminthen usw.) zerstört. Auch machen Cryptosporidien Probleme. Jodhaltige Produkte – in den USA weit verbreitet – sollten aufgrund möglicher Nebenwirkungen bei bestehenden oder noch unbekannten Schilddrüsenfunktionsstörungen nicht angewendet werden (gemäß EU-Recht ist Jod zur Trinkwasseraufbereitung verboten). Sie stellen jedoch im Notfall eine gute Alternative dar. So erwies sich eine 10%ige Lösung von Povidon-Jod (PVP-Jod) in der Verdünnung von 1:1000 (= 1 ml/l) als ausreichend sicher.

In jedem Falle sollte am Ende der Einwirkzeit des Produkts (siehe Angaben auf dem Produkt) das Wasser etwas nach Chlor riechen, sonst war die zugefügte Menge an Desinfektionsmittel zu gering. In diesem Fall fügt man die gleiche Menge erneut hinzu und wartet die gleiche Zeit wie zuvor. Die Reaktion ist stark temperaturabhängig: Durch Erwärmen um +10 °C kann die Einwirkzeit halbiert werden (Tabelle 9.20). Besonders wichtig ist dies, wenn man eiskaltes Wasser desinfizieren will, das sonst eine 4fache Einwirkzeit wie angegeben erfordert. Falls man organisch verunreinigtes Wasser desinfizieren will, muss die Menge an Desinfektionsmittel

Tabelle 9.20: Empfohlene Kontaktzeiten für Halogene zur Trinkwasserdesinfektion im Gelände (nach Backer 2007)

Halogenkonzentration	Kontakt [min] bei unterschiedlichen Wassertemperaturen		
	5 °C	15 °C	25 °C
2 ppm	240	180	60
4 ppm	180	60	45
8 ppm	60	30	15

mindestens verdoppelt werden, weil die organischen Bestandteile mit dem Mittel reagieren. Sollte das Endprodukt unangenehm nach Chlor riechen oder schmecken, bekommt man dies leicht durch Zufügen einer Messerspitze Ascorbinsäure (Vitamin C) weg (umrühren oder schütteln!).

Hinweis: Im Gegensatz zu einem weit verbreiteten Irrglauben desinfizieren Produkte, die lediglich Silberionen frei setzen, praktisch nicht! Silber konserviert reines Wasser bis zu 6 Monaten. Daher haben Kombinationsprodukte mit Silber einen Vorteil, wenn das desinfizierte Wasser einige Zeit gelagert werden soll, denn sie verhindern die erneute Verkeimung.

Bei der Filtration werden die Keime durch mehrere physikalische Eigenschaften eliminiert, beispielsweise die Größe in Relation zu den Poren des Filtermaterials, hydrophiler oder hydrophober Eigenschaften oder elektrostatischer Wechselwirkung zwischen der Oberfläche des Keims und des Filtermaterials. Kleine Partikel (z. B. Viren) werden durch Agglomeration teilweise entfernt. Das Filtermaterial – meist Keramik, aber auch Fasermaterialien in unterschiedlicher Ausführung – sollte eine Porengröße von unter 0,2 μm aufweisen. Das Verfahren ist einfach durchführbar, aber die Ausrüstung muss sorgfältig behandelt werden (Abb. 9.57). Nasse Keramikfilter sollten nicht gefrieren, denn das würde die Filterpatrone möglicherweise zerstören. Einen besonderen Vorteil hat die Filterung da, wo flüssiges Wasser zur Verfügung steht und

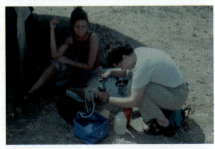

Abb. 9.57: Filterung mit Keramikfiltern. Foto: T. Küpper

größere Gruppen versorgt werden müssen. Nachteilig ist allerdings, dass Viren nicht oder nur zum Teil (durch Agglomeration) eliminiert werden. Im Zweifelsfall sollte die Filterung daher mit der chemischen Desinfektion kombiniert werden, weil sich dann die Schwächen beider Verfahren gegenseitig aufheben. Nachteilig ist auch, dass die Filteroberfläche durch trübes Wasser recht schnell verstopft. In diesem Falle sollte nicht der Druck beim Pumpen erhöht, sondern der Filter auseinander genommen und die Oberfläche der Patrone gereinigt werden. Anderenfalls können Keime durch den Filter hindurchgepresst werden. Nach dem Reinigen sollte die erste Tasse produzierten Wassers verworfen werden, um sicher zu stellen, dass die Reinseite des Filters nicht kontaminiert ist. Je klarer das Wasser, desto länger hält der Filter. Trübes Wasser lässt man am besten zunächst in einem Behälter ruhen, damit sich möglichst viele Teilchen absetzen. Neuere Entwicklungen entfernen vermutlich auch Viren (Polio, Rota- und Noroviren) ausreichend, jedoch liegen noch begrenzte Erfahrungen mit diesen Systemen vor, so dass sie noch nicht generell empfohlen werden.

Über Desinfektionssysteme, die UV-Licht zur Desinfektion nutzen (z. B. Steri-Pen®), liegen derzeit hinsichtlich ihrer Verwendbarkeit noch keine ausreichenden Erfahrungen vor. Erste Ergebnisse aktueller Untersuchungen (www.ademed.de) haben ergeben, dass die Systeme bei klarem Wasser potenziell funktionieren (auch gegen Giardia und Kryptosporidien!), jedoch zwei üble „Fallen" aufweisen: Während der Lichteinwirkung muss unbedingt gut geschüttelt werden und der Flaschenrand muss unbedingt sauber sein, um Re-Kontamination zu vermeiden. Vor einer Empfehlung sind die endgültigen Untersuchungsergebnisse abzuwarten. In manchen Gegenden gibt es Dorfprojekte, die durch Ozonisierung Trinkwasser herstellen und auch an Touristen verkaufen (z. B. in der Annapurnaregion). Dieses meist sehr preiswerte Trinkwasser ist sicher und man unterstützt nachhaltige Frauenprojekte.

Neben diesen regulären Verfahren hat man natürlich mehrere Improvisationsmethoden. Es muss jedoch ausdrücklich betont werden, dass diese lediglich das Infektionsrisiko reduzieren und kein wirklich sicheres Wasser erzeugen. Sie können daher nur für den Notfall empfohlen werden, wenn kein anderes Verfahren zur Verfügung steht oder zur Grobreinigung, entweder wenn das Wasser nur zum Vorspülen stark verunreinigter Gegenstände dienen soll oder durch ein gutes Ausgangsprodukt die Ressourcen des eigentlichen Desinfektionsverfahrens geschont werden sollen. Für einen solchen Survivalfall soll eine von zahlreichen Möglichkeiten hier vorgestellt werden.

Füllt man in einen Behälter mit einem kleinen Loch am Boden (4 bis 5 mm) erst feinen Kies, dann feinen Sand, dann eine Schicht Holzkohle, dann wieder Sand und zuletzt feinen Kies (Abb. 9.58), so erhält man einen wirksameren Filter, der auch einen nennenswerten Anteil an Bakterien und vermutlich auch einen Teil der Viren herausfiltert. Auch dieses Verfahren wird von zahlreichen Faktoren beeinflusst und wurde nie wissenschaftlich auf seine Effektivität untersucht. Neben seinem Einsatz als Notlösung insbesondere für größere, weitgehend stationäre Gruppen kann es vor allem auch zur Vorreinigung von trübem Wasser vor Keramikfilterung eingesetzt werden. Sowohl der Sand- als auch der kombinierte Sand-Holzkohle-Filter sollte alle 4 Tage neu bestückt werden.

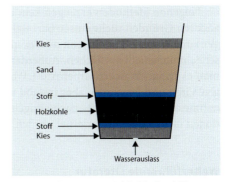

Abb. 9.58: Optimierter Holzkohle-Sand-Filter

Tabelle 9.21: Überblick über die aufgeführten Verfahren

Verfahren	Sicher im Hinblick auf				Bemerkungen
	Viren	Bakterien	Zysten (Giardia, Amöben) u. Wurmeier	Cryptosporidium	
Abkochen	+	+	+	+	Hoher Energieverbrauch/ Abholzung
Chemische Desinfektion (Hypochlorit)	+	+	(+)	+[1]	Kann bei sehr kaltem Wasser oder Kontamination mit organischem Material möglicherweise nicht ausreichend desinfizieren[2]
Keramikfilter	(+)[3]	+	+	+[4]	Typenspezifische Fehler beachten!
Chemische Desinfektion u. Keramikfilter	+	+	+	+	Abgesehen von Kochen das einzige absolute sichere Verfahren im Gelände
Sand- und Holzkohlefilter	–	(+)[3]	(+)[5]	n.d.	Feiner Sand und geringe Durchflussrate entscheidend!

(+: sicher; (+): relativ sicher, siehe Fußnoten; –: nicht sicher; n.d.: keine Aussage möglich („no data")
[1] Eine hohe Konzentration des Desinfektionsmittels ist unbedingt nötig.
[2] Längere Desinfektionszeit oder eine höhere Konzentration des Desinfektionsmittels ist nötig (Details s. Text).
[3] Nicht sicher, reduziert aber die Keimkonzentration und damit das Infektionsrisiko.
[4] Porengröße < 1 μm nötig!
[5] „Nahezu sicher" (bis zu 100% der Keime werden entfernt, allerdings kann nicht gewährleistet werden, dass alle Zysten, Larven und Eier entfernt werden).

Folgende Methoden erzeugen kein akzeptabel sicheres Wasser oder sind aus anderen Gründen nicht einsetzbar: Kaliumpermanganat hat keine ausreichende Wirkung bzw. nur dann, wenn man es in Konzentrationen einsetzt, die das Wasser schlicht ungenießbar machen. Außerdem färbt es Zunge und Zähne braun, wenn man es trinkt. Wasserstoffperoxid („Wasserstoffsuperoxid") ist zwar effektiv gegen Viren und Bakterien, aber instabil und eignet sich deshalb nicht für die Mitnahme auf Reisen. Bereits nach einigen Tagen können ausreichende Konzentrationen nicht mehr gewährleistet werden.

Weiterführende Literatur

1. Baaten GG et al.: Fecal-orally transmitted diseases among travelers are decreasing due to better hygiene standards at travel destination. J Travel Med 2010; 17: 322–328.
2. Backer HD.: Field water disinfection. In: Auerbach PS. Wilderness Medicine. 5th ed. Philadelphia: Mosby Elsevier, 2007, pp. 1368–1417.
3. Derlet RW, Ger KA, Richards JR JCarlson JR: Risk factors for coliform bacteria in backcountry and streams in the Sierra Nevada mountains: A 5-year study. Wilderness Environ Med 2008; 19: 82–90
4. van Genderen PJJ et al.: Trends in knowledge, attitudes, and practice of travel risk groups toward prevention of hepatitis A: Results from the Dutch Schiphol Airport Survey 2002–2009. J Travel Med 2011; 19: 35–43.
5. Gerba CP, Naranjo JE, Jone EL: Virus removal from water by a portable water treatment device. Wilderness Environ Med 2008; 19: 45–49
6. Heiner JD et al.: 10% Povidone-iodine may be a practical field water disinfectant. Wilderness Environ Med 2010; 21: 332–336.
7. Küpper T, Schoeffl V, Milledge J: Consensus statement of the UIAA Medical Commisison Vol.6: Water Disinfection in the Mountains. Bern/Schweiz, 2008 (www.theuiaa.org/).
8. Meyer K: How to shit in the woods. Berkley: Ten Speed Press, 1994.
9. Risse J: Die Keimbelastung des Trinkwassers der Bevölkerung der Solo Khumbu-Mt.-Everest-Region, Nepal – Flächendeckende Querschnittstudie der Wasserentnahmestellen im Rahmen der ADEMED-Expedition 2011. Dissertation am Institut für Arbeits- und Sozialmedizin der RWTH Aachen, in Vorbereitung.
10. Timermann L: Die Qualität der Trinkwasseraufbereitung von Trekkern in der Solo Khumbu-Mt.Everest-Region, Nepal – Querschnittstudie der Keimbelastung und des Restchlorgehaltes sowie methodische Untersuchung zur Anwendungssicherheit ortsunabhängiger UV-Systeme (SteriPen®) im Rahmen der ADEMED-Expedition 2011. Dissertation am Institut für Arbeits- und Sozialmedizin der RWTH Aachen, in Vorbereitung.

9.3 Aerogen übertragene Erkrankungen

W. Domej, C. Kitz

Beengtheit in Verkehrsmitteln (Autos, Busse, Züge, Flugzeuge) kann eine Übertragung von Krankheitserregern von Mensch zu Mensch durch kontagiöse Tröpfchen begünstigen. In diesem Zusammenhang ist vor allem auf das Infektionsrisiko auf Flugreisen hinzuweisen; sowohl das beengte Platzangebot in Flugkabinen als auch Aufenthalte an Flughäfen selbst können der Übertragung aerogen vermittelter Infektionen förderlich sein. Neben klassischen Infektionen wie Diphtherie, Masern, Mumps, Pertussis, Röteln, Tuberkulose, Varizella-Zoster-Virus, teilweise auch Meningo- und Pneumokokken, bei denen eine Impfprävention möglich ist, gibt es eine Reihe von Infektionserregern, die in besonderem Maße Touristen betreffen, wie beispielsweise Hantaviren, Histoplasmose, Para- sowie Kokzidioidomykose. Eine reisemedizinische Herausforderung stellen auch schwer einschätzbare bzw. überraschend auftretende Infektionskrankheiten („emerging diseases") dar, von denen Reisende völlig unvorbereitet betroffen sein können. Ein Beispiel aus der jüngeren Vergangenheit ist SARS („severe acute respiratory syndrome"), eine beim Menschen bis dato nicht aufgetretene Erkrankung durch Coronaviren. SARS wurde in erster Linie durch sein überraschendes Auftreten bekannt, das letztlich erreichte quantitative Ausmaß hielt sich jedoch in Grenzen. Jüngste Entwicklungen auf dem Gebiet der Influenzaviren wie die „Vogelgrippe" A/H5N1 oder die „Neue (mexikanische) Grippe" A/H1N1 sind warnende Hinweise, dass irdisches Leben immer verletzlich bleiben wird und sich Pandemien jederzeit wieder ereignen können. Leider besteht heute nur gegen einen kleinen Teil der insgesamt etwa 1800 humanen Infektionserreger die Möglichkeit einer Impfprävention. Daher haben neben großzügiger Anwendung verfügbarer Schutzimpfungen reisemedizinische Informationen und Maßnahmen zur Bewusstseinsbildung in Bezug auf korrektes Verhalten im Reiseland höchste Priorität, wobei das Mitführen wirksamer Medikamente ebenso wichtig ist wie der Abschluss einer hochwertigen Reiseversicherung für den Ernstfall.

9.3.1 Tuberkulose

W. Domej

Die Tuberkulose ist neben der Malaria und HIV/AIDS die weltweit häufigste Infektionskrankheit und stellt damit ein großes globales Gesundheitsproblem dar. Weltweit sterben mehr Menschen an Tuberkulose als an jeder anderen behandelbaren Infektionskrankheit. Die Neuinfektionsrate liegt bei etwa 100 Mio. Menschen/Jahr, wovon 5–10 % im Laufe ihres Lebens tatsächlich an aktiver Tuberkulose erkranken;

III Gesundheitsrisiken im Gastland

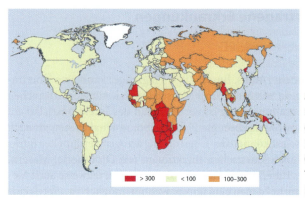

Abb. 9.59: Weltweit geschätzte Tuberkuloseneuerkrankungen pro 100.000 Einwohner (WHO 2010). Quelle: WHO, International Travel and Health, 2012, über www.who.int

das entspricht etwa 20 000 Menschen pro Tag oder 8 Mio./Jahr und einer jährlichen Sterberate von 2–3 Mio. Tuberkulose kann jedoch auch ein Thema der Reisemedizin sein, wenn Touristen in Länder der „Dritten Welt" reisen oder längere Zeit in Ländern mit hoher Tuberkuloseprävalenz leben und intensiv mit der lokalen Bevölkerung bzw. mit Kranken in Kontakt treten.

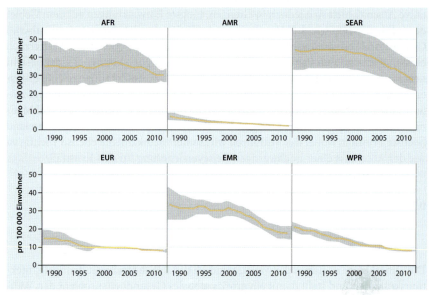

Abb. 9.60: Geschätzter Mortalitätsverlauf der Tuberkulose in den verschiedenen WHO-Regionen. Zu beachten ist die Multiresistenzproblematik, die eine Prognose durch Fortschreiben der hier gezeigten Trends nicht erlauben wird. Aus: WHO: World Health Statistics 2012, Geneva 2012, über www.who.int

Nach Schätzungen der WHO traten 2005 weltweit 8,8 Mio. Neuerkrankungen auf (pulmonale und extrapulmonale Formen zusammen genommen); davon fielen 95 % auf Entwicklungsländer Südostasiens (4,9 Mio.), Afrikas insbesondere südlich der Sahara (2,6 Mio.), des Mittleren Ostens (0,6 Mio.) und Lateinamerikas (0,4 Mio.). Aufgrund oft unvollständiger Datenerfassung und niedriger Nachweisraten in den Ländern der sog. Dritten Welt dürften diese Zahlen aber nur einen Teil der Gesamterkrankungen reflektieren (Abb. 9.59 und 9.60).

Entscheidende Faktoren, die zur Verbreitung der Tuberkulose beitragen, sind unter anderem niedriger Sozialstatus, Mangelernährung durch Kriege, Flucht und Naturkatastrophen, und die HIV-Pandemie. Tuberkulose wird durch säurefeste, aerogene Stäbchenbakterien (0,5 µm breit, 3 µm lang; Abb. 9.61), zusammengefasst als Mycobacterium-tuberculosis-Komplex (MTB), einer Gruppe genetisch sehr nahe miteinander verwandter Subspezies von Mykobakterien, verursacht. Dazu zählen M. tuberculosis, M. bovis (Rindertuberkulose) sowie der über jahrelange Passagen abgeleitete Impfstamm M.-bovis-BCG (Bacille Calmette-Guerin), M. africanum (in Afrika häufige Variante), M. canetti (Ostafrika), M. mocrotti (Tuberkuloseerreger bei Wühlmäusen), M. pinnipedii (Seehunde, Seelöwen) und M. caprae. Als häufigster Tuberkuloseerreger weltweit gilt M. tuberculosis, wobei allerdings fast alle anderen MTB-Bakterien beim Menschen eine tuberkulöse Entzündung hervorrufen können. Weltweit sind über 100 Mykobakterienspezies bekannt.

Derzeit ist die hohe Koinfektionsrate mit HIV ein Hauptproblem vor allem in jenen Ländern, die südlich der Sahel-Zone liegen. In weiten Teilen der Erde gibt es bereits Probleme mit multiresistenten Tuberkuloseerregern, wobei die Resistenzrate („multidrug-resistant tuberculosis", MDR-TB) auf die wichtigsten Erstlinien-Tuberkulostatika (Isoniazid und Rifampicin) besonders in Ländern der ehemaligen Sowjetunion (Russland, Kasachstan) bereits zweistellige Prozentzahlen erreicht. In den hochentwickelten Industriestaaten hat dagegen die Inzidenz aller Tuberkuloseformen in den letzten 50 Jahren stetig abgenommen.

Es kann davon ausgegangen werden, dass heute ein Drittel der Weltbevölkerung mit Mycobacterium-tuberculosis-Komplex (MTB) infiziert ist (latente Tuberkulose). Laut WHO sind 2007 weltweit 9,27 Mio. Menschen neu erkrankt und 1,16 Mio. Wiederholungserkrankungen (Rezidive) aufgetreten, die meisten davon in Asien und Afrika. Gemeldet wurden weltweit 13,7 Mio. Tuberkulosekranke, wovon etwa 5 % HIV-positiv

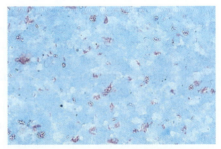

Abb. 9.61: Säurefeste Stäbchenbakterien im Auswurf bei offener Lungentuberkulose (Färbung nach Ziehl-Neelsen: Tuberkelbakterien färben sich mit Carbolfuchsin rot). Foto: W. Domej

waren. Eine HIV-Koinfektion erhöht die Sterblichkeit und spielt v. a. in Afrika eine wichtige Rolle bei der Verbreitung der Infektionskrankheit.

Menschen mit offener, ansteckender Lungentuberkulose und einer hohen Zahl von Bakterien im Auswurf bilden die Hauptinfektionsquelle für MTB. In seltenen Fällen können Tuberkulosebakterien auch von Tieren übertragen werden (z. B. von Rindern, Ziegen, Rotwild). Die Ansteckung erfolgt in erster Linie aerogen über bakterienhaltige Tröpfchen, aber auch über passiv eingeatmeten Tabakrauch, andere Ansteckungswege sind selten. Ein Patient mit offener Lungentuberkulose scheidet über Tröpfchenpartikel Tuberkulosebakterien beim Husten, Räuspern, Niesen und Sprechen aus; bei einem Hustenstoß können beispielsweise bis zu 3000 Bakterien mobilisiert werden (s. Abb. 9.61). Enger Kontakt und Tröpfcheninfektion als Übertragungsweg bedingen ein erhebliches Tuberkuloserisiko, muss man doch in Hochrisikogebieten von einer signifikant höheren Durchseuchung, mangels entsprechender Diagnose- und Behandlungsmöglichkeiten auch von einer entsprechend massiven und protrahierten Keimabgabe Erkrankter ausgehen. Vor allem in Afrika finden sich häufig Koinfektionen von M. tuberculosis mit HIV, wobei HIV-Positive häufiger als andere an geschlossener TB erkranken.

Mykobakterien verbleiben in Aerosolpartikeln bis zu mehrere Stunden in der Luft suspendiert, können von exponierten Personen inhaliert werden und bis in die kleinen Atemwege gelangen. In unseren Breiten findet die Erstinfektion meist im Erwachsenenalter statt; in Ländern mit hoher Tuberkulosedurchseuchung dagegen bereits im Kindesalter. Auch Reinfektionen sind möglich und finden häufig in Ländern bzw. Bevölkerungsgruppen mit hohen Tuberkuloseinzidenz- und -prävalenzraten statt.

Das Infektionsrisiko steigt mit der Dauer und Enge des Kontakts und hängt stark von der individuellen Empfindlichkeit des Exponierten ab. Nach erfolgter Infektion liegt das Risiko einer Erkrankung für immunkompetente Personen bei etwa 5 % im ersten Jahr der Ansteckung und weitere 5 % für die gesamte Lebensdauer. Die Inkubationszeit bis zu den ersten Symptomen kann sich über Wochen bis Monate erstrecken. Patienten mit krankheitsbedingter oder medikamentöser Abwehrschwäche weisen ein deutlich höheres Risiko auf: HIV-infizierte Personen haben ein Erkrankungsrisiko von rund 10 % pro Jahr.

Bei hustenden, immungeschwächten oder ausgezehrten Personen sollte man vor allem in Ländern der sog. Dritten Welt (Hochendemiegebieten) vor dem Hintergrund einer möglichen Infektionsgefahr durch Tuberkuloseerreger stets auch den Selbstschutz im Auge behalten und intensive Kontakte zu kranken Personen meiden. Initial können die Symptome einem grippalen Infekt ähneln, bei Kindern überhaupt fehlen. Letztere erkranken häufiger und schneller als Erwachsene, wobei Säuglinge und Kleinkinder eher schwere Krankheitsverläufe mit Multiorganbefall zeigen. Da sich Kindertuberkulose häufig zunächst ohne Symptome entwickelt, wird die Erkrankung in vielen Fällen erst spät erkannt.

Kompaktinformation

Erhöhtes Risiko für die Progression von der Infektion zur aktiven tuberkulösen Erkrankung bzw. entsprechend resistenzmindernden Faktoren: Reihung nach Risiko
- HIV-Infektion, AIDS
- andere Ursachen zellulärer Immunschwäche
- Organtransplantation (Herz, Lunge, Niere)
- Silikose (Siliko-Tuberkulose)
- Intravenöse Drogenabhängigkeit
- Chron. Niereninsuffizienz, chron. Hämodialyse
- Narbenherde in der Lunge

- Kurz zurückliegende Tuberkuloseinfektion (< 1 Jahr)
- Chronischer Alkoholmissbrauch, Leberzirrhose
- Langzeitbehandlung mit Kortikosteroiden, Immunsuppressiva
- Lymphatische Systemerkrankungen (Leukämie, Lymphome)
- Gastrektomie
- Diabetes mellitus
- Mangelernährung, Untergewicht, Kachexie
- Hohes Lebensalter

Die klassischen Symptome einer aktiven Tuberkulose sind subfebrile Temperaturen über einen längeren Zeitraum, Nachtschweiß, Gewichtsabnahme, Inappetenz, Müdigkeit, Mattigkeit, ggf. produktiver Husten mit Blutbeimengung. Der Großteil der Erkrankten weist einen Lungenbefall überwiegend der oberen Lungenabschnitte auf. In Ländern mit hohen Infektionsraten sind v. a. Kinder betroffen; Die streng intrakutane Tuberkulin-Hauttestung nach Mendel-Mantoux (MM) mit 0,1 ml Antigen an der Volarseite des Unterarms stellt nach wie vor die verbreitetste Methode zur Diagnose einer latenten Tuberkulose-Infektion (LTBI) dar, wobei ein positiver Hauttest nicht zwischen LTBI und aktiver TB zu unterscheiden vermag (s. Kompaktinformation).

Während die Sensitivität beispielsweise der Mendel-Mantoux-Tuberkulinprobe bei 75 % liegt, ist diese bei T-Cell Interferon-Gamma Release Assays (TIGRAs) deutlich höher (83 % beim Quantiferon®- und > 90 % bei T-Spot Test®). Moderne Nachweismethoden nützen die MTB-spezifische Interferon-(IFN-)γ-Freisetzung bei gegebener LTBI, die nicht durch Kreuzreaktionen (BCG-Impfung oder atypische Mykobakterien) hervorgerufen wird.

Die Diagnose einer LTBI ist insofern nicht unbedeutend, als bestimmte Patienten ein hohes Risiko haben, dass die LTBI zur aktiven Form fortschreitet und deshalb eine Chemoprävention mit tuberkulostatischen Medikamenten rechtfertigt. Ein erhöhtes Risiko für eine aktive TB besteht beispielsweise bei Kortisonlangzeittherapie, anderweitiger immunsuppressiver Therapie (TNF-α-Blockade: Infliximab, Etanercept, Adalimumab), chronischer Hämodialyse, aber auch bei Diabetes mellitus, Malignomen und HIV-Infektion.

Der sichere Nachweis einer aktiven TB der Respirationsorgane erfordert immer einen nativen oder kulturellen Nachweis der Mykobakterien konkordant zu entsprechenden Veränderungen im Thorax-Röntgenbild.

Tabelle 9.22: Tuberkulostatische Therapieregime bei Nicht-MDR-Tuberkulose

Indikation	Initialphase (2 Monate)	Stabilisierung (4 Monate)
Native/kulturelle Positivität Kulturelle Negativität, jedoch klinisch hochgradiger Verdacht	INH, RMP, PZA, EMB	INH, RMP

INH: Isoniazid; RMP: Rifampicin; PZA: Pyrazinamid, EMB: Ethambutol

Bei gesicherter Tuberkulose bzw. dringendem klinischen Verdacht sollte eine tuberkulostatische Kombinationstherapie eingeleitet werden, wobei für die ersten 2 Monate eine 4fach-Therapie und für 4 Folgemonate eine 2fach-Therapie empfohlen werden (Tabelle 9.22).

Für die Impfung mit dem Stamm Bacille-Calmette-Guerin (BCG-Impfung: lebende attenuierte Bakterien von M. bovis), die in der Regel nach 8–12 Wochen zu einem positiven Tuberkulose-Hauttest führt (Konversion der Tuberkulinreaktion), gibt es heute in Ländern mit niedriger Tuberkuloseinzidenz wie Deutschland oder Österreich keine Indikation und erst recht keine gesetzliche Impfpflicht mehr, zumal auch nur ein Schutz vor pädiatrischen Tuberkuloseformen wie der Miliar-Tb und der Tb-Meningitis entsteht. In Ausnahmefällen macht die Impfung jedoch Sinn, etwa wenn ein Kleinkind in ein Hochendemiegebiet (Zentralafrika) mitgenommen werden soll (s. Kompaktinformation).

Bezüglich Reisetauglichkeit ist es selbstverständlich, dass jemand mit rezenter Tuberkulose weder flug- noch reisetauglich ist. Die WHO konstatiert, dass nach 3- bis 4-wöchiger tuberkulostatischer Behandlung ein Patient mit offener Lungen-

Kompaktinformation

Positives Reaktionsergebnis einer intrakutanen Tuberkulinprobe
Anwendung streng intrakutan, Ablesung nach 48 bis 72 Stunden (positiv: Papel > 5 mm)
- \> 5 mm Ø (bei Hochrisikopatienten)
  (HIV pos., Zustand nach Organtransplantation, medikamentöse Immunsuppression
- \> 10 mm Ø (bei mittlerem Risiko)
  (Flüchtlinge aus Endemiegebieten, Drogen- und Alkoholabusus, Medizinberufe mit potenziellem TB-Kontakt, Pat. mit chronischer Niereninsuffizienz, Diabetes mellitus, neoplastischen Grunderkrankungen
- \> 15 mm Ø (ohne Risikofaktoren)

Cave: negatives Testergebnis bei Mangelernährung, Anergie, etwa bei HIV, Neoplasmen, Immunsuppression, Kortikosteroide, Virusinfektionen (Masern, Mumps), Impfungen, aktiver Sarkoidose, lymphatischen Erkrankungen (Lymphomen), perakuten Tuberkuloseformen (z. B. Miliartuberkulose), Subkutanimpfungen, evtl. auch falscher Lagerung

> **Kompaktinformation**
>
> **Empfehlungen für Reisende zur Vermeidung einer Tuberkuloseerkrankung**
> - Med. Beratung vor Reisen in Endemiegebiete
> - Impfempfehlung nur für Kinder und bei neg. Tuberkulin-Hauttestung vor längerem Aufenthalt in Gebieten mit hohem Ansteckungsrisiko
>
> - Meidung intensiver Kontakte mit krankheitsverdächtigen Personen
> - Erhöhte Infektionsgefahr bei medikamentöser Immunsuppression und Mangelernährung
> - Bei Erkrankungsverdacht Lungenröntgen
> - In Deutschland meldepflichtige Infektionskrankheit

tuberkulose nicht mehr als ansteckend gilt. Unter laufender Medikation wäre die Reisefähigkeit zwar nach dieser Zeit unter besonderen Umständen gegeben (z. B. Heimreise, Spitalstransfer), von einer regulären Reisetätigkeit ist jedoch weiter dringend abzuraten. Nach abgeschlossener Behandlung ist die Reise- und Flugtauglichkeit in erster Linie von etwaigen funktionellen Einschränkungen abhängig (Hypoxietauglichkeit; s. Kap. 5.4).

9.3.2 Legionellosen

W. Domej

Die bekanntlich bei einem Kriegsveteranentreffen in Philadelphia erstmals im Jahre 1976 diagnostizierte Infektionskrankheit tritt häufig sporadisch (hohe Dunkelziffer!), selten epidemisch auf. Legionellen gehören mit zu den häufigsten Pneumonieerregern. Die Infektion kommt bei immungeschwächten Menschen (nosokomial), ambulant erworben („community-acquired") sowie reiseassoziiert vor. Die bisher größte durch Legionellen hervorgerufene Epidemie mit mehr als 800 Erkrankungsfällen ereignete sich 2001 in Spanien. Von den etwa 40 bekannten Legionella-Arten ist Legionella pneumophila der Serogruppen 1, 4, und 6 für über 90 % aller Legionellenerkrankungen verantwortlich. Im Rahmen ambulant erworbener Pneumonien (CAP) beträgt der prozentuelle Anteil der Legionellen 0,1–10 % (große regionale Schwankungen!). Legionellen sind ubiquitäre stäbchenförmige Süßwasserbakterien, die sich vor allem in stehendem Wasser technischer Einrichtungen wie Warmwasserversorgungsanlagen in einem Temperaturbereich von 20–55 °C vermehren. Bei Erwärmung des Wassers auf Temperaturen > 60 °C sind Legionellen nicht mehr lebensfähig. Die Übertragung erfolgt durch kontaminierte Aerosole (Abb. 9.62, s. auch Kompaktinformation). Generell muss bei einer vorliegenden Legionellose jedes wasserführende System, dessen Wassertemperatur 20 °C überschreitet und von dem Aerosole freigesetzt werden, als mögliche Infektionsquelle in Betracht gezogen werden. Eine Übertragung der Legionellen von Mensch zu Mensch ist

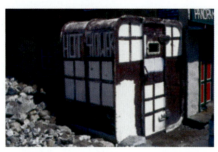

Abb. 9.62: Für Legionellenkontamination prädestinierte Duscheinrichtung (Nepal). Foto: B. Haditsch

ausgeschlossen. Über ein jahreszeitliches (Sommer- und Herbstmonate) sowie lokal gehäuftes Auftreten (Mittelmeerraum) wurde berichtet.

Während die Infektion bei Gesunden meist völlig asymptomatisch verläuft (90 % aller symptomlosen Fälle zeigen sich in Form einer Antikörperbildung!), gibt es bei den symptomatischen Erkrankungen grippeähnliche Formen wie das so genannte Pontiac-Fieber (Inkubation 1–2 Tage), mit ausgezeichneter Prognose sowie als schwere Verlaufsform die Legionärskrankheit (Inkubationszeit 2–10 Tage) mit 15%iger Letalität bei vormals völlig Gesunden und bis zu 80 % Letalität bei kardiorespiratorischer Vorschädigung bzw. Immunschwäche. Damit gehen Beschwerden wie starke Kopfschmerzen, hohes Fieber, Schüttelfrost, trockener Reizhusten, Muskel- und Pleuraschmerzen, fakultativ auch gastrointestinale Symptome wie Übelkeit, Erbrechen und Durchfall einher, die radiologisch von diffus interstitiellen sowie segmentalen Verschattungen begleitet sein können (Legionellen-Pneumonie respektive atypische Pneumonie); dazu können Elektrolytdefizite (Natrium-, Phosphatmangel) und Nierenfunktionsstörungen treten (Proteinurie und Mikrohämaturie).

Bei Feststellung einer Pneumonie insbesondere nach einer Reise mit verschiedenen Hotelaufenthalten (u. a. Beherbergungsbetriebe mit mangelhaften Sanitäranlagen und Warmwasseraufbereitung < 60 °C) sollte stets eine Legionelleninfektion in Erwägung gezogen werden. Der direkte mikrobiologische Nachweis gelingt

Kompaktinformation

Künstliche Legionellenreservoire in wasserführenden technischen Systemen
- Trinkwasserversorgungsanlagen (kaltes und erwärmtes Trinkwasser v. a. von Großgebäuden)
- Duschanlagen in Beherbergungsbetrieben
- Kühltürme
- Andere Nasskühleinrichtungen
- Zimmerbrunnen
- Aerosolerzeugende Hydrotherapie- bzw. Wellnesseinrichtungen

- Warmsprudelbecken und Warmsprudelwannen, deren Luftsysteme nicht durchströmt und daher nicht desinfiziert werden können
- Luftbefeuchtungseinrichtungen mit Aerosolbildung
- Zahnärztliche Behandlungseinrichtungen (Mundduschen)
- Im Kreislauf betriebene Springbrunnen/Fontänen
- Autowaschstraßen
- Feinsprühnebel zur Frischhaltung von Obst und Gemüse in Großmärkten

> **Kompaktinformation**
>
> **Empfehlungen für Reisende zur Vermeidung von Legionellosen**
> - Auf Hygiene der Sanitäreinrichtungen achten!
> - Warmwasseraufbereitung > 70 °C!
> - Sprühnebel v.a. in Mittelmeerländern meiden
> - Bei Verdacht Legionellen-Harn-Antigen-Schnelltest

selten, ein Antigennachweis ist durch direkte Immunfluoreszenz (Sputum, Bronchialsekret und BAL) möglich; weitere diagnostische Treffer können sich aus dem Nachweis von Legionellen-DNA (PCR) sowie durch kulturelle Verfahren ergeben. Breite Verwendung findet der Legionellenantigennachweis im Harn, der eine hohe Sensitivität und Spezifität aufweist und für einige Tage nach antibiotischer Therapieeinleitung positiv bleibt. Ein nachträglicher Anstieg des Antikörpertiters auf das 4fache des Ausgangswerts sichert die Diagnose.

Bereits bei Verdacht auf eine Legionellenpneumonie sollte unverzüglich eine antibiotische Therapie mit einem Makrolidantibiotikum (Azithromycin, Clarithromycin) oder Fluorchinolon (Ciprofloxacin, Moxifloxacin) eingeleitet und über 14 Tage, respektive bei abwehrgeschwächten Personen 3 Wochen, beibehalten werden. Das Pontiac-Fieber bedarf in der Regel keiner antibiotischen Therapie, eine symptomatische Behandlung ist normalerweise ausreichend. Prophylaktisch empfehlen sich eine regelmäßige Wartung von Warmwasseraufbereitungsanlagen und Untersuchungen von Wasserproben. Eine thermische Desinfektion ≥ 70 °C/3 min tötet Legionellen in jedem Fall sicher ab.

9.3.3 Hantavirosen

W. Domej

Die erstmals im Korea-Krieg bei UNO-Soldaten am Fluss Hanta in den 50er Jahren registrierten Hantavirusinfektionen („Kriegs- oder Feldnephritis") sind heute weltweit, in Europa vom Balkan bis nach Skandinavien, in Deutschland in einigen Regionen Niedersachsens, Hessens, Bayerns und Baden-Württembergs, in Österreich in Teilen der Steiermark in der ersten Jahreshälfte bisweilen endemisch auftretende Erkrankungen durch Hantaviren. Dabei existieren eine Reihe humanpathogener Serogruppen wie das Puumala-Virus in Europa, das Hantaan-Virus in Asien, das Dobrava-Belgrad-Virus in Südosteuropa bzw. die in Südostasien und den USA vorkommenden Seoul-, Korea-Fieber-, Tula- und Sin-Nombre-Viren. Ihre Gemeinsamkeit besteht in ihrer überwiegend respiratorischen, selten oralen Übertragung (exkretorische/sekretorische Virusausscheidungen mit Speichel, Kot, Urin) auf den Menschen. Nicht erkrankte wildlebende Nagetiere, in erster Linie Mäuse und Ratten

Kompaktinformation

Empfehlungen für Reisende zur Vermeidung inhalativer Hantavirosen
- Vorsicht bei Staubexposition (Schuppen, Ställe und Keller)
- Vorsicht in Gegenden mit ungenügender Ratten- und Mäusebekämpfung
- Mundschutz und Einwegschutzhandschuhe
- Raumdesinfektion, wo Mäuse nisteten

(Puumala durch Rötelmäuse, Dobrava durch Brand- und Gelbhalsmäuse, Tula durch Feldmäuse), haben eine Reservoirfunktion. Gefährdet sind daher Personen in der Land- und Forstwirtschaft, Jäger, Camper, evtl. Soldaten und Reisende. Hantavirusinfektionen unterliegen einer durchschnittlichen Inkubationszeit von 2 Wochen (5–42 Tage) und können Ursache schwerwiegender Krankheitsbilder entweder mit überwiegendem Nierenbefall (hämorrhagisches Fieber mit renalem Syndrom, HFRS, Letalität 5 %) oder auch pulmonalen Verlaufsformen (Hantavirus-pulmonales Syndrom durch Serotyp Dobrava, Letalität 50 %) sein. Die Symptome beider Verlaufsformen sind zu Beginn ähnlich und beginnen plötzlich aus völliger Gesundheit mit hohem Fieber, Schüttelfrost, massiven Kopf- und Muskelschmerzen, Benommenheit, evtl. Gesichtserythem und/oder konjunktivalen und petechialen Blutungen; anschließend folgen meist Übelkeit, Erbrechen und Durchfall verbunden mit einer deutlichen Nierenfunktionseinschränkung (Oligurie) auf Basis einer interstitiellen Nephritis und fakultativen Blutungskomplikationen (Hämaturie). Infektionen mit dem Serotyp Puumala-Virus fallen unter den Begriff Nephropathia epidemica und nehmen meist einen milderen Verlauf, wobei Blutungen selten auftreten. Infektionen durch den Subtyp Sin-Nombre präsentieren sich ebenfalls als Hantavirus-pulmonales Syndrom (HPS), die Inkubationszeit ist zwischen 1–5 Wochen variabel. Eine respiratorische Symptomatik (mäßiggradiger Husten mit diskreter Blutbeimengung im Auswurf, Dyspnoe) infolge hoher Gefäßpermeabilität und konsekutivem Lungenödem kann nach weiteren 4–5 Tagen als Hinweis einer Lungenbeteiligung (HPS) gewertet werden und stellt ein hochletales Erkrankungsbild dar. Die Symptomatik kann von mäßiggradiger Verminderung der Sauerstoffsättigung innerhalb weniger Stunden zu schwerer respiratorischer Insuffizienz fortschreiten. Der serologische Nachweis kann durch Immunfluoreszenz- und ELISA-Methoden erbracht werden. Während die vollständige Rekonvaleszenz insbesondere bei der HFRS Wochen bis Monate in Anspruch nehmen kann, steht bei der HPS die Beherrschung der Hypoxämie sowie des Schockgeschehens im Vordergrund, unter der sich die pulmonale Permeabilitätsstörung rasch (wenige Tage) zurückbilden kann.

Die Therapie besteht im Wesentlichen aus unterstützenden Maßnahmen wie akuter Hämodialyse bei Nierenversagen bzw. Beatmung und Sauerstoffgabe bei respiratorischer Insuffizienz. Eine Impfung befindet sich im Entwicklungsstadium.

9.3.4 Inhalative systemische Mykosen

W. Domej

Pilze kommen weltweit und ubiquitär vor allem im Erdreich vor, können jedoch auch in Luft und Wasser gefunden werden. Von den heute mehr als 300 000 bekannten Pilzarten, Schätzungen reichen bis zu 1,5 Mio., sind etwa 300 humanpathogen; davon ist nur ein Zehntel für 90 % aller Pilzinfektionen verantwortlich. Während sich das Erregerspektrum invasiver Mykosen in den letzten Jahren mehr zu invasiven Schimmelpilzinfektionen verlagert, treten daneben auch vermehrt Infekte durch Fusarien und Zygomyzeten auf (Tabelle 9.23). Obwohl Infektionen durch Pilze zu den häufigsten Infektionskrankheiten überhaupt zählen (v. a. Infektionen der Haut) sind pilzverursachte Infektionen der Bronchien und des Lungengewebes zumindest innerhalb Europas eine Rarität. Bei immer mehr Risikopatienten (Immunsuppression unterschiedlicher Genese) kam es jedoch in den letzten Jahrzehnten zu einer steten Zunahme opportunistischer wie auch ambulant erworbener Pilzinfektionen. Die bedeutendsten endemisch vorkommenden Mykosen mit dem Hauptinfektionsweg über die Atemwege sind in Tabelle 9.23 angeführt. Bei ähnlicher Pathogenese ist jede dieser Pilzerkrankungen durch endemisches Vorkommen in bestimmten Gebieten charakterisiert, wobei sich neben asymptomatischen Verlaufsformen akute Krankheitsbilder vor allem nach massiver inhalativer Exposition entwickeln können; nachfolgende chronische Stadien ähneln im Röntgenbild oft einer Tuberkulose. Eine Dissemination, ausgehend vom primären Lungenherd, ist bei allen inhalativen Mykosen möglich. Mykosen, die vorweg auch Gesunde betreffen können, wie beispielsweise Histoplasmose, Kokzidioidomykose oder Blastomykose, treten mitunter als bedeutsame differenzialdiagnostische Ursachen fieberhafter respiratorischer Erkrankungen bei Reisenden auf, die aus entsprechenden Endemiegebieten zurückkehren. Diese auf dem amerikanischen Kontinent in bestimmten Regionen

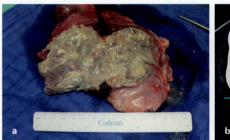
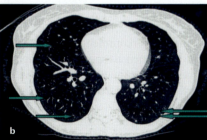

Abb. 9.63: a Zerfallendes Aspergillom, Operationspräparat. Foto: Thoraxchirurgie Graz, mit freundlicher Genehmigung von A. Maier. **b** Thorax-CT: milde Verlaufsform einer Histoplasmose mit kleinen Granulomen bei einem aus Mexiko zurückgekehrten Touristen. Foto: W. Domej

Tabelle 9.23: Einige häufige menschenpathogene Pilzinfektionen

Erkrankung	Ursächlicher Pilz	Geografisches Vorkommen
Primär pathogene Erkrankungen		
Blastomykose	Blastomyces dermatitidis	Süd- Mittelamerika, Teile Nordamerikas und Kanadas
Parakokzidioid-Mykose (südamerikanische Blastomykose)	Paracoccidioides brasiliensis	Tropische und subtropische Regionen Südamerikas
Kokzidioidomykose	Coccidioides immitis	USA (Arizona, Texas, Nevada, Utah, Südkalifornien) Zentral- und Südamerika
Histoplasmose	Histoplasma capsulatum, var. Capsulatum	USA (mittlerer Westen, Ohio, Mississippi), Mittel-Südamerika Indonesien, Ostasien
Afrikanische Histoplasmose	Histoplasma capsulatum, var. Duboisii	Zentral- und Westafrika
Opportunistische Erkrankungen		
Candidiasis	Candida spp.: C. albicans (50–90 %) C. glabrata, C. krusei, C. tropicalis, C. parapsilosis, C. lusitaniae	Ubiquitär
Aspergillose	Aspergillus spp.: A. fumigatus, A. flavus, A. niger	Ubiquitär
Kryptokokkose	Cryptococcus neoformans	Ubiquitär
Pneumozystose	Pneumocystis jiroveci	Ubiquitär
Zygomykose	Mucor spp. (Absidia, Rhizopus, Rhizomucor)	Ubiquitär

endemisch vorkommenden Mykosen können für Touristen durchaus von Relevanz sein; sie können als sporadische Importationen auch nach Europa gelangen. Zumal es keine Symptomatik gibt, die spezifisch auf eine systemische Mykose hinweisen würde, bedarf die Diagnose sorgfältiger mikrobiologischer als auch serologischer Untersuchungen.

Histoplasmose. Die Histoplasmose gilt als häufigste endemische Mykose Nordamerikas, kommt jedoch auch in Mittel- und Südamerika sowie in Teilen Afrikas und Asiens vor. In den USA sind Gebiete um die Flussläufe des Ohio und des Mississippi betroffen (s. Tabelle 9.23).

Histoplasmose wird als systemische, stark temperaturabhängige Pilzinfektion durch den dimorphen Pilz Histoplasma capsulatum hervorgerufen. Die Infektion erfolgt durch Inhalation sog. Mikrokonidien, die sich in mit Fledermaus- und Vogelkot (Hühnerställe) angereichertem Erdreich vermehren. In diesem Zusammenhang zählen vor allem Höhlenexkursionen, Stall- und Abbrucharbeiten sowie morsches Holz zu den besonderen Expositionen mit Infektionsgefahr. Die ovalen Konidien mit einem Durchmesser von 2–5 µm können durch Inhalation die Peripherie der Lunge erreichen, wobei nach Phagozytose durch Alveolarmakrophagen eine Umwandlung der saprophytären Myzel- in die parasitäre Sprosspilzphase erfolgt. In den Makrophagen können sich die Hefepilze vermehren und heranwachsen und mit ihnen in das lokale lymphatische System eindringen, von wo aus eine Verbreitung auf dem Blutwege erfolgen kann. Eine adäquate zelluläre Abwehr durch α-Interferon produzierende T-Lymphozyten kann in 2 Wochen erwartet werden. Bei immunkompetenten Personen kommt es zu Granulombildungen, die später typischerweise verkalken (Leber, Milz, Lunge, Lymphknoten) und einer teilweisen Immunität; bei immungeschwächten Personen kann allerdings eine breite Streuung mit Multiorganbefall die Folge sein. Die Symptomatik der Histoplasmose reicht je nach Immunstatus, Ausmaß der Exposition und etwaigen Lungenvorschädigungen von asymptomatischen bis zu lebensbedrohlichen Verläufen. In den Endemiegebieten zeigen 50–60 % aller Erwachsenen einen positiven Hauttest bzw. radiologische Residuen einer stattgehabten Lungenbeteiligung. Symptome entwickeln sich erst einige Wochen nach Exposition in Form grippeähnlicher Beschwerden mit febrilen Temperaturen, Schüttelfrost, Kopfschmerzen, Myalgien, Thoraxschmerzen, Husten, Dyspnoe sowie radiologischen Verdichtungen und Lymphknotenvergrößerung im Thoraxröntgen. Die progressive disseminierte Form (PDH) macht bei Immungeschwächten 75 % aller Fälle aus, wobei HIV, hohes Alter aber auch immunsuppressive Therapiemaßnahmen dafür verantwortlich sind; mitunter kommen auch akute tödliche Verläufe (APH) vor, wobei es im Rahmen von Lungeninfiltraten zu respiratorischer Insuffizienz und nachfolgend zu Schockgeschehen mit Multiorganversagen kommen kann. Auch Verläufe mit Beteiligung des Zentralnervensystems (Meningitis) sind nicht ungewöhnlich, chronische Verlaufsformen können wiederum tuberkuloseähnliche Lungenveränderungen mit Kavernisierung nach sich ziehen.

Die Diagnose setzt auf kulturelle Verfahren (Sputum, bronchoalveoläre Lavage/BAL, Blut, Knochenmarksaspirat) sowie den Nachweis des Histoplasmose-Antigens im Harn (Sensitivität 90 %). Darüber hinaus gelten serologische Testverfahren als retrospektiver diagnostischer Beweis. Milde Verlaufsformen führen meist zur Spontanremission. Die Behandlung der PDH, APH und aller chronischen Formen sollte mit Itraconazol, bei schwerer Erkrankung mit liposomalem Amphotericin B erfolgen.

Kokzidioidomykose. Die Kokzidioidomykose, in den westlichen Bundesstaaten der USA als San-Joaquin-Fieber bekannt, wird durch Infektion des erdverbundenen

Schimmelpilzes Coccidioides immitis hervorgerufen. Die auf die westliche Hemisphäre beschränkte Pilzerkrankung kommt zwischen 40° südlicher und 40° nördlicher Breite vor, wobei sich die Endemiegebiete über Südkalifornien (San Joaquin Valley), zentrale Regionen Arizonas sowie das Tal des Rio Grande im Südwesten erstrecken, aber auch Nevada oder Südwest-Utah betreffen (s. Tabelle 9.23). Darüber hinaus kommt die Pilzinfektion auch endemisch in Teilen Mexikos, Mittelamerikas, Kolumbiens, Venezuelas, Nordbrasiliens, Paraguays, Boliviens sowie in zentralen Regionen Argentiniens vor. Das Infektionsrisiko steigt mit dem Kontakt zu Erdreich, ist jedoch nicht obligat damit verbunden. In Endemiegebieten treten viele Fälle auch ohne nachweislichen Kontakt zum Erdboden auf. Trockenperioden im Anschluss an vorausgegangene Niederschlagsperioden ziehen meist einen Anstieg an Erkrankungsfällen nach sich.

Die 2–5 µm großen Konidien können sich in der Luft verteilen; nach Inhalation durch den Menschen erreichen sie das Alveolenniveau, wo sie sich zu max. 80 µm großen rundlichen, septierten Strukturen (Sphärulen), die ihrerseits wiederum zahlreiche Endosporen enthalten, vergrößern können. Beim Platzen werden diese freigesetzt und bilden ihrerseits erneut Sphärulen, wodurch die Infektion weiter fortschreitet. Eine intakte zelluläre Immunität ist zur Kontrolle der Kokzidioidomykose unabdingbar. Der Großteil der Infizierten bleibt deshalb auch asymptomatisch (60 %); die restlichen 40 %, vor allem ältere Menschen, imponieren mit respiratorischen Symptomen wie Husten, thorakalen Schmerzen, mitunter Hämoptysen und febrilen Temperaturen; dazu können sich kutane Symptome wie Erythema nodosum oder Erythema multiforme in Verbindung mit Arthralgien gesellen. Für die Diagnose einer primären fokalen Lungenkokzidioidomykose sind eine ausgeprägte Müdigkeit, Mattigkeit und Abgeschlagenheit, Nachtschweiß, Eosinophilie, eine radiologisch nachweisbare Lymphadenopathie (hilär, mediastinal) sowie retikulonoduläre Lungeninfiltrate richtungsweisend. Eine Streuung der Infektion tritt bei Männern häufiger auf, insbesondere bei Philippinos und Afroamerikanern, aber auch bei HIV-Infektion, Kortisoneinnahme, Transplantatempfängern und Behandlung mit TNF-α-Antagonisten, wobei Haut, Knochen, Weichteile häufig befallen sind; eine meningeale Beteiligung stellt einen schweren Verlauf dar. Der Nachweis gelingt mit kulturellen Verfahren (Sputum, BAL, Gewebe), durch Spezialfärbungen von Bronchialsekret- oder Sputumausstrichen sowie Komplementbindungs- oder Röhrchenpräzipitinreaktion, Immundiffusion oder Enzymimmunoassays. Bei umschriebener, asymptomatischer Lungenkokzidioidomykose ist in den meisten Fällen keine medikamentöse Behandlung nötig, auch die residualen Knötchen im Thorax-Röntgen bedürfen keiner Behandlung; behandelt werden sollten hingegen Patienten mit eingeschränkter zellulärer Immunität, mehrmonatiger Symptomatik (Nachtschweiß, Gewichtsverlust, ausgedehnter Lungenbefall) sowie disseminierte Formen. Die Behandlung besteht in einer intravenösen Gabe von liposomalem Amphotericin B (AmBisome®) bzw. von Amphotericin B

Lipid-Komplex (Abelcet®), wobei sich die Therapiedauer nach dem Verschwinden jeweiliger Läsionen und Symptome bzw. dem Titerabfall der Komplementbindungsreaktion richtet. Nach Ausheilung finden sich in den Lungenoberlappen mitunter residuale pulmonale Rundherdbildungen bis 4 cm Durchmesser, eventuell auch kleinere Kavernen.

Blastomykose. Die Blastomykose stellt eine granulomatöse Pilzinfektion dar und wird durch Konidieninhalation des Pilzes Blastomyces dermatitidis hervorgerufen. Die Infektion ist im Südosten und Süden der USA, in den Staaten des Mittleren Westens sowie in einigen kanadischen Provinzen im Umfeld der Großen Seen endemisch und kommt auch in Afrika vor (s. Tabelle 9.23). Der Pilz findet sich im warmen feuchten Erdreich, Infektionen ereignen sich daher vorwiegend bei landwirtschaftlichen Arbeiten. Eine tiefe Inhalation der Konidien ruft eine Phagozytoseantwort ortsständiger und zirkulierender Immunzellen hervor und ist vermutlich für den hohen Prozentsatz asymptomatischer Verläufe verantwortlich. Nicht phagozytierte Konidien wandeln sich umgehend in die Hefeform um. Letztere ist deutlich resistenter gegenüber einer Phagozytose und steht damit am Beginn der Infektion.

Rasch einsetzende Temperaturerhöhung, Schüttelfrost, pleurale Schmerzen, Myalgien und Arthralgien, anfangs trockener Reizhusten mit bronchopneumonischen Verdichtungen und Hiluslymphadenopathie sind Hinweise der akuten Blastomykose. Bei chronischem Verlauf treten Gewichtsverlust, ggf. Hämoptysen infolge Kavernisierung sowie noduläre Verschattungen im Thorax-Röntgen hinzu, wobei sich eine respiratorische Insuffizienz entwickeln kann. Eine respiratorische Insuffizienz infolge hämatogener Streuung oder diffuser pulmonaler Infiltrate bei AIDS-Patienten weist eine 50%ige Letalität auf.

Als häufigste extrapulmonale Manifestation gelten verruköse oder ulzerierende Hautveränderungen, 25 % zeigen auch eine Knochenbeteiligung im Sinne einer Osteomyelitis (Ileosakralbereich, lange Röhrenknochen) häufig in Verbindung mit fistulierender Weichteilabszedierung. Hirnabszesse (bis zu 40 %) sind insbesondere bei HIV-Infizierten keine Seltenheit. In der Regel sind Kulturverfahren (Sputum, Eiter, Biopsiematerial) diagnostisch zielführend. Auch eine nativ-mikroskopische Untersuchung auf die charakteristischen Hefezellen kann diagnostisch treffend sein.

Kompaktinformation

Empfehlungen für Reisende zur Vermeidung inhalativer Mykosen
- Reisemed. Information und Beratung über epidemiologische Situation der Reisedestination
- Inhalationsprophylaxe bei staub- bzw. erdverbundenen Arbeiten (Expositionsprophylaxe)
- Reiseverschebung bei passagerer Immunsuppression

Serologische Tests unterliegen häufig Kreuzreaktivitäten mit anderen Pilzen und sind daher weniger geeignet. Ein Test zum Nachweis des Antigens im Harn ist verfügbar. Bei milden bis mittelschweren Verlaufsformen einschließlich extrapulmonaler Manifestationen ohne ZNS-Beteiligung stellt Itraconazol über 6–12 Monate bei immunkompetenten Patienten therapeutisch das Mittel der Wahl dar (90 % Ansprechrate). Schwere Verläufe mit meningealer Beteiligung, wie sie bei HIV-Erkrankten beobachtet werden, bedürfen allerdings einer Medikation mit Amphotericin B.

Weiterführende Literatur

1 Domej W: Mykosen – Anfang vom Ende? Wien Med Wochenschr 2007; 157: 461–532.
2 Kröger E, Küpper T, Rieke B, Gieseler U: Reisen mit Vorerkrankungen; praktische Hinweise für die Beratung von Reisenden mit Gesundheitsrisiken. Düsseldorf: Centrum für Reisemedizin, 2007.

9.3.5 Virales hämorrhagisches Fieber

C. Kitz

Das durch Ebola-, Marburg-Virus (Familie Filoviridae) und Lassa-Virus (Familie Arenaviridae) ausgelöste virale hämorrhagische Fieber (VHF) ist ein schweres Krankheitsbild, das bislang nur in Afrika aufgetreten ist und immer große öffentliche Aufmerksamkeit erregt. Es handelt sich um Zoonosen, nosokomiale Infektionen sind möglich. Eine aerogene Übertragung ist bislang nicht bekannt, eine Tröpfcheninfektion durch Sekrete von Erkrankten ist möglich, wie auch die Übertragung durch Blut. Das VHF verursacht Ausbrüche und ist in der Regel lokal begrenzt. Die Letalität beträgt 25–90 %. In Ausbruchssituationen bedarf es koordinierter internationaler Zusammenarbeit, um den Ausbruch rasch unter Kontrolle zu bringen. Ein relevantes reisemedizinisches Risiko besteht für keine dieser Erkrankungen. Therapieoptionen und Impfstoffe sind in Entwicklung und Gegenstand aktueller Forschung. Das natürliche Reservoir für Filoviren scheinen die Fledertiere zu sein. Sowohl Ebola- als auch Marburg-Viren konnten in Nilflughunden („fruit bats") nachgewiesen werden. Als Reservoir für das Lassa-Virus ist neben anderen Kleinnagetieren vor allem die Natal-Vielzitzenmaus (Mastomys natalensis) von Bedeutung.

An Lassa-Fieber verstarben seit 2000 sieben europäische Touristen, die sich in ländlicher Umgebung in Nigeria, Sierra Leone, der Elfenbeinküste und Mali aufhielten. Eine niederländische Touristin besuchte eine Höhle in Uganda und verstarb 2008 an Marburg-Virus, eine amerikanische Touristin aus Colorado besuchte die gleiche Höhle, überlebte aber die Infektion mit dem später nachgewiesenen Marburg-Virus. Zu weiteren vereinzelten Todesfällen an Ebola- und Marburg-Virus kam es bei medizinischem Personal durch nosokomiale Infektion. Sämtliche zu tödlichen Infektionen führenden Patientenkontakte traten jedoch auf, bevor die Erkrankung bekannt war und bevor entsprechende Schutzmaßnamen für das Personal ergriffen worden waren.

In der Regel treffen diese Infektionserkrankungen die lokale afrikanische Bevölkerung als ein seltenes Ereignis, es kommt zu begrenzten lokalen Ausbrüchen mit hoher Sterblichkeit. Erkrankungen durch andere Krankheitserreger, die ebenfalls mit Fieber und Blutungen einhergehen können, sind in Gegenden, in denen hämorrhagisches Fieber vorkommt, jedoch weitaus häufiger und müssen differenzialdiagnostisch ausgeschlossen werden.

Lassa-Fieber

Epidemiologie. 1969 trat das Lassa-Fieber in der nordnigerianischen Stadt Lassa erstmals auf. Lassa-Fieber ist eine durch ein Arenavirus hervorgerufene Viruszoonose, die in Westafrika (Mali, Senegal, Gambia, Guinea, Liberia, Sierra Leone, Elfenbeinküste, Ghana, Burkina Faso, Nigeria) und Zentralafrika (Zentralafrikanische Republik) enzootisch ist. Das natürliche Reservoir für das Lassa-Virus ist neben anderen Kleinnagetieren die Natal-Vielzitzenmaus (Mastomys natalensis). Aus der gleichen Familie der Arenaviridae stammen auch Junin Virus, Machupo Virus, Guanarito Virus und Sabia Virus, die Erreger verschiedener südamerikanischer hämorrhagischer Fieber. Eine schlechte Anpassung des Menschen an das Virus erklärt die hohe Sterblichkeit der klinisch manifesten Erkrankung. In Westafrika verlaufen jedoch nach serologischen Untersuchungen 90–95 % der Lassa-Virusinfektionen klinisch inapparent. Jährlich muss in Westafrika mit ca. 100 000 Erkrankungen gerechnet werden mit einer Sterblichkeitsrate von 2–30 %. Nosokomiale Infektionen treten gehäuft auf, wobei den lokalen Gesundheitsbehörden die hygienischen und Isolationsmaßnahmen bekannt sind.

Übertragung. Übertragen wird das Virus über den Urin der Natal-Vielzitzenmaus (Mastomys natalensis), die in vielen Ländern des subsaharischen Afrika weit verbreitet ist. Die Tiere selbst erkranken nicht. Mastomysspezies leben in enger Gemeinschaft mit der ländlichen Bevölkerung in deren Häusern und Vorratshütten, wo über kontaminierte Lebensmittel und Schmierinfektionen das Virus auf den

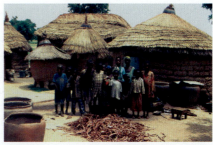

Abb. 9.64: Lassa-Endemiegebiet in Nord-Nigeria. Foto: C. Kitz

Menschen übertragen wird. Die Übertragung von Mensch zu Mensch erfolgt über den direkten Kontakt mit dem Erkrankten, der das Virus im Stadium der schweren Erkrankung mit allen Sekreten (Urin, Erbrochenes, Durchfall, Samenflüssigkeit) ausscheidet und das Virus auch über Blutkontakt übertragen kann. In der Inkubationszeit sind die Patienten nicht ansteckend.

Reisemedizinisch besteht also nur eine Gefahr für Touristen, die in engstem Kontakt mit der Bevölkerung und unter schlechten hygienischen Bedingungen in den für das LassaVirus enzootischen Ländern reisen.

Krankheitsbild. Die Inkubationszeit des Lassa-Fiebers beträgt 6–21 Tage, in der Regel 7–10 Tage. Die Erkrankung beginnt mit grippeähnlichen Symptomen, Muskel-, Kopf- und Gliederschmerzen und hohem Kontinuafieber (40 °C). Der Allgemeinzustand verschlechtert sich rasch, die zervikalen Lymphknoten sind vergrößert und druckdolent. Pharyngitis und retrosternale Schmerzen sind häufig. Um den 7. Krankheitstag entsteht ein makulopapulöses Exanthem, das auf der schwarzen Haut oft übersehen wird und den hämorrhagischen Verlauf ankündigt. Gleichzeitig kommt es zu abdominellen Symptomen wie Übelkeit, Erbrechen und Durchfall mit einer Hepatosplenomegalie, es besteht Volumenmangel. Der hämorrhagische Verlauf ähnelt dem der Filo-Virus-Infektionen. Die Komplikationen treten aber erst in der zweiten Krankheitswoche und nach vorübergehender klinischer Besserung auf. Nach durchgemachter Erkrankung sind eine vorübergehende Alopezie und/oder eine meist reversible Hörminderung beidseits typisch. Die Letalität ist deutlich erhöht im letzten Trimenon der Schwangerschaft und bei bereits hospitalisierten Patienten, die sich nosokomial infizieren.

Begründeter Verdacht auf eine importierte Lassa-Virusinfektion besteht bei Aufenthalt im Endemiegebiet innerhalb der letzten 21 Tage mit einem akuten fieberhaften Krankheitsbild, schlechtem Allgemeinzustand und Blutungszeichen nach Ausschluss anderer relevanter Infektionserkrankungen, v. a. der Malaria. Ein solcher Verdacht muss nach Infektionsschutzgesetz dem Gesundheitsamt angezeigt werden. Es empfiehlt sich gleichzeitig die Kontaktaufnahme mit dem nächstgelegenen Behandlungszentrum für Virales Hämorrhagisches Fieber (www.stakob.org).

Diagnostik. Der PCR-Nachweis des Erregers ist beweisend für die Infektion und wird in entsprechenden Biosafety Level 4 Labors (auch im afrikanischen Ausland) durchgeführt. Ein Nachweis des Anstiegs spezifischer Antikörper ist auch möglich oder der spezifische IgM-Serumantikörper-Nachweis. Ergänzende Laborbefunde sind die Thrombozytopenie, ein virustypisches Differenzialblutbild, erhöhte Transaminasen, eine Laktat-Dehydrogenase-Erhöhung und ein unspezifischer CRP-Anstieg.

Therapie. Es existiert keine spezifische Therapie, das Virustatikum Ribavirin hat einen virushemmenden Effekt, wenn es innerhalb der ersten 6 Tage der Erkrankung gegeben wird. Eine Therapie mit Rekonvaleszentenserum war ebenfalls erfolgreich. Supportive Maßnahmen zur Behandlung des Volumenmangels, zur Fiebersenkung und der Behandlung komplizierender Infektionen sind erforderlich. Die Therapie der Patienten erfolgt in strenger Isolation und unter bestmöglichem Schutz des behandelnden medizinischen Personals. Eingeschleppte Infektionen werden in entsprechenden tropenmedizinischen Isolierstationen behandelt. Eine Schutzimpfung ist in der Entwicklung, ist aber ebenfalls nicht von reisemedizinischer Relevanz.

Ebola-Fieber

Epidemiologie. Das Ebola-Virus gehört gemeinsam mit dem Marburg-Virus zu der Familie der Filo-(Faden)-Viren. Es gibt 5 verschiedene Stämme: Ebola-Zaire, Ebola-Sudan, Ebola-Elfenbeinküste, Bundibugyo-Ebola-Virus (Uganda) und Ebola-Reston. Die ersten vier Spezies sind afrikanischen Ursprungs und für das den Menschen betreffende hämorrhagische Fieber verantwortlich. Ebola-Reston wurde bei erkrankten Affen isoliert, die von den Philippinen in die USA und nach Italien importiert wurden, es ist für den Menschen nicht gefährlich. Mittlerweile wurde Ebola-Reston auch bei Schweinen in den Philippinen isoliert, die Bedeutung für den Menschen ist unklar.

Die afrikanischen Spezies lösten seit der Entdeckung des Virus 1976 am kongolesischen Fluss Ebola rund 20 Epidemien aus, und zwar in der Demokratischen Republik Kongo, im Sudan, in Uganda, in der Republik Kongo, in Gabun und in der Elfenbeinküste. Die Letalität der Erkrankung liegt bei 50–90 % und zeigt, wie wenig der Mensch an das Virus adaptiert ist bzw. dass das Virus neu in die menschliche Population eingedrungen ist (Abb. 9.65 und 9.66).

Übertragung. Die Frage des Erregerreservoirs scheint mittlerweile geklärt. In den Nilflughunden (Rousettus aegyptiacus) aus der Ordnung der Fledertiere (Pteropodidae) konnten sowohl Ebola-Viren, als auch Marburg-Viren nachgewiesen werden, ohne dass die Tiere daran erkrankten. Die Flughunde wurden in Höhlen und Bergwerken gefunden, die in Zusammenhang mit an Filoviren erkrankten Patienten gebracht werden. Primaten sind lediglich Überträger der Erkrankung, insbesondere Schimpansen und Gorillas. Erkrankte Tiere können leichter gejagt werden, und über die Zubereitung und den

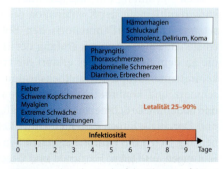

Abb. 9.65: Klinischer Verlauf der Filovirusinfektion

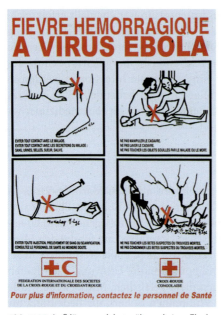

Abb. 9.66: Aufklärungsplakat während einer Ebola-Epidemie in der Republik Kongo. Foto: C. Kitz

Verzehr des Fleisches wird das Virus auf den Menschen übertragen. Auch kleine Antilopenarten und Stachelschweine sind Opfer des Virus. Durch vermehrten Holzeinschlag im tropischen Primärwald werden immer mehr unzugängliche Waldgebiete von Menschen erschlossen, in denen die Flughunde, Primaten sowie andere Säugetierarten beheimatet sind. Erkrankte Patienten infizieren dann ihre engsten Kontaktpersonen. Nosokomiale Infektionen sind ohne Schutzausstattung häufig, können aber unter korrekten Isolationsmaßnahmen und sicherer Anwendung der speziellen Schutzkleidung komplett vermieden werden, wie die letzten großen Filovirus-Epidemien bewiesen haben. Nach Einhalten strengsten Infektionsschutzes starb dort kein weiterer Mitarbeiter mehr.

Krankheitsbild. Die Inkubationszeit beträgt im Extremfall 2–21 Tage, in der Regel 3–9 Tage, in dieser Zeit sind die Patienten nicht infektiös. Das Virus befällt alle Altersgruppen in gleicher Weise und zeigt keine Geschlechtswendigkeit. Das pantrope Virus befällt mehrere Zelltypen gleichzeitig, verursacht herdförmige multiple Nekrosen in diversen Organen und generalisierte Endothelzellschädigungen. Es kommt zum Kreislaufschock, zur disseminierten intravasalen Gerinnung mit raschem Multiorganversagen. Die Schwere der Erkrankung resultiert aus der Kombination der viralen Zytolyse und der massiven Freisetzung von proinflammatorischen Botenstoffen. Gerinnungsveränderungen entstehen schon ganz am Anfang der Infektion, signifikante Thrombozytopenie ab dem 3.–4. Tag, dies erklärt die frühen hämorrhagischen Symptome. Es kommt zum abrupten Krankheitsbeginn mit hohem Fieber, Kopf- und Muskelschmerz und konjunktivalen Blutungen. Es folgen eine Pharyngitis, Thorax- und abdominelle Schmerzen (schmerzhafte Hepatopathie) mit Übelkeit, Erbrechen und Durchfall. Einige Patienten entwickeln ein Exanthem. Ab dem 5.–7. Krankheitstag treten die hämorrhagischen Symptome auf mit Schleimhautblutungen, Blutungen aus Darm, Harntrakt und Geschlechtsorganen. Die Letalität liegt dann bei 50–90 %.

Diagnostik. Nach passender Anamnese und entsprechender klinischer Symptomatik stehen immunologische (ELISA) und molekularbiologische Untersuchungen (RT-PCR) zur Verfügung sowie der elektronenmikroskopische Nachweis des Virus. Diese Untersuchungen müssen im Sicherheitslabor der Stufe 4 durchgeführt werden.

Ergänzende Laborbefunde zeigen eine Leukozytopenie, eine Thrombozytopenie, erhöhte Transaminasen und eine erhöhte Laktat-Dehydrogenase-Aktivität.

Therapie. Es existiert keine spezifische Therapie. Ribavirin ist in der Therapie von Filovirusinfektionen nicht wirksam. Zur Effektivität von heterologen Antisera und Rekonvaleszentenserum fehlt bislang der Nachweis. Neue Untersuchungen zeigen hoffnungsvolle Ergebnisse für das aus der HIV-Therapie bekannte Tetherin, das sowohl gegen die Ebola- als auch die Marburg-Virus-Infektion wirksam zu sein scheint. Auch eine postexpositionelle Vakzine auf der Basis viraler Vektoren (Stomatitisviren) und virusähnlicher Partikel sind in vielversprechender Entwicklung. Es bleibt jedoch zweifelhaft, ob die Masse der betroffenen Patienten in den afrikanischen Regionen Zugang haben wird zu den modernen Therapeutika. In jedem Fall ist eine frühzeitige Volumenersatztherapie die bislang effektivste Maßnahme zur Senkung der Letalität. Bestrebungen sollten dahin gehen, neben rein supportiven Maßnahmen auch in provisorisch eingerichteten Sonderisolierstationen unter professionellem Infektionsschutz für das medizinische Personal die frühzeitige (intravenöse) Volumensubstitution durchzuführen und komplizierende Infektionen zu beherrschen.

Marburg-Virus-hämorrhagisches Fieber

Epidemiologie. Das Marburg-Virus (RNA) ist ein Filovirus. Es wurde 1967 entdeckt und durch infizierte Affen aus Uganda nach Frankfurt, Marburg und Belgrad eingeschleppt, wo diese zur zur Herstellung von Impfstoffen verwandt werden sollten. Die Sterblichkeit der Laborarbeiter und der sekundär Infizierten betrug damals 25 %. Seitdem kam es zu einzelnen Primärfällen in Südafrika, Kenia und sekundär importierten Fällen. Relevante Fallzahlen traten auf bei den Epidemien in der Demokratischen Republik Kongo von 1998–2000 und noch höher beim Ausbruch in Angola 2004–2005. Die Letalität erreichte dabei 90 %. 2007 infizierten sich mehrere Bergarbeiter in Uganda, 2008 eine Touristin aus den Niederlanden (die an der Marburg-Virusinfektion verstarb) in der „Python-Höhle" in Maramagambo-Wald in West-Uganda. In der gleichen Weise infizierte sich auch eine Touristin aus den USA, die die Infektion jedoch überlebte. In Zambia infizierten sich 2008 zwei Menschen mit dem Marburg Virus, die nach Südafrika evakuiert wurden und dort verstarben. An diesen Patienten infizierten sich in Südafrika nosokomial drei medizinische Mitarbeiter, die ebenfalls an der Marburg-Virusinfektion verstarben.

III Gesundheitsrisiken im Gastland

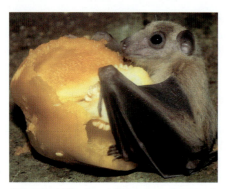

Abb. 9.67: Nilflughund (Rousettus aegypticus), Reservoir für das Ebola- und Marburg-Virus

Übertragung. Die Frage des natürlichen Reservoirs scheint auch für das Marburg-Virus geklärt. In Höhlen von Gabun und Uganda, wo sich mit dem Virus infizierte Menschen aufhielten, konnte das Virus in den Nilflughunden (Rousettus aegypticus) aus der Ordnung der Fledertiere nachgewiesen werden (Abb. 9.67). Die Übertragung geschieht auch über infizierte Primaten. Marburg-Virus kann auch durch direkten Kontakt von symptomatischen Patienten oder mit infektiösen Körperflüssigkeiten kontaminierten Materialien übertragen werden.

Krankheitsbild. Das Krankheitsbild entspricht der Ebola-Virusinfektion.

Diagnostik. Nach passender Anamnese und entsprechender klinischer Symptomatik stehen zum Nachweis einer Marburg-Virusinfektion die gleichen methodischen Möglichkeiten wie für das Ebola-Virus zur Verfügung

Therapie. Die Therapie ist bei sehr ähnlicher Pathogenese beider Filovirusinfektionen identisch. Auch die Isolation der Patienten und die spezifischen Schutzmaßnahmen für das behandelnde medizinische Personal sind identisch.

Die teilweise unterschiedlich hohe Letalität ist am ehesten mit dem allgemeinen Gesundheitszustand der betroffenen Patienten zu erklären.

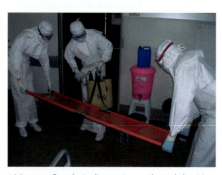

Abb. 9.68: Sonderisolierstation während des Marburg-Ausbruchs in Luanda/Angola 2004/05. Foto: C. Kitz

Schlussfolgerungen für Reisende. Reisende sollten sich vor Kontakt mit Fledermäusen (Höhlen- und Bergwerksbesuche) im subsaharischen Afrika der theoretischen Möglichkeit einer Filovirusinfektion bewusst sein. Bei entsprechender Anamnese und einer Inkubationszeit von maximal 21 Tagen ist nach Ausschluss anderer tropischer Infektionen auch das hämorrhagische Fieber in Betracht zu ziehen und eine Aufnahme in einer entsprechenden Sonderisolierstation zu erwirken. In Afrika arbeitendes medizinisches Personal muss sich immer des Risikos bewusst sein, möglicherweise auch mit an viral hämorrhagischem Fieber erkrankten Patienten in Kontakt zu kommen. Entsprechende Schutzmaßnahmen für das Personal sind dann sofort einzuleiten, der Patient zu isolieren und die WHO-Repräsentanz in der betreffenden Hauptstadt des Gastlandes zu informieren. Bei der WHO gibt es ein globales Warn- und Reaktionssystem, das Global Alert and Response (GAR), für eine koordinierte internationale Reaktion.

Eine Liste der in Deutschland verfügbaren Kompetenzzentren findet sich unter www.stakob.org.

Weiterführende Literatur

1 Jones SM: Live attenuated recombinant vaccine protects nonhuman primates against Ebola and Marburg viruses. Nature Medicine 2005; 11: 786–790.
2 Jouvenet N et al.: Broad-spectrum inhibition of retroviral and filoviral particle release by tetherin. J Virol 2008; 83: 1837–1844.
3 Kitz C: Marburg-Virus in Angola – Gegen Seuche und Misstrauen; Dtsch Ärztebl 2005; 6.
4 Leroy E et al.: Recent common ancestry of Ebola Zaire virus found in a bat reservoir. PLoS Pathogens 2006; 2 (10): 885–886.
5 Mahanty S: Pathogenesis of filoviral haemorrhagic fevers. Reviews.Lancet Infectious Diseases 2004; 102 (21): A1505.
6 Sakuma T et al.: Inhibition of Lassa and Marburg virus production by tetherin. J Virol 2008; 83 (5): 2382–2385.
7 Schmitz H: Vorgehen bei Verdacht auf virale hämorrhagische Fieber. Dtsch Ärztebl 2001; 98: A 2659–2661.
8 Towner JS et al.: Marburg virus infection detected in a common African bat. PLoS ONE 2007; 2 (8): e764.

9.4 Durch Haut- und Schleimhautkontakt übertragene Erkrankungen

9.4.1 Schistosomiasis (Schistosoma spp.)

A. Müller

Die Erreger der Schistosomiasis, die vielfach nach dem Erstbeschreiber des Parasiten auch als Bilharziose bezeichnet wird, gehören zu den Trematoden. Es sind fünf humanpathogene Spezies bekannt, die zwei unterschiedliche klinische Erkrankungsbilder hervorrufen können, die Blasenschistosomiasis bei einer Infektion mit Schistosoma haematobium und die Darmschistosomiasis bei einer Infektion mit S. mansoni, S. intercalatum, S. japonicum oder S. mekongi.

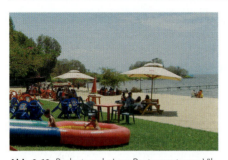

Abb. 9.69: Badestrand eines Restaurants am Viktoriasee in Mwanza, Tansania. Baden ist trotz aller Beteuerungen der Restaurantinhaber risikoreich. Die Prävalenz der Schistosomiasis ist in der Region die höchste des Landes. Foto: A. Müller

Die Schistosomiasis gilt aufgrund ihrer Häufigkeit und der verursachten Krankheitslast als eine der bedeutendsten Wurmerkrankungen, die überdies, trotz Verfügbarkeit gut wirksamer Medikamente, im Zunehmen begriffen ist. 85 % der etwa 200 Mio. infizierten Menschen leben in Afrika, wo sich die Verbreitung von Blasen- und Darmschistosomiasis weiträumig überlappen. Fokal kommt die Schistosomiasis auch in Südamerika und Asien vor. Vereinfacht gesagt, kann kein Süßgewässer in Afrika vom Verdacht einer Schistosomiasisübertragung freigesprochen werden. Die höchsten Prävalenzen finden sich im Verlauf der großen afrikanischen Flüsse und Seen, allem voran um den Viktoria- und Malawisee. Unter Reisenden sind die meisten diagnostizierten Infektionen auf Baden in einem der beiden Seen (Abb. 9.69) zurückzuführen.

Die Infektion erfolgt durch das aktive Eindringen infektiöser Larven, der Cercarien, durch die intakte menschliche Haut beim alltäglichen Süßwasserkontakt wie Körperpflege, Schwimmen, Fischen, Waschen von Wäsche oder Wasserholen. Kinder lieben das Spielen im Wasser (Abb. 9.70), was früh zu hoher Wurmlast führen kann. Im Gegensatz zu Touristen sind viele Menschen in den Verbreitungsgebieten der Schistosomiasis in schicksalhafter Weise dem Infektionsrisiko ausgesetzt. Die Entnahme von zerkarienhaltigem Süßwasser kann auch dann zu Infektionen führen, wenn man gar nicht selbst im See gebadet hat.

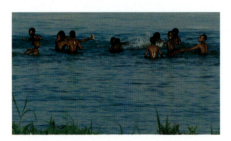

Abb. 9.70: Das Spielen im Wasser des Viktoriasees (Ukerewe Island, Lake Victoria, Tansania) beinhaltet für die Kinder ein unausweichliches Risiko für die Schistosomiasis. Die Prävalenz der Schistosomiasis liegt bei Schulkindern der Region bei über 50 %. Foto: A. Müller

Innerhalb von etwa vier Wochen entwickeln sich aus den Larven die adulten Würmer, die in den Venen um die Blase bzw. den Darm leben und mit der Eiproduktion beginnen. Je nach Art produziert ein Weibchen etwa 300–3000 Eier pro Tag. Mit einer eitrigen Entzündung gelangt ein Teil der Eier in das Lumen von Blase oder Darm und wird ausgeschieden. Gelangen die Eier in ein Gewässer, schlüpfen aus den Eiern bewimperte Larven (Miracidien) und suchen bestimmte

Wasserschnecken als Zwischenwirt auf. In diesen erfolgt durch eine asexuelle Vermehrung die Bildung der infektiösen Zerkarien. Die Schnecken leben an Wasserpflanzen im Bereich der Ufervegetation, so dass hier das Infektionsrisiko für den Menschen am größten ist (s. Abb. 9.70).

Ein Teil der Eier bleibt lokal im Gewebe liegen (Abb. 9.72) und ruft dort eine Entzündungsreaktion hervor, ein Teil wird mit dem Blutstrom verdriftet. Im Fall der Darmschistosomiasis gelangen die Eier über das Pfortadersystem in die Leber und führen über Entzündungsreaktionen zu einer fortschreitenden Fibrosierung der Leber. Abhängig von der Befallsstärke entwickelt sich innerhalb einiger Jahre ein Pfortaderhochdruck mit Sekundärkomplikationen wie Aszites, Entstehung von venösen Umgehungskreisläufen und Blutungen aus Ösophagusvarizen. Klinisch zeigen sich somit Gemeinsamkeiten mit dem Bild einer fortgeschrittenen Leberzirrhose. In analoger Weise kann bei Verschleppung von Eiern in die Lunge auch pulmonaler Hochdruck entstehen.

Die Blasenschistosomiasis ist initial durch das Auftreten blutigen Urins als Ausdruck einer chronischen Entzündung der Blasenwand gekennzeichnet. Diese führt zu Vernarbungen und Verkalkungen der Blasenwand. Im Bereich der Einmündung der Harnleiter führt dieser Prozess zu einem Harnaufstau, ein chronischer Harnstau dann schließlich zur Niereninsuffizienz.

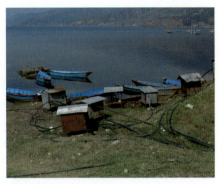

Abb. 9.71: Pumpenhäuschen kleiner Hotels am Seeufer – Schistosomiasis-Risiko unter der Dusche. Foto: B. Rieke

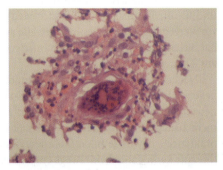

Abb. 9.72: Ei von Schistosoma mansoni in einer Dickdarmbiopsie. Im Inneren des Eies ist ein intaktes, vitales Miracidium zu erkennen, so dass der Befund eine floride Infektion belegt. Foto: A. Müller

Hinweis: Die akute Schistosomiasis ist eine wichtige Differenzialdiagnose des Fiebers nach Tropenaufenthalt. Charakteristisch sind Fieber, urtikarieller Hautausschlag und eine ausgeprägte Eosinophilie.

Einige Wochen (meist 3–7) nach einer Exposition kann ein akutes, schweres, fieberhaftes Krankheitsbild mit massiver Eosinophilie und häufig auch urtikariellem Hautausschlag auftreten, das als akute Schistosomiasis oder Katayama-Syndrom bezeichnet wird. Ursächlich ist eine Reaktion des Immunsystems auf eine massive Antigenfreisetzung bei Beginn der Eiproduktion.

Die Diagnose erfolgt in klassischer Weise durch den Einachweis im Stuhl bzw. Urin, seltener anhand von endoskopisch gewonnenen Biopsien (s. Abb. 9.72). Bei Reisenden ist die Wurmlast in der Regel deutlich niedriger als bei Menschen in Endemiegebieten und ein Direktnachweis ist weit seltener möglich. In dieser Situation sind serologische Verfahren hilfreich. Antikörper bleiben nach einer durchgemachten Infektion über Jahre hinweg nachweisbar, so dass die Serologie nur mit Einschränkungen zur Therapiekontrolle geeignet ist. Bei fortgeschrittenen Erkrankungen sind die Sonographie und die Endoskopie die wichtigsten Untersuchungsverfahren zur Beurteilung eingetretener Organkomplikationen.

Mit Praziquantel steht seit den 1980er Jahren ein gut verträgliches, wirksames und für die Einmalgabe geeignetes Medikament zur Therapie der Schistosomiasis zur Verfügung. Obwohl es mittlerweile auf dem Weltmarkt preiswert verfügbar ist, hat bislang nur ein Bruchteil der Infizierten in den Hochprävalenzländern Zugang zur Therapie.

Neben den beiden klinischen Hauptbildern können verdriftete Eier oder atop liegende Würmer eine Reihe weiterer Komplikationen verursachen, unter anderem neurologische Komplikationen bis hin zur Querschnittssymptomatik. Diese sind nicht zwangsweise an eine hohe Wurmlast gekoppelt. Das von manchen Reisenden praktizierte bewusste Inkaufnehmen einer Infektion mit intermittierender Selbsttherapie kann daher keineswegs empfohlen werden.

Bereits eingetretene Organkomplikationen sind auch nach Sanierung der Infektion nur sehr eingeschränkt rückbildungsfähig. Therapieoptionen für die Komplikationen der portalen Hypertension oder der terminalen Niereninsuffizienz sind in den Hauptverbreitungsländern der Schistosomiasis kaum verfügbar. Dies erklärt die geschätzten 250 000 Todesfälle pro Jahr an dieser Wurminfektion. Durch eine regelmäßige Massentherapie kann zumindest eine erhebliche Reduktion der Krankheitslast erreicht werden.

9.4.2 Hakenwurmbefall (Ancylostoma duodenale, Necator americanus)

A. Müller

Die Hakenwurmerkrankung des Menschen wird durch zwei Spezies hervorgerufen, die nach klinischen Gesichtspunkten aber gemeinsam betrachtet werden können. Sie ist in den Tropen weit verbreitet, wo eine Temperatur über 18 °C und ausreichende Feuchtigkeit die Entwicklung der Würmer erlaubt. Die Infektion erfolgt im Regelfall durch das aktive Eindringen von Larven bei Hautkontakt mit kontaminiertem Boden, wie beispielsweise beim Sitzen auf dem Boden oder beim Barfußgehen. Die Larven machen analog zum Zwergfadenwurm (s. unten) eine Wanderung im Körper mit Lungenpassage durch und erreichen nach 5–6 Wochen im Dünndarm ihre Geschlechtsreife. Aus den mit dem Stuhl abgesetzten Eiern (Abb. 9.73) entwickeln sich bei ausreichender Temperatur und Feuchtigkeit im Boden innerhalb von ungefähr einer Woche infektionsfähige Larven.

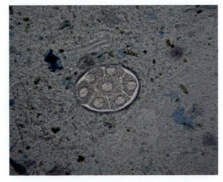

Abb. 9.73: Hakenwurmei im Stuhl eines ugandischen Patienten. Nachweis mittels Stuhlausstrich (Kato-Katz-Technik) im Rahmen einer Feldstudie. Foto: A. Müller

Krankheitszeichen verursachen Hakenwürmer dadurch, dass sie im Dünndarm Blut aus der Schleimhaut saugen, zwischen 0,03 und 0,15 ml täglich pro Wurm. Wenige Würmer bleiben symptomlos, sonst aber zeigen sich mit der Zeit eine Eisenmangelanämie und ein Proteinverlust. Wie viele Hakenwürmer toleriert werden, liegt auch an der Ernährungssituation. Bei Eisen- und Proteinmangelernährung, wie sie in Entwicklungsländern typisch ist, treten bei 40–160 Würmern Symptome auf, bei normaler Diät erst bei rund 500. Daher sind Schwangere und Kinder besonders betroffen.

Chronische Hakenwurminfektionen tragen erheblich zur globalen Krankheitslast durch Helminthen bei.

Bei Reisenden werden Hakenwurminfektionen eher als Zufallsbefund diagnostiziert oder nachdem eine Eosinophilie im Blutbild Anlass zu Stuhluntersuchungen gab. Die Diagnose erfolgt durch den Einachweis im Stuhl. Albendazol in einer Dosis von 400 mg über 3 Tage führt zu einer sicheren Sanierung der Infektion. In Kampagnen zur Massentherapie bewirkt die Einmalgabe von 400 mg Albendazol bereits eine erhebliche Reduktion der Wurmlast.

Hinweis: Reisende sollten das Barfußlaufen und das Sitzen mit direktem Bodenkontakt im schattigen, baumbestandenen Strandbereich vermeiden. Badesandalen oder „Flip Flops" reduzieren das Risiko einer Infektion mit Hakenwürmern oder dem Zwergfadenwurm.

9.4.3 Strongyloidiasis (Strongyloides stercoralis)

A. Müller

Der Zwergfadenwurm ist weltweit verbreitet. Hohe Prävalenzen finden sich in den feuchtwarmen tropischen Regionen Südamerikas und Asiens. Das Verbreitungsgebiet entspricht weitgehend dem der Hakenwurminfektion (s. Kap. 9.4.2).

Der Lebenszyklus des Zwergfadenwurms ist komplex. Die Infektion erfolgt durch aktives Eindringen im Boden lebender, etwa 550 μm langer, infektiöser Larven in die menschliche Haut, z. B. beim Sitzen auf dem Boden oder Barfußlaufen. Über das Venensystem und das rechte Herz gelangen die Larven in die Lunge, wandern über das Bronchialsystem und die Trachea in den Rachenraum und werden verschluckt (Lungenpassage). Im oberen Dünndarm reifen die Würmer innerhalb von etwa 3 Wochen nach der Infektion zu ca. 2 mm langen Adulten und beginnen mit der Eiproduktion. Die Eier werden in der Dünndarmmukosa abgelegt, wo sich das erste Larvenstadium, die rhabditiforme Larve, entwickelt und schlüpft. Diese Larven (Abb. 9.74) werden mit dem Stuhl ausgeschieden und können sich im feuchtwarmen Boden zu infektiösen Larven weiterentwickeln oder in einen freilebenden Zyklus übergehen. Alternativ besteht die Möglichkeit einer Umwandlung in das infektiöse Larvenstadium noch innerhalb des Darmlumens und Penetration der Darmmukosa. Auf diesem Weg der Autoinfektion ist eine Zunahme der Wurmlast und die Entwicklung bedrohlicher Krankheitsbilder möglich, besonders bei Immunsuppression oder HIV-Infektion.

Die Infektion kann jahrzehntelang persistieren. Daher ist eine gezielte Suche oder vorbeugende Therapie bei Risikopatienten indiziert und jede nachgewiesene Infektion sollte ausnahmslos therapiert werden. Die Symptomatik einer Infektion ist sehr variabel. Bei Penetration der Larven kann eine Dermatitis auftreten, während der Lungenpassage das Bild einer eosinophilen Pneumonie. Epigastrische Schmerzen, Übelkeit, Diarrhoe und Gewichtsverlust sind häufigere Symptome, die im Ausmaß variabel und von intermittierendem Charakter sein können. Wandernde Larven können eine Vielzahl weiterer Symptome verursachen wie Hautschwellungen (Larva currens), eine eosinophile Meningitis oder auch eine bakterielle Sepsis durch verschleppte Keime.

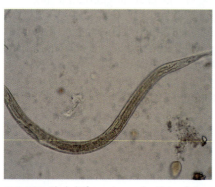

Abb. 9.74: Rhabditiforme Larve des Zwergfadenwurms (Strongyloides stercoralis) im Stuhl. Foto: A. Müller

Die Diagnose erfolgt durch den Nachweis von Larven im Stuhl (s. Abb. 9.74). Die Sensitivität der Stuhldiagnostik ist jedoch gering, so dass wiederholte Untersuchungen und spezielle Anreicherungsverfahren (z. B. nach Baermann oder Harada-Mori) sinnvoll sind. Letztere werden nur in spezialisierten parasitologischen Laboratorien durchgeführt. Wegen des schwierigen Direktnachweises hat die Serologie für die Diagnostik der Strongyloidiasis einen gewissen Stellenwert und sollte bei Verdachtsfällen in Ergänzung zum Direktnachweis durchgeführt werden. Im Blutbild findet man häufig eine Eosinophilie mittleren Ausmaßes.

Fallbeispiel: Bei einer beschwerdefreien 30-jährigen Frau fällt 6 Wochen nach Rückkehr von einem 21-tägigen Tauchurlaub in Indonesien (Bali/Ambon) eine Eosinophilie von 18 % auf, die bei Verlaufskontrollen persistiert. In der Routinediagnostik sind keine Parasiten im Stuhl nachweisbar. Eine gezielte Untersuchung auf Strongyloides fällt jedoch positiv aus.

Therapeutikum der ersten Wahl ist Ivermectin in einer Dosierung von 200 µg pro Tag und kg Körpergewicht über 2 Tage. Alternativ kann Albendazol in einer Dosierung von 2-mal 400 mg über 7 Tage eingesetzt werde, allerdings werden etwas geringere Ansprechraten berichtet.

Hinweis: Die Strongyloidiasis ist eine Wurminfektion, die subklinisch jahrzehntelang persistieren kann und das Potenzial zu bedrohlichen Komplikationen hat. Bei Risikopatienten mit bestehender oder geplanter Immunsuppression und möglicher Exposition in der Vergangenheit (Migrationshintergrund, Tropenreisen) sollte eine gezielte Untersuchung und ggf. Therapie erfolgen.

Internetadressen

- Umfangreiche Informationen zur Humanparasitologie einschließlich Lebenszyklen und Diagnostik: http://www.dpd.cdc.gov/dpdx/
- Reisemedizinische und aktuelle epidemiologische Informationen: http://wwwnc.cdc.gov/travel/default.aspx
- Bilddatenbank zu parasitären Erkrankungen: http://apps.who.int/tdr/publications/tdr-image-library
- Online publizierte Zeitschrift zu vernachlässigten Erkrankungen (neglected diseases): http://www.plosntds.org

Weiterführende Literatur

1. Drugs for parasitic infections. Treatment Guidelines from The Medical Letter 2007; 5 (Suppl).
2. WHO: Ultrasound in schistosomiasis. a practical guide to the standardized use of ultrasonography for the assessment of schistosomiasis-related morbidity. Geneva: World Health Organization 2000 (http://apps.who.int/tdr/svc/publications/training-guideline-publications/ultrasound-in schistosomiasis).
3. WHO Informal Working Group: International classification of ultrasound images in cystic echinococcosis for application in clinical and field epidemiological settings. Acta Tropica 2003; 85: 253–261.

9.4.4 Chlamydophila (früher: Chlamydien)

M. Haditsch

Vorbermerkung. Aus Praktikabilitätsgründen und wegen des unveränderten klinischen Sprachgebrauchs wird im Folgenden weiterhin der Begriff „Chlamydien" verwendet.

Einleitung. Chlamydieninfektionen sind schwierig zu diagnostizieren, die Erreger nur mit erheblichem Aufwand zu identifizieren. Serologische Tests sind zumeist von geringer Spezifität und erlauben somit keine zuverlässige Aussage. Andererseits können Chlamydien erwiesenermaßen auch bei Reisenden schwere Infektionen bedingen. Da gute Behandlungsmöglichkeiten existieren, sind eine konsequente Abklärung und gegebenenfalls eine gezielte Therapie besonders wichtig.

Erreger. Chlamydien sind atypische (gramnegative) Bakterien, die mangels bestimmter Zellwandbestandteile auf eine Vermehrung in einer Wirtszelle angewiesen sind. Aus den infektiösen Elementarkörperchen entwickelt sich in der Folge eine intrazelluläre Masse (Einschluss-, Retikularkörperchen), woraus neue Elementarkörperchen freigesetzt werden, die ihrerseits wiederum andere Zellen infizieren. Systematisch unterscheidet man Chlamydia psittaci, Chlamydia trachomatis und Chlamydia pneumoniae, wobei spezifische Serovare definierte Krankheitsbilder auslösen.

Übertragungsweg. Je nach Chlamydienart und Krankheitsbild erfolgt die Übertragung aerogen, durch Schmierinfektion oder auch durch ungeschützten Sexualkontakt. Reinfektionen können zunehmend schwerere Krankheitsbilder bzw. bleibende Schäden bedingen. Im Umkehrschluss ist somit auch selbst nach durchgemachter Infektion eine Durchbrechung der Infektionskette zur Verhinderung weiterer Infektionen wichtig.

Epidemiologie. Hinsichtlich der Epidemiologie sind mehrere Punkte zu beachten. Erstens ist der Infektionsnachweis bei „nicht augenscheinlicher" Krankheit schwierig, insbesondere der indirekte Infektionsnachweis hat eine niedrige Spezifität. Somit ist sicherlich von einer hohen Dunkelziffer auszugehen. Weiterhin gibt es eine Vielzahl asymptomatisch Infizierter, die sich zu einem hohen Prozentsatz der Statistik entziehen. Während es Bemühungen gibt, die Durchseuchung in den industrialisierten Ländern besser zu erfassen, liegen aus den meisten Ländern mit niedrigem sozioökonomischen Standard (und diese sind zumindest bei manchen Krankheitsbildern ja die hauptbetroffen Regionen) keinerlei oder nur unzulängliche Daten vor.

Ursprünglich galt die Infektion mit Chlamydia trachomatis als die häufigste, jene mit Chlamydia psittaci (im humanmedizinischen Bereich) als selten. Chlamydia pneumoniae wurde verhältnismäßig spät entdeckt (ursprünglicher Name TWAR, abgeleitet von „Taiwan acute respiratory agent"), verbesserte Untersuchungsmethoden deuten auf hohe Kontaktraten hin, das Spektrum der mit diesem Erreger assoziierten Krankheitsbilder ist nach wie vor nicht exakt definiert.

Diagnostik. Wie bereits erwähnt, ist die serologische Diagnostik schwierig, die Sensitivität und auch Spezifität sind niedrig, die Interpretation serologischer Befunde ist problematisch, mancherorts wird eine serologische Austestung mit den derzeit angebotenen Screening-Methoden überhaupt als sinnlos eingestuft.

Spezifischer, aber deutlich aufwändiger sind Methoden wie der Mikroimmunoblot, die PCR oder auch die direkte Immunfluoreszenzfärbung von Abstrichmaterial oder Geschabsel. Gerade letztere Methode bedarf (nicht zuletzt wegen der Problematik unspezifischer Fluoreszenz) speziell geschulten Personals mit entsprechend hoher Expertise.

Klinik. Chlamydia pneumoniae verursacht nachweislich atypische Pneumonien. Um die Frage des Zusammenhangs dieser Erreger mit dem Formenkreis der Arteriosklerose gab es vor einigen Jahren große Diskussionen, mittlerweile ist es um diese Frage (wieder) ziemlich still geworden.

Bei Chlamydia psittaci sind nur ganz bestimmte Serovare von humanpathogener Bedeutung. Die verursachten Krankheitsbilder sind unter den Namen Psittakose, Vogelzüchterkrankheit oder Papageienkrankheit bekannt.

Chlamydia trachomatis ist in Abhängigkeit der jeweiligen Serovare für drei distinkte Krankheitsbilder verantwortlich:

- Das Trachom resultiert aus einer rezidivierenden Infektion der Konjunktiven. Der chronische Entzündungsreiz führt letztlich zu Vernarbungen an der Innenseite der Augenlider, was sich als Frühzeichen in einer Verziehung der üblicherweise ja in einer Linie angeordneten Ausführungsgänge der Meybom'schen Drüsen am Lidrand zeigt. In der Folge kommt es (unbehandelt) zu nachhaltigen Schädigungen der Binde- und Hornhaut, beispielsweise durch Lideinziehungen, wodurch die Wimpern bei jedem Schlag an der Kornea scheuern, was letztlich bis zur Erblindung führen kann. Die Primärinfektion kann bereits während der Geburt erfolgen, Folgeinfektionen sind u. a. auf mangelnde Hygienemöglichkeiten (Liegestatt, Waschmöglichkeiten, Sekrete, Übertragung durch Fliegen usw.) zurückzuführen.

- Genitalinfektionen führen bei Männern zu unspezifischer Urethritis, bei Frauen zu Ausfluss, Entzündungen des Genitals einschließlich der Möglichkeit der Adnexitis und bei aufsteigenden Infektionen bis zur „pelvic inflammatory disease" (PID) mit Beteiligung des kleinen Beckens. Sie sind auch Ursachen von Tubenverschluss und Infertilität.
- Das Lymphogranuloma venereum ist die durch ganz bestimmte Serogruppen bedingte vom Genitale ausgehende fortschreitende Infektion mit Beteiligung der inguinalen Lymphknoten. Dieses Krankheitsbild findet sich hauptsächlich in tropischen Gebieten, in industrialisierten Ländern tritt es nur sporadisch auf. Es gilt als klassische Geschlechtskrankheit, da die Infektion ausschließlich durch direkten und ungeschützten Sexualkontakt erfolgt (prizipiell gilt natürlich auch das Sekret aus Fisteln als infektiös, weswegen betreuendes Personal angehalten ist, hygienische Standardmaßnahmen einzuhalten). Bei dieser Krankheit lassen sich drei Stadien unterschieden, wobei das erste (d. h. die lokale Infektion) häufig nicht wahrgenommen wird. Im zweiten Stadium (ca. 3–6 Wochen nach Infektion) kommt es entweder zu einer oftmals schmerzhaften Anschwellung der regionalen Lymphknoten oder zu einer hämorrhagischen Proktokolitis. Im Laufe mehrerer Monate bis Jahre entwickelt sich bei unbehandelten Patienten das dritte Stadium mit lokalen Ulzerationen und Destruktionen, Abszessen, Fistelbildungen, genitalen Lymphödemen (genitale Elephantiasis) und Strikturen.

Therapie. Aufgrund der intrazellulären Lage dieser Bakterien und mangels typischen Wandaufbaus sind zellwandaktive Antibiotika wie z. B. β-Laktamderivate (Penicilline, Cephalosporine) unwirksam. Gut wirksam hingegen sind Makrolide, Tetrazykline und Gyrasehemmer. Wesentlich sind auch die Therapiedauer (je nach Krankheitsbild 2–4 Wochen), die Dosis, die wiederholte Gabe bei Rezidivfällen sowie die Partnerbehandlung bei sexuellem Übertragungsweg.

Prophylaxe. Das Meiden des direkten Kontakts (Psittakose, sexuelle Übertragung) sowie die Intensivierung von Hygienemaßnahmen (Masken und Handschuhe bei Arbeit mit kranken/toten Vögeln, Gesichtwaschen bei Kindern, geschützter Sexualkontakt) sind gute primärprophylaktische Maßnahmen. Sekundärprophylaxe im Sinne einer frühzeitigen Diagnose und gezielten Therapie hilft, Spät- und Dauerschäden zu verhindern.

Reisemedizinische Bewertung. Outgoing: Je nach Chlamydienart besteht ein geringes, vielleicht aber auch unterschätztes Risiko. Berufliche Expositionen (Ornithologen, Mitarbeiter in zoologischen Gärten, Auslandsreisen von Veterinärmedizinern), auf Ignoranz basierende ungeschützte Sexualkontakte (mit erheblichen Zusatzrisiken!) wie auch pneumologisch prädisponierende Faktoren (Grundkrankheiten, Alter, Medikamente) stellen potenzielle Infektionsrisiken dar. Mangels Impfmöglichkeit stellen die Methoden der Expositionsprophylaxe sowie – in manchen kritisch zu hinterfragenden Situationen – die Mitnahme entsprechender Antibiotika mit der Option der Notfallselbstmedikation praktikable Möglichkeiten für den Reisenden dar.

Incoming: auf Grund großer epidemiologischer Unterschiede ist die Erfahrung im Umgang mit manchen Manifestationsformen von Chlamydieninfektionen in den Industrieländern mangelhaft. Eine kompetente Betreuung im Sinne von Diagnostik und Therapie hat auf Grund der Wichtigkeit der Verhinderung von Spätschäden wie auch der Durchbrechung von Infektionsketten bei Reiserückkehrern, insbesondere aber bei Personen mit Migrationshintergrund einen besonderen Stellenwert.

Internetadressen

- http://www.cdc.gov
- http://www.who.int

Weiterführende Literatur

1 Dawood RM: Travellers' health: how to stay healthy abroad. 4th edition. Oxford: Oxford University Press, 2002.
2 Hamlyn E, Dayan L: Sexual health for travellers. Aust Fam Physician 2003; 32: 981–984. Review.
3 Monno R, Pastore G, Lamargese V, Leone E, Valenza MA, Angarano G: lymphogranuloma venereum: a case report in an Italian traveller. New Microbiol 1997; 20: 83–86.
4 Peters W, Pasvol G: Atlas of tropical medicine and parasitology, 6th edn. Philadelphia: Elsevier Mosby, 2007.
5 Strickland GT: Hunter´s Tropical Medicine, 7th edn. Philadelphia: W. B. Saunders, 1991.

9.4.5 Mykosen

D. Sonsino

Dermatomykosen

Dermatomykosen sind Pilzerkrankungen der Haut, Schleimhäute, Haare oder Nägel. Die Hauptgruppe bilden die Dermatophytosen (Tinea), deren Erreger die Dermatophyten (Fadenpilze) sind. Dermatophyten werden in drei Gattungen eingeteilt: Trichophyton, Microsporum und Epidermophyton. Sie sind die häufigste Ursache für Infektionskrankheiten der Haut.

Des Weiteren gibt es Hautmykosen, die durch nichtdermatophytische Fadenpilze verursacht werden, v. a. durch eine Infektion mit Cladosporium werneckei und Piedraia hortae bzw. Trichosporon beigelii. Zusätzlich gibt es die Hefepilzmykosen (Sprosspilze), deren Haupterreger Candida albicans (Candidamykosen zählen eigentlich zu den opportunistischen Mykosen) und Malassezia furfur sind. Die Therapie dieser Krankheitsbilder erfolgt nach klinischem Befund sowie Diagnostik mittels Nativpräparat und Kultur lokal oder oral je nach Erreger und Ort der Infektion.

Eine Infektion mit Dermatophyten kann Haut, Haare oder Nägel betreffen. Begünstigend sind feuchtes Klima, starkes Schwitzen, Adipositas, Diabetes mellitus, konsumierende Erkrankung, Atopie, Mangelernährung. Es werden verschiedene Übertragungswege unterschieden: Mensch-Mensch, Tier-Mensch (v. a. Katzen, Meerschweinchen, Hunde), Erdboden-Gegenstände-Mensch.

Zur Prophylaxe einer Tier-Mensch-Infektion sollte Hautkontakt zu o. g. Tieren vermieden bzw. betroffene Tiere behandelt werden. Expositionsprophylaktisch wirksam sind Desinfektionsmaßnahmen in Räumen, die gemeinschaftlich benutzt werden (Wasch-, Dusch-, Umkleideräume). Waschen von Kleidungsstücken bei 90 °C tötet darin befindliche Dermatophyten ab. Nahe Kontaktpersonen erkrankter Patienten sollten auch auf Infektion untersucht werden.

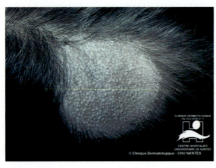

Abb. 9.75: Tinea capitis superficialis. Foto: T.L. Diepgen

Die Tinea capitis superficialis wird meist durch Microsporum canis und Trichophyten verursacht. Im Bereich der behaarten Kopfhaut bestehen einzelne bis mehrere rundliche, mehr oder weniger entzündlich gerötete, stärker schuppende, münz- bis handtellergroße Herde mit abgebrochenen Haaren (Abb. 9.75 und 9.76). Die Therapie erfolgt lokal z. B. mit Ciclopirox, azolhaltige oder clotrimazolhaltige Lösungen/Cremes, z. B. okklusiv über

Nacht. Gegebenenfalls kann systemisch Griseofulvin (Einnahme mit fettreicher Nahrung) 10 mg/kg KG 1-mal täglich nach dem Essen für 8 Wochen verabreicht werden, abhängig vom klinischen Bild länger.

> **Hinweis:** Griseofulvin verursacht erhöhte Lichtempfindlichkeit!

Alternativen sind (v. a. bei Dermatophyten): Itraconazol (nicht für Kinder zugelassen, ggf. „off label use") 5 mg/kg KG 1-mal täglich mit dem Essen für 4 Wochen. Terbinafin (nicht für Kinder zugelassen): Erwachsene über 40 kg Kg: 250 mg/Tag; 20–40 kg KG: 125 mg/Tag; < 20 kg KG: 62,5 mg/Tag für 4 Wochen (v. a. Dermatophyten). Fluconazol (Kinder über 1 Jahr nur falls keine Alternativen): 6–8 mg/kg KG 1-mal/Woche für 4–8 Wochen.

Der Erreger der Tinea capitis profunda (Kerion Celsi) ist Trichophyton mentagrophytes oder Trichophyton verrucosum. Die Symptome sind bis kinderhandtellergroße, entzündliche, juckende bis auch schmerzende follikuläre Abszesse, Absonderung von Eiter, Krusten sowie Schwellung regionärer Lymphknoten, ggf. Fieber (Abb. 9.76).

> **Hinweis:** Die Therapie sollte unbedingt lokal und systemisch erfolgen, da die Zerstörung der Haarwurzeln mit bleibender Alopezie möglich ist!

Die Lokalbehandlung umfasst Rasur, dann dickes Auftragen (zum Aufweichen), am besten unter einer Kopfhaube, von z. B. Griseofulvin-Creme, Amorolfin-Creme, Ketoconazol-Creme, Terbinafin-Creme, Ciclopirox-Salbe, Clotrimazol-Salbe, Bifonazol-Creme. Hinsichtlich der systemischen Therapie s. oben. Die Behandlungsdauer umfasst den Zeitraum von 8–12 Wochen bzw. mindestens 10–14 Tage über die Abheilung hinaus.

Trichophyton schönleinii kann die Tinea capitis favosa (Favus = Flechtengrind) verursachen. Es handelt sich um eine chronische Sonderform der Tinea capitis und kommt v. a. in Südeuropa sowie im Mittleren und Nahen Osten vor. Zunächst treten Erytheme mit weißlicher Schuppung auf, dann eine in die Haarfollikel hereinragende gelbliche schildartige Schup-

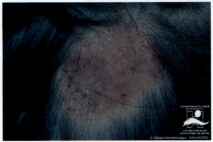

Abb. 9.76: Tinea capitis profunda. Foto: T.L. Diepgen

pung/Krustenbildung, Geruchsbildung (Mäuseurin) und ggf. eine vernarbende Alopezie. Die Therapie erfolgt kombiniert lokal und systemisch wie bei Tinea capitis superficialis.

Erreger der Tinea capitis microsporica (Mikrosporie) sind Microsporica audouinii und M. canis, wobei Ersterer bei Kindern v. a. in Afrika und Asien auftritt, Letzterer v. a. bei Kindern im Alter von 5–15 Jahren mit Tierkontakt (v. a. Hunde, Katzen, Meerschweinchen) bei weltweiter Verbreitung, v. a. im Mittelmeerraum. Bei Kopfhautbefall sind meist die Haarfollikel befallen mit Bildung eines Sporenmantels um das Haar (wie mit Mehl bestäubt). Das Haar wird spröde und brüchig. Die Therapie erfolgt kombiniert lokal und systemisch wie bei Tinea capitis superficialis.

Die wichtigsten Erreger der Tinea faciei et corporis sind T. rubrum, T. mentagrophytes, T. verrucosum (auf dem Lande! Erregerreservoir Rinder und Umgebung wie z. B. Ställe), E. floccosum und M. canis. Meist sind Körperstamm, Extremitäten, Hals oder Gesicht betroffen. Hauptrisikogruppe sind Kinder und Jugendliche. Begünstigend wirken: Kontakt zu (infizierten) Tieren (v. a. Katzen) und enger Körperkontakt (z. B. bei Sportarten wie Ringen). Die Symptome umfassen scharf begrenzte, entzündlich gerötete, scheiben- bis bogenförmige, schuppende Herde mit Juckreiz und zentraler Abheilung, Randbetonung (z. T. mit Bläschen oder Pusteln) und zentrifugaler Ausbreitung (Abb. 9.77). Die Therapie erfolgt lokal, bei starker Ausdehnung auch oral (s. Tinea capitis superficialis, meist Terbinafin oder Fluconazol; bei M. canis allerdings Therapiedauer 6–8 Wochen).

Der Befund bei Tinea intertriginosa entspricht der Tinea corporis mit bevorzugter Lokalisation an Oberschenkelinnenseiten, Anlagestellen des Skrotums (inkl. Skrotum) mit Ausbreitung (Leisten, Glutealregion), des Weiteren axillär, submammär, Ellenbeugen und Kniekehlen. Der Befund ist ähnlich der T. corporis, doch finden sich eher unscharf begrenzte, polyzyklisch-konfluierende Herde mit rötlich-braunem Farbton. Mazeration oder auch schmerzhafte Rhagaden sind möglich. Die Therapie erfolgt lokal wie bei Tinea capitis superficialis beschrieben.

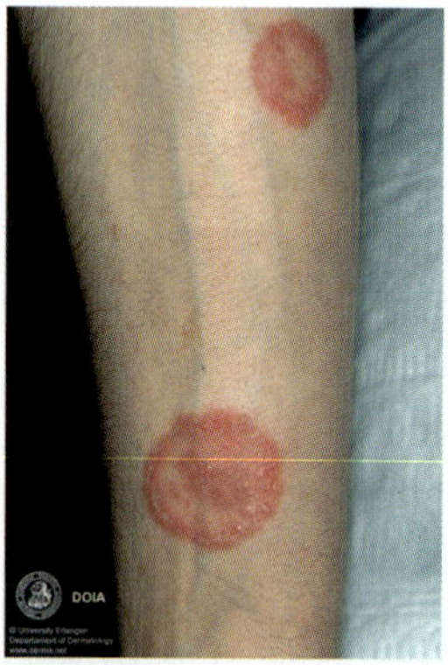

Der Befund bei Tinea manuum entspricht dem bei Tinea corporis, allerdings an Hand- und Fingerrücken. Bei interdigitalem Befall ist ein erosiver, mazerierter, intertriginöser Befund möglich (meist durch Candida albicans und nicht durch Dermatophyten ausgelöst!). Typisch ist einseitiges Auftreten oder Asymmetrie. Häufig besteht gleichzeitig Nagelpilz. Bei der dyshidrosiformen Variante treten juckende Bläschen und Pusteln an Handflächen, Handrändern oder seitlichen Fingerseiten auf (Differenzialdiagnose dyshidrosiformes Handekzem). Dagegen finden sich bei der hyperkeratotisch-rhagadiformen Variante an Handflächen,

Abb. 9.77: Tinea corporis. Foto: T.L. Diepgen

Fingerbeugeseiten oder Fingerkuppen eine fest haftende Schuppung auf leicht geröteter Haut und oft schmerzhafte Rhagaden. Die Therapie erfolgt lokal wie bei Tinea capitis superficialis beschrieben, meist mit Itraconazol, Fluconazol oder Terbinafin.

Die Tinea pedum (Fußpilz) ist die häufigste dermatologische Erkrankung überhaupt. Begünstigend sind: Feuchtigkeitsentwicklung (Schwitzen, Schwimmen, luftundurchlässiges Schuhwerk) und schlechte Durchblutung (Diabetes, chronisch-venöse Insuffizienz, pAVK), ggf. auch genetische Disposition, Fußfehlstellung. Der Befund entspricht dem der Tinea manuum (s. oben). Am häufigsten treten jedoch die intertriginöse und die hyperkeratotische Form auf (Abb. 9.78).

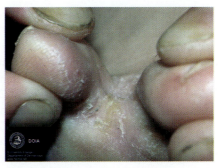

Abb. 9.78: Tinea pedis. Foto: T.L. Diepgen

Differenzialdiagnostisch müssen bei der intertriginösen Form gramnegativer Fußinfekt, bakterieller Infekt und Kandidose, bei der dyshidrosiformen Form dyshidrosiformes Ekzem (meist beidseits!) und Psoriasis pustulosa, und bei der hyperkeratotischen Form Psoriasis vulgaris, angeborene Keratosen und das hyperkeratotische Ekzem beachtet werden. Als Komplikationen können Erysipel (s. oben) an den Unterschenkeln und Kontaktallergien (durch wiederholte Therapien mit Antimykotika bei häufig chronisch-intermittierendem Verlauf) auftreten. Zur Therapie und der Rezidivprophylaxe gehören das Trockenhalten mittels Leinenläppchen im Zehenzwischenraum, Föhnen, Abtrocknen, Kochen der Socken und Handtücher bzw. Zusatz von keimtötendem Waschmittelzusatz (z. B. Wäschesagrotan), Pudern des Schuhes innen mit Ciclopiroxolamin. Die Lokaltherapie erfolgt abhängig vom Befund mit Antimykotika in Form einer Lösung, eines Gels oder einer Creme, begleitet von antiseptischen austrocknenden Pinselungen, z. B. mit Kristallviolett bzw. desinfizierenden Fußbädern. Bei Therapieresistenz muss zusätzlich eine orale Therapie durchgeführt werden (s. oben Tinea manuum).

Neben Infektionen mit Dermatophyten gibt es verschiedene Krankheitsbilder durch nichtdermatophytische Fadenpilze.

Bei der Tinea nigra ist der Erreger Cladosporiium werneckii (Exophiala werneckii), der weltweit vorkommt, gehäuft in Indonesien und Indien. Die Symptome umfassen braune bis schwarze, ggf. leicht erhabene, nicht bis kaum schuppende, scharf kleinbogig begrenzte Verfärbungen an Handflächen und Fußsohlen (bei Europäern) bzw. ggf. auch an Fingern, Zehen, Thorax/Brustregion, Hals/Nacken, ggf. Gesicht (in tropischen Regionen), evtl. mit etwas Juckreiz. Die Diagnostik erfolgt am Nativpräparat und mittels Pilzkultur (ggf. PAS-Färbung in Histologie). Die Therapie wird mit antimykotischer Lokaltherapie (z. B. Clotrimazol, Terbinafincreme), ggf. in Kombination mit keratolytischer Therapie (10 % Salicylsäuresalbe) durchgeführt.

Unter den Hefepilzmykosen der Haut (Sprosspilze) spielen Candida und Malassezia furfur die Hauptrolle. Bei der Kandidose (Soor) handelt es sich um eine Infektion mit Hefepilzen (Candida), meist Candida albicans. Begünstigende Faktoren sind Abwehrschwäche (z. B. HIV, Leukämie, Lymphome), Säuglingsalter und hohes Alter, feuchtwarmes Klima, Schwitzen, Körperfalten, mechanische Reibung, Adipositas, Stoffwechselstörungen (Diabetes mellitus), Östrogeneinnahme, Schwangerschaft, Einnahme von Kortison, Zytostatika und Antibiotika. Die relevantesten Candidainfektionen beim Reisen sind wohl die intertriginöse Form sowie die Kandidose des Genitalbereichs.

Bei der Candidaintertrigo handelt es sich um eine Candidainfektion im Bereich der Körperfalten, bevorzugt Leisten, genitoanal, Nabelbereich, axillär, submammär und der Bauchfalte. Voraussetzung sind eine Mindestkeimzahl auf der Haut sowie feuchtwarmes Milieu. Zu Beginn finden sich eine entzündliche (erosive) Rötung oder Einrisse mit zunehmender Ausdehnung. Oft besteht zusätzlich eine randbetonte, scharf begrenzte Schuppung (Schuppenkrause), manchmal kleine pustelartige Satellitenherde. Im Bereich der Zehen-/Fingerzwischenräume (interdigitale Kandidose, v. a. 3./4. Finger bzw. Zeh) bestehen oft schmerzhafte Einrisse, weißlich verquollene Mazeration, Juckreiz und Brennen.

Zur Prophylaxe und Therapie gehören Abklärung und ggf. Behandlung der begünstigenden Grunderkrankungen; Verhinderung von Haut-Haut-Kontakt bzw. Okklusion (Baumwoll-/Leinenläppchen dazwischen, keine fettenden Cremes, luftdurchlässige Kleidung/Schuhe). Die Lokaltherapie erfolgt mit nystatin- oder azolhaltigen Pasten (dünnes Auftragen) 2- bis 3-mal täglich für ca. 2–4 Wochen (bzw. 1–2 Wochen über die vollständige Abheilung hinaus), bei interdigitaler Kandidose ggf. zusätzliche antiseptische Pinselungen (z. B. Chinosol 1:1000). Bei stark entzündlichen Formen empfiehlt sich ein kortisonhaltiges Kombinationspräparat für die ersten paar Tage, dann der Übergang auf rein antimykotische Präparate. Gegebenenfalls kann nach Abheilung eine Nachbehandlung mit Zinkpaste erfolgen, da dies die Rezidivgefahr eindämmt.

Bei genitoanaler Form ist oft auch eine starke Kolonisation des Darmes als Infektionsquelle per Stuhlprobe nachweisbar. Bei einer Keimzahl über 10^5 KBE/g Stuhl und immungeschwächten Patienten besteht die Indikation zur Keimreduzierung (Keimzahlen $< 10^4$/g sind normal). Die Therapie erfolgt mit nystatinhaltigen Tabletten oder Suspension für 2 Wochen.

Bei der Pityriasis versicolor handelt es sich um eine häufige, durch Malassezia furfur bedingte oberflächliche Mykose. Begünstigend wirken starkes Schwitzen, feuchtes Klima, Seborrhoe, Kortisoneinnahme. Meist sind junge Erwachsene betroffen. Der Befund tritt v.a. im Bereich von Brust und Rückenmitte auf, mit

Ausbreitung seitlich des Thorax, am Hals, ggf. auch über Arme und Beine. Es handelt sich um oval-runde, später unregelmäßig landkartenartig konfluierende, meist bräunliche (ggf. aber auch hypopigmentierte) Flecken mit kleieförmiger Schuppung, selten besteht Juckreiz. Bei Besonnung tritt Entfärbung ein. Die Herde wirken dann im Vergleich zu gesunder, umgebender Haut hell-weißlich (Abb. 9.79). Die Diagnostik erfolgt am Nativpräparat (Klebefilmabriss). Zur Therapie steht lokal als Mittel der Wahl Econazol Duschgel (Epi-Pevaryl®-Lösung) zur Verfügung (an 3–6 Nächten hintereinander Auftragen auf feuchte Haut am gesamten Körper einschließlich Kopf und Haare, über Nacht einwirken lassen, morgens abduschen). Alternativ können in leichten Fällen auch alkoholische antimykotische Lösungen, antimykotische Creme und Shampoo (ketoconazolhaltig, z. B. Terzolin®) angewendet werden. Die systemische Therapie sollte bei Therapieresistenz (z. B. bei Diabetes mellitus) oder häufigen Rezidiva erfolgen, z. B. mit Itraconazoltbl. 1-mal täglich 200 mg für 1 Woche (z. B. Sempera®). Alternativ auch Fluconazol 50 mg/Tag über 2–3 Wochen.

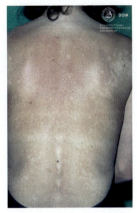

Abb. 9.79: Pityriasis versicolor. Foto: T.L. Diepgen

Erreger der Weißen Piedra sind Trichosporon beigelii und andere Hefepilze. Sie kommen in allen tropischen Ländern vor, aber prinzipiell auch weltweit. Die Schwarze Piedra wird durch Piedraia hortae verursacht, der in den (Sub-)Tropen, v. a. Lateinamerikas und Südostasiens, vorkommt. Als Befund finden sich die Haarschaftinfektion von Kopf-, Bart-, Achsel-, Leistenbehaarung mit Bildung steinharter perlschnurartig aufgereihter, weißlicher bzw. bräunlich-schwarzer Knötchen und Brüchigkeit der Haare in der Knötchenregion. Die Therapie umfasst das Abschneiden der befallenen Haare, das Auskochen oder Entsorgen berührender Wäsche und lokale Antimykotika (z. B. Ketoconazol). In schweren Fällen sollte zusätzlich eine systemische Therapie mit Antimykotika (z. B. Terbinafin 250 mg/Tag bei Erwachsenen für 6 Wochen) durchgeführt werden.

Weiterführende Literatur

1 Altmeyer P: Therapielexikon Dermatologie und Allergologie. Berlin Heidelberg New York: Springer, 2005.
2 Altmeyer P, Dirscka T, Hartwig R: Klinikleitfaden Dermatologie. München: Urban und Fischer, 2003.
3 AWMF (Arbeitsgemeinschaft der Wissenschaftlichen Medizinischen Fachgesellschaft): http:/www.awmf.org

4 Braun-Falco O, Plewig G, Wolff HH, Burgdorf WHC, Landthaler M: Dermatologie und Venerologie. Berlin Heidelberg New York: Springer, 2005.
5 Diepgen TL (Hrsg.): Dermatologischer Online Bildatlas DOIA. Heidelberg, Erlangen.
6 Fritsch P: Dermatologie Venerologie. Berlin Heidelberg New York: Springer, 2004.
7 Höger P: Kinderdermatologie. Stuttgart: Schattauer, 2007, S. 330–337, 341.
8 Lang W, Löscher T: Tropenmedizin in Klinik und Praxis. Stuttgart: Thieme, 2000, S. 432–434.
9 Lepori Luis R: Dermatomykosen Miniatlas. Ottobrunn: ec-europe/admixx GmbH, 2007.

9.4.6 Leptospirose

M. Haditsch

Einleitung. Schraubenförmige Bakterien scheinen eines gemeinsam zu haben: Die pathogenen Vertreter können eine Vielzahl von unterschiedlichsten Symptomen und Krankheitsbildern auslösen. Was für Treponema pallidum als Erreger der Syphilis schon seit langer Zeit und für Borrelia burgdorferi (mit seinen Unterarten) als Ursache der Borreliose seit den 80er Jahren des 20. Jahrhunderts bekannt ist, stimmt auch genau so für Leptospiren und den Krankheitskomplex der Leptospirose.

Erreger. Leptospiren sind schraubenförmige Bakterien, die sich in apathogene, ausschließlich tier- und in tier- und humanpathogene Vertreter unterteilen lassen. Humanmedizinisch wichtig ist Leptospira interrogans, ein Bakterium, das mit seinen Serogruppen und Serovaren praktisch weltweit vorkommt. Zweifellos haben spezifische Tierpopulationen sowie etwaige Bekämpfungsstrategien im Anlassfall beträchtlichen Einfluss auf den regionalen Infektionsdruck (s. unten).

Übertragungsweg. Leptospiren werden mit dem Harn ausgeschieden, wobei Nagetiere, Schweine und Kühe für den Menschen von besonderer Bedeutung sind. Gelangen die Keime in Wasser und/oder feuchtes Erdreich, können sie dort über Wochen lebens- und infektionsfähig bleiben, sofern das Umgebungsmilieu alkalisch ist. Über Verletzungen der Haut (und Schleimhaut), aber auch die intakte Bindehaut der Augen (ein häufig unterschätztes Risiko!) gelangen die Keime dann ins Blut und überschwemmen in der Folge den Organismus. In seltenen Fällen kann auch eine orale Aufnahme letztlich zu einer Infektion führen, üblicherweise werden aber die äußerst säureempfindlichen Erreger im Rahmen der Magenpassage abgetötet.

Epidemiologie. Die Ausscheidungsdauer von Leptospiren hängt wesentlich von der betroffenen Spezies ab. Sie beginnt (bei Mensch und Tier) ungefähr 4 Wochen nach Infektion und dauert bei Menschen einige Wochen, bei Hunden, Kühen und Schweinen wochen- bis monatelang und bei Nagern lebenslang. Die Infektionsgefahr unterliegt durchaus großen geografischen Schwankungen, selbst in umschriebenen Regionen können sich einzelne Ökosysteme wesentlich in ihrer Durchseuchung unterscheiden. Als spezifisch gefährdet gelten einige Berufsgruppen wie z. B. Landwirte, Fischer, Jäger, Schlachthofarbeiter und Tierärzte. Darüber hinaus sind bestimmte Freizeitaktivitäten mit einem erhöhten Leptospiroserisiko behaftet (s. unten).

Diagnostik. Die serologische Diagnostik ist die am häufigsten angewandte, wobei von Seiten der Industrie sowohl Screeningtests auf der Basis einer ELISA-Methodik als auch differenziertere Tests auf der Basis von Dot-Blot-Untersuchungen angeboten werden. Beiden Methoden ist eine hohe Sensitivität bei ausreichender Spezifität eigen. Jedoch lässt sich auf dieser Basis üblicherweise keine Aussage hinsichtlich des verursachenden Serovars machen. Für exaktere Diagnostik kann es durchaus Sinn machen, veterinärmedizinische Labors zu kontaktieren, da diese üblicherweise über diese spezifischen Untersuchungsmethoden verfügen.

Weitere diagnostische Optionen wie die Anzüchtung von Leptospiren (aus Blut oder Liquor innerhalb der ersten zehn Krankheitstage), Tierinokulationsversuche, direkte Dunkelfeldmikroskopie sowie makroskopische und mikroskopische Agglutinationstests sind Speziallabors vorbehalten.

Klinik. Wie auch bei anderen durch schraubenförmige Bakterien bedingten Krankheiten (s. oben) findet sich bei der Gruppe der Leptospirosen ebenfalls ein äußerst buntes Krankheitsspektrum. Die Annahme, dass der Name Leptospira icterohaemorrhagica (bzw. icterohaemorrhagiae) die einzig typische oder häufigste Manifestation beschreibt, ist schlichtweg falsch. Die Kombination von Ikterus und Blutungsneigung zeichnet zwar eine besonders schwere, aber letztlich im Vergleich seltene Krankheitsform aus. Häufiger finden sich davon deutlich abweichende Krankheitsbilder. Meist findet sich allerdings ein charakteristischer zweigipfeliger Verlauf. Primär zeigen sich uncharakteristische Symptome wie hohes Fieber mit Schüttelfrost und starke Kopf- und Muskelschmerzen. In der zweiten Phase können (nebst den bereits erwähnten Symptomen wie Ikterus und Blutungsneigung mit Manifestationsmöglichkeiten in Form von Hämaturie, Hämoptoe, gastrointestinale Blutungen und Petechien, begleitet von einer Thrombopenie) auch Oligurie, kardiovaskuläre Symptome, gastrointestinale Störungen (wie z. B. Obstipation), Zeichen einer pulmonalen Beteiligung (wie z. B. Bronchitis) und eine seröse Meningitis auftreten. Wesentlich sind auch Komplikationen im Falle einer Schwangerschaft: Dazu gehören intrauteriner Fruchttod, Abort und Frühgeburt.

Therapie. Die unspezifische Therapie umschließt ein aggressives Flüssigkeitsmanagement zur Vermeidung eines Nierenversagens und eine Vitamin-K-Gabe bei Gerinnungsstörungen; die Gabe von Kortikosteroiden im Falle einer serösen Meningitis wird diskrepant diskutiert. Als spezifische Therapie wird (selbst bei erst später Diagnosestellung) die Gabe von Antibiotika empfohlen, wobei Penicilline,

Drittgenerations-Cephalosporine, Tetrazykline und moderne Chinolone als wirksam eingestuft werden. Bei Letzteren sollte harngängigen Vertretern auch zur Beendigung der renalen Ausscheidung von Leptospiren der Vorzug gegeben werden.

Prophylaxe. Da es keine spezifisch wirksamen Impfstoffe gibt, kommt der Expositionsprophylaxe ein besonderer Stellenwert zu. Dazu gehört entsprechende flüssigkeitsdichte Schutzkleidung bei bestimmten Berufen (Kanalarbeiter, Landwirte, Schlachthausarbeiter und Tierärzte), wobei bei bestimmten Tätigkeiten auch Schutzbrillen zur Verhinderung des Eindringens über die Bindehaut vorzusehen sind. Sollten Personen mit Bagatellverletzungen arbeitsfähig eingestuft sein, so sind ein flüssigkeitsdichter Wundverband bzw. – wenn seitens der Tätigkeit möglich – dichte Handschuhe vorzusehen.

Eine Chemoprophylaxe ist zwar prizipiell möglich (z. B. Doxycyclin 200 mg 1-mal/Woche), allerdings sollte dies ganz spezifischen Situationen vorbehalten bleiben – eine kritische und zurückhaltende Position des verschreibenden Arztes ist dringend einzufordern.

Reisemedizinische Bewertung. Die Diagnose einer Leptospirose stellt eine Seltenheit dar, wohl aber auch, weil insbesondere anikterische Formen nicht in dieser Richtung abgeklärt werden. Es gibt Daten, wonach diese Krankheit (zumindest primär) in mehr als 75 % nicht als Differenzialdiagnose aufscheint. Die Gruppe initial wichtiger Differenzialdiagnosen sollte neben der Leptospirose u. a. Malaria, Typhus, Rickettsiosen sowie Hantavirusinfektionen enthalten.

Aufgrund hervorragend dokumentierter Kleinepidemien unter Reisenden haben sich spezifische Reiseaktivitäten als riskant herausgestellt: Dazu gehören all jene Tätigkeiten, bei denen ein Kontakt mit potenziell verseuchtem Süßwasser unvermeidbar ist, wie beispielsweise Wasserfallklettern, Triathlon und andere Sportaktivitäten, die einen Schwimmwettbewerb in Süßwasser umfassen, wie auch Abenteuer- und Expeditionstourismus. Nicht zu vergessen sind in diesem Zusammenhang auch humanitäre Einsätze in Hochwassergebieten.

Die Leptospirose ist meldepflichtig nach den Vorschriften des Infektionsschutzgesetzes. Sie zeigt in Deutschland einen steten Rückgang, 2011 wurden laut RKI 51 Fälle (darunter 2 mit reisemedizinischem Hintergrund: Import aus Griechenland), 2010 noch 70 Fälle registriert. Ein Negativrekord zeigte sich im Jahr 2007 mit 166 Fällen, darunter zahlreiche Erdbeerpflücker im Rahmen eines Ausbruchs.

Internetadressen

- http://www.cdc.gov
- http://www.who.int

Weiterführende Literatur

1. Dawood RM: Travellers' health: how to stay healthy abroad, 4th edn. Oxford: Oxford University Press, 2002.
2. Deutz A: Leptospirose: Humanfälle zunehmend? Vet Journal 2006; 6: 28–33.
3. Ostroff SM, Kozarsky P: Emerging infectious diseases and travel medicine. Infect Dis Clin North Am 1998; 12: 231–241. Review.
4. Peters W, Pasvol G: Atlas of tropical medicine and parasitology, 6th edn. Philadelphia: Elsevier Mosby, 2007.
5. Robert Koch Institut: Infektionsepidemiologisches Jahrbuch meldepflichtiger Krankheiten für 2011, S. 126-128.
6. Sejvar J, Bancroft E, Winthrop K et al: Eco-Challenge Investigation Team. Leptospirosis in "Eco-Challenge" athletes, Malaysian Borneo, 2000. Emerg Infect Dis 2003; 9: 702–707.
7. Strickland GT: Hunter´s Tropical Medicine, 7th edn. Philadelphia: W. B. Saunders, 1991.

9.4.7 Sexuell übertragbare Erkrankungen

A. Rieke

Die wenigsten Reisenden verbinden mit ihrer Reise bewusst „Sexualität und Risiken" und fahren mit ganz anderen Zielen in ferne Länder. Dennoch entbehrt die Nähe zu fremden Kulturen nicht selten auch eigener erotischer Reize, vor denen niemand gefeit ist. Abhängig von der Dauer der Reise, der Entfernung vom Heimatland und der Intensität der Begegnungen in den Gastländern ergibt sich die Notwendigkeit der Auseinandersetzung mit sexuell übertragbaren Erkrankungen (STI – „sexually transmitted infections"), die ein weltweit führendes Gesundheitsrisiko darstellen. Sexuell können Bakterien, Viren, Pilze oder Parasiten übertragen werden. Einen Überblick gibt die Zusammenfassung in Tabelle 9.24. Bei risikoreichem Sexualverhalten spielt aus unserer Beratungserfahrung insbesondere Alkohol eine führende Rolle, wenn käuflicher Sex für den Reisenden erkennbar oder auch wenig transparent als Urlaubsbekanntschaft erlebt wird. Es müssen nicht die allgemein bekannten Sexhochburgen sein, die weltweit meist an den Stützpunkten des Militärs entstanden sind, sondern es sind Vertrauenspersonen fern der Heimat, mit denen nach und nach eine Beziehung entsteht. Das soziale Gefälle gegenüber vielen Kulturen und die Vorstellung von der „unerschöpflichen wirtschaftlichen Potenz" eines Westeuropäers ist für viele Menschen in zu entwickelnden Ländern verbunden mit der Vorstellung unerschöpflichen Reichtums für sich selbst und die ganze Familie. Oft ist dieses auch die einzige Möglichkeit zum Broterwerb bei fehlender Ausbildung und Arbeitsplätzen. Wenn dieses auf unvorbereitete Reisende trifft, die nach eigenen persönlichen Schicksalsschlägen, Entbehrungen oder körperlichen oder seelischen Defiziten, auch bei Übergewicht und hohem Lebensalter Wärme und Geborgenheit suchen, vermischen sich wirtschaftliche und erotische Attraktivität. Unabhängig von einer festen Beziehung im Heimatland betreffen diese Erfahrungen Reisende in allen Alters- und Bildungsschichten! Wenn der Reisende sich noch nicht mit Safer Sex auseinandergesetzt hat, ist er diesen erotischen Situationen schutzlos ausgeliefert. In zunehmendem Maße sehen wir in unserer Ambulanz neben Mitarbeitern von Hilfsorganisationen auch HIV-infizierte Rentner.

> **Fallbeispiel:** Ein 92-jähriger rüstiger Rentner lebt nach dem Tod der Ehefrau in Einsamkeit. Mit Gelenkproblemen und Schmerzen will er sich ein warmes Land suchen und verliebt sich in Thailand in eine 45 Jahre jüngere Frau. Die eigene Rente ist zwar in Deutschland knapp, für thailändische Verhältnisse jedoch üppig, so dass seine Großzügigkeit die thailändische Familie beeindruckt. Er fühlt sich geborgen, versorgt, glücklich und heiratet ein zweites Mal. Eine anstehende Prostata-OP will er aber doch in Deutschland durchführen lassen, dabei wird eine fortgeschrittene HIV-Infektion bei ihm und seiner begleitenden thailändischen Ehefrau festgestellt, die auch mit Hepatitis B und C koinfiziert ist.

In vielen Ländern spielt sich Sexualität/Prostitution auch außerhalb der Rotlichtzentren entlang der großen Straßen ab, besonders an Grenzstationen, an denen LKW-Fahrer oft tagelang auf die Abfertigung ihrer Fahrzeuge warten müssen. Die Spielarten zwischen einem organisierten Kennenlernen im Hotel an der Theke, der freundlichen Reisebegleiterin oder Tour-Guide, der Gastfreundschaft einer Familie im Reiseland und der „Sexindustrie" sind in den Übergängen fließend und auf den ersten Blick und mit verliebten Augen nicht zu durchschauen. Offenheit und Wissen um dieses Thema und die Bereitschaft, sich selbst als vulnerabel zu empfinden, sind Voraussetzung eines Schutzes vor STIs.

Allgemeine Prävention

Impfpräventabel ist von den STIs vor allem die Hepatitis B, die gegenüber HIV etwa 100-mal leichter sexuell übertragen werden kann. Auch die Hepatitis A sollte als sexuell übertragbare Erkrankung im Impfschutz mitberücksichtigt werden, beide sind ein Muss vor jeglicher sexuellen Aktivität auf Reisen. Gerade bei MSM (Männer, die Sex mit Männern haben) sehen wir bei ungeschütztem Analverkehr Hepatitis-A-, aber auch zunehmend Hepatitis-C-Infektionen, gegen die leider noch keine Impfung verfügbar ist. Medikamentöse Primärprophylaxe gegenüber anderen STIs, vergleichbar der Malariaprophylaxe, gibt es nicht. Allenfalls könnte die Malariaprophylaxe mit Doxycyclin auch eine Reduktion der Übertragung von Lues und Chlamydien bewirken, Belege dafür gibt es jedoch nicht. Jede offene oder nässende Verletzung, Ulzera am Genitale (z. B. bei Herpes-simplex-Ulzera, Condylomata (Feigwarzen), Pilzinfektionen, Syphilisgeschwür) führen zu einem deutlich erhöhten Infektionsrisiko für HIV/STIs, für Deutschland gehen wir davon aus, dass die meisten HIV-Neuinfektionen gleichzeitig mit anderen STIs übertragen werden.

Kompetenzerwerb zu sexuell übertragbaren Erkrankungen und Safer-Sex-Praktiken sind die beste Prävention: Wir empfehlen als Minimum der persönlichen Reiseausstattung ein am Körper getragenes Kondom, das im „Notfall" nicht erst im Kulturbeutel im eigenen Hotel unerreichbar ist. Das regelmäßig und richtig angewandte Kondom ist wie das Frauenkondom (Femidom) ein effektiver Schutz vor sekret- und schleimhautübertragenen STIs (Gonorrhoe, Chlamydien, Trichomonaden, Hepatitis und HIV; Abb. 9.80). Da Kondome nicht alle exponierten Körperteile bedecken, schützen sie nicht vor einer Übertragung durch Haut-Haut-

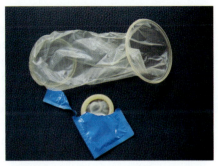

Abb. 9.80: Kondom und Femidom. Foto: A. Rieke

Kontakte wie z. B. bei Syphilis oder Ulcus molle. Bei Übertragungsmöglichkeiten ist auch an manuelle Stimulation oder „Sex-Toys" gerade für Chlamydien, Gonorrhoe und Syphilis zu denken. Das Kondom bleibt dennoch der unverzichtbare Schutz, sollte bevorzugt im Heimatland erworben werden und ein DLF-Prüfsiegel tragen. Die Haltbarkeit sollte ebenso beachtet werden wie Verpackung (intaktes Luftpolster) und Lagerung (nicht in praller Sonne oder Handschuhfach). Nach unserer Erfahrung sind das Öffnen der Verpackung mit scharfen Fingernägeln, Zähnen, Scheren oder Messern im Eifer des Gefechts ein Risiko für ein gerissenes Kondom. Ein Kondom sollte erst über den erigierten Penis vollständig abgerollt und vor jedem Eindringen in Scheide, Darm oder Mund gewechselt werden. Ein versehentlich falsch aufgesetztes Kondom sollte nicht einfach gedreht, sondern durch ein neues ersetzt werden. Der Einsatz vermeintlich kostengünstiger Gleitmittel kann zum Bumerang werden, wenn fetthaltige Cremes oder Öle, die nicht für diesen Zweck bestimmt sind, das Kondom anlösen. Nur dafür geeignete fettfreie Gleitmittel dürfen mit Kondomen zusammen angewandt werden. Für Latexallergiker gibt es antiallergene Kondome oder Frauenkondome (Femidome), beide aus Polyurethan. Femidome sind für Frauen eine sichere Alternative für selbstbestimmten Sex mit STI- und Schwangerschaftsschutz. Das Einführen mit Hilfe des innen liegenden Kunststoffrings ähnelt dem eines Diaphragmas, dabei bleibt aber der äußere, größere Kunststoffring außerhalb der Scheide liegen. Die Anwendung ist nicht kompliziert, bedarf aber der Übung und Gewöhnung. In einigen zu entwickelnden Ländern (z. B. Sambia) haben Femidome bereits eine hohe Akzeptanz. Dental Dams (25×15 cm große hauchdünne Latextücher) schützen vor Schleimhautkontakten bei oralen Praktiken.

Die Anwendung mikrobizider Substanzen zur lokalen Abtötung von Keimen wird gerade international im Kampf gegen HIV erprobt, hat sich wegen widersprüchlicher Ergebnisse aber noch nicht durchsetzen können. Dagegen geht von beschnittenen Männern offenbar ein geringeres STI-Risiko aus, dies gilt auch für HIV, dennoch ist auch hier natürlich zu Safer Sex zu raten. Eine HIV-Infektion oder eine andere Erkrankung ist einem Menschen nicht anzusehen, das vermeintliche „Erkennen" einer Erkrankung kann und darf nie zum Maßstab eigenen Schutzverhaltens gemacht werden. Gegenstand intensiver Diskussionen ist derzeit eine PREP als Präexpositionsprophylaxe gegen HIV vor Sexualkontakten in Gegenden mit besonders hoher HIV-Seroprävalenz, Als Substanz dafür wurde Tenofovir (Viread® oder als Kombination in Truvada®) geprüft, weil es eine besonders hohe Konzentration in Genitalsekreten erreicht. In den USA wurde Mitte Juli 2012 nach den positiven Ergebnissen der „Caprisa Studie" das Medikament Truvada als Primärprophylaxe für besonders gefährdete Menschen in Ergänzung zu Safer Sex zugelassen. In anderen Ländern ist dies jedoch nicht so.

Dagegen ist eine medikamentöse Behandlung nach einem besonderen sexuellen Risiko als Postexpositionsprophylaxe (PEP) bei HIV oder Hepatitis B möglich und es sollte ohne Zeitverzug erwogen werden, ob eine Indikation besteht.

Trichomoniasis

Die Trichomonadeninfektion ist weltweit die häufigste sexuell übertragbare Infektion mit ca. 200 Mio. Neuinfektionen/Jahr. Symptome sind Schleimhautentzündungen des Urogenitaltrakts, insbesondere bei Frauen. Männer sind häufig symptomlos, aber Überträger. Mit antiparasitärer Therapie heilt die Erkrankung folgenlos aus. Erreger ist der Trichomonas vaginalis bzw. urogenitalis, ein einzelliges Geißeltierchen (Flagellat), das im anaeroben feuchten Milieu überlebt und sehr empfindlich gegen Austrocknung ist.

Die Übertragung erfolgt durch vaginalen Geschlechtsverkehr, aber auch durch Schmierinfektionen (Sexspielzeuge, Petting, Waschlappen, Handtücher, Schwämme, Hände). Selbst in chlorierten Thermalbädern überlebt der Erreger bis zu 5 Stunden. Unter der Geburt kann eine Übertragung von der Mutter auf das Kind erfolgen. Die Inkubationszeit liegt zwischen wenigen Tagen und 4 Wochen.

Ein Viertel der infizierten Frauen und nahezu alle Männer mit Infektion sind symptomlose Überträger. Unspezifische Symptome wie vaginaler Juckreiz, Schmerzen und Brennen beim Wasserlassen und beim Geschlechtsverkehr können auf eine Infektion hinweisen. Typisch ist ein gelb-grünlich dünnflüssiger, auch schaumiger Ausfluss. Aufsteigende Erreger können zu Entzündungen und Verklebungen der Eileiter (Unfruchtbarkeit) und auch zu Nierenschäden führen.

Zur Diagnosestellung wird aus frischem Harnröhren- oder Scheidensekret der Erreger mikroskopisch im Nativpräparat nachgewiesen. Eine Koinfektion mit Gonorrhoe und Chlamydien ist häufig.

Zur Therapie werden Antiprotozoenmittel (Nitroimidazolpräparate, z. B. Clont®) lokal oder in Tablettenform verabreicht (4–7 Tage) – bei Schwangerschaft darf nur lokal behandelt werden. Unabhängig von Beschwerden muss der Sexualpartner mitbehandelt werden, da sonst die Infektion als „Ping-Pong-Infektion" nie ausheilen wird.

Zur Prävention dienen die Anwendung von Kondomen und Femidomen. Sexspielzeuge und Hilfsmittel sowie Handtücher und Waschlappen dürfen nur von einer Person verwendet bzw. müssen gründlich gereinigt werden.

Lues

Syphilis, harter Schanker oder Ulcus durum ist eine hoch infektiöse, weltweit verbreitete bakterielle Systeminfektion (mit steigenden Infektionszahlen), die in mehreren Stadien und symptomfreien Intervallen dazwischen verläuft. Mit Antibiotika gut behandelbar, kann sie unerkannt lebensbedrohliche Folgen haben. In Deutschland besteht eine nicht namentliche Meldepflicht.

Erreger ist das Bakterium Treponema pallidum, das über direkten Schleimhautkontakt (Schleimhautläsionen) im Genital- oder Oralbereich übertragen wird. Er ist sehr empfindlich gegen Kälte und Austrocknung und stirbt außerhalb des Körpers schnell ab. Ansteckend sind die sog. Primäraffekte (Eintrittspforte des Erregers mit nässendem Geschwür – Ulcus durum), aber auch die infizierten Körpersekrete. Unter der Geburt und diaplazentar kann eine Mutter-Kind-Übertragung erfolgen. Die Inkubationszeit beträgt 2–3 Wochen, in Ausnahmefällen bis zu 3 Monaten.

Nach dem Primäraffekt und regionaler Lymphknotenschwellung als Primärinfektion etwa 2–3 Wochen nach Sexualkontakt (Lues Stadium I) und dessen vollständiger Abheilung breiten sich die Erreger innerhalb von 2 Monaten über die Blut- und Lymphbahn aus und führen im Stadium II, der Sekundärinfektion, nach etwa 6–8 Wochen neben Störungen des Allgemeinbefindens zu einem fleckigen Hautausschlag insbesondere an Rumpf, Handflächen und Fußsohlen. In einigen Fällen tritt Haarausfall auf („Mottenfraß").

Nach weiteren Jahren bis Jahrzehnten werden im Tertiärstadium die inneren Organe und das Nervensystem geschädigt, was lebensbedrohliche Folgen haben kann. Wir sehen zunehmend häufiger Luesfälle, die zumeist wegen eines unklaren Hautausschlags auffällig werden. Der frühere Begriff der „Hamburger Masern", der das Hautexanthem des Seemanns auf dem Schiff ca. 6 Wochen nach dem Besuch der Reeperbahn in Hamburg meinte, kennzeichnet die Erkrankung gut (Abb. 9.81). Fast alle Organkomplikationen haben wir in unserer Ambulanz schon gesehen: von Augenbeteiligungen einschließlich Erblindung bis zu Hepatitis, Nierenversagen, Veränderungen im Mund und unklaren rektalen Ulzera, die lange Zeit als Proktitis oder Colitis ulcerosa missdeutet wurden.

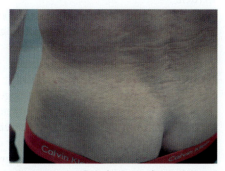

Abb. 9.81: Lues-2-Exanthem, „Hamburger Masern". Foto: A. Rieke

Die Diagnose kann im frühen Stadium direkt aus einem Abstrich mit Erregernachweis in der Dunkelfeldmikroskopie gesichert werden, ansonsten durch serologische Tests. Der TPHA (Treponema-pallidum-Hämagglutinuationstest) zeigt 3 bis 5 Wochen nach Ansteckung eine Reaktion und bleibt dann als Seronarbe lebenslang positiv. Der FTA-ABS-Test dient als Bestätigungstest und zur Unterscheidung zwischen akuten und chronischen Formen. Der VDRL-Test dient der Therapiekontrolle und wird nach erfolgreicher Therapie wieder negativ. Die Laborverlaufsbeurteilung erfordert Erfahrung und ist mitunter schwierig, besonders in Verbindung mit einer HIV-Infektion.

Die Therapie erfolgt i. d. R. mit Penicillinen über mindestens 10–11 Tage, in den ersten beiden Stadien intramuskulär (z. B. Benzathinpenicillin 2,4 Mio. IE wöchentlich i.m. über 3 Wochen) bzw. intravenös oder mit Ceftriaxon i.v. Tetracyclin oder Doxycyclin können bei Penicillinallergie eine Alternative sein. Bei der Dauer der Behandlung muss die Generationszeit der Treponemen (30–33 Stunden) und das Stadium der Infektion berücksichtigt werden. Bei HIV-Koinfektion ist von einer schnelleren Generalisierung und neurologischen Beteiligung auszugehen und länger (2–3 Wochen) zu behandeln. Eine Ausheilung der Lues ist in allen Stadien möglich. Organschäden sind allerdings oft nicht rückgängig zu machen, deshalb ist die rechtzeitige Diagnose so wichtig. In 3, 6, 9 und 12 Monaten nach Therapieende müssen serologische Blutkontrollen durchgeführt werden.

Die Lues hat als eine der häufigsten sexuell übertragbaren Erkrankungen ganze Kulturepochen geprägt; so sind die gepuderten Gesichter des Mittelalters bei Hofe ebenso wie die Perücken und hochgeschlossene Mode die verzweifelten Versuche, die durch Inzucht grassierende Lues des Mittelalters mit Hautausschlag und Haarausfall nicht sichtbar werden zu lassen. Aber die Lues ist nicht nur die führende Erkrankung des Mittelalters, sondern auch heute hoch aktuell und die wichtigste Koinfektion bei der Übertragung der HIV-Infektion (Merke: Wo Lues ist, da ist auch HIV). Deshalb muss bei jeder Lues auch immer ein HIV-Test kombiniert werden.

Zur Prävention einer Lues dient die Verwendung von Kondomen und Femidomen. Cave: Offene Syphilisgeschwüre können zu einer Infektion führen, auch bei der klinischen Untersuchung!

Gonorrhoe (Synonyme: Tripper, GO)

Der Begriff „Tripperclipper" für Flugzeuge in Sextourismusländer zeigt die lebenspraktische Bedeutung und den Bekanntheitsgrad dieser bakteriellen, antibiotisch gut behandelbaren Infektionskrankheit. Als eine der weltweit am meisten verbreiteten Infektionen ist sie „der Schnupfen" unter den STIs mit charakteristischem eitrigen Ausfluss und einem hohen Ansteckungsgrad über Körperflüssigkeiten. Gonorrhoe ist nicht mehr meldepflichtig, man geht in Deutschland aber von ca. 30 000 Neuinfektionen/Jahr aus.

Erreger sind Neisseria-gonorrhoeae-Gonokokken. Diese werden über feuchte Schleimhäute und in seltenen Fällen über feuchte Handtücher oder nichtchlorierte Whirlpools übertragen.

Die Inkubationszeit beträgt je nach Infektionsort von 6 Stunden bis 2–10 Tage. Dann beginnen sich in der Regel Jucken und Brennen im Genitalbereich. Während ein milchig trüber Ausfluss eher ein Hinweis auf eine Chlamydieninfektion ist, findet sich bei einer GO ein cremig-gelblicher Ausfluss, der besonders morgens als „Bonjour"-Tropfen beim Mann zur Diagnose führt. Durch Aufsteigen des unbehandelten Erregers können Orchitis und Epidymitis (Hoden- und Nebenhodenentzündung) entstehen, bei Frauen durch Verklebungen von Eileitern Unfruchtbarkeit. Auch Gelenkbefall mit Entzündungen durch eine systemische Gonokokkeninfektion kann entstehen. Bei einer oralen Übertragung des Erregers äußern sich die Symptome in Form eines Racheninfekts mit Halsbeschwerden (Schluckbeschwerden, übler Geschmack).

Die Diagnose erfolgt durch das typische Beschwerdebild, über einen Abstrich aus dem befallenen Bereich und serologischer oder mikroskopischer Kontrolle. Unter Gram- oder Methylenblau-Färbung zeigen sich im Präparat die Erreger als intrazellulär gelegene semmelförmige Diplokokken. Zur Resistenztestung ist eine kulturelle Anzüchtung des Erregers notwendig.

Die Therapie erfolgt antibiotisch, i. d. R. oral. In vielen Studien wurden aber erhebliche Resistenzen beschrieben, so in Indien und bei Homosexuellen in den USA Fluorchinolonresistenzen. In Afrika muss in > 90 % mit Penicillinase-bildenden Stämmen gerechnet werden. Die einmalige Gabe von 500 mg Ceftriaxon i.m. (oder Single Shot 2 g i.v. Rocephin®) am besten mit der Einmalgabe von 2000 mg Azithromycin p.o. (bei häufiger Koinfektion mit Chlamydien) ist die derzeit am ehesten zu empfehlende Therapie. Statt Azithromycin kann Doxycyclin 200 mg/Tag über 7 Tage erwogen werden. Sexualpartner sollten mitbehandelt werden. Impfstoffe sind in einem frühen Entwicklungsstadium und nicht verfügbar. Kondome, Femidome und Dental Dams bei sexuellen Kontakten verringern das Infektionsrisiko merklich. Sexspielzeuge und Hilfsmittel sollten desinfiziert werden.

Chlamydien

Die genitalen Chlamydieninfektionen verlaufen häufig asymptomatisch, sind im akuten Stadium gut antibiotisch behandelbar und führen unerkannt zu Unterleibsinfektionen bis zur Unfruchtbarkeit. Der Erreger ist Chlamydia trachomatis, ein kleines Bakterium, das sich in Schleimhautzellen vermehrt.

Die Chlamydieninfektion ist nach der Trichomoniasis die zweithäufigste Ursache von Ausflusserkrankungen und 2- bis 4-mal häufiger als Gonorrhoe. Es besteht in Deutschland keine Meldepflicht, diese wird aber diskutiert.

Die Übertragung erfolgt bei direktem Kontakt mit infektiösen Schleimhäuten und Flüssigkeiten, hauptsächlich bei Vaginal- und Analverkehr. Nach einer Inkubationszeit von 1–3 Wochen entwickeln 50 % der Männer und 75 % der Frauen allenfalls geringfügige Beschwerden. Bei Frauen ist das Epithel des Muttermundes infiziert. Aus der Scheide kommt wässriger, eitriger Ausfluss. Brennen und Juckreiz können beim Wasserlassen auftreten. Aufsteigende Infektionen können Entzündungsherde im kleinen Becken setzen und weiter zu Vernarbungen bis hin zur Unfruchtbarkeit führen. Auch reaktive Arthritiden, Urethritis, Zervizitis, Salpingitis, Endometritis, Proktitis als Klinik einer Chlamydieninfektion ist möglich.

In Deutschland sind schätzungsweise 100 000 Frauen aufgrund einer Chlamydieninfektion ungewollt kinderlos (Quelle: Deutsche STD-Gesellschaft).

Ebenfalls kann eine Chlamydieninfektion bei Schwangerschaft zu einer Frühgeburt oder zu Bindehaut- oder Lungenentzündungen beim Neugeborenen führen. Die Serotypen L1–L3 verursachen das Lymphogranuloma venereum, eine Lymphknotenschwellung der Leiste.

Bei Männern fließt eher eine klare Flüssigkeit aus der Harnröhre und beim Wasserlassen treten ziehende Schmerzen mit Brennen und Juckreiz auf. Über aufsteigende Infektion mit Entzündung von Prostata, Samenleiter und Nebenhoden kann ebenfalls Unfruchtbarkeit auftreten. Eine Chlamydieninfektion des Enddarms durch Analverkehr oder Schmierinfektionen (über Sexspielzeug) kann sich durch schleimigen Ausfluss, durchfallähnliche Beschwerden oder Analekzem äußern. Die Diagnose erfolgt mittels PCR-Diagnostik aus Abstrich oder Urin. Serologische Schnelltests haben eher eine eingeschränkte Aussagekraft.

Eine unkomplizierte Genitalinfektion lässt sich mit Doxycyclin 2-mal 100 mg für 7–10 Tage gut behandeln. Azithromycin (1000 mg) ist ebenso wie Chinolone eine Alternative (wie bei der Therapie der GO). Ein Lymphogranuloma venereum sollte über 3 Wochen mit Doxycyclin 200 mg behandelt werden. Bis zum nachgewiesenen Therapieerfolg sollte auf ungeschützte Sexualkontakte verzichtet und bei Ermittelbarkeit der Partner/die Partnerin auch mitbehandelt werden. Kondome und Femidome sind neben Vorsicht bei Sexspielzeugen eine wirksame Prävention.

HIV/AIDS

HIV-(Humanes Immundefizienzvirus-)Erkrankung, AIDS (Acquired Immunodeficiency Syndrome) ist die folgenschwerste und bis heute nicht heilbare und auch nicht impfpräventable STI mit derzeit weltweit etwa 34,8 Mio. Infizierten. Auch wenn die Einführung der modernen antiretroviralen Therapie (ART) die Sterblichkeit seit Ende der 90er Jahre in Industrienationen um über 80 % senken konnte, handelt es sich immer noch um eine potenziell tödliche Infektionserkrankung mit chronischem Verlauf. Bei fehlenden Langzeiterfahrungen mit der ART kann eine Dauerbehandlung bis zum Lebensende Toxizitäten in sich bergen, die heute noch nicht absehbar sind. AIDS ist eine der Haupttodesursachen in Schwellenländern.

9 Infektionserkrankungen

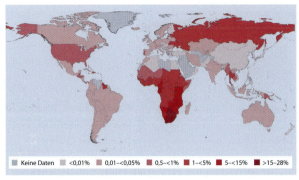

■ Keine Daten ■ <0,01% ■ 0,01–<0,05% ■ 0,5–<1% ■ 1–<5% ■ 5–<15% ■ >15–28%

Abb. 9.82: Weltkarte der HIV-Verbreitung. Quelle: UNAIDS

Man unterscheidet zwei HIV-Stämme 1 und 2 mit verschiedenen Subtypen, die in 99 % aller Infektionen nachgewiesen werden. HIV 2 ist in Westafrika verbreitet, und der Verlauf scheint langsamer und weniger aggressiv zu sein.

Eine Impfung wird in den nächsten 10 Jahren wahrscheinlich nicht verfügbar sein, deshalb ist Prävention mit anderen Mitteln so wichtig.

Abbildung 9.82 zeigt die HIV-Seroprävalenz in den verschiedenen Ländern. Bei sexuell aktiven Menschen kann durchaus noch eine höhere Infektionsrate angenommen werden. Von ärztlichen Kollegen aus Swaziland wissen wir, dass etwa zwei Drittel der schwangeren Frauen dort mit einer HIV-Infektion zur Entbindung in die Klinik kommen. Mit Hochdruck wird versucht, die antiretrovirale Therapie (ART) in den Entwicklungs- und Schwellenländern verfügbar zu machen, allerdings entspricht die Durchführung der ART bei weitem nicht dem Standard der westlichen Industrienationen. Ebenso ist eine Überwachung der Therapie mit Viruslast, Helferzellenbestimmung und Resistenztestung derzeit nur in ausgewählten Projekten möglich.

Das Wissen um die eigene HIV-Infektion ist in vielen Ländern oft wenig vorhanden, Testangebote werden kaum angenommen, weil Diskriminierung als Folge befürchtet werden muss. Der angebotene HIV-Test ist meist ein Schnelltest, der in Kliniken und Ambulanzen verfügbar ist. Viele Länder versuchen ein „Importverbot für HIV" zu verhängen und erlauben keine Ein-

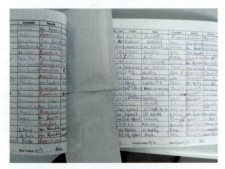

Abb. 9.83: HIV-Testregister in einem Krankenhaus in Sambia. Von den hier dargestellten 40 Tests sind 23 positiv. Verwendete Abkürzungen für die Testanlässe: K.S. = Kaposi Sarcoma. Susp. PTB = suspected pulmonary tuberculosis (Verdacht auf Lungentuberkulose). Foto: A. Rieke

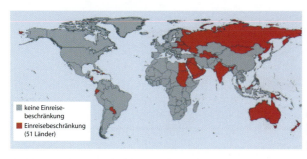

Abb. 9.84: Länder mit Einreisebeschränkungen bei HIV-Infektion. Quelle: UNAIDS

reise oder keinen Aufenthalt für Menschen mit HIV – ein völlig untauglicher Versuch, sich von der HIV-Pandemie abzukoppeln. Den aktuellen Stand vermittelt die Abb. 9.84.

HI-Viren als Erreger der Erkrankung sind in Blut, Sperma und Vaginalflüssigkeit in infektionsfähiger Konzentration vorhanden. Die übrigen Körperflüssigkeiten wie Tränen, Speichel, Schweiß, Urin oder auch Hautkontakte können HIV nicht übertragen, da das Virus nicht in ausreichender Konzentration inokuliert wird. Auch Insektenstiche, Tierbisse, Essen, Besteck können kein HIV übertragen und führen nicht zur Infektion. Ein „normales" zwischenmenschliches Zusammenleben wird also bei Verzicht auf ungeschützte Sexualkontakte oder Blut-Blut-Kontakte nicht zur Infektion führen. Ungeschützte Schleimhäute (Konjunktiven, Mund, Vagina, Rektum) sind dagegen bei Kontakt mit Blut, Sperma oder Vaginalflüssigkeit direkt infizierbar. Das Infektionsrisiko reicht bei einem ungeschütztem Analverkehr für den aufnehmenden (rezeptiven) Partner von 0,82 % (bei HIV-Infektion des Partners) bis zu 0,06 % bei insertivem Analverkehr bei einem Partner mit unbekanntem Infektionsstatus und von 0,05–0,15 % bei rezeptivem Vaginalverkehr bis zu 0,03–0,56 % bei insertivem Vaginalverkehr, wenn der Infektionsstatus des Partners nicht bekannt ist. Natürlich hängt das individuelle Risiko von der jeweiligen Seroprävalenz der HIV-Infektion ab: In der Ambulanz sehen wir HIV-Infektionen bei einem einzigen Risikokontakt mit einem unbekannten Partner genauso, wie das Ausbleiben der Infektion bei langjährig verheirateten diskordanten Paaren, bei denen erst nach Jahren bei einem Partner eine HIV-Infektion zutage tritt.

Oralverkehr gilt als relativ sicher, wenn auf eine Ejakulation im Mundraum verzichtet wird und keine Schleimhautläsionen bestehen. Die Risiken für eine HIV-Infektion steigen an, wenn andere STIs zu Ulzera der Schleimhäute geführt haben, hier besonders Herpes simplex (Typ-2-Genitalherpes), Lues als Ulcus durum und andere STIs. Ein Großteil der HIV-Infektionen wird simultan mit STDs übertragen.

Das Virus infiziert CD4-positive T-Zellen des Immunsystems und kann durch das körpereigene Abwehrsystem bekämpft, aber nicht eliminiert werden.

Nach einer Inkubationszeit von einigen Tagen bis wenigen Wochen (meistens 2–6 Wochen) nach Infektionsereignis zeigen sich in der Mehrzahl der Fälle vorübergehende Symptome einer akuten HIV-Infektion mit Fieber (80 %), makulopapulösem Hautausschlag (51 %), Ulzerationen im Mundbereich sowie Lymphknotenschwellung. Diese sind mit erheblichem Krankheitsgefühl verbunden, ähneln einer schweren Grippe bzw. dem Pfeiffer'schen Drüsenfieber und dauern etwa 7–10 Tage. Der konventionelle HIV-Elisa-Test ist zu diesem Zeitpunkt noch negativ, durch die aufwändigere und teurere PCR-Diagnostik wäre eine Diagnose zu diesem frühen Zeitpunkt zu stellen, ebenso durch einen modernen kombinierten Antigen/Antikörpertest, der bereits 14 Tage nach Infektion positiv reagieren kann. Zu diesem Zeitpunkt ist die Virämie und damit die Infektiosität am größten. Nach etwa 3 Monaten entsteht ein Gleichgewicht aus Virusvermehrung und T-Zell-Antwort und die Höhe des viralen Setpoints der Infektion bestimmt den weiteren Verlauf, der dann in die oft asymptomatische (aber infektiöse) Latenzphase übergeht. Uncharakteristische Lymphknotenschwellungen und Infektionserkrankungen können klinische Zeichen einer HIV-Infektion sein. Unserer Erfahrung nach sind Pneumonien, Herpes zoster, oraler oder genitaler Soorbefall, ein seborrhoisches Ekzem, Dellwarzen, Gewichtsverlust, Lymphome und Durchfall die häufigsten klinischen Manifestationen dieser für den Betroffenen nicht spürbaren Infektion. Durch den zunehmenden Verlust der zellulären Immunität wird durchschnittlich 10 Jahre (2–15 Jahre) nach Infektion das Stadium AIDS (Acquired Immunodeficiency Syndrome) erreicht, in dem opportunistische Infektionen auftreten, die so charakteristisch sind, dass sie als AIDS bezeichnet werden. Zu diesen 25 Erkrankungen gehören u. a. die Tuberkulose, das Kaposi-Sarkom, die CMV-Infektion/Retinitis, Lymphome und die Pneumocystis-jirovecii-Pneumonie (früher: PCP), die zu Beginn der 80er Jahre die häufigste zum Tode führende opportunistische Infektion des Krankheitsstadiums AIDS war. Neben diesen AIDS-definierenden Erkrankungen (Krankheitsstadium C) können assoziierte Symptome wie z. B. Gewichtsverlust, Müdigkeit, Durchfall, HIV-assoziierte Thrombozytopenie, oraler Soor u. a. als Stadium B auftreten. Dem Krankheitsstadium (nach CDC 1993) wird die Helferzellzahl (> 500/µl: Kategorie 1, 200–499/µl: Kategorie 2, < 200/µl: Kategorie 3) gegenübergestellt.

Der Anspruch an eine moderne antiretrovirale, also gegen das HI-Virus gerichtete Therapie (ART) ist es heute, die symptomatische Phase oder gar AIDS-Erkrankung zu vermeiden. In der modernen Medizin ist der Erfolg der modernen Kombinationstherapie mit einem Rückgang der Letalität um > 80 % ohne Beispiel. Dennoch ist HIV nicht heilbar, sondern eine derzeit chronisch behandlungsbedürftige Infektionserkrankung. Der Therapiebeginn richtet sich nach der Helferzellzahl (< 350/µl CD4), der Viruslast (> 100 000/ml), der klinischen Beschwerdesymptomatik (Kategorie A–C), der Komorbidität und dem Lebensalter. In den amerikanischen Leitlinien zum Therapiebeginn ist die politische Vorgabe einer „Aids free Generation" anzumerken, die davon ausgeht, dass ein füher (sofortiger) Therapiebeginn die Neuinfektionen reduzieren kann („Treatment as Prevention"). Die Einleitung und Überwachung der ART gehört in die Hand eines Spezialisten, der Resistenzüberlegungen und Austestungen des Virus ebenso wie Komorbiditäten und strategische Therapieoptionen individuell überblicken und begleiten kann. Die Therapie sollte also nicht übereilt in einem Reiseland, sondern zuhause bei einem spezialisierten HIV-Schwerpunkt begonnen werden. Die Therapie (ART) muss lebenslang mit einer durchgehend hohen Therapietreue eingenommen werden, um Resistenzen des Virus zu vermeiden. Als Verlaufsparameter dient der Anstieg der CD4-Helferzellen, der Abfall der Viruslast auf nicht mehr nachweisbare Konzentrationen und der klinische Zustand des Betroffenen. Neuere Auswertungen von Infektionsrisiken zeigen die Abhängigkeit der Infektiosität von der Viruslast, dies heißt aber nicht, dass bei nicht nachweisbarer Viruslast auf Safer Sex generell verzichtet werden kann. Die Diagnosestellung der HIV-Infektion erfolgt durch den HIV-Elisa-Suchtest (hohe Sensitivität), dessen positives Ergebnis immer durch den spezifischeren Western-Blot-Bestätigungstest validiert werden muss. Dringend raten wir zum sorgfältigen Umgang mit dieser Reihenfolge, denn nicht validierte Schnelltests (über Internet) und auch falsch-positive Elisa-Tests (etwa bei Schwangerschaft) können Menschen in schwerste Krisen stürzen. Durch eine HIV-PCR („polymerase chain reaction") wird die Situation weiter geklärt, weil dabei das Virus im Blut direkt nachgewiesen wird. Bei einer sexuellen oder akzidentellen Exposition mit HIV sollte die sofortige Postexpositionsprophylaxe erwogen werden, die im Idealfall innerhalb von 2 Stunden danach begonnen werden soll und nach > 72 Stunden zu spät wäre. Substanzen dafür sind Kaletra® (200/100 mg Kapseln 2 – 0 – 2) in Verbindung mit Truvada® (1 – 0 – 0). Bei einer Gefährdung auf Auslandsreisen sollten diese Substanzen zumindest erreichbar sein.

Die bessere Behandelbarkeit der Erkrankung hat in den letzten Jahren zu nachlassender Präventionsbereitschaft und steigenden Neuinfektionszahlen geführt. Das Wissen um Übertragungswege und „Safer-Sex"-Praktiken muss wieder stärker propagiert und somit deutlich mehr Prävention betrieben werden.

Condylomata acuminata (Feigwarzen)

Humane Papillomviren infizieren ausschließlich Epithelzellen und gehören zu den häufigsten sexuell übertragbaren Erkrankungen. Die Zahl der Sexualpartner, Nikotin und das Ausmaß eines Immundefekts etwa bei HIV bestimmen das Risiko der Erkrankung. Etwa 2–3 Wochen nach Risikokontakt, oft aber auch erst nach Monaten oder Jahren treten typische Feigwarzen mit derber Oberfläche auf, die perianal, intraanal, vaginal, an der Glans penis, oral oder auch an Fingern zu finden sind. (Abb. 9.85). Mitunter verschwinden sie spontan, einige der über 20 Subtypen des Virus können aber als „High risk" zu intraepithelialen Neoplasien

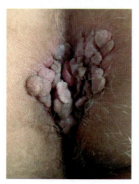

Abb. 9.85: Condylomata acuminata rektal. Foto A. Rieke

und Karzinomen führen. Die Diagnose ist fast immer durch den Aspekt zu sichern, eine hochauflösende Anoskopie und Proktoskopie bzw. Kolposkopie mit Zytologie kann helfen, rechtzeitig eine Diagnose zu stellen. Eine zu späte Diagnose kann bei Analkarzinom, Peniskarzinom oder Portiokarzinom insbesondere bei HIV-Patienten zu verstümmelnden Operationen führen. Als Therapie kommt in der Regel bei ausgehnten Befunden nur die operative Resektion (u.U. auch mehrfach) und ggf. Nachbehandlung mit lokalen Immunstimulantien wie Imiquimod (Aldara®) infrage. Ein Operateur sollte erfahren im Umgang mit Condylomata sein und Hygieneaspekte beherzigen, denn das humane Papillomvirus sitzt an der Oberfläche der oft ausgedehnten Feigwaren.

Hepatitis C

Die Hepatitis C ist eine durch HCV-Viren verursachte infektiöse Leberentzündung mit Allgemeinsymptomen wie Müdigkeit und Abgeschlagenheit sowie der gefürchteten Spätfolge eines bindegewebigen Umbaus der Leber (Fibrose und Zirrhose) und der späteren Entstehung eines Leberzellkarzinoms. Im Gegensatz zu Hepatitis A und B steht für Hepatitis C (wie für HIV) derzeit keine Impfung zur Verfügung und wird auch in den nächsten Jahren nicht zu erwarten sein. Hepatitis C wird (wie HIV) über Blut-Blut-Kontakte übertragen, wenn auch mit deutlich geringerer Wahrscheinlichkeit. Alle Ratschläge zur HIV-Prävention gelten gleichzeitig auch für Hepatitis C. Die sexuelle Übertragung kommt bei verletzungsgefährdenden Praktiken vor und besteht insbesondere bei ungeschütztem Analverkehr, ungeschütztem Vaginalverkehr während der Monatsblutung oder beim „One-night Stand mit Schleimhautrisiko", während diskordante Paare in Langzeitbeziehungen auch nach unserer Erfahrung fast nie eine Hepatitis C übertragen. Wir sehen derzeit frische Hepatitis-C-Infektionen bei homosexuellen Männern nicht nur in San

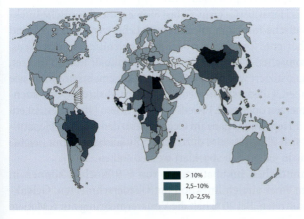

Abb. 9.86: Hepatitis-C-Prävalenz weltweit. Quelle: WHO, über www.who.int

Francisco, sondern auch bei uns. Niedrige Hygienestandards (unsterile Spritzen) und der Nadeltausch bei Drogenabhängigen sind weltweit die führende Ursache für die Verbreitung von Hepatitis C. Vor einer Reise sollte daher erwogen werden, ob nicht ein Sterilset von Nadeln und venösen Zugängen mitgeführt werden sollte, und bei jeder Vorstellung in einem Krankenhaus im Reiseland sollte äußerst kritisch die Sterilität und der Gebrauch von Einmalmaterial eingefordert und geprüft werden. Gleiches gilt für noch so günstige Angebote von Tätowierern und Piercings, die problemlos eine Hepatitis C übertragen können. Weltweit haben 2–3 % der Bevölkerung Kontakt mit dem Hepatitis-C-Virus gehabt, ca. 130 Mio. sind chronisch infiziert. Der Labornachweis von Hepatitis-C-Viren ist in Deutschland namentlich meldepflichtig, wenn nicht bekanntermaßen eine chronische Infektion vorliegt.

Die Übertragung über den Blutweg (auch bei analen Praktiken) erfolgt leichter als bei HIV und die Übertragungswege bei einigen unserer Patienten bleiben ungeklärt. Wir raten in jedem Fall zur getrennten Verwendung der persönlichen Hygieneartikel. So sollten alle Gegenstände, die mit Blut in Berührung kommen könnten, nur allein genutzt werden: Rasierer, Zahnbürste, Zahnseide, Nagelschere, Feilen, und Rasierklingen gehören dazu. Auch nichtintravenöser Drogengebrauch wie die (gemeinsame) nasale Aufnahme von Kokain oder anderen Substanzen kann als risikobehaftet eingestuft werden. „Safer Use" bei Drogengebrauchern, die sorgsame Entsorgung von Spritzenbestecken und der Einsatz von Einmalmaterialien und Safety-Kanülen im Gesundheitswesen sind der wichtigste Beitrag zur Verhinderung der Hepatitis-C-Übertragung.

Eine Postexpositionsprophylaxe (wie bei HIV oder Hepatitis A und B) ist (noch) nicht möglich, aber eine frühe Hepatitis-C-Therapie kann mit recht großem Erfolg (etwa 90 %) eine frische Infektion eliminieren. Die Diagnose wird über den Hepatitis-C-Antikörpertest gestellt, der zunächst nur den Kontakt mit Hepatitis C anzeigt. Erst der positive Virusnachweis in der PCR zeigt die meist chronische Infektion an. Während die Hepatitis A praktisch immer und die Hepatitis B zu 90 % spontan ausheilen, geht das Hepatitis-C-Virus zu fast 80 % in eine chronische Infektion über. Eine symptomatische Infektion mit erhöhten Leberwerten, Ikterus und Krankheitsgefühl sind eher gute Zeichen für die Spontanelemination des Virus. Die Symptome einer chronischen Hepatitis C sind unspektakulär und so diskret, dass sie viel zu selten diagnostiziert werden: Meist sind es Allgemeinsymptome wie Müdigkeit, Abgeschlagenheit, Gliederschmerzen, Inappetenz, diskrete Oberbauchbeschwerden, Gelenkschmerzen oder auch Eiweiß im Urin. Selten (10 %) besteht ein Ikterus (Gelbsucht) bei der Hepatitis C ganz im Gegensatz zu den anderen Hepatitiden. Die Diagnose ergibt sich üblicherweise durch einen Zufallsbefund mit (leicht) erhöhten Leberwerten, die in jedem Fall abgeklärt werden sollten.

Nach einer durchschnittlichen Inkubationszeit von 6–9 Wochen können in 10–20 % der Fälle Zeichen einer viralen Infektion mit Gliederschmerzen, Gelenkbeschwerden und Fieber auftreten. Bei 20 % hält die Virusvermehrung nur 6 Monate an und die Infektion heilt vollständig aus. In 80 % der Fälle verläuft die Infektion chronisch über Jahre bis Jahrzehnte nahezu symptomlos. Bei einem Drittel der chronischen Verläufe kommt es zu einem bindegewebigen Umbau des Lebergewebes (Fibrose) mit Verlust der Leberfunktion und einem deutlich erhöhten Risiko für ein Leberzellkarzinom. Während bei der Hepatitis B ein Leberzellkarzinom jederzeit und abhängig von der Höhe der Virämie auftreten kann, gilt für die Hepatitis C die Regel, dass meist erst 15–30 Jahre nach Infektion eine Fibrose, dann die Zirrhose und erst danach das HCC (Leberzellkarzinom) auftreten kann. Die entzündliche Aktivität und das Ausmaß des bindegewebigen Umbaus können am besten in einer Leberbiopsie gesichert werden, alternativ kann ein „Fibroscan" zur Abschätzung der Lebergewebselastizität dienen.

Die Diagnose wird serologisch durch Antikörpernachweis (Anti-HCV) und HCV-PCR-Diagnostik gestellt. Die Antikörper sind nach 3–6 Monaten nachweisbar, in Einzelfällen erst nach 6–12 Monaten. Die PCR-Diagnostik ist schon nach 2 Wochen positiv.

Bei einer akuten HCV-Infektion lässt sich mit einer Interferon-Monotherapie über 6 Monate die Chronifizierung verhindern. Für die chronische Infektion wird eine Kombinationstherapie aus pegyliertem Interferon mit Ribavirin eingesetzt. Je nach Genotyp (1–4), Ausgangsviruslast, Alter, Geschlecht, Komorbidität und Vorbehandlung wird die Therapie über 24–72 Wochen durchgeführt und nach der Abfallkinetik des Virus bei Woche 4, 12 und 24 individualisiert. Neue Substanzen (Telaprevir und Boceprevir) haben die Ära einer direkt antiviralen Therapie eingeläutet, die die kommenden Jahre der Hepatitis-C-Therapie bestimmen wird. Die Ansprechraten und Wahrscheinlichkeiten für eine SVR (Heilung) haben sich darunter deutlich verbessert. Ähnlich wie bei HIV gehört die Hepatitis-C-Therapie in die Hand eines Erfahrenen, der auch die noch zahlreichen Nebenwirkungen einer modernen Triple-Therapie kennt und beherrschen kann. Bei der Koinfektion mit HIV gelten wieder andere Zeitmaßstäbe und Therapieleitlinien, die sich ständig ändern. Eine Neuinfektion nach erfolgreicher Behandlung ist möglich, da es bei Hepatitis C auch nach Therapie keine Immunität gibt.

Gesunde Ernährung und Meiden von leberschädigenden Substanzen (Alkohol, durch die Leber verstoffwechselte Medikamente) sind unter Therapie und zur Vermeidung einer Progredienz wichtig.

Shigellen

Ausbrüche einer Shigellenenteritis mit schweren Krankheitsverläufen nach Sexualkontakten überwiegend bei MSM (Männer, die Sex mit Männern haben) lassen die Erkrankung zunehmend als STI erscheinen. Bei oral-fäkalem Infektionsweg kann das gramnegative Bakterium trotz Safer-Sex-Praktiken insbesondere bei Analverkehr wegen der geringen notwendigen Infektionsdosis (ca. 100 Keime reichen schon) übertragen werden. Wir sehen solche Durchfallerkrankungen nach Dark-Rooms,

III Gesundheitsrisiken im Gastland

Tabelle 9.24: Zusammenfassung sexuell übertragbarer Infektionen (STI)

STI u. Krankheitserreger	Vorgeschichte/ Diagnostik	Übertragungswege	Verlauf und Komplikationen	Behandlung	Vorbeugung
Viren					
AIDS (Acquired Immuno-Deficiency Syndrome), Humane Immundefizienz-Viren (HIV)	Evtl. vorübergehende Beschwerden, vgl. schwere Virusgrippe; lange Zeit, symptomfrei; Infektionsbeschwerden, wie Durchfall, Mundsoor, Lungenentzündung, Gürtelrose, Dellwarzen etc. Bluttest nach ca. 10 Wochen	Durch Blut, Samen- und Scheidenflüssigkeit, ungeschützter Geschlechtsverkehr	4 Wochen nach Ansteckung evtl. Zeichen einer akuten HIV-Infektion (Fieber, Schwäche, vergrößerte Lymphknoten, Hautausschlag), danach symptomfrei aber infektiös bis zum Ausbruch von Aids nach ca. 10 Jahren	Lebenslange Infektion, Virushemmung durch Kombinations-Therapie (antiretrovirale Therapie), vollständige Virusentfernung nicht möglich	Anwendung von Kondomen/Femidomen, Dental Dams, Beratung/ Durchführung von HIV-Test, vor Aufnahme ungeschützter Sexualkontakte sterile Injektionsnadeln benutzen
Hepatitis A, Hepatitis-A-Viren (HAV)	Grippeähnlich, Zeichen einer Leberinfektion, gelbe Haut, Juckreiz, brauner Urin, entfärbter Stuhl; Bluttest nach ca. 6 Wochen	Durch Kot, Analverkehr, durch Fäkalienabfälle verunreinigte Lebensmittel (z. B. rohe Austern)	Häufig symptomlos, erste Zeichen nach 2–6 Wochen, Test frühestens nach 6 Wochen, heilt in der Regel komplett aus	Keine	Aktive und passive Impfung, Kondome bei Oral-/Anal-Praktiken, Vorsicht bei rohen und ungewaschenen Lebensmitteln
Hepatitis B Hepatitis-B-Viren (HBV)	Grippeähnlich, Zeichen einer Leberinfektion, gelbe Haut, Juckreiz, brauner Urin, entfärbter Stuhl; Bluttest nach ca. 6 Wochen	Blut, Samen- und Scheidenflüssigkeit, andere Körperflüssigkeiten	s. Hepatitis A, aber in 10% chronische Infektion mit den Komplikationen von Leberzirrhose und Leberzelltumoren und bleibender Infektiosität	Bei chronischer Infektion durch antivirale Therapie + ggf. Interferon (vollständige Virusentfernung möglich (je nach Virus)	Aktive und passive Impfung, Anwendung von Kondomen/ (evtl. Femidomen), sterile Injektionsnadeln benutzen
Hepatitis C Hepatitis-C-Viren (HCV)	s. Hepatitis B: Blutnachweis nach 6 Wochen diagn. Fenster bis 6 Monate	Haupts. Blutkontakte, selten sexuell (ungeschützter Geschlechtsverkehr/Nadelaustausch bei Drogenkonsum)	s. Hepatitis A und B, aber in 70% chronische Infektion, Komplikationen: Leberzirrhose und Leberzellkarzinom	Therapieerfolge mit Virustatikum + pegyliertes Interferon, komplette Virusentfernung möglich	besondere Vorsicht bei Blutkontakten, Kondome/Femidome, sterile Injektionsnadeln benutzen

Tabelle. 9.24: *Fortsetzung*

STI u. Krankheitserreger	Vorgeschichte/ Diagnostik	Übertragungswege	Verlauf und Komplikationen	Behandlung	Vorbeugung
Viren (Fortsetzung)					
Feigwarzen (Condylomata acuminata), Humane Papillomaviren (HPV)	Zerklüftete Warzen, teilweise nässend/juckend im Genitalbereich; Lokalinspektion, Blutnachweis von Papillomaviren	Sexuell, Hautkontakt (Viren unter der Oberfläche der Warzen)	Evtl. tumoröse Entartung der Warzen, evtl. Auslösung von Krebserkrankungen durch HPV-Virus: Anal-Ca, Portio-Ca	Schwierig, z. T. chirurgisch; gute Erfolge mit immunmodulatorischen Substanzen als Salbe	Kondome/Femidome, Dental Dams, HPV-Impfung für Frauen mögl., vor Aufnahme sex. Kontakte, Krebsvorsorge
Herpes (simplex und genitalis), Herpesviren	Juckende, schmerzhafte bläschenartige Hautveränderungen; evtl. grippeähnliche Symptome	Intime Kontakte, durch Küssen	Erstinfektion kann abheilen, Virus verbleibt, danach Wiederauftreten möglich	Virushemmung durch Salbe oder durch systemische Behandlung (Tabletten) möglich	Kondome/Femidome, Dental Dams
Bakterien					
Tripper (Gonorrhoe-GO), Gonokokken	Eitriger, gelblicher Ausfluss; Brennen beim Wasserlassen; Halsbeschwerden bei Rachen-GO; Abstrich u. mikroskopische Beurteilung od. kulturelle Anzucht	Geschlechtsverkehr, Sexspielzeug	Beschwerden nach 2–7 Tagen, Frauen weniger Beschwerden, Komplikationen: gonorrhoische Gelenkentzündung, Eileiterverklebungen mit Unfruchtbarkeit	Gut behandelbar mit Antibiotika (aber Resistenzen bekannt)	Kondome/Femidome, Ejakulat nicht auf Schleimhäute
Syphilis (Lues), Treponemen	Vielfältig, abhängig von Stadien: von Haut-/Schleimhautgeschwüren bis Nervenbefall; Abstrich aus Geschwür; Blutnachweis nach ca. 4 Wochen	Meist durch Geschlechtsverkehr, auch durch reinen Körperkontakt und Sexspielzeug, während Schwangerschaft	Stadium I: Hautgeschwür, Stadium II: nach 4–8 Wochen Hautausschlag, vergrößerte Lymphknoten, Fieber. Stadium III: nach Jahren Schäden an Blutgefäßen, am Herzen, am Nervensystem	Im Stadium I und II heilbar durch Antibiotika	Kondome/Femidome, Dental Dams; kein Kontakt zu offenen Wunden; kein Sexspielzeug weitergeben

Tabelle. 9.24: *Fortsetzung*

STI u. Krankheitserreger	Vorgeschichte/Diagnostik	Übertragungswege	Verlauf und Komplikationen	Behandlung	Vorbeugung
Bakterien (Fortsetzung)					
Trichomonaden	Brennender Ausfluss (grau-gelblich-schaumig), mikroskopischer Nachweis im Abstrich	Geschlechtsverkehr, über feuchte Gegenstände (Handtücher, Sexspielzeug)	Beschwerden nach wenigen Tagen, bei Männern häufig unbemerkter Verlauf	Behandlung durch Scheidenzäpfchen bzw. Tabletten	Kondome/Femidome
Chlamydien	Ausfluss/Brennen beim Wasserlassen; Schmerzen beim Geschlechtsverkehr; häufig symptomlos; Nachweis durch Abstrich oder im Urin, weißlicher Ausfluss	Geschlechtsverkehr	nach 14–21 Tagen Symptome, 70% der Frauen haben keine Beschwerden, Komplikationen: aufsteigende Infektion, Eileiterverklebung, Unfruchtbarkeit, Gelenkentzündung	Antibiotische Behandlung, ausreichend lange	Kondome/Femidome
Andere Erreger					
Pilze Kandidosen/Soor	Juckreiz, Brennen; weißlicher, bröckeliger Ausfluss; Abstrich unter Mikroskop oder Anzüchtung	Entsteht auch spontan bei Störung der normalen Keimbesiedlung (z. B. nach Antibiotikatherapie) oder nach Geschlechtsverkehr	Nach wenigen Tagen Juckreiz, Ausfluss, Brennen u. Ä.; bei Immunschwäche auch aufsteigende Infektion möglich	Antimykotische Behandlung als Salbe oder Zäpfchen, in schweren Fällen mit Tabletten. Immer als Partnerbehandlung	Kondome/Femidome; Vorsicht bei Antibiotikaeinnahme; Vermeidung von Seifensubstanzen bei Intimhygiene, nicht zu häufiges Waschen mit Seifensubstanzen im Genitalbereich (Scheidenmilieu)
Filzläuse	Juckreiz, Hautrötung mit bloßem Auge sichtbar	Hautkontakt	Punktförmige, dann flächige Rötung im behaarten Genitalbereich, zunehmend juckend	Äußerliche Behandlung, Desinfektion der Kleidung	Körperhygiene; Vorsicht bei ungepflegter Kleidung und unsauberen Matratzen

Saunabesuchen, Whirl-Pools und „Fisting", wenn eine unzureichende Händehygiene bestanden hat. Der Mensch ist einziges Reservoir des Erregers. Über die Endotoxinwirkung reicht die Symptomatik vom gesunden Ausscheider bis zu schleimigen oder massiven wässrigen Diarrhoen mit Kreislaufsymptomen. Zunehmend bestehen Antibiotikaresistenzen, deshalb sollten Resistenzbestimmungen beachtet werden, sonst können Gyrasehemmer wie Ciprofloxacin oder Trimethoprim-Sulfamethoxazol für 5–7 Tage eingesetzt werden. Die Diagnose wird aus frisch entnommenen Stuhl oder Rektalabstrichen (gepufferte Transportmedien!) gestellt.

Internetadressen

- www.hivbuch.de
- www.hiv-facts.net
- www.rki.de
- www.unaids.org
- www.bzga.de

9.4.8 Ektoparasitosen

H. Mehlhorn

Pedikulosis

Pedikulosis bezeichnet den Befall des Menschen durch Läuse und leitet sich aus dem Gattungsnamen Pediculus ab. Ihn erfanden letztlich bereits die Römer, die damit u. a. auch einen „Lausbuben" meinten, einen Begriff, der im heutigen wienerischen „Lauser" noch erhalten ist. Im Einzelnen treten bei Menschen nur drei Läuseformen auf, die sich seit Beginn der Menschwerdung ausschließlich mit ihm verbunden haben und keine weiteren Wirte befallen. Dies bedeutet, dass Läuse ausschließlich von Mensch zu Mensch übertragen werden, mit dessen globalen Wanderzügen in die letzten Winkel der Erde gelangt sind und dort in den diversen Landessprachen beschrieben wurden (z. B. engl. louse; franz. pou; span. piojo; ital. pidocchio). Die Menschenläuse gehören zur Insektenordnung Anoplura innerhalb des Tierstammes Arthropoda (Gliederfüßer). Sie sind stets flügellos und tragen am freien Ende aller ihrer 6 Beine Klauen, mit denen sie sich an Körperhaare festklammern und daher kaum davon losgelöst werden können. Ihr Körper wird von einem starken elastischen Außenpanzer aus Chitin geschützt, so dass sie nur schwer zerdrückt werden können, ja „im wahrsten Sinne zwischen den Fingernägeln geknackt" werden müssen. Dieser Panzer schützt sie zudem gegen Hitze und bewahrt sie auch vor Austrocknung. Dies alles sind Eigenschaften, die sie seit Millionen Jahren haben überleben lassen, bevor sie sich vor etwa 4,5 Mio. Jahren auf den aufstrebenden „Star der Tierwelt", den Homo sapiens und seine Vorläufer, spezialisierten und nun ausschließlich bei ihm Blut saugen.

Arten
1. Kopflaus (Pediculus humanus capitis)
Die Weibchen werden 2,6–4,0 mm lang, die Männchen erreichen nur 2,4–2,9 mm (Abb. 9.87). 24 Stunden nach der Begattung beginnen die Weibchen damit, die bräunlichen, 0,5–0,8 mm großen Eier (Nissen) an die Basis der Kopfhaare zu heften. Es werden täglich 4–9 Eier produziert, die alle einen Deckel mit Poren (Aeropylen) aufweisen (Abb. 9.88). Insgesamt legen die Weibchen in der 20- bis 25-tägigen Adultphase etwa 50–150 Eier. Die aus den Eiern (nach etwa 6 bis 9 Tagen) schlüpfende Larve 1 saugt wie die Adulten alle 2–3 Stunden an der Kopfhaut und entwickelt sich über zwei weitere Larvenstadien binnen 17–19 Tagen zu einem adulten Männchen oder Weibchen: Alte (= leere) Nissen (Abb. 9.88) erscheinen weiß. Sie entfernen sich mit dem Haarwachstum täglich um etwa 0,2–0,3 mm von der Kopfhaut, so dass oberflächlich sichtbare Nissen bereits Wochen bis Monate alt und daher leer sind.
2. Kleiderlaus (Pediculus humanus corporis)
Die Weibchen werden bis 4,8 mm lang, die Männchen erreichen nur 3,8 mm, sind aber beide deutlich größer als Kopfläuse (Abb. 9.89). Sie finden sich faktisch nie auf dem Kopf, sondern saugen am Körper und finden sich auch in Kleidung, wo die Nissen befestigt werden, insbesondere dann, wenn die Kleidung für Tage und Wochen nicht gewechselt wird. Die Entwicklung vom Ei (Nisse) zum Adultus dauert 5–6 Tage länger als bei der Kopflaus, ebenso haben sie als Adulte eine längere Lebensspanne (bis 2 Monate) entwickelt, so dass Weib-

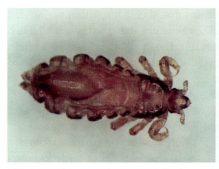

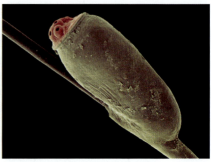

Abb. 9.87: Lichtmikroskopische Aufnahme einer Kopflaus mit durchscheinendem Ei. Foto: H. Mehlhorn

Abb. 9.88: Rasterelektronenmikroskopische Aufnahme (REM) von einem Ei (Nisse) der Kopflaus an einem Haar. Foto: H. Mehlhorn

9 Infektionserkrankungen

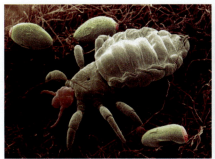 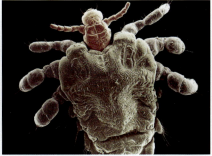

Abb. 9.89: REM-Aufnahme einer weiblichen Kleiderlaus mit Eiern an Kleidung. Foto: H. Mehlhorn   **Abb. 9.90:** REM-Aufnahme einer Filzlaus. Foto: H. Mehlhorn

chen leicht 200–300 Eier legen können. Während Kopfläuse nur wenige Stunden ohne Blutsaugen auf dem Boden leben können, sind Kleiderläuse bis zu 12 Tagen dazu in der Lage, sofern die Temperaturen im Zimmer nicht zu hoch sind (unter 15 °C).

3. Filz- oder Schamlaus (Phthirus pubis)
   Diese im engl. auch als „crab-louse" bzw. im franz. als „papillon d'amour" bezeichneten Läuse sind viel kleiner als die Kopf- und Kleiderläuse, erreichen sie doch nur 1,3–1,6 mm, wobei ihre Körper fast quadratisch erscheinen (Abb. 9.90). Filzläuse finden sich vor allem in der Schambehaarung, aber auch in der Achselbehaarung und auf Wimpern und Augenbrauen.

Symptome des Läusebefalls. Bei Erstbefall mit allen drei Arten bleiben die Stiche – es saugen alle Entwicklungsstadien Blut – häufig für 1–4 Wochen unbemerkt, da eine Sensibilisierung des Immunsystems nur langsam erfolgt. Daher ist der Zeitpunkt eines Läusebefalls rückwirkend kaum feststellbar. Die Stichstelle selbst erscheint als kleiner, nicht entzündeter, zentral bläulicher Bereich. Mit eintretender Sensibilisierung tritt gravierender Juckreiz auf. An der Stichstelle entstehen dann Vesikel (Bläschen), die aufgekratzt und so sekundär mit Bakterien superinfiziert werden. Dadurch entstehen dann Exantheme und stärkere Flüssigkeitsbildungen (Exsudate), die im Extremfall die Haare stark verkleben („Weichselzopf" als Extrem). Solche Entzündungen können dann zu Lymphknotenschwellungen, Kopfschmerzen und/oder Fieber führen. Das ständig gespürte Krabbeln kann zu Schlafstörungen und – insbesondere bei Kindern – zu Unruhe führen. Während Kopf- und Filzläuse als Überträger von Krankheitserregern unbedeutend sind, können Kleiderläuse Erreger übertragen. Gefürchtet sind insbesondere die Erreger des Flecktyphus (Rickettsia prowazekii), andere Rickettsien wie auch Borrelia recurrentis, der Erreger des Rückfallfiebers.

Übertragungsweise der Läuse. Kopfläuse werden faktisch ausschließlich bei Haarkontakt übertragen, denn Weibchen laufen nach dem Blutsaugen für kurze Zeit ans Ende der Haare. Filzläuse werden beim Sexualkontakt übertragen, während Kleiderläuse beim Wechsel der Kleidung mit Befallenen oder auch beim Schlafen in läusehaltigem Bettzeug den Wirt wechseln.

Bekämpfung. Von Läusen Befallene dürfen nach § 34 des deutschen Infektionsschutzgesetzes in Gemeinschaftseinrichtungen nicht beruflich tätig werden. Bei Lausbefall des Körpers gibt es echte Arzneimittel, z. B. Infectopedicul und Goldgeist (mit den Insektiziden Permethrin bzw. Pyrethrum als Wirkstoffen). Gegen beide existieren allerdings Resistenzen. Daneben haben sich cyclo- und dimethiconhaltige Shampoos (z. B. Nyda, Etopril) etabliert. Solche Stoffe sind auf dem Kopf entflammbar und haben bereits zu schwersten Verbrennungen geführt. Auch kleben sie stark und müssen für mehrere Stunden einwirken. Produkte aus Neem bzw. aus der Grapefruit (z. B. Wash-Away-Louse, Picksan, Licattack) sind als hocheffektiv und hautfreundlich beschrieben. Bei Kleiderlausbefall sind allerdings alle Kleidungsstücke und die Bettwäsche (durch Waschen bei mindestens 60 °C) zu entwesen. Die Räume müssen zudem durch Schädlingsbekämpfer entwest werden, weil Kleiderläuse eben länger auf dem Boden überleben können.

Skabies

Skabies ist die medizinische Bezeichnung für die umgangssprachlich bei Menschen als Krätze und bei Tieren als Räude bezeichnete Erkrankung. Nach neuestem Kenntnisstand gehen alle Krätze- bzw. Räudeformen auf die Rassen einer einzigen Art – Sarcoptes scabiei (Abb. 9.91) – zurück. Diese Art wurde im Rahmen der Wanderzüge der Menschheit und ihrer Haustiere weltweit verbreitet und findet sich heute vor allem in Massenlagern und bei bettlägerigen Personen in Hospizen, Heimen etc.

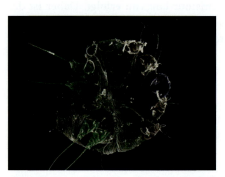

Abb. 9.91: Rasterelektronenmikroskopische Aufnahme einer Krätzmilbe von ventral. Foto: H. Mehlhorn

Die Krätzmilbe (Abb. 9.91) wird als adultes Weibchen 0,3–0,5 mm groß. Krätzmilben fressen bis 1 cm lange Gänge in der Epidermis ihrer Wirte. Dort werden auch die Eier abgelegt, aus denen sechsbeinige Larven schlüpfen. Diese Larve frisst sich auf die Oberfläche der Epidermis durch und erreicht dort über zwei Nymphenstadien (achtbeinige Stadien) innerhalb von 9–10 Tagen die Geschlechtsreife. Die Begattung folgt auf der Hautoberfläche. Das Weibchen kann in diesem Zustand auf andere Wirte übertragen werden oder es gräbt sich sofort in die Haut des gleichen Wirts wieder ein. Im Gang der Haut setzt das Weibchen dann für 2–4 Monate täglich 1–4 Eier ab, so dass ein Massenbefall einer Person relativ schnell erreicht werden kann.

Symptome der Erkrankung. Häufig beginnt bei Erwachsenen der Befall im Genitalbereich und in der Leistenregion. Eine deutlich sichtbare Rötung breitet sich symmetrisch an den Flanken, in der Nabelregion, am Gesäß, aber auch an den Beinen, Fußrücken, vorderen Achselfalten und Armen bzw. zwischen den Fingern aus. Charakteristische Prädilektionsstellen sind insbesondere die Interdigitalfalten und der Penis, an dem das Exanthem häufig nodulären Charakter hat. Gesicht und Kopfhaut sind nur selten befallen (Ausnahmen: mangelernährte Säuglinge, Kleinkinder und AIDS-Patienten). Der Juckreiz hält sich tagsüber in Grenzen, beginnt aber geradezu schlagartig – pathognomisch – beim Zubettgehen. Einzelne morphologische und Verlaufscharakteristika sind:

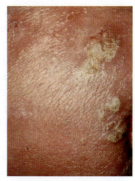

Abb. 9.92: Entzündete Hautbereiche nach Primärbefall. Foto: H. Mehlhorn

- Der Milbengang: Die meist 1–4 mm langen, intraepidermalen Gänge, in deren leicht blasig aufgetriebenem Ende die weiblichen Milben sitzen, erscheinen (bei Hellhäutigen) blassrosa bis bräunlich und können durch Kratzeffekte blutig verändert sein. Die Inkubationszeit beträgt etwa 2–3 Wochen.
- Ein feinpapulöses Sekundärexanthem, gelegentlich auch ein Ekzem als Hypersensitivitätsreaktion auf Milbenantigene (Abb. 9.92).
- Hyperkeratotische Krustenbildungen treten besonders bei mangelernährten Kindern und bei AIDS-Patienten (auch im Gesicht) auf. Diese hyperkeratotische Form, bei der die honiggelben bis bräunlichen Krusten bis über 0,5 cm dick werden können, trägt den Namen Skabies norvegica. Die Krusten und abfallenden Schuppen enthalten eine Unzahl von Milben. Diese Form ist deshalb hoch kontagiös (Abb. 9.93).
- Superinfektion der Milbengänge und hyperergischen Exantheme.

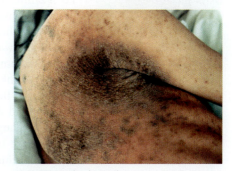

Diagnosemöglichkeiten
- Hautinspektion: Verstärker Pruritus, feine Papeln, z. T. mit Exanthem. Aufsuchen von einzelnen Milben-

Abb. 9.93: Borkenkrätze bei einem HIV-Patienten. Foto: H. Mehlhorn

gängen an Prädilektionsstellen. Am Ende der Milbengänge stecken die Weibchen, die mit einer sterilen Nadel durch Hautperforation entnommen werden können.

■ Hautschabung: In stark entzündeten Hautbereichen werden Krusten mit einem sterilen Skalpell abgeschabt, für 5–30 min (je nach Dicke des gewonnenen Materials) in 10%ige Kalilauge verbracht und danach mikroskopiert. Die typischen Milben bzw. ihre Eier treten dann hervor, da das Keratin der Haut bzw. die Exsudatkrusten von der Kalilauge zerstört werden.

Prophylaxe. Körperkontakt mit Krätzmilbenträgern meiden, ebenso Kleidertausch. Wechsel der Bettwäsche; Abkühlen der Schlafräume bis gegen 0 °C.

Therapie. Die Therapiemöglichkeiten sind nicht besonders günstig, denn die vorhandenen Mittel (z. B. Permethrin- bzw. Benzylbenzoat-haltige Produkte) führen oft zu erheblicher Reizung der bereits stark entzündeten Haut. Da viele Hautbereiche bereits befallen sein können, ohne dass man äußerlich etwas davon sieht, unterbleibt dort oft die Behandlung, so dass die Skabies-Erkrankung fortbestehen bleibt. Bei Behandlungen von Menschen in Massenlagern bzw. Heimen hat sich Ivermectin bewährt. Diese Wirksubstanz, die für das Schwein entwickelt und zugelassen wurde, kann oral oder im Pour-on-Verfahren auf die Haut verabreicht werden. Sie ist in Frankreich zur Behandlung des Kopflausbefalls zugelassen und wird in Afrika jährlich bei Hunderttausenden gegen Onchozerkose eingesetzt.

Cimiciasis

Der Krankheitsname leitet sich vom Gattungsnamen der Bettwanze (Cimex lectularius) ab. Weltweit gibt es neben der Bettwanze (Abb. 9.94), die mit dem Menschen in die letzten Winkel der Erde vorgedrungen ist, noch zahlreiche derartige Wanzen, die sich zwar auf Tiere spezialisiert haben, aber dennoch durchaus auch beim Menschen Blut saugen.

Die Bettwanze ist flügellos, wird im geschlechtsreifen Stadium bis 6 mm lang, erscheint im gesogenen Stadium dunkelbraun (Abb. 9.94) und lebt tagsüber versteckt in Bettnähe oder im Matratzenkasten. Alle Stadien sind dorsal-ventral abgeplattet (sie werden daher umgangssprachlich auch als Tapetenflunder bezeichnet). In der Nacht saugen alle Stadien Blut, wobei eine einmal aufgenommene Blutmenge für längere Zeit ausreicht, sofern kein Wirt zur Verfügung steht. Nach der Begattung legt das Weibchen täglich

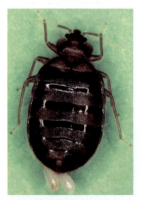

Abb. 9.94: Wanzenweibchen bei der gleichzeitigen Ablage von zwei Eiern, die mit einer klebrigen Oberfläche versehen sind. Foto: H. Mehlhorn

gleichzeitig 1–12 Eier, aus denen Larven hervorgehen, die sich binnen 6–8 Wochen über 5 Häutungen (= sechs Larvenstadien) zum Adultus entwickeln. Die Wanzen erkennen sich an einem muffigen Geruch, der durch die Abgabe von Pheromonen entsteht und insbesondere bei Betreten eines von Wanzen befallenen Zimmers auffällt. Ansonsten bleibt zur Untersuchung auf Befall lediglich die Inspektion des Betts und der Verstecke hinter Tapeten, Schränken, Dielenleisten etc.

Stichwirkungen. Der Stich selbst ist schmerzfrei, aber die Haut kann bei bestimmten sensiblen Personen extrem schnell mit einer stark juckenden Quaddelbildung reagieren. Da die Wanze häufig, oft dicht nebeneinander in die Haut einsticht, kann der Eindruck eines starken Befalls einer Behausung entstehen, der allerdings auch oft tatsächlich vorhanden ist, denn die Wanzen sind außergewöhnlich fruchtbar.

Glücklicherweise übertragen Bettwanzen beim Stich keine Krankheitserreger, so dass ein Wanzenbefall zwar schmerzhaft, aber nicht besonders gefährlich ist.

Bekämpfung. Die Bekämpfung eines Wanzenbefalls sollte stets durch einen erfahrenen Schädlingsbekämpfer erfolgen, der Insektizide in die Verstecke sprüht und auch die Zimmerluft vernebelt. Die Bekämpfung muss mindestens 2-mal im Abstand von 10 Tagen erfolgen, um alle Stadien zu erfassen, die zum Zeitpunkt der Erstbehandlung noch im Ei stecken oder sich versteckt hielten.

Prophylaxe. Um ein Einschleppen von Wanzen in Wohnungen zu vermeiden, sollte bei Reisen der Koffer im Hotel nachts stets geschlossen gehalten werden bzw. es sollten die Kleidungsstücke vor dem Wiedereinpacken am Urlaubsort ausgeschüttelt werden. Alte Möbel aus anderen Wohnungen sind vor dem Einbringen in die eigene zu entwesen.

Tungiasis, Sandflohbefall

Die Effekte der Kopfüber-voraus-Penetration eines weiblichen Flohs der Art Tunga penetrans und die nachfolgende Bildung eines sog. Neosoms (durch das Anschwellen des Weibchens bei der Eiablage) in der Haut werden als Tungiasis bezeichnet. Diese engl. auch als „jigger" or „chigger" bezeichneten Flöhe kommen in Mittel- und Südamerika sowie in Afrika vor und wurden sicher durch den Sklavenhandel in ihrer Ausbreitung stark unterstützt. Die adulten Flöhe sind ungesogen sehr klein (0,8–1 mm). Die Weibchen dringen mit Hilfe ihrer sägeartigen Mandibeln in die ungeschützte Haut von Mensch und Tier ein, werden dort von den herumwandernden Männchen begattet und wachsen danach bis zur Erbsengröße heran, so dass die Hauterscheinungen durchaus 1 cm Durchmesser erreichen können. Vom 6. Tag nach der Kopulation an beginnen die Weibchen mit der täglichen Ablage mehrerer tausend der etwa 600 µm großen Eier (Abb. 9.95). In diesen Eiern entwickeln sich auf dem Boden (im Sand) binnen 3–4 Tagen die Larven. Die bei-

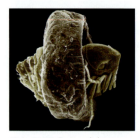

Abb. 9.95: Rasterelektronenmikroskopische Aufnahme eines Tunga-Weibchens, das aus der Haut herauspräpariert wurde. Der mittlere Bereich des Abdomens ist bereits wegen der Eiproduktion stark angeschwollen. Foto: H. Mehlhorn

den jeweils durch eine Häutung beendeten Larvenstadien wachsen dann binnen 5–11 Tagen heran, und das zweite Stadium verpuppt sich anschließend. Nach 4–7 Tagen schlüpft der geschlechtsreife Floh aus der Puppenhülle. Als humanpathogene Arten wurden Tunga penetrans und Tunga trimamillata beschrieben, acht weitere Arten finden sich noch bei Tieren.

Symptome der Tungiasis. An der Penetrationsstelle treten folgende Symptome auf: Juckreiz, Erytheme, Ulzerationen, Beulenentwicklung mit Schmerzen. Bei Mehrfachbefall von Zehen kommt es evtl. zum Verlust der Zehen. Es versteht sich, dass die Beulen (Abb. 9.96) auch Raum für massive Sekundärinfektionen bieten.

Bekämpfung und Vorbeugung. Stets festes Schuhwerk tragen, eingedrungene Stadien frühzeitig mit der Pinzette aus der Haut entfernen, große Beulen sorgfältig per Nadel oder Skalpell entfernen und desinfizieren. In Dörfern Hunde mit lang anhaltenden Flohmitteln behandeln, weil streunende Hunde und Ratten zu den wesentlichen Verbreitern der humanen Sandflöhe gehören. Frisch eingedrungene Sandflöhe können auch durch Beträufeln mit Öl abgetötet werden, sofern keine geeignete Pinzette vorhanden ist.

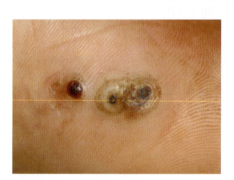

Abb. 9.96: Drei Sandflöhe nebeneinander in einer Fußsohle – ihre Hinterenden sind als dunkle Punkte zu erkennen. Foto: H. Mehlhorn

Myiasis

Der Begriff Myiasis leitet sich aus dem griechischen Begriff myia für Fliege bzw. Mücke ab und bezeichnet Erkrankungsformen beim Menschen, die durch die Penetration von Fliegenmaden in Organe bzw. Hohlräume des menschlichen oder tierischen Körpers entstehen.

Weltweit sind über 80 Fliegenarten als Myiasiserreger beim Menschen beschrieben. So gibt es folgende Myiasisformen:
1. Intestinale Myiasis: Hier muss man unterscheiden zwischen echter Myiasis (Penetration der Larve über den Anus) und zufälligem Befall (orale Aufnahme per Nahrung).

Tabelle 9.25: Haut-/Wundmyiasis

Art	Verbreitung
Cordylobia anthropophaga	Afrika südlich der Sahara
Cochliomyia hominivorax	Amerika, Afrika
Wohlfahrtia magnifica	Nordafrika
Wohlfahrtia vigil	Nordamerika
Auchmeromyia luteola	Afrika südl. der Sahara
Dermatobia hominis	Trop. Süd- und Nordamerika
Calliphora-, Sarcophaga-, Lucilia-Arten	Weltweit

2. Urogenitale Myiasis: Befall der Harn-und Geschlechtssysteme durch Larven der Fliegen. Dies erfolgt durch Vertreter der Familien Muscidae, Sarcophagidae und Calliphoridae sowie durch Vertreter zweier Mückenfamilien.
3. Myiasis des Nasen-und Rachenraums: Über acht Fliegenfamilien sind hierzu in der Lage. Dieser Befall erfolgt häufig bei Personen im Koma oder bei schlafenden Betrunkenen.
4. Okuläre Myiasis: Hier ist der Befall der Bindehaut und des Lidbereichs am häufigsten (z. B. Oestrus-Arten).
5. Hautmyiasis bzw. Wundmyiasis: Tabelle 9.25 nennt die Arten, die besonders häufig die Haut des Menschen befallen.

Die Infektionsstadien werden von den Weibchen entweder als Ei oder bereits als schlüpfende Larve auf die jeweilige Hautstelle abgesetzt. Von dort dringen die Larven in den Körper ein. Die Art Dermatobia hominis benutzt sogar einen eigenen „Transporter", indem sie ihre Eier an Stechmücken klebt, die dann die Wirte auf-

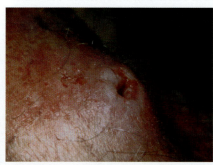
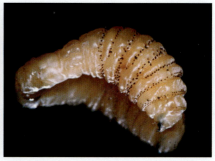

Abb. 9.97: Hautgang einer Dermatobia-hominis-Larve. Foto: H. Mehlhorn

Abb. 9.98: Larve II der Dermatobia-hominis-Fliege. Foto: H. Mehlhorn

suchen. Kurz vor der Verpuppung kriechen die Larven aus den Haut- bzw. den jeweiligen Körperbereichen heraus und fallen auf den Boden.

Bei der Hautmyiasis (Abb. 9.97) dringen die Larven (Abb. 9.98) in die Haut ein und führen zu entzündeten Hautgängen, bei denen die Gefahr der Sepsis besteht.

Als Therapie hat sich heute die chirurgische Entfernung etabliert. Als Vorbeugung in entsprechenden Gebieten wird der Einsatz von Repellenzien (z. B. Autan, Viticks-Cool) empfohlen.

Larva migrans cutanea

Das Krankheitsbild des sog. Hautmaulwurfs (engl. creeping eruption) wird durch die Wanderungen (im wesentlichen) von Hakenwurmlarven hervorgerufen (Abb. 9.99, 9.100). Aber auch der Befall mit Spargana von Bandwürmern, durch Zerkarien bestimmter Schistosomen-Arten oder durch die Larven einiger Fliegen kann zu ähnlicher Symptomatik führen. Die Hakenwurmlarven legen täglich einen Weg von 3–5 cm in der Haut zurück, wobei verschiedene Proteasen das Gewebe andauen. Dabei erscheinen äußerlich sichtbare, gewundene Erhebungen (Abb. 9.99, 9.100), die nach dem Vorrücken der Larven wieder einsinken, sich aber durch sekundäre, bakterielle Infektionen entzünden können. Die Larven bleiben für einige Tage bis Wochen aktiv und werden dann vom Immunsystem abgetötet. Larven des Nematoden Strongyloides stercoralis, die nach Verlassen des Darms in Anusnähe wieder in die Haut eindringen (Autoreinfektion), wandern erheblich schneller (10 cm/h) und werden daher auch als Larva currens bezeichnet. Ein derartiger Befall kann aber auch schon nach wenigen Stunden (etwa 18) wieder verschwunden sein. In allen Fällen kommt es neben den äußerlich sichtbaren, erhabenen Wanderwegen zu starkem Pruritus und deutlichen Erythemen. Im Blutbild zeigt sich stets eine relativ hohe Eosinophilie. Da die Invasion stets durch aktiv in die Haut eindringende Parasitenlarven erfolgt, ist im Falle der Hakenwürmer der Kontakt mit Hunde- bzw. Katzenfäzes zu vermeiden (die Zwinger sind daher schnell und effektiv von Fäzes zu reinigen). Als Therapie wird empfohlen, die befallenen Hautbereiche mit Ethylchlorid-Spray zu

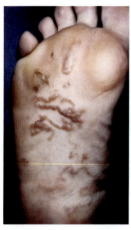

Abb. 9.99: Fußsohle mit wandernden Hakenwürmern. Foto: H. Mehlhorn

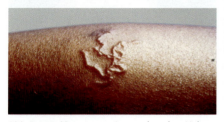

Abb. 9.100: Unterarm mit wandernden Hakenwürmern. Foto: H. Mehlhorn

vereisen oder die Larven durch die lokale Anwendung einer 15%igen Tiabendazol-Salbe abzutöten. Bei Massenbefall muss allerdings durch die zusätzliche Gabe von Antihistaminika einer allergischen bzw. anaphylaktischen Reaktion vorgebeugt werden. Auch die systemische Albendazol- oder Ivermectin-Gabe hat sich hier bewährt.

Weiterführende Literatur

1 Geigy R, Suter P: Zur Kopulation der Flöhe. Rev Suisse Zool 1960; 67: 206–210.
2 Ghaun MSK: Hemiptera. In: Smith KGV (ed.) Insects and other arthropods of medical importance. London: Trustees of Brit. Museum, 1973.
3 Grüntzig J, Lenz W: Ophthalmomyiasis. Fortschritte der Medizin 1981; 44: 1852–1875.
4 Heukelbach J, Wilke T, Eisele M, Feldmeier H: Ectopic localization of tungiasis. Am J Trop Med Myg 2002; 67: 214–216.
5 Kemper M C(1936) Die Bettwanze und ihre Bekämpfung. Hyg Zoologie (Berlin) 1936; 44.
6 Mehlhorn H: Encyclopedia of Parasitology, 3rd edn. Heidelberg, New York: Springer, 2008.
7 Mehlhorn H: Kopflausbefall: Diagnose und Bekämpfung. Der Allgemeinarzt 2009; 14: 12–19.
8 Mehlhorn H: Die Parasiten der Tiere. 7. Aufl. Heidelberg: Spektrum Springer, 2012.
9 Mehlhorn H: Die Parasiten des Menschen. 7. Aufl. Heidelberg: Spektrum Springer, 2012.
10 Mehlhorn H: Fleas as underestimated vectors of diseases. In: Mehlhorn H (ed.): Arthropods as vectors of emerging diseases. Parasitology Research Monographs Vol. 3. Heidelberg, New York: Springer, 2012.
11 Mehlhorn B, Mehlhorn H: Schach dem Ungeziefer, 3. Aufl. Berlin, Heidelberg, New York: Springer, 2003.
12 Mehlhorn B, Mehlhorn H: Läusealarm: ein vergnüglicher Ratgeber für Eltern, Ärzte, Lehrer und Kindergärtnerinnen. Düsseldorf: University Press, 2009.
13 Mehlhorn B, Mehlhorn H, Walldorf V: Schach den Blutsaugern und Schädlingen. Düsseldorf: University Press, 2012.
14 Mumcuoglu Y, Rufli T: Dermatologische Entomologie. Erlangen: Experimed, 1983.

9.5 Vektoriell übertragene Erkrankungen

Vektoren, zumeist Insekten, können ein außerordentlich weites Spektrum an viralen, bakteriellen und parasitären Erkrankungen übertragen. Im folgenden Abschnitt des Buches sollen die wichtigsten von ihnen dargestellt werden. Dabei sind es vor allem die Verhaltensweisen und Besonderheiten der jeweiligen Vektoren, die in der Prävention dieser Erkrankungen von Bedeutung sind. Um einem Mosquito oder einer Tse-tse-Fliege aus dem Weg zu gehen oder um sie zu bekämpfen, muss man ihre Verbreitungsgebiete, Vorlieben und Aktivitätsperioden kennen.

Dem Versuch, sich auf die bedeutsamsten Erkrankungen mit vektorieller Übertragung zu beschränken, sind einige Krankheitsbilder „zum Opfer gefallen", die durchaus zeitlich oder räumlich begrenzt von Bedeutung sein können, wie etwa die Borreliose oder die Pferdeenzephalitiden. Das Risiko des Reisenden wird durch sie heute aber nicht geprägt. Einige übergreifende Prinzipien des Schutzes vor Vektoren sind zur Vermeidung von Wiederholungen in einem speziellen Beitrag am Ende dieses Buchabschnittes zusammengefasst.

9.5.1 Malaria

M.P. Grobusch, B. Rieke

Übersicht. Die Malaria gehört in den Tropen und Subtropen zusammen mit HIV/AIDS und Tuberkulose zu den wichtigsten Infektionen hinsichtlich Krankheitshäufigkeit (Morbidität) und Schwere bis hin zum Tod (Mortalität). In der reisemedizinischen Beratung spielt die Malaria als vermeidbare Erkrankung eine prominente Rolle; ebenso allerdings auch in der Diagnostik und klinischen Versorgung des fiebernden Reiserückkehrers, bei der der Malaria aufgrund der potenziellen Schwere und Lebensbedrohlichkeit einerseits und der unspezifischen Natur der frühen Symptomatik als „grippeähnlicher" Erkrankung andererseits besonderer Stellenwert einzuräumen ist.

Parasitologische Grundlagen. Die Malaria ist eine durch parasitäre Einzeller (Protozoen), sog. Plasmodien, hervorgerufene und durch weibliche Anopheles-Mücken auf den Menschen übertragene Infektionskrankheit. Von über 100 bekannten Plasmodienarten (Spezies) sind fünf (Plasmodium falciparum, P. vivax, P. ovale, P. malariae, P. knowlesi) human-pathogen, die anderen Spezies befallen Säugetiere, Vögel und Reptilien.

Der Lebenszyklus von Plasmodien ist kompliziert. Kurz gefasst vermehren sich Plasmodien sexuell im Mitteldarm des Moskitos, wo weibliche und männliche Gametozyten zu einer Ookinete verschmelzen und auf der Außenseite des Moskitodarms eine Oozyste bilden. Dort reifen die infektiösen Sporozoiten heran und wandern schließlich in die Speicheldrüsen der Mücke ein. Bei der zur Eireifung erforderlichen Blutmahlzeit der weiblichen Anopheles-Mücke gleiten die Sporozoiten im anästhesierenden Speichelfilm in die menschliche Blutbahn. Hier ist der Parasit einer unspezifischen (und nach früheren Malariaepisoden auch einer spezifischen) Immunabwehr ausgesetzt, was zur zügigen Zerstörung der Erreger führt. Gelingt dem Parasiten die Einwanderung in einen Hepatozyten (Lebergewebszelle), so kommt es zur Schizogonie, bei der ungeschlechtliche Teilungsformen frühestens 10 Tage nach Infektion entstehen. Dieser sog. exoerythrozytäre (außerhalb des roten Blutkörperchens stattfindende) Zyklus endet mit dem Zerreißen des ausgeweideten Hepatozyten und der Entlassung von sog. Merozoiten in die Blutbahn.

Hier beginnt der erythrozytäre Zyklus, der über verschiedene Reifungsstufen der sog. Ringformen (Trophozoiten) schließlich zum Zerreißen des roten Blutkörperchens sowie zur Entlassung der nächsten Generation von Parasiten in die Blutbahn führt, die dann neuerlich und in exponentiell steigender Anzahl weitere Erythrozyten befallen. Je nach Spezies unterscheidet sich die Zahl der sich durch Verstoffwechslung des erythrozytären Hämoglobins ernährenden Merozoiten. Als Faustregel gilt die Variationsbreite von 8–10 Merozoiten bei P. malariae und bis zu 32 Merozoiten bei P. falciparum. Das Stoffwechselendprodukt ist das Hämozoin, das zugleich parasitärer Immunmodulator und direktes und indirektes Hauptangriffsziel der medikamentösen Therapie ist. Eine kleine Gruppe von Parasiten schert aus diesem Zyklus aus und bildet männliche und weibliche Gametozyten, die dann zur neuerlichen geschlechtlichen Vermehrung im Moskito führen.

Dieses Grundmuster variiert jede Plasmodienspezies in eigener Weise, was zu klinischen und diagnostischen Besonderheiten führt. Plasmodium vivax und P. ovale vermögen bei der Leberpassage so genannte Hypnozoiten zu bilden; diese diagnostisch nicht nachweisbaren „Schlummerzellen" können noch nach mehreren Jahren zu neuerlichen Malariaschüben führen. Plasmodium falciparum, P. malariae und P. knowlesi können dies nicht; hier führt die erfolgreiche Therapie oder das spontane Abklingen einer Malariaepisode auch zum Ende der Infektion.

Der Krankheitsbeginn ist variabel, als Faustregel gilt eine Latenz von mindestens 10 Tagen nach Infektion. Die erythrozytäre Schizogonie (Bildung der asexuellen Teilungsformen im roten Blutkörperchen) erfolgt mit Ausnahme von P. falciparum im Blutstrom, weshalb Ringformen (Trophozoiten), Teilungsformen (Schizonten) und Geschlechtsformen (Gametozyten) in friedlicher Koexistenz bei der mikroskopischen Untersuchung anzutreffen sind. Dabei überschreitet der Anteil der parasitierten Erythrozyten 3–5 % kaum jemals, bei P. malariae liegt dieser Wert häufig nur im Promillebereich. Plasmodium falciparum jedoch setzt sich mittels biochemischer Substanzen und auf der Erythrozytenoberfläche ausgebildeten Strukturen in der kapillären Endstrombahn fest, weswegen normalerweise auch nur frühe Ringformen im zirkulierenden Blut zu finden sind. Dies hat einen mitunter tödlichen Nebeneffekt: Die Parasiten können den kapillären Blutstrom schließlich blockieren und damit zum Organversagen (ZNS, Nieren, Lunge) führen.

Der intraerythrozytäre Vermehrungszyklus hat einen speziesspezifischen Rhythmus. So verursacht die „Malaria tertiana" (P. ovale und P. vivax) Fieberschübe im 48-h-Rhythmus – „tertian", da das Fieber zunächst an Tag 1, dann an Tag 3 beobachtet wird; die „Malaria quartana" (P. malariae) hat einen 72-h-Rhythmus. Bei der Falciparum-Malaria (oder „Malaria tropica", einer etwas unglücklichen Bezeichnung im Deutschen) ist der Fieberrhythmus nach einigen Zyklen, d. h. möglicherweise erst einige Tage nach Krankheitsbeginn, ebenfalls „tertian"; bei Knowlesi-Malaria ist der Zyklus auf ca. 24 Stunden verkürzt. Keinesfalls darf die Malariadiagnostik aber durch tagelanges Beobachten von Fieberrhythmen verzögert werden. Daher haben diese Rhythmen die diagnostische Bedeutung praktisch verloren.

Epidemiologie. Die Epidemiologie (Vorkommen und Verteilung) der Malaria ist ein durch Kontrollmaßnahmen, Migration, sozioökonomische Einflüsse und womöglich auch durch den Klimawandel bedingter hochgradig dynamischer Prozess. Während Malaria noch zur vorvergangenen Jahrhundertwende ein eminentes Gesundheitsproblem unter anderem in den Sumpfgebieten Mittel- und Nordeuropas darstellte (im Emsland zum Beispiel war ein Malariatodesfall am Ende des 19. Jahrhunderts durchaus nicht ungewöhnlich), kann derzeit die Verbreitung der Malaria hauptsächlich in den Tropen und Subtropen der Erde als Faustregel gelten.

Die Gesamtzahl aller Malariaepisoden weltweit wird vom World Malaria Report 2011 auf 216 Mio. jährlich geschätzt, wobei etwa 655 000 Tote zu beklagen sind. Die weitaus meisten Fälle von lebensbedrohlicher Malaria werden durch P. falciparum verursacht. Hier sind fast ausschließlich Kinder im Alter bis zu 5 Lebensjahren im subsaharischen Afrika die Opfer; zweite Risikogruppe ist die der Schwangeren. Allerdings setzt sich zunehmend die Erkenntnis durch, dass auch P. vivax insbesondere in Süd- und Südostasien lebensbedrohliche Erkrankungen verursacht. Zu beachten ist, dass Morbiditäts- und Mortalitätsziffern jedoch wenig über die massiven indirekten Krankheitsfolgen der Malaria in den Endemiegebieten aussagen, wie z. B. die durch Malaria (und andere Infektionskrankheiten) induzierte chronische Anämie („Blutarmut") und Wachstums-/Entwicklungsverzögerungen bei Kindern. Hinzu kommen massive ökonomische Einbußen auf Familienhaushalts- und Makroökonomie-Niveau. Insgesamt zeigt sich im jüngsten World Malaria Report aber erstmals ein Rückgang der – wenn auch noch gewaltigen – Krankheitslast. Dies ist Folge der Bekämpfungsmaßnahmen, aber auch veränderter Methoden zur Hochrechnung beobachteter Häufigkeiten auf die Gesamtbevölkerung, da in früheren Jahren eher eine Überschätzung aufgetreten sein dürfte.

Grob skizziert kommt die Falciparum-Malaria in allen Hauptverbreitungsgebieten, aber insbesondere im tropischen Afrika vor; normalerweise erstrecken sich die Verbreitungsgebiete der „Malaria tertiana" in Mittelamerika und Teilen Asiens weiter nach Norden und Süden als die der Malaria tropica. P. vivax dominiert in Teilen Zentralamerikas, im Nahen Osten und auf dem indischen Subkontinent, fehlt aber fast völlig im Afrika südlich der Sahara. Ein Jahrtausende währender Adaptationsprozess des Menschen führte dort zur Elimination des Duffy-Blutgruppenantigens, das P. vivax als „Schlüsselsubstanz" zum Eintritt in den humanen Wirtserythrozyten benötigt. Andere protektive Hämoglobinpolymorphismen sind z. B. die β-Thalassämie und Sichelzellen-Heterozygotie (Mischerbigkeit). P. ovale findet sich, trotz Überlappungen, häufiger in Gebieten, in denen P. vivax nicht endemisch ist. (Papua-)Neuguinea imponiert als das einzige größere Gebiet, in denen P. falciparum, P. vivax, P. ovale und P. malariae gemeinsam vorkommen. Plasmodium mala-

9 Infektionserkrankungen

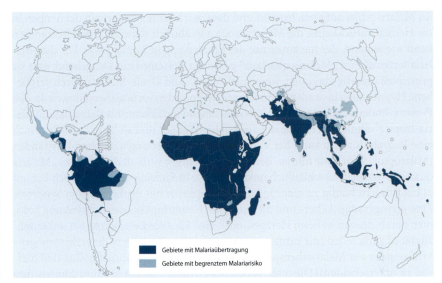

Abb. 9.101: Verbreitungskarte der Malaria. Es werden Gebiete mit Malariaübertragung (dunkle Färbung) und solche mit begrenztem Malariarisiko (helle Färbung) unterschieden. Beachte die Markierungen entlang der N- und O-Grenze Paraguays, in Algerien, im türkisch-syrisch-irakischen Grenzgebiet, an den südlichen GUS-Staaten, der innerkoreanischen Grenze. Quelle: WHO, International Travel and Health 2011, über www.who.int

riae ist im globalen Durchschnitt für nur ca. 1–2 % aller Malariafälle verantwortlich. Erst kürzlich dokumentiert wurde der Übergang von P. knowlesi von auf Teile Südostasiens beschränkten Makakenarten auf den Menschen – oft lebensbedrohliche, ungewöhnlich kurzzyklische Infektionen („Malaria quotidiana").

Klinik. Sämtliche Symptome der unkomplizierten Malaria sind unspezifisch, sowohl im Hinblick auf die unterschiedlichen Plasmodienspezies als auch bezüglich anderer febriler Erkrankungen: Zu Recht wird die Malaria häufig als „grippeähnliche" Erkrankung charakterisiert – und insofern es sich um eine Malaria tropica handelt, vom Patienten und mitunter auch vom Arzt mit möglicherweise fatalen Folgen verkannt. Fieber, Cephalgien (Kopfschmerzen), Erschöpfung, generelles Unwohlsein und Gliederschmerzen sind die häufigsten bei Malaria auftretenden Symptome und Beschwerden. Der nichtimmune (meist erstinfizierte) Patient mit Falciparum-Malaria, wenn unzureichend behandelt oder fehldiagnostiziert, stirbt entweder an den Komplikationen oder überlebt unter Entwicklung einer Teilimmunität, die durch spätere Malaria-Infektionen verstärkt wird oder zwischenzeitlich durch ausbleibendes „Boostern" wieder abflaut. Das führt dazu, dass jemand, der im Malariagebiet aufgewachsen ist und dann nach Jahren außerhalb der Tropen in die Heimat zurückkehrt, die Malaria tropica in ähnlich schwerer Form bekommen kann wie jemand, der nie zuvor mit der Erkrankung in Kontakt war. Für die „Malaria tertiana" und „Malaria quartana" gilt in der Reisemedizin weitgehend, dass sie prinzipiell gutartig verlaufen, wenn auch Vivax- und Ovale-Malaria durch verbliebene Hypnozoiten bisweilen mehrere weitere Episoden verursachen können. In den P.-vivax-Endemiegebieten bricht sich zunehmend die Erkenntnis Bahn, dass „Malaria-tropica"-ähnliche Verläufe mit Todesfolge häufiger sind als bisher tradiert. Auch eine P.-ovale-Malaria kann bei Vorerkrankungen oder unglücklichen Umständen (Milzruptur) zum Tode führen. Bei Reiserückkehrern verläuft die (seltene) „Malaria quartana" nahezu ausschließlich unkompliziert; in Endemiegebieten jedoch kommt es bei Kindern häufig zu einer IgA-Immunnephritis mit nephrotischem Syndrom. Eine geringgradige Leber- und oft auch eine Nierenfunktionseinschränkung kommen vor; hingegen ist beim Herzgesunden eine kardiale Beteiligung bei unkomplizierter Malaria selten (die kardiotoxischen Effekte, insbesondere die arrhythmogene Wirkung der zur Malariatherapie häufig verwendeten 4-Aminochinoline sind hiervon zu unterscheiden). Die malariainduzierte Anämie ist ein Mixtum compositum aus geringer parasiteninduzierter Hämolyse, Sequestration in der Milz und Hemmung der Hämatopoese durch ein komplexes immunologisches Wechselspiel zwischen Parasit und Wirt. Bei unkomplizierter und isoliert vorkommender Malariaepisode des anderweitig gesunden Reiserückkehrers ist die Anämie bald nach Behandlung voll reversibel. Das Gleiche gilt für die oft ausgeprägte, pathognomonische Thrombozytopenie. Wenn nicht eine disseminierte intravasale Gerinnung (DIC) hinzutritt, blutet der thrombozytopenische Malariapatient normalerweise nicht. Eine erhöhte Laktatdehydrogenase ist als Hämolyseparameter häufig nachweisbar.

Bei mehrfacher Infektion und daraus resultierender Erkrankung im frühen Kindesalter entwickelt sich eine Teilimmunität, die nicht vor Reinfektion, aber vor schwerer Erkrankung in Adoleszenz und Erwachsenenalter schützt, insofern eine regelmäßige Reexposition stattfindet. Eine zentrale Forschungsfrage in der Malariologie ist die nach den Risikofaktoren für ein Fortschreiten einer P.-falciparum-Infektion zur schweren, lebensbedrohlichen Malaria. Epidemiologie, Soziologie, Immunologie und Parasitologie haben hier interessante Teilantworten geben können. Häufigste Manifestationen einer schweren Malaria tropica bei Kleinkindern in Endemiegebieten sind schwere Anämie, Laktatazidose (prognostisch ungünstig) und „zerebrale Malaria" bis zum Koma.

In der Reisemedizin hingegen ist die Prognose eindeutig eine Funktion der Zeit, die vom ersten Arztkontakt über die Stellung der korrekten Diagnose bis zur Einleitung einer effektiven Therapie vergeht. Bei den ernsten Manifestationen beim erwachsenen Reiserückkehrer dominieren v. a. die Nierenfunktionseinschränkung, gefolgt von zerebraler Malaria und die (mitunter durch zu großzügige Rehydratation mitbedingte) Lungenödembildung bis hin zum akuten Lungenversagen (ARDS). Dauerschäden beim nicht vorerkrankten Patienten sind eher die Ausnahme.

Zusammengefasst weckt jedes Fieber über 38,5 °C, das frühestens fünf Tage nach Beginn und spätestens etwa ein Jahr nach Ende einer Malariaexposition auftritt, einen Malariaverdacht, dem unverzüglich nachgegangen werden sollte. Auch später ist eine Malaria durchaus möglich, aber zumeist nicht die wahrscheinlichste Hypothese.

Diagnostik. Diagnostischer Goldstandard ist weiter die fachgerecht durchgeführte Lichtmikroskopie eines Kapillarblutausstriches und eines Dicken Tropfens, die nach Giemsa oder alternativ gefärbt sind. Diese Technik ermöglicht dem Trainierten nicht nur Diagnose oder Ausschluss der Malaria mit hinreichender Sicherheit binnen Minuten, sondern ermöglicht auch zeitgleich die Erfassung von prognostischen Faktoren (Hämozoingehalt von Makrophagen, Parasitendichte, Erfassung des Differenzialblutbildes en passant und Erfassung von Begleit- oder Alternativdiagnosen; Abb. 9.102 und 9.103).

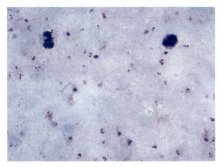

Abb. 9.102: Im Giemsa-gefärbten Dicken Tropfen sind Trophozoiten von Plasmodium falciparum in hoher Dichte zu erkennen. Foto: M.P. Grobusch

Fehlende Expertise (zumindest rund um die Uhr) und in Endemiegebieten ärmerer Länder auch Lücken im Netz der Versorgungseinrichtungen haben seit langem die Suche nach Alternativmethoden stimuliert. Wichtigste Neuentwicklungen sind die sog. Schnelltests, im englischen Sprachgebrauch „rapid diagnostic tests" (RDTs) oder „dipstick tests" genannt. Erstmals wird damit flächendeckend eine Diagnostik vor Therapie möglich, wie von der WHO für die frühe Artesunatkombinationstherapie empfohlen. Bislang wurden Therapien allzu oft ohne Erregernachweis initiiert. RDTs

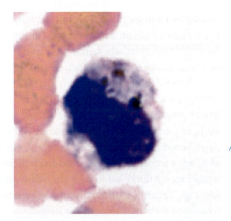

Abb. 9.103: Das Ausstrichpräparat ermöglicht die exakte Beurteilung der Parasitenmorphologie und dient darüber hinaus der Gewinnung von Zusatzinformationen über verlaufsrelevante Parameter wie zum Beispiel den Hämozoingehalt von zirkulierenden Makrophagen. Foto: M.P. Grobusch

Tabelle 9.26: Interpretation von Testergebissen, die mittels Streifentests mit einem bzw. zwei häufig verwandten Antigenen ermittelt werden können

Beobachtete Reaktion im Testfeld für folgendes Antigen:		Interpretation des Testergebnisses
HRP2 (histidinreiches Protein 2 aus P. falciparum)	Parasitäre Aldolase	
Positiv	Negativ	Malaria tropica
Negativ	Positiv	Malaria tertiana, quartana oder quotidiana
Positiv	Positiv	Mischinfektion mit Tropica-Beteiligung oder Tropica mit hoher Parasitenzahl
Negativ	Negativ	Keine Malaria

sind in der Regel immunochromatographische Nachweisverfahren von zirkulierenden Plasmodienantigenen aus Serum oder Vollblut, die in der Mehrzahl nur einen Tropfen Kapillarblut, eine wässrige Trägersubstanz und einen Nitrozellulosestreifen mit aufgetragenem Reagenz aus Antikörper und kolloidalem Gold erfordern, das bei Reaktion freigesetzt wird und zum charakteristischen positiven Teststreifen führt (Tabelle 9.26). Verschiedene Antigene können zum hinreichend sicheren Nachweis zumindest von P. falciparum und P. vivax verwendet werden. Häufig wird jedoch kritisch unterschätzt, dass auch diese „einfachen" Methoden ein gerüttelt Maß an Sachverstand zur korrekten Interpretation des Untersuchungsergebnissses erfordern. Je nach verwandtem Antigen/verwandter Ag-Kombination ist es nur möglich, eine P.-falciparum- und/oder P.-vivax-Infektion zu diagnostizieren. Bei sehr hohen Falciparum-Parasitämien (wie natürlich auch mit geringerer Konsequenz bei niedrigen) sind falsch-negative Ergebnisse möglich. Ebenso sind falsch-positive Ergebnisse beschrieben worden, wenn diese auch in der Regel mit weniger gravierenden Konsequenzen verbunden sind. Neben der drohenden Gefahr einer Fehldiagnose sind eine Verlaufsbeurteilung und Erfassung von prognostisch wichtigen Informationen methodisch nicht möglich, weshalb Schnelltests nur noch sehr eingeschränkt auf Reisen zur Selbstdiagnostik empfohlen werden. Eine weitere wichtige Technik ist die Polymerasekettenreaktion, die v. a. in der klinischen Forschung und Epidemiologie der Resistenzentwicklung eine große Rolle spielt, in der Akutdiagnostik außer bei der Bearbeitung von Spezialfragestellungen jedoch von eindeutig untergeordneter Bedeutung ist. Ohne Bedeutung in der Akutdiagnostik der Malaria sind auch serologische Verfahren. Dies liegt an der Unzuverlässigkeit und Verzögerung der Antikörperbildung, die zwar im positiven Fall einen früheren Kontakt mit der entsprechenden Plasmodienart belegt, jedoch keinesfalls die dargestellte parasitologische oder Antigendiagnostik im Schnelltest ersetzt.

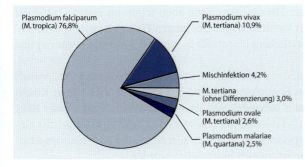

Abb. 9.104: Anteile verschiedener Plasmodienarten an 562 in Deutschland 2011 gemeldeten Malariafällen. Mod. nach RKI, Infektionsepidemiologisches Jahrbuch meldepflichtiger Krankheiten 2011, Berlin, 2012, über www.rki.de

Unter nach Deutschland zurückgekehrten Reisenden ist die Malaria tropica die mit Abstand am häufigsten diagnostizierte Spezies. Die RKI-Auswertung für 2011 zeigt Abb. 9.104.

Therapie. Angesichts weitverbreiteter Resistenzen gegen die bis dahin hauptsächlich zur Malariatherapie in den Tropen verwendeten Medikamente Chloroquin und Sulfadoxin-Pyrimethamin war die Versorgung von Malariapatienten Mitte bis Ende der 80er Jahre dramatisch erschwert. Seit Anfang bis Mitte der 90er Jahre hat sich diese Situation langsam entspannt. Als beeindruckendstes Ergebnis dieser Entwicklung sind die zahlreichen und derzeit (noch) hochwirksamen Artemisinin-basierten Kombinationstherapien (engl. Abk.: ACTs) zu nennen, die in Kombination mit RDTs als vorgeschalteten Diagnostika zu einem Paradigmenwechsel in der Behandlung der Malaria in Endemiegebieten weltweit geführt haben und auch die Therapie der schweren Falciparum-Malaria zunehmend sicherer, weil nebenwirkungsärmer, gestalten werden. Diesem ACT-Prinzip entspricht auf dem europäischen Markt die Kombination aus 20 mg Artemether und 120 mg Lumefantrin, die als Riamet® erhältlich ist. Die Behandlung des Erwachsenen besteht aus 4-0-4 Tabletten über 3 Tage. Für die Anwendung bei Kindern ist Riamet® inzwischen ab 5 kg KG zugelassen.

Alternativen in der oralen Therapie der unkomplizierten Malaria tropica sind Mefloquin und die Kombination aus Atovaquon und Proguanil. Mefloquin ist als 250-mg-Tablette (Lariam®) auf dem Markt. Da Mefloquin seit vielen Jahren in Südostasien nur noch vermindert wirksam ist, sollte eine von dort stammende Malaria tropica nicht mit Mefloquin therapiert werden. Die Behandlung des Erwachsenen erfolgt mit 3 Tabletten zum Startzeitpunkt, 2 Tabletten nach 6–8 Stunden und einer weiteren Tablette nach weiteren 6–8 Stunden. Diese letzte Tablette wird nur bei einem Körpergewicht von über 60 kg gegeben. Auch Kinderdosierungen werden angegeben. Mefloquin zirkuliert lange im Körper, auch Nebenwirkungen wie Schwindel, Gereiztheit und im Extremfall depressive Stimmungslage halten unter

Umständen wochenlang an. Die Substanz kann auch schon im ersten Drittel der Schwangerschaft eingesetzt werden. Wegen der langen Halbwertszeit ist nach therapeutischem wie prophylaktischem Einsatz für zumindest 3 Monate Kontrazeption einzuhalten.

Die Kombination aus 250 mg Atovaquone und 100 mg Proguanil (Malarone®) ist eine weitere Option. Der Erwachsene erhält 4-0-0 Tabletten über 3 Tage. Kinder ab 5 kg können mit Malarone® behandelt werden, wobei man für Kinder unter 10 kg Körpergewicht die „Junior"-Tabletten mit einem Viertel des Wirkstoffgehalts einsetzt. Das Nebenwirkungsspektrum ist begrenzt, allerdings sind auch neuropsychiatrische Wirkungen und Panzytopenien beschrieben worden.

Mit der Kombination Dihydroartemisinin/Piperaquin (Eurartesim®) hat Ende 2011 ein weiteres Medikament auf europäischer Ebene die Zulassung für die Therapie der unkomplizierten Malaria tropica erhalten. Seine Anwendung ist jedoch an eine Vielzahl von Voraussetzungen und ein enges Monitoring der kardialen Situation gebunden, so dass es gegenwärtig nur in Einzelfällen eine Option sein kann, zumal sich die Zulassung in Deutschland deutlich verzögert hat. Das Mittel kommt in zwei Stärken und wird gewichtsabhängig dosiert. Eine Behandlung führt dazu, dass wegen der Gefahr der Auslösung von Torsade-des-points-Arrhythmien eine Folgetherapie mit demselben Mittel erst nach einem Jahr erfolgen sollte. Vor Anwendung ist die Lektüre der Fachinformation auf der Seite der EMA (www.ema.europa.eu) dringend empfohlen.

Liegt eine Malaria tertiana oder eine unkomplizierte Malaria tropica aus einem Gebiet mit günstiger Resistenzlage (Mittelamerika und Karibik, nicht aber Haiti) vor, so kann auch noch Chloroquin eingesetzt werden. Dazu werden Tabletten mit 150 mg Base (cave: großer Unterschied zwischen Salz- und Basegewicht pro Tablette!) eingesetzt, von denen der Erwachsene initial 4 und 6–8 Stunden später 2 einnimmt. An den beiden Folgetagen werden jeweils 2 weitere Tabletten gegeben. Es gibt Kindertabletten und Sirups verschiedener Salz- und Basekonzentrationen, der Weg zur korrekten Dosis (10 mg/kg KG, 3-mal 5 mg/kg KG nach o. a. Zeitschema) führt über die Reaktivierung von Dreisatzrechentechniken. Neben dem Geschmack ist vor allem die gastrointestinale Verträglichkeit problematisch.

Kontrolle, Elimination und Eradikation der Malaria. Nach dem Scheitern der globalen Malariaeradikationsstrategie der WHO 1972 und einer länger als dreieinhalb Dekaden währenden „globalstrategischen Paralyse" ist erneut eine ernsthafte Debatte über die Erreichbarkeit einer flächendeckenden Kontrolle (definiert als „Fallzahl- und Mortalitätsreduktion auf ein wenig problematisches Niveau") oder gar Elimination (Transmissionsunterbrechung, lediglich importierte Fälle) der Malaria in Gang gekommen. Eine vollständige Eradikation der Malaria erscheint heute als in absehbarer Zeit unrealistisch. Dennoch hat es in den letzten Jahren erhebliche und erfreuliche Fortschritte in den Bereichen Prophylaxe (Stichworte sind hier die intermittierende präventive Behandlung von Schwangeren und in Kürze auch von Kleinkindern; lang anhaltend imprägnierte Moskito-Bettnetze und in wenigen Jahren erwartete, Mortalität und Morbidität verringernde Impfstoffe), Therapie und epidemiologischem Verständnis gegeben.

Malaria als reisemedizinisches Problem. Die Malaria spielt in der Differenzialdiagnose des aus einem Endemiegebiet fieberhaft zurückkehrenden Reisenden eine herausragende Rolle, vor allem wegen der drohenden Lebensgefahr bei Falciparum-Malaria, wenn sich Diagnosestellung und Therapie verzögern. Eine Ausnahmestellung nehmen die seltenen Fälle von „Airport-Malaria" ein, bei denen die Verdachtsdiagnose bisweilen erst verzögert gestellt wird. Besondere Bedeutung haben reisemedizinische Sentinel-Surveillance-Netzwerke wie TropNetEurop (europaweit), die durch engmaschigen Informationsaustausch Änderungen in der Epidemiologie importierter Erkrankungen frühzeitig entdecken können; Informationen, die für das Gastland des Reisenden dann oft nutzbringend zurückgeleitet werden können.

Zu beachten ist, dass die Schwere der subjektiven und der objektivierbaren Symptomatik weder Rückschlüsse auf die Spezies noch auf die Parasitämie zulassen: Die praktische Erfahrung lehrt, dass der Patient mit einer Malaria quartana und einer Parasitämie von 5‰ bei Vorstellung beeinträchtigter erscheinen kann als ein bereits in Lebensgefahr befindlicher Patient mit Malaria tropica, der ohne Bewusstseinstrübung und mit subfebriler Temperatur vorstellig wird. Als eher untypisch angesehene Symptome wie Durchfall und/oder Erbrechen sollten die Malaria als Verdachtsdiagnose nicht in den Hintergrund treten lassen, insbesondere wenn ihnen Fieber und Unwohlsein vorangehen. Fieberfreiheit bei Erstvorstellung oder die Abwesenheit einer typischen Fieberrhythmik, die sich bei Falciparum-Malaria meist erst im späteren Verlauf ausprägt (evtl. durch Einnahme von Antipyretika bei grippeähnlichen Symptomen), sollten den Verdacht nicht von der Malaria lenken. Bei negativer Diagnostik ist die Untersuchung in idealerweise höchstens zwölfstündigen Abständen und bis zur dreimaligen Negativität zu wiederholen und die Liste alternativer Diagnosen abzuarbeiten. Auch bei gesicherter Malaria muss insbesondere bei verzögerter Entfieberung oder atypischer Symptomatik an

---

Kompaktinformation

Klinische Hauptmanifestationen der unkomplizierten Malaria bei nichtimmunen Reiserückkehrern (nach Grobusch u. Kremsner 2005)
- Fieber 81 %
- Cephalgien 50 %
- Erschöpfung 35 %
- Myalgien, Arthralgien 23 %
- Diarrhoe 14 %
- Übelkeit und Erbrechen 12 %

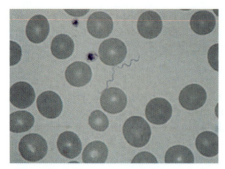

Abb. 9.105: Nachweis von Borrelia spp. (in Zusammenschau von Mikroskopie und serologischem Befund) als Erreger des Rückfallfiebers (Zufallsbefund beim Ausschluss einer Malaria bei einem Reiserückkehrer aus Mittelamerika). Rasche Entfieberung und Besserung des Allgemeinzustandes nach Einleitung einer Doxycyclin-Therapie. Foto: M.P. Grobusch

eine Zweitdiagnose gedacht werden (s. Fallbeispiel). Insbesondere bei Blutungstendenz sollten Sepsis und ggf. auch die Möglichkeit eines viral-hämorrhagischen Fiebers erwogen werden (vgl. dazu auch Kap. 20, Differenzialdiagnose des Fiebers beim Tropenrückkehrer).

Fallbeispiel: Ein 25-jähriger Arzt stellt sich nach mehrwöchiger Rucksackreise durch Mittelamerika zwei Tage nach Rückkehr in der Notaufnahme mit einem akuten Fieberanfall (Temperatur oral 40,3 °C), massiven Kopf- und Rückenschmerzen und im Zustand der Erschöpfung vor. Die Symptomatik ist mit einer Malariaattacke vereinbar; die Mikroskopie von Dickem Tropfen und Ausstrich ist negativ, das Notfalllabor ist von einer ausgeprägten Thrombozytopenie abgesehen unauffällig. Der Patient lehnt die angesichts der Schwere der Erkrankung empfohlene Aufnahme zur wiederholten und erweiterten Diagnostik ab, stellt sich aber 2 Stunden später in weiter reduziertem Allgemeinzustand neuerlich vor. Im Ausstrichpräparat gelingt die (glückliche) Stellung einer Alternativdiagnose (Abb. 9.105), die prompt eingeleitete Chemotherapie führt binnen 2 Tagen zur Genesung.

Das Beispiel erläutert den unschätzbaren Wert der Expertenmikroskopie, zu der es keine Alternative gibt.

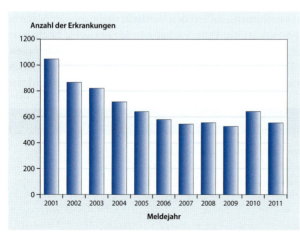

Abb. 9.106: Malariameldungen in Deutschland im Verlauf der letzten Jahre. Mod. nach RKI, Infektionsepidemiologisches Jahrbuch meldepflichtiger Krankheiten 2011, Berlin 2012, über www.rki.de

Tabelle 9.27: Am häufigsten genannte Infektionsländer der gemeldeten Malariaerkrankungen, Deutschland 2011. Quelle: RKI: Infektionsepidemiologisches Jahrbuch meldepflichtiger Krankheiten 2011, Berlin 2012, über www.rki.de

Infektionsland	Nennungen	Anteil [%]
Ghana	66	18
Kamerun	43	11
Nigeria	41	11
Togo	27	7
Westafrikanisches Land ohne nähere Bezeichnung	17	5
Indien	17	5
Kenia	15	4
Uganda	13	3
Gambia	11	3
Sierra Leone	11	3
Elfenbeinküste	11	3
Guinea	11	3
Andere	114	28
Summe	*402*	*100*

In Deutschland ist die Diagnose einer Malaria nach § 7 Abs. 3 Infektionsschutzgesetz nichtnamentlich meldepflichtig. Die Anzahl der pro Einwohnerzahl gemeldeten Malariafälle ist in Deutschland seit ca. 20 Jahren tendenziell rückläufig (1985: Inzidenz > 1,5/10 000 Einwohner; 2000: ca. 1; 2008: ca. 0,7). Als Faustregel sind unter den importierten Malariafällen 1–2 % Todesfälle zu beklagen (s. Fallbeispiel), wobei diese oft nach verzögerter Vorstellung der Patienten, gelegentlich auch durch eine verspätete, wenn auch korrekte Diagnose durch den Arzt erfolgen; diese Zahl scheint momentan abzunehmen (2011 laut RKI 0,2 % Letalität bei 562 gemeldeten Fällen; Abb. 9.106, Tabelle 9.27).

Fallbeispiel: Eine 45-jährige deutsche Reiserückkehrerin wird von ihren Angehörigen 8 Tage nach Rückkehr von einem dreiwöchigen Badeurlaub an der kenianischen Küste in der internistischen Notaufnahme vorgestellt, nachdem sie seit 5 Tagen an einer hochfieberhaften Erkrankung mit grippeähnlicher Symptomatik litt. Bei Vorstellung ist die Patientin hochfieberhaft, anurisch und somnolent, nach Angaben der Angehörigen hat sie keine Malariachemoprophylaxe („wie auch nicht in den Jahren zuvor, da ist nie etwas passiert") durchgeführt. Im sofort angefertigten Dicken Tropfen und Austrichpräparat ist eine Falciparum-Malaria mit Befall von mehr als 10 % aller Erythrozyten offensichtlich; eine Therapie mit Chinin und Clindamycin intravenös wird unmittelbar eingeleitet. Bei Eintreffen auf der Intensivstation ist die Patientin komatös und wird intubiert, beatmet und hämodialysiert. Ein CCT ergibt Hinweise auf ein zerebrales Ödem, es besteht eine ausgeprägte Laktatazidose. Die Patientin entwickelt binnen 48 Stunden ein ARDS, kompliziert durch eine Lungenaspergillose und verstirbt am 12. Krankheitstag, dem 7. Tag nach Aufnahme auf die Intensivstation, im Multiorganversagen an komplizierter Malaria tropica.

Prophylaxe und Selbsttherapie. Die Vermeidung einer Malaria beim Reisenden ist eines der bedeutsamen Themen im Rahmen der reisemedizinischen Beratung. Dabei gehen wir in diesem Abschnitt vom durchschnittlichen Risiko des – meist touristisch – Reisenden aus. Spezialgruppen (Kinder, Schwangere, besuchsweise in ihr Heimatland zurückkehrende Personen oder solche im Langzeitaufenthalt) bedürfen besonderer Aufmerksamkeit und der Beratung durch einen Reise- oder Tropenmediziner, der mit den örtlichen Gegebenheiten in besonderer Weise vertraut ist.

Für den „Standardfall" jedoch sollte der Malariaschutz aus verschiedenen Elementen bestehen, die im Gespräch zu vermitteln sind:

1. Nichtmedikamentöse Prophylaxe („Expositionsprophylaxe")
Die wichtigste Maßnahme für den Reisenden besteht darin, den Stich von Anopheles-Mücken zu vermeiden. Dies geschieht etwa dadurch, dass man sich von der Abend- bis zur Morgendämmerung in mosquitosicheren Räumen aufhält, also solchen, die durch Netze in den Fenstern oder laufende Klimaanlage geschützt sind. Im Schlaf sollte man sich mit einem Mosquitonetz schützen. Wer sich abends noch draußen aufhält, sollte Repellenzien auf die Hautpartien auftragen, die trotz langer Ärmel und Hosenbeine noch sichtbar sind. In Einzelfällen (Übernachtung in Räumen mit großem Mosquitobestand oder leichtem Zugang für Mosquitos) ist auch der Einsatz von Insektiziden als Spray oder Verdampfer gerechtfertigt, wenn man für den Menschen möglichst wenig schädliche wählt. Einzelheiten zu diesen Schutzprinzipien fasst das Kapitel „Prävention vektoriell übertragener Infektionen" (s. Kap. 9.5.11) zusammen.

2. Medikamentöse Prophylaxe
Ist das Manifestationsrisiko einer Malaria außergewöhnlich hoch, so erscheint trotz Nebenwirkungsrisiko die Einnahme einer antiparasitären Substanz(-kombination) sinnvoll, um die sich wahrscheinlich manifestierende Infektion „im Keim zu ersticken", bevor sie ausbricht. Diese von Robert Koch vor über 100 Jahren inaugurierte Methode ist in früheren Jahren noch wesentlich häufiger angewandt worden, bevor 2001 nach guten Erfahrungen vor allem der Schweizer Kollegen mit einer zurückhaltenderen Anwendung eine Vereinheitlichung der deutschsprachigen Empfehlungen stattfand. Zur Verfügung stehen heute im

Tabelle 9.28: Prophylaktisch eingesetzte Malariamedikamente

Präparat	Dosis	Beginn	Ende	Vorteil	Nachteil
Malarone®	1 Tabl./Tag (250 mg Atovaquone, 100 mg Proguanil)	1 Tag vor Malariaexposition	7 Tage nach Malariaexposition	Kurze Gesamtdauer der Einnahme	Preis
Lariam®	1 Tabl./Wo. (250 mg Mefloquin)	1 Woche vor Malariaexposition	4 Wochen nach Malariaexposition	Wöchentliche Einnahme	Schwindel, Alpträume, selten Depressivität
Doxycyclin	100 mg/Tag	1 Tag vor Malariaexposition	4 Wochen nach Malariaexposition	Preis	Off-label-use, gel. Photosensitivität

Wesentlichen drei Prophylaxemedikamente, in der Schweiz wird zudem auch das Primaquin genutzt (Tabelle 9.28). Da Doxycyclin in Deutschland erst seit 2001 zur Malariaprophylaxe empfohlen wird, damals aber schon in der Vermarktung als Generikum stand, wird diese Anwendung der Substanz in der Fachinformation nicht erwähnt, was einen entsprechenden Einsatz zum hinweispflichtigen „off-label use" macht. Die wissenschaftliche Basis dieser Anwendung ist aber unumstritten. Eine medikamentöse Prophylaxe der beschriebenen Art senkt das Manifestationsrisiko der Malaria um über 90 %, sollte aber im Bewusstsein des Restrisikos stets mit den genannten nichtmedikamentösen Maßnahmen kombiniert werden.

3. Standby-Behandlung
Wenn man die Lückenhaftigkeit der diagnostischen und therapeutischen Möglichkeiten in vielen von der Malaria betroffenen Reiseländern berücksichtigt, so erscheint es durchaus realistisch, dass ein Reisender bei einer fieberhaften Episode unterwegs die Malaria nicht oder nur ungebührlich verzögert ausschließen lassen kann. Für solche Fälle erscheint es sinnvoll, dem Reisenden eine Behandlungsdosis mitzugeben, die dann eingesetzt werden kann, wenn
   – eine Malaria möglich ist, da die Mindestinkubationszeit von 5 Tagen seit Beginn der Malariaexposition abgelaufen ist,
   – Fieber von 38,5 °C vorliegt und
   – eine qualifizierte Untersuchung und ggf. suffiziente Therapie in den nächsten 24 Stunden nicht möglich erscheint.

Dabei wird eine nichtdiagnostizierte Erkrankung behandelt, um die Folgen einer verspäteten Diagnose zu vermeiden. Es ist nicht gemeint, eine mögliche Diagnostik nicht wahrzunehmen. Vielmehr bleibt es geboten, eine Klärung sobald wie möglich herbeizuführen, um die Malariadiagnose entweder zu sichern oder evtl. eine andere bedeutsame Diagnose zu stellen.

III Gesundheitsrisiken im Gastland

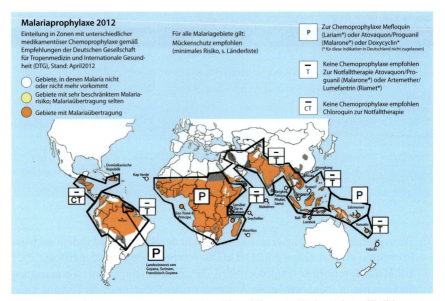

Abb. 9.107: Empfehlungen 2012 zur Prophylaxe (P) und Therapie (T) der Malaria. CT: Chloroquin-Therapie. Quelle: Deutsche Gesellschaft für Tropenmedizin und Internationale Gesundheit (DTG), www.dtg.org

Somit ist die medikamentöse Prophylaxe die Antwort auf ein hohes Malariarisiko, die Stand-by-Behandlung eine Antwort auf eine lückenhafte medizinische Infrastruktur entlang der Reiseroute. Zur Verfügung stehen die unter „Therapie" genannten Medikamente, die natürlich nicht auch schon zuvor zur Prophylaxe eingesetzt worden sein sollten. Wo eine medikamentöse Prophylaxe empfohlen wird und welche Medikamente für welche Region eingesetzt werden sollten, ist den Empfehlungen der Deutschen Gesellschaft für Tropenmedizin und Internationale Gesundheit (DTG) unter Beachtung von Kontraindikationen und Besonderheiten spezifischer Personengruppen zu entnehmen (Abb. 9.107). Die einschlägigen Fachgesellschaften aus Deutschland, Österreich und der Schweiz arbeiten eng bei der Ausarbeitung ihrer Leitlinien und Empfehlungen zusammen; Abweichungen im Detail bestehen.

Zusammenfassung und Ausblick. Malaria ist weiterhin eine der „Big Three" unter den Infektionskrankheiten hinsichtlich der Mortalität und Morbidität und spielt eine wichtige Rolle in der reisemedizinischen Prophylaxeberatung sowie konsequenterweise auch der Differenzialdiagnose beim kranken Reiserückkehrer. Angesichts gut etablierter diagnostischer Verfahren und hochwirkamer Therapieoptionen liegt der Schlüssel zur Vermeidung schwerer Verläufe und Todesfälle in einem gefahrenbewussten Prophylaxeverhalten durch den Reisenden, der frühzeitigen Vorstellung des Patienten bei Fieber und der korrekten und zügigen Diagnosestellung durch den behandelnden Arzt.

Internetadressen

- http://www.dtg.org
- http://www.rki.de
- http://www.tropnet.net
- http://phil.cdc.gov/phil/
- http://www.infektionsbiologie.ch/parasitologie/seiten/modellparasiten
- http://www.malariajournal.com/graphics/videos/plasmodium_cycle.asp (Entwicklungszyklus)

Weiterführende Literatur

1. Anstey NM, Russell B, Yeo TW, Price RN: The pathophysiology of vivax malaria. Trends Parasitol 2009; 25: 220–227.
2. Behrens RH, Carroll B, Beran J, Bouchaud O, Hellgren U, Hatz C et al.: The low and declining risk of malaria in travellers to Latin America: is there still an indication for chemoprophylaxis? Mal J 2007; 6: 114.
3. Collins WE, Jeffery GM: Plasmodium malariae: Parasite and disease. Clin Microbiol Rev 2007; 20: 579–592.
4. Daneshvar C, Davis TME, Cox-Singh J, Zakri Rafa'ee M, Khatijah Zakaria S, Divis PCS, Singh B: Clinical and laboratory features of human Plasmodium knowlesi infection. Clin Infect Dis 2009; 49: 852–860.
5. Ghosh K, Ghosh K: Pathogenesis of anemia in malaria: a concise review. Parasitol Res 2007; 101: 1463–1469.
6. Greenwood BM, Bojang K, Whitty CJM, Targett GAT: Malaria. Lancet 2005; 365: 1487–1498.
7. Greenwood BM, Fidock DA, Kyle DE, Kappe SHI, Alonso PL, Collins FH, Duffy PE: Malaria: progress, perils, and prospects for eradication. J Clin Invest 2008; 118: 1266–1276.
8. Grobusch MP, Kremsner PG: Uncomplicated malaria. Curr Top Microbiol Immunol 2005; 295: 83–104.
9. Mueller I, Galinski MR, Baird JK, Carlton JM, Kochar DK, Alonso PL, del Portillo HA: Key gaps in the knowledge of Plasmodium vivax, a neglected human malaria parasite. Lancet Infect Dis 2009; 9: 555–566.
10. Murray CK, Bennett JW. Rapid diagnosis of malaria. Interdiscp Perspect Infect Dis 2009; 415853
11. Picot S, Olliaro P, de Monbrison F, Bienvenu AL, Price RN, Ringwald P: A systematic review and meta-analysis of evidence for correlation between molecular markers of parasite resistance and treatment outcome in falciparum malaria. Mal J 2009; 8: 89
12. Price RN, Douglas NM, Anstey NM: New developments in Plasmodium vivax malaria: severe diseases and the rise of chloroquine resistance. Curr Opin Infect Dis 2009; 22: 430–435.
13. Targett GA, Greenwood BM: Malaria vaccines and their potential role in the elimination of malaria. Mal J 2008; 7(Suppl 1): S10.

9.5.2 Leishmaniosen

P. Kimmig

Leishmaniosen sind durch einzellige Parasiten (Flagellaten) verursachte Infektionen, die von blutsaugenden Sandmücken (Phlebotomen) übertragen werden. Je nach Leishmanienart, genetischer Disposition und individuellem Immunstatus kann sich die Infektion in Form lokaler Herde an Haut und Schleimhaut (kutane, mukokutane Leishmaniose) manifestieren oder als systemische Erkrankung (viszerale Leishmaniose) verlaufen.

Epidemiologie und Übertragungswege. Leishmaniosen sind ein bedeutendes Gesundheitsproblem speziell von tropischen und subtropischen Ländern der Alten und Neuen Welt; die Zahl der Infizierten wird auf 12 Mio. geschätzt, man rechnet mit ca. 2 Mio. Neuerkrankungen pro Jahr.

Bei den Erregern handelt es sich um einzellige Parasiten aus der Ordnung der Geißeltierchen (Flagellaten), die nah mit den Trypanosomen verwandt sind. Bei den Leishmanien (benannt nach W. Leishman, einem der beiden Erstbeschreiber des Kala-Azar-Erregers) finden sich die begeißelten Formen (Promastigote) allerdings nur in den Vektoren, in den Säugetierwirten wie auch dem Menschen treten die Erreger nur in der lichtmikroskopisch geißellosen, der sog. amastigoten Form auf. Die Amastigoten leben obligat intrazellulär; mit einem Durchmesser von nur 2 μm liegen sie in der Größenordnung von Bakterien. Dennoch weisen sie zwei charakteristische, diagnostisch wichtige Strukturen auf: den runden Zellkern und den stabförmigen Kinetoplasten, der sich elektronenmikroskopisch als Riesenmitochondrium darstellt (Abb. 9.108). Während in früheren Jahren nur wenige Leishmanienarten nach den Hauptmanifestationen beim Menschen – kutane, mukokutane, viszerale Leishmaniose unterschieden wurden, sind heute nach moderner molekularbiologischer Taxonomie über 20 Arten weltweit bekannt. Die wichtigsten Arten und ihre geografische Verbreitung zeigt Tabelle 9.29.

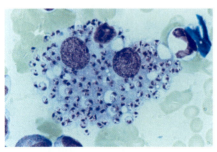

Abb. 9.108: Amastigote Stadien von Leishmanien im Knochenmarkausstrich bei viszeraler Leishmaniose. Foto: T. Naucke

Die Übertragung der Leishmanien erfolgt in erster Linie über Vektoren, selten auch direkt über Blut oder transplazentar. Als Vektoren fungieren Sandmücken („sandflies") aus der Familie der Schmetterlingsmücken (Psychodidae), die in der Alten Welt durch die Gattung Phlebotomus, in der Neuen Welt durch das Genus Lutzo-

Tabelle 9.29: Die wichtigsten humanpathogenen Leishmaniaarten: Verbreitungsgebiete und Manifestationsformen. Nach Reiter-Owona, in Burkhardt 2009; verändert

Leishmania-art	Vorkommen, Region	Wirte und Reservoirwirte	Form der Manifestation beim Menschen
I. Afrika, Asien, Europa (Alte Welt)			
L. donovani	Ostafrika, Indien, Nepal, Bangladesh, China	Mensch	Viszerale L., (Kala Azar) Kutane L. (Orientbeule)
L. infantum	Mittelmeerraum, China, Zentralasien	Mensch, Kaniden	Viszerale L., Kutane L.
L. tropica	Mittlerer Osten, Mittelmeerraum, Zentral- bis Südwestasien, Äquatorial- und Südwestafrika	Mensch	Orientbeule, trockene Form
L. major	Nordafrika, Südwest- und Zentralasien, Westafrika, Sahelzone, Mittlerer Osten, Mittelmeerraum	Nagetiere, Mensch	Orientbeule, feuchte Form
L. aethiopica	Äthiopien, Kenia, Sudan	Nagetiere, Mensch	Chronische Orientbeule
II. Zentral- und Südamerika (Neue Welt)			
L. chagasi/infantum*	Süd- und Mittelamerika	Mensch, Kaniden	Kutane L., viszerale L.
L. peruviana	Anden, Peru, Argentinien	Mensch	Kutane L. (Uta)
L. braziliensis-Komplex			
L. braziliensis	Tropenwälder Mittel- und Südamerikas	Mensch, Nagetiere	Kutane, mukokutane L. (Espundia)
L. panamensis	Panama und Nachbarländer	Mensch, Faultier	Kutane, mukokutane L.
L. mexicana-Komplex			
L. mexicana	Zentralamerika, Texas	Mensch, Nagetiere	Kutane L., (Chiclero's Ulkus)
L. amazonensis	Brasilien	Mensch, Opossum	Kutane, Mukokutane L.

*Bei L. infantum der alten Welt und bei L. chagasi in der Neuen Welt konnte die Identität der Erreger nachgewiesen werden (gemeinsamer Name L. infantum)

myia mit insgesamt über 300 Arten vertreten sind. Sandmücken sind mit 1,3–4 mm sehr kleine Insekten, nichtsdestoweniger hinterlassen sie deutlich sichtbare, unangenehme Stichreaktionen. Wegen ihrer Abhängigkeit von Temperatur und Feuchtigkeit sind die meisten Sandmückenarten nachtaktiv, so auch die Phlebotomen des Mittelmeerraums. Die Mücken sind charakteristischerweise dicht behaart und

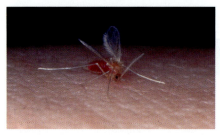

Abb. 9.109: Weibchen von Phlebotomus bei der Blutaufnahme. Foto: T. Naucke

tragen die Flügel in einem 60°-Winkel nach oben (Abb. 9.109). Die Entwicklung erfolgt allgemein in geschützten Bodenvertiefungen mit dauerhafter Feuchtigkeit wie unterirdischen Tierbauten, in Termitenbauten, Baumhöhlen, im Boden von Tierställen u. a. Im Einzelfall sind die Brutstätten der Phlebotomen indessen sehr schwer zu finden, was eine Bekämpfung der Larven kaum möglich macht.

In der Alten Welt treten Leishmaniosen in Abhängigkeit von den Vektoren v. a. in trocken-heißen Klimazonen auf, bevorzugt auf dem indischen Subkontinent, in Zentralasien, dem Vorderen Orient sowie ganz Afrika. In der Neuen Welt kommen Lutzomyia-Sandmücken und die von ihnen übertragenen Leishmaniosen v. a. in feuchtwarmen Waldgebieten vor.

Besonderer Erwähnung als Endemiegebiet bedarf die Mittelmeerregion als klassisches Tourismusgebiet. Hier kommt eine relativ milde Form der viszeralen Leishmaniose vor, hervorgerufen durch Leishmania infantum, daneben treten aber auch Hautleishmaniosen mit trockenen (L. tropica) und feuchten (L. major) Ulzera auf.

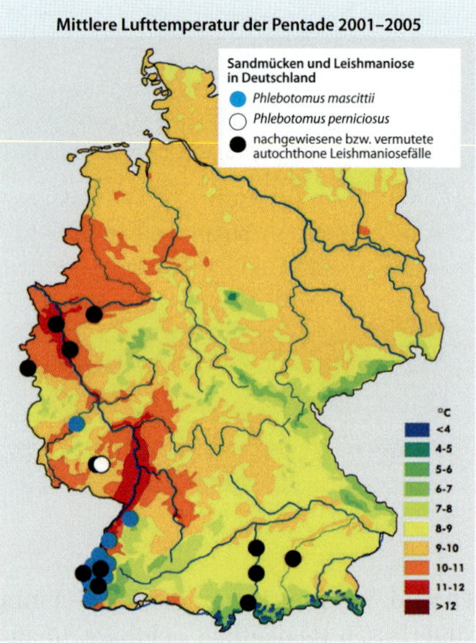

Lange nahm man an, dass nördlich der Alpen weder Phlebotomen noch Leishmanien vertreten seien. Neuere Untersuchungen haben aber gezeigt, dass Phlebotomen mit zwei Arten (Ph. mascittii, Ph. perniciosus) auch in Deutschland im südlichen Rheintal vorkommen (Abb. 9.110). Auch autochthone Leishmaniosen bei Tier und Mensch sind mehrfach beschrieben, so dass man hier – vermutlich begünstigt durch die globale Klimaerwärmung – einen bereits etablierten Infektionskreislauf annehmen muss. Die Situation gewinnt an Brisanz durch die Tatsache, dass im Mittelmeerraum Haushunde das bedeutsamste tierische Reservoir darstellen. Bei diesen kommt es zu einer chronischen,

Abb. 9.110: Vorkommen von Phlebotomen und autochthonen Leishmaniosen in Deutschland. Nach T. Naucke

durch Ulzera, Haarausfall und übermäßiges Krallenwachstum gekennzeichneten Infektion (Abb. 9.111). Da aus Gründen überzogener Tierliebe in großer Zahl Straßenhunde aus dem Mittelmeerraum und speziell auch Leishmanien-infizierte Tiere nach Deutschland importiert werden, was in der Regel keinerlei Kontrolle unterliegt, ist damit für einen ständigen Eintrag der Leishmanien gesorgt.

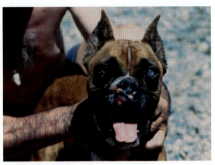

Abb. 9.111: An Leishmaniose erkrankter Hund mit Ulzera im Schnauzenbereich. Foto: T. Naucke

Pathophysiologie. Mit dem Stich infizierter Sandmücken gelangen die promastigoten Leishmanien in den Wirtsorganismus. Hier werden sie aufgrund komplementähnlicher Strukturen auf ihrer Oberfläche von Fresszellen, Makrophagen, rasch erkannt und aufgenommen. Dank struktureller und enzymatischer Evasionsmechanismen kommt es jedoch nicht zur Lyse der Parasiten, diese können sich im Gegenteil hier optimal vermehren. Der Organismus reagiert mit der Mobilisierung von weiteren Makrophagen und leistet damit einer Vermehrung der Parasiten Vorschub. Bei den kutanen und mukokutanen Leishmaniosen kommt es zu einer lokalen Makrophagenanhäufung in der Haut bzw. Schleimhaut, was zu trophischen Störungen führt, die Ulzerationen bzw. tiefgreifende Gewebszerstörungen zur Folge haben. Bei der viszeralen Leishmaniose vermehren sich die Leishmanien in den Makrophagen des gesamten retikuloendothelialen Systems, v. a. in Milz, Leber, Knochenmark, lymphatischem Gewebe, Darmwand u. a., wo es über die Makrophagenvermehrung zu Verdrängung des Funktionsgewebes und damit zu entsprechenden Störungen kommt. Klinisch ist die viszerale Leishmaniose durch Vergrößerung der Leber und vor allem der Milz sowie der Lymphknoten gekennzeichnet. Die Funktionsstörungen äußern sich in einer Reduktion der gesamten Blutbildung (Panzytopenie) sowie in einer Verminderung der Albuminproduktion bei gleichzeitigem Anstieg der spezifischen Antikörper. Am schwerwiegendsten ist jedoch die durch die Infektion, speziell durch die Leukopenie, verursachte reduzierte allgemeine Immunabwehr, die sekundären Infekten durch Bakterien und Viren Vorschub leistet.

Symptomatik. Das klinische Bild der Leishmaniosen wurde früher als speziestypisch angesehen. Mit den heutigen Differenzierungsmöglichkeiten hat sich allerdings gezeigt, dass Erreger unterschiedlicher Leishmaniakomplexe gleiche Krankheitsbilder verursachen können. Darüber hinaus sind für den Krankheitsverlauf der individuelle Immunstatus, die genetische Disposition und möglicherweise auch die Virulenz der einzelnen Leishmanienstämme verantwortlich.

- **Kutane/mukokutane Leishmaniose:** Die kutane Leishmaniose der Alten Welt kann sich als trockene (L. tropica, L. aethiopica) oder als feuchte Form (L. maior) manifestieren. Die klassische Orientbeule beginnt als juckende Papel, die sich zu einem schmerzlosen trockenen Ulkus weiterentwickelt, das in 1–18 Monaten unter Narbenbildung abheilt (Abb. 9.112). Die feuchten Ulzera äußern sich als nässende, oft multipel auftretende Läsionen. Spezielle Formen stellen die rezidivierende Leishmaniose, die kutane diffuse Leishmaniose und das Post-Kala-Azar-Hautleishmanoid dar. Leishmaniosen der Neuen Welt führen generell zu feuchten Ulzera; diese können spontan abheilen wie Läsionen durch L. peruviana und L. mexicana (Chiclero-Ulkus). In anderen Fällen, speziell bei den am weitesten verbreiteten Infektionen durch Erreger des L.-braziliensis–Komplexes, neigen die Läsionen zur Chronifizierung und können sich zu einer mukokutanen Leishmaniose (Espundia) weiterentwickeln. Dabei kommt es nach Jahren zu einem Befall der Schleimhäute des Nasen-Rachen-Raums, der entstellende Gewebsläsionen nach sich zieht.
- **Viszerale Leishmaniose:** Der überwiegende Anteil der Infektionen (80–95 %) verläuft symptomlos. Dies gilt besonders für Infektionen mit L. infantum, was sich aus Seroprävalenzen im Mittelmeerraum von regional über 30 % schließen lässt. In den symptomatischen Fällen kommt es nach einer Inkubation von Monaten bis zu mehreren Jahren zu Fieber, Anämie, Leukopenie und Thrombozytopenie sowie zu einer Vergrößerung von Leber und Milz (Abb. 9.113).

Der Beginn kann abrupt sein und einer Malariainfektion ähneln, in den meisten Fällen verläuft die Erkrankung jedoch schleichend bei wenig gestörtem Allgemeinbefinden. Im Verlauf von Monaten kommt es dann zu zunehmender Auszehrung und zu Sekundärinfektionen, so dass über 90 % der manifesten Erkrankungen unbehandelt zum Tode führen. Bei immundefizienten Personen, speziell HIV-Infizierten, entwickelt sich ein atypisches fulminantes viszerales Krankheitsbild (auch bei dermatotropen Leishmanienarten) zumeist ohne Fieber mit nodulären und ulzerativen Herden an Haut und Schleimhaut.

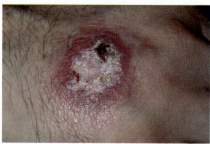 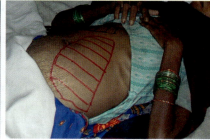

Abb. 9.112: Kutane Leishmaniose (Orientbeule). Foto: B. Rieke

Abb. 9.113: Viszerale Leishmaniose mit Milz- und Lebervergrößerung (Kala Azar). Foto: B. Rieke

Die viszerale Leishmaniose wird zunehmend zu einem Problem von HIV-Infizierten. Man schätzt, dass in den kommenden Jahren in Südeuropa 2–9 % aller AIDS-Patienten daran erkranken werden. Derzeit treten in Europa ca. 70 % aller Leishmaniose-Fälle bei HIV-Infizierten auf. Bei diesen entwickelt sich ein atypisches, fulminantes, viszerales Krankheitsbild meist ohne Fieber z. T. mit ulzerativen Herden im Gastrointestinaltrakt. Als Verursacher kommen auch dermatotrope Leishmanien in Frage. Eine vollständige Leishmanieneradikation ist kaum möglich.

Fallbeispiel: Ein 47-jähriger HIV-positiver Mann entwickelte nach einem 14-tägigen Urlaub in Spanien eine viszerale Leishmaniose, die mit liposomalen Amphotericin B über 14 Tage behandelt wurde. 7 Monate später trat trotz effektiver antiretroviraler Therapie erneut ein fieberhaftes Krankheitsbild auf, bei dem im Knochenmarksausstrich mikroskopisch eine hohe Dichte von Leishmanien festgestellt wurde. Nach einer Kombinationsbehandlung mit Miltefosin über 28 Tage und Amphotericin B über 6 Monate waren 1 Monat nach Beendigung der Therapie mikroskopisch keine Leishmanien mehr festzustellen und der Anti-Leishmanien-Titer war signifikant zurückgegangen. Die PCR auf Leishmanien war jedoch sowohl im Blut als auch im Knochenmark unverändert positiv. Später waren auch im Knochenmarksaustrich wieder massenhaft Leishmanien nachweisbar. Bei der verursachenden Leishmanienart handelte es sich mit 95%iger Wahrscheinlichkeit um L. tropica (Roll, Oehme, pers. Mitteilung).

Diagnostik. Systemische Leishmaniosen führen zu hohen Antikörpertitern, die sich leicht nachweisen lassen. Positive Ergebnisse sind jedoch kein Beleg für eine manifeste Erkrankung, dies ist nur durch Direktnachweis (Mikroskopie oder PCR) aus Gewebematerial, in erster Linie von Knochenmark und Milz, möglich.

Bei lokalen Prozessen sind serologische Untersuchungen weniger zuverlässig, messbare Antikörpertiter sind nur bei größeren Läsionen zu erwarten. Die Methode der Wahl ist hier eine Biopsie aus dem Rand des Herdes und ein anschließender direkter Erregernachweis mittels Mikroskopie, PCR oder Kultur.

Therapie. Fünfwertige Antimonpräparate wie Natrium-Stibogluconat (Pentostam®), Meglumin-Antimonat (Glucantime®) und Miltefosin (Impavido®, orales Mittel!) stellen seit vielen Jahren die Grundlage der Behandlung von Leishmaniosen dar. In industrialisierten Ländern gilt als Mittel erster Wahl heute jedoch liposomales Amphotericin B (AmBisome®, Abelcet®), dessen breitere Anwendung die Kosten allerdings nicht zulassen. Auch bei Hunden werden Antimonpräparate eingesetzt, eine Heilung ist damit i. d. R. allerdings nicht möglich.

Bei unkomplizierten lokalen Läsionen ist eine Behandlung nicht zwingend notwendig, andernfalls erfolgt eine lokale Therapie (Exzision, Kryotherapie, Injektion von Antimonpräparaten). Bei viszeralen Leishmaniosen ist eine systemische Therapie zwingend erforderlich; dies gilt auch für die Hautleishmaniosen der Neuen Welt, sofern nicht eine Leishmanienart mit Potenz zur mukokutanen Manifestation

> **Kompaktinformation**
>
> **Leishmaniosen**
> - Leitsymptome: trockene/feuchte Hautulzera (kutane/mukokutane Leishmaniosen), Fieber, Hepatosplenomegalie, Panzytopenie (viszerale Leishmaniose)
> - Therapie: liposomales Amphotericin B, Miltefosin

ausgeschlossen wurde. Bei HIV-Infizierten ist grundsätzlich eine systemische Therapie erforderlich.

Prävention. Als individuelle Infektionsprophylaxe ist die Verwendung engmaschiger (0,2 mm) oder imprägnierter Moskitonetze sowie von Repellenzien zu empfehlen („Expositionsprophylaxe"). Allgemeine Maßnahmen bestehen in der Bekämpfung der Vektoren durch Ausbringung von Insektiziden an typischen Aufenthaltsorten der Phlebotomen in Ställen und Scheunen. Eine Larvenbekämpfung ist wegen unzureichender Kenntnisse der Habitate oft kaum möglich.

Die Eliminierung von tierischen Reservoirwirten, z. B. streunenden Hunden, hat in China und dem Mittelmeerraum zu Erfolgen geführt (aber auch die Hundeimporte nach Deutschland gefördert!). Ist wie in Indien der Mensch das einzige Reservoir, müssen Leishmanien-Infizierte diagnostiziert und behandelt werden.

Weiterführende Literatur

1 Ashford RW: The leishmaniases as emerging and reemerging zoonoses. Internat J Parasit 2000; 30: 1269–1281.
2 Aspöck H (Hrsg.): Krank durch Arthropoden. Denisia 2010; 30.
3 Baneth G, Koutinas AF, Solano-Gallego L, Bourdeau P, Ferrer L: Canine leishmaniosis – new concepts and insights on an expanding zoonosis – part one. Trends in Parasitol 2008; 24: 324–330.
4 Bauerfeind R, Kimmig P, Schiefer HG, Schwarz T, Slenczka W, Zahner H: Zoonosen. Köln: Deutscher Ärzteverlag, im Druck.
5 Bogdan C, Schönian G, Banuls AL, Hide M, Pratlong F, Lorenz E, Röllinghoff M, Mertens R: Visceral leishmaniasis in a child who had never entered a known endemic area: case report and review of the literature. Clin Infect Dis 2001; 32: 302–306.
6 Darai G, Handermann, M, Sonntag H-G, Tidona C A, Zöller L: Lexikon der Infektionskrankheiten des Menschen. Berlin, Heidelberg, New York: Springer, 2009.
7 Harms G, Schönian G, Feldmeier H: Leishmaniasis in Germany. Emerg Inf Dis 2003; 9: 872–875.
8 Löscher T, Burchard G-D. Tropenmedizin in Klinik und Praxis. Stuttgart: Thieme, 2010.
9 Miró G, Cardoso L, Pennisti MG, Oliva G, Baneth G: Canine leishmaniosis – new concepts and insights on an expanding zoonosis – part two. Trends in Parasitol 2008; 24: 371–377.
10 Naucke TJ, Leishmaniose – Einzug in Deutschland. Kleintiermedizin 2009; 34 (Suppl.): 4–10.

11 Naucke TJ, Pesson B: Presence of Phlebotomus (Transphlebotomus) mascittii Grassi, 1908 (Diptera, Psychodidae) in Germany. Parasitol Res 2000; 86: 335–336.
12 Neumeister B, Geiss HK, Braun RW, Kimmig P (Hrsg.): Mikrobiologische Diagnostik. Stuttgart: Thieme, 2009.
13 Rivas L, Moreno J, Canavate C, Alvar J: Virulence and disease in leishmaniasis: what is relevant for the patient. Trends in Parasitol 2004; 20.
14 Schönian G, Mauricio I, Gramiccia M, Canavate C, Boelaert M, Dujardin J-C: Leishmaniases in the Mediterranean in the era of molecular epidemiology. Trends in Parasitol 2007; 24: 135–142.

9.5.3 Trypanosomiasis

A. Stich

Afrikanische Schlafkrankheit

Die Afrikanische Schlafkrankheit (humane afrikanische Trypanosomiasis) ist eine auf Afrika beschränkte und von Tsetse-Fliegen auf den Menschen übertragene Infektionskrankheit. Diagnostik und Therapie sind schwierig und sollten in Zusammenarbeit mit tropenmedizinischen Fachstellen durchgeführt werden.

Parasitologische Grundlagen. Man unterscheidet zwei Formen der Schlafkrankheit: die ostafrikanische, hervorgerufen durch Trypanosoma brucei (T.b.) rhodesiense, und die westafrikanische, hervorgerufen durch T.b. gambiense. Ein dritter Parasit, T.b. brucei, ist der Erreger einer veterinärmedizinisch bedeutsamen Tierseuche und gilt für den Menschen als apathogen. Alle drei Unterarten von T. brucei lassen sich lichtmikroskopisch nicht unterscheiden.

Auf Menschen und andere Wirbeltierwirte wird die Schlafkrankheit durch den Stich infizierter Tsetse-Fliegen (Glossina spp.) übertragen (Abb. 9.114). Tsetse-Fliegen sind vergleichsweise schlechte Vektoren der Trypanosomen. Die Zahl infektiöser Insekten liegt auch mitten im Fokus in der Regel unter 1%. Aus diesem Grund ist die Erkrankung bei Europäern sehr selten, weil diese sich kaum lange genug in den Schlafkrankheitsherden aufhalten, um von einer ausreichenden Zahl von Tsetse-Fliegen gestochen zu werden; allerdings werden jedes Jahr vereinzelte Fälle bei Touristen, die ostafrikanische Nationalparks besucht haben, gemeldet. Eine Übertragung durch Bluttransfusionen ist möglich, einzelne Fälle einer vertikalen Transmission wurden ebenfalls beschrieben.

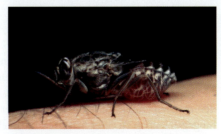

Abb. 9.114: Tsetse-Fliege (Glossina morsitans). Foto: A. Stich

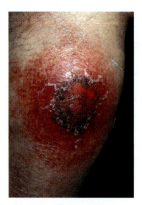

Abb. 9.115: Trypanosomen-Schanker. Foto: A. Stich

Krankheitsbild. Das Krankheitsbild bei der ostafrikanischen Form verläuft foudroyant und führt oft bereits nach wenigen Wochen zum Tod. An der Inokulationsstelle entsteht nach wenigen Tagen häufig eine typische Läsion, der Trypanosomen-Schanker, in dem sich die Erreger bereits lokal im Gewebe vermehren (Abb. 9.115). Danach folgt eine Phase von hohen Fieberschüben, Hepatosplenomegalie und Myokarditis. Klinisch erinnert die Symptomatik an eine Sepsis oder schwere Malaria. Bei der westafrikanischen Form ist der Trypanosomen-Schanker nur in ca. 20 % der Fälle zu sehen und der Krankheitsverlauf ist zunächst weniger dramatisch. Typisch für die T.b.-gambiense-Infektion ist eine generalisierte Lymphadenopathie, wobei es insbesondere im hinteren Halsdreieck zu einer typischen Schwellung der Lymphknoten kommt (sog. Winterbottom-Zeichen).

Im weiteren Krankheitsverlauf (Wochen bis Monate nach der Infektion) durchdringen die Erreger beider Schlafkrankheitsformen die Blut-Hirn-Schranke. Damit beginnt das Stadium II der Erkrankung, das enzephalitische Stadium. Während die Fieberschübe in ihrer Stärke allmählich abnehmen, leiden die Patienten an Kopfschmerzen, einer zunehmenden Wesensveränderung und einer Störung des Schlaf-Wach-Rhythmus. Im Endstadium sind die Patienten apathisch und nicht mehr in der Lage, mit ihrer Umgebung geregelten Kontakt aufzunehmen. Sie stellen die freiwillige Nahrungs- und Flüssigkeitszufuhr ein und sterben an Kachexie oder interkurrierenden Infekten. Ohne Behandlung verläuft die Schlafkrankheit immer tödlich.

Hinweis: In der Reisemedizin spielt besonders das Frühstadium der Schlafkrankheit eine Rolle. Nach Trypanosomen im Blut sollte bei allen Patienten gefahndet werden, die sich mit einer Fiebersymptomatik präsentieren und kürzlich aus Ost- und Zentralafrika zurückgekehrt sind.

Epidemiologie. Die Schlafkrankheit ist eine klassische Tropenkrankheit. Sie ist auf den afrikanischen Kontinent zwischen dem 14. Grad nördlicher und dem 29. Grad südlicher Breite beschränkt. Mitte des 20. Jahrhunderts war die Schlafkrankheit in den meisten endemischen Regionen unter Kontrolle. In den 80er- und 90er Jahren hingegen kam es zu einer massiven Rückkehr der Erkrankung in epidemischer Form mit geschätzten 300 000 bis 500 000 Erkrankten pro Jahr. Damit war die Schlafkrankheit wieder zu einem zentralen Gesundheitsproblem Afrikas geworden. Am stärksten betroffen sind die Länder Demokratische Republik Kongo, Angola, Sudan, die Zentralafrikanische Republik und Uganda. Seit einigen Jahren sind die Erkrankungszahlen dank der intensiven Aufnahme von Kontrollprogrammen wieder rückläufig.

Diagnostik. Die Diagnose der Schlafkrankheit sollte so früh wie möglich erfolgen. Die klassischen parasitologischen Nachweisverfahren gelten immer noch als Standard in der Diagnostik und sind neueren Technologien molekularbiologischer oder serologischer Nachweisverfahren in ihrer Sensitivität derzeit noch überlegen. Deshalb ist die Diagnostik der Trypanosomiasis immer noch eine Aufgabe von spezialisierten, parasitologisch orientierten Institutionen.

Das diagnostische Vorgehen bei der Schlafkrankheit besteht aus zwei Schritten:
- Erregernachweis und
- Bestimmung des Krankheitsstadiums.

Erregernachweis. Bei der afrikanischen Schlafkrankheit ist vor Beginn jeder Therapie immer der direkte Parasitennachweis zu fordern. Dafür stehen verschiedene klassische Untersuchungsverfahren zur Verfügung.
1. Erregernachweis im Blutausstrich und Dicken Tropfen:
   Blut kann analog zur Malariadiagnostik als Blutausstrich und Dicker Tropfen nach Giemsa oder Field gefärbt und mikroskopiert werden. Trypanosomen lassen sich dabei als extrazelluläre, begeißelte Protozoen nachweisen (Abb. 9.116). Allerdings ist besonders bei der westafrikanischen Form im Spätstadium die Parasitämie undulierend und kann manchmal zum Zeitpunkt der Blutentnahme unterhalb der Nachweisgrenze liegen. Beim klinischen Verdacht auf Schlafkrankheit sind deshalb wiederholte Untersuchungen an mehreren aufeinander folgenden Tagen notwendig.
2. Punktion (Aspirat) aus Trypanosomen-Schanker oder Lymphknoten:
   Punktionsmaterial aus entzündlichen Ödemen und Lymphflüssigkeit aus punktierten Lymphknoten (besonders im Bereich des hinteren Halsdreiecks) kann im frischen Präparat nativ mikroskopiert werden. Trypanosomen erscheinen als hochbewegliche Zellen zwischen den Lymphozyten. Die Methode ist hochspezifisch, die Trypanosomen sind unverkennbar. Allerdings sind nur bei 40 % der Patienten positive Befunde über eine einmalige Lymphknotenpunktion zu erwarten.

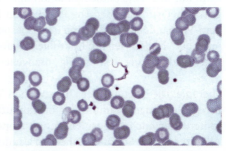

Abb. 9.116: Trypanosomen im Blutausstrich. Foto: A. Stich

3. Konzentrationsverfahren:
   Wegen der niedrigen Parasitämie, insbesondere bei T.b.-gambiense-Infektion, wurden verschiedene Methoden zur Konzentration der Parasiten entwickelt, so die QBC®-Methode, die Mikrohämatokrit-Zentrifugation und die Mini Anion Exchange Column Technique (m-AECT). Sie sind Speziallaboratorien vorbehalten.
4. Molekularbiologischer Nachweis:
   Verschiedene diagnostische Ansätze auf der Basis von Nukleinsäureamplifikation wurden entwickelt, die jedoch zum Einsatz in der Individualdiagnostik noch nicht ausreichend evaluiert sind. Darüber hinaus bieten sie bisher gegenüber den klassischen Verfahren der Parasitologie offenbar keinen Vorteil.
5. Serologische Nachweisverfahren:
   Immundiagnostische Verfahren werden hauptsächlich eingesetzt für epidemiologische Untersuchungen zur Überwachung der Schlafkrankheit in endemischen Regionen. Von besonderer Bedeutung für die aktive Fallsuche ist heute der CATT-Test (Card Agglutination Test for Trypanosomiasis), der über eine einfache Latexagglutination Antikörper im Patientenblut nachweist. Weitere serologische Verfahren (IIFT, IHA, ELISA) sind besonders bei der westafrikanischen Trypanosomiasis von diagnostischer Bedeutung.
   Eine positive serologische Reaktion ist zwar noch kein Beweis für eine floride, behandlungsbedürftige Erkrankung, kann aber als Hinweis für eine intensivere Parasitensuche verstanden werden. Aufgrund der raschen Krankheitsentwicklung und der in den ersten Krankheitsstadien noch inkompletten Antikörperantwort sind serologische Methoden zur Diagnostik der T.b.-rhodesiense-Infektion ungeeignet.

Bestimmung des Krankheitsstadiums. Sind einmal Trypanosomen im Gewebepunktat, Blut oder Lymphknotenpunktat entdeckt, ist es entscheidend, das Stadium der Erkrankung zu bestimmen. Dies ist für die Wahl der Medikamente und die spätere Risikoeinschätzung notwendig. Die Stadiendifferenzierung bei der Schlafkrankheit kann nur über eine Lumbalpunktion mit Analyse des Liquor cerebrospinalis erfolgen. Dabei wird nach der Anwesenheit von Trypanosomen, der Zahl von Zellen und dem Vorhandensein von Protein, insbesondere von IgM, gefahndet. Finden sich mehr als 5 Leukozyten pro Mikroliter Liquor, ist von einem Stadium II (enzephalitisches Stadium) der Erkrankung auszugehen.

Therapie. Die Therapie der afrikanischen Trypanosomiasis richtet sich nach dem Erreger und dem Stadium der Erkrankung. Sie ist in jedem Fall schwierig und sollte daher nur in Konsultation mit tropenmedizinischen Fachstellen erfolgen. Alle fünf für die Schlafkrankheit verwendeten Medikamente haben beträchtliche, zum Teil lebensbedrohliche Nebenwirkungen. Die Wahl der Medikamente geht aus Tabelle 9.30 hervor.

9 Infektionserkrankungen

Tabelle 9.30: Medikamente zur Therapie der Schlafkrankheit

	Westafrikanische Schlafkrankheit T.b.-gambiense-Infektion	Ostafrikanische Schlafkrankheit T.b.-rhodesiense-Infektion
Stadium I Hämolymphatisches Stadium	Pentamidin	Suramin
Stadium II Enzephalitisches Stadium	Nifurtimox-Eflornithin-Kombination (NECT)	Melarsoprol, evtl. + Nifurtimox

Amerikanische Trypanosomiasis (Chagas-Krankheit)

Die amerikanische Trypanosomiasis (Chagas-Krankheit) ist eine bei Reisenden extrem seltene und auf Regionen in Mittel- und Südamerika beschränkte Infektionskrankheit. Die Übertragung erfolgt über den Kot von Raubwanzen (Triatominen), vertikal von der Mutter auf das Kind, über Bluttransfusionen oder über orale Aufnahme von mit Wanzenkot kontaminierten Nahrungsmitteln. Die Behandlung ist langwierig und in späten Stadien von ungewissem Erfolg.

Parasitologische Grundlagen. Der Brasilianer Carlos Chagas hat im Jahr 1909 eine Krankheit zum ersten Mal beschrieben, die seither nach ihm benannt ist. Sie stellt eines der wesentlichen Gesundheitsprobleme Lateinamerikas dar und ist typischerweise eine Krankheit der Armut. Erreger sind einzellige Flagellaten (Trypanosoma cruzi), die sich völlig anders verhalten als die Erreger der Afrikanischen Trypanosomiasis.

Eine Übertragung der Chagas-Krankheit erfolgt über folgende Mechanismen:
1. Klassische Vektorübertragung
   Raubwanzen (Reduviidae) der Gattungen Rhodnius, Panstrongylus oder Triatoma können bei der Blutmahlzeit eines infizierten Wirbeltieres Trypanosomen aufnehmen (Abb. 9.117). Diese vermehren sich im Darmtrakt der Insekten und werden über den Kot wieder ausgeschieden. Gelangt infizierter Kot auf Wunden oder auf Schleimhäute, können die Trypanosomen Anschluss an Blutgefäße finden und ihren neuen Wirt infizieren.
2. Orale Transmission
   Nahrungsmittel und Getränke, die mit dem Kot von Raubwanzen kon-

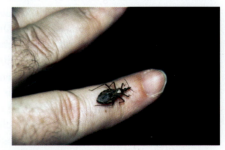

Abb. 9.117: Adulte Rhodnius prolixus, einer der wichtigsten Vektoren von T. cruzi. Foto: A. Stich

taminiert sind, können infektionstüchtige Trypanosomen enthalten, die wahrscheinlich über Mikroläsionen der Schleimhäute des Mundes oder oberen Verdauungstrakts in den Körper gelangen. In den letzten Jahren gab es eine Reihe von Berichten zu Massenausbrüchen (Brasilien, Venezuela) durch den Genuss von lokal hergestellten Säften, in die während der Zubereitung infizierte Wanzen gefallen waren.
3. Vertikale Transmission
Der Übertragungsweg von der Mutter auf ihr ungeborenes Kind spielt sogar in Europa bei Migranten aus Lateinamerika eine bedeutende und vielerorts völlig unterschätzte Rolle. Jedes Jahr werden Dutzende von Infektionen neugeborener Kinder bei in Europa lebenden Familien lateinamerikanischer Herkunft diagnostiziert.
4. Übertragung durch Blut- und Organspenden
Vor allem in den Hochprävalenzländern ist eine Übertragung durch Bluttransfusionen und Organspenden vielfach beschrieben und stellt die dortigen Transfusionsdienste vor große Herausforderungen. In vielen Ländern Europas werden potenzielle Spender aus Endemiegebieten deshalb abgelehnt oder serologisch untersucht.

Erregerzyklus. Trypanosomen sind in der Frühphase der Infektion im Blut nachweisbar. In späteren Stadien der Erkrankung ist die Parasitämie allerdings häufig unter der Nachweisgrenze. Die Trypanosomen schließen sich dann zu Haufen von intrazellulär gelegenen Amastigoten zusammen (Pseudozysten), die im Gewebe der inneren Organe über viele Jahre persistieren und Zellen der Umgebung massiv schädigen können. Von diesen amastigoten Zellhaufen kommt es immer wieder zu einer sekundären Reinvasion des Blutes, von wo aus die Erreger während der Blutmahlzeit von Raubwanzen auf den Vektor übergehen können.

Erkrankung. Nach Infektion eines Patienten kommt es zunächst zu einem akuten Krankheitsbild: Häufig ist in der Umgebung der Eintrittspforte, beispielsweise des Raubwanzenstiches oder der Konjunktivalschleimhäute, eine deutliche ödematöse Schwellung sichtbar (Romaña-Zeichen). Die Patienten klagen über deutliche Allgemeinsymptome wie Fieber und Gliederschmerzen. Klinisch führend ist eine akute Myokarditis durch eine ausgedehnte entzündliche Reaktion der Herzmuskelfasern, die bereits in dieser Phase zum Tode führen kann. Lokalsymptome fehlen bei Übertragung der Parasiten über Bluttransfusionen, den vertikalen oder oralen Weg.

Die chronische Chagas-Krankheit ist charakterisiert durch zwei unterschiedliche klinische Bilder. Sie werden unterschiedlichen Stämmen (Zymodemen) von T. cruzi zugeordnet, die molekularbiologisch definiert sind. Zum einen gibt es eine chronische Erkrankung des Herzens, deren Ursache eine T-Zell-vermittelte Autoimmunreaktion am Herzmuskel ist. Klinisch zeigt sich dieses Bild als dilatative Kardiomyopathie, gelegentlich mit typischem apikalem Aneurysma sowie als gefährliche, häufig therapieresistende Herzrhythmusstörungen. Diese Form kommt insbesondere in Mittelamerika und Venezuela vor. Die andere Verlaufsform wird häufig als „Mega-Krankheit" gekennzeichnet und ist im südlichen Verbreitungsgebiet der Chagas-Krankheit zu finden. Es handelt sich um eine autoimmun vermittelte Zerstörung autonomer Nervenfasern der Hohlorgane, was zu massiven Motilitätsstörungen mit reflektiver Engstellung und prästenotischer Dilatation führt. Betroffene Organe können der Ösophagus (Achalasie), das Kolon (Megakolon, dem Morbus Hirschsprung ähnlich) oder der Ureter (Megaureter) sein.

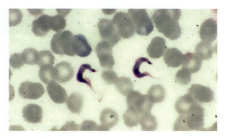

Abb. 9.118: Trypanosoma cruzi, die Erreger der Chagas-Krankheit, im peripheren Blut. Foto: A. Stich

Zwischen der akuten und chronischen Phase gibt es eine Intermediärphase von unscharfer Dauer, in denen die Patienten zwar noch infektiös, aber weitgehend asymptomatisch sind.

Diagnostik. In der akuten Krankheitsphase ist der Nachweis von trypomastigoten Erregern im peripheren Blut der entscheidende Schritt zur Etablierung der Diagnose (Abb. 9.118). Je akuter die Symptomatik, umso höher die Wahrscheinlichkeit, noch Trypanosomen zu finden. Eingesetzt wird der nach Giemsa gefärbte Blutausstrich oder Dicke Tropfen. In späteren Krankheitsstadien werden die Parasiten im Blut immer spärlicher, ein Nachweis kann dann noch über Nukeinsäure-Amplifikationstechniken (PCR) erfolgen. Diese Verfahren sind spezialisierten parasitologischen Labors vorbehalten.

Von großer Wichtigkeit ist die Antikörperbestimmung im Serum, wofür mehrere Testverfahren zur Verfügung stehen (ELISA, IFAT). Diese dienen vor allem dazu, exponierte Personen im intermediären Stadium zu erfassen. Eine positive Serologie ist noch kein Beweis einer floriden Infektion, zwingt aber zur Durchführung weiterer diagnostischer Maßnahmen.

Therapie. Im akuten Stadium (einschließlich im ersten Lebensjahr bei vertikaler Transmission) ist der Therapieerfolg sehr gut. Das chronische Stadium wird von manchen Autoren als unheilbar bezeichnet, es existieren auch keine sicheren Tests, um nach erfolgter Therapie eine absolute Parasitenfreiheit nachzuweisen.

Als Medikamente finden Benznidazol und Nifurtimox, oral verabreicht über einen Zeitraum von mindestens zwei Monaten, ihren Einsatz. Ketoconazol, Itraconazol, Posaconazol oder Allopurinol werden in ihrer Wirksamkeit derzeit in klinischen Studien evaluiert.

Kompaktinformation

An eine Chagas-Krankheit ist vor allem zu denken:
1. bei Reiserückkehrern, die sich über einen längeren Zeitraum in Süd- oder Mittelamerika aufgehalten haben,
2. bei unklaren Krankheitssymptomen (Fieber, Myokarditis) nach einer Reise durch Mittel- oder Südamerika,
3. bei Migranten aus Endemiegebieten und deren Kindern.

Weiterführende Literatur

1. Barrett MP, Burchmore RJ, Stich A, Lazzari JO, Frasch AC, Cazzulo JJ, Krishna S: The trypanosomiases. Lancet 2003; 362 (9394): 1469–1480.
2. Bern C: Antitrypanosomal therapy for chronic Chagas' disease. N Engl J Med 2011; 364: 2527–2534.
3. Brun R, Blum J, Chappuis F, Burri C: Human African Trypanosomiasis. Lancet 2009; doi:10.1016/S0140-6736(08)61345-8.
4. Gonzalez-Granado LI, Rojo-Conejo P, Ruiz-Contreras J, Gonzalez-Tomé MI (2009). Chagas disease travels to Europe. Lancet 2009; 373 (9680): 2025.
5. Hotez PJ, Dumonteil E, Woc-Colburn L, Serpa JA, Bezek S et al.: Chagas Disease: "The New HIV/AIDS of the Americas". PLoS Negl Trop Dis 2012; 6: e1498.
6. Miles MA, Feliciangeli MD, de Arias AR: American trypanosomiasis (Chagas' disease) and the role of molecular epidemiology in guiding control strategies. BMJ 2003; 326 (7404): 1444–1448.
7. Priotto G, Kasparian S, Mutombo W et al.: Nifurtimox-eflornithine combination therapy for second-stage African Trypanosoma brucei gambiense trypanosomiasis: a multicentre, randomised, phase III, non-inferiority trial. Lancet 2009; 374 (9683): 56–64.
8. Schmunis GA, Yadon ZE: Chagas disease: A Latin American health problem becoming a world health problem. Acta Trop 2009 (in press).
9. Stich A, Barrett MP, Krishna S: Waking up to sleeping sickness. Trends Paras 2003; 19: 195–197.
10. Urech K, Neumayr A, Blum J: Sleeping sickness in travellers – do they really sleep? PLoS NTD 2011; 5: e1358.
11. World Health Organization: Control and surveillance of African trypanosomiasis. WHO Technical Report Series 881. Geneva: WHO, 1998.

9.5.4 Filariosen

B. Rieke

Als Filariosen wird eine Reihe von vektorübertragenen Nematodenerkrankungen bezeichnet, die sich im Gewebe oder im Blut abspielen und recht spezielle Entwicklungskreisläufe zeigen. Sie sind unter Reisenden ein relativ seltenes Ereignis, verursachen zum Teil aber recht charakteristische Symptome (und teilweise entsprechende Sorgen bei Reisenden). Gemeinsam ist den Filariosen somit die vektorielle Übertragung, die Invasivität, die auch, zumindest phasenweise, eine deutliche Eosinophilie im Differenzialblutbild zur Folge hat, und die therapeutische Palette, die sich zumeist aus Albendazol, Ivermectin, DEC und neuerdings auch längerfristiger Doxycyclin-Einnahme zusammensetzt, wenn auch im Einzelfall mit unterschiedlichem Ziel. Diagnostik und Therapie bei einem entsprechenden Verdacht erfordern tropenmedizinische Erfahrung und recht spezielle Tests. Unter präventiven Aspekten sind die Kenntnis der Übertragungssituationen und die Charakteristika der Vektoren am wichtigsten.

Lymphatische Filariose

Die bedeutsamste dieser Erkrankungen nach geographischer Ausbreitung und Zahl der Betroffenen dürfte die lymphatische Filariose sein. Sie kommt in einem breiten Gürtel tropischer Regionen vor, wobei Süd- und Südostasien sowie Brasilien im Vordergrund stehen. Hier übertragen zumeist nachtaktive Mosquitos (z. B. Culex-Arten) Mikrofilarien, also Larvenstadien, von Wuchereria bancrofti oder Brugia malayi. Reifen sie zu Adulten heran, so kommt es zu nächtlichem und somit an den Vektor angepasstem Erscheinen von Mikrofilarien im Blut, die dann den Kreislauf schließen. Die Adulten halten sich vor allem in den Lymphbahnen des Körpers auf. Dies führt zu Entzündungen und Obliteration in der Peripherie, während größere

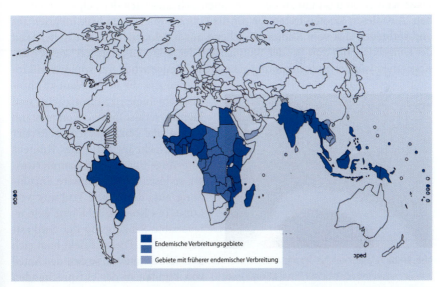

Abb. 9.119: Länder mit endemischer Verbreitung der lymphatischen Filariose. Quelle: WHO, 2011, über www.who.int

Lymphgefäße varikös aussacken. In diesen Aussackungen sind die Makrofilarien aktiv beweglich durch Sonographie darstellbar („filarial dance sign"). Die klinischen Konsequenzen des Befalls liegen in dem resultierenden Lymphstau, der durchaus auf einzelne Körperpartien (Skrotum, Beine, Arme, Brust) begrenzt sein kann. Wie so oft ist eine Frühtherapie wichtig, da die resultierenden Veränderungen bis hin zur Elephantiasis gehen können und dann nur unter so unverhältnismäßigem personellem wie finanziellem Aufwand reversibel sind, dass eine operative Sanierung zumeist unterbleibt. Gegenwärtig geht die Tendenz zur mehrwöchigen Doxycyclin-Behandlung, die den Filarien symbiontische Bakterien in der Cutis nimmt, die sog. Wohlbachia. Die Therapiekontrolle kann – orientierend zumindest – wieder über das „filarial dance sign" erfolgen, das im Erfolgsfall negativ wird.

Onchozerkose (Flussblindheit)

Bei der Onchozerkose handelt es sich um eine Filarienerkrankung, die flussbegleitend in West- und Ostafrika sowie im nördlichen Südamerika und Mexiko vorkommt. Die Überträger sind Simulien, kleine, tagaktive, blutsaugende, an Stromschnellen und Wasserfällen brütende Gnitzen, die, wenn sie sich selbst zuvor infiziert und eine extrinsische Inkubationszeit durchlaufen haben, den Menschen mit Mikrofilarien infizieren. Diese wachsen zu Adulten heran, die im Körper umherwandern, dabei aber kaum Symptome verursachen, und die sich schließlich paarweise subkutan unter Induktion fibröser Umgebungsreaktion in Knoten zusammenlagern. Diese Knoten sind oft gut zu tasten, können sich aber auch der Palpation entziehen. Aus diesen Knoten treten die für die Gnitzen infektiösen Mikrofilarien aus und verbreiten sich vom Knoten ausgehend mit abnehmender Dichte in der Haut der Umgebung, um dort bei der Blutmahlzeit der Vektoren „abgeholt" zu werden. Abgesehen von der Knotenbildung gehen Krankheitszeichen nur von den Mikrofilarien aus, die in der Haut zu chronischem Juckreiz, Elastizitäts- und Pigmentverlust führen. Kommen mit wachsender Mikrofilariendichte oder durch Nachbarschaft eines Knotens zum Auge Filarien ins Kammerwasser, so lösen sie eine schwere Entzündung aus, die durch Trübung von Linse und Korneärückfläche eine irreversible Schädigung der Sehkraft hervorrufen. Dieser Effekt baut sich über Jahrzehnte auf, so dass der Anteil von Blinden in der entsprechenden Altersstufe stetig wächst und durchaus Werte von 50 % erreichen kann.

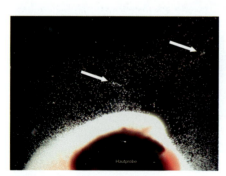

Abb. 9.120: Parasitologische Diagnose der Onchozerkose: Austreten eigenbeweglicher Mikrofilarien (Pfeile) von Onchocerca volvulus aus einer oberflächlich entnommenen Hautprobe. Foto: B. Rieke

So werden aus Sorge vor Blindheit dann fruchtbare Flussebenen verlassen. Die inzwischen in Afrika länderübergreifende Bekämpfung der Erkrankung setzt auf Reduktion der Simulien durch Insektizidanwendung im Flusswasser und die einmal jährliche Behandlung der Bevölkerung mit Ivermectin – auch ohne individuelle Diagnose. Ivermectin macht die Makrofilarien infertil („Die Pille für den Wurm"). Da aber die meisten Störwirkungen – außer den Knoten – von den Mikrofilarien ausgehen, ist so die wesentliche Gefahr gebannt. Die Behandlung muss für die Lebensspanne der Makrofilarien einmal jährlich fortgeführt werden.

Loa loa

Die Loiasis ist eine in West- und Zentralafrika (Nigeria bis DR Kongo) verbreitete Filariose, die über die Weibchen einer Bremsenart im Regenwald übertragen wird (Chrysops dimidiata bzw. silacea). Diese sind tagaktiv und fliegen für Blutmahlzeiten Rauchsäulen an, die von Kochstellen aufsteigen. Dementsprechend haben auch die Mikrofilarien im Blut eine strenge Tagesperiodizität. Proben (für einen Dicken Tropfen etwa) müssen daher um die Mittagszeit entnommen werden. Die adulten Filarien, die erst etwa ein Jahr nach dem Infektionsbeginn auftreten, wandern in den Geweben des Körpers umher. Dies führt zu wandernden teigigen Ödemen, den sog. Calabar-Schwellungen. Am dramatischsten ist die Durchwanderung des Auges, die zwischen Sklera und Konjunktiva gelegentlich vorkommt und manchmal auch zu chirurgischen Interventionen führt. Die typische Klinik, die stark kreuzreaktive Filarienserologie und der parasitologische Nachweis im Blut helfen bei der Diagnose.

Medinawurm (Guinea worm)

Der Befall mit Dracunculus medinensis, dem Medinawurm, ist inzwischen sehr zurückgedrängt worden und kommt vor allem noch in Westafrika und im Südsudan vor. Die Erkrankung ist insofern recht untypisch, als der Vektor, kleine Ruderfußkrebse im Süßwasser, weder den Parasiten noch den Wirt aktiv aufsucht, sondern mit ungefiltertem Wasser geschluckt wird. Dabei werden dann die für den Menschen infektiösen Larven freigesetzt, die durch die Darmwand eindringen. Die adulten Würmer leben einigermaßen störungsfrei im Körper, bis alljährlich die Zeit der Feldarbeit, der Bewässerung, des Regenfalls herannaht. Dann wandert das Weibchen in den Unterschenkel oder Fuß und induziert dort eine Blase der Haut, die schließlich aufplatzt und ein Ulkus sichtbar werden lässt. Aus diesem heraus hängt das Weibchen und entlässt, wenn der Betroffene im Wasser steht, Mikrofilarien in die Umgebung, die sich dann einen Ruderfußkrebs suchen und ihn parasitieren. Gerade die sozialen Kosten und die Produktivitätsausfälle in der Bevölkerung zum Zeitpunkt der Feldbestellung machen die Erkrankung weit bedeutsamer als es aus der Sicht des Reisenden den Anschein hat. Die Eradikation setzt auf die Filterung jeden getrunkenen Wassers, und sei die Filtermethode auch nur die Verwendung von mehrlagigem Stoff der Kleidung. Auch die Behandlung ist ein Sonderfall und richtet sich nur gegen die Weibchen, die ja für die gesamte Pathogenität beim Menschen verantwortlich sind: Diese werden in der Situation der Filarienabgabe gefasst und nun regelmäßig um ein kleines Stück aus dem Ulkus gezogen. Die Rückwanderung wird verhindert, indem man den Wurm auf einem Hölzchen o. Ä. aufrollt und fixiert. Die zu erwartende Gesamtlänge liegt bei 20–30 cm.

Weiterführende Literatur

1 Cook GC, Zumla A (ed.): Manson's Tropical Diseases, 21st edn. London: 2003.
2 www.who.int (Fact sheets zu einzelnen Erkrankungen)

9.5.5 Pest

B. Rieke

Die Pest ist eine gelegentlich auf den Menschen übergehende, bakteriell verursachte Infektionskrankheit, die, durch Flohstiche übertragen, normalerweise in Naturherden zwischen Nagern zirkuliert. Beim Menschen gefürchtet ist eine hochletale und sehr infektiöse Verlaufsform, die Lungenpest.

In jedem Jahr werden der WHO etwa 1000 bis 2000 Fälle von Pest mit einer etwa 10%igen Letalität gemeldet, was aber sicher das Infektgeschehen deutlich untertreibt.

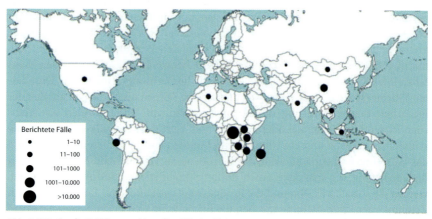

Abb. 9.121: An die WHO gemeldete Pestfälle im Zeitraum von 2000–2009. Nach CDC, unter www.cdc.gov

Die meisten Fallmeldungen kommen aus ostafrikanischen Ländern, insbesondere der DR Kongo und Madagaskar, weitere Erkrankungen kommen jedoch auch in den Rocky Mountains, den Anden, dem Atlasgebirge und Zentral- bis Südasien vor (Abb. 9.121). Hier zirkulieren die verursachenden Yersinia pestis als vektoriell durch Flöhe (Abb. 9.122) während der Blutmahlzeit durch Regurgitation übertragene Infektion zwischen Nagern, also Ratten, Murmeltieren und ähnlichen.

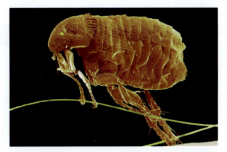

Abb. 9.122: Katzenfloh, ein potenzieller Überträger der Pest. Foto: H. Mehlhorn

Verendet ein Tier, werden dessen Flöhe „heimatlos" und suchen sich einen neuen Wirt. Daher sind Jäger, aber auch Lagerarbeiter und Rattenbekämpfer besonders gefährdet, hinzu kommen Camper und andere, die in Nagerbiotope eindringen.

Ausgehend von den Einstichstellen eines Flohs, die in typischen Fällen gruppiert stehen, kommt es nach 2–6 Tagen zu einer heftigen Mitreaktion der regionalen Lymphknoten. In diesen vermehren sich die Yersinien, was zur zentralen Einschmelzung des Lymphknotens mit Drainage nach außen führen kann. Diese Reaktionsform von Lymphknoten wird als Bubo bezeichnet, die Verlaufsform als Bubonenpest. Es besteht hohes, meist schlagartig beginnendes Fieber mit schwerem Krankheitsgefühl. Eine frühe Diagnose in diesem Stadium ist von besonderer Bedeutung.

Gelegentlich wird das Bubonenstadium auch übersprungen und es kommt unmittelbar anschließend an einen infizierten Flohstich zu einer Yersinienzirkulation im Blutstrom, der Pestsepsis. Hier sind die Yersinien früh in der Blutbahn nachweisbar. Zumeist ist die Sepsis jedoch Resultat einer Progression der Bubonenpest.

Nach hämatogener Streuung kann es zur Lungenpest kommen, einer schweren Yersinien-Pneumonie. Sie ist durch Dyspnoe und oftmals blutigen Auswurf beim hochfiebernden, schwerkranken Patienten gekennzeichnet. Mit Entwicklung einer Lungenpest steigt die Letalität auf 80 % und mehr und es bietet sich den Yersinien ein neuer Übertragungsweg: Durch Husten können sie per Tröpfcheninfektion auf andere Personen übergehen, die dann ohne andere Vorstufen gleich wieder eine Lungenpest bekommen. Mit dem ersten Fall einer Lungenpest steigt also das Epidemiepotenzial erheblich. Solche Patienten müssen daher sorgfältig isoliert werden.

Diagnostisch sind Abstriche oder Aspirate aus Bubonen, Blutkulturen oder Sputumproben geeignet, die man vor Beginn einer Antibiose entnimmt. Wegen der Vielzahl der Bakterien kann man die Yersinien, gramnegative Stäbchen mit

Tabelle 9.31: Antibiotische Behandlung bei Pest oder Pestverdacht. Nach CDC (www.cdc.gov)

Substanz	Dosis	Route
1. Wahl		
Streptomycin	1 – 0 – 1 g	i.m.
Gentamicin	5 mg/kg KG täglich oder 2 mg/kg KG loading dose, dann 1,7 mg/kg KG alle 8 h	i.m. oder i.v.
2. Wahl		
Doxycyclin	100 mg 1 – 0 – 1 oder 200 mg 1 – 0 – 0	i.v.
Ciprofloxacin	400 mg 1 – 0 – 1	i.v.
Chloramphenicol	25 mg/kg KG alle 6 h	i.v.

etwas ovaler Form und intensiverer Färbung an den Polen („Sicherheitsnadel") auch schon in einem Direktpräparat erkennen. Auch Schnelltests gibt es inzwischen, die Yersinien-Antigen im Blut entdecken.

Die Behandlung erfordert die umgehende Antibiose sowie unspezifische supportive Therapie. Gute Angaben zum Vorgehen finden sich im Internet-Angebot der Centers for Disease Control and Prevention (CDC) unter www.cdc.gov (s. auch Tabelle 9.31).

Bei der Prävention der Pest ist vor allem das Vermeiden des Umganges mit Nagern, vor allem mit deren Kadavern, zu nennen. Dies betrifft Jäger, Lagerarbeiter ebenso wie Camper und Trekker. Bereits das Eindringen in Nagerbiotope kann dazu führen, dass Flöhe eine Blutmahlzeit am Menschen nehmen. Repellenzien sind von begrenzter Wirksamkeit. Eine nicht frei verfügbare Impfung war, zumal für Armeen, im Gebrauch, da das Ausbringen von Yersinia pestis auch ein Bioterrorismus-Szenario darstellt. Im Umgang mit Patienten, z. B. bei einem Ausbruch, ist die frühzeitige Isolation von Lungenpestfällen und Kontaktpersonen sowie die rechtzeitige antibiotische Behandlung entscheidend.

9.5.6 Rickettsiosen

P. Kimmig

Bei den Rickettsiosen handelt es sich um systemische Infektionen, hervorgerufen durch obligat intrazelluläre Bakterien, die von verschiedenen Vektoren (Zecken, Milben, Flöhe, Läuse) übertragen werden. Rickettsieninfektionen sind durch Blutaustritte aus den Kapillaren charakterisiert, die in der Haut zu dem namensgebenden Bild des Fleckfiebers führen. Bei Blutungen in inneren Organen (Lunge, Niere, ZNS) können lebensbedrohende Krankheitsbilder entstehen.

Epidemiologie und Übertragungswege. Infektionen durch Rickettsien, benannt nach H. Ricketts, der erstmals den Erreger des „Rocky Mountain spotted fever" („Felsengebirgsfieber") beschrieb, kommen weltweit mit verschiedenen Arten vor. Bei den Erregern handelt es sich um kleine (0,5–1 µm), ovale oder stäbchenförmige, gramnegative, unbewegliche Bakterien, die sich ausschließlich intrazellulär vermehren. In ihre Übertragung sind immer Vektoren involviert.

Moderne taxonomische Untersuchungen haben die Zahl der Rickettsienarten stark ansteigen lassen (> 20 Spezies), wobei allerdings bei vielen Arten wie etwa R. helvetica, der in Deutschland häufigsten Spezies, die Frage der Humanpathogenität noch nicht endgültig geklärt ist.

Ungeachtet der neuen Systematik hat sich die klassische Einteilung in die Fleckfiebergruppe („typhus group"), die Zeckenstichfiebergruppe („spotted fever group") sowie die Tsutsugamushifiebergruppe für die Praxis und die serologische Diagnostik unverändert bewährt (Tabelle 9.32).

Die Fleckfiebergruppe umfasst das von Läusen übertragene epidemische Fleckfieber (R. prowazekii) sowie das endemische Fleckfieber (R. typhi), bei dem Flöhe als Vektoren fungieren. Zur Zeckenstichfiebergruppe gehören die durch Zecken und Milben übertragenen Rickettsiosen (die z. T. verwirrenderweise ebenfalls als „Fleckfieber" bezeichnet werden). Das Tsutsugamushi-Fieber (Orientia tsutsugamushi) wird von blutsaugenden Milbenlarven übertragen.

Noch im 19. Jahrhundert, zur Zeit der Napoleonischen Kriege, hatte das epidemische Fleckfieber die weitaus größte Bedeutung; so haben DNA-Untersuchungen gezeigt, dass etwa ein Drittel aller Soldaten mit R. prowazekii infiziert war. Derzeit kommen Epidemien von läuseübertragenem Fleckfieber nicht vor, wohl aber sporadische Fälle, die über einen Kontakt mit Naturherden, in die Flughörnchen involviert sind, zustande kommen. Das murine Fleckfieber hat in Nagern, v. a. Ratten, ein tierisches Reservoir. Es ist in den Subtropen und Tropen nach wie vor enzootisch, über Reisende wird diese Infektion immer wieder auch nach Deutschland importiert. Das in Ostasien und Südostasien enzootische Tsutsugamushi-Fieber (japanisches Flussfieber, „scrub typhus") ist dagegen primär eine Infektion der dortigen Landbevölkerung, Touristen sind von dieser Infektion kaum betroffen. Auch Zeckenstichfieber durch sibirische, japanische und australische Rickettsienarten werden hierzulande nur sporadisch diagnostiziert.

Andere Zeckenstichfieber haben demgegenüber an Bedeutung erheblich zugenommen, sie stellen bei europäischen Touristen nach Dengue und Malaria die häufigsten Ursachen für fieberhafte Infekte dar!

Tabelle 9.32: Humanpathogene Rickettsienarten: Erkrankung, Überträger und geografische Verbreitung. Nach Dobler u. Wölfel 2009, verändert

Rickettsienart	Erkrankung	Überträger	Verbreitung
Fleckfiebergruppe („typhus group")			
R. prowazekii	Epidemisches Fleckfieber (Läuse-Fleckfieber)	Kleiderlaus	Afrika, Asien, Zentral-, Südamerika
R. typhi	Endemisches Fleckfieber (Flohfleckfieber)	Flöhe	Weltweit
Zeckenstichfiebergruppe („spotted fever group")			
R. rickettsii	Rocky-Mountain-Zeckenstichfieber, Brasilianisches Zeckenstichfieber	Zecken: Dermacentor spp., Amblyomma spp.	Nord-, Südamerika
R. africae	Afrikanisches Zeckenstichfieber	Zecken: Amblyomma spp.	Subsahara-Afrika, Karibik
R. conorii	Mittelmeer-Zeckenstichfieber	Zecken: Rhipicephalus spp.	Mittelmeerregion, Mittlerer Osten, Indien
R. australis	Queensland-Zeckenstichfieber	Zecken: Ixodes spp.	Australien
R. akari	Rickettsienpocken	Milben	Vermutlich weltweit
R. slovaca	Zeckenstichlymphadenitis	Zecken: Dermacentor spp.	Eurasien, Mitteleuropa
R. raoultii	Selten Zeckenstichlymphadenitis	Zecken: Dermacentor spp.	Frankreich, Mitteleuropa
Tsutsugamushifiebergruppe			
Orienta tsutsugamushi	Tsutsugamushi-Fieber	Milbenlarven	Ostasien, Südostasien

Das afrikanische Zeckenstichfieber (R. africae) ist die wichtigste Rickettsiose, die von Reisenden aus dem nichteuropäischen Ausland mitgebracht wird; jährlich werden über 50 Infektionen in Deutschland registriert, die in den hochenzootischen Gebieten der südafrikanischen Nationalparks erworben werden. Überträger sind hier Amblyomma-Zecken, die sich durch eine sehr aktive Wirtssuche auszeichnen. Das tierische Reservoir besteht aus verschiedenen Nagerspezies, über die es zur Bildung von Naturherden kommt.

Das „Rocky Mountain spotted fever" (R. rickettsii) ist die bedeutendste Rickettsiose auf dem amerikanischen Kontinent und in fast allen Bundesstaaten der USA sowie in Kanada verbreitet. Überträger sind Schildzecken der Gattung Dermacentor,

9 Infektionserkrankungen

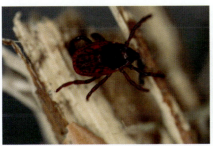
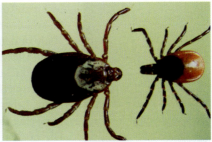

Abb. 9.123: Weibchen der Braunen Hundezecke (Rhipicephalus sanguineus). Foto: T. Naucke

Abb. 9.124: Weibchen von Dermacentor (li) und Ixodes im Vergleich. Foto: M. Bechtel

die mit verschiedenen Nagern Infektionskreisläufe bilden. Ungeachtet des großen Enzootiegebietes wird die Infektion indessen nur sehr sporadisch bei Reisenden nachgewiesen.

Tropenmedizinisch bedeutsam ist dagegen das von R. conorii hervorgerufene Zeckenstichfieber der Alten Welt („Fièvre boutonneuse"), das im gesamten Mittelmeerraum vorkommt und angesichts des starken Tourismus in diesem Gebiet entsprechend häufig mitgebracht wird. Im Gegensatz zu Afrika und Amerika stellen im Mittelmeerraum nicht Nager, sondern Hunde das tierische Reservoir dar. So ergaben Untersuchungen an Hunden in Portugal eine Seroprävalenz von über 50 % (Menn, pers. Mitteilung). Die Massenimporte von Hunden aus dem Mittelmeergebiet stellen somit eine latente Gefahr zur Einschleppung nicht nur von Leishmanien, sondern auch von R. conorii dar. Damit nicht genug, wird auch der wichtigste Überträger dieser Rickettsienspezies, die Braune Hundezecke (Rhipicephalus sanguineus; Abb. 9.123), auf diesem Wege mitgebracht und kann sich in Wohnungen lange Zeit halten. Sollten sich Freilandpopulationen dieser wärmeliebenden Zeckenart in Deutschland etablieren, dürfte es nur eine Frage der Zeit sein, bis auch R. conorii hier auftritt.

Derzeit sind in Mitteleuropa, das seit dem Ende der Fleckfieberepidemien als Rickettsiosen-frei galt, wieder fünf Rickettsienspezies in verschiedenen Zecken nachgewiesen worden, in erster Linie zu nennen sind hier R. slovaca in der Schafzecke Dermacentor marginatus (Prävalenz bis zu 15 %) und R. raoultii in der Auwaldzecke D. reticulatus (Prävalenz bis 39 %; Abb. 9.124). Bei R. slovaca sind sporadisch auch Infektionen mit Lymphknotenschwellung und Erythem („tick-borne lymphadenopathy", TIBOLA) beschrieben worden.

Pathophysiologie. Grundlage der durch Rickettsien verursachten Erkrankungen ist der Befall des Endothels der kleinen Gefäße. Als Folge kommt es zu Entzündungen der Blutgefäße mit Verschluss der Kapillaren und daraus resultierenden

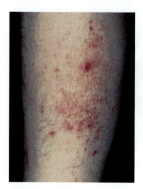

Abb. 9.125: Hautsymptome bei Zeckenstichfieber. Krankheitstypisch ist die zentrale Nekrose (Eschar, tâche noire). Foto: D. Hassler

Mikrozirkulationsstörungen. Bedingt durch die Gefäßschäden treten Erythrozyten aus und führen in der Haut zu dem namensgebenden Bild des Fleckfiebers (s. Abb. 9.125). Je nach Art und Virulenz der verschiedenen Rickettsien können aber auch innere Organe wie beispielsweise Lunge, Herz, Zentralnervensystem, Niere, Leber u. a. befallen werden, so dass die Erkrankung einen lebensbedrohenden Verlauf nehmen kann. Die höchste Letalität weist das epidemische Fleckfieber auf, das murine Fleckfieber hat einen leichteren Verlauf. Unter den Zeckenstichfiebern ist besonders das „Rocky Mountain spotted fever" („Felsengebirgsfieber") ohne Behandlung mit einer hohen Letalität belastet, das Altweltzeckenstichfieber verläuft demgegenüber leichter; Infektionen mit R. africae heilen in der Regel komplikationslos aus.

Symptomatik. Charakteristisch für die zeckenübertragenen Rickettsieninfektionen ist eine Primärläsion mit zentraler Nekrose (Eschar), die speziell beim Europäischen Zeckenstichfieber (R. conorii) wegen ihrer schwarzen Färbung auch als „Tâche noire" bezeichnet wird (Abb. 9.125). Nach einer Inkubationszeit von ungefähr 2–7 Tagen kommt es zu einer Erregergeneralisation mit typischer Symptomatik: hohes Fieber, Kopfschmerzen, Gelenk- und Muskelschmerzen, intestinale Erscheinungen und anderes; als kennzeichnend gilt ein Exanthem. Als Folge von Blutungen in inneren Organen können Schock, akutes Nierenversagen, zentralnervöse Störungen u. a. hinzukommen. Generell ist das Krankheitsbild nur in einem bestimmten Prozentsatz der Fälle voll ausgeprägt, bestimmte Symptome können fehlen.

Beim klassischen sowie dem endemischen Fleckfieber fehlen die o. g. Primärläsionen, was mit dem abweichenden Infektionsweg (Einkratzen von Läuse- bzw. Flohkot, Inhalation von erregerhaltigem Staub) zusammenhängt. Die Generalisationsphase verläuft v. a. beim epidemischen Fleckfieber sehr schwer; darüber hinaus kann es hier durch persistierende Erreger nach Jahren zu einer erneuten, allerdings milden Erkrankung kommen (Brill-Zinsser-Erkrankung), die heute noch bei in den Kriegsjahren erkrankten Personen auftreten kann.

Diagnostik. Als Methode der Wahl gilt heute die indirekte Immunfluoreszenz mit verschiedenen Rickettsien-Antigenen. Wegen Kreuzreaktionen innerhalb der Gruppen ist aber auch damit eine artspezifische Diagnostik nur bedingt möglich.

Unabhängig vom Verfahren werden spezifische Antikörper erst ab der 2. Woche nach Erkrankung nachweisbar, weshalb heutzutage ein direkter Erregernachweis mittels PCR aus Exanthembiopsien oder peripheren Leukozyten unbedingt anzustreben ist. Hierfür sind gattungs-, aber auch artspezifische Verfahren etabliert.

Therapie. Das Mittel der ersten Wahl gegen alle Rickettsiosen ist Doxycyclin. Bei Kontraindikation kann auch Chloramphenicol oder Ciprofloxacin eingesetzt werden. Für alle Antibiotika gilt, dass sie auch ohne direkten Erregernachweis bereits bei klinischem Verdacht eingesetzt werden müssen, da der serologische Nachweis zu spät kommt, um gegebenenfalls Gewebeschäden verhindern zu können.

Prophylaxe. Impfstoffe gegen Rickettsieninfektionen stehen aktuell nicht zur Verfügung, die Produktion eines Impfstoffes gegen das epidemische Fleckfieber wurde eingestellt. Auch gegen die Zeckenstichfieber der Alten und der Neuen Welt wurden Impfstoffe entwickelt, die jedoch nie bis zu einer offiziellen Zulassung gelangten. Als individuelle Prophylaxe ist deshalb derzeit nur die Expositionsprophylaxe gegen die verschiedenen Vektoren möglich, in erster Linie gegen Zecken: Es empfehlen sich Schuhe mit hohem Schaft und eine dichtschließende Kleidung, die lange Hose sollte in die Socken gesteckt werden. Durch Aufsprühen von Permethrin auf die Kleidung und Repellenzien, die an den Handgelenken aufgebracht werden, lässt sich der Schutz verbessern. Das Tragen heller Kleidung erleichtert das Auffinden der Zecken nach Aufenthalt im Zeckenbiotop. Bei sehr hohem Infektionsrisiko ist auch eine Chemoprophylaxe mit Doxycyclin indiziert.

Eine Bekämpfung der Zecken in Naturherden ist kaum möglich; der Einsatz von Akariziden in Innenräumen gegen die Braune Hundezecke, etwa mit Silikatstäuben, muss von Spezialisten vorgenommen werden.

Beim epidemischen und endemischen Fleckfieber sind systematische Entlausungen bzw. eine Flohbekämpfung in den Gebäuden erforderlich.

Besteht das tierische Reservoir aus Nagern, ist eine Reduktion in Innenräumen und – weniger effektiv – in der Außenwelt mit Rodentiziden möglich. Eine Eliminierung infizierter, streunender Hunde wäre aus epidemiologischer Sicht gerechtfertigt, stößt aber erfahrungsgemäß häufig auf ethische Bedenken.

Kompaktinformation

Zeckenstichfieber
- Leitsymptome:
  Eschar, Fieber, Exanthem

- Therapie:
  Doxycyclin, 2-mal 100 mg/Tage oral, über 2–7 Tage

Weiterführende Literatur

1. Aspöck H (Hrsg.): Krank durch Arthropoden. Denisia 2010; 30.
2. Bauerfeind R, Kimmig P, Schiefer HG, Schwarz T, Slenczka W, Zahner H: Zoonosen. Köln: Deutscher Ärzteverlag, Köln, im Druck
3. Löscher T, Burchard G-D: Tropenmedizin in Klinik und Praxis. Stuttgart: Thieme, 2010.
4. Mehlhorn H (ed.): Progress in Parasitology 2. Heidelberg: Springer, 2010.
5. Neumeister B, Geiss H K, Braun R W, Kimmig P (Hrsg.): Mikrobiologische Diagnostik. Stuttgart: Thieme, 2009.
6. Appel KE, Gundert-Remy U, Fischer H, Faulde M, Mross KG, Letzel S, Rossbach B: Risk assesment of Bundeswehr (German Federal Armed Forces) permethrin –impregnated battle dress uniforms (BDU). Int J Hyg Environ Health 2008; 211: 88–104.
7. Dobler G, Wölfel R: Fleckfieber und andere Rickettsiosen. Dtsch Ärztebl 2009; 106: 348–354.
8. Hartelt K, Oehme R, Frank H, Brockmann SO, Hassler D, Kimmig P: Pathogens and symbionts in ticks: prevalence of Anaplasma phagocytophilum (Ehrlichia sp.), Wolbachia sp., Rickettsia sp., and Babesia sp. in Southern Germany. Int J Med Microbiol 2004; 293 (Suppl 37): 86–92.
9. Parola P, Rovery C, Rolain JM, Brouqui P, Davoust B, Raoult D: Rickettsia slovaca and R. raoultii in tick-borne rickettsioses. Emerg Infect Dis 2009; 15.
10. Parola P, Paddock CD, Raoult D: Tick-borne rickettsioses around the world: emerging diseases challenging old concepts. Clin Microbiol Rev 2005; 18: 719–756.
11. Parola P, Raoult D: Tropical rickettsioses. J Clin Dermatol 2006; 24: 191–200.
12. Pluta S, Tewald F, Hartelt K, Oehme R, Kimmig P, Mackenstedt U: Rickettsia slovaca in Dermacentor marginatus ticks, Germany. Emerg Infect Dis 2009; 15: 2077–2078
13. Pluta S, Hartelt K, Oehme R, Mackenstedt U, Kimmig P: Prevalence of Coxiella burnetii and Rickettsia spp. in ticks and rodents in southern Germany. Ticks Tick-borne Dis 2010; 1: 145–147.
14. Schex S, Dobler G, Riehm J, Müller J, Essbauer S: Rickettsia spp. in wild small mammals in lower Bavaria, South-Eastern Germany. Vector-borne and Zoonotic Dis 2010.

9.5.7 Dengue

M. Haditsch, B. Rieke

Das Dengue-Fieber ist eine durch Aedes-Moskitos vor allem in Städten übertragene Flavi-Virus-Erkrankung, die bei wiederholter Infektion als hämorrhagisches Fieber ablaufen kann. Die Vektoren entsprechen denen des Gelbfiebers (s. Abb. 9.2), die Ausbreitungsgebiete sind jedoch deutlich größer (s. Abb. 9.4) und umfassen den gesamten Tropengürtel. Mit 2,5 Mrd. Menschen im Verbreitungsgebiet, rund 50 Mio. Infektionen und rund 500 000 hämorrhagischen Verläufen pro Jahr gehört sie zu den bedeutsamsten Erkrankungen tropischer Gebiete, wobei die höchsten Fallzahlen aus der Karibik und Südostasien berichtet werden. Dabei zeigt sich eine Tendenz zu epidemischen Ausbrüchen, bei denen rund die Hälfte der bislang nicht Infizierten angesteckt werden. Diese Abläufe sprechen für Risikospitzen, von denen auch Reisende natürlich betroffen sind. Die Erkrankung ist in Deutschland mit rund 2000–2500 Fällen eine der häufigsten reisebedingten Infektionen. Es gibt kein Tierreservoir.

Erreger. Dengue wird durch ein Flavivirus verursacht, von dem es 4 Serotypen gibt (DEN-1 bis DEN-4). Ursprünglich waren die Verbreitungsgebiete der 4 Virustypen geografisch getrennt, doch hat in den letzten Jahrzehnten eine „globale Durchmischung" stattgefunden, so dass heute die Präsenz von mehr als einem Typ (und damit laut gängiger Hypothese die Gefahr eines hämorrhagisch verlaufenden Zweitinfektes) im gesamten Verbreitungsgebiet unterstellt werden muss. Es gibt keine Kreuzimmunität mit anderen Flaviviren (wie FSME-, Gelbfieber-, JE-Virus), jedoch kann die serologische Diagnostik durch vorangegangene Infektionen mit oder Impfungen gegen diese Viren gestört werden.

Übertragungsweg. Dengueviren werden durch Arthropoden der Gattung Stegomyia (Aedes), vor allem Stegomyia (Ae.) aegypti, aber auch St. (Ae.) polynensis (Pazifikregion) und neuerdings St. (Ae.) albopictus übertragen, die sich auch in Südeuropa ausgebreitet hat (Abb. 9.126). Dies Mücken brüten in Trink- und Regenwasserbehältern rund um menschliche Behausungen. Durch Ablage bereits infizierter Eier ergibt sich ein „Depoteffekt", der oft nach heftigen Regenfällen zu Ausbrüchen führt. Die Mitnahme von Trinkwasser auf Schiffen und der Warenverkehr (Reifenexporte!) haben der Verbreitung der Vektoren deutlichen Vorschub geleistet. Eine Infektion von Person zu Person findet nicht statt.

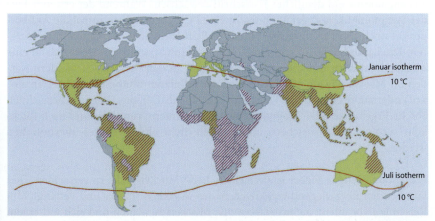

Abb. 9.126: Weltweite Verbreitung von Stegomyia (Ae.) aegypti (Schraffur) und St. (Ae.) albopictus, den wichtigsten Vektoren des Dengue-Fiebers weltweit. Quelle: http://wellcometrust.files.wordpress.com/2012/03/aedes-dengue-vectors.jpg

Klinik. Dengueviren führen beim Erstinfekt zu einer zwei bis fünf Tage währenden Virämie. Praktisch zeitgleich kommt es zu einem ersten Fieberschub und oft zu einem masernähnlichen Hautausschlag. Mit der Antikörperbildung kommt es dann nach einer Fieberpause von 1–2 Tagen zu einem zweiten fieberhaften Schub mit Entzündung der kleinen Blutgefäße, die auch beim Erstinfekt schon zu Blutungsneigung (Nasenbluten, einzelne Petechien, verlängerte Periode) führen kann. Die Allgemeinsymptome sind variabel und reichen von „erkältungsähnlich" bis zu schweren, oft hinter den Augen lokalisierten Kopfschmerzen, Rückenschmerzen („wie durchgeprügelt") und einer Schwellneigung etwa der Finger infolge des vaskulitischen Flüssigkeitsaustritts. Auch eine sich hinziehende depressive Stimmungslage folgt dem Infekt oft nach. Dieses Symptomenspektrum verschiebt sich bei Folgeinfekten mit einem anderen Serotypen hin zu deutlich dramatischeren Blutungen (Hämaturie, peranale Blutung, Pleuraerguss, Einblutung in Hirn und Augen) und einer Verminderung des intravasalen Flüssigkeitsvolumens mit der Folge eines Schocks. Aus den stationären Behandlungen mit Transfusionen, die ja oft im dann gastgebenden Land erfolgen, resultieren weitere Gefahren. In Deutschland besteht eine Meldepflicht für das Labor bei Nachweis einer aktuellen Infektion mit „anderen Erregern hämorrhagischer Fieber", für den behandelnden Arzt das Vorliegen eines virusbedingten hämorrhagischen Fiebers.

Diagnostik. Wegen der o. g. Kreuzreaktivität ist die klassische serologische Diagnostik schwierig zu interpretieren, eine IgM-positive Reaktion wird man als Diagnose akzeptieren. Bei Folgeinfekten fällt die IgM-Aktivierung sehr gering und kurz aus. Aus neuen Ansätzen der B-Domänen-spezifischen Antikörperdifferenzierung könnte ein deutlicher Fortschritt erwachsen. Während der ersten 5 Tage der Symptomatik, also der Virämie, ist eine PCR anzustreben, zumal die Antikörper oft noch nicht nachweisbar sind. Die PCR kann auch Serotypen differenzieren. Die Labordiagnose einer akuten Dengue-Infektion löst in Deutschland eine Meldepflicht nach Infektionsschutzgesetz aus. In den betroffenen Ländern werden oft Marker wie ein erhöhter Anteil der zellulären Blutbestandteile (Hämatokrit) oder eine verminderte Thrombozytenzahl als Dengue-Diagnose bezeichnet. Solche Ergebnisse oder Diagnosen auf unbekannter Grundlage sind nach Rückkehr serologisch abzusichern und können nicht ohne weiteres übernommen werden.

Prävention. Dengue-Fieber zu vermeiden, heißt Mückenstiche zu vermeiden. Dies fällt bei den überwiegend tagaktiven Aedes-Moskitos schwer und verlangt vom Reisenden vor allem, auf schwarz-weiße Mücken zu achten und sich mit einem Repellens einzureiben, wenn man solche entdeckt. Daher gehören Repellenzien stets auch ins Tagesgepäck. Um nicht bei einem Dengue-Infekt die Blutungsneigung zu verstärken, sollte in den Tropen keine Acetylsalicylsäure (ASS) eingesetzt werden,

> **Kompaktinformation**
>
> **Dengue-Fieber-Schnelltest**
> Zunehmend drängen Schnelltests zum Nachweis von Dengue-Fieber auf den Markt. Wenn diese dem Anspruch eines Schnelltests gerecht werden sollen, stellt die Komponente NS1 AG (non-structural Antigen 1) eine unverzichtbare Testkomponente dar, da nur so eine Diagnosestellung im Frühstadium der Krankheit möglich ist.
> Wie bei allen Schnelltest sind auch bei diesen Tests Sensitivität, Spezifität bzw. positiver und negativer Vorhersagewert (PPV = positive predictive value, NPV = negative predictive value) in die Gesamtbewertung mit einzubeziehen. Während die Spezifität (bis zu 98 %) und der PPV bei manchen Tests sehr gut ausfällt, lassen die Sensitivität und der NPV mit bestenfalls etwas über 90 % häufig zu wünschen übrig. Mit anderen Worten: positive Ergebnisse sind zumeist korrekt (lassen sich also durch höherwertige Untersuchungen bestätigen), während der Ausschluss einer Infektion infolge eines negativen Testergebnisses nur bedingt getätigt werden kann.
> Im Kontext mit der Reisemedizin wären die verhältnismäßig einfache Handhabung, die Breite an möglichem Untersuchungsmaterial (Vollblut, Serum, Plasma) und die Konsequenzen im Falle eines positiven Testergebnisses (ehestmögliche medizinische Versorgung, aber auch die Möglichkeit eines Antibiotikaverzichtes und das Wissen um die Problematik blutverdünnender Medikamente) als positiv, die derzeitig angebotenen Packungsgrößen (Mindestabnahmemenge je nach Produkt beginnend mit 25 bzw 40 Testkits) und die Unzuverlässigkeit eines negativen Testergebnisses als negativ zu bewerten.

wenn es Alternativen dazu gibt. Ein Impfstoff existiert noch nicht, ist jedoch in fortgeschrittenem Entwicklungsstadium und könnte ca. 2015 als Chimer-Impfstoff auf den Markt kommen.

> **Hinweis:** Im Jahr 2010 traten die ersten Dengue-Fieber-Infektionen in Europa, nämlich in Frankreich und Kroatien auf. Der Überträger dieses Virus, St. (Ae.) albopictus, ist auch bereits In Frankreich, Deutschland und Österreich nachgewiesen worden. Typische Krankheitszeichen nach Aufenthalt in diesen Regionen sollte immer auch auf Dengue-Fieber abgeklärt werden.

9.5.8 Chikungunya

M. Haditsch

Chikungunya ist eine Alphavirusinfektion, die über Stegomyia-(Aedes-)Mosquitos übertragen wird. Sie ist ursprünglich in Ostafrika beheimatet, führt aber in größeren Abständen zu zahlenmäßig und geografisch ausgedehnten Ausbrüchen, so zuletzt ab 2006. Mit der Ausbreitung auf La Réunion – einer bevorzugten Destination für Reisende aus Frankreich – stieg das allgemeine Interesse an dieser Krankheit an. Der Name Chikungunya stammt aus der Sprache der Makonde, bedeutet „der gebeugte Mann" und beschreibt damit die Schonhaltung der von Schmerzen gepeinigten Patienten. Die Übertragung erfolgt wie beim Dengue-Fieber (s. Abschnitt 9.5.7) beschrieben.

Epidemiologie. Bekannte Endemiegebiete sind Länder des tropischen Ostafrika wie auch Südindien und Sri Lanka. Hier kam es in den letzten Jahren immer wieder zu großen Krankheitsausbrüchen, 2006/2007 waren es mehr als eine Million. Dabei wurde das Virus erstmals auf die der Ostküste Afrikas vorgelagerten Inseln, darunter Mauritius und La Réunion, eingeschleppt. Mangels vorbestehender Immunität und adäquater Bekämpfungsmaßnahmen gegen die in großer Dichte vorhandene Vektorpopulation kam es zu einer Explosivepidemie. Besondere Aufmerksamkeit erregte die Einschleppung von Chikungunya in die Emilia Romagna im August 2007.

Klinik. Neben den unspezifischen Zeichen einer Virusinfektion wird das klinische Bild von Muskel- und Gelenkschmerzen dominiert, die v. a. im Bereich des Achsenskeletts und der dazugehörigen Muskulatur beklagt werden. Dies führt zu einer Schonhaltung. Eine klinische Differenzierung gegenüber Dengue ist nicht sicher möglich. Auf La Réunion und Mauritius wurden vereinzelt auch atypische Verläufe mit bullösem Exanthem und Hämorrhagien beobachtet. Die Diagnose erfolgt zumeist serologisch, in Ausnahmefällen mittels PCR und in Ausbrüchen rein klinisch.

Therapie. Es gibt keine kausale Therapie. Somit muss sich die symptomatische Basistherapie auf Schmerzbekämpfung (bis hin zu Opiaten) und fiebersenkende Mittel beschränken. Bei atypischen Verläufen können auch Maßnahmen bis hin zur intensivmedizinischen Behandlung erforderlich sein.

Prophylaxe. Ein angeblich gut wirksamer attenuierter Lebendimpfstoff wurde im Rahmen von Operationen der US-Army in Ostafrika getestet, aber nicht für den zivilen Markt weiterentwickelt. Somit beschränkt sich die Vorsorge auf expositionsprophylaktische Maßnahmen.

Für den Reisenden steht die Anwendung von Repellenzien und gegebenenfalls Mosquitonetzen im Vordergrund. Die Aufmerksamkeit auf schwarz-weiß gefärbte Stechmücken kann man durchaus auch bei Reisenden schärfen. Für die örtliche Bevölkerung betroffener Gebiete empfiehlt sich die Vermeidung von Brutstätten.

Reisemedizinische Bewertung. Outgoing: Bei Reisen in potenzielle Endemiegebiete sollte der Reisende auf die Sinnhaftigkeit des Schutzes vor Moskitobissen nachdrücklich hingewiesen werden.

Incoming: Wie bei vielen anderen Krankheiten kommt der Reiseanamnese für eine frühzeitige (Verdachts-)Diagnose ein besonderer Stellenwert zu. Dabei sollte bei klassischen Urlaubsheimkehrern ebenso an diese Erkrankung gedacht werden wie bei Personen, die aus dem Zielland stammen und sich zu einem Besuch bei Familie und Freunden dort aufgehalten haben. Je nach Region und Symptomatik kann auch ein zeitgleicher Malariaausschluss und eine differenzialdiagnostische Berücksichtigung des Denguefiebers notwendig sein.

Internetadressen

- http://www.cdc.gov
- http://www.who.int

Weiterführende Literatur

1 Naze F, Le Roux K, Schuffenecker I, Zeller H, Staikowsky F, Grivard P, Michault A, Laurent P: Simultaneous detection and quantitation of Chikungunya, Dengue and West Nile viruses by multiplex RT-PCR assays and Dengue virus typing using High Resolution Melting. J Virol Methods 2009; 162: 1–7.
2 Peters W, Pasvol G. Atlas of tropical medicine and parasitology, 6th edn. Philadelphia: Elsevier Mosby, 2007.
3 Schilling S, Emmerich P, Günther S, Schmidt-Chanasit J: Dengue and Chikungunya virus co-infection in a German traveller. J Clin Virol 2009; 45: 163–164.
4 Strickland GT: Hunter´s Tropical Medicine, 7th edn.Philadelphia: W.B. Saunders, 1991.
5 Talarmin F, Staïkowsky F, Schoenlaub P, Risbourg A, Nicolas X, Zagnoli A, Boyer P: Skin and mucosal manifestations of chikungunya virus infection in adults in Reunion Island. Med Trop (Mars) 2007; 67: 167–173.
6 Vazeille M, Jeannin C, Martin E, Schaffner F, Failloux AB: Chikungunya: a risk for Mediterranean countries? Acta Trop 2008; 105: 200–202.

9.5.9 West-Nil-Fieber

M. Haditsch

Wie schon aus dem Namen abzulesen, wurde das Virus erstmals in Zusammenhang mit Krankheitsfällen in Ostafrika isoliert. Seit vielen Jahren ist bekannt, dass sich dieses Virus in (Zug-)Vögeln gut replizieren kann und auch in anderen Regionen wie Asien (Israel) oder Europa (Rumänien) zu Krankheitsfällen geführt hat.

Bedingt durch die erstmalige Ausbreitung in den USA wurde diesem Virus in den letzten Jahren besonderes Augenmerk geschenkt.

Erreger. Das West-Nil-Virus ist ein Flavivirus aus der Familie der Flaviviridae und somit mit den Erregern von Dengue, FSME, Gelbfieber, Hepatitis C und Japanischer Enzephalitis verwandt.

Übertragungsweg. Die Übertragung erfolgt über blutsaugende Mosquitos, vor allem Aedes-Arten und auch Culex pipiens. Diese Stechmücke bevorzugt ungünstigerweise menschennahe Brutgebiete. Genetische Hybride, die wechselweise bei Vögeln und Menschen Blut saugen, dürften für die rasche Ausbreitung in Nordamerika verantwortlich (gewesen) sein.

Epidemiologie. Die Ausbeitung des Virus war bis 1999 auf Ostafrika, manche Gebiete Asiens (v. a. Israel, Naher Osten) und Südeuropas (Rumänien, Frankreich) beschränkt. Vermutlich durch einen infizierten Vogel aus Israel wurde das Virus im Jahr 1999 nach New York eingeschleppt. Ausgehend von der Ostküste der USA hat sich das Virus mittlerweile auf die gesamten USA (mit Ausnahme von Hawaii), die südlichen und südöstlichen Bereiche Kanadas, Mittel- und das nördliche Südamerika ausgebreitet, zahlreiche Krankheitsfälle und einige Todesfälle verursacht. Die Letalität der Erkrankung war in den neuen Verbreitungsgebieten deutlich höher als in den klassischen, was auf die fehlende Bevölkerungsimmunität zurückzuführen sein kann. Die Hauptübertragungszeit in Nordamerika ist von Juni bis November.

Diagnostik. Typischerweise erfolgt die Diagnostik über den Nachweis von Antikörpern aus dem Serum. In Einzelfällen wird bei Verdacht auf zentralnervöse Beteiligung auch eine Liquorpunktion erforderlich sein. Der Nachweis mittels PCR ist Speziallabors vorbehalten. Wie bei anderen serologischen Befunden auch gilt (auch wegen möglicher Kreuzreaktionen) nicht ein Einzelwert als beweisend, vielmehr dient ein signifikanter Titeranstieg innerhalb von 10–14 Tagen als Infektionsnachweis.

Klinik. Abgesehen von uncharakteristischen Infektionszeichen wie Fieber, Schwäche und Muskel-/Gelenksschmerzen besteht (bevorzugt bei älteren Personen) auch das Risiko einer Beteiligung des ZNS in Form einer Meningitis und Enzephalitis. Schwerste Verlaufsformen können auch einen tödlichen Ausgang nehmen. Gerade in den USA wurden die Krankheits- und Todesfälle seit Import des Virus im Jahr 1999 genau registriert, daraus ergibt sich die derzeit wohl weltweit beste Datensammlung über diese Infektionen bei Tier und Mensch.

Therapie. Es gibt keine kausale Therapie. Somit beschränkt sich die Therapie auf Schmerzbekämpfung und fiebersenkende Mittel. Bei schweren Verläufen, insbesondere bei Ateminsuffizienz, können auch erweiterte Maßnahmen bis hin zur intensivmedizinischen Behandlung erforderlich sein.

Prophylaxe. Mangels chemo- und dispositionsprophylaktischer Möglichkeiten beschränkt sich die Vorsorge derzeit auf expositionsprophylaktische Maßnahmen, wobei gerade dies in den USA auch von öffentlicher Seite (durch Mosquitobekämpfung mittels großangelegter Sprühaktionen) unterstützt wurde und wird. Darüber hinaus ist ein Impfstoff in Entwicklung; bruchstückhafte Informationen deuten auf ein aus vorsorgemedizinischer Sicht interessantes Produkt hin, genauere Daten gibt es jedoch noch nicht. Wann eventuell mit einer Zulassung zu rechnen ist, ja ob diese überhaupt angestrebt wird, ist derzeit nicht bekannt.

Reisemedizinische Bewertung. Outgoing: Wie auch bei anderen „vector-borne diseases" (VBDs) hat gerade diese Infektionskrankheit einige auch reisemedizinische Aspekte deutlich vor Augen geführt: Die globale Mobilität von Menschen, Tieren und Gütern birgt auch immer das Risiko der Verschleppung und bei günstigen Umgebungsbedingungen auch der Etablierung von Infektionszyklen in neuen Regionen. Somit kommt der allgemeinen Empfehlung, wo immer möglich Bisse durch Blutsauger zu verhindern oder zumindest zu vermindern – und dies unabhängig davon, ob hiervon ein bekanntes Infektionsrisiko ausgeht oder nicht – ein besonders hoher Stellenwert zu. Zweifellos hat dies auch Einfluss auf das spezifische Risiko von Reisenden nach Nordamerika und nun auch Griechenland (Stand August 2012), wiewohl hier z. T. noch ein eklatantes Bewusstseinsdefizit besteht (generelle Meinung und somit sträfliche Unterschätzung mancher Risiken: Nordamerika und Europa = kein nennenswertes Infektionsrisiko; siehe auch FSME).

Incoming: zweifellos müssen auf der Basis epidemiologischer Berechnungen West-Nil-Virusinfektionen auch bei einer bestimmten Zahl von Heimkehrern vorliegen, doch wird diese Krankheit sehr selten diagnostiziert – es ist somit wohl von einer gewissen, wenn auch nur schwer abschätzbaren Dunkelziffer auszugehen. Zum Schutz vor Infektion der Empfänger dürfen Personen in Deutschland kein Blut spenden, wenn sie zur Hauptübertragungszeit in Nordamerika waren und die Inkubationszeit seit Rückkehr noch nicht abgelaufen ist. Wie wichtig diese Sicherheitsmaßnahmen des (Selbst-)Ausschlusses sind wurde erst 2011 in Italien belegt: im Rahmen von Organtransplantationen (Achtung: auch Organe reisen!) kam es zu einigen WNV-Infektionen bei Transplantat-Empfängern. (Zusätzliche sinngemäß anwendbare Bemerkungen siehe Abschnitt 9.5.8: Dengue.)

Internetadressen

- http://www.cdc.gov
- http://www.who.int

Weiterführende Literatur

1. Becker N: Influence of climate change on mosquito development and mosquito-borne diseases in Europe. Parasitol Res 2008; 103 (Suppl. 1): 19–28.
2. Naze F, Le Roux K, Schuffenecker I, Zeller H, Staikowsky F, Grivard P, Michault A, Laurent P: Simultaneous detection and quantitation of Chikungunya, Dengue and West Nile viruses by multiplex RT-PCR assays and Dengue virus typing using High Resolution Melting. J Virol Methods 2009; 162: 1–7.
3. Peters W, Pasvol G. Atlas of Tropical Medicine and Parasitology, 6th edn. Philadelphia: Elsevier Mosby, 2007.
4. Strickland GT: Hunter's Tropical Medicine, 7th edn. Philadelphia: W.B. Saunders, 1991.

9.5.10 Q-Fieber

P. Kimmig

Das Q-Fieber („query fever"; die Interpretation „Queensland fever" ist unzutreffend) ist eine systemische Infektion, die durch Coxiella burnetii, ein obligat intrazelluläres Bakterium, hervorgerufen wird. Die Übertragung erfolgt überwiegend aerogen durch infektiöse eingetrocknete Sekrete infizierter Tiere oder durch erregerhaltigen Zeckenkot. Die Infektion verläuft beim Menschen meist asymptomatisch oder in Form einer Sommergrippe; Organmanifestationen treten v. a. in Form von interstitiellen Pneumonien auf. Die gefährlichste Komplikation stellt das chronische Q-Fieber dar, das sich vor allem bei Schwangeren und Herzklappenempfängern entwickeln kann.

Epidemiologie und Übertragungswege. Das „query fever", ein Name, mit dem E.H. Derrick 1937 eine unklare fieberhafte Erkrankung bei Schlachthofarbeitern in Brisbane/Australien bezeichnete, ist in der abgekürzten Bezeichnung Q-Fieber in den medizinischen Sprachgebrauch eingegangen. Q-Fieber ist aus fast jeder Region der Erde beschrieben, die einzige Ausnahme stellt derzeit Neuseeland dar. Die Verbreitung der Erreger wird durch warmes, trockenes Klima begünstigt, typische Regionen sind z. B. die Krim und der Balkan (Krimfieber, Balkangrippe). Der Erreger, Coxiella burnetii, ist ein kleines, obligat intrazelluläres Bakterium und weist als solches durchaus Ähnlichkeiten mit den Rickettsien auf, denen es lange zugeordnet wurde. Aufgrund molekularbiologischer Analysen werden Coxiellen heute jedoch in die Nähe der Legionellen gestellt. In biologischer Hinsicht nehmen Coxiellen indessen eine Sonderstellung ein, da sie in zwei – epidemiologisch wichtigen – verschiedenen Erscheinungsformen auftreten können:

Die „large cell variants" (LCV) stellen die intrazellulären Stadien von Coxiella dar. Sie entsprechen vegetativen Bakterienzellen und haben nur eine geringe Umweltstabilität. Aufgrund von bisher weitgehend unbekannten Faktoren, vermutlich bei sich verschlechternden Ernährungsbedingen, können die vegetativen Coxiellen am Polende intrazellulär sporenähnliche, elektronendichte Körperchen abspalten (Abb. 9.127), die sich ihrerseits noch weiter teilen können. Diese auch als „small cell variants" (SCV) bezeichneten extrazellulären Formen haben eine hohe Widerstandskraft gegenüber Umweltbedingungen und können aerogen über Staub verbreitet werden. Ihre Infektiosität ist außerordentlich hoch, die minimale Infektionsdosis soll bei ca. 10 Erregern liegen.

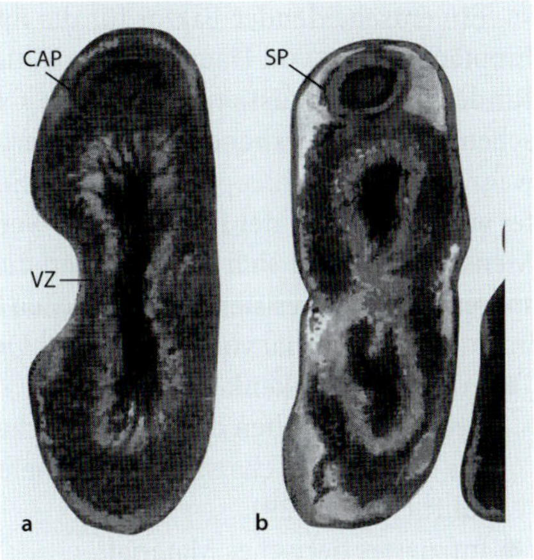

Die beiden morphologischen Erscheinungsformen von Coxiella burnetii, LCV und SCV, sind die Grundlage der außerordentlich vielfältigen und komplexen Infektionswege mit

Abb. 9.127a,b: Coxiella burnetii: Bildung von sporenähnlichen Körperchen am Polende von vegetativen Zellen. CAP: capping, VZ: vegetative Zelle Sp: sporenähnliches Körperchen. Nach: Bergey's Manual of Systematic Bacteriology, Williams & Wilkins, Vol. 1, verändert. Zeichnung: C. Lüttich, Gera

zahlreichen Vektoren und Reservoirwirten. Weltweit können über 40 verschiedene Zeckenarten als Überträger von Coxiellen fungieren, darunter die Gattungen Dermacentor, Rhipicephalus, Amblyomma sowie verschiedene Ixodes-Arten (Abb. 9.128). In den Zecken vermehrt sich C. burnetii in den Zellen des Mitteldarms und wird mit dem Kot massenhaft ausgeschieden. Als tierisches Reservoir kommen die verschiedensten wildlebenden Tiere in Frage, in Mitteleuropa Hasenartige, Igel, Reh- und Rotwild, die Rolle von Nagern ist noch unklar. Über Zecken und tierisches Reservoir kann es zur Bildung von Naturherden kommen. Bei einer Untersuchung an > 1000 Dermacentor-Zecken und ca. 130 Nagern in Rhein-und Kinzigtal war jedoch in keinem Fall eine Coxiellen-Infektion nachzuweisen, so dass die Bedeutung von Dermacentor hier mehr in einer Multiplikatorfunktion (Kahl, pers. Mitteilung) zu suchen sein dürfte.

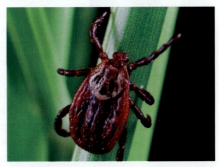

Abb. 9.128: Adultes Weibchen von Dermacentor spp. in typischer Umgebung. Foto: H. Mehlhorn

Ein entscheidender Faktor für die Epidemiologie des Q-Fiebers besteht in der Empfänglichkeit von Haustieren, in Mitteleuropa sind dies v. a. Schafe, Ziegen und Rinder. Durch Haustiere werden die Coxiellen nicht nur in die Nähe des Menschen gebracht, Tierhandel und Wanderungen sorgen darüber hinaus auch für eine weiträumige Verschleppung, mit dem Effekt, dass Q-Fieber-Epidemien immer öfter auch außerhalb der Dermacentor-Verbreitungsgebiete auftreten. Haustiere und Mensch infizieren sich überwiegend auf aerogenem Wege durch Inhalation der sporenähnlichen resistenten Körperchen (SCV). Diese kommen in eingetrocknetem infektiösem Material vor, das aus zwei Quellen stammt:

- Infektiöser Zeckenkot:
  Beim Saugen geben die adulten Zecken enorme Mengen an infektiösem Kot ab, der im Fall der Schafszecke bei Schafen zu handtellergroßen schwarzen Flecken führt (Abb. 9.129).
- Infiziertes tierisches Material:
  Schafe, Ziegen und andere Tiere, bei denen es zu einer Infektion von Uterus und Plazenta kommt, scheiden die Erreger in riesigen Mengen mit dem Fruchtwasser und der Nachgeburt aus, die meist im Freien abgesetzt wird.

Der alimentäre Infektionsweg spielt v. a. in Ländern mit einfacher landwirtschaftlicher Struktur eine Rolle. Bei Kühen kommt es zu persistierenden Infektionen mit Befall des Euters, was zu langanhaltender Ausscheidung Coxiellen-haltiger Milch führt. Ein Genuss derartiger Milch kann beim Menschen ebenfalls zur Q-Fieber-Infektion führen. Wegen der gewöhnlich geringeren Zahl aufgenommener Erreger verlaufen alimentäre Infektionen zumindest in Mitteleuropa meist asymptomatisch.

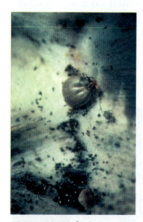

Abb. 9.129: Kotflecken von Dermacentor marginatus im Schafvlies. Foto: G. Steng, Schafherdengesundheitsdienst BW

Pathophysiologie. Über die Eintrittspforten Lunge bzw. Darm gelangen die Erreger zunächst über Lymph- und Blutbahnen in das retikuloendotheliale System, wo es zu einer primären Vermehrung kommt. Die sich anschließende Verbreitung über das Blut kann dann zu Organmanifestationen führen; betroffen sind in erster Linie Lunge und Leber, wo sich die Coxiellen in den lokalen Makrophagen (Alveolarmakrophagen bzw. von Kupffer'sche Sternzellen) vermehren und zu einer interstitiellen Pneumonie bzw. zu einer granulomatösen Hepatitis führen können.

Als lebensbedrohende Komplikationen können eine Meningoenzephalitis, Myokarditis und Perikarditis auftreten.

Symptomatik. In Abhängigkeit von der Höhe der Infektionsdosis beträgt die Inkubationszeit 1–3 Wochen. Etwa 60 % der Infektionen verlaufen asymptomatisch, hinterlassen aber eine temporäre Immunität. Etwa 30 % der Infizierten entwickeln eine symptomatische Bakteriämie mit Fieber, Schüttelfrost, Mattigkeit und Gliederschmerzen. Als kennzeichnend gilt ein – ausgesprochen unangenehmer – Retroorbitalkopfschmerz.

Zu einer Organmanifestation kommt es nur in ca. 10 % der Infektionen. In Süddeutschland wurde bei 209 wegen einer Coxiellen-Infektion stationär aufgenommenen Patienten in ca. 50 % eine atypische Pneumonie, in ca. 10 % eine Hepatitis diagnostiziert (Brockmann, pers. Mitteilung). Die wesentliche Gefahr des Q-Fiebers besteht in einer Chronifizierung, die in ca. 1 % der Infektionen auftritt. Diese äußert sich v. a. in Form einer Endokarditis, die u. U. erst lange Zeit nach der akuten Infektion manifest wird und unbehandelt einen lebensbedrohenden Verlauf nehmen kann.

Bei Schwangeren führt eine akute Q-Fieber-Infektion – unabhängig von der Symptomatik – im 1. Trimenon mit hoher Wahrscheinlichkeit zum Abort, in der späteren Schwangerschaft kann es zu Frühgeburten kommen, jedoch offenbar nicht zu Missbildungen. Ein weiteres großes Problem besteht in der überproportional häufigen Chronifizierung, was in der Folge zu weiteren Fehlgeburten führen kann. Auch bei Trägern künstlicher Herzklappen nimmt das Q-Fieber häufig einen chronischen Verlauf.

Diagnostik. Coxiellen können einen Phasenwechsel durchmachen, der durch Veränderungen der äußeren Lipopolysaccharid-Membran (LPS) verursacht wird. Die als Phase 1 und 2 bezeichneten Formen werden als Antigene in der serologischen Diagnostik eingesetzt; als Testverfahren finden heute vor allem der ELISA und der IIFT Verwendung.

Phase-2-Antikörper eignen sich zur Diagnostik eines akuten Q-Fiebers. Diese treten allerdings relativ spät auf und lassen sich selbst mit modernsten Methoden frühestens 7–15 Tage nach Beginn der Erkrankung nachweisen. Dies hat zur Folge, dass sich selbst Organmanifestationen wie Pneumonien auf serologischem Wege zunächst nicht abklären lassen. Durch eine PCR ist ein Coxiellen-Nachweis u. U. jedoch schon nach wenigen Tagen möglich. Antikörper gegen Phase 1 dienen vor allem als Nachweis einer Chronifizierung. Allerdings ist nur ein kontinuierlicher Anstieg dieser Antikörper beweisend, weshalb die Diagnose eines chronischen Q-Fiebers sehr langwierig sein kann. In einem Teil der Fälle lässt sich die Diagnostik durch eine PCR wesentlich abkürzen.

Therapie. Die Therapie eines akuten Q-Fiebers ist unproblematisch und mit Doxycyclin leicht durchzuführen (Alternativen: Moxifloxacin oder Ciprofloxacin). Dagegen macht die Therapie eines chronischen Q-Fiebers enorme Probleme. Hier ist eine

> **Kompaktinformation**
>
> **Q-Fieber**
> - Leitsymptome:
>   Fieber, Retrobulbär-Kopfschmerzen, atypische Pneumonie
> - Therapie:
>   Doxycyclin, 2x100 mg/d, oral, über 2-3 Wochen.

Behandlungsdauer mit Doxycyclin in Kombination mit Chloroquin für 1–1,5 Jahre erforderlich. Alternativtherapien von kürzerer Dauer sind nicht zuverlässig. Bei Schwangeren, bei denen Doxycyclin kontraindiziert ist, kann man versuchen, mit einer Langzeittherapie mit Trimethoprim/Sulfamethoxazol einen Abort zu verhindern. Dies hat jedoch keinen Einfluss auf eine mögliche Chronifizierung, so dass nach Beendigung der Schwangerschaft die o. g. Langzeitbehandlung erforderlich wird.

Prävention. In Australien wurde ein Impfstoff gegen Q-Fieber entwickelt (Handelsname: „Q-vax", bestehend aus inaktivierten C. burnetii in Phase I), der zur Anwendung am Menschen bestimmt ist. Dieser kommt jedoch nur für speziell exponierte und gefährdete Personen in Frage und ist auf dem deutschen Markt nicht zugelassen. Die Vermeidung einer Exposition ist kaum möglich. Wegen der Umweltstabilität der sporenähnlichen Körperchen (SCV) ist selbst ein konsequentes Meiden von Schafen bzw. Schafweiden nicht erfolgversprechend, da die SCV über Monate im Boden persistieren können.

Epidemiologisch kommen zwei Maßnahmen in Frage: Durch eine Vakzinierung mit modernen Impfstoffen (Coxiellen der Phase 1) kann man bei Schafen, Ziegen und Rindern eine schützende Immunität induzieren und so die Belastung der Umwelt mit Coxiellen reduzieren oder gar eine Unterbrechung der Infektketten erzielen. Durch gezielte Akarizidbehandlung der Haustiere, speziell der Schafe, beim Auftreten der adulten Zecken ließe sich der Infektionsweg über infektiösen Zeckenkot unterbinden. Darüber hinaus kann diese Maßnahme auch allgemein die Vermehrung und Ausbreitung der Zecken reduzieren.

Weiterführende Literatur

1 Aspöck H (Hrsg.): Krank durch Arthropoden. Denisia 2010; 30.
2 Bauerfeind R, Kimmig P, Schiefer HG, Schwarz T, Slenczka W, Zahner H: Zoonosen. Köln: Deutscher Ärzteverlag, im Druck.
3 Dedié K, Bockemühl J, Kühn H, Volkmer K-J, Weinke T: Bakterielle Zoonosen bei Tier und Mensch. Stuttgart: Enke, 1993.
4 European Food Safety Authority: Scientific opinion on Q-fever. EFSA Journal 2010; 8: 1595.

5 Fournier P-E, Raoult G: Comparison of PCR and serology assays for early diagnosis of acute Q-fever. J Clin Microbiol 2003; 41: 5094–5098.
6 Hellenbrand W, Breuer T, Petersen L: Changing Epidemiology of Q Fever in Germany, 1947–1999. Emerg Infect Dis 2001; 7.
7 Hogerwerf L, van den Brom R, Roest HIJ et al.: Reduction of Coxiella burnetii prevalence by vaccination of goats and sheep, the Netherlands. Emerg Infect Dis 2011; 17: 379–386
8 Liebisch A: Das Q-Fieber als Naturherdinfektion in Süddeutschland. Bundesgesundheitsbl 1977; 20: 185–191.
9 Löscher T, Burchard G-D. Tropenmedizin in Klinik und Praxis. Stuttgart: Thieme, 2010.
10 Maurin M, Raoult D: Q-fever. Clin Microbiol 1999; 12: 518–553.
11 Neumeister B, Geiss HK, Braun RW, Kimmig P: Mikrobiologische Diagnostik. Stuttgart: Thieme, 2009.
12 Pluta S, Hartelt K, Oehme R, Mackenstedt U, Kimmig P: Prevalence of Coxiella burnetii and Rickettsia spp. in ticks and rodents in southern Germany. Ticks Tick-borne Dis 2010; 1: 145–147.
13 Raoult D, Fenollar F, Stein A: Q-Fieber during pregnancy. Arch Intern Med 2002; 162: 701–704.
14 Sting R, Breitling N, Oehme R, Kimmig P: Untersuchungen zum Vorkommen von Coxiella burnetii bei Schafen und Zecken der Gattung Dermacentor in BW. Dtsch Tierärztl Wschr 2004; 111: 381–420.

9.5.11 Prävention vektoriell übertragener Infektionen

A. Rose, U. Obermair

Nicht gegen alle vektoriell übertragenen Krankheiten gibt es die Möglichkeit einer medikamentösen Prophylaxe oder Impfung. Für den Reisenden ist es daher besonders wichtig, sich vor den Stichen von krankheitsübertragenden Gliedertieren (Vektoren) zu schützen. Eine effektive Stichprophylaxe setzt gewisse Kenntnisse zur Biologie und Verbreitung der in Frage kommenden Vektoren und der möglichen Schutzmaßnahmen voraus.

Einführung

»Am Orinoco, dessen Ufer höchst ungesund sind, schreiben die Kranken alle ihre Leiden den Mosquitos zu. „Diese Insekten ... entzünden das Blut (vician y incienden la sangre)." (Humboldt 1859).

Dass es zwischen blutsaugenden Gliederfüßern (also u. a. Insekten und Spinnentieren) und bestimmten Krankheiten eine Verbindung gibt, wurde von den Bewohnern verschiedenster Regionen der Welt bereits vermutet, als die westliche Medizin noch von Miasmen als Ursache für Krankheiten wie Malaria oder Gelbfieber ausging. Erst gegen Ende des 19. Jahrhunderts begann die moderne Wissenschaft zu verstehen, dass Insekten und andere Gliederfüßer verschiedenste Krankheiten übertragen können.

Zusätzlich zur Entwicklung von Impfstoffen und Medikamenten ergaben sich daher mit Maßnahmen gegen die Vektoren weitere Möglichkeiten in der Prophylaxe und Bekämpfung dieser Erkrankungen. Zwar ist eine Bekämpfung der Vektoren für den Reisenden unmöglich, er kann allerdings durch das Ergreifen verschiedener Methoden den Kontakt zu blutsaugenden Krankheitsüberträgern vermeiden. Man sollte sich bereits vor Antritt der Reise, aber auch vor Ort, über das Auftreten von solchen Krankheiten informieren, um einen bestmöglichen Schutz vor ihren Überträgern gewährleisten zu können.

Die wichtigsten Krankheitsüberträger oder Vektoren

Aus der Vielzahl der blutsaugenden, krankheitsübertragenden oder -erregenden Gliederfüßer sollen im Folgenden kurz die für den Reisenden wichtigsten behandelt werden.

Stechmücken oder Mosquitos. Die Stechmücken (Culicidae) stellen sicher die geläufigste Gruppe aus den blutsaugenden Insekten dar. Sie gehören zu den Zweiflüglern und sind mit rund 3000 Arten auf allen Kontinenten mit Ausnahme der Antarktis vertreten. Sie sind meistens etwa einen halben Zentimeter groß. Die Jugendformen der Stechmücken (Larven und Puppen) sind ans Wasser gebunden. Abhängig von der Art werden Überschwemmungsgebiete, Pfützen oder auch kleinste Wasseransammlungen für die Eiablage verwendet. Stechmücken können in passenden Biotopen, besonders in Sumpfgebieten oder den feuchten Tundren der nördlichen Hemisphäre, in ungeheuren Mengen vorkommen. Besonders bedeutend sind sie aber als Überträger verschiedener Krankheiten, vor allem Malaria, Filariasis und verschiedene Viruserkrankungen wie Dengue, Gelbfieber, Chikungunya, Rifttalfieber oder Enzephalitiserkrankungen.

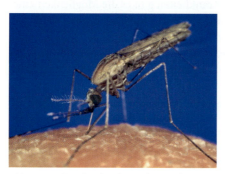

Abb. 9.130: Die Gambische Fiebermücke Anopheles gambiae ist ein wichtiger Überträger von Malaria in Afrika. Zu beachten ist die für Malariamücken typische Körperhaltung mit dem nach schräg oben gestreckten Hinterleib. Foto: James Gathany, mit freundlicher Genehmigung der Centers for Disease Control & Prevention (CDC)

Nur die weiblichen Stechmücken nehmen Blut auf, das sie für die Produktion ihrer Eier benötigen und mithilfe feiner Stechwerkzeuge aus den Blutgefäßen ihres Wirtes aufsaugen. Ansonsten ernähren sie sich, wie die Männchen auch, von süßen Pflanzensäften und Nektar. Die verschiedenen Stechmückenarten unterscheiden sich neben ihrer Vorliebe für bestimmte Wirte und in ihren bevorzugten Biotopen auch im Zeitpunkt ihrer Aktivität. So stechen z. B. Malariamücken

(Gattung Anopheles, Abb. 9.130) meist spätabends, nachts und in den frühen Morgenstunden, während die wichtigsten Überträger von Dengue, Gelbfieber oder Chikungunya, die Tigermücken Aedes aegypti (Abb. 9.131) und Aedes albopictus, morgens und abends, teilweise auch tagsüber auf die Beutesuche gehen. Diese Eigenheiten spielen daher bei der Wahl bevorzugter Abwehrmaßnahmen eine wichtige Rolle; gegen die Übertragung des Denguefiebers, das von tagaktiven Stechmücken übertragen wird, sind Bettnetze beispielsweise wenig wirksam.

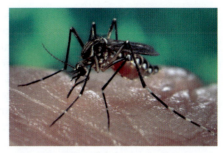

Abb. 9.131: Die Gelbfieber- oder Denguemücke Aedes aegypti mit ihrer für Tigermücken typischen Musterung. Foto: James Gathany, mit freundlicher Genehmigung der Centers for Disease Control & Prevention (CDC)

Sandmücken. Auch die Sandmücken (Phlebotominae, Abb. 9.132) gehören zu den Zweiflüglern, sind klein, oft nur Millimeter groß, schlank, hochbeinig, ihr Körper und die Flügel sind behaart. Die lanzettförmigen Flügel werden in der Ruhe nach oben über den Körper gehalten. Auffallend sind ihre großen dunklen Augen, während der übrige Körper meistens hell gefärbt ist. Sandmücken kommen in der Alten Welt vor allem in den südlichen und trockeneren Regionen der gemäßigten Zonen vor, wie z. B. dem Mittelmeergebiet. In der Neuen Welt findet man sie besonders in feuchteren, bewaldeten Regionen. Auch bei den Sandmücken nehmen nur die Weibchen Blut auf. Als Eiablageorte dient meist feuchter und schattiger Untergrund; die trockenheitsempfindlichen Larven ernähren sich von organischem Material. Die Erwachsenen stechen üblicherweise in der Dämmerung und in der Nacht. Sandmücken können u. a. bestimmte Viruserkrankungen (z. B. das Sandfliegen- oder Pappatacifieber [ital.: Pappatace = Sandmücke]), in Südamerika das von Bakterien hervorgerufene Oroya-Fieber (auch Carrión-Krankheit) und die verschiedenen Leishmaniosen (Mittelmeergebiet, Naher Osten, Asien, Südamerika) übertragen.

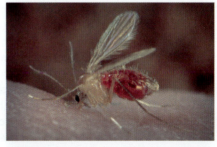

Abb. 9.132: Die Sandmücke Phlebotomus papatasi ist der Hauptüberträger der Leishmaniose in der Alten Welt. Sie kommt im Mittelmeergebiet, dem Nahen Osten, auf dem Indischen Subkontinent und in Teilen Asiens vor und findet sich oft in Menschennähe. Foto: James Gathany, mit freundlicher Genehmigung der Centers for Disease Control & Prevention (CDC)

Kriebelmücken. Kriebelmücken (Simuliidae) sind ebenfalls Zweiflügler, nur zwischen 1 und 5 mm groß, mit großen Facettenaugen, kurzen Fühlern, einer dunklen Farbe und in der Ruhe flach übereinandergelegten Flügeln. In den gemäßigten und subarktischen Zonen können sie in beträchtlicher Zahl auftreten. Angriffe sehr großer Schwärme haben bei Mensch und Tier schon zu Todesfällen geführt – wohl durch einen vom injizierten Speichel ausgelösten anaphylaktischen Schock, Blutverlust und das Einatmen vieler Insekten. Vor allem sind sie als Überträger der Flussblindheit bedeutend, die von einem Fadenwurm hervorgerufen wird. Flussblindheit (Onchozerkose) tritt vor allem in Afrika auf.

Kriebelmückenlarven findet man vor allem in schnellfließendem Wasser, wo sie sich mit ihrem Körperende an Steinen und ähnlichem Untergrund befestigen und ihre Nahrung aus dem Wasser filtern. Nur die Weibchen trinken Blut, das sie aus einem mithilfe ihrer Mundteile gesetzten Schnitt in der Haut des Wirtes aufnehmen.

Tsetse-Fliegen. Tsetse-Fliegen (Glossinidae) kommen südlich der Sahara vor und übertragen die Schlafkrankheit (Afrikanische Trypanosomiasis) auf den Menschen. Die Fliegen sind etwa 1 cm groß und tragen ihr Flügelpaar in Ruhe flach übereinandergelegt. Ihr Stechrüssel zeigt gerade nach vorne. Abhängig von der Art können sie in Savannen und Wäldern vorkommen. In Hochlandregionen über etwa 1300 bis 1800 m findet man sie nicht, da sie relativ kälteempfindlich sind. Die Tiere sind meistens morgens und abends aktiv. Beide Geschlechter ernähren sich ausschließlich von Blut. Das Weibchen legt eine bereits vollentwickelte Larve ab, die keine weitere Nahrung zu sich nimmt und sich sofort verpuppt.

Chagaswanzen (Barbeiros, Vinchucas). Die Chagaswanzen (Triatominae) kommen fast ausschließlich in der Neuen Welt vor, wo sie die Chagaskrankheit oder Amerikanische Typanosomiasis übertragen. Einige Arten dieser Raubwanzen finden sich besonders oft in Hütten, Ställen und Höfen, wo sie die Tage versteckt in Wandrissen, mit pflanzlichem Material gedeckten Dächern und an ähnlichen Orten verbringen. Chagaswanzen werden 1,5–2 cm groß. Ihre Jugendstadien ähneln den erwachsenen Tieren. Alle Stadien und beide Geschlechter saugen nachts von schlafenden Menschen und Tieren Blut. Die Übertragung der Chagaskrankheit erfolgt nicht durch den Stich, sondern durch bereits während der Blutmahlzeit abgegebenen Kot, der in den Stich gekratzt wird oder in Wunden oder die Schleimhäute des Wirtes gerät.

Zecken. Zecken (Ixodida) gehören zu den Spinnentieren und sind daher keine Insekten. Man unterteilt sie in die Gruppe der Schildzecken, zu denen der einheimische Holzbock Ixodes ricinus gehört, und Lederzecken, die vor allem in den Tropen und Subtropen vorkommen. Zecken saugen unabhängig von Alter und Geschlecht

Blut. Sie können eine Reihe von Krankheiten übertragen, z. B. Lyme-Borreliose, Frühsommer-Meningoenzephalitis (FSME), Krim-Kongo-Fieber oder Zeckenrückfallfieber.

Die unterschiedlichen Zeckenarten können verschiedene Wirtsfindeverhalten zeigen. Der Holzbock lauert beispielsweise in Gras und Gebüsch auf seinen vorbeistreifenden Wirt und hält sich an seiner Kleidung oder Körperoberfläche fest. Andere Arten bewegen sich aktiv auf einen in der Nähe befindlichen Wirt zu („Laufzecken"). Nachdem sie den Körper ihres Wirts betreten haben, krabbeln Schildzecken meist längere Zeit auf ihm herum, auf der Suche nach einem passenden Ort für eine Blutmahlzeit. Man kann sie deshalb häufig noch vor dem Festbeißen entdecken. Dabei sollten auch Orte wie Achselhöhlen, Kniekehlen, Bauchnabel, die Leisten- und Genitalgegend und besonders bei Kindern der Kopf untersucht werden (wegen der geringen Körpergröße von Kindern werden Zecken bei ihnen oft in der Kopfregion abgestreift). Haben Zecken sich bereits festgesetzt, sollte man sie sobald wie möglich entfernen; je länger das Tier seine Blutmahlzeit fortsetzen kann, desto höher wird das Risiko einer Infektion.

Für das Entfernen der Zecken eignen sich Pinzetten, im Handel erhältliche Zeckenzangen, -karten oder -haken oder ein in eine Schlinge gelegter Faden. Mit diesen Werkzeugen wird die Zecke möglichst nahe an der Haut ergriffen und entweder mit einer leichten Drehbewegung oder auch gerade abgezogen. Im Gegensatz zu den Schildzecken halten sich Lederzecken bei den Ruheorten ihrer Wirte versteckt und suchen ihn normalerweise auf, während er schläft. Die Überträger des Zeckenrückfallfiebers stechen dabei oftmals unbemerkt und weniger als 30 Minuten.

Weitere blutsaugende Gliederfüßer. Gnitzen (Ceratopogonidae) können in großen Mengen auftreten und damit in bestimmten Regionen (Schottland, Skandinavien, Florida, die Karibik) ausgesprochen lästig sein. Als Krankheitsüberträger treten sie aber vor allem bei Tieren und nicht bei Menschen auf. Bremsen (Tabanidae) fügen ihren Wirten schmerzhafte Stiche zu und können vor allem auf mechanischem Wege verschiedene Krankheiten übertragen (d. h. die Bremse wird selbst nicht infiziert). In Äquatorialafrika übertragen bestimmte Bremsen (Chrysops dimidiata) die von einem Fadenwurm hervorgerufene Loa-loa-Krankheit. Der Wadenstecher (Stomoxys) ähnelt der Hausfliege und kommt weltweit vor. Beide Geschlechter können schmerzhaft stechen. Als (mechanische) Überträger von Krankheiten auf den Menschen treten sie nur ausnahmsweise auf.

Flöhe (Siphonaptera) kommen weltweit vor. Eine Reihe von Arten saugen auch beim Menschen Blut. Vereinzelt treten sie auch heute noch als Überträger der Pest auf. Bettwanzen (Cimicidae) finden sich ebenfalls weltweit, treten aber als Krankheitsüberträger wohl nicht in Erscheinung. Die für den Menschen wichtigen Läuse (Phthiraptera) sind Kopf-, Kleider- und Filzläuse. Kleiderläuse können als Überträger von Fleckfieber und Läuse-Rückfallfieber auftreten.

Schutzmaßnahmen zur Stichprävention

Mechanische Schutzmaßnahmen.

1. **Kleidung:** Die Auswahl der richtigen Kleidung kann einen erheblichen Schutz vor blutsaugenden Gliedertieren bieten. So sind helle Textilien für viele fliegende Blutsauger weniger attraktiv als dunkle oder kontrastreiche. Auch können Zecken auf hellen Kleidungsstücken besser ausgemacht und entfernt werden. Enganliegende Bünde und in Stiefel oder dichte Strümpfe gesteckte Hosenbeine verzögern gerade bei Zecken den Zugang zur Körperoberfläche. Dichtgewebte Stoffe oder spezielle Membrankleidung können den Stich in darunter liegende Hautpartien verhindern; einige Hersteller loben diese Eigenschaft bereits aus. Zusätzlichen Schutz bieten schon vom Produzenten aus mit Repellenzien oder mit Pyrethroiden ausgerüstete Textilien (s. auch unten: Chemische Schutzmaßnahmen – Raumrepellenzien). Um einen ähnlichen Effekt zu erzielen, kann die Kleidung mit handelsüblichen Hautrepellenzien besprüht werden. Hierbei sollte allerdings an verdeckter Stelle eine Probebehandlung durchgeführt werden.
2. **Bettnetze:** Gegen Stechmücken und andere dämmerungs- und nachtaktive Blutsauger sind Bettnetze eine effektive Schutzmaßnahme. Bettnetze sind in verschieden großen Maschenweiten erhältlich – Bettnetze mit weiteren Maschen, die noch vor Stechmücken schützen und luftdurchlässiger sind, lassen aber zum Beispiel die kleinen Sandmücken passieren und bieten damit keinen Schutz vor Leishmaniose.
Zusätzlich können Bettnetze mit Insektiziden ausgerüstet sein, die darauf landende Mücken abschrecken, ausschalten oder töten. Diese ITNs (Insecticide Treated Nets) genannten Bettnetze haben den Vorteil, dass sie auch noch einen Schutz gewährleisten können, wenn sie beschädigt sind oder der schlafende Mensch mit dem Netz in Kontakt kommt. Als Wirkstoffe werden, wie bei entsprechenden Textilien, normalerweise Pyrethroide verwendet (s. auch unten: Chemische Schutzmaßnahmen – Raumrepellenzien). Es sind neben bereits fertig ausgerüsteten Bettnetzen auch Imprägnier-Kits erhältlich, mit denen Netze behandelt oder nachbehandelt werden können
3. **Unwirksame Maßnahmen:** Insektenlampen, die UV-Licht („Schwarzlicht") abstrahlen und angelockte Insekten mit Stromschlägen oder Klebefolien töten, sind als Schutz gegen Stechmücken praktisch unwirksam.
Weiterhin tauchen immer wieder Geräte auf dem Markt auf, die durch das Aussenden bestimmter hoch- aber auch niederfrequenter Töne Mücken vom Stechen abhalten sollen. Bis heute konnte die Wirksamkeit von Tonerzeugungsgeräten weder in Feld- noch in Laborversuchen nachgewiesen werden, von der Anwendung wird daher dringend abgeraten.
Weitere unwirksame Maßnahmen sind homöopathische Mittel, Vitamin B oder mit Schreckstoffen ausgerüstete Armbänder.

> **Kompaktinformation**
>
> Die Wirkungsweise repellierender Substanzen ist bis dato nicht zufriedenstellend geklärt. Nach der verbreitetsten Definition ist ein Repellens oder Schreckstoff ein Wirkstoff, der vom Zielorganismus über dessen Geruchssinn wahrgenommen wird und eine zur Quelle entgegengesetzte Bewegung auslöst. In der Praxis wird ein derartiges Fluchtverhalten selten beobachtet, vielmehr wird die Abschreckung durch den Kontakt zwischen Insekt und behandelter Oberfläche ausgelöst. Ein Repellens ist also vielmehr eine Substanz, die über eine Aktivierung bestimmter, noch nicht genau identifizierter, Signalketten eine stichverhindernde Wirkung auslöst.

Chemische Schutzmaßnahmen – Kontaktrepellenzien. Repellierende Produkte in Form von Cremes, Lotionen oder Sprays zum direkten Auftragen auf die Haut werden wohl am häufigsten zum Schutz vor blutsaugenden Gliedertieren verwendet. Der folgende Abschnitt soll eine Übersicht über die wichtigsten Wirkstoffe und deren Effektivität geben.

Empfohlene Wirkstoffe: Die amerikanische Umweltbehörde EPA (Environmental Protection Agency) hat die Verwendung von N,N-Diethyl-Toluamide (DEET), Picaridin, para-Menthan-3,8-diol (PMD), IR3535, 2-Undecanon, Zitroneneukalyptus- und Katzenminze-Öl sowie Citronella-Öl in Insektenrepellents zugelassen. Von diesen empfiehlt die in den USA mit der Krankheitsvorsorge befasste CDC (Centers for Disease Control and Prevention) allerdings nur DEET, Picaridin, PMD und IR3535, da nur Produkte auf Basis dieser vier Wirkstoffe lang genug anhaltende Schutzwirkungen erzielen können.

> **Hinweis:** Weiterführende Informationen zu repellierenden Wirkstoffen und Produkten, die registrierte Wirkstoffe enthalten, sowie Tipps zur Anwendung und Schutzzeiten finden sich auf den Internetseiten der EPA und CDC (http://www.epa.gov/pesticides/insect/safe.htm und http://www.cdc.gov/ncidod/dvbid/westnile/qa/insect_repellent.htm).

Anwendung und Einflussfaktoren: Die sorgfältige und flächendeckende Behandlung aller exponierten Hautstellen ist für einen zuverlässigen Schutz obligat, ein regelmäßiges Nachbehandeln ist unerlässlich. Die Schutzdauer hängt aber nicht nur von der sorgfältigen Anwendung, vom verwendeten Wirkstoff, dessen Konzentration und Formulierung ab, sondern auch davon, wie schnell die Wirkstoffe von der Haut abdampfen, abgerieben oder von ihr absorbiert werden. Abiotische Faktoren, wie Umgebungstemperatur und Luftfeuchtigkeit, beeinflussen die Effektivität von aufgetragenen Substanzen ebenso wie biotische Faktoren, z. B. die individuelle Schweißsekretion oder Absorptionseigenschaften der Haut. Zudem können Stechmücken verschiedener Arten völlig unterschiedliche Wirkstofftoleranzen zeigen: Nachtaktive Culex-Hausmücken reagieren erfahrungsgemäß sensibler auf repellierende Wirkstoffe als die ebenfalls nachtaktiven Anopheles-Mücken oder die tagaktive Gelbfiebermücke Aedes aegypti. Zecken sind weniger anfällig für die Wirkung von Repellenzien als Stechmücken. Jeder Reisende sollte sich also vorab detailliert über die im Zielland vorherrschenden Vektoren informieren und auf eine adäquate Stichprophylaxe achten.

Hinweis: Die Internetseite des auswärtige Amtes liefert ausführliche Hinweise zu Gesundheitsrisiken in Reiseländern weltweit (http://www.auswaertiges-amt.de/DE/Laenderinformationen/LaenderReiseinformationen_node.html). Eine detaillierte Auflistung des Stechmückenartenspektrums in einzelnen Ländern bietet MosquitoMap (www.mosquitomap.org).

Synthetische Repellenzien

1. **N,N-Diethyl-Toluamid:** In den 50er Jahren von der US-Armee zum Schutz von Soldaten entwickelt, avancierte N,N-Diethyl-Toluamide (DEET) innerhalb kürzester Zeit zum Goldstandard unter den Insektenabwehrstoffen und ist es bis heute geblieben. Allein in den USA verwenden jährlich geschätzte 100 Mio. Personen DEET zur Abwehr von Stechmücken, Bremsen, Zecken oder Flöhen. Kommerziell erhältlich sind Formulierungen mit 4–98 % DEET, ab einer Konzentration von 30 % können Stechmücken je nach artspezifischer Aggressivität zwischen 4 und 7 Stunden erfolgreich abgewehrt werden (Tabelle 9.33). In höheren Konzentrationsbereichen stellt sich keine signifikante Verlängerung der Schutzdauer mehr ein, zudem macht sich in Bereichen über 50 % auch ein unangenehmer Nebeneffekt des Wirkstoffs deutlich bemerkbar: die plastikanlösenden Eigenschaften. DEET zeichnet sich dennoch durch ein gutes Sicherheitsprofil aus.
2. **Picaridin:** Im Jahre 1998 stellte die Bayer AG unter dem Handelsnamen Bayrepel (auch Picaridin, Icaridin oder KBR 3023) einen neuen Wirkstoff für Autan® vor, das 40 Jahre lang DEET als aktiven Wirkstoff enthalten hatte. Picaridin erzielte in Feldstudien mit DEET vergleichbare Schutzzeiten (s. Tabelle 9.33), hat ebenfalls ein ausgezeichnetes Sicherheitsprofil und wenig aggressive Eigenschaften gegenüber Kunststoffen. Handelsüblich sind Konzentrationen zwischen 10 und 20 %, Stechmücken der Gattung Aedes wurden in Feldversuchen mit 20%igen Picaridin-Formulierungen zwischen 4 und 6 Stunden erfolgreich abgewehrt. Arten der Mückengattung Anopheles hingegen zeigten mitunter eine hohe Toleranz für 19,2 % Picaridin oder 35 % DEET, für beide Wirkstoffe lag die Schutzwirkung während vergleichender Feldversuche in Australien

Tabelle 9.33: Schutzwirkung verschiedener Wirkstoffe in Feldversuchen mit Aedes- und Anopheles-Mückenarten. Schutzwirkung > 95 % = eine mehr als 95%ige Verminderung der Stiche im Vergleich zu einer unbehandelten Kontrolle

Wirkstoff	Schutzwirkung > 95 % gegen Aedes spp.	Schutzwirkung 95 % gegen Anopheles spp.	Studie
19,2 % Picaridin	–	< 1 Stunde	Feldstudie in Australien (Frances et al. 2004)
35 % DEET			
20 % Picaridin	4 Stunden	–	Feldstudie in Malaysia (Yap et al. 1998)
20 % DEET	4 Stunden		
50 % DEET	–	7 Stunden	Feldstudie in Tanzania (Trigg 1996)
20 % Picaridin	6 Stunden	–	Feldstudie in Brasilien (Naucke et al. 2007)
15 % IR3535	6 Stunden		
20 % IR3535	8 Stunden	5 Stunden	Feldstudie in Thailand (Thavara et al. 2001)
30 % para-Menthan-3,8-diol	–	4 Stunden	Feldstudie in Bolivien (Moore et al. 2002)
50 % para-Menthan-3,8-diol	–	6,5 Stunden	Feldstudie in Tanzania (Trigg 1996)
16 % para-Menthan-3,8-diol	–	5 Stunden	Feldstudie in Peru (Moore et al. 2007)
20 % DEET		< 3 Stunden	
5 % Citronella	40 Minuten	–	Feldstudie in Ontario (Surgeoner 1995)

bei unter einer Stunde. Dieses spezielle Beispiel macht deutlich, dass die Stichprophylaxe nicht nur durch Behandlung der exponierten Hautstellen erfolgen kann, sondern dass mitunter weitere Vorsichtsmaßnahmen getroffen werden müssen, wie z. B. das zusätzliche Einsprühen der Kleidung mit hierfür geeigneten Produkten (s. auch oben: Mechanische Schutzmaßnahmen/Kleidung) und das Vermeiden von Aufenthalten im Freien während der stärksten Aktivitätszeiten der vorherrschenden Mückenspezies.

3. **IR3535:** Ethyl-Butyl-Acetyl-Amino-Propionat (kurz EBAAP) oder IR3535 wurde in den frühen 70er Jahren entwickelt und ist seit über 30 Jahren auf dem europäischen Markt erhältlich. IR3535 ist ein synthetischer Wirkstoff, der sich von der Aminosäure β-Alanin ableitet. Er zeichnet sich durch ein sehr gutes Sicherheitsprofil aus, ist im Vergleich zu DEET und Picaridin aber etwas weniger wirksam.

Natürliche und naturidentische Repellenzien

1. **Para-Menthan-3,8-diol:** China unternahm in den 60er Jahren eine Massenanalyse verschiedener Pflanzen und Pflanzenbestandteile zur Gewinnung neuartiger repellierender Wirkstoffe. Para-Menthan-3,8-diol (PMD) oder „Quwenling" wurde aus den Blättern des Zitroneneukalyptusbaumes gewonnen. Es handelt sich bei diesem Wirkstoff allerdings nicht um einen wichtigen Bestandteil des ätherischen Öles, sondern vielmehr um ein Nebenprodukt, das während der Destillation anfällt. Im Gegensatz zu ätherischen Ölen ist PMD schwer flüchtig und damit als repellierender Wirkstoff auf natürlicher Basis besonders vielversprechend. Während einer vergleichenden Studie in Peru schützte eine 16 % PMD Formulierung länger vor Stichen der Anopheles-Mücke als 20 % DEET (s. Tabelle 9.33).
2. **Ätherische Öle:** Einer Vielzahl ätherischer Öle, wie z. B. Teebaum-, Neem-, Lavendel-, Nelken-, Knoblauch-, Geranien- und Citronella-Öl wird eine repellierende Wirkung gegen Stechmücken nachgesagt; teilweise konnte eine gewisse Wirksamkeit auch nachgewiesen werden. Im Allgemeinen sind ätherische Öle aber weitaus weniger gut untersucht als die bereits gelisteten synthetischen Wirkstoffe und bergen zudem ein allergenes und schleimhautreizendes Potenzial. Am häufigsten verwendet wird Citronella-Öl, dessen stichverhindernde Wirkung sich bei der Anwendung auf der Haut durch den hohen Dampfdruck des ätherischen Öles entfaltet; dieser führt jedoch auch rasch zum Zusammenbruch der Schutzwirkung. Die dadurch erforderliche regelmäßige Nachbehandlung in kurzen Zeitabständen macht die Anwendung eines Produktes auf der Basis eines ätherischen Öles aufwändig.

> **Hinweis:** Repellentanwendung auch bei Kindern? Grundsätzlich muss die Gebrauchsanweisung des Produktes eine Altersempfehlung angeben; ist dies nicht der Fall, so rät die EPA von einer Verwendung bei Kindern ab. Repellents mit PMD sollten nicht bei Kindern unter 3 Jahren angewendet werden, Produkte mit 10 % Picaridin oder 10–20 % DEET werden als unbedenklich eingestuft, solange die Packungshinweise befolgt werden und das Repellent nicht im Bereich von Mund und Augen oder auf die Hände aufgetragen wird.

Chemische Schutzmaßnahmen – Raumrepellenzien

1. **Verdampfer oder Kerzen auf natürlicher Basis:** Für die Anwendung im Innenbereich werden elektrische Verdampfergeräte für die Steckdose angeboten, für den Außenbereich finden sich meist Kerzen oder Fackeln auf Basis von Citronella-Öl. Die Schutzwirkung von Citronella-Öl ist bereits bei der Anwendung auf der Haut im Vergleich zu synthetischen Produkten stark herabgesetzt, eine auch nur annähernd ausreichende Raumwirkung von Verdampfprodukten

9 Infektionserkrankungen

> **Kompaktinformation**
>
> Die Anforderungen an Raumrepellenzien sind groß. Sie müssen über die Gasphase in einer gewissen Distanz zum Wirt wirken und für die Aufenthaltsdauer im Freien effektiv Stiche verhindern oder bei der Innenanwendung Stechmücken daran hindern, in den Innenraum einzufliegen. Luftbewegungen können dabei den Erfolg eines Raumrepellens erheblich schmälern. Effektive Produkte enthalten zum Großteil Pyrethroide, also insektizide Wirkstoffe. Verdampfer auf Basis repellierender Wirkstoffe (z. B. ätherische Öle) sind kaum wirksam.

Tabelle 9.34: Auswahl bedeutender, durch Vektoren übertragener Krankheiten mit ihren wichtigsten Verbreitungsgebieten

Region	Überträger und Krankheit
Nordeuropa	Zecken: Lyme-Borreliose, FSME
Osteuropa	Stechmücken: West-Nil-Fieber Zecken: Lyme-Borreliose, FSME, Krim-Kongo-Fieber
Südeuropa	Stechmücken: West-Nil-Fieber Zecken: Lyme-Borreliose, Zeckenrückfallfieber, Krim-Kongo-Fieber Sandmücken: Leishmaniose, Papataci-Fieber
Nordafrika und Naher Osten	Stechmücken: Rifttalfieber Sandmücken: Leishmaniose, Papataci-Fieber Zecken: Zeckenrückfallfieber, Krim-Kongo-Fieber
Afrika südlich der Sahara	Stechmücken: Malaria, Dengue, Chikungunya, Gelbfieber, Rifttalfieber, Filariose Sandmücken: Leishmaniose Kriebelmücken: Onchozerkose Tsetsefliegen: Schlafkrankheit Zecken: Zeckenrückfallfieber, Krim-Kongo-Fieber
Indischer Ozean	Stechmücken: Malaria, Dengue, Chikungunya
Asien	Stechmücken: Malaria, Dengue, Chikungunya, Japanische Enzephalitis, Filariose Sandmücken: Leishmaniose Zecken: Lyme-Borreliose, Krim-Kongo-Fieber, Zeckenrückfallfieber
Ozeanien	Stechmücken: Dengue, Filariose, Malaria
Nordamerika	Stechmücken: St.-Louis-Enzephalitis, West-Nil-Fieber Zecken: Lyme-Borreliose, Zeckenrückfallfieber
Lateinamerika	Stechmücken: Malaria, Dengue, Gelbfieber, Venezolanische Pferdeenzephalitis, Sandmücken: Leishmaniose, Chagaswanzen: Chagas-Krankheit, Zecken: Zeckenrückfallfieber

wurde bislang nicht nachgewiesen. Kerzen mit 5 % Citronella-Öl waren im Feldversuch mit Mücken der Gattung Aedes ähnlich effektiv in der Reduzierung der Stichzahl wie gewöhnliche Kerzen ohne Wirkstoff, zum persönlichen Schutz sind sie somit nicht geeignet.

2. **Verdampfer und Räucherspiralen auf Pyrethroidbasis:** Synthetisch hergestellte Pyrethroide, wie Permethrin, Allethrin, Transfluthrin oder Metofluthrin, leiten sich ab vom Pyrethrum, das in den Blütenköpfen bestimmter Korbblütler (Chrysanthemen) vorkommt. Pyrethroide sind neurotoxische Kontaktinsektizide, die in der Gasphase abschreckend wirken. Sie blockieren die spannungsabhängigen Natrium-Kanäle der Gliedertiere, dabei kommt es zu einem ungehinderten Na^+-Einstrom und einer Dauererregung der betroffenen Nervenzellen. Die damit einhergehenden Krämpfe und Lähmungserscheinungen können schließlich zum Tod des Insekts führen. Pyrethroide sind meist schwer flüchtig und müssen mit Hilfe von elektrischen Verdampfergeräten oder in Form von Räucherspiralen, Kerzen und Kerosinlampen in die Gasphase überführt werden. Räucherspiralen mit Allethrin oder S-Bioallethrin reduzierten in Laborversuchen die Stichbelastung durch Anopheles-Mücken um bis zu 85 %. Trotz ihrer insektiziden Wirkung und einer erheblichen Fischtoxizität sind Pyrethroide für Säugetiere weitgehend unbedenklich. Eingeatmet können sie allerdings zu Atemwegsreizungen führen, in höheren Konzentrationen wurden vereinzelt Übelkeit, Schwindel oder Kopfschmerzen beobachtet. Die Anwendung von Pyrethroidverdampfern in der Gegenwart von Schwangeren, Säuglingen oder Kleinkindern sollte vermieden, ihr Einsatz in geschlossenen Räumen auf das notwendigste Maß beschränkt werden.

Weiterführende Literatur

1 Aspöck H (Hrsg.): Krank durch Arthropoden. Denisia 2010; 30
2 Carroll SP: Prolonged Efficacy of IR3535 Repellents against Mosquitoes and Blacklegged Ticks in North America. J Med Entomol 2008; 45: 706–714.
3 Debboun M, Frances SP, Strickman D: Insect repellents. Principles, methods and uses. Boca Raton: CRC Press, 2007.
4 Dobler G: Krankheiten durch Zecken. Wie gefährlich sind Zecken wirklich? Stuttgart: Edition Medpharm, 1997
5 Duvallet G, de Gentile L (Hrsg.): Protection personnelle antivertorielle. Marseille: IRD Éditions, 2012.
6 Frances SP, Waterson DGE, Beebe NW, Cooper RD: Field evaluations of repellent formulations containing DEET and Picaridin against mosquitoes in Northern Territory, Australia. J Med Entomol 2004; 41: 414–417.
7 Geigy R, Herbig A: Erreger und Überträger tropischer Krankheiten. Acta Tropica, Zeitschrift für Tropenwissenschaften und Tropenmedizin, 1955.

8 Lehane M: The biology of blood-sucking in insects. Cambrigde: Cambridge University Press, 2005.
9 Lindsay RL, Surgeoner GA, Heal JD, Gallivan GJ: Evaluation of the efficacy of 3% citronella candles and 5% citronella incense for protection against field populations of Aedes mosquitoes. J Am Mosquito Control Assoc 1996; 12: 293–294.
10 Moore SJ, Darling ST, Sihuincha M, Padilla N, Devine GJ: A low-cost repellent for malaria vectors in the Americas: Results of two field trials in Guatemala and Peru. Malaria J 2007; 6: 101.
11 Moore SJ, Lenglet A, Hill N: field evaluation of three plant-based insect repellents against malaria vectors in Vaca Diez Province, the Bolivian Amazone. J Am Mosquito Control Assoc 2002; 18: 107–110.
12 Naucke TJ, Kröpke R, Benner G, Schulz J, Wittern KP, Rose A, Kröckel U, Grünewald HW: Field evaluation of the efficacy of proprietary repellent formulations with IR3535 and Picaridin against Aedes aegypti. Parasitol Res 2007; 101: 169–177.
13 PPAV Working Groups. Personal proptection against biting insects and ticks. Parasite 2011; 18: 93-111 (http://www.parasite-journal.org/reviews/PAR2011-1_PPAV.pdf)
14 Surgeoner GA: Efficacy of buzz away oil against spring Aedes ssp. mosquitoes. Department of Environmental Biology, Guelph, 1995.
15 Thavara U, Tawatsin A, Chompoosri J, Suwonkerd W, Chansang UR, Asavadachanukorn P: Laboratory and field evaluations of the insect repellent 3535 (ethylbutylacetylaminoproprionate) and deet against mosquito vectors in Thailand. J Am Mosquito Control Assoc 2001; 17: 190–195.
16 Trigg JK: Evaluation of a eucalyptus-based repellents against Anopheles ssp. in Tanzania. J Am Mosquito Control association 1996; 12: 243–246.
17 Yap HH, Jahangir K, Chong ASC, Adanan CR, Chong NL, Malik YA, Rohaizat B: Field efficacy of a new repellent, KBR3023, against Aedes albopictus (SKUSE) and Culex quinquefasciatus (SAY) in a tropical environment. J Vector Ecol 1998; 23: 62–68.

10 Gesundheitliche Auswirkungen weiterer Gegebenheiten des Gastlandes

T. Küpper, T.M. Heggie, T.W. Heggie, D. Mebs, U. Erfurth, C. Küpper,
H. Wicht, M. Tannheimer, U. Gieseler, J. Wacker, B. Rieke, C. Klingmann,
M. Mir, M. Mazandarani, F. Lampert, M. Hettlich, W. Weiß, A. Stich,
J. Braun, G. Conrad, B. Zimmer

10.1 Klima

T. Küpper

10.1.1 Temperatur und Feuchtigkeit

Eine vertiefende Darstellung der Hitze- und Kälteschäden einschließlich der Maßnahmen, die der Reisende im Notfall ergreifen sollte, kann aus Platzgründen an dieser Stelle nicht erfolgen (s. dazu die detaillierte Beschreibung in Küpper et al. „Moderne Bergmedizin"). Stattdessen fokussiert das Kapitel grundsätzliche Beratungsschwerpunkte für typische Klimazonen.

Trocken-heißes Klima (Wüste)

Trocken-heißes Klima stellt den Körper sowohl hinsichtlich des Flüssigkeits- und Elektrolyt- als auch des Wärmehaushalts vor große Herausforderungen. Der Flüssigkeitsverlust wird anfangs kaum bemerkt, weil der Schweiß sofort verdunstet. Spätestens ab 2 % Verlust des Körperwassers treten Leistungsverlust, Motivationslosigkeit und Konzentrationsschwäche ein (manchmal schon bei 1 %). Präventive Maßnahmen sind neben angemessener, luftiger Kleidung, angepasste körperliche Aktivität (Schwerpunkt in frühen Morgen- und späten Nachmittagsstunden) und Sonnenschutz ausreichender Flüssigkeitsnachschub in regelmäßigen kleineren Portionen. Dabei darf der Elektrolytersatz nicht vergessen werden: Große Mengen elektrolytfreier Getränke (Tee, Säfte, Bier etc.) sind kontraproduktiv und evtl. gefährlich (s. Fallbeispiel).

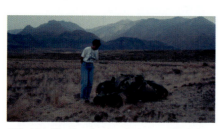

Abb. 10.1: Die Namibwüste bei gut erträglichen, weil trockenen, 40 °C mit der endemischen Welwitschia mirabilis. Im Hintergrund der Königstein, Namibias höchster Berg im Brandbergmassiv. Foto: T. Küpper

Fallbeispiel: Im Grand Canyon werden regelmäßig kollabierte Wanderer von den Rangern gefunden. Das Gefährliche für weniger Erfahrene ist, dass im Gegensatz zu einer Bergtour zuerst der Abstieg in kühler Morgenluft erfolgt, dann die Rückkehr über immerhin 1523 Höhenmeter in der Tageshitze. So wurde eine 49-jährige Frau hilflos gefunden, nachdem sie bei 42 °C weit über 2 Liter reines Wasser getrunken hatte. Gleiches passierte einer 42-jährigen Frau (44 °C) und einer 29-Jährigen bei 42 °C. Alle wiesen eine extrem geringe Plasmaosmolarität und extrem geringe Plasmaelektrolytkonzentrationen auf. Nach Korrektur dieser Werte überlebten alle ohne Folgen – ohne den Rettungsdienst der Ranger wären sie gestorben!

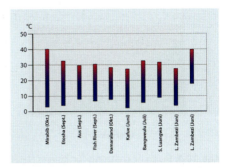

Abb. 10.2: Differenzen in der Tag- und Nachttemperatur verschiedener Ziele im südlichen Afrika. Das Beispiel des Lower Zambezi National Parks zeigt, dass man durch Wahl des geeigneten Reisemonats (Mai bis Juli) den schlimmsten Hitzewirkungen entgehen kann (T. Küpper, unpubl. Daten)

Die oft enormen Unterschiede zwischen der Tag- und der Nachttemperatur (Abb. 10.2) beinhalten ein potenzielles Unterkühlungsrisiko und vor allem das Risiko von Atemwegserkrankungen, da die Schleimhäute sehr trocken und damit anfällig sind. Warme, winddichte Kleidung für Abend- und Nachtstunden ist für alle Wüstengebiete der Welt ein „Muss". Beispiele für klimatisch weniger belastende Reisemonate in typischen Wüstengebieten sind: Ägypten und Sahara allgemein Dezember bis Februar; Namibia Juni bis August; Tibet (Gobi) Mai bis September; Chile (Atacama) Juli bis September.

Risikogruppen für diese Klimazonen sind Kinder, Senioren, sehr adipöse Personen und Glatzenträger. Sie alle haben ein erhöhtes Risiko für Hitzeerschöpfung, Hitzekollaps und Hitzschlag. Die Gefahrenbereiche lassen sich am Hitzeindex ablesen (Abb. 10.3). Dabei ist zu beachten, dass direkte Sonneneinstrahlung die Angaben um bis zu 10 °C erhöhen kann. Für Kinder kann das Risiko gemäß Abb. 10.4 abgeschätzt werden. Der Reisende sollte zumindest die Frühsymptome eines Hitzeproblems (Hitzeerschöpfung) kennen und geeignete Maßnahmen er-

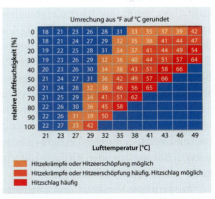

Abb. 10.3: Risikoabschätzung nach dem Hitzeindex (umgerechnet aus °F in °C)

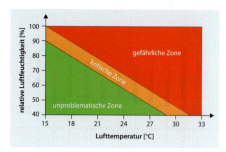

Abb. 10.4: Risikoabschätzung für Kinder. Nach Jüngst 1995, mit freundlicher Genehmigung

greifen können: körperliche Ruhe im Schatten, Kleidung lockern oder teilweise ausziehen und reichlich trinken (nach Möglichkeit elektrolythaltig, keinen Alkohol!).

Diabetiker sollten die schlechtere Glukosetoleranz in der Hitze beachten. Die Blutzuckerbestimmung kann temperaturbedingt falsch-hoch ausfallen. Voraussetzung einer Reise eines Diabetikers in trocken-heiße Klimazonen ist eine stabile (befristet hochnormale) Einstellung und gute Patientencompliance. Der Patient sollte auf eine vorsichtige Hitzeakklimatisation hingewiesen werden (keine größere körperliche Belastung in den ersten Tagen) und eine sorgfältige Überwachung des Flüssigkeitshaushalts. Die Differenzialdiagnose zwischen Hitzeerschöpfung und Hypoglykämie kann schwierig sein, ggf. gibt man versuchsweise Kohlehydrate.

Bei Herzinsuffizienz müssen Diuretika reduziert werden. Ab dem Stadium NYHA/CCS III (Beschwerden bei leichter körperlicher Belastung) sollte von derartigen Reisezielen abgeraten werden, weil allein klimabedingt die kardiopulmonale Belastung um 15 % steigt und der Patient dann wahrscheinlich keine ausreichende Leistungsreserve für allfällige Urlaubsaktivitäten mehr hat. Die Reisefähigkeit bei Vitien wird durch das Ausmaß an Insuffizienz bestimmt (s. oben). Hinzu tritt das Problem der Fiebermessung in heißer Umgebung und damit das Erkennen einer möglicherweise eintretenden Endokarditis.

Patienten mit koronarer Herzerkrankung (KHK) können trocken-heißes Klima aufsuchen, wenn ihre fahrradergometrische Belastbarkeit 125 W übersteigt. Vorsicht bei geringerer Leistungsfähigkeit und insbesondere auch bei relevanten belastungsinduzierten Rhythmusstörungen. Eventuell kann ein Magnesium-Kalium-Präparat mitgenommen werden. Kontraindiziert ist eine Reise in heiße Klimazonen bei instabiler KHK, bei Angina-pectoris-Anfällen bei leichter Belastung und in der frühen Rehabilitationsphase nach Myokardinfarkt.

Hypertoniker können unproblematisch in heiße Klimazonen reisen, wenn sie wenigstens einigermaßen im Normbereich eingestellt sind. Bei Kombinationstherapie mit Diuretika müssen Letztere reduziert werden (Blutdruckselbstkontrolle!). Bei $RR_{sy} > 200$ mmHg oder $RR_{dia} > 120$ mmHg besteht keine Reisefähigkeit („Grauzone" > 160 bzw. > 100 mmHg).

Ausgeprägte Varikosis und postthrombotisches Syndrom sollten Anlass sein, von einem derartigen Reiseziel eher abzuraten. Vorübergehend abraten sollte man bei akuten Infekten (außer Bagatellinfekte). Patienten mit obstruktiver oder restriktiver Atemwegserkrankung oder Lungenemphysem sollte man analog zum Herzinsuffizienzpatienten abraten, wenn die Belastbarkeit deutlich eingeschränkt ist (s. oben). Beim allergischen Asthma kann man durchaus zuraten, wenn die Erkrankung stabil eingestellt ist und v.a. dann, wenn der Patient durch die Orts- und Klimaveränderung seinen spezifischen Allergenen entgehen kann (z. B. Pollen). Bei Niereninsuffizienz sind die Stadien I und II (kompensierte Retention) unproblematisch. Ab dem Stadium III (dekompensierte Retention) sollte man eher abraten, es sei denn, die Infrastruktur vor Ort ist perfekt (z. B. Urlaubsdialyse, www.kfh-dialyse.de/leben-nierenet/leben-nierenet-feriendialyse.html). Bei Hyperthyreose sollte aufgrund der Wärmeintoleranz der Patienten von heißen Klimazonen abgeraten werden, solange diese symptomatisch ist. Insbesondere adipöse Menschen leiden vermehrt unter Reizerscheinungen in intertriginösen Bereichen, verursacht durch Reiben von Salzkristallen auf der Haut. Sofern dies in Wüstengebieten überhaupt möglich ist, sollte hier eine tägliche Reinigung mit klarem Wasser erfolgen. Adipöse haben zudem ein Problem mit der Wärmeabgabe, da die Fettschicht „wie ein Neoprenanzug" wirkt.

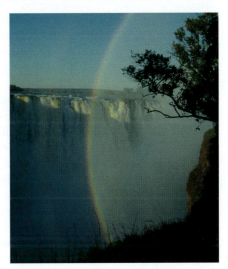

Abb. 10.5: Die Victoria-Fälle von Zambia aus im Juni. Die Gischt sorgt lokal für feucht-schwüles Klima in einer zu der Jahreszeit ansonsten trocken-warmen Region. Foto: T. Küpper

Feucht-schwüles Klima („Tropenklima")

Im Gegensatz zu trocken-heißem Klima verdunstet der Schweiß hier nicht oder kaum. Damit ist die Haut ständig feucht. Wunden heilen schlechter, die Haut ist generell anfälliger und das Risiko von Pilzinfektionen steigt. Die verminderte Temperaturabgabe steigert gleichzeitig erheblich die Kreislaufbelastung und das Risiko für Hitzeschäden (Kollaps). Als Präventionsmaßnahmen gelten die bei trocken-heißem Klima aufgeführten Faktoren. Zusätzlich sollte regelmäßig geduscht werden, um das Salz von der Haut zu entfernen.

Fallbeispiel: Ein 43-jähriger Mann bricht auf dem Kokoda-Trail (südliches Hochland von Papua-Neuguinea) am 3. Tag mit einem Grand-mal-Anfall zusammen, nachdem er bereits 24 Stunden zuvor über Beinkrämpfe geklagt hatte. Bei nahezu 100 % relativer Luftfeuchtigkeit lagen die Tagestemperaturen zwischen 19 und 25 °C. Dies ist mit Blick auf Abb. 10.3 sicherlich nicht hoch, jedoch kam hier die Anstrengung als Risikofaktor hinzu. Er hatte seinen Wasserverlust weitgehend mit reinem Wasser und Tee zu kompensieren versucht. Nach der Evakuierung einen Tag später wurde das Serum-Natrium mit 107 mmol/l gemessen.

Beispiele für weniger belastende Reisemonate typischer Ziele sind: Botswana (Okavangodelta) Juni bis August; Victoriafälle (Zambia) Juni bis August; Küste Kenya/Tanzania Juli bis September; Thailand (Bangkok) Dezember bis Februar; Mittelamerika (Guatemala) November bis Februar; Amazonasgebiet allenfalls Juli/August (aber eigentlich immer feucht-heiß). Die Risikogruppen und deren Beratung sind weitgehend identisch zum trocken-heißen Klima (s. oben). Zusätzlich sollten Diabetiker auf gute Hautpflege achten (cave: Pilzinfektionen!) und ggf. einen antimykotischen Puder mitführen oder präventiv verwenden.

Trocken-kaltes Klima (Arktis, Hochgebirge)

Längerfristig (Wochen) verursacht der Aufenthalt in trocken-kaltem Klima einen erhöhten Kalorienbedarf zur Wärmeproduktion. In Anbetracht von 50 000 kcal Baufett in einem schlanken Menschen stellt dies kurzfristig nie ein Problem dar. Der über den üblichen Tagesbedarf hinausgehende Flüssigkeitsbedarf entsteht überwiegend durch die Atmung. Damit geht weitgehend elektrolytfreies Wasser verloren. Die Elektrolytsubstitution ist also weniger relevant als in heißem Klima. Da der Wärmehaushalt aufrecht erhalten werden muss, stellt auch kaltes Klima eine erhöhte Kreislaufbelastung dar. Eine besondere Gefahr besteht durch Austrocknung der Atemwege für Atemwegserkrankungen. Die häufigste Exposition gegenüber trocken-kaltem Klima auf Reisen entsteht durch zu stark eingestellte Klimaanlagen.

> **Hinweis:** Unterhalb von −50 °C kann es bei Anstrengung (hohe Atemminutenvolumina) zu Erfrierungen der tiefen Atemwege bis einschließlich der Lungen kommen, bei Atmen durch den offenen Mund zu thermischen Spannungsrissen der Zähne. Ebenfalls thermische Ursachen hat das verschwommene Sehen in diesem Temperaturbereich. Eine abschirmende, recht dicht schließende Brille schafft umgehend Abhilfe.

Als wichtigste Präventionsmaßnahme muss dem Reisenden bekannt sein, dass die wichtigste Überlebensstrategie in derartigem Klima lautet: trocken bleiben! Das bedeutet, dass die Kleidung nach dem „Zwiebelschalenprinzip" getragen wird, also mehrere dünne Schichten übereinander, die inneren zur Isolation, die äußerste zum Windschutz. Rechtzeitig vor Belastung (Schwitzen!) werden eine oder mehrere Schichten ausgezogen, nach Belastungsende mit einer kleinen Verzögerung (Abnahme der Wärmeproduktion!) dann wieder angelegt.

Von dem in diesen Klimazonen sehr häufig herrschenden Wind geht eine besondere Gefahr aus („Windchill-Effekt"), die in ihrem Ausmaß regelmäßig unterschätzt wird (s. Fallbeispiel). Die Angaben in Tabelle 10.1 sind folgendermaßen zu lesen: Bei einer Temperatur von –12 °C (oberste Zeile) entspricht der Auskühleffekt bei Windstärke 4 immerhin schon –29 °C. Gelb hinterlegte Temperaturen bedeuten, dass ungeschützte Haut in 2 Minuten erfrieren kann, bei roten Temperaturen ist dies schon in 30 Sekunden möglich. Die Konsequenzen gehen noch weiter: Sollte man einmal gezwungen sein, die Nacht draußen zu verbringen, ist es wichtiger, windgeschützt zu sein als im Trockenen zu sitzen.

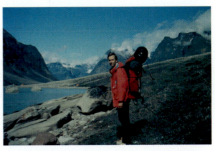

Abb. 10.6: Anmarsch zum Basecamp des Mt. Asgard/Baffin Island (Kanada). Foto: M. Krischak

Fallbeispiel: Im Skigebiet Wasserkuppe (Rhön, Hessen) sind Skilangläufer trotz Schlechtwetterwarnung bei windstillen –9 °C und – wie üblich – ohne weitere Schutzkleidung unterwegs. Die herein brechende Front bescherte ihnen –18 °C bei Windstärke 5, also eine Chilltemperatur um –37 °C. Die letzten Personen wurden von der Bergwacht gegen Abend schwer unterkühlt, jedoch lebend, gefunden.

Wiederum sind Senioren und Kinder besonders gefährdet. Gleiches gilt für Diabetiker, die aufgrund der Neuropathie und Mikroangiopathie hinsichtlich Erfrie-

Tabelle 10.1: Zusammenhang zwischen Windstärke/Windgeschwindigkeit und gefühlter Temperatur („Chill-Temperatur" oder „Windchill"). Quelle: Siple PA, Passel CF. Measurements of dry atmospheric cooling in subfreezing temperature. Proc Am Philosoph Soc 1945; 89: 177–199

Windstärke [Bft]	Windgeschwindigkeit [km/h]	Temperatur ruhender Luft [°C]									
		–9°	–12°	–15°	–18°	–21°	–24°	–26°	–29°	–31°	–34°
2	8	12	15	18	21	24	26	29	31	34	37
3	16	18	24	26	29	31	37	40	42	45	51
4	24	24	29	31	34	40	42	45	51	54	56
5	32	26	31	34	37	42	45	51	54	60	62
6	45	31	34	40	45	47	54	56	62	65	71
7	56	34	37	40	45	51	54	60	62	68	73

rungen ein besonderes Risiko aufweisen. Ihr Schuhwerk muss perfekt passen, die Füße täglich kontrolliert und ggf. rechtzeitig die Nägel gestutzt werden. Insulin darf nicht einfrieren. Aufgrund eines verminderten Gefäßreflexes besteht bei Diabetikern auch erhöhte Unterkühlungsgefahr. Bei Unterkühlung besteht ein massives Hypoglykämie- und Ketoazidoserisiko. Blutzuckerteststreifen zeigen unter +14 °C oft falsch-niedrige Werte an, ab 0 °C ist die BZ-Messung nicht möglich (Gerät unter der Jacke warm halten!).

KHK-Patienten können analog zur Hitzeexposition beraten werden, denn auch die Kälte verlangt ein Mindestmaß an Belastbarkeit, und dies unabhängig von jeglicher Aktivität. Zusätzlich sollte eine kälteinduzierte Angina pectoris bedacht werden. Diese stellt keine Kontraindikation dar, jedoch sollte der Reisende darauf hingewiesen werden, sich nicht zu plötzlich der Kälte zu exponieren (z. B. einen Moment in der Haustür stehen bleiben) und große Atemminutenvolumina (Anstrengung!) zu vermeiden. Gleiches gilt für kälteinduziertes Asthma.

Periphere Durchblutungsstörungen (M. Raynaud, pAVK, Kälteagglutinine etc.) können dagegen eine ernste Gefahr für den Patienten bedeuten. Hier muss im Einzelfall entschieden werden, ob konsequenter und ausreichender Wärmeschutz ausreichende Sicherheit schafft, was für alle nicht allzu fortgeschrittenen Fälle sicherlich möglich ist, sofern nicht in arktische Gebiete oder extreme Höhe gereist werden soll. Besondere Vorsicht ist bei Kälteantikörpern mit autoimmunhämolytischer Anämie geboten. Arthritiden und Krankheiten des rheumatischen Formenkreises haben hinsichtlich der Kältetoleranz keinen Vorhersageparameter außer der Anamnese vergangener Reisen. Im Zweifelsfalle hilft die Frage nach sommerlich oder winterlich verstärkten Beschwerden oder schlicht das Ausprobieren.

Fallbeispiel: Ein Bergwanderer mit seit 20 Jahren bestehendem Diabetes war gestürzt und kühlte den geprellten und geschwollenen Knöchel, indem er den Fuß in einen Bergbach hielt – zu intensiv: Die Folge waren Zehennekrosen durch Erfrierungen! Sein Risiko war wegen peripherer Mikroangiopathie erhöht und den Eintritt des Ereignisses konnte er wegen diabetischer Polyneuropathie nicht spüren.

Weiterführende Literatur

1 Backer HD et al.: Hyponatremia in recreational hikers in Grand Canyon National Park. J Wilderness Environm Med 1993; 4: 391–406.
2 Heat Index: www.princeton.edu/~oa/safety/heatindex.pdf
3 Jüngst BK: Körperliche Belastbarkeit von Kindern unter großer Hitze. Dtsch Z Sportmed 1995; 46: 382–383.
4 Küpper T, Ebel K, Gieseler U et al.: Moderne Berg- und Höhenmedizin. 1. Aufl. Stuttgart: Gentner, 2009, aktualisierter Nachdruck 2011.
5 Rothwell SP: Severe exercise-associated hyponatremia on the Kokoda Trail, Papua New Guinea. Wilderness Environ Med 2008; 19: 42–44.

10.1.2 Strahlungsschäden und Sonnenschutz

Ionisierende Strahlung spielt auf Reisen praktisch keine Rolle. Auch auf Fernflügen ist die Dosis vernachlässigbar gering und stellt auch für Schwangere keine Gefahr dar. Daher fokussieren die folgenden Passagen Sonnenlicht, insbesondere die UV-Strahlung.

Strahlung auf Reisen
Die Strahlenbelastung kann auf Reisen durch zahlreiche Faktoren wesentlich höher liegen als daheim. Neben Höhe sind dies u. a. Schnee oder Nebel (Reflexion!), sehr saubere oder trockene Luft (Wüstengebiete) und anderes Expositionsverhalten der Betroffenen. Sowohl Ultraviolett- (UV-) als auch Infrarotlicht (IR-) können spezifische Schäden verursachen. Ersteres ist verantwortlich für Sonnenbrand, Schneeblindheit und chronische Strahlenschäden (Hautalterung, Kanzerosen). Letzteres kann Sonnenstich, Hitzeerschöpfung und Überwärmungskollaps/Hitzschlag verursachen. Die tiefe Wirkung des Infrarotlichts liegt sowohl an seinen physikalischen Eigenschaften (langwelliges Licht) als auch daran, dass es im Durchlässigkeitsoptimum der Haut liegt.

Die Gebiete, die unabhängig von der Höhe die höchste Strahlungsintensität aufweisen, liegen nicht am Äquator, sondern jeweils etwa 15° nördlich oder südlich davon (Sahara, Vorderasien, Kalifornien, Nevada, Atacama-Wüste (höchste Werte!), Kalahari, Zentralaustralien). Der Grund liegt in der konvektiven Bewölkung in den zentralen Tropen.

Für Reisende ist die große tageszeitabhängige Schwankung der Strahlungsintensität von besonderer Bedeutung. Solange die Sonne tief steht, besteht kaum Verbrennungsrisiko. Dieses steigt zum Mittag auf das 150fache an. Dagegen steigt die Intensität des pigmentwirksamen Lichts nur um den Faktor 12. Wer also vormittags und nachmittags sonnt, wird genauso braun, hat aber ein deutlich geringeres Verbrennungsrisiko. 2/3 der täglichen UV-Strahlung fällt über nur 4 Stunden zur Mittagszeit ein. Pro 1000 hm nimmt die UV-Strahlung abhängig von der Luftfeuchtigkeit um etwa 10–20 % zu (Alpen: 15–30 %; Anden: 7–10 %). Weitere wichtige Einflussfaktoren sind die Bestrahlungsdauer, aber auch die Reflexion. So kann sich die Strahlung auf Schnee- oder Eisflächen („Albedo") im Vergleich zu aperer Wiese verdoppeln. Schlechtwetter gewährt keinen UV-Schutz! Tatsächlich steigt die UV-Belastung durch Streuung im Nebel in der Nähe der Nebelobergrenze sogar um bis zu 40 %.

Ein besonders wichtiger Faktor ist natürlich die individuelle Empfindlichkeit, bedingt durch den Hauttyp. Besonders gefährdet sind die Typen I und II („keltischer Typ" und „germanischer Typ"), weniger die Typen III und IV („dunkelhäutiger Europäer" und „mediterraner Typ"), während Typ V kaum und Typ VI (Schwarzafrikaner) praktisch nie verbrennt. Für beschränkte Zeit kann die Haut also der

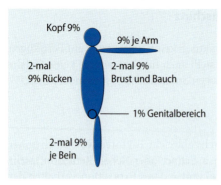

Abb. 10.7: Die „Neunerregel" zur Abschätzung der verbrannten Körperoberfläche bei Erwachsenen

Strahlung widerstehen, ohne Schaden zu erleiden. Diese „Eigenschutzzeit" beträgt bei hellen Hauttypen und intensiver Strahlung allerdings nur wenige Minuten.

Sonnenbrand

Bei Überschreiten der „mittleren erythemwirksamen Dosis" (MED) ist ein Sonnenbrand unvermeidbare Folge. Die Symptome sind weitgehend bekannt: schmerzhafte Rötung der lichtexponierten Haut, in schweren Fällen zusätzlich Schwellung und Blasenbildung. Weniger bekannt ist, dass Benommenheit, Fieber und Brechreiz bei großflächigem Sonnenbrand hinzu kommen können – Zeichen der Verbrennungskrankheit, die dann droht, wenn mehr als 15–20 % der Körperoberfläche verbrannt sind (Kinder: 5 %!). Die verbrannte Fläche lässt sich bei Erwachsenen anhand der „Neunerregel" abschätzen (Abb. 10.7). Für Kinder gilt: Kopf 17 %, Arme je 9 %, Rumpf vorne und hinten je 17 %, Beine je 15 %. Unabhängig von der Körpergröße gilt die Faustformel: die Handfläche des Betroffenen entspricht 1 % seiner Körperoberfläche.

Fallbeispiel: Bei der Vorbereitung eines längeren Schnorchelausfluges im Lake Malawi ist der Autor beim Auftragen des Sonnenschutzes gestört worden und hat die Beine vergessen. Die Folgen waren zweitgradige Verbrennungen. Beim Abendessen verspürte er Appetitlosigkeit, Kaltschweißigkeit, relativ schnellen Puls und Schwindel (im Sitzen!). Es handelte sich um die Diagnose „beginnender Schock bei Verbrennungskrankheit"! Im Liegen und nach Trinken von 3 l Flüssigkeit besserten sich die Symptome erheblich.

Zahlreiche Faktoren wie Medikamente und Inhaltsstoffe können die Empfindlichkeit gegenüber Sonnenbrand erheblich vergrößern: Sulfonamide (z. B. Cotrimoxazol), orale Antidiabetika, Tranquilizer, Phenothiazine, Thiaziddiuretika, Tetrazykline, Barbiturate, Biothionol (in Seifen, Cremes und Kosmetika), Pflanzensäfte (Ficusarten, Bärenklau u. v. a.), Kohlenteerprodukte (in manchen Hautsalben) und Nahrungsmittel (Fucocumarine in Feigen, Sellerie u. a.).

Die Maßnahmen bei erlittenem Sonnenbrand staffeln sich nach der Schwere der Verletzung. Bei leichten Fällen sorgt man dafür, dass keine weitere Bestrahlung erfolgt, macht feucht-kalte Umschläge und trägt evtl. noch Panthenolsalbe auf. In mittelschweren Fällen kann man die Latenzzeit nutzen, die bis zum Ausbruch der Symptome vergeht und die es zumeist sehr erschwert, das Problem rechtzeitig zu erkennen. Vermutet man das Heraufziehen eines mittelschweren Sonnenbrandes, so kann man in der Frühphase einen Prostaglandin-E2-Hemmer einnehmen, denn bei dem Problem handelt es sich um eine PGE2-vermittelte Entzündung. Verbreitete PGE2-Hemmer sind beispielsweise Ibuprofen, Paracetamol oder Aspirin. Einen ähnlichen Effekt haben nichtsteroidale Antirheumatika (NSAID) oder Antihistaminika. Zusätzlich kann man Kortison lokal anwenden, am besten als Lotio, weil diese gleichzeitig kühlt (z. B. Systral Emulsion®, Triamgalen Lotio®). In schweren Fällen wird es manchmal nötig, die Behandlung intravenös durchzuführen, vor allem mit Kortison (Wiederholung alle 6 Stunden) und Volumen (Schockprophylaxe bzw. -therapie). Ist dies nicht möglich, muss mit oraler Therapie improvisiert werden (Survivalfall).

Durch Lichtschutzmaßnahmen lässt sich Sonnenbrand meistens verhindern. Grundsätzlich wird Sonnenschutz spätestens dann ein Thema, wenn der Schatten einer Person kürzer ist, als die Person groß ist. Ein dick eingepackter Bergsteiger im Eis braucht sich nur um die exponierten Hautpartien zu kümmern. Ein nasses T-Shirt hat dagegen nur einen Lichtschutzfaktor (LF) von 5–6. Wenn man Kleidung ins Licht hält und man kann dahinter mehr oder weniger gut den Raum erkennen, liegt der LF unter 15. Kein Sonnenschutzmittel „blockiert" 100 % des einfallenden Lichts, was die Bezeichnung „Sunblocker" eigentlich impliziert. Als solcher darf sich alles nennen, was einen LF > 15 aufweist. Kein Sonnenschutzmittel ist wirklich wasserfest. Ein solches hat eine Wirkung im feuchten Milieu (Schwimmen, Schwitzen) für etwa 30 Minuten. Jeder Lichtschutz leidet unter Abrieb durch Kleidung oder Ausrüstung. Ein grundsätzliches Problem ist kaum bekannt: Der LF ist per se wirklichkeitsfern! Die angegebene Schutzwirkung lässt sich nur erzielen, wenn 2 mg/cm^2 aufgetragen werden. Die Anwender tragen aber nur 0,5–1 mg/cm^2 auf, was den LF 16 auf einen realen LF von 4-8 vermindert. Damit macht ein LF < 6 praktisch keinen Sinn. Folgende Faustformel schlägt der Autor seit Jahren vor: Ein Hauttyp III/IV sollte bei Exposition mindestens LF 8 benutzen. Jedes weitere Zusatzrisiko verdoppelt den Faktor (jeweils auf handelsübliche Faktoren gerundet): helle Hauttypen oder Hauttyp III/IV bei sehr hoher Exposition (Gletscher, Skifahren in großer Höhe) LF 15; helle Hauttypen (2-mal) bei sehr hoher Exposition (2-mal) LF 30+. Mehr als LF 50 schafft keinen nennenswerten Zuwachs an Sicherheit, weil hier bei korrekter Anwendung bereits 95 % des UV-Lichtes von der Haut abgeschirmt werden.

Die gleichzeitige Anwendung von Sonnenschutz und Mückenschutz mindert zwar nicht die Effektivität des Mückenschutzes, jedoch die des Lichtschutzes um immerhin bis 30 % – ein weiterer Grund, eher hohe LFs zu bevorzugen. Achtung: „Selbstbräuner" tönen zwar die Haut, bauen aber keinen wirksamen UV-Schutz auf!

Hinweis: Sonnenschutzmittel in Europa kaufen oder zumindest zuvor prüfen, ob sie PABA enthalten, wie beispielsweise die meisten US-amerikanischen Produkte. PABA ist problematisch wegen seiner relativ hohen Rate an Hautallergien und deshalb in der EU verboten. Personen mit empfindlicher Haut und Kinder sollten physikalische UV-Filter (Titanoxid, Eisenoxid) den chemischen UV-Filtern vorziehen.

Zur richtigen Anwendung des Sonnenschutzmittels sollte beachtet werden: großzügige Anwendung, regelmäßiges Neuauftragen bei starkem Schwitzen oder Abrieb, keinerlei Parfums oder Kosmetika vor der Bestrahlung anwenden (Gefahr phototoxischer Reaktionen oder fleckiger Hyperpigmentierungen). Die Lippen benötigen hohen LF, stündlich und nach jedem Essen/Trinken erneut auftragen und dies bis zum Ende des Urlaubs. Über das Ausmaß der zu erwartenden Strahlung kann man sich durch Abfrage des UV-Index vorab informieren (http://www.meteoschweiz.admin.ch/web/de/wetter/gesundheit/mensch_und_wetter/uv-index.html, http://www.uv-index.at/). Als Faustformel gilt: Der LF sollte mindestens 2-mal (besser 3-mal) so groß sein wie der erwartete UV-Index.

Die hohe Korrelation zwischen Sonnenbrand und Hautkrebs ist gesichert. Bereits zwei schwere Sonnenbrände im Kindesalter verdoppeln das Krebsrisiko des Erwachsenen, mehr als zwei verzehnfachen es. Dagegen verhindert die häufige und konsequente Anwendung von Lichtschutz 78 % der späteren Hautkrebse! Aufgrund der langen Latenzzeit ist UV-Schutz im Kinder- und Jugendalter besonders relevant (sonnenhungrige Senioren verlassen die Erde aus anderen Gründen, bevor sie ihren Hautkrebs entwickeln).

Schneeblindheit

Die – nicht auf die Schneeregion begrenzte! – Schneeblindheit (Keratitis photoelectrica) wird meist spät erkannt (Latenzzeit von 6–8 Stunden). Oft ist es dann Nacht und in Dunkelheit denkt kaum noch jemand an eine Strahlungswirkung. Typische Symptome sind: stärkste Augenschmerzen („Sand hinter den Augen"), unerträgliches Fremdkörpergefühl, Rötung, Tränenfluss, geschwollene Lider (Lidödem), Lichtscheu und evtl. Sehstörungen.

Die Erstmaßnahmen sind Aufenthalt in abgedunkelten Räumen, kühlende Umschläge oder Gesicht in kaltem Wasser baden, benetzende Gels (z. B. Solcoseryl-Augengel® oder Vidisic-Augengel®), beide Augen dunkel verbinden (locker!) und Schmerzmittel (systemisch (!): Tramal, Ibuprofen (hoch dosieren!), wenn vorhanden: Morphium). Zwei wichtige Änderungen hat es bei der weiteren Behandlung im Vergleich zu früheren Empfehlungen gegeben: Es sollte aufgrund der Hornhauterosionen bereits frühzeitig ein Antibiotikum eingesetzt werden (antibiotische Augentropfen/-salbe, z. B. Refobacin-Augensalbe). Dagegen werden aus dem gleichen Grund schmerzstillende Augentropfen heute abgelehnt, denn der Patient wird unvermeidbar an den Augen reiben, die Erosionen dadurch erheblich verschlimmern und möglicherweise Keime einschleppen. Kortisonpräparate sind kontraindiziert! Die Symptome verschwinden zumeist im Verlauf von 2 Tagen, allerdings können für mehrere Wochen Kopfschmerzen oder Sehstörungen bestehen.

Eine Prävention kann nur durch eine gute Sonnenbrille erfolgen. Sie sollte relativ dicht anliegen und so geformt sein, dass sie den seitlichen Lichteinfall minimiert. Sie muss rechtzeitig aufgesetzt werden und es ist sinnvoll, dass eine Ersatzbrille mitgeführt wird. Es muss sich um ein zertifiziertes Produkt handeln, das die Schutzklasse 3, für die Schnee- und Eisregion die der Klasse 4 erfüllen sollte (Achtung: mit Klasse 4 nicht Auto fahren!). Die CE-Kennzeichnung und daneben die Schutzklasse findet man auf der Innenseite des Bügels der Brille. Die unverfälschtesten Farben hat man bei braunen, grauen oder grünen Gläsern, bei kontrastarmer Situation (Nebelwetter im Schnee) ist die kontrastverstärkende Wirkung gelber Gläser von Vorteil. Blaue und rote Gläser sind wegen der enormen Farbverfälschung dagegen eher ungeeignet.

Weiterführende Literatur

1 Liffrig JR: Phototrauma prevention. Wilderness Environm Med 2001; 12: 195–200.

10.1.3 Risiken durch Extremwetterlagen

T. Küpper

Wetter kann auf unterschiedlichste Weise eine Gefahr für Reisende bedeuten, sei es durch große Hitze (Exsikkose, Hitzekollaps), Kälte (Glatteis, Schnee, Unterkuhlung, Erfrierung), große Niederschläge (Überflutung, Ertrinken), Gewitter oder durch Kombinationswirkung verschiedener Faktoren (Blizzard, „White out"). Einige dieser Aspekte sind an anderer Stelle im vorliegenden Buch bereits angesprochen. An dieser Stelle sollen zwei unterschiedliche Sturmereignisse mit ihren Besonderheiten und sinnvollen Präventionsstrategien dargestellt werden.

Cyclone

Unter Cyclonen versteht man große Sturmgebiete (oft Hunderte km Durchmesser) mit kreisenden Luftmassen um ein nahezu windstilles Zentrum, die sich in tropischen Tiefdruckgebieten über erwärmten Meeren entwickeln und die neben hohen bis extremen Windgeschwindigkeiten enorme Regenmengen mitführen. Traditionell werden Cyclone in der Atlantikregion Hurricane, die über dem Indo-

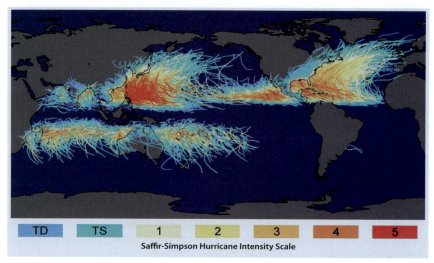

Abb. 10.8: Zugbahn und Stärke großer Cyclone der letzten 140 Jahre. Hinsichtlich der Stärkeskala s. auch Tab. 10.2 Quelle: RA Rohde, Global Warming Art, NASA, 2012

pazifischen Raum Typhoone genannt. Aus den genannten meterologischen Gründen kommen sie regional (Abb. 10.8) und saisonal (Abb. 10.9) gehäuft vor. Allein aus diesen Informationen lässt sich schon eine grobe Risikoabschätzung für Reisende vornehmen.

Die Wettervorhersage – im Unterschied zu Tornados (s. unten) haben Cyclone eine Vorwarnzeit von mehreren Tagen – ergänzt mit Blick auf die erwartete Sturmklasse (Tabelle 10.2) eine Risikoabschätzung. Allerdings hat die Skala hinsichtlich

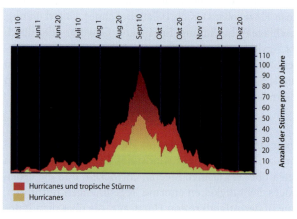

Abb. 10.9: Jahreszeitliche Verteilung von Hurricanes und schweren Tropenstürmen im Gebiet der USA, Mittelamerika und Südkaribik in den letzten 100 Jahren. Quelle: National Oceanographic and Atmospheric Administration (NOAA), Silver Spring MD/ USA, 2012

Tabelle 10.2: Saffir-Simpson Hurricane Wind Scale (Version 2012)

Kategorie	Mittlere Windgeschwindigkeit	Zu erwartende Sturmschäden
1	74–95 mph 64–82 kt 119–153 km/h	Gefährliche Windstärken, einige Schäden: Einige Dächer von solide konstruierten Häusern können abgedeckt werden (Schuppen usw. können zerstört werden). Große Äste von Bäumen können abbrechen, einige Bäume können entwurzelt werden. Wenn die Stromversorgung überirdisch verläuft (z. B. große Teile der USA und Kanadas), ist mit umfangreichen Stromausfällen zu rechnen, die mehrere Tage andauern können.
2	96–110 mph 83–95 kt 154–177 km/h	Sehr gefährliche Windstärken, umfangreiche Schäden: Holzhäuser können massive Schäden an Dach- und auch an Wandkonstruktionen erleiden. Zahlreiche Bäume werden abgebrochen oder entwurzelt und blockieren zahlreiche Straßen. In Regionen mit überirdischen Stromleitungen ist mit nahezu komplettem Ausfall der Stromversorgung über Tage (bis zu 2 Wochen) zu rechnen.
3 („major")	111–129 mph 96–112 kt 178–208 km/h	Massive Zerstörungen: Alle nicht massiv (Stein, Beton) konstruierten Gebäude werden in großem Umfang zerstört, massenhaft werden Bäume umknicken und Straßen blockieren. Sowohl die Wasser- als auch die Stromversorgung wird für etliche Tage bis mehrere Wochen zusammenbrechen.
4 („major")	130–156 mph 113–136 kt 209–251 km/h	Katastrophensituation: Alle nicht massiv (Stein, Beton) konstruierten Gebäude werden einschließlich ihrer Wände zerstört. Die meisten Bäume werden abgebrochen oder entwurzelt, nahezu alle Straßen sind von Bäumen oder Trümmern blockiert, was Rettungsmaßnahmen massiv erschwert. Strom- und Wasserversorgung wird für Wochen bis Monate unterbrochen sein. Das Gebiet ist für Wochen, möglicherweise für Monate, unbewohnbar.
5 („major")	157 mph od. mehr 137 kt od. mehr 252 km/h od. mehr	Katastrophensituation: Praktisch komplette Zerstörung aller Gebäude, die nicht aus Stahlbeton gebaut wurden, massive Zerstörung an gemauerten Gebäuden. Praktisch alle Bäume und Freileitungsmasten sind gebrochen. Praktisch alle Straßen sind blockiert und die Telekommunikation zusammengebrochen. Die Region ist für Wochen oder Monate nicht bewohnbar.

der Risikoabschätzung eine Schwäche: Bei Cyclonen besteht eine doppelte Gefahr: Wind und Überflutung. Die regelmäßig ein solches Sturmereignis begleitenden Überflutungen machen die Zerstörungen des Sturms desaströs! Langsam wandernde Hurricanes, die auf Bergregionen treffen, sind wegen der folgenden Erdrutsche für die Bevölkerung und die gesamte Infrastruktur oft besonders problematisch.

Hinweis: Expatriates und Langzeitaufenthalter sollten unbedingt vor Wahl des Wohnortes (und nach Möglichkeit des Arbeitsplatzes) mit den örtlichen Behörden klären, wo typische Überflutungsgebiete sind und den Wohnort entsprechend außerhalb oder unmittelbar entlang großer Fluchtachsen wählen.

Für Reisende gilt, dass bei Herannahen eines Cyclons am besten rechtzeitig das Risikogebiet verlassen wird. Das wird später unter Umständen für Tage unmöglich sein! Falls man im Gebiet blockiert ist oder es aus persönlichen Gründen nicht verlassen kann:

- Radio/Fernsehen anschalten und die Meldungen verfolgen. Hinweise und Warnungen der Behörden – insbesondere Evakuierungsanordnungen – unbedingt und umgehend befolgen!
- Notfallausrüstung bereit legen: Kofferradio, Taschenlampen (für beide Ersatzbatterien!), wetterfeste warme Kleidung, feste Schuhe (Wege und Straßen werden mit Trümmern übersät sein!), Erste Hilfe-Material, Universalmesser (z. B. Schweizer Offiziersmesser).
- Gasversorgung abschalten (Haupthahn schließen).
- Fenster und Türen sichern, leichte Gegenstände (z. B. Mülltonnen) sichern oder ins Haus holen.
- Trinkwasservorrat anlegen (Badewanne und andere Behälter füllen).
- Notverpflegung für mehrere Tage (wasserdicht!).

Diese Maßnahmen geschehen in betroffenen Gebieten teilweise in Nachbarschaftshilfe. Dem sollte sich auch ein Tourist nicht verschließen! In folgenden Situationen sollte man eine Evakuation unbedingt in Betracht ziehen:

- Unbedingt bei Anweisung durch die Behörden
- Wenn man in einem mobilen Heim untergebracht ist (Wohnwagen/-container, Wohnmobil, Leichtbauhaus o. Ä.)
- Wenn man in einem sehr hohen Gebäude wohnt (untere Stockwerke aufsuchen, denn oben ist die Windgeschwindigkeit und damit Zerstörungsgewalt viel größer)
- Wenn man an flachen Küsten oder an Flüssen lebt, die möglicherweise Überflutungen erleiden.

Ansonsten begibt man sich mit der Notausrüstung in einen sturmsicheren Raum. Dabei kann es sich um Räume im eigenen, entsprechend stabilen Haus oder um „Community Hurricane Evacuation Rooms" handeln.

> **Hinweis:** Gerade Expatriates und Langzeitaufenthalter sollten sich rechtzeitig erkundigen, wo der nächste Community Hurricane Evacuation Room ist, falls das eigene Wohn- oder Arbeitsgebäude nicht ausreichend sicher ist (mindestens ein von Stahlbeton umgebener Raum im Gebäudezentrum), oft das Treppenhaus oder auch Toiletten, nicht der Fahrstuhlschacht, in dem man beim zu erwartenden Stromausfall dann feststeckt!).

Alle Fenster und Türen (auch Innentüren!) des Hauses werden fest geschlossen (s. auch Abb. 10.9 bei Tornados). Sollte der Schutzraum nicht in alle Richtungen soliden Schutz bieten (Decke!), kauert man sich unter ein massives Möbelstück. Während des Hurricans bleibt man im Schutzbereich.

> **Hinweis:** Man lasse sich nicht von einem plötzlichen Abflauen des Sturmes hereinlegen! Es ist möglicherweise nur das „Auge" (= Zentrum), in dem typischerweise Windstille, ja manchmal sogar Schönwetter herrscht! In Kürze wird dann der Sturm mit unveränderter Gewalt, jedoch mit gegensätzlicher Windrichtung, erneut hereinbrechen. Immer die Entwarnung der Behörden abwarten (Radio)!

Nach endgültigem Abflauen des Sturms wird der Reisende mit einer mehr oder weniger fehlenden Infrastruktur zurecht kommen müssen – zumindest, wenn der Cyclon die Kategorie 2 übersteigt. Gefahren lauern nun durch austretendes Gas, Explosionsgefahr und Brände, durch beschädigte elektrische Anlagen und einsturzgefährdete Gebäude. Weiterhin wird Gefahr durch massive Niederschläge und Überflutungen bestehen, Straßen werden durch Bäume, geknickte Freileitungsmasten, Trümmer und Überflutung unpassierbar sein. Die Rückkehr in zuvor evakuierte Gebiete darf unter keinen Umständen stattfinden, bevor die Behörden sie freigegeben haben. Anderenfalls würde man nur die Rettungsarbeiten behindern und wahrscheinlich sein Ziel auch nicht erreichen können. Weiterhin gilt:

- Telefon nur im Notfall benutzen, kurz fassen!
- Straßen frei halten (Rettungsdienste!), nie in Tunnels oder Unterführungen einfahren, solange Überflutung droht.
- Außerhalb immer Vorsicht beim Gehen! Unfälle in Trümmerfeldern sorgen für einen wesentlichen Teil der Verletzungen durch einen Hurrican.
- Gebäude bei Gasgeruch sofort verlassen, Behörden informieren.

III Gesundheitsrisiken im Gastland

Kompaktinformation

Expatriates und Langzeitaufenthalter sollten in Cyclongebieten beachten:

- Wahl des Wohn- und wenn möglich des Arbeitsortes in massiv gebauten Häusern außerhalb von Überflutungsgebieten (der 2. oder 3. Stock in Stahlbetonhäusern ist ideal).
- Die Fenster sollten möglichst klein, jedoch nicht breiter als 1m sein.
- Evakuierungsrouten erkunden und auf Stadtplan (ggf. Navigationsgerät) einzeichnen
- Vorbereitung massiver Abdeckungen aller Fenster und Türen (mindestens 2 cm dicke Holzplatten, besser Stahl, mit massiven Bolzen in Wänden befestigen)
- Sicherung des Daches (Metallstreifen zur Sicherung des Daches (aller (!) Balken) an den Wänden)
- Bäume nicht in der Nähe des Hauses, Entfernung mindestens 1½fache Baumhöhe. Näher stehende Bäume fällen.
- Besondere Sicherung des Garagentors (große Fläche!)
- Rechtzeitig alles, was im Garten nicht ausreichend gesichert ist, in Garage bringen (Gartenmöbel, Mülltonnen usw.)
- Anschaffung eines Generators sowie Treibstoffvorräte
- Anlegen und regelmäßige Überprüfung von Nahrungsmittel- und Trinkwasservorräten (Flaschen und Konserven für mindestens eine Woche, dabei gilt: minimal 2 l Wasser pro Person und Tag)
- Die Hausversicherung muss Sturm und Überflutung einschließen!
- Selbständige: Dokumente und Datensicherung nicht vergessen! Wichtige Dokumente (privat wie Geschäftsverträge) und eine externe Festplatte mit den Daten gehören in ein Bankschließfach oder einen wasserdichten und feuerfesten Tresor. Achtung: „normale" Tresore sind weder wasserdicht noch feuerfest!

- Nicht in beschädigte Gebäude zurückkehren, solange sie nicht von Fachleuten frei gegeben sind.
- Immer Taschenlampen, nie Kerzen benutzen! Lampen außerhalb geschlossener Räume anschalten, wenn nicht ganz sicher ist, dass kein Gas austritt (Schaltfunke!)
- Vorsicht vor (Gift-)Schlangen in Trümmerfeldern!
- Nahrungsmittelhygiene beachten! Nur Wasser oder Nahrungsmittel aufnehmen, die nicht kontaminiert wurden. Inhalt der Tiefkühltruhe sorgfältig prüfen nach Stromausfall.
- Eigene Stromversorgung mit Generator niemals innerhalb des Gebäudes! Der Generator muss draußen stehen, auch wenn das Gebäude gut belüftet sein sollte.

Weitere praktische Hinweise, beispielsweise zur Sicherung von Garagentoren, Fenstern und Rolläden, können Expatriates dem umfangreichen Material entnehmen, das die FEMA auf ihrer Homepage zur Verfügung stellt (Federal Emergency Management Agency, www.ready.gov und www.fema.gov).

Weiterführende Literatur

1 Against the Wind: Protecting your Home from Hurricane Wind Damage. FEMA 247, 1993. www.fema.gov/library/viewRecord.do?id=1641

Tornados

Mit Tornados („Windhosen") bezeichnet man eine mit hoher Geschwindigkeit drehende Luftsäule unterhalb einer Gewitterwolke, die bis auf den Boden herabreicht. Lokal betrachtet ist ein Tornado die zerstörerischste aller atmosphärischen Naturgewalten. Allein in den USA werden jährlich 500–1400 (im Mittel 800) gezählt, wobei die Verteilung regional, jahres- und tageszeitlich sehr unterschiedlich ist: Mit hoher Gewitterwahrscheinlichkeit steigt das Risiko, umgekehrt sind die kalten Klimazonen praktisch tornadofrei. In den letzten 50 Jahren haben Tornados allein in den USA für 9000 Tote gesorgt. Hier überschneiden sich ganz besonders die Risikogebiete mit erhöher Tornadowahrscheinlichkeit mit Gebieten hoher Bevölkerungsdichte (Abb. 10.10). Expatriates und Langzeitaufenthaltern sei die Thematik ganz besonders ans Herz gelegt, denn in vielen Fällen deckt sich der Lebens- und Arbeitsort mit den Risikogebieten.

Insgesamt sind 4% der Verletzungen fatal, wobei Kopf- und Thoraxverletzungen im Vordergrund stehen. Das Verhältnis von Toten zu Verletzten, die medizinischer

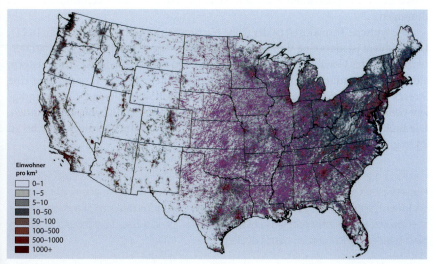

Abb. 10.10: Bevölkerungsdichte und Hurricanhäufigkeit in der „Lower 48": Für weite Bereiche sind Gebiete hoher Bevölkerungsdichte (Wirtschaftszentren!) und Tornadohäufigkeit deckungsgleich (Quelle: National Oceanographic and Atmospheric Administration (NOAA), Silver Spring MD/USA, 2012)

III Gesundheitsrisiken im Gastland

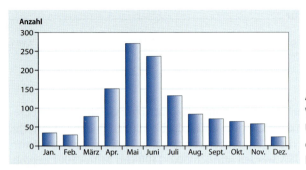

Abb. 10.11: Jahreszeitliche Verteilung von Tornados der USA 1986–2007 nach Daten des Storm Prediction Center, Norman/Oklahoma (USA)

Hilfe bedürfen – also mehr als nur Bagatellwunden erlitten haben – liegt bei 1:44. In jedem Fall ist also mit einem Massenanfall von Verletzten zu rechnen. Bei den nichttödlichen Verletzungen stehen Extremitätenfrakturen und Weichteilwunden im Vordergrund. Letztere enthalten sehr oft Fremdkörper (Glas, Holzsplitter, Pappe, Steinchen, Gras u. a.) sind zu einem extrem hohen Anteil massiv kontaminiert. Dies dürfte für die hohe Zahl an Sepsispatienten nach Tornadoereignissen ursächlich sein: 25 bis über 50 % der Personen mit mittelschweren Wunden werden später Sepsispatienten. Hauptverursacher sind gramnegative Bakterien, die zumeist aus dem Boden stammen. Sekundäre Gefahren drohen nach dem eigentlichen Tornado durch den oft begleitenden massiven Niederschlag und damit verbundene Überflutungen.

Die typische Tornadozeit ist der frühe Nachmittag an Sommertagen (Abb. 10.11). Das Problem ist, dass eine Vorhersage nach wie vor kaum möglich ist, denn bei weitem nicht jedes Gewitter produziert Tornados und bei denen, die welche erzeugen, entstehen diese innerhalb weniger Minuten. Im Mittel zieht ein Tornado über eine Strecke von 8 km, in Einzelfällen jedoch über 160 km weit mit einer Geschwindigkeit von 40–70 km/h, wobei allerdings auch 8 bis über 100 km/h beobachtet wurden. Die Breite des Sturms am Boden liegt meist bei 350 m, kann allerdings auch bis zu 2 km groß werden.

Hinweis: Wird man außerhalb massiver Gebäude von einem Tornado überrascht, ist das Erkennen der Zugrichtung essentiell: Die Flucht vor einem Tornado ist oft kaum möglich, aber quer zur Zugrichtung ist ein Entkommen meist effektiv. Dabei die möglicherweise wechselnde Zugrichtung im Auge behalten!

Die Zerstörungsgewalt hängt von der Windgeschwindigkeit sowie von den im Wirbel herum fliegenden Trümmerteilen ab. Die Windgeschwindigkeit ist bislang nur

Tabelle 10.3: Die Fujita Tornado Damage Scale 2007 zur Klassifikation von Tornados

Kategorie	Zu erwartende Sturmschäden
F0 („light")	Einzelne Schäden an schlecht gewarteten oder defekten Dächern. Nicht gesicherte leichtere Gegenstände (z. B. Mülltonnen) können herum geschleudert werden.
F1 („moderate")	Geringere Schäden auch an intakten, gewarteten Dächern, einige Fenster brechen. Größere und schwerere Gegenstände können umgeworfen oder weggeblasen werden. Geringe Schäden an Bäumen und Landschaft.
F2 („considerable")	Beschädigungen oder Zerstörung von Dächern in großem Maßstab. Behausungen, die nicht fest fundamentiert sind und Wohnwagen/Wohnmobile können versetzt und zerstört werden. Erhebliche Schäden an Bäumen. Mittelgroße Schutt- und Trümmerteile werden verblasen und beschädigen andere Strukturen.
F3 („severe")	Dächer werden praktisch vollständig zerstört, schwere Schäden an nicht massiven und fest fundamentierten Wänden und Mauerwerk. Kleinere, nicht massive Gebäude werden vollständig zerstört. Mobilhomes, Wohnwagen und Wohnmobile werden umgeworfen und komplett zerstört. Zahlreiche Bäume werden entwurzelt. Zunehmende Gefahr durch größere herum fliegende Trümmerteile.
F4 („devastating")	Zunehmende Zerstörung auch massiv gebauter Häuser (außer Stahlbetonkonstruktionen). Schutt und Trümmer bis zur Größe von Automobilen werden herum geschleudert und richten erhebliche Schäden an. Bäume werden großflächig entwurzelt.
F5 („incredible")	Nahezu vollständige Zerstörung aller Nicht-Stahlbetonkonstruktionen. Auch letztere erleiden massive Schäden, zumindest in den oberen Stockwerken. Vollständige Zerstörung und Zersplittern von Bäumen. Extreme Gefahr durch zahlreiche, bis mehr als automobilgroße Trümmerteile, die unkontolliert herumfliegen.

unzureichend bekannt, da übliche Messgeräte regelmäßig zerstört werden. Nach vorläufigen Daten liegen die Windgeschwindigkeiten in Bodennähe typischerweise bei 320 km/h mit Spitzen von ungefähr 400 km/h. International werden Tornados seit 2007 nach der Fujita Tornado Damage Scale klassifiziert (Tabelle 10.3), wobei die meisten glücklicherweise der relativ harmlosen Klasse F0 zugerechnet werden können (Abb. 10.12). Naturgemäß kann eine solche Klassifikation nur retrospektiv erfolgen. Die absolute Lebensgefahr durch extreme Windgeschwindigkeit und fliegende Trümmerteile, die ohne Weiteres die Wucht von Artilleriegeschossen entwickeln können, kann für alle Betroffenen – Touristen, Expatriates und Einheimi-

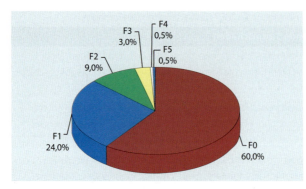

Abb. 10.12: Verteilung der Tornados der USA der letzten 45 Jahre nach der Fujita-Klasse nach Daten des Storm Prediction Center, Norman/Oklahoma (USA)

sche – nur eins bedeuten: sofortige Flucht, entweder in sichere Schutzräume oder soweit wie möglich seitwärts aus der (angenommenen) Zugbahn. Selbst Lastwagen oder Busse können herum geschleudert werden und Wände, Türen oder Fenster einschlagen!

Auf Gebäude hat ein Tornado mehrfache Wirkung: massiver Überdruck auf der Luv-, dagegen Unterdruck auf der Leeseite. Sollte durch einschlagende Trümmerteile auf der Luvseite Wind ins Gebäude eindringen, addieren sich die Kräfte, wodurch betroffene Häuser buchstäblich explodieren können (Abb. 10.13). „Windfänger" wie winkelförmiger Grundriss oder Balkone erhöhen das Risiko, dass die Konstruktion nachgibt. Schutz können daher ausschließlich innen gelegene Räume massiv gebauter Häuser (Beton, Dach fest mit der Konstruktion verbunden) oder Kellerräume mit Betondecken bieten (Achtung: Vorsicht bei Überflutungsgefahr!). Da Trümmerteile sowohl horizontal als auch vertikal fliegen können, müssen Schutzräume auch im Deckenbereich ausreichend massiv gebaut sein.

Reisende sollten in Gefahrenregionen speziell an Nachmittagen im Sommer das Wetter aufmerksam verfolgen und regelmäßig Wetterbericht hören.

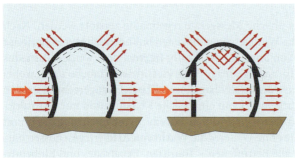

Abb. 10.13: Kraftwirkung von Tornados auf Gebäude: Druck- und Sogwirkung verformt die Konstruktion (links). Mit dem Moment, in dem beispielsweise ein Fenster auf der Luvseite bricht, addieren sich plötzlich Innen- und Außenkräfte und können das Gebäude sprengen (rechts)

Kompaktinformation

Gefahrenzeichen für das Auftreten von Tornados
- Auffallend dunkler, oft grünlich erscheinender Himmel
- Große Hagelkörner
- Große, dunkle, tief hängende Wolke (v. a. wenn Rotationsbewegungen erkennbar sind)
- Lautes Geräusch, ähnlich dem eines fahrenden Güterzuges
- „Schlauch" (meist dunkelgrau) unter einer Wolke

Wenn eine Tornadowarnung erfolgt, sofort Schutz suchen! Innerhalb eines Gebäudes ist dies entweder ein dafür vorgesehener Schutzraum und – falls es einen solchen nicht gibt – ein Raum in Gebäudemitte im niedrigsten Stockwerk, das noch erreicht werden kann. Es sollten so viele Wände wie möglich zwischen Personen und dem Sturm draußen liegen. Betontreppenhäuser größerer Gebäude bieten oft guten Schutz, denn sie liegen oft zentral im Gebäude und haben massive Wände und wenige Fenster. Ähnliches gilt für Toiletten. Notfalls unter massive Möbel hocken, Genick und Kopf mit Armen schützen. Fenster niemals öffnen!

Nach einem Tornado ist die Gefahr nicht gebannt, vielmehr passieren jetzt während der Rettungs- und Aufräumarbeiten mehr als 50 % der sturmbedingten Verletzungen! Oft sind Strom- und Gasleitungen beschädigt und neben dem direkten Risiko durch Stromschläge kann Brand- und Explosionsgefahr bestehen. Daher Taschenlampen und keine Kerzen benutzen. Taschenlampe immer bereits außerhalb geschlossener Räume anschalten (Schaltfunke!). Verletzte erhalten an Ort und Stelle Erste Hilfe, dann wird der Rettungsdienst informiert. Radio/Fernsehen anschalten und Meldungen bzw. Anweisungen der Behörden verfolgen. Große Vorsicht beim Betreten

Kompaktinformation

Verhalten bei Tornado im Freien oder im Auto
- Außerhalb von Städten und bei wenig Verkehr: Fluchtfahrt, falls noch möglich. Unbedingt Sicherheitsgurte anlegen, falls das Fahrzeug erfasst und herum geschleudert werden sollte!
- Falls Trümmer das Fahrzeug treffen, an Straßenrand fahren und dort anhalten.
    - Angeschnallt im Fahrzeug bleiben, Kopf unter Fensterniveau bringen und mit Armen, Kissen oder Gepäck schützen.
    - Falls sicher möglich (Achtung: fliegende Trümmer!), deutlich unter das Straßenniveau kommen (Graben, Böschung), kann man sich dort unten flach hinlegen. Genick und Kopf mit den Armen schützen.
- Nicht unter Brücken, Übergänge usw. gehen, man ist in möglichst tief gelegenem freiem Gelände sicherer.
- Innerhalb einer Stadt niemals versuchen, dem Tornado davon zu fahren (fast chancenlos in Enge und Verkehr!). Lieber sofort Schutz in massiven Gebäuden suchen.
- Obacht auf fliegende Trümmerteile! Sie verursachen mehr Tote als der Sturm selbst.

Kompaktinformation

Tornadosicherheit für Expatriates
- Risikoanalyse: Liegt der Wohn-/Arbeitsort in einer Region mit erhöhter Tornadohäufigkeit (Abb. 10.14)?
- Wenn ja: Vorsorge!
  - Wo ist der nächste sichere Schutzraum?
- Notfallset parat halten, evtl. im Schutzraum lagern (Verbandzeug, Papiere, Kofferradio und Taschenlampen, jeweils mit Ersatzbatterien
- Information aller Familienmitglieder und Mitarbeiter.

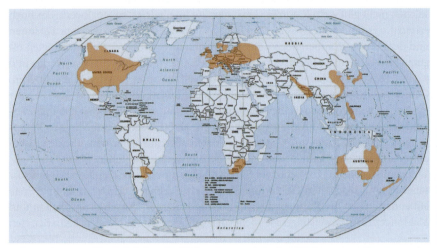

Abb. 10.14: Risikogebiete der Welt mit erhöhter Tornadohäufigkeit (Quelle: National Oceanographic and Atmospheric Administration (NOAA), Silver Spring MD/USA, 1995)

möglicherweise beschädigter Häuser! Schutzkleidung tragen (feste Schuhe, Helm, Handschuhe) und Vorsicht vor Nägeln, Glasscherben usw. Falls Brandgeruch festgestellt wird, Strom/Gas sofort abschalten, Gebäude umgehend verlassen und Rettungsdienste informieren. (Mobil-)Telefon nur für Notmeldungen benutzen, kurz fassen!

Weiterführende Literatur

1. Tornado Protection Selecting Refuge Areas in Buildings FEMA P-431, Second Edition / October 2009. http://www.fema.gov/library/viewRecord.do?id=1563
2. Taking Shelter From the Storm – Building a Safe Room For Your Home or Small Business. FEMA 320, Third Edition, August 2008. http://www.fema.gov/library/viewRecord.do?id=1536

10.2 Geologisch bedingte Reiserisiken

T. Küpper, T.W. Heggie, T.M. Heggie

Geologisch bedingte Reiserisiken, insbesondere solche durch Vulkanismus, Erdbeben und Tsunamis folgen keinen Gesetzmäßigkeiten. Sie sind daher für alle Reisenden, die nicht über spezifisches Fachwissen verfügen, eine besonders heimtückische Gefahr. Im Folgenden soll für die wesentlichen Probleme sensibilisiert werden und die wichtigsten Prophylaxemaßnahmen aufgezeigt werden.

10.2.1 Gefahren bei Vulkantourismus

T. Küpper, T.W. Heggie, T.M. Heggie

Die weltweit über 1500 aktiven Vulkane und ihre Begleitphänomene (heiße Quellen, Geysire, Solfatare, Fumarolen usw.) stellen ein zunehmend populäres Reiseziel dar. Allerdings droht ein breites Spektrum spezifischer Gesundheitsgefahren, die den Reisenden fast immer unbekannt und die in der reisemedizinischen Literatur auch kaum Erwähnung finden. Dabei sind die Gefahren seit langem bekannt und gut dokumentiert (s. Tabelle 10.4).

Bei einem Vulkanausbruch ist die Zusammensetzung des Magmas – speziell die flüchtigen Anteile – maßgeblich bestimmend für das geografische Ausmaß und die Kalkulierbarkeit der Gefahr: Vulkane, die überwiegend heiße, dünnflüssige Lava

Tabelle 10.4: Todesfälle durch Vulkanausbrüche 1783–2000. Nach Feldman u. Tilling 2007

Gefahr	Todesfälle	
	absolut	In %
Hungersnot/Epidemien nach Eruption	75.000	30
Pyroklastische Ströme	67.500	27
Lahars	42.500	17
Tsunamis (vulkanisch ausgelöst)	42.500	17
Schuttlawinen	10.000	4
Vulkanische Bomben/Steinschlag	10.000	4
Vulkanische Gase	1750	0,7
Lavaströme	750	0,1
Total	250.000	

Tabelle 10.5: Potenzielle Gefahren, die Vulkantouristen bedrohen. Mod. nach Hansell et al. 2006

Gefahr	Potenzielle Auswirkungen auf die Gesundheit
Säureregen	Reizt Augen und Haut. Außerdem eine potenzielle Gefahr für sicheres Trinkwasser. Bildet sich, wenn Regen durch vulkanische Gase fällt oder säurehaltige Partikel ausgestoßen werden. Bildet sich auch dort, wo Lava in Kontakt mit Meerwasser kommt.
Erdbeben	Verletzungen, wenn touristische Einrichtungen oder andere Strukturen betroffen sind. Treten häufig im Umfeld von Vulkanausbrüchen auf. Beim Ausbruch von unterseeischen Vulkanen kann es zur Bildung von Tsunamis kommen.
Lavaströme	Verbrennungen. Methanexplosionen können vorkommen, wenn Lava über Vegetation fließt. Kratz- und Schürfwunden, Sturzverletzungen sowie Muskelverletzungen beim Gehen über erkaltete Lavaströme.
Erdrutsche/ Schlammlawinen	Verschüttung, Ertrinken und schwerste Traumata. Kann einen Tsunami auslösen, falls der Absturz ins Meer oder einen großen See erfolgt.
Laze	Reizt Augen, Haut, Schleimhäute und Rachen. Hohe Exposition kann zu Larynxspasmus und Lungenödem führen.
Pyroklastische Ströme	Verbrennungen und massive Gewaltverletzungen. Bilden sich, wenn eine Mischung aus heißer Asche, Gestein und Gas durch die Schwerkraft beschleunigt über die Hänge des Vulkans abstürzt.
Tephra und Asche	Trauma, Haut- und Augenabrasionen, Reizung der Atemwege. Langzeitexposition kann zu Silikose und chronisch-obstruktiver Atemwegserkrankung führen. Gefährdet die Luftfahrt und die touristische Infrastruktur. Blitzschlag ist im Umfeld von Aschewolken sehr häufig.
Vulkanische Gase	Ersticken, Erbrechen, Kopfschmerzen, Schwindel, Sehstörungen, Tachykardie, Atemwegreizungen, Bronchitis, Pneumonie, Augen- und Rachenreizungen.

freisetzen, aus denen die flüchtigen Anteile leicht entweichen können, produzieren schnell fließende, jedoch lokal begrenzte Lavaströme (z. B. Hawaii). Aus kälterem, zähflüssigem Magma können die flüchtigen Anteile schwerer entweichen, was bei Druckentlastung durch den Ausbruch zu schwersten Explosionen führen kann (z. B. Indonesien, Island, früher auch die Eifelvulkane). Als weitere Gefahren bedrohen den Reisenden Säureregen, Salzsäuredämpfe („Laze"), Tephra, Ascheniedergang, Steinschlag („vulkanische Bomben"), Giftgase (H_2SO_3, H_2SO_4, H_2S, CO, CO_2, HF u. a.), Erdbeben, Erdrutsche und Schlammlawinen (s. Tabelle 10.5).

Eine besondere Gefahr stellen pyroklastische Ströme dar: 300–900 °C heiße Gas-Asche-Gemische, die als oft weit über 100 m dicke Wolke mit über 400 km/h und ungeheurer Zerstörungsgewalt die Hänge des Vulkans herunter rasen und alles pulverisieren, was in der Strombahn liegt. Überleben oder Entkommen ist chancen-

Tabelle 10.6: Beispiele der Zusammensetzung vulkanischer Gase (Angaben in relativen Volumenanteilen). Daten aus Symonds et al. 1994

Vulkan: Tektonischer Typ: Temperatur:	Kilauea Hauptgipfel Hot Spot 1170 °C	Erta' Ale Divergierende Platten 1130 °C	Momotombo Konvergierende Platten 820 °C
H_2O	37,10	77,20	97,10
CO_2	48,90	11,30	1,44
SO_2	11,80	8,34	0,50
H_2	0,49	1,39	0,70
CO	1,51	0,44	0,01
H_2S	0,04	0,68	0,23
HCl	0,08	0,42	2,89
HF	–	–	0,26

los – auch innerhalb fester Gebäude! – daher ist Evakuierungs- oder Absperrmaßnahmen der Behörden unbedingt Folge zu leisten. Das Schicksal von Pompeji und Herkulaneum 79 n.Chr. sollte als warnendes Beispiel für diese Gewalt dienen. Einen ähnlich vernichtenden Effekt haben Schlamm- und Schuttlawinen („Lahar"). Auch hier ist ein Entkommen manchmal schwierig, auch wenn sie kühler sind und sich langsamer bewegen (30 bis über 60 km/h). Tödliche Verletzungen sind insbesondere vom Mt. Ruapehu (Neuseeland) und Mt. Rainier (USA) bekannt. Überlebende zeigen das gesamte Spektrum denkbarer, oft schwerer, Traumata.

Vulkanische Gase werden beim Ausbruch aus dem Magma, aber auch bei „ruhenden" Vulkanen beispielsweise aus Fumarolen frei gesetzt (s. Tabellen 10.6 und 10.7). Nur ein Teil dieser Gase kann vom Menschen wahrgenommen werden z. B.

Tabelle 10.7: Beispiel für die Zusammensetzung vulkanischer Gase. In diesem Falle handelt es sich um Gas einer Fumarole, bei dem ein Tourist an akuter CO_2-Vergiftung starb und zwei weitere Touristen bei dem Versuch der Rettung umkamen (Daten aus Contrell u. Young 2009)

Gas	Relativer Volumenanteil [%]
Kohlendioxid (CO_2)	98,700
Stickstoff (N_2)	1,100
Sauerstoff (O_2)	0,090
Wasserstoff (H_2)	0,030
Schwefelwasserstoff (H_2S)	0,020
Methan (CH_4)	0,002

SO_3, HF, HCl) und die geruchlosen (z. B. CO_2, CO) stellen eine besonders tückische Gefahr dar (s. Fallbeispiel). H_2S ist ein Sonderfall: Während die meisten Menschen durch den intensiven Geruch nach faulen Eiern gewarnt werden, können einige das Gas genetisch bedingt nicht riechen. Hohe Konzentrationen können wegen der Betäubung der Geruchsrezeptoren ebenfalls nicht wahrgenommen werden.

> **Fallbeispiel:** Ein Tourist war zu einer in einer Mulde liegenden Fumarole gegangen. Was er nicht wusste: Durch die herrschende Windstille stieg er in einen „Kohlendioxidsee". Die Zusammensetzung des von ihm eingeatmeten Gases ist in Tabelle 10.7 wiedergegeben. Nach wenigen Atemzügen brach er bewusstlos zusammen und starb. Zwei weitere Touristen starben – die Gefahr ebenfalls nicht ahnend – beim Versuch Hilfe zu leisten.

Die Symptome einer Kohlendioxidvergiftung sind konzentrationsabhängig:
- Niedrige/mittlere Konzentration in der Einatemluft (7–10 %)
    - Übelkeit/Erbrechen
    - Schwitzen
    - Schwindel/Tremor
    - Kopfschmerzen/Konzentrationsstörungen
    - Sehstörungen
    - Tachykardie/Tachypnoe
- Höhere Konzentrationen (10–30 %) in der Einatemluft führen in kürzester Zeit (1–10 min) zu
    - Bewusstlosigkeit
    - Krämpfen
    - Tod

Gefahr droht in Lee von Ausbrüchen, in Bodensenken (Fumarolen), aber auch in schlecht belüfteten Wohnungen und Hotels, insbesondere, wenn das Schlafzimmer im Erdgeschoß liegt oder der Raum einen nicht dicht schließenden Boden hat (Holzdielen statt Beton). Kleine Kinder sind wegen der Körpergröße und weil sie oft am Boden spielen besonders gefährdet. Im Winter können Biwaks (Zelt, Schneehöhlen) heimtückische Gefahrenstellen sein. Todesfälle durch CO_2 sind insbesondere von Vulcano (vor Sizilien), aus Touristenwohnungen auf den Azoren, aus dem Hawaii Volcano National Park und Mammouth Mountain (USA) bekannt. Der schlimmste bekannte Zwischenfall ist die akute Freisetzung gigantischer CO_2-Mengen 1986 im Lake Nyos (ein Kratersee in Kameroun), die eine Geländesenke 80 m Tief komplett füllte und in 20 km Umkreis in den Dörfern insgesamt 1746 Tote zur Folge hatte.

Schwefelwasserstoff (H_2S) verursacht ebenfalls dosisabhängige Symptome:
- ab 20 ppm: Hornhautschäden bei längerer Einwirkung
- ≈ 100 ppm: Reizung der Schleimhäute an Auge und Atemwege, Speichelfluss, Hustenreiz

- \> 200 ppm: Kopfschmerz, Atembeschwerden
- \> 250 ppm: Betäubung der Geruchsrezeptoren
- \> 300 ppm: Brechreiz
- ≈ 500 ppm: Kraftlosigkeit, Benommenheit, Schwindel
- \> 500 ppm: Krämpfe, Bewusstlosigkeit

Aus dieser Listung ist leicht zu erkennen, dass die eigentliche Gefahr jenseits leichter bis mäßiger Beschwerden wegen des Ausfalls des warnenden Geruchs nicht mehr wahrgenommen werden kann. Mehr als 700 ppm führen innerhalb von Minuten zum Tod (in einigen vulkanischen Gasen wurden über 40 % H_2S gemessen!). Todesfälle sind besonders von Japan und Rotorua (Neuseeland) bekannt.

Schwefeloxide (SO_2, SO_3) und ihre wässerigen Phasen (schweflige Säure sowie Schwefelsäure, beide auch in Dampfform) reizen ab 20 ppm die Augen und Schleimhäute (Husten, Augenbrennen, Atemnot). Ab 10 000 ppm wird feuchte Haut umgehend gereizt. Personen mit Vorerkrankungen der Atemwege, insbesondere Asthmatiker, weisen bereits bei niedrigen Konzentrationen ein massiv erhöhtes Risiko auf. Zahlreiche Todesfälle sind in Aso (Japan), aus dem Schwefelabbau in Südamerika und vom Hawaii Volcanoes National Park bekannt. 50 % der Fälle waren Asthmatiker!

Chlorwasserstoff und Salzsäure reizen bereits bei 35 ppm umgehend Mund, Rachen und Nase, ab 100 ppm treten auch Laryngospasmen und Lungenödeme auf. Neben den Gasen des Ausbruchs stellt der Kontakt von heißer Lava mit Meerwasser eine besonders tückische Gefahr dar: Die weißen Dampfwolken sind mitnichten Wasserdampf, sondern zu einem wesentlichen Teil Salzsäure mit einem pH von 1 und darunter („volcanic laze", Abb. 10.15)! Gerade auf Hawaii führt dies regelmäßig zu Todesfällen bei Touristen. Besonders berüchtigt für ihre HCl-Gefahr sind einige Vulkane auf Kamchatka (Russische Föderation). Die Freisetzung von Fluorwasserstoff (HF) stellt eine seltenere, in ihrer Wirkung dem Chlorwasserstoff ähnliche Gefahr dar. Wichtige Beispiele für relevante HF-Freisetzungen sind isländische Vulkane.

Bei Tephra handelt es sich um Ausbruchmaterial, das durch vulkanische Explosionen in große Höhe geschleudert wurde. Nach Korngröße unterscheidet man Asche (< 2 mm), vulkanische Schlacke oder Lapilli (2–64 mm) und vulkanische Bomben oder Blöcke (62 mm bis mehrere Meter). Tödliche Traumata sind von zahlreichen Vulkanen bekannt (Mt. Semeru (Indonesien), Galeras (Kolumbien) u. a.).

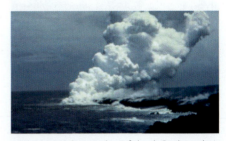

Abb. 10.15: Salzsäuredampf durch Reaktion heißer Lava mit salzhaltigem Meerwasser (Hawaii Volcano National Park, Foto: T.W. Heggie)

III Gesundheitsrisiken im Gastland

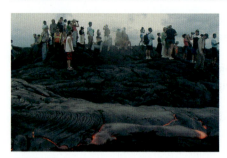

Abb. 10.16: Touristen in potenziell gefährlicher Nähe zu einem frischen, noch aktiven Lavastrom (Hawaii Volcano National Park, Foto: T.W. Heggie)

Fallbeispiel: Während des Besuchs der Caldera des Galeras (Kolumbien) brach eine kleine Eruption ohne Vorwarnung aus. Die Touristengruppe wurde 15 Minuten lang von einem Hagel vulkanischer Bomben getroffen, von denen zahlreiche mehr als 1 m Durchmesser aufwiesen. Einige flogen einen Kilometer weit! Das Ereignis hinterließ drei Tote und (tödliche Kopf-, Becken- und Thoraxverletzungen) und mehrere Schwerstverletzte.

Neben Traumata stellt Tephra ein oft unterschätztes Risiko für Augen und Atemwege dar: Das Material ist rasierklingenscharf, wirkt entsprechend abrasiv und weist in frischem Zustand eine stark säurehaltige Oberfläche auf. Die Schäden sind natürlich von der Expositionshöhe abhängig. Bestenfalls entstehen Nasenjucken und trockener Husten, an den Augen Konjunktivitis und Korneaerosionen. Tiefe Inhalation kleiner Partikel löst akut ein toxisches Lungenödem (Säurewirkung), Bronchitis oder Pneumonie und langfristig möglicherweise chronisch-obstruktive Lungenerkrankung oder Silikose aus. Meist verhindern weiträumige Absperrungen derartige Zwischenfälle, jedoch sind schwere Gesundheitsschäden aus Japan, Island und vom Pinatubo-Ausbruch (Indonesien) bekannt.

Lavaströme sind 700–1200 °C heiß und können – manchmal mit beachtlicher Geschwindigkeit – recht weit fließen. Außer auf Hawaii sind direkte Todesfälle selten, weil Lavaströme meist langsam fließen und Weglaufen unproblematisch ist (Abb. 10.16). Die meisten Todesfälle auf Hawaii geschahen, weil Touristen in aktive oder auf abkühlende Lavaströme gestürzt sind. Die meisten Unfälle auf Lavaströmen sind weniger dramatisch und geschehen, wenn Touristen über mehr oder weniger abgekühlte Lava gehen. Neben Verbrennungen (z. T. dritt- und viertgradig!) stehen Schürfwunden, Prellungen und Zerrungen durch unvorsichtiges Gehen im anspruchsvollen Gelände im Vordergrund (Stolpern, Stürze). Verbrennungen und Verbrühungen sind häufige Verletzungen in fast allen Hochthermalgebieten („heiße Quellen"). Nicht sichtbar kochende Quellen werden fälsch-

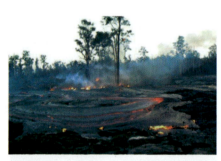

Abb. 10.17: Akute Vergiftungsgefahr durch (geruchloses!) Kohlenmonoxid, wenn Lava durch Vegetationszonen fließt. Außerdem besteht die Gefahr, vom Feuer eingeschlossen zu werden (Hawaii Volcano National Park, Foto: T.W. Heggie)

Kompaktinformation

Elementare Sicherheitsmaßnahmen beim Vulkantourismus
- Absperrungen und Anweisungen der Sicherheitsorgane strikt beachten
- Nach Möglichkeit qualifizierte ortskundige Führung („Ranger")
- Annäherung an vulkanische Phänomene nicht bei Windstille und immer von Luv (mit dem Wind)
- Empfohlene Schutzausrüstung (Helm, Gasmaske, Brille, Handschuhe usw.) konsequent benutzen
- Grundkenntnisse der Wundversorgung beim Wandern auf erkalteten Lavaströmen
- Kinder immer und lückenlos beaufsichtigen

- Generelle Vorsicht vor Gas und hohen Temperaturen (auch knapp unter kühler Gesteinsoberflächen und von Wasser)
- Sofortiger Rückzug, wenn Veränderungen der Aktivität beobachtet werden!
- Niemals Annäherung an Lavaströme, die durch Vegetation führen! (Abb. 10.17)
- Wird man am Aufenthaltsort von einem nicht erwarteten Ausbruch überrascht, Radio anstellen, Anweisungen der Behörden strikt befolgen, soweit möglich Kontakt zur Botschaft halten.
- Und zuletzt: Vorsicht ist keine Feigheit und Leichtsinn kein Mut!

lich für kalt gehalten. Der Boden in solchen Gebieten ist oft trügerisch labil. Unbedingt auf freigegebenen Wegen bleiben, ein Einbrechen hat lebensgefährliche Folgen!

Fallbeispiel: Einer der Autoren (T.K.) hat 18 Monate nach dem letzten Ausbruch der Krafla (Island) eine Wanderung auf dem Lavastrom unternommen. Während es ringsum schneite, war es auf der Lava angenehm warm. Drehte man einen Block um, konnte man die Unterseite kaum anfassen. Drehte man den Block darunter auch noch um, brachte die Oberfläche die Schuhsohlen zum Schmoren. Fazit: Die Wärmekapazität von Lava ist gigantisch und stellt über lange Zeit eine (potenzielle) Gefahr dar!

Weiterführende Literatur

1 Heggie TW, Küpper T, Heggie TM. Spezifische Gefahren bei Vulkan-Tourismus. Arbeitsmed Sozialmed Umweltmed (ASU) 45(12): 678–683 (2010)
2 Feldman J, Tillng RI. Volcanic Eruptions. In: Auerbach PS. Wilderness Medicine. Mosby Elsevier, Philadelphia, 2007, pp. 372–398

10.2.2 Erdbeben

T. Küpper

Im Unterschied zu Vulkanen und Tsunamis (s. unten) sind Erdbeben bislang nicht bzw. noch nicht zuverlässig genug vorhersagbar. Sie treten plötzlich „aus dem Nichts heraus" auf und dauern einige Sekunden bis zu 3 Minuten bei extremen Beben. Eine

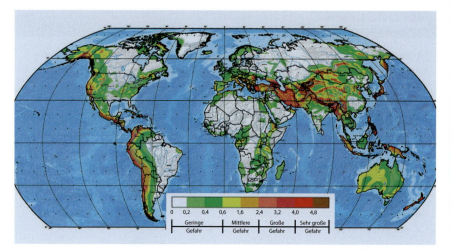

Abb. 10.18: Die Erdbebengebiete der Welt. Angegeben wird die Wahrscheinlichkeit von 10 %, dass die jeweilige maximale Bodenbeschleunigung in m/s² innerhalb der nächsten 50 Jahre erreicht oder überschritten wird (Nach: A. Alden, UN Global Seismic Hazard Map http://0.tqn.com/d/geology/1/0/q/j/1/worldseismap.png

Risikoreduzierung durch vorbeugende Maßnahmen ist derzeit die einzige sinnvolle Strategie. Dazu gehört zunächst einmal die Kenntnis, ob man sich in einem potenziellen Risikogebiet befindet (Abb. 10.18). Zur Erdbebengefährdung wird üblicherweise die Wahrscheinlichkeit angegeben, dass an einem Ort über einen definierten Zeitraum (zumeist 10 % in 50 Jahren) eine bestimmte Beschleunigung erreicht oder überschritten wird. Aus der Wahrscheinlichkeitsrechnung ergibt sich, dass sich diese Beben dann etwa alle 475 Jahre wiederholen.

Erdbebenwahrnehmung – und letztlich auch -schäden – werden in den meisten Ländern nach der 12-gradigen Europäischen Makroseismischen Skala (EMS 1998) klassifiziert. Eine zusammenfassende Übersicht für Reisende gibt Tabelle 10.8. Abweichend davon benutzt Japan eine 7-gradige Skala (JMA), wobei JMA4 etwa EMS6-7, JMA7 mehr als EMS10 entspricht. Bei Beben der Klasse EMS VII liegt die Bodenbeschleunigung etwa bei 10 % der Erdbeschleunigung (~1 m/s²). Bei massiven Beben können Werte von mehr als 10 m/s², also deutlich oberhalb der Erdbeschleunigung auftreten. Das bedeutet, dass Personen und Gegenstände mehr oder weniger weit in die Luft geschleudert werden können.

In der Öffentlichkeit wird die Erdbebenwahrnehmung leicht mit der Richterskala, die zumeist in Presse, Funk und Fernsehen zitiert wird, verwechselt. Diese hat jedoch nicht unmittelbar mit der Wahrnehmung im Risikogebiet zu tun, sondern gibt die Schwingungsenergie („Magnitude") des Bodens wieder. Für die Wahrnehmung im Risikogebiet und auch für die Schäden ist aber außer der Schwingungs-

Tabelle 10.8: Zusammenfassende Darstellung der EMS-Skala 1998 zur Beschreibung der maximalen Erdbebenwirkung. Nach Baumann 2008

Grad	Auswirkung	Reaktionen/Schäden
I	Nicht fühlbar	Nicht fühlbar
II	Kaum bemerkbar	Nur sehr vereinzelt von ruhenden Personen wahrgenommen
III	Schwach	Von wenigen Personen in Gebäuden wahrgenommen. Ruhende Personen fühlen ein leichtes Schwingen oder Erschüttern
IV	Deutlich im Freien vereinzelt, in Gebäuden von vielen Personen wahrgenommen	Einige Schlafende erwachen. Geschirr und Fenster klirren, Türen klappern
V	Stark im Freien von wenigen, in Gebäuden von den meisten Personen wahrgenommen	Viele Schlafende erwachen. Wenige werden verängstigt. Gebäude werden insgesamt erschüttert. Hängende Gegenstände pendeln stark, kleine Gegenstände werden verschoben. Türen und Fenster schlagen auf oder zu
VI	Leichte Gebäudeschäden	Viele Personen erschrecken und flüchten ins Freie. Einige Gegenstände fallen um. An vielen Häusern, vornehmlich in schlechterem Zustand, entstehen leichte Schäden wie feine Mauerrisse und das Abfallen von z. B. kleinen Verputzteilen
VII	Gebäudeschäden	Die meisten Personen erschrecken und flüchten ins Freie. Möbel werden verschoben. Gegenstände fallen in großen Mengen aus Regalen. An vielen Häusern solider Bauart treten mäßige Schäden auf (kleine Mauerrisse, Abfall von Putz, Herabfallen von Schornsteinteilen). Vornehmlich Gebäude in schlechterem Zustand zeigen größere Mauerrisse und Einsturz von Zwischenwänden
VIII	Schwere Gebäudeschäden	Viele Personen verlieren das Gleichgewicht. An vielen Gebäuden einfacher Bausubstanz treten schwere Schäden auf; d. h. Giebelteile und Dachsimse stürzen ein. Einige Gebäude sehr einfacher Bauart stürzen ein
IX	Zerstörend	Allgemeine Panik unter den Betroffenen. Sogar gut gebaute gewöhnliche Bauten zeigen sehr schwere Schäden und teilweisen Einsturz tragender Bauteile. Viele schwächere Bauten stürzen ein

Tabelle. 10.8: *Fortsetzung*

Grad	Auswirkung	Reaktionen/Schäden
X	Sehr zerstörend	Viele gut gebaute Häuser werden zerstört oder erleiden schwere Beschädigungen
XI	Verwüstend	Die meisten Bauwerke, selbst einige mit gutem erdbebengerechtem Konstruktionsentwurf und -ausführung, werden zerstört
XII	Vollständig verwüstend	Nahezu alle Konstruktionen werden zerstört

energie noch entscheidend, wo diese frei gesetzt wird. So können oberflächennahe Beben der Richterskala 7 – Beben dieser Stärke gibt es etwa 17 pro Jahr – bereits Erschütterungen im Bereich von EMS X–XI verursachen.

Reisende, die Risikogebiete besuchen, sollten sich über geeignete Zufluchtsorte in der Wohnung bzw. im Hotel informieren: innerhalb stabiler Türrahmen, unter

---

Kompaktinformation

Sofortmaßnahmen bei Aufenthalt in Gebäuden

- Ruhe bewahren, keine Panikflucht durch Sprung von Balkonen oder aus Fenstern!
- Sofort Schutz suchen: unter stabilen Türrahmen stellen, unter massives Möbelstück (auch wenn sich dieses bewegt), an eine tragende Innenwand kauern, weg von Fenstern oder Außenwänden. Kopf und Genick mit den Armen schützen!
- Nicht das Haus verlassen, solange das Beben andauert, es sei denn, man befindet sich beim Beginn des Bebens in unmittelbarer Nähe einer Außentür die in freies Gelände führt (Platz, Garten, breite Straßen. Achtung: keine engen Gassen!).

Bei Aufenthalt im Freien

- Umgehend freien Platz weg von Gebäuden, Fernleitungen oder Straßenlaternen aufsuchen. Dort bleiben, bis das Beben endet.
- Sollte man sich beim Einsetzen des Bebens an einem Steilhang befinden, möglichst weit von diesem weglaufen.
- Sollte man sich an einer flachen Küste befinden, so schnell wie möglich landeinwärts auf einen möglichst hohen Punkt laufen, denn es drohen Tsunamis (s. unten)! Diesen Ort erst verlassen, wenn sicher kein Tsunami kommt (z. B. nach offizieller Entwarnung über Medien).
- Sollte man während einer Autofahrt von einem Beben überrascht werden, an den Straßenrand fahren (weg von Gebäuden, Bäumen, Brücken, Fernleitungen) und anhalten. Fahrzeug nicht verlassen, Radio einschalten! Nicht über Brücken oder in Tunnel fahren! Falls überhaupt, nach dem Beben mit größter Vorsicht weiter fahren, nicht über Brücken, in Tunnel oder nahe an möglicherweise beschädigte Gebäude. Straßen für Rettungskräfte frei halten! Normalerweise werden die Straßen innerhalb kürzester Zeit gesperrt.

einem massiven Tisch oder Bett, unmittelbar an einer massiven, tragenden Innenwand und abseits von Außenwänden, schweren Möbeln, Bücherregalen, großen (schweren) Lampen, Fenstern, Spiegeln, Bildern. Wo ist der nächste sichere Ort draußen? Das wären beispielsweise freie Flächen in ausreichender Entfernung von Gebäuden, Brücken, Strom-/Telefonleitungen oder Bäumen.

Nach dem Beben schaltet man Radio und/oder Fernsehen ein und verfolgt die Anweisungen des Katastrophenschutzes, die unbedingt zu befolgen sind. Insbesondere falls Individualverkehr verboten wird, sollte dies trotz Angst vor Nachbeben unbedingt befolgt werden, denn sonst werden die Rettungsmaßnahmen behindert. Verletzten so gut wie möglich Erste Hilfe leisten, Kälteschutz nicht vergessen. Dabei auf Selbstschutz achten (Gefährdung durch herabfallende Trümmer oder verrutschenden Schutt?). Bei Auffinden gravierend Verletzter Rettungskräfte über den Fundort benachrichtigen (keinen improvisierten Transport!). Keine beschädigten Gebäude betreten, es sei denn, in Begleitung erfahrener Kräfte und mit Helm.

> **Hinweis:** Keine Rückkehr in Hotel, Haus oder Wohnung, bevor von fachkundiger Seite oder den Behörden die Sicherheit bestätigt wurde!

Überlastung von – oft beschädigten! – Telefonnetzen ist im Katastrophenfall ein großes Problem! Unbedingt so wenig wie möglich telefonieren und sehr kurz fassen! Sie gefährden sonst Rettungs- und Hilfsaktionen. Auch Ihre private Infrastruktur kann beschädigt sein: Vorsicht mit Stromkabeln, beim Öffnen von Schränken, bei Gefahrstoffen (brennbare Flüssigkeiten, Reinigungsmittel usw.). Sind Gasleitungen undicht (Geruch!)? Legen Sie wichtige persönliche Gegenstände (Geld, Papiere, warme Kleidung) bereit für den Fall einer behördlich angeordneten Evakuierung. Achten Sie auf die Umgebung: Brände sind oft eine größere Gefahr als das Beben selbst, v. a. weil die Feuerwehr wegen verstopfter Straßen und der Zahl der Brände kaum die Bedrohung bekämpfen kann. Windrichtung beobachten: Sollte man in Lee eines Brandes sein, begibt man sich mit den wichtigsten persönlichen Gegenständen zu einem nicht bedrohten freien Platz.

Weiterführende Literatur

1 Bormann P. Merkblatt Erdbeben. GFZ Potsdam, 2008. http://www.gfz-potsdam.de/portal/gfz/Public+Relations/M30-Infomaterial/Druckschriften/
2 United Nations. 2009 Global Assessment Report on Disaster Risk Reduction – Risk and poverty in a changing climate, invest today for a safer tomorrow. New York, 2009.

III Gesundheitsrisiken im Gastland

Kompaktinformation

Vorbeugende Maßnahmen für Expatriates und Langzeitaufenthalt
- Auswahl der Wohnung: Erdbebensicherung/Beschaffung des Untergrundes?
  - Nicht auf weichem, sandigen Grund, auf tektonischen Verwerfungslinien, über unterirdischen Hohlräumen
  - Nicht an engen Straßen oder Gassen, in (Hoch-)Häusern ohne angemessene Erdbebensicherung, neben möglicherweise einsturzgefährdeten Nachbarhäusern.
- Sicherung der Wohnungseinrichtung
  - Feste Verankerung von Schränken, Regalen usw. an der Wand (stabile Winkeleisen, ausreichend lange Schrauben, solide Dübel!). Fernseher, Computer, elektrische Geräte und Warmwasserboiler ebenfalls stabil befestigen.
  - Schwere Möbel nicht in die Nähe von Fluchtwegen stellen, schwere oder möglicherweise gefährliche Gegenstände (Spiegel, Bilder, Lampen) nicht über Betten und Sitzgelegenheiten hängen, grundsätzlich gut befestigen.
  - Für Zuleitungen flexible Materialien bevorzugen (Gasanschlüsse (Herd, Heizung), elektrische Geräte).
  - Zerbrechliche oder schwere Gegenstände sowie Reinigungsmittel und brennbare Flüssigkeiten in Schränken oder Regalen nur in den untersten Fächern lagern, dort sichern (Türen). Für Flüssigkeiten „unkaputtbare" Flaschen bevorzugen.
- Kenntnis von Fluchtorten und -wegen
  - Wo sind sichere Orte innerhalb des Hauses (Wohn- und Arbeitsort)?
  - Wo sind sichere Orte außerhalb des Hauses (Wohn- und Arbeitsort)?
  - Notfallkommunikationsstrategie! Sollte man getrennt werden: wo trifft man sich oder wie nimmt man Verbindung miteinander auf, auch wenn die Infrastruktur (Handynetze) zerstört sein sollte?
- Vorbereitung für den Notfall
  - Allen Familienmitgliedern und Mitarbeitern muss bekannt sein, was während und nach einem Beben zu tun ist (einschließlich ausreichender Erste Hilfe-Kenntnisse).
  - Rufnummern (Angehörige, Botschaft, Polizei, Rettungsdienste) sollten in jedem Mobiltelefon programmiert sein (vor die Namen/Bezeichnungen eine fortlaufende Nummer setzen, dann werden die Notnummern im Speicher zuerst angezeigt).
  - Jeder muss wissen, wie man Feuerlöscher bedient und welche Radiosender im Katastrophenfall Meldungen durchgeben. Diese möglichst im Gerät einprogrammieren (Autoradio!).
  - Notfallausrüstung für mindestens 3 Tage bevorraten: Kofferradio mit Ersatzbatterien, Feuerlöscher (A, B, C), Erste-Hilfe-Kasten (bei chronischen Erkrankungen um die jeweiligen Medikamente ergänzen!), Universalmesser („Schweizer Offiziersmesser", Leatherman o. Ä.), Trinkwasser (in mehreren Gebinden von jeweils 1–5 Litern für den Fall, dass durch Trümmerfall Behälter undicht werden; Bedarf: mindestens 2–3 Liter pro Person und Tag), haltbare Nahrungsmittel für mindestens 3 Tage, Wärme- und Wetterschutz (Kleidung, Schlafsack, evtl. Zelt), robustes Schuhwerk zum Gehen in Trümmergelände, Geld, Kreditkarten, persönliche Papiere und Unterlagen (wasserdicht verpacken!),

Kompaktinformation

- Adress- und Telefonliste, Stadtplan (nächste Krankenhäuser markieren!), Notizblock und Bleistifte (Kugelschreiber schreiben nicht auf nassem Papier!). Die Ausrüstung sollte an einem leicht zugänglichen, sicheren Ort gelagert werden (nahe Fluchttür ins Freie). Dieser sollte allen genau bekannt sein. Nahrungsmittel und Wasser regelmäßig kontrollieren, ggf. erneuern.
- Kooperation mit Nachbarn/Kollegen, damit nach Wohnungen geschaut werden kann, falls jemand abwesend ist oder vermisst wird.
- Plan für erste Maßnahmen nach dem Beben erstellen:
  - Vor abgeschlossener Überprüfung möglicher akuter Gefahrenquellen dürfen Kinder und hilfsbedürftige Personen keinesfalls das Haus oder den Arbeitsplatz betreten!
  - Heizung abschalten und System überprüfen (elektrische Leitungen, Öl-/Gas-Leitungen, Öl-/Gastanks, Schornstein frei (Achtung: sonst Brandgefahr!)
  - Gasleitungen (Herd) prüfen, bei Gasgeruch sofort Haupthahn schließen
- Elektrische Leitungen prüfen (beschädigte Kabel/Isolationen?), ggf. umgehend Hauptschalter ausschalten
- Wasserleitungen prüfen, ggf. Haupthahn schließen und keine Toilettenspülungen benutzen (Wasserreserve im Behälter!); ggf. Anfrage beim Wasserversorger, ob es zur Kontamination des Trinkwassers gekommen ist, im Zweifelsfall Trinkwasseraufbereitung (s. Kap. 9.2.7). Größtmögliche Hygiene beachten, im Katastrophengebiet droht Seuchengefahr!
- Kommunikation/Gruppenbildung mit anderen Expatriates. Vorhandene Personen mit Liste der bekannten Personen abgleichen. Vorhandene Personen listen (Name, Vorname, Geburtsdatum, aktueller Aufenthaltsort, Adresse/Angehörige im Heimatland, ggf. Verletzungen und Erkrankungen) und diese Liste Behörden – möglichst einem Vertreter von Botschaft/Konsulat, die umgehend das Katastrophengebiet aufsuchen werden – zuleiten (Doppel behalten!)

10.2.3 Tsunamis

T. Küpper

Bei Tsunamis handelt es sich um Stoßwellen in großen Wassermassen (Ozeanen), die ihre ungeheure Energie aus Erdbeben, von Vulkanausbrüchen oder großen Erdrutschen an Küsten oder Kontinentalsockeln (extrem selten auch durch Meteoreinschläge ins Meer) beziehen. Das Abrutschen von Teilen der Kontinentalsockel ist noch selten, könnte sich aber in Zukunft mit Erwärmung der Meere und damit Verflüchtigen des gefrorenen Methanhydrids, das die Sockel stabilisiert, häufen. Als Stoßwelle ist ein Tsunami auf hoher See nur klein – oft weniger als 1 m

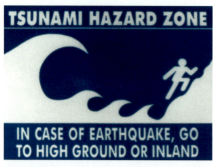

Abb. 10.19: Warnschild in einem tsunamigefährdeten Überflutungsgebiet. Manchmal sind solche oder ähnliche Schilder zusätzlich mit Pfeilen versehen, die die Fluchtrichtung angeben

hoch – aber rasend schnell (oft mehr als 800 km/h!) und hat eine extreme Reichweite. Erst wenn er auf Flachwasser stößt läuft er zwar langsamer (30–50 km/h), er türmt sich aber massiv auf – oft 15 m und mehr, im Extremfall 30–50 m! Die Zerstörungsgewalt derart rasender Wassermassen ist gigantisch und auch mehrere Kilometer landeinwärts oder in Häusern ist man bei direkten Treffern nicht sicher.

Fast immer folgen mehrere Wellen aufeinander und oft ist die erste nicht die höchste. Ihr Abstand beträgt an Küsten 10 min bis über 1 Stunde. Daher darf nach der ersten Welle keinesfalls der sichere Aufenthaltsort verlassen werden! Mindestens 5 Stunden warten und tief gelegene Überflutungsgebiete erst nach behördlicher Entwarnung aufsuchen! In Regionen ohne Frühwarnsysteme sollte man im Falle eines wahrgenommenen Erdbebens sofort einen hoch gelegenen oder küstenfernen Zufluchtsort aufsuchen, auch wenn nur auf 10–20 % der Erdbeben ein gefährlicher Tsunami folgt. Vor der Rückkehr wird die offizielle Entwarnung abgewartet oder mindestens bis eine Stunde nach dem Beben keine Welle gekommen ist. Verspürt man das Beben innerhalb eines Gebäudes, verhält man sich zunächst wie bei Erdbeben beschrieben (s. oben). Wenn das Gebäude innerhalb eines Überflutungsgebietes steht (Abb. 10.19), verlässt man es sofort nach Abklingen des Bebens und sucht einen hoch gelegenen oder küstenfernen Zufluchtsort auf – es sei denn, es handelt sich um ein vom Beben nicht beschädigtes mindestens drei Stockwerke hohes stabiles Stahlbetonhaus.

Besonders gefährdet sind die Küstengebiete von Hawaii, der Marquesas-Inseln, der Kanarischen Inseln, von Tristan da Colunha, Réunion und natürlich mit 65 % aller Tsunamis die Küsten des Pazifischen Ozeans. Wie der gigantische Tsunami im Indischen Ozean gezeigt hat, ist letztlich keine Küste vor vernichtenden Tsunamis wirklich sicher, ausgenommen Randmeere wie die Nord- und Ostsee oder Polarregionen (es ist kein Tsunami bekannt, der Grönland getroffen hätte).

Hinweis: Beobachtet man an der Küste eines Risikogebietes (Abb. 10.20) einen ungewohnt schnellen Abfall oder Anstieg des Wasserspiegels (oft mehrere Meter in 5–10 min): sofortige Flucht! Niemals in die trocken gefallenen Gebiete laufen! Man hat vor der mit Sicherheit eintreffenden Tsunamiwelle nur wenige Minuten Vorsprung!

10 Gesundheitliche Auswirkungen weiterer Gegebenheiten des Gastlandes

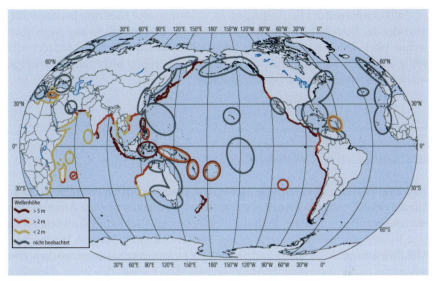

Abb. 10.20: Tsunami-Risikozonen (UN World Tsunami Hazard Project, 2009)

Im Falle eines Tsunamis hilft nur eines: umgehende Flucht aus den gefährdeten Gebieten. Im Gegensatz zu Erdbeben lassen sich Tsunamis inzwischen relativ gut vorhersagen (Bojen, Satellitenvermessung der Meeresoberfläche, seismische Sensoren u. a.) und im Gegensatz zu Erdbeben haben sie eine Vorlaufzeit von 10 min bis zu mehreren Stunden – eine Zeit, die zur Flucht genutzt werden sollte.

Hinweis: Flucht nur zu Fuß! Sonst blockieren Fahrzeuge die Straßen. Fahrzeuge nur zum Transport von kleinen Kindern, alten Menschen und behinderten Personen benutzen.

Unbedingt und immer die behördlichen Warnungen ernst nehmen, auch wenn es sich im Nachhinein als Fehlalarm herausstellen sollte! In Regionen mit küstennahen Beben können nur lokale Warnsignale ausgestrahlt werden (z. B. Sirenen). Diese sollte man kennen, um gefährdete Gebiete sofort verlassen zu können. Alternativ sucht man die oberen Stockwerke hoher Stahlbetonhäuser oder speziell ausgewiesene Schutzräume auf.

Falls noch Zeit bleibt (Achtung: keine Verzögerung!), sollte man Trinkwasser oder Mineralwasser auf der Flucht mitnehmen, denn nach dem Tsunami wird die Infrastruktur weitgehend zerstört sein und Wasser ist in der ersten Zeit das dringlichste Problem.

Falls es während der Flucht möglich ist, sollte man eine Nachricht bei Angehörigen oder der Botschaft hinterlassen (Mobiltelefon), dass man flieht und womöglich wohin. Nach dem Tsunami wird die Telekommunikation weitgehend zerstört oder völlig überlastet sein und eine solche Nachricht beruhigt nicht nur Angehörige, sondern erleichtert ggf. auch später die Suche.

Hinweis: Je höher hinaus und je weiter man vom Ufer in der verbleibenden Vorwarnzeit weg kommt, desto sicherer ist man!

Falls eine Warnung über offizielle Medien mit einer Vorlaufzeit von mehr als einer Stunde erfolgt, ruhig bleiben, Radio/Fernsehen anschalten und auf Anweisungen warten. Familienmitglieder, Freunde, Bekannte und Nachbarn informieren, Gas und Wasser abschalten. Notverpflegung, Wasser, Kleidung, Bargeld, Wertsachen, Mobiltelefon, ggf. Kofferradio und persönliche Dokumente zusammenpacken. Erst wenn man nach entsprechender Anweisung das Haus verlässt, den Strom abschalten (sonst kann man Radio und Fernsehen nicht hören)!

Hinweis: Sollte man von einem Tsunami mitgerissen werden, möglichst an Baum, Masten oder driftenden großen Gegenständen festhalten oder diese ersteigen. Unbedingt dort abwarten, bis die Rückdrift nachgelassen hat, die einen zusammen mit all dem Trümmermaterial ins Meer hinaus spült.

Nach einem Tsunami wird der Reisende zunächst auf sich allein gestellt sein. Er muss damit rechnen, dass er mit völlig fehlender Infrastruktur zurecht kommen

Kompaktinformation

Fragen, die man als Expatriate/Langzeitaufenthalter stellen sollte
- Liegt Wohnhaus oder Arbeitsplatz in einer möglichen Überflutungsregion?
- Wenn ja, handelt es sich um ein mindestens 3-stöckiges, stabiles Betonhaus?
- Wie weit ist es bis zu den nächstgelegenen Erhebungen (mindestens 10 m über dem allgemeinen Niveau) oder zu anderen geeigneten Zufluchtsorten (hohe stabile Gebäude, Tsunamischutzunterkünfte/"tsunami emergency shelters")?
- Gibt es für die Region einen Notfall- und Evakuierungsplan mit ausgewiesenen maximalen Impact- und Überflutungszonen, empfohlenen Fluchtwegen, Sammelstellen oder Schutzräumen?
- Gibt es Evakuierungs- und Fluchtroutenschilder (s. Abb. 10.19)?

muss. Verhalten, vorsichtig und situationsadäquat reagieren! Oberstes Ziel ist es, mit staatlichen oder nichtstaatlichen Hilfsorganisationen in Kontakt zu kommen, die neben Nahrungsmitteln und Wasser vor allem auch über die notwendigen Kommunikationsmittel verfügen, um Angehörige oder Botschaften über sein Überleben zu informieren. Vorsicht vor gebrochenen Gasleitungen, Stromkabeln und kontaminiertem Wasser! Nach Entwarnung nur mit ausdrücklicher Genehmigung der Behörden mit einem Fahrzeug in das geräumte Gebiet zurückkehren; man behindert sonst die Rettungsmaßnahmen!

Weiterführende Literatur

1 Bormann P. Merkblatt Tsunami. GKFZ Potsdam, 2008. http://www.gfz-potsdam.de/portal/gfz/Public+Relations/M30-Infomaterial/Druckschriften/30+Merkbl%C3%A4tter
2 Bormann P. Infoblatt Tsunami. GFZ Potsdam, 2012. http://www.gfz-potsdam.de/portal/gfz/Public+Relations/M30-Infomaterial/Druckschriften/GFZ-PR-Infoblatt-Tsunami-de_pdf
3 United Nations. 2009 Global Assessment Report on Disaster Risk Reduction – Risk and poverty in a changing climate, invest today for a safer tomorrow. New York, 2009

10.3 Höhe

T. Küpper

Jährlich suchen weltweit 37 Mio. Reisende extreme Höhen, also Höhen über 5300 m auf. Ohne besondere Kenntnisse und Maßnahmen sind diese Regionen lebensgefährlich! Allein im Alpenraum gibt es zu Erholung, Berg- und Skisport mehr als 10 Mio. Höhenaufenthalte pro Jahr, europaweit über 40 Mio. Etwa 449 000 Personen führen im Jahr 2010 Trekkings in Nepal durch, davon 23 000 aus Deutschland, 5600 aus der Schweiz und 3500 aus Österreich. Den wenigsten Reisenden, wenn sie keine Alpinisten sind, ist bewusst, dass sie an zahlreichen Destinationen für Kultur- und Geschäftsreisen höhenphysiologische Beratung benötigen: So liegen in Südamerika etliche Verkehrsflughäfen in der Gipfelhöhe hoher Westalpenberge. Aus praktischen Gründen hat sich die in Tabelle 10.9 aufgeführte Einteilung der Höhenstufen etabliert.

10.3.1 Physiologie des Höhenaufenthaltes

Mit zunehmender Höhe nimmt der atmosphärische Druck und damit der Sauerstoffpartialdruck (pO_2) nahezu linear ab und halbiert sich alle 5500 m. Dieser Effekt ist in der Nähe der Pole ausgeprägter als in Äquatornähe, was beispielsweise den Denali in Alaska physiologisch „höher" macht, als er geografisch ist.

Tabelle 10.9: Einteilung der Höhenstufen

Höhe [m]	Höhenstufe	Physiologische Vorgänge und Konsequenzen
500–1500m	Niedrige Höhen	Keine nennenswerten Reaktionen bei gesunden Personen
1500–3500m	Mittlere Höhen	Kurzfristige Adaptation
3500–5300m	Große Höhen	Akklimatisation zwingend, vollständige Akklimatisation möglich
5300–8850m	Extreme Höhen	Vollständige Akklimatisation unmöglich, nur zeitlich beschränkter Aufenthalt möglich

Bereits um 1500 m Höhe kann es bei sehr schnellem Aufstieg (z. B. PKW) zu ersten spürbaren Veränderungen kommen, sei es ein beschleunigter Puls bei leichten Belastungen oder geringe Einschränkungen beim Dunkelsehen. Mit Beginn des Höhenaufenthaltes reagiert der Körper auf unterschiedlichster Ebene, und zwar viele Systeme sofort. So sorgen ein beschleunigter Puls sowie ein gesteigertes Atemminutenvolumen für eine umgehende Stabilisierung der peripheren Sauerstoffversorgung. Die Hyperventilation sorgt über eine zentral betonte Alkalose zu einer Optimierung der O_2-Aufnahme, was durch gleichzeitige Erhöhung des 2,3-DPG unterstützt wird. Peripher ist durch die veränderte Laktatelimination abhängig von der Belastung die Alkalose geringer ausgeprägt, in mittlerer und großer, nicht jedoch in extremer Höhe kann die Situation bei körperlicher Belastung dagegen sogar azidotisch sein. Damit wird die O_2-Bindungskurve in die Gegenrichtung

Tabelle 10.10: Typische Ruhepuls- und Ruheatemparameter in unterschiedlichen Höhen (mod. nach Hultgren HD. High Altitude Medicine. Stanford, 1997, p.3)

Höhe [m]	Puls/min	Atemfrequenz/min	Atemminutenvolumen [l/min]	Arterielle Sauerstoffsättigung (SaO_2) [%]
0	65	12	8–12	96–100
3000	76	14	~20	~90
4000	84	18	~20–22	~80–85
5000	94	21	~28–30	~75–80
6000	101	24	~38–40	~65
7000	107	29	~40	~55
8000	114	~30	~40–45	55–60

verschoben, der O_2 also dort, wo er gebraucht wird, leicht abgegeben. Dieses „Schaukeln" der O_2-Bindungskurve ist in extremer Höhe von ungeheurer Wichtigkeit: Die Verschiebung des pH-Wertes -von 7,2 auf 7,6 steigert die O_2-Sättigung (SaO_2) von 28 % auf 57 %! Trotz aller dieser Effekte ist in extremer Höhe die Passagezeit der Erythrozyten durch die Lunge zu kurz, um vollständig abgesättigt zu werden – im arteriellen Schenkel fließt somit gemischt-venöses Blut.

Aufgrund der geringen Relevanz der anaeroben Glykolyse in extremer Höhe ist die Laktatleistungsuntersuchung übrigens ein für die Höhentauglichkeit völlig ungenügender Test. Allenfalls könnte man – bei recht geringem positivem Vorhersagewert – die maximale Sauerstoffaufnahme (VO_2max) messen.

Neben diesen „systemischen" Effekten spielen sich zahlreiche weitere Vorgänge auf zellulärer Ebene ab. Alle Zellen aktivieren in Hypoxie ihr ständig produziertes HIF-1α („hypoxia inducible factor") bereits innerhalb weniger Sekunden mittels Phosphorylierung. Dadurch werden mehr als die derzeit 70 bekannten HIF-1α-abhängigen Gene hochreguliert und produzieren eine Vielzahl spezifischer Proteine. Mit zeitlich unterschiedlichem Ablauf werden so neue Mitochondrien gebildet, zusätzliche Erythrozyten, Rezeptoren, die Vaskularisation erhöht u. v. a. Es kommt zu hormonellen Umstellungen, zu Veränderungen des Eisenstoffwechsels, aber auch zur wichtigen Steigerung der NO-Synthese, wodurch eine überschießende Gefäßverengung der Lungenstrombahn unter Hypoxiebedingungen verhindert wird (Abb. 10.21).

Die genannten Veränderungen führen durch Verschiebung des Blutvolumens in den kleinen Kreislauf in Verbindung mit einer dadurch gesteigerten Freisetzung natriuretischen Hormons und einem Absinken des ADH-Spiegels zu einer gesteigerten Urinproduktion. Diese „Höhendiurese" ist in gewissen Grenzen durchaus physiologisch sinnvoll, steigt doch durch die Hämokonzentration die pro Volumen transportierte Menge an Sauerstoffträgern (Erythrozyten). Die Kehrseite der Medaille ist der Anstieg der Viskosität, wodurch schließlich die Peripherie mit weniger Sauerstoff und Wärme versorgt wird, was zu Leistungseinbruch und erhöhter Erfrierungsgefahr führt. Bei einem HKT > 55 % ist die Sauerstofftransportkapazität so gering wie

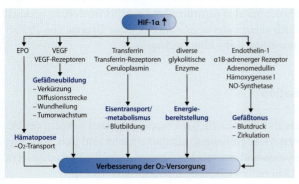

Abb. 10.21: Schematische Darstellung der wichtigsten Effekte von HIF-1α. (Mod. nach Heinicke K et al. 2002) ((wird neu gezeichnet!!))

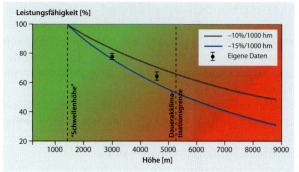

Abb. 10.22: Leistungsabfall mit zunehmender Höhe

bei einem Anämiepatient mit einem HKT von 22 %! In Kombination mit der Notwendigkeit des Anfeuchtens der trocken-kalten Atemluft und falscher Trinktaktik (akut zu große Mengen) kann die Höhendiurese ein erhebliches Gesundheitsproblem darstellen, besonders wenn Betroffene auch noch an Reisediarrhoe leiden.

In großer und extremer Höhe können die Adaptationsmechanismen den Leistungseinbruch aller Systeme – am einfachsten und beeindruckendsten am motorischen System (Ausdauerleistungsfähigkeit) zu spüren – nicht vollständig kompensieren. Das sollte der Reisende wissen, denn belastende Aktivitäten, schlimmstenfalls Rettungsmaßnahmen, können unmöglich werden. Ab einer Höhe von 1500 m verliert der Normalbürger ~ 10 % seiner Ausdauerleistungsfähigkeit pro 1000 hm (Leistungssport: ~ 15 %, Abb. 10.22). Ein solcher Leistungsverlust bedeutet, dass eine Person in 4000 m Höhe bereits 1/3, in extremen Höhen möglicherweise sogar 2/3 ihrer Leistungsfähigkeit verloren hat. Das bedeutet, dass im Gegensatz zu den 400–600 hm, die in mittleren Höhen pro Stunde aufgestiegen werden können, an den (jederzeit pauschal buchbaren!) Gipfeln der „Berge der Welt" nur noch etwa 30–50 hm pro Stunde möglich sind. Viel folgenreicher ist dies im Falle eines Notfalls: Es ist oberhalb von 6500–7000 m Höhe nicht möglich, einer hilflosen Person zu helfen. Kleinere Maßnahmen können natürlich durchgeführt werden, an wirklich hohen Bergen ist jeder jedoch allein unterwegs – auch in einer Gruppe von 10 Personen – denn niemand kann einen mehr hinuntertragen.

10.3.2 Höhenakklimatisation

Die Höhenanpassung muss als kontinuierlicher Prozess aufgefasst werden, der bereits unmittelbar beim Beginn des Höhenaufenthaltes einsetzt und sich, abhängig vom betrachteten Mechanismus und entsprechend langer Aufenthalt vorausgesetzt, ein Leben lang bzw. über Generationen hinweg fortsetzt (Abb. 10.23).

10 Gesundheitliche Auswirkungen weiterer Gegebenheiten des Gastlandes

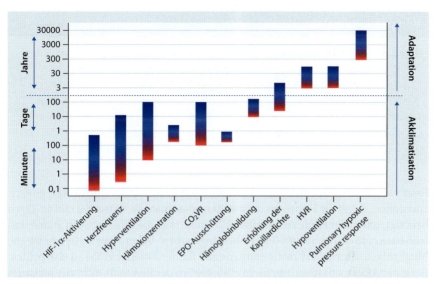

Abb. 10.23: Zeiträume verschiedener Akklimatisations- und Adaptationsmechanismen (Daten aus Ward et al. 2000 und zahlreichen anderen Quellen). Der Hauptaktivitätsbereich des jeweiligen Mechanismus ist mit Rot angedeutet

Aus präventivmedizinischer Sicht sind die angestrebte Zielhöhe und der Zeitraum, in dem diese erreicht werden soll, besonders relevant („Höhenprofil"). Das einzige, was man nämlich zum Erreichen eines ausreichenden Akklimatisationszustandes benötigt, ist Geduld: Bei angemessenem Höhenprofil laufen alle Vorgänge automatisch ab und sind nicht mit irgendwelchen Maßnahmen (Medikamente u. a.) zu beschleunigen. Bis etwa 6000 m sind Höhenerkrankungen durch gute Akklimatisation praktisch sicher zu verhindern, obwohl eine Dauerakklimatisation nur bis 5300 m möglich ist. Allerdings gibt es einige Menschen, die sich genetisch bedingt schlechter an die Höhe anpassen („slow acclimatizers"). Ihr Höhenprofil sollte noch defensiver sein als üblich empfohlen. Grundsätzlich gilt: Nicht zu schnell zu hoch!

Hinweis: Zusammengefasst kann man für die verschiedenen Höhenstufen sagen:
- Niedrige Höhe (< 1500 m): keine Adaptation/Akklimatisation nötig
- Mittlere Höhe (1500–3500 m): Sofortanpassung ausreichend
- Große Höhe (3500–5300 m): Akklimatisation zwingend erforderlich
- Extreme Höhe (> 5300 m): Keine Akklimatisation mehr möglich, Atemanpassung („ventilatorische Akklimatisation")

Kompaktinformation

Regeln zur Höhenakklimatisation
1. Ab 2500 m Schlafhöhe alle 2 Tage maximal 500 hm höher (oder 1000 hm/Woche)
2. Alle 1000 hm (Schlafhöhe) 1 zusätzlicher Rasttag
3. Möglichst nicht am höchsten Punkt, den man an dem Tag erreicht hat, schlafen (ggf. vom Camp noch ohne Gepäck etwas höher steigen und zurückkehren)
4. Tageshöhe maximal 1500 hm über Schlafhöhe
5. Während Adaptationsphase keine unnötigen Anstrengungen, keine Pressatmung, Belastung im aeroben Bereich halten
6. Angemessener Flüssigkeitsersatz

Fasst man die Regeln zur Höhenakklimatisation (s. Kompaktinformation) einfach zusammen, so gilt für Höhen bis etwa 4000 m, dass man die Tausenderzahl an Tagen benötigt, um in der Höhe zu schlafen. Also sollte man die Schlafhöhe in Stufen und frühestens am 4. Tag auf 4000 m Höhe „angehoben" haben. Der Reisende hat die Möglichkeit, seinen Akklimatisationszustand für die jeweilige Höhe zu überprüfen: Bei guter Akklimatisation liegt bis in etwa 4000 m der Ruhepuls nicht nennenswert über dem Ruhepuls im Tal. Der frühere Rat, mit erhöhtem Oberkörper zu schlafen, stellte sich in einer aktuellen Studie übrigens als völlig wirkungslos heraus!

Eine angemessene Akklimatisation ist völlig unabhängig vom Trainingszustand und entscheidet absolut maßgeblich über Erfolg und Misserfolg an hohen Bergen! Ein Beispiel für ein vernünftiges und ein unsinniges Höhenprofil gibt Abb. 10.24 am Beispiel der Annapurna-Runde: Folgt man der roten Route, so wird man nach 4140 m in nur 4 Tagen mit hoher Wahrscheinlichkeit am Thorong La scheitern, während die grüne, entgegen dem Urzeigersinn um die Annapurna verlaufende Route ein fast ideales Höhenprofil aufweist, insbesondere bei einem zusätzlichen Rasttag in Manang. Hochgradig problematisch, ja oft gefährlich, sind zahlreiche Höhenprofile kommerziell angebotener Trekkingtouren (s. Kap. 11.1).

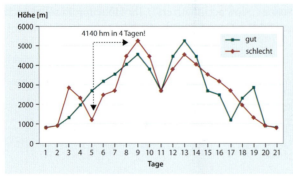

Abb. 10.24: Das Höhenprofil der Annapurnarunde: „richtig herum" (gegen den Uhrzeigersinn, grün) und falsch (rot). Letzteres beinhaltet ein hohes Risiko, am Thorong La zu scheitern!

Weiterführende Literatur

1. Grass M: Reduziert nicht-medikamentös erniedrigter Druck im kleinen Kreislauf während des Schlafes die Inzidnez der Acute Mountain Sickness? Echkardiographische Untersuchung in 5170 m Höhe (Gorak Shep, Mt. Everest-Region, Nepal) im Rahmen der ADEMED-Expedition 2011. Dissertation am Institut für Arbeits- u. Sozialmedizin der RWTH Aachen, in Vorbereitung.
2. Heinicke K et al.: The cellular response to hypoxia. Dt Z Sportmed 2002; 53: 270–276.
3. Küpper T, Ebel K, Gieseler U: Moderne Berg- und Höhenmedizin. Stuttgart: Gentner, 2010.
4. Küpper T et al.: Empfehlungen der Medizinischen Kommission der UIAA Nr. 2: Notfallmanagement bei akuter Höhenkrankheit (AMS), Höhenlungenödem (HAPE) und Höhenhirnödem (HAPE). Union Internationale des Associations d'Alpinisme (UIAA), Bern: 2008. www.theiuiaa.org/
5. Küpper T et al.: Empfehlungen der Medizinischen Kommission der UIAA Nr. 7: Qualitätscheck für kommerziell organisierter Trekkings oder Expeditionen. Union Internationale des Associations d'Alpinisme (UIAA), Bern: 2008. www.theiuiaa.org/

10.3.3 Höhenbedingte Gesundheitsstörungen

Akute Höhenkrankheit („acute mountain sickness", AMS), Höhenlungenödem („high altitude pulmonary edema", HAPE) und Höhenhirnödem („high altitude cerebral edema", HACE) sind die wichtigsten und häufigsten Höhenerkrankungen. Bis in Höhen von etwa 5000–6000 m sind Symptome der Höhenerkrankung eine direkte Folge nicht ausreichender Akklimatisation. Abhängig vom Höhenprofil leiden bis über 70 % der Bergsteiger an diesen Symptomen. Bei einer Untersuchung an 144 000 Trekkern, die medizinische Behandlung benötigten, handelte es sich in 65 % um Höhenprobleme, wogegen trotz des Alters des Kollektivs nur zwei kardiale Notfälle verzeichnet wurden! Primäre Prävention ist der Goldstandard: defensives Höhenprofil, angemessener Flüssigkeitsersatz und Nährstoffaufnahme sowie Früherkennung und rechtzeitiges Management medizinischer Probleme.

Kompaktinformation

Risikosituationen für AMS, HAPE und HACE
1. Schneller Aufstieg in große Höhe
   a) Beispiele: Zielflughafen in großer Höhe, Höhenaufstieg mit Fahrzeug oder „aggressives" Höhenprofil beim Aufstieg, Aufstieg zu Rettungszwecken
   b. Team ist in großer Höhe blockiert
2. Episoden v. AMS, HAPE, HACE in Vergangenheit
3. Ignorieren der Warnsymptome
4. Dehydratation
5. Typische Risikohöhen (Achtung: (schwere) Symptome auch tiefer möglich, aber selten):
   – ab ~ 2500 m für AMS, typischer Beginn nach 4–8 Stunden
   – ab ~ 3000 m für HAPE, typischer Beginn nach 12–24 (–36) Stunden
   – ab ~ 4000–5000 m für HACE, typischer Beginn nach 48–72 (–96) Stunden

Diagnose von Höhenerkrankungen

Bestehen Kopfschmerzen (meist diffus, aber andere Schmerzformen schließen eine AMS nicht aus) und zusätzlich mindestens eines der folgenden Symptome: Schlafstörungen, Appetitverlust, Lustlosigkeit/Antriebslosigkeit, periphere Ödeme, starkes Herzklopfen, Übelkeit/Erbrechen, Kurzatmigkeit oder Luftnot bereits bei leichter Belastung, besteht eine AMS, wenn es keine schlüssige anderweitige Erklärung für die Symptome gibt.

Hinweis: Diese Symptome müssen nicht alle vorhanden sein, in Einzelfällen kann Kopfschmerz sogar völlig fehlen. Bei schwerer Antriebslosigkeit oder Somnolenz an HACE denken! Dyspnoe (Luftnot) bei leichter Belastung oder gar in Ruhe ist ein Hinweis auf HAPE!

Der Lake-Louise-Symptom-Score wurde primär zu wissenschaftlichen Zwecken (Feldstudien) geschaffen, um die Schwere der AMS zu quantifizieren. Er ist nur sehr eingeschränkt zur Diagnose geeignet und für die Behandlung der AMS sind die aufgeführten Symptome durchaus ausreichend (Abb. 10.25).

Typische Symptome des HAPE sind schneller und drastischer Leistungsabfall (Leitsymptom!), Dyspnoe (Luftnot) bei leichter Belastung oder in Ruhe, hohe Atemfrequenz (> 30/min in 69 % der Fälle), geringe SaO_2, Husten, hohe Pulsfrequenz, Engegefühl in der Brust (Achtung: diagnostische Falle! Der akute Angina-pectoris-Anfall ist in großer Höhe sehr selten!), brodelndes Atemgeräusch, Zyanose und blutig-schaumiger Auswurf in schweren Fällen, leichtes Fieber.

Hinweis: Gerade in gemischten Gruppen fallen Betroffene oft zuerst dadurch auf, dass sie plötzlich auffallendes Interesse an „zeitraubenden" Aktivitäten entwickeln (z. B. Landschafts- oder Blumenfotografie). Sie können nicht mehr mit der Gruppe mithalten, getrauen es sich aber nicht, das zu äußern.

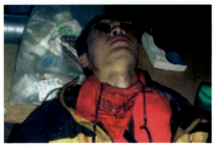

Abb. 10.25: Schwere AMS auf der Capanna Regina Margherita (4560 m). Zu diesem Zeitpunkt bekam der Patient schon 20 min Sauerstoff über die Nasensonde. Foto: T. Küpper

Typische Symptome des HACE sind schwerste Kopfschmerzen, die auf übliche Schmerzmittel keine Besserung zeigen, Übelkeit/Erbrechen, Ataxie, Schwindel, Bewusstseinsveränderungen, Orientierungslosigkeit, Halluzinationen, im Finalstadium Koma und Tod durch Atemstillstand.

> **Hinweis:** Der „Gänsefüßchengang" (die Ferse eines Fußes wird vor die Zehenspitzen des jeweils anderen Fußes gesetzt) ist ein einfacher und sehr sensitiver Feldtest zur Diagnose der Ataxie, der auch helfen kann, unklare Situationen zu klären, beispielsweise wenn Personen ihre Symptome überspielen wollen.

Die wichtigsten Differenzialdiagnosen zu AMS und HACE sind Erschöpfung, Dehydratation, Sonnenstich, Hitzschlag, Hangover („Kater"), solche zu HAPE sind Hyperventilation, Höhenhusten („Kumbu cough"), Schlafapnoe, Herzinsuffizienz, Lungenembolie, Pneumonie.

> **Hinweis:** HACE-Patienten fallen oft zuerst durch völlig unsinnige Handlungen auf (z. B. Anziehen der Steigeisen im Zelt).

Notfallbehandlung der AMS

Bei leichten bis mittelschweren Symptomen Rasttag auf gleicher Höhe, kein weiterer Aufstieg, solange Symptome bestehen! Vermeide jegliche größere Belastung, insbesondere solche mit Pressatmung. Die orale symptomatische Behandlung erfolgt bei Übelkeit mit einem Antiemetikum (z. B. Dimenhydrinat), bei Kopfschmerz mit Paracetamol oder Ibuprofen (keine Acetylsalicylsäure [Aspirin]!). Acetazolamid (Diamox) 250 mg 2-mal/Tag kann in Erwägung gezogen werden, falls die genannten Medikamente nach 6–12 Stunden keine Wirkung zeigen sollten, die Substanz wird jedoch nicht mehr standardmäßig zur Therapie empfohlen (Prophylaxe ist damit in gewissem Maße möglich). Versuche, trotz Übelkeit genug zu trinken! Schlafe mit leicht erhöhtem Oberkörper. Abstieg auf die letzte Höhe, in der man sich wohl gefühlt hat, falls die Symptome sich nicht innerhalb von 24 Stunden bessern oder gar verschlechtern.

Bei schweren Symptomen HACE ausschließen! Falls irgendein Zweifel besteht, als HACE behandeln (s. unten)! Sofortige Rast, niemals Aufstieg fortsetzen! Patient vor Kälte schützen. Behandle symptomatisch (s. oben), zusätzlich Dexamethason 8 mg. Letzteres sollte alle 6 Stunden wiederholt werden, falls weiterhin schwere Symptome bestehen. Sobald wie möglich Abstieg zum letzten Camp oder Hütte, wo man sich wohl gefühlt hat (oder mindestens 500 (–1000) Höhenmeter). Der Pa-

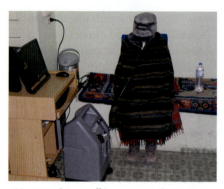

Abb. 10.26: Sauerstofftherapie mittels Konzentrator bei einer japanischen Trekkerin mit schwerer AMS in Namche Bazar (Solo Khumbu (Nepal), 3440 m). Sie war direkt aus Japan kommend über Kathmandu nach Lukla geflogen und am gleichen Tag nach Namche aufgestiegen. Foto: T. Küpper

tient sollte während des Abstiegs keine Last tragen. Verlasse das Camp oder die Hütte nicht voreilig, wenn auf dem Abstiegsweg Gegenanstiege zu bewältigen sind. Mit schweren Symptomen wird es dem Patienten unmöglich sein, derartige Gegenanstiege zu bewältigen, auch wenn sie kurz sind. In diesem Falle am Ort bleiben! Falls eine hyperbare Kammer („Drucksack") zur Verfügung steht, diese anwenden (s. unten). Wenn vorhanden, sollte Sauerstoff gegeben werden (ca. 4 l/min, möglichst über Maske mit Reservoirbeutel). Kein Wiederaufstieg, bevor sich der Patient vollständig wohl fühlt (Abb. 10.26).

Notfallbehandlung des HAPE

Sofortige Rast, niemals Aufstieg fortsetzen! Oberkörperhochlage, Patient vor Kälte schützen, Sauerstoff (falls verfügbar), Nifedipin retard (20 mg, Dosierung wiederholen, falls die Symptome sich erneut verschlimmern), portable hyperbare Kammer (s. unten), PEEP-Ventil (falls der Patient es akzeptiert), Rückzug aus großer Höhe (passiver Transport, wenn möglich [Trage, Helikopter usw.]).

Falls passiver Transport unmöglich ist: Abstieg, sobald Symptombesserung durch Behandlung eingetreten ist. Dabei Ausrüstung mitnehmen, um ggf. unterwegs die Behandlung fortsetzen zu können. Der Patient sollte niemals eine Last tragen.

Hinweis: Vermeide Nifedipin-Kapseln! Sie können in großer Höhe zu schwerem Blutdruckabfall führen. Diuretika (z. B. Furosemid) sind kontraindiziert!

Notfallbehandlung des HACE

Die Notfallbehandlung entspricht der des HAPE, allerdings wird statt Nifedipin Dexametason gegeben (mindestens 8 mg alle 6 Stunden, bis Symptomfreiheit besteht). In schweren Fällen sollte eine parenterale Initialdosis gegeben werden (8–10 mg, abhängig vom Ampulleninhalt, der international variiert), entweder i. v. oder i. m. In extremen Wettersituationen ist es sinnvoll, diese Initialdosis i. m. durch die Kleidung zu geben, vorzugsweise in den vorderen Oberschenkelmuskel (höhere Dosierung wegen veränderter Resorptionssituation!). Der Ampulleninhalt kann bei gleicher Wirksamkeit auch getrunken werden. Ergänzende Gabe von Acetazolamid (Diamox®) 250 mg 2-mal/Tag kann zusätzliche Besserung bringen. Während des Abstiegs muss der Patient sorgfältig gesichert werden, insbesondere bei Schwindel oder Ataxie!

Notfallbehandlung von gleichzeitig bestehendem HAPE und schwerer AMS oder in unklarer Situation
In Einzelfällen kann es vorkommen, dass mehrere Höhenerkrankungen gleichzeitig bestehen oder es unklar ist, ob es sich „nur" um AMS/HACE oder HAPE handelt, oder um beides, und zwar insbesondere dann, wenn bei schwerer AMS/HACE und mildem HAPE die Symptome von AMS/HACE im Vordergrund stehen und die typischen Symptome des HAPE maskieren. In diesem Falle sollte sowohl wie beim HAPE als auch beim HACE beschrieben behandelt werden (Nifedipin und Dexamethason).

Anwendung der hyperbaren Kammer
Das therapeutische Prinzip aller Kammern ist die Erhöhung des pO_2, also die Simulation des Abstiegs. Die Behandlung erfolgt in Kombination mit medikamentöser Therapie (s. oben). Lege den Patienten so in die Kammer, dass er dich sehen kann und du das Pulsoximeter ablesen kannst (falls eines zur Verfügung steht). Die Patienten sollten angewiesen werden, regelmäßig bei geschlossener Nase und Mund auszuatmen, um einen Druckausgleich in ihren Ohren herbeizuführen, während der Druck in der Kammer aufgebaut wird (ggf. abschwellende Sprays, z. B. Xylometazolin). Der Patient sollte für 60–120 min unter Druck liegen, danach ist keine weitere Besserung der Symptome zu erwarten. Achte immer darauf, dass ständig weitere Frischluft in die Kammer gepumpt wird (etwa 40 l/min bzw. 8–12 Pumpvorgänge pro Minute!). HAPE-Patienten tolerieren möglicherweise Flachlagerung nicht. Nutze das Terrain, um eine Lagerung mit leicht erhöhtem Oberkörper (ca. 30° Hanglage) zu erreichen. In schweren Fällen kann zusätzliche Sauerstoffatmung in der Kammer sinnvoll sein (ca. 4–6 l/min). Sobald die Symptome deutlich gebessert sind, versuche den Abstieg. Kammer mitnehmen, falls unterwegs die Symptome wieder schlimmer werden sollten! Falls die Symptome nach 120 min nicht gebessert sein sollten oder falls Komplikationen eingetreten sind, müssen wei-

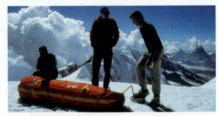

Abb. 10.27: Einsatz einer hyperbaren Kammer in 4560 m Höhe (Lyskamm und Matterhorn im Hintergrund). Foto: T. Küpper

tere Diagnosen bedacht werden (s. oben und UIAA-Empfehlung Nr. 2, s. Literaturangaben). Im Zweifel kann eine Therapie mit der hyperbaren Kammer versucht werden, denn es gibt außer der Herz-Lungen-Wiederbelebung keine Kontraindikation. Bewusstlosigkeit ist keine Kontraindikation, wenn der Patient in stabiler Seitenlage gelagert wird. Bleibe in ständigem Kontakt zum Patienten in der Kammer. Der Aufenthalt in dieser kann psychisch stark belastend sein.

Weiterführende Literatur

1 Küpper T, Ebel K, Gieseler U: Moderne Berg- und Höhenmedizin. Stuttgart: Gentner, 2010.
2 Küpper T et al.: Empfehlungen der Medizinischen Kommission der UIAA Nr. 2: Notfallmanagement bei akuter Höhenkrankheit (AMS), Höhenlungenödem (HAPE) und Höhenhirnödem (HAPE). Union Internationale des Associations d'Alpinisme (UIAA), Bern: 2008. www.theiuiaa.org/
3 Küpper T, Gieseler U, Milledge J. Empfehlungen der Medizinischen Kommission der UIAA Nr. 3: Portable hyperbare Kammern. Union Internationale des Associations d'Alpinisme (UIAA), Bern: 2008. www.theiuiaa.org/
4 Luks AM et al.: Wilderness Medical Society consensus guidelines for the prevention and treatment of acute altitude illness. Wilderness Environ Med 2010; 21: 146–155

10.4 Flora und Fauna

10.4.1 Schlangen und andere Gifttiere

D. Mebs

Der Stich eines Skorpions, einer Biene oder Wespe, der Biss einer Spinne oder einer Schlange löst eine akute Vergiftung aus. Die jeweilige Symptomatik ist äußerst variabel, eine Prognose nicht einfach, doch sind die meisten Vergiftungen keineswegs tödlich, jedoch auch nicht zu unterschätzen. Ein Gifttier dosiert seinen Gifteinsatz nicht, so dass Kinder mit geringerer Körpermasse eher gefährdet sind als Erwachsene. Die Behandlungsmöglichkeiten sind beschränkt, Antidote (Antiseren) nicht immer verfügbar. Der Reisende kann allein schon durch umsichtiges Verhalten eine gefährliche Situation mit einem Gifttier vermeiden.

Gifttiere sind in fast allen Lebensräumen und in großer Artenvielfalt vor allem in tropischen Ländern vertreten. Allerdings ist eher der Einheimische von Vergiftungen durch den Stich oder Biss eines Gifttieres betroffen. Der Reisende, wenn er sich umsichtig verhält, hat relativ selten eine Begegnung mit Folgen zu fürchten. Trotzdem sollte er stets mit Gifttieren rechnen und die Augen offen halten. Im Folgenden sollen die wichtigsten Gifttiergruppen, denen man zu Lande begegnen kann, behandelt werden: Skorpione, Spinnen, Insekten und Schlangen.

Skorpione

Sie sind nach den Schlangen die wichtigsten Gifttiere. Vor allem in den trockenen Gebieten der Erde, wie den Wüsten Afrikas, auch in menschlichen Behausungen, selbst in Großstädten (Mexico City, São Paulo) sind sie mitunter in beachtlicher Populationsdichte vertreten. Am Ende ihres langgestreckten Körpers verfügen sie über einen Stachel, mit dem sie ihr Gift injizieren.

Der Mensch gerät mit Skorpionen eher zufällig in Kontakt, etwa wenn er auf die nachtaktiven Tiere tritt oder wenn sie in Kleidung oder Schuhen verborgen beim Ankleiden an den Körper gepresst werden. Zwar sind alle Skorpione giftig, doch sind es vergleichsweise wenige Arten, die dem Menschen gefährlich werden können: die in Afrika und dem Nahen Osten beheimateten Arten der Gattung Androctonus, Buthus, Leiurus, die im südlichen Nordamerika und Mexico heimischen Centuroides-, die Tityus-Arten in Südamerika und die Mesobuthus-Arten auf dem indischen Subkontinent. Allgemein kann man die Regel anwenden, dass Skorpione mit schlanken Scheren eher als gefährlich einzustufen sind, während die mit großen, plumpen Scheren meist harmlos sind. Der im Mittelmeergebiet häufig anzutreffende europäische Skorpion Euscorpius italicus ist ungefährlich, da er mit seinem kleinen Stachel die menschliche Haut nicht zu durchdringen vermag.

Die Symptome nach dem Stich eines Skorpions reichen von einem lokalen, einem Bienenstich ähnlichen Schmerz bis zu schweren, nicht selten auch tödlich verlaufenden Vergiftungsfolgen. Das Gift bewirkt eine massive Freisetzung von Neurotransmittern (Acetylcholin und Katecholaminen), die das autonome und somatische Nervensystem stimulieren und das sehr komplexe Vergiftungsbild mit Kreislaufproblemen, Bluthochdruck, Tachykardie und als Komplikation einem massiven Lungenödem bestimmen. Hyperglykämie weist auf eine Stoffwechselentgleisung hin. Kreislaufversagen und Lungenödem sind letztlich Todesursache.

Ist ein Antiserum vorhanden, was eher selten der Fall ist, so sollte es umgehend intravenös angewandt werden (s. Giftschlangen). Schon nach wenigen Stunden, wenn sich Vergiftungszeichen etabliert haben, ist seine Anwendung kaum mehr erfolgreich. Daher legt man das Schwergewicht einer Behandlung eher auf symptomatische, intensivmedizinische Maßnahmen. Im Vordergrund steht die Korrektur der Herz-Kreislauf-Probleme (Vasodilatatoren, Alpha-Rezeptoren-Blocker) und des sich anbahnenden Lungenödems. Für den Reisenden in den entsprechenden Gebieten sind Vorsichtsmaßnahmen wichtig wie beispielsweise Kleidung und Schuhe vor dem Anziehen gründlich zu inspizieren, nachts nicht barfuß zu laufen und Wege auszuleuchten.

Spinnen

Spinnen injizieren ihr Gift durch einen Biss mit ihren Mundwerkzeugen (Chelizeren). Allerdings sind nur sehr wenige Spinnen für den Menschen wirklich gefährlich. Die Schwarze Witwe (Latrodectus spp.), eine inzwischen auf fast allen Erdteilen

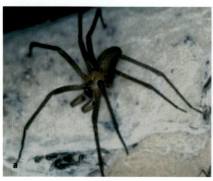 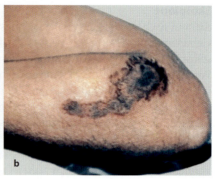

Abb. 10.28: a Die Speispinne (Loxosceles spp.,) aus Brasilien und **b** ihre Bissfolgen nach ca. 4 Wochen. Fotos: D. Mebs

verbreitete Spinne, vermag mit ihrem Biss, der nur selten bemerkt wird, eine dramatische, aber keineswegs tödliche Vergiftung auszulösen. 20–30 Minuten nach dem Biss setzt ein sich steigernder Schmerz zunächst über die Lymphknoten, dann jedoch bald Abdomen und Lendenbereich betreffend, ein. Als Folge einer massiven Transmitterausschüttung kommt es zu schmerzhaften Muskelspasmen und zur Entleerung der exokrinen Drüsen. Der Patient ist schweißbedeckt und zeigt eine schmerzverzerrte Physiognomie. Eine Antiserumtherapie (falls überhaupt möglich) ist umstritten. Die sich bis 24 Stunden hinziehende Schmerzsituation ist kaum zu kontrollieren, wobei eine Gabe von Benzodiazepinen beruhigend auf den oft extrem agitierten Patienten wirkt. Wenn ein Spinnenbiss nicht vermutet wird, ist die irrtümliche Diagnose akutes Abdomen nicht selten.

Bei Bissen südamerikanischer Bananenspinnen (Phoneutria nigriventer) steht ebenfalls die Schmerzsituation im Vordergrund, doch können auch Schocksymptome und Lungenödem auftreten. In Brasilien wurde für diese Spinne ein Antiserum entwickelt.

Speispinnen (Loxosceles spp., Abb. 10.28) sind inzwischen auch weltweit verbreitet. Ihr Biss wird selten bemerkt und hat Hautnekrosen um die Bissstelle zur Folge, die sich über Wochen entwickeln. In schweren Fällen (meist bei Kindern) kann auch eine intravaskuläre Hämolyse auftreten, die eine intensivmedizinische Behandlung erfordert.

Die Trichternetzspinne (Atrax robustus) zählt in Australien mit Recht zu den gefürchteten Spinnen. Ihr Biss ruft einen starken, lang anhaltenden Schmerz hervor, gefolgt von Übelkeit, Erbrechen, Diarrhö, Schwitzen, Speichel- und Tränenfluss, Atembeschwerden und Bewusstseinstrübung. Vor allem bei Kindern kann sich rasch ein Lungenödem entwickeln. Todesfälle sind selten. Ein Antiserum wurde für das Gift dieser Spinne in Australien entwickelt.

Vogelspinnen werden zu Unrecht gefürchtet. Sie beißen nur selten, ihr Biss hat neben einem leichten lokalen Schmerz kaum Folgen. Nicht jedoch zu unterschätzen ist die reizende, oft auch allergene Wirkung ihrer Körperhaare, die sie bei Belästigung abstreifen.

Insekten

Hymenopteren wie Bienen, Wespen, Hornissen, aber auch einige Ameisenarten vermögen schmerzhaft zu stechen. Zwar sind meist erst bei mehr als 50 bis 100 Stichen Vergiftungssymptome (Ödeme, Hämolyse, Rhabdomyolyse) zu befürchten, doch zählen die Gifte dieser Insekten zu den stärksten Allergenen, die man kennt. Schon nach einem Stich kann es bei prädisponierten Personen bei einem nach Wochen erfolgenden weiteren Stich zu schweren anaphylaktischen Reaktionen bis hin zu Schock und Kreislaufversagen kommen. Reisende, bei denen eine Hymenopteren-Allergie bekannt ist, sollten für den Notfall entsprechende Medikamente (Antihistaminika, Kortikosteroide) bis hin zu Adrenalin zur Selbstinjektion mit sich führen. In Europa sind diese Insekten die eigentlichen problematischen Gifttiere.

Giftschlangen

In den tropischen Regionen der Erde stellen Giftschlangen für die Bevölkerung ein ernstes, oftmals unterschätztes Gesundheitsrisiko dar, doch wird der Reisende nur relativ selten in Gefahr geraten, von einer Schlange gebissen zu werden. Wenn doch, stellt es sich oftmals heraus, dass der Biss nicht zufällig erfolgte, sondern die Schlange provoziert oder mit ihr hantiert wurde.

Zu den typischen Giftschlangen zählen die Vipern und Ottern (Viperidae) wie in Europa die Aspisviper oder die Kreuzotter, aber auch die Klapperschlangen Nordamerikas und die Lanzenottern Südamerikas, die Giftnattern (Elapidae) wie die Kobras, Mambas und Kraits, aber auch die Seeschlangen, die nur noch selten das Meer verlassen, und einige Nattern (Colubridae), die nur in Ausnahmefällen dem Menschen ihr Gift beibringen können (sog. Trugnattern), da ihre Giftzähne weit hinten im Rachen liegen. Giftschlangen verfügen über im Oberkiefer liegende Giftdrüsen. Sie injizieren ihr Gift mit Hilfe von vorderständigen Röhrenzähnen. Schlangengift stellt ein komplexes Gemisch von Proteinen und Peptiden mit toxi-

---

Kompaktinformation

In folgenden Ländern gibt es keine Giftschlangen: Madagaskar, die Kanarischen und Kapverdischen Inseln, die Westindischen Inseln (außer Trinidad, Tobago, St. Lucia und Martinique), Chile und die Galapagos Inseln, Neuseeland, Hawaii, die Loyalty-Inseln, Mikronesien, Neu-Hebriden, Polynesien, Irland, Island, die Balearen, Korsika, Kreta und Sardinien, die Regionen nördlich des Polarkreises.

Der Atlantik und die Karibik sind frei von Seeschlangen.

schen und enzymatischen Eigenschaften dar. Grob kann man die Schlangen nach der Vergiftungssymptomatik einteilen, die ihre Gifte auslösen:

- Eine vorwiegend neurotoxische Wirkung ist für die Gifte der Kobras, Kraits, Mambas, aber auch für die der Seeschlangen und der südamerikanischen Klapperschlangen (Crotalus durissus terrificus) charakteristisch. Nach dem Biss dieser Schlangen treten Lähmungserscheinungen auf, die sich zunächst im Gesicht zeigen (Ptosis, Lähmung der Gesichts- und Kiefermuskulatur), dann aber auf die Interkostalmuskulatur und das Zwerchfell übergreifen und letztlich zur letalen Atemlähmung führen.
- Eine die Muskulatur schädigende Wirkung lässt sich nach Bissen vieler Schlangen beobachten: dunkelbrauner Urin (Myoglobin), dramatisch erhöhte Kreatinkinasewerte und Muskelschmerzen, in der Folge auch Nierenversagen.
- Die Störung der Blutgerinnung mit dem Ergebnis einer Verbrauchskoagulopathie ist eines der schwerwiegendsten Vergiftungssymptome, das für Viperidengifte, aber auch für einige Trugnattern charakteristisch ist. Ursächlich liegen diesem Symptom eine Aktivierung des Gerinnungssystems (Faktor X, V, Prothrombin), auch eine direkte Hydrolyse von Fibrinogen durch das Gift zugrunde, wobei das gebildete Fibrin durch die körpereigene Fibrinolyse rasch wieder aufgelöst wird und es nur selten zu Thrombosen kommt. Schon 30 min nach einem Biss ist eine Ungerinnbarkeit des Blutes mit vollständiger Afibrinogenämie zu beobachten (Abb. 10.29). Als Komplikation tritt eine verstärkte Blutungsneigung auf, erste Anzeichen sind Zahnfleisch- und Nasenbluten oder Bluten aus verschorften Wunden. Unstillbare Blutungen in den Intestinaltrakt oder das Gehirn sind oftmals letal.
- Ein Ödem um die Bissstelle, das sich rasch ausdehnt, ist für fast alle Giftschlangenbisse charakteristisch. Nach Bissen vieler Viperiden kommt es zu ausgedehnten hämorrhagischen Blutungen um die Bissstelle mit Blasen- und Nekrosebildung (Abb. 10.30). Ein bei einem massiven Ödem befürchtetes Kompartmentsyndrom in einer betroffenen Extremität ist hingegen selten.

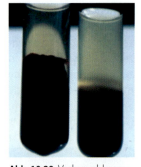

Abb. 10.29: Verbrauchkoagulopathie nach Schlangenbiss. *Links:* normal geronnenes Blut, *rechts:* ungerinnbares Blut nach dem Biss der Sandrasselotter, Echis carinatus. Foto: D. Mebs

Zwar ist jeder Schlangenbiss als eine ernste Vergiftung anzusehen, doch beträgt die Letalität auch unbehandelter Bisse selten mehr als 5–20 %. Außerdem verläuft fast jeder zweite Schlangenbiss „trocken", d. h. die Schlange hat kein Gift injiziert. Bevor man therapeutische Maßnahmen zur Behandlung ergreift und Antiserum anwendet, ist zunächst festzustellen, ob eine Vergiftung vorliegt. So sollte zur Diagnose auf folgende

Symptome geachtet werden: Ein sich rasch um die Bissstelle ausbreitendes Ödem ist ein deutlicher Hinweis dafür, dass die Schlange Gift injiziert hat. Weniger ausgeprägt ist es nach Bissen von Kobras und Mambas, bei australischen Giftschlangen kann es oftmals fehlen. Anzeichen für beginnende Lähmungserscheinungen sind Störungen der Augenbewegung und des Hebens der Augenlider (Ptosis). Blutungen aus Zahnfleisch und Nase weisen auf eine Gerinnungsstörung hin, was eine einfache Blutuntersuchung, bei der eine zwei- bis dreimal verlängerte Thrombinzeit beobachtet wird, bestätigt.

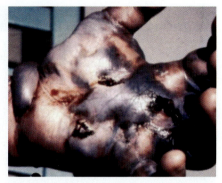

Abb. 10.30: Hämorrhagie und Nekrosebildung nach dem Biss der Klapperschlange, Crotalus atrox, in die Innenhand. Foto: D. Mebs

Ein Antiserum, das durch Immunisierung von Pferden, Schafen oder anderen Tieren mit Schlangengift hergestellt wurde, ist die einzige spezifische Therapie einer Schlangenbissvergiftung. Es sind meist polyvalente Antiseren, die nur gegen die Gifte von Schlangen einer bestimmten Region wirksam sind. Sie liegen meist flüssig in Ampullen (10 ml) vor und sollten stets bei 4 °C aufbewahrt werden, was das Mitführen auf Reisen praktisch ausschließt. Nur wenige sind gefriergetrocknet und müssen vor ihrer Anwendung mit Wasser gelöst werden. Als Hyperimmunseren stellen sie für das menschliche Immunsystem Fremdeiweiß dar, was nicht selten zu Reaktionen wie Anaphylaxie führt.

Antiseren sind in vielen Entwicklungsländern eher eine Seltenheit, oft nicht ausreichend oder gar nicht vorhanden. Einer symptomatischen Behandlung kommt daher eine besondere Bedeutung zu. So ist bei ausgedehnten Ödemen auf eine angemessene Elektrolyt- und Flüssigkeitszufuhr zu achten. Bei auftretenden Läh-

---

Kompaktinformation

Antiseren sind immer dann anzuwenden, wenn rasch auftretende Vergiftungssymptome festzustellen sind. Sie sind möglichst frühzeitig und intravenös (verdünnt in 500 ml NaCl in schnelllaufendem Tropf) sowie stets von einem Arzt anzuwenden, der auf alle Komplikationen wie allergische oder anaphylaktische Reaktionen vorbereitet sein muss. Bei rechtzeitiger und ausreichender (mehrere Ampullen) Anwendung können Lähmungserscheinungen verhindert werden, bei Störungen der Blutgerinnung sind schon nach wenigen Stunden normale Gerinnungswerte zu beobachten. Allerdings sind lokale Reaktionen wie Ödem, Hämorrhagie und Nekrosen kaum durch Antiserum zu beeinflussen. Antiseren gehören nicht in die Hand des medizinischen Laien!

Kompaktinformation

Was ist dem Reisenden zu empfehlen?
Jeder, der auf unkonventionelle Art auf Reisen geht, als Rucksackreisender die Touristenpfade verlässt, sollte sich informieren, was er an Gifttieren zu erwarten hat, auch die Einheimischen befragen. Eine schützende Kleidung (festes Schuhwerk und lange Hosen) ist beim Wandern in unübersichtlichem Gelände wichtig. Sich umsichtig zu verhalten, darauf zu achten, wohin man greift, worauf man sich setzt, nachts den Weg gut auszuleuchten, trägt dazu bei, Gifttiere rechtzeitig zu erkennen und sie zu meiden. Vom Mitführen von Antiseren ist grundsätzlich abzuraten. Sie gehören in die Hand des Arztes, jede Selbstanwendung ist lebensgefährlich (Anaphylaxie).

Einige Maßnahmen zur Ersten Hilfe treffen praktisch für alle Gifttiere zu:
- Beruhigend auf den Betroffenen einwirken, Panik entgegenwirken.
- Betroffene Extremität ruhigstellen (Arm in Schlinge, Bein schienen).
- Ringe und Armbänder entfernen (Ödembildung).
- Identifizierung des Gifttieres, soweit dies gefahrlos möglich ist.
- Vitalfunktionen aufrechterhalten (Beatmung, Herzmassage).

Hervorzuheben sind aber auch Maßnahmen, die auf jeden Fall zu unterlassen sind:
- Bissstelle nicht einschneiden, ausschneiden, aussaugen oder auspressen. Sogenannte Giftextraktoren sind nutzlos und vielfach sogar schädlich.
- Extremität nicht abbinden (Stauung des Blutflusses).
- Nichts in die Bissstelle einreiben oder einspritzen.
- Bissstelle nicht kühlen oder erwärmen.

Wichtiger ist es, im Vergiftungsfall alle Möglichkeiten zu nutzen, rasch ärztliche Hilfe zu erreichen. Denn insgesamt gesehen ist das Risiko, auf einer Urlaubsreise einen Autounfall zu erleiden oder sich bei einer Klettertour ein Bein zu brechen, wesentlich höher, als einen Biss oder Stich eines Gifttieres zu erleiden.

---

mungserscheinungen ist zu intubieren, im Extremfall zu tracheotomieren, um eine Beatmung des Patienten durchführen zu können, die mitunter über Tage und Wochen notwendig ist. Zwar können bei einer Verbrauchskoagulopathie Substitutionen mit Gerinnungsfaktoren versucht werden, doch ist der Erfolg eher bescheiden. Es ist vielmehr darauf zu achten, dass beim Patienten keine neuen Blutungsquellen etwa durch Punktionen entstehen. Bei Nierenversagen ist Hämodialyse indiziert, die in der Regel schon nach wenigen Tagen zu normalen Nierenfunktionen führt. Chirurgische Eingriffe um die Bissstelle sollten grundsätzlich unterbleiben und erst nach überstandener Vergiftung durch Abtragen nekrotischen Gewebes, auch mit Hauttransplantationen verbunden, vorgenommen werden. Keinesfalls ist ein frühzeitiger chirurgischer Eingriff etwa mittels Fasziotomie gerechtfertigt, wenn nicht definitiv ein Kompartmentsyndrom vorliegt. Bei einer Blutungsneigung ist jede chirurgische Maßnahme kontraindiziert. Selten treten nach Schlangenbissen Sekundärinfektionen auf, so dass ein umfangreicher Antibiotikaeinsatz obsolet ist. Tetanusprophylaxe falls notwendig.

Eine Antiserumtherapie hat in ca. 20 % der Fälle allergische Spätreaktionen zur Folge wie Urtikaria am ganzen Körper, Juckreiz und Ödeme, was sich leicht mittels Kortikosteroiden behandeln lässt. Außer Nekrosen und Gewebsverlusten um die Bissstelle sind nach einem Schlangenbiss keine chronischen Folgen zu befürchten.

Weiterführende Literatur

1 Junghanss T, Bodio M: Notfall-Handbuch Gifttiere. Diagnose – Therapie – Biologie. Stuttgart: Thieme, 1996.
2 Mebs D: Gifttiere – Ein Handbuch für Biologen, Toxikologen, Ärzte und Apotheker. 3. Aufl. Stuttgart: Wissenschaftliche Verlagsgesellschaft, 2010.
3 Meier J, White J (eds.): Handbook of Clinical Toxicology of Animal Venoms and Poisons. Boca Raton: CRC Press, 1995.

10.4.2 Gefährliche Meeresorganismen

U. Erfurth

Gerade in den dicht besiedelten Korallenriffen wird der Kampf ums Überleben auch mittels Giften ausgetragen. Dabei setzen nur die Nesseltiere, Kegelschnecken, Blauringkraken und Seeschlangen ihr Gift zum Nahrungserwerb ein, alle anderen defensiv. Ein ungeschützter Kontakt mit einigen Arten kann lebensgefährliche Folgen haben. Nesselungen stellen dabei die weitaus häufigste Verletzungsform dar. Aber auch Badende, die im Flachwasser umherstapfen, oder Taucher, die sich auf Sand oder Hartgrund absetzen, laufen Gefahr, von Giftstacheln gestochen zu werden. Abgesehen von Wunden durch Stechrochen sind schwere Biss- und Schnittverletzungen dagegen relativ selten.

Gefahr droht dem Reisenden auch auf dem Speiseteller. Beim Verzehr bestimmter Meerestiere kommen einige der stärksten Gifte ins Spiel, die man in der Natur kennt: Tetrodotoxin, Saxitoxin und Maitotoxin.

Ciguatera

Ciguatera ist die wohl häufigste Nahrungsmittelvergiftung weltweit, die durch den Genuss von normalerweise ungiftigen Meerestieren aus Korallenriffen (ca. 425 Arten) hervorgerufen wird. Etwa 50 000 Menschen sind jährlich betroffen, besonders in der Karibik. Das Gift wird von verschiedenen einzelligen Algen, sog. Dinoflagellaten, vor allem der Art *Gambierdiscus toxicus* produziert. Es reichert sich über die Nahrungskette besonders in großen Raubfischen, gelegentlich auch in wirbellosen Tieren an. Ciguatoxine sind fettlösliche, thermostabile Polyethermoleküle, die an spannungsaktivierte Natriumkanäle binden und deren permanente Aktivierung verursachen. Ebenfalls wirksamer Giftbestandteil ist Maitotoxin. Mit einer letalen Dosis (LD_{50}) von 50 Nanogramm pro Kilogramm Körpergewicht in Mäusen gehört es zu den giftigsten natürlich vorkommenden Substanzen. Beim Auftreten erster Symptome – zu ihnen zählen Übelkeit, Erbrechen, Durchfall, sowie Prickeln im Mundbereich – soll ein Erbrechen provoziert werden. Vom Mundbereich aus kann sich ein Taubheitsgefühl bis in die Finger- und Zehenspitzen ausbreiten. Bei schweren Vergiftungen folgen u. a. Schwindel, Schwäche, Koordinations- und Sehstörungen, Blutdruckabfall und Herzrhythmusstörungen. Die Fälle können sehr unterschiedliche Erscheinungsformen aufweisen. Als sicheres Zeichen einer Vergiftung gilt das Brennen der Fingerspitzen oder der Zunge, wenn sie mit Eis in Kontakt kommt. Alle Symptome können Tage, häufig aber auch Wochen bis hin zu Jahren anhalten. Es gibt kein Antidot, die Behandlung muss daher symptomatisch erfolgen. Die Todesrate liegt zwischen 0,1 % in Teilen der Karibik und 12 % bei schweren Fällen im Pazifik.

Neben ciguatoxischen existieren tetrodotoxische, scombrotoxische, palytoxische, crinotoxische und sogar halluzinogene Fische. Die weiterführende Literatur hält hierzu, aber auch zu Vergiftungen durch Schnecken, Krebstiere und Seegurken, Informationen bereit.

Muschelvergiftungen

Wenn sich andere toxische Dinoflagellaten im Plankton (u. a. *Alexandrinum catanella, A. tamarense, Pyrodinium bahamense*) massenhaft vermehren und rötliche Algenteppiche ausbilden („red tide"), reichern sich ihre Giftstoffe in Muschelgewebe an.

Die paralytische Form der Muschelvergiftung (PSP = „paralytic shellfish poisoning") kommt weltweit vor und tritt oft epidemisch auf. Sie kann sehr schwere, oft auch tödliche Erkrankungen durch das Saxitoxin, ein thermostabiles Alkaloid, hervorrufen. Es blockiert Natriumkanäle, was innerhalb der ersten 30 min nach Verzehr der Muscheln zu einem Kribbeln und Brennen im Mundbereich führt, das sich über Gesicht, Hals, Arme, Hände, Beine und Füße weiter ausbreitet. Es folgen Taubheitsgefühle, die mehrere Tage anhalten können, samt Schwäche, Schwindel, Benommenheit und Koordinationsstörungen. In schweren Fällen kommt es zur

Kompaktinformation	
Fisch- und Muschelvergiftungen lassen sich größtenteils vermeiden, indem man auf entsprechende Gerichte, bzw. pozentiell ciguatoxische Arten wie Zackenbarsche, Barrakudas, Stachelmakrelen, Schnapper, Muränen,	Meerbarben, Lippfische, Papageifische, Doktorfische und Drückerfische verzichtet. Wer Muscheln oder Fische selbst gesammelt bzw. gejagt hat, sollte vor dem Verzehr unbedingt Einheimische zu Rate ziehen.

Lähmung der Atemmuskulatur. Als frühe erste Hilfe ist Erbrechen angezeigt. Ansonsten erfolgt eine symptomatische Behandlung. Angeraten ist zudem eine Magenspülung mit folgender Instillation von Aktivkohle. Es gibt kein Antidot.

Die neurotoxische Form der Muschelvergiftung (NSP) kommt regelmäßig an der Ostküste Floridas und am Golf von Mexiko vor, wenn sich der Dinoflagellat Karenia brevis massenhaft vermehrt. Die Vergiftungssymptome ähneln denen leichter Ciguatera. Neben der PSP und NSP sind auch Muschelvergiftungen mit ZNS-Beteiligung (ASP), und eine gastroenterale Form (DSP) beschrieben.

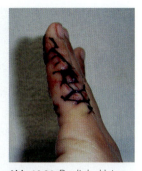

Abb. 10.31: Der linke kleine Finger einer Taucherin, die auf den Malediven beim Abstützen versehentlich der Behausung einer kleinen Riffmuräne zu nahe kam. Das Endglied blieb versteift. (Foto: M. Dirsch)

Biss- und Schnittverletzungen

Die allermeisten Meeresbewohner gebrauchen ihre Zähne, Stacheln oder Gifte gegenüber dem Menschen nur zur Verteidigung. Auf Irrtum beruhen Angriffe von großen, einzelgängerischen Barrakudas, die in trübem Wasser Menschen bissen, die durch mitgeführte blinkende Gegenstände einen Angriff provoziert haben. Auch größere Haie sind nicht am Mensch als Beute interessiert, selbst wenn er blutet. Von allen Hai-Unfällen enden nur etwa 10 % tödlich. Meist ist die Todesursache Blutverlust oder Tod durch Ertrinken.

Auch Schnittverletzungen, die durch Abwehrreaktionen von Doktorfischen oder Schwanzschläge von Stechrochen entstehen, sind mit meist starkem Blutverlust verbunden und können einen Schock auslösen. Die rasche Rettung des Opfers aus dem Wasser steht deshalb im Vordergrund. Danach muss die Wunde gereinigt, desinfiziert und versorgt werden. Wunden durch Muränenbisse neigen zu Sekundärinfektionen, daher sind ein Antibiotikum und ggf. Tetanusprophylaxe zu verabreichen (Abb. 10.31).

Verletzungen mit Giftinjektion

Während Badende in den Tropen nicht selten durch diverse sandflächenbewohnende Rochen bzw. ihre knöcherne und mit Giftdrüsen ummantelte Schwanzstacheln verletzt werden, sind Urlauber in Europa vor allem durch Petermännchen (*Trachinidae*) gefährdet. Der giftigste „heimische" Fisch ist in sandigen Flachwasserbereichen des Ostatlantiks und Mittelmeers überaus häufig. Bei unachtsamen Tauchern sorgen vor allem die bodenlebenden Skorpionsfische (*Scorpaenidae*) für Unfälle. Diese Lauerjäger sind weltweit verbreitet und liegen meist regungslos und gut getarnt auf tieferem Hartgrund. Ihre Verwandten, die indopazifischen Feu-

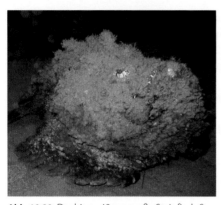

Abb. 10.32: Der bis zu 40 cm große Steinfisch *Synaceia verrucosa* aus den indopazifischen Korallenriffen ist der giftigste Fisch der Welt

erfische (*Pteroini*), schwimmen auch frei. Zur Verteidigung nutzen diese Arten giftführende Flossenstrahlen auf dem Rücken, die beiden letztgenannten beiden Fischgruppen haben auch Giftstacheln in der Bauch- und Afterflosse.

Eng verwandt mit den Skorpions- und Feuerfischen sind die Teufels- und Steinfische (*Synanceiinae*) aus den Korallenriffen des Indopazifiks (Abb. 10.32). Sie haben den am stärksten entwickelten Giftapparat von allen Fischen. Meist kommen die Opfer von oben mit einem oder mehreren der 13 kräftigen Rückenflossenstacheln in Kontakt. Durch den Druck werden die basalen Giftdrüsen ausgequetscht und ein Gemisch aus hochmolekularen Eiweißen injiziert. Dieses erzeugt u. a. einen schnellen Blutdruckabfall, der für die mitunter tödliche Wirkung verantwortlich gemacht wird. Bei Versuchstieren resultieren Kammerflimmern und ein atrioventrikulärer Block. Das Gift weitet zudem die Zellzwischenräume und beschleunigt so seine Ausbreitung im Körper. Dem Stich eines Steinfischs folgt unmittelbar ein extrem starker, brennender Schmerz im Bereich der Einstichstelle, der sich steigert und über Tage anhalten kann. Weitere Symptome sind die schnell zunehmende Schwellung um die Einstichstelle, Hautblasen und Nekrosen sowie Übelkeit, Erbrechen, Durchfall und Störungen der Herz-Kreislauf-Funktionen bis hin zum Kollaps.

Bei allen Giftfischunfällen ist der Verletzte schnellstmöglich in ärztliche Behandlung zu bringen. Achtung: nur flach sitzende Giftstachel selbst entfernen, keine Staubinde anlegen, kein Ein- oder Ausschneiden oder Ausbrennen der Wunde. Schmerzlindernd wirken, wie auch bei Nesselverletzungen (s. unten), moderat warme Bäder bzw. Umschläge auf der Wunde. Vorsicht: Verbrennungsgefahr durch zu hohe Temperaturen!

Der Arzt wird eine symptomatische Behandlung vornehmen. Lidocain-Injektionen zeigen dabei meist nur kurzfristig schmerzlindernde Wirkung, bei Stichen von Petermännchen wirken auch starke Analgetika (Morphinderivate) kaum. Auch bei Steinfischstichen zeigen Opiate zur Schmerzhemmung oft nur mäßigen Erfolg, dagegen führt das bei Zeichen einer systemischen Vergiftung angewandte, in Australien hergestellte, spezifische Antiserum, schnell zu einer deutlichen Besserung der Symptome.

> **Hinweis:** Information zu Antiseren und allgemeine Maßnahmen zur ersten Hilfe bei Verletzungen durch Gifttiere finden sich im Kap. „Schlangen und andere Gifttiere" (Kap. 10.4.1).

Seeschlangen (*Hydrophiinae*) beißen nur zur Verteidigung mit ihren zwei frontalen Giftzähnen zu. Das so in mehr oder weniger großen Dosen injizierte Neurotoxin ähnelt dem der Kobra und erzeugt eine Muskel- und eventuelle Atemlähmung. Bei einigen Arten setzt das Enzym Phospholipase Myoglobin aus der Muskulatur frei. Dadurch besteht die Gefahr eines akuten Nierenversagens. Für verschiedene Arten existieren spezifische Antiseren. Ansonsten erfolgt die Behandlung symptomatisch: Im Notfall steht die Atemlähmung im Vordergrund, bei der eine kontrollierte Beatmung notwendig ist. Im weiteren Verlauf muss das akute Nierenversagen mit einem Dialyseverfahren behandelt werden.

Tropischen Kegelschnecken (*Conidae*) können sich gegen „Sammler" durch Abschuss eines Giftzahns aus einem beweglichen Schlundrohr verteidigen. Dabei handelt es sich um eine Mischung aus bis zu 50 Eiweißen, die auf verschiedene Teile des Nervensystems wirken. Bei wenigstens sechs Arten droht nach einem Stich die Lähmung der Atemmuskulatur. Allerdings sind diese Lähmungen reversibel. Der Patient ist 24 Stunden zu überwachen und ggf. zu beatmen. Es existiert kein Antiserum.

Blauringkraken (*Hapalochlaena*) injizieren beim Verteidigungsbiss Tetrodotoxin, das auch in Kugelfischen und vielen anderen Meerestieren vorkommt. In seiner Wirkungsweise ist es dem Saxitoxin sehr ähnlich. Es blockiert die Natriumkanäle, so dass die akute Gefahr einer Atemlähmung besteht. Da die Giftwirkung nach einigen Stunden nachlässt, hat künstliche Beatmung schon in mehreren Fällen Leben gerettet. Es gibt kein Antidot.

Verletzungen durch Nesseltiere

Wenn auch die bisher genannten Verletzungen dramatisch verlaufen können, so sind sie doch relativ selten. Dagegen führen Vernesselungen mit mehreren Hunderttausend Fällen allein im Mittelmeer pro Jahr die Statistik an. Bei ungeschütztem Kontakt mit Seeanemonen, Nesselfarnen, Feuerkorallen und Quallen (*Cnidaria*) explodieren Abertausende von mikroskopisch kleinen Nesselkapseln und injizieren Neurotoxine und Cytolysine in die Epidermis, was zu Schmerzen, Schwellungen, Quaddelbildung, mitunter auch zu allergischen Reaktionen führt.

Wenn nicht bekannt ist, welche Art genesselt hat, sollten die Wunden und mögliche Tentakelreste mit Salzwasser oder, falls vorhanden, 5%-Haushaltsessig abgespült werden. Bei Artkenntnis gibt es für fast jede Spezies ein spezifisches Reagens, um direkt nach der Nesselung noch aktive Nesselkapseln im Kontaktschleim zu de-

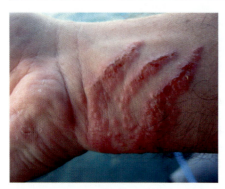

Abb. 10.33: Hier wurde das rechte Handgelenk des Autors von der Leuchtqualle Pelagia noctiluca genesselt. Die Art vermehrt sich zurzeit sehr stark, nicht nur im Mittelmeer. Die Verletzung ist unbehandelt und fünf Tage alt

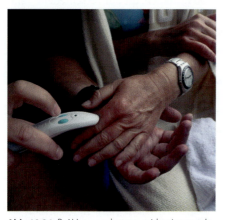

Abb. 10.34: Bei Vernesselungen wirkt eine moderate Hyperthermie entzündungshemmend und schmerzlindernd. Hier erfolgt die Behandlung unmittelbar nach der Verletzung mit einem „Stichheiler"

aktivieren. Keinesfalls ist Süßwasser oder Alkohol zu verwenden! Mit der Spülung wird jedoch nur eine weitere Nesselung, wie sie z. B. durch reflexartiges Reiben entsteht, verhindert. Größere Tentakelreste können auch mit einer Pinzette und unter Benutzung von Einmalhandschuhen entfernt werden.

Unmittelbar danach sollte ein Wärmereiz von 50 °C für maximal 10 Sekunden gesetzt werden (wiederholbar nach Abkühlung der Haut). Diese moderate Hyperthermie kann mit einem aus dem Outdoor-Bereich bekannten „Stichheiler" (z. B. bite away®) appliziert werden (Abb. 10.34), aber auch mit Hotpacks oder einer heißen Wassertasse. Der Reiz stoppt die Histaminausschüttung im Körper und damit die Entzündungsreaktion. Die Behandlung ist auch noch bis zu 24 Stunden nach dem Kontakt erfolgreich. Zeitlich spätere Therapien umfassen das Auftragen von Antihistaminika-Gels oder kortisonhaltigen Salben (2%-Hydrokortison). Oft tauchen die Nesselsymptome lange nach Wundheilung wieder auf, man spricht von einer rezidivierenden Problematik.

Ein ungeschützter Kontakt mit der Portugiesischen Galeere (*Physalia*; Abb. 10.35), eine in allen gemäßigten und tropischen Meeren vorkommende Staatsqualle mit einer 30 cm großen Gasblase als Segel und bis zu 30 m (!) langen Tentakeln, aber vor allem Verletzungen durch einige pazifische Würfelquallen, sog „Seewespen" (*Chirodropida*) können einen lebensbedrohlichen Verlauf nehmen. Bei Würfelquallen-Kontakt gilt als wirksame Erste Hilfe das großzügige Spülen des betroffenen Hautareals mit Haushaltsessig. Extrem starke

Schmerzen, Übelkeit, Erbrechen und Kreislaufschwäche bis zum Kreislaufversagen sind Folgen der Giftwirkung, ebenso brandwundenähnliche, schwere Gewebeschädigungen. Zu den chronische Symptomen zählen Muskelkrämpfe, Durchblutungs- und Pigmentierungsstörungen, Gewebeverlust und Narben. Die Würfelquallen-Art *Chironex fleckeri* gilt als das giftigste Nesseltier der Welt. Trotz eines spezifischen Antiserums kommen durch diese Art in Australien jährlich etwa 10 Personen ums Leben, meist Kinder. Größenordnungsmäßig entspricht dies der Anzahl von tödlichen Hai-Unfällen weltweit.

Bei einer Nesselung durch die Portugiesische Galeere sollten die Tentakelreste mit einer Pinzette und unter Benutzung von Einmalhandschuhen entfernt werden.

Unbeschrieben blieben in diesem Kapitel Verletzungen durch Feuerschwämme, Borstenwürmer, Seesterne, Seeigel, und ungefähr 120 weitere Fischarten. Informationen hierzu finden sich in der weiterführenden Literatur.

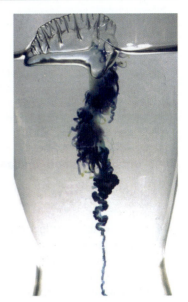

Abb. 10.35: Das Segel der kleinen Portugiesische Galeere *Physalia utriculus*, misst nur ca. 3 cm, ihre Tentakel reichen nicht mehr als 3 m in die Tiefe. *P. physalis* wird zehn Mal so groß und zählt damit zu den gefährlichsten Nesseltieren

Kompaktinformation

Alle Verletzungen durch Meeresbewohner lassen sich nahezu vollständig verhindern, wenn man sich an folgende Grundregeln hält:
- Schwimmer, Retter: Tauchermaske und Ganzkörper-Nesselschutz („Stinger suit") tragen
- Nicht dicht über Sandboden schwimmen, Bodenkontakt vermeiden
- Nicht bei schlechter Sicht, nicht in der Nähe von Piers oder Fischerbooten, vor Flussmündungen oder zwischen Ufer und vorgelagerten Riffen bzw. Sandbänken schwimmen
- Beim Laufen im Flachwasser und auf dem Riffdach Strandschuhe tragen
- Nichts anfassen, was man nicht kennt; Angler: Handschuhe tragen
- Schnorchler, Taucher: nicht in Löcher oder Höhlen greifen
- Tiere nicht berühren, nicht reizen, ihnen Fluchtwege offen lassen
- Keine Fütterungen

Weiterführende Literatur

1 Bergbauer M et al.: Das Kosmos-Handbuch Gefährliche Meerestiere. Stuttgart: Franck-Kosmos Verlags-GmbH, 2008.
2 Mebs D: Gifttiere – Ein Handbuch für Biologen, Toxikologen, Ärzte und Apotheker. Stuttgart: Wissenschaftliche Verlagsgesellschaft, 2009.
3 Williamson J et al. (ed.): Venomous and Poisonous Marine Animals. A Medical and Biological Handbook. Sydney: University of New South Wales Press, 1996.

10.4.3 Unfälle mit Raub- und anderen Großtieren

T. Küpper

Über die Inzidenz derartiger Zwischenfälle liegen nur beschränkt Daten vor. Das Risiko ist weitgehend vom eigenen Verhalten und von der Zielregion abhängig, wird aber normalerweise weit überschätzt. Eine Übersicht ber die Todesfälle gibt Auerbach (Tabelle 10.11), wobei sich die Zahlen im Hinblick auf Reisende weiter relativieren: Bei den meisten Schlangenunfällen handelt es sich um Kinder in Indien und Westafrika, bei fast allen Unfällen mit Flusspferden und Krokodilen um einheimische Fischer, bei Elefanten um Bauern in der Umgebung von Nationalparks.

Tabelle 10.11: Häufigkeit von Todesfällen weltweit (nach Daten von Auerbach et al. 1989 und 2007). -- keine Angaben

Art	Anzahl tödlicher Zwischenfälle weltweit/Jahr	
	1989	2007
Individualmord durch Homo sapiens	über 200 000	über 200 000
Schlangen	50 000	60 000
Krokodile	1000	1000
Tiger	600–800	800–1600
Löwen	300–500	60–200
Elefanten	200–500	200–500
Flusspferde	200–300	200–300
Leoparden	–	30–125
Afrikanische Büffel	–	20–104
Wölfe	20–50	20–50
Grizzly-Bären	unter 1	unter 1

Die weitaus meisten Tierunfälle passieren mit Haus- und nicht mit Wildtieren. So starben in New Mexico 68 % der Opfer von Tierunfällen durch Pferde, 14 % durch Rinder und 5 % durch Hunde. In über 100 Jahren wurden nur 43 Menschen von Bären getötet, aber umgekehrt 7 Mio. Bären geschossen! Im Gegensatz zur subjektiven Einschätzung des Zivilisationsmenschen gilt zunächst einmal: Je weiter Du Dich von Deinen Artgenossen fern hältst, desto sicherer bist Du!

Einige Gedanken zur Sicherheit im Gelände

Keine übertriebene Angst: Einige recht wenige Verhaltensweisen sorgen für die nötige Sicherheit! Als Wildnisneuling sollte man die Nationalparks aufsuchen, in denen man die Tierwelt gut vom Auto aus sehen kann. Dieses wird auch bei geöffneten Fenstern nicht als Ziel eines Angriffs herhalten müssen. Einzige Ausnahmen sind Elefanten, Büffel und Nashörner: Für alle drei stellt ein Auto kein wesentliches Hindernis dar! Bei deren Beobachtung Motor laufen lassen und Rückzugsbereitschaft! Einige Kenntnis im Spurenlesen schadet auch Autofahrern nicht: Geht der Elefant in meine Richtung (Kollisionsgefahr an unübersichtlichen Stellen!) oder kam er entgegen? Walking-Safaris sollte man mit einem erfahrenen Guide machen. Man erfährt so viel mehr über die umgebende Natur als man als Unerfahrener je erkennen kann und es sprechen Sicherheitsgründe dafür. So wird der Reisende nicht umsonst genau eingewiesen, wie er sich beim Gorilla-Tracking bei Erscheinen eines Silberrückens zu verhalten hat („unterwürfig, demütig"). Das sichert nicht nur das eigene Leben, sondern auch das des Tieres, das schlimmstenfalls erschossen wird! Im Folgenden wird versucht, einige wesentliche Punkte zur Sicherheit im Gelände darzustellen. Es sei allerdings klar gesagt, dass jedes höhere Tier ein Individuum mit seinen ureigenen Launen ist! Im Zweifel gilt: Vorsicht ist keine Feigheit und Leichtsinn kein Mut!

Absolute Basis für eine sichere Wanderung ist, dass man die potenziell gefährlichen Arten der Region kennt. Abgesehen vom Erkennen des eigentlichen Tieres heißt dies, dass man auch den Lebensraum (z. B. Dickicht, hohes Gras, Fluchtverhalten etc.) und die Spuren kennt. Grundsätzlich gilt, dass man mit Panikreaktionen rechnen muss, wenn man vom Wild plötzlich und aus unmittelbarer Nähe entdeckt wird. Bei Fluchttieren kann dies bedeuten, dass es zu (vom Wild unbeabsichtigten!) Unfällen kommt, weil man schlicht überrannt wird. Bei wehrhaften Arten (z. B. Afrikanischer Büffel) – aber auch anderen, kleineren Antilopen! – kann es zu spontanen und sehr heftigen Angriffen kommen. Das Anschleichen in unmittelbare Nähe ermöglicht zwar beeindruckende Fotos, sollte aber unbedingt dem sehr Erfahrenen vorbehalten bleiben oder in Begleitung eines Guide erfolgen. Ansonsten gilt, dass man sich ruhig bewegen, aber sich nicht allzu sehr verstecken sollte. Was für das Wild gilt, gilt natürlich auch für den Besucher: Die Augen sind ständig überall. Dies ist leichter gesagt als getan: Durch perfekte Tarnung oder dichtes Gestrüpp können auch erstaunlich große Tiere, sogar Elefanten, verblüffend lange unsichtbar sein.

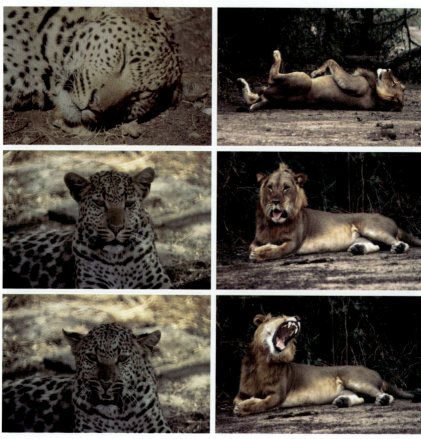

Abb. 10.36: Gesichtsausdruck und Gestik von Leopard und Löwe als Kommunikation zwischen Arten auf Wanderungen in Namibia und Malawi (von oben nach unten): „Ich hab' dich gesehen, aber du interessierst mich (noch) nicht!" – „Pass auf, ich werde misstrauisch!" – „Jetzt reicht es, du bist jetzt zu nahe!" Aus letzterer Position (liegend!) kann noch nicht angegriffen werden, es ist aber die letzte Aufforderung zum geordneten Rückzug. Nur manchmal kommt dann noch eine allerletzte Mahnung: Aufstehen, hektisches Schwingen des Schwanzes und Fauchen oder Brüllen – aber dann ist es oft schon zu spät! Fotos: T. Küpper

Bei der Annäherung muss man das Verhalten beobachten. Eine erste Reaktion ist Aufmerksamkeit: Die Köpfe kommen vom Boden hoch und werden dem Besucher zugewendet (Abb. 10.36). Bei weiterer Annäherung wird das Tier oder die Herde zunehmend unruhig. Fressende Tiere unterbrechen die Nahrungsaufnahme, liegende Tiere stehen auf, sie wenden sich einer potenziellen Fluchtrichtung zu oder in Imponierstellung vor den Besucher. Spätestens jetzt heißt es: Stopp! Ansonsten flieht die Herde oder wehrhafte Arten können angreifen. Darauf, dass es sich oft zunächst um einen Scheinangriff handelt, kann man sich nicht verlassen.

Weitere „Essentials". Kranke, verwundete sowie ab und zu auch alte Tiere sind besonders gefährlich und in ihrem Verhalten nicht einzuschätzen. Im erweiterten Sinne gilt dies für alle Tiere, die ein auffallendes, von den Artgenossen abweichendes, Verhalten zeigen. Niemals sollte man zwischen die Mitglieder einer Herde geraten, insbesondere nie zwischen Muttertiere und Jungtiere (Abb. 10.37). Jungtiere sind oft recht neugierig und laufen u. U. auf den Besucher zu, was die Mutter dann meist in Rage bringt! Niemals sollte man bei Tieren, die sich im Wasser sicherer fühlen (z. B. Flusspferde) zwischen diese und das Wasser geraten. Umgekehrt darf man für Tiere, die in den Busch flüchten (z. B. Elefanten) niemals zwischen diese und den Waldrand geraten. Niemals sollte man Fluchtwege abschneiden oder – noch schlimmer – die letzte Fluchtmöglichkeit blockieren. Dann können auch Arten, die sonst absolut friedlich sind, zu wahren Furien werden!

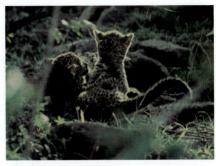

Abb. 10.37: Zwei 18 Tage alte Leoparden spielen miteinander und lassen sich von dem Besucher nicht stören – doch maximale Vorsicht: Die argwönische Muter ist in unmittelbarer Umgebung! Sie hat mit dem Interesse des Besuchers keine Gnade. Foto: T. Küpper

Fallbeispiel: In der Serengeti haben wir beobachtet, dass Geparden – normalerweise absolut harmlos – ein Safarifahrzeug angegriffen haben. Der Grund: Sie wurden von insgesamt 6 Fahrzeugen eingekreist und hatten keinen freien Rückzugsweg mehr. Glücklicherweise gab es keine Schwerverletzten.

Eine Herde steht immer durcheinander und hat daher keinen „toten Winkel". Falls ein auffallender Teil der Tiere in die gleiche Richtung schaut, steht und zu fressen aufhört, lauert aus dieser Richtung eine Gefahr – eventuell auch für den Reisenden.

Besondere Vorsicht ist bei Arten geboten, die einen sehr vielfältigen Lebensraum haben. So geschehen zwar 42,9 % der Alligatorenangriffe in den USA im oder unmittelbar am Wasser, immerhin 16 % jedoch auf Golfplätzen oder bei ähnlichen Aktivitäten (70 % betrafen Unterarme/Hände bzw. Unterschenkel/Füße, zumeist im Mai bis September).

Bären

Von allen genannten Arten ist es am wahrscheinlichsten, dass Reisende Bären gegenüber stehen, sei es bei Spaziergängen, Wanderungen oder auch auf Zeltplätzen, in Gärten von Vororten usw. Zur Unfallvermeidung sei diesen daher ein gesonderter Absatz gewidmet.

Bären sind Allesfresser, neugierig, hochgradig intelligent und höchstgradig lernfähig. Sie erkunden ihren gesamten Lebensraum nach Nahrung und merken sich Nahrungsquellen über Jahre. Daher gilt in Bärengebieten ein eiserner Grundsatz: Niemals Bären füttern, niemals Essbares oder Abfall ungesichert herumliegen lassen! In Bärengebieten unbedingt die bärensicheren Abfallbehälter benutzen (Abb. 10.38). Ansonsten sind Bären an Futter interessiert, nicht an Stress, und verhalten sich Menschen gegenüber meist neutral.

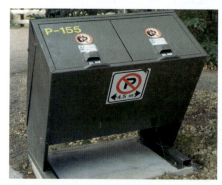

Abb. 10.38: Bärensicherer Abfallbehälter: Für den Bären zu glatt, um ihn zu packen, zu stabil, um ihn zu zerstören, und nur im Eingriff zu öffnen (Banff N.P., Foto: Th. Küpper)

Da sie sich grundsätzlich unterschiedlich verhalten, kann die Unterscheidung von Schwarzbären und Grizzlies überlebenswichtig sein. An der Fellfarbe ist dies nicht möglich (Abb. 10.39)! Beide können von fast weiß über alle Brauntöne bis schwarz aussehen. Aus den Verbreitungsgebieten kann man schließen (Abb. 10.40): Wer sich außerhalb von Westkanada (und winzigen Teilen der USA, insbesondere im Yellowstone N.P. und

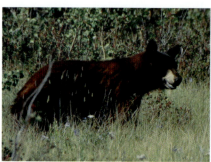 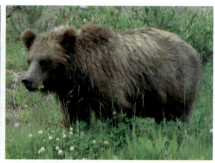

Abb. 10.39: Der charakteristischste Unterschied zwischen Schwarzbär (links, Waterton N.P., Kanada) und Grizzly (rechts, Tweedsmuir Pk., Kanada) ist der Buckel zwischen den Schultern des Grizzlys bzw. das gerade Rückenprofil des Schwarzbären. Letztere haben im Profil eine gerade („römische") Nase, während Erstere ein konkaves Nasen-Stirn-Profil haben (Fotos: T. Küpper)

10 Gesundheitliche Auswirkungen weiterer Gegebenheiten des Gastlandes

Tabelle 10.12: Zeichen, die auf Bärenaktivität im Gelände hinwiesen

Bärenaktivität in der Region?	Besonderes Gefahrengelände/Wo ist man unterwegs?
▪ Frische Spuren ▪ Frisch umgedrehte Steine ▪ Herumliegende Stücke faulen Holzes in auffallender Menge ▪ Frische Krallenspuren an Baumstämmen ▪ Große frisch umgegrabene Wiesenbereiche	▪ Dichtes Unterholz? ▪ Tunnelartige Waldpfade? ▪ Bären sichtbar? ▪ Ungesicherte Abfälle in der Region? ▪ Wenn man den Wind im Gesicht spürt, können Bären vor einem nicht riechen, dass man kommt! ▪ Zahlreiche reife Beeren auf Lichtungen ▪ Einer der schlechtesten Plätze zum Übernachten ist auf/an einem Pfad in dichtem Unterholz! Bären gehen den Weg des geringsten Widerstandes!

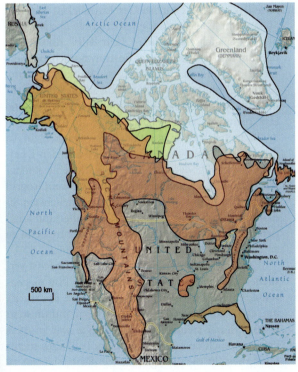

Abb. 10.40: Verbreitungsgebiete von Bären. Hell: Eisbär, orange: Grizzly, rot: Schwarzbär

Glacier N.P.), Alaska, den North West Territories, und (West-)Nunavut befindet und Bären sieht, steht Schwarzbären gegenüber. Umgekehrt gilt: Überall dort, wo Grizzlies vorkommen, leben auch Schwarzbären. Grizzlies leben zwar eher im offenen Gelände und Schwarzbären eher im Wald, aber dies ist trügerisch. Das sicherste Merkmal, beide Arten zu unterscheiden, ist das Muskelpaket, das die Grizzlies zwischen den Schultern haben und das ihren auffallenden „Buckel" bildet (Abb. 10.39b). Basis sicheren Reisens im Bärenland ist die Beachtung von Zeichen, die auf Bärenaktivität hinweisen (Tabelle 10.12).

Grizzlyangriffe verursachen oft schwere und tödliche Verletzungen, wogegen diejenigen von Schwarzbären sich oft auf ein paar Kratzer und Bisse beschränken. Bei den meisten Angegriffenen handelt es sich um Wanderer (50 % der Angriffe), besonders Alleingänger oder Paare. Größere Gruppen werden praktisch nie angegriffen und es ist kein Fall bekannt, in dem jemals ein Reiter angegriffen wurde. In 83 % der Fälle haben die Betroffenen den Bären nicht bemerkt, obwohl er kaum 50 m entfernt war. Es muss angenommen werden, dass Überraschung zum Angriff des Bären geführt hat, denn normalerweise meiden Grizzlies den Kontakt, wenn Personen sich nähern. Weniger als 50 % der Angriffe erfolgten, wenn die Personen sich durch Geräusche bemerkbar gemacht hatten. Allerdings erfolgten 74 % der Angriffe durch Bärenmütter und mit enormer Geschwindigkeit (bis über 50 km/h in jedem Gelände!) über große Distanz. Daher eignen sich Glöckchen („Bear Bells", Abb. 10.41) oder am Rucksack befestigtes Geschirr nur sehr bedingt, um sein Kommen anzukündigen. Achtung: Es kann auch für Profis Stunden dauern, bis sie die Jungen entdeckt haben (Fernglas mitnehmen!). Im Zweifel sind also irgendwo welche versteckt.

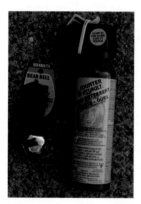

Abb. 10.41: Bear Bell und Pfefferspray. Ersteres ist wegen geringer Distanzwirkung kaum effektiv, Letzterer eine wirksame Waffe im hoffentlich niemals notwendigen Nahkampf (Foto: T. Küpper)

Richtet sich ein Bär auf die Hinterpranken auf, ist dies kein Aggressionszeichen – er schafft sich Überblick. Schnaubt oder grunzt er, so ist dies eine eindeutige Warnung. Brummt er dagegen, so steht ein Angriff womöglich unmittelbar bevor. Die gefährlichsten Situationen sind, wenn man zwischen Mutter und Jungtiere gerät oder wenn man einen Grizzly fressend an einem großen Kadaver überrascht.

Falls ein Grizzly angreift, kann man zunächst versuchen, Zeit zu gewinnen, indem man ihm Gegenstände entgegenwirft oder abstellt (Kamera, Rucksack) um dann auf einen Baum zu klettern (mindestens 8–10 m hoch steigen!). Die Strategie war in 69 % der untersuchten Fälle erfolgreich. Falls dies nichts nutzt, besteht die einzige Chance darin, sich tot zu

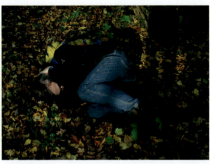 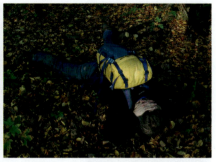

Abb. 10.42: „Tot stellen" mit im Nacken fest verkrallten Händen. Beide Positionen schützen Bauch und Nacken. Die Bauchlage hat den Vorteil, dass man mit abgespreizten Beinen und Ellenbogen blockieren kann, wenn der Bär einen umdrehen will. Außerdem schützt der Rucksack den Rücken. Körperspannung halten! Fotos: B.C. Dieckmann

stellen. Wichtig ist dabei, dass Genick und Bauch geschützt sind (Abb. 10.42)! Dorthin gehen die meisten gefährlichen Bisse (vom Schädel rutschen die Zähne ab). Dies gilt für „Überraschungsangriffe". Falls der Bär zum Nahrungserwerb angreift (sehr selten!), so hilft nur brutale Gegenwehr mit allem, was gerade zur Verfügung steht. Es gibt Berichte erfolgreicher Verteidigung mittels Taschenmesser, das in die Augen gestochen wurde! Falls ein Schwarzbär jemals angreifen sollte, so wehre man sich nach Leibeskräften. Am besten prügelt man mit einem dicken Knüppel hemmungslos auf Kopf und Nase. Im Gegensatz zum Grizzly nutzt ein „Rettungsbaum" hier nichts: Ein Schwarzbär klettert allemal schneller als ein Mensch! In den letzten Jahren ist Pfefferspray in Mode gekommen (s. Abb. 10.41). Die Wirksamkeit wurde nie systematisch untersucht, jedoch wirkt er im „Nahkampf" gegen Schwarzbären offenbar sehr gut (~100%) und auch gut gegen Grizzlies: Nach vorläufigen Daten konnten 94% der Angriffe erfolgreich abgewehrt werden.

Hinweis: Pfefferspray niemals als „Repellent" zur vorsorglichen Bärenabwehr einsetzen! Offensichtlich bewirkt man damit das Gegenteil.

Fallbeispiel: Im Sommer 2010 war ein 16-jähriges Mädchen allein in einer Hütte im Norden Kanadas, während die Eltern beim Angeln waren. Während sie das Essen vorbereitete, hatte sie plötzlich das Gefühl, nicht mehr allein in der Küche zu sein – ein Schwarzbär stand hinter ihr. Geistesgegenwärtig schlug sie mit der heißen Bratpfanne zu, worauf sich der Bär sofort zurückzog. Das Mädchen blieb unverletzt.

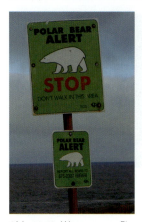

Abb. 10.43: Warnung vor Eisbären: das Beachten kann überlebenswichtig sein! (Churchill, Manitoba). Foto: T. Küpper

In jedem Falle sollte rechtzeitig versucht werden, einen Angriff abzuwenden, indem man mit ruhiger Stimme spricht und sich mit ruhigen Bewegungen vom Tier zu entfernen versucht. Doch Vorsicht: Wenn ein Bär nicht mehr sichtbar ist, heißt das nicht, dass er die Verfolgung aufgegeben hat! Es ist seriös belegt, dass Bären nach Indianerart den „Feind" umgehen und ihm auflauern oder, wenn sie Verfolger abschütteln wollen, in Bachbetten oder über Felsen gehen, ja sogar, dass sie zentimetergenau in den eigenen Spuren zurück gehen und dann dort rechtwinklig abbiegen, wo sie keine Spuren hinterlassen! Dem Reisenden bleibt also nichts anderes übrig als zu akzeptieren, dass man sich die Region teilen und sich der Reisende dem Bären unterordnen muss. Die wichtigsten Regeln für dieses Miteinander sind in Tabelle 10.13 zusammengestellt.

Eisbären gewinnen als Reiseziel jüngst stark zunehmende Popularität. Sie werden zumeist in organisierten Touren betrachtet, jedoch halten sich die Bären mitnichten an die Nationalparkgrenzen! Grundsätzlich gilt: Eisbären sind aufgrund ihrer Neugier, ihres Selbstbewusstseins, ihrer potenziellen Aggressivität und ihrer unbeschreiblichen Kraft die vermutlich gefährlichsten Raubtiere, denen man auf Reisen begegnen kann. Lediglich die minimale Wahrscheinlichkeit, dass Touristen auf diese Großraubtiere treffen, ist der Grund für die geringen Unfallzahlen. Unbedingt müssen die Warnungen in den wenigen Touristenorten wie Churchill (Manitoba/Kanada) respektiert werden (Abb. 10.43). Eisbären greifen oft ohne jede Warnung an! Von Touristen wird zudem eines der wenigen Warnzeichen, nämlich „Gähnen", zumeist fehlinterpretiert (Abb. 10.44), Hin-und-Herschwingen des Kopfes leitet meist schon den Angriff ein. Es kann nur dringend geraten werden, Anweisungen lokaler Behörden und Ranger strikt zu befolgen. In abgelegenen Gegenden sollte man die Ausrüstung (Nahrung!) möglichst auf großen Felsblöcken deponieren, die Bären nicht erklettern können. Als Notlösung legt man sie in geruchsdichter Verpackung weitab vom Zelt

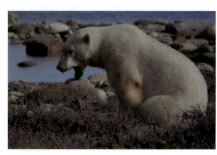

Abb. 10.44: „Gähnender" Eisbär – eine wirklich ernste Warnung! Wapusk N.P., Manitoba/Canada. Foto: T. Küpper

Tabelle 10.13: Grundregeln für das Campen in Bärengebiet (bzw. Großraubtiere allgemein)

Immer:	Nie:
- In Grizzlygebiet Zelt unmittelbar neben einem Fluchtbaum oder im offenen Gelände ohne Deckung für Bären aufstellen - Außer Schlafsäcken/Liegematten ist nichts im Zelt, auch keine Zahnpasta, Kosmetika, Insektenrepellent o.Ä. Rucksäcke bleiben draußen, Deckelklappen offen. Wenn möglich, wie Essen aufhängen - Die Kochstelle liegt mindestens 30 m in Lee des Zeltes. Auch bei schlechtem Wetter nicht im Zelt kochen - Mindestens 30 m in Lee vom Zelt sollten Bäume zur sicheren Lagerung des Essens vorhanden sein. Das Essen muss mindestens 4 m über dem Boden und frei vom Stamm hängen (zwischen 2 Bäumen in 6–7 m Abstand, 30 m Schnur mitnehmen!) Notfalls in mehrfacher Kunststoffumhüllung auf dem Boden liegen lassen Vorteil: gefriergetrocknete Nahrung - Extreme Sauberkeit im gesamten Camp! Nach Kochen/Essen Hände waschen Nicht mit Kleidung, die nach Nahrung riecht, ins Zelt Abfälle sofort verbrennen - Zelt immer geschlossen halten - Immer Lampe mit ins Zelt nehmen - Hunde immer an der Leine halten!	- Zelt neben Bärenpfad oder Futterplatz aufstellen - Zelt in der Nähe von Abfall oder Nahrungsmittellagern aufstellen - Zelt in der Nähe von Zeichen von Bärenaktivität aufstellen (s. Tabelle 10.11) - Irgendeinen riechenden Gegenstand (Seife, Süßigkeiten, Zahnpasta, Kosmetika, Insektenrepellents) ins Zelt nehmen - Kochen nahe am Zelt - Mehr kochen als gegessen wird - Abfälle oder ungespültes Geschirr herumliegen lassen - Spülwasser in der Nähe des Camps ausschütten - Bären füttern - Im Freien übernachten

auf den Boden. Eine Signalpistole kann Eisbären verscheuchen. Manche Regionen dürfen nur mit großkalibriger Schusswaffe besucht werden. Hier ist den meisten Reisenden fachkundige Führung dringend zu empfehlen. Individualreisenden sei dringend entsprechende Fachliteratur und eine Unterweisung durch Ranger nahe gelegt!

Bisse und Kratzwunden

Kratzer und Bisswunden sind wesentlich häufigere Ereignisse als die so oft befürchteten Gifttiere. Bis zu 25 % der Trekker haben potenziell tollwutverdächtige Tierkontakte. Hauptgefahrenquellen für Kratz- und Bisswunden sind streunende Haustiere, insbesondere Hunde, aber auch Katzen. Man kann davon ausgehen, dass jede dieser Wunden infiziert ist. So konnten bei Hundebissverletzungen über 70 verschiedene aerobe und anaerobe Keime nachgewiesen werden. Die Erstmaßnahmen umfassen:

- Prüfen, ob eine Verletzung tiefer/größerer Strukturen (Blutgefäße!) oder von Knochen vorliegt,
- konsequente Wundreinigung, Waschen mit reichlich (Seifen-)Wasser, enge Wundkanäle – wenn möglich – mit Spritze und physiologischer Kochsalzlösung (notfalls Wasser) ausspülen,
- Desinfektion,
- fester Wundverschluss als definitive Versorgung nur bei sicher sauberer Wunde!

Und später dann:
- ggf. chirurgische Wundversorgung,
- Überprüfung des Tetanusschutzes und ggf. postexpositionelle Tollwutimpfung,
- ggf. prophylaktische Gabe von Antibiotika.

Die Gabe von Antibiotika ist nicht prinzipiell nötig: Zwar sind in 87 % der Wunden pathogene Keime nachweisbar, jedoch traten nur bei 16 % der Patienten tatsächlich Infektionen auf. In 9 % trat trotz Antibiotika eine Infektion ein und in nur 7 % der Fälle wurde eine Infektion tatsächlich verhindert. Als Konsequenz sollten lediglich Bisse mit hohem Infektionsrisiko prophylaktisch mit Antibiotika behandelt werden. Als solche gelten:

- Gesichts- oder Kopfverletzungen, bei denen Penetration nicht sicher ausgeschlossen werden kann,
- vollständig perforierende Wunden,
- Bissverletzungen an Gliedmaßen oder bei Gelenkbeteiligung,
- Patienten mit reduzierter Immunabwehr (> 50 Jahre, Asplenie, Alkoholiker, Chemotherapie, HIV, Diabetiker, Herzklappenersatz) oder Implantaten,
- Biss mit Verletzung größerer Blutgefäße oder von Nerven,
- Biss durch Großkatze, Menschenaffen, Bären, Schweine, Alligatoren oder Krokodile.

Als Mittel der Wahl gelten Amoxicillin und Clavulansäure oder Azithromycin. Der Behandlungsbeginn sollte so frühzeitig wie möglich, spätestens aber 8–12 Stunden nach Biss erfolgen.

10 Gesundheitliche Auswirkungen weiterer Gegebenheiten des Gastlandes

> **Hinweis:** Alle nicht sicher unkomplizierten Wunden gehören in ärztliche Versorgung! Ist kein Arzt erreichbar und die Wunde zeigt Entzündungszeichen: Antibiotikum einnehmen! Dann sobald wie in der Situation möglich: Arzt aufsuchen.

Katzenkratzkrankheit. Beim Thema „Kratz- und Bissverletzungen" muss kurz auf die Katzenkratzkrankheit (Katzenkratzfieber, Katzenlymphadenitis, benigne Inokulationslymphoretikulozytose) eingegangen werden. Durch Kratz- und Bissverletzungen klinisch gesunder Katzen können Bartonella henselae und Afipia felis übertragen werden. Allerdings ist bei einem nicht unerheblichen Anteil der Patienten kein Katzenkontakt nachweisbar, als Überträger werden hier der Katzenfloh, Hunde- und Affenbisse sowie Verletzungen von Dornen oder Splittern diskutiert. In Deutschland ist B. henselae bei 10–70 % der Katzen nachweisbar. Der Erreger kommt weltweit vor; mangels Infrastruktur wird er aber zumeist nicht nachgewiesen, auch sind epidemiologische Daten sehr unzuverlässig. Personen mit Immunschwäche sind erhöht gefährdet.

2–10 Tage nach Infektion tritt am Ort der Verletzung eine rotbraune schmerzfreie Papel auf, die nach einigen Tagen oder Wochen spontan verschwindet. Kurz darauf treten im zugehörigen Lymphabflussgebiet Lymphknotenschwellungen auf, die manchmal schmerzlos, in anderen Fällen aber auch schmerzhaft sind. Einige Patienten zeigen ein morbilliformes oder polymorphes Exanthem für einige Tage. Manchmal kommt es zu eitrigen Einschmelzungen, zumeist beschränkt sich die Symptomatik aber auf eine mehrere Wochen andauernde Vergrößerung der Lymphknoten. Allerdings sind schwere und komplizierte Verlaufsformen bekannt mit Fieber, Glieder- und Kopfschmerzen. Bei Immunschwäche kann es zu enzephalitischen Verläufen, generalisierter Ausbreitung der Hautpapeln, Osteomyelitis, Pneumonie, Endokarditis, Hämolyse und Thrombozytopenie kommen, auch wurden Leberschädigungen (Peliosis hepatis) und solche der Blutgefäße (bazilläre Angiomatose) beschrieben.

Neben der – oft unergiebigen – Anamnese erfolgt die Diagnose immunologisch (Antikörper gegen B. henselae im Blut. Hautest mit 0,1 ml Antigen möglich, aber 10 % der Bevölkerung zeigen falsch-positive Reaktion) oder mittels PCR zum Nachweis der Bakterien-DNA. Die Feinnadelbiopsie betroffener Lymphknoten zeigt eine granulomatöse Entzündung mit zentraler Nekrose; in der Warthin-Starry- oder Brown-Hopps-Färbung zeigen sich die stäbchenförmigen Bakterien. Die Laborwerte weisen eine Erhöhung der Entzündungsparameter nach. Differenzialdiagnostisch kommen Lymphadenitiden durch andere Erreger in Betracht (Mononukleose, Tuberkulose, Zytomegalie, Toxoplasmose, akute HIV-Infektion, Aktinomykose, Syphilis (Sekundärstadium), Lymphogranuloma venerum, Brucellose und Tularämie), aber auch Lymphknotenmetastasen von Tumoren, Morbus Hodgkin und

Non-Hodgkin-Lymphome. Die Dunkelziffer nicht diagnostizierter Fälle dürfte sehr hoch sein. Die meisten Fälle heilen spontan aus. Falls dies nicht der Fall ist (~2 % der Fälle) oder falls es sich um immunkompromittierte Personen handelt, sollte antibiotisch behandelt werden, wobei zumeist Azithromycin empfohlen wird, für Erwachsene auch Gentamicin (73 % Responderrate), Ciprofloxacin (84 % Responderrate), Trimethoprim-Sulfamethoxazol (58 % Responderrate) und für Kinder Cefuroxim.

Weiterführende Literatur

1. Cummings P: Antibiotics to prevent infections with dog bite wounds: a meta-analysis of randomized trials. Ann Emerg Med 1994; 23: 535–540.
2. Dire D: Emergency management of dog and cat bite wounds. Emerg Med Clin North Am 1992; 10: 719.
3. Freer L: Bites and injury inflicted by wild and domestic animals. In: Auerbach PS (ed.): Wilderness medicine. 5th edn. Philadelphia: Mosby Elsevier, 2007, pp. 1133–1155.
4. French SP: Bear behaviour and attacks. In: Auerbach PS (ed.): Wilderness medicine. 5th edn. Philadelphia: Mosby Elsevier, 2007, pp. 1155–1168.
5. Herrero S: Bear attacks – their causes and avoidance. 2nd edn. Ontario: McClelland & Steward, 2003.
6. Küpper C, Küpper T: Zambia. Dormagen: Iwanowski Verlag, 2001, pp. 158–166.
7. Küpper C, Küpper T: Namibia. 2. Aufl. Dormagen: Iwanowski Verlag, 2003, pp. 87–95.
8. Parcs Canada. Safety in Polar Bear Country. Quebec: Gatineau, 2007 (www.publications.gc.ca/site/eng/308700/publication.html).
- Talan D, Citron DM, Abrahamian FM, Moran GJ, Goldstein EJ. Bacteriologic Analysis of Infected Dog and Cat Bites. N Engl J Med 1999; 340: 85–92.

10.4.4 Allergische und toxische Wirkungen von Pflanzen

C. Küpper

Vergiftungen durch Pflanzen werden nirgendwo systematisch erfasst, daher gibt es keine Zahlen zur Inzidenz, insbesondere nicht für Reisezwischenfälle. Für Deutschland liegt die Tollkirschvergiftung über einen Zeitraum von 25 Jahren insgesamt auf Platz 26 der „Hitliste" der Pflanzenvergiftungen. In der Schweiz werden Pflanzenvergiftungen vermutlich am systematischsten erfasst. Hier liegt die Tollkirsche auf Platz 14 und der Bärenklau auf Platz 19 (1973–1994). Insgesamt beträgt der Anteil der Pflanzen an allen Vergiftungen (1998–2006) in der Schweiz 11 % (Pilze 1,6 %). In den USA spielt die Tollkirsche keine Rolle, dafür liegt der Giftefeu auf dem 12. Platz der Häufigkeit. Während bei Erwachsenen Pflanzenvergiftungen eine untergeordnete Rolle spielen, sind sie bei Kindern mit 19,5 % die dritthäufigste Vergiftung überhaupt. Lückenhafte Datenerfassung und regional stark wechselnde Pflanzenvorkommen charakterisieren aus reisemedizinischer Sicht die Thematik.

Die Zahl möglicher Pflanzengifte ist schier endlos. Daher müssen wir an dieser Stelle neben dem Rat, nichts zu berühren (insbesondere Pflanzensäfte), was man nicht kennt und insbesondere auch nichts Unbekanntes essen (Pilze, Beeren), uns auf die für den Reisenden vermutlich besonders wichtigen Pflanzen beschränken: Tollkirsche, Bärenklau, Ongaonga und Giftefeu („Poison Ivy").

Die Tollkirsche kommt in Europa, Nordafrika und Asien vor und wächst bevorzugt auf nährstoffreichen Kalk-, Porphyr- und Gneisböden von Laub- und Mischwäldern, auf Lichtungen oder an Waldrändern. Das Verbreitungsgebiet reicht von Skandinavien über West- und Südeuropa, den Balkan, Nordafrika und Kleinasien bis zum Iran. In Deutschland ist sie vor allem in Bayern und Baden-Württemberg verbreitet, in Österreich in allen Bundesländern und in der Schweiz vor allem in mittleren alpinen Lagen bis 1700 m. Charakteristischerweise kommen an dem 50–150 cm hohen Busch im Sommer Blüten, unreife (grün) und reife Beeren (blauschwarz) gleichzeitig vor (Abb. 10.45).

Kinder sind in doppelter Hinsicht besonders gefährdet: Die reifen Beeren schmecken saftig und gut und für Kinder können bereits 2–5 Beeren tödlich sein. Die tödliche Dosis liegt für Erwachsene dagegen wesentlich höher, nämlich bei 10–20 Beeren (etwa 50 mg Atropin). Es sind jedoch Fälle von Überempfindlichkeit berichtet worden mit Delirien und Koma nach < 1 mg Giftaufnahme. Die Symptome sind mit großer individueller Streubreite dosisabhängig (Abb. 10.46). Kinder äußern die Symptome oft nicht! In bekannten Risikogebieten sollten Eltern, deren Kinder auffallend über Durst klagen, unruhig sind und vergrößerte Pupillen aufweisen, freundlich aber dringlich fragen, ob der Nachwuchs irgend etwas aus dem Wald gegessen hat! Bereits der Verdacht reicht, um eine Gefährdung anzunehmen!

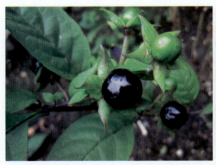 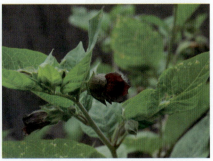

Abb. 10.45: Tollkirsche mit unreifen (grün) und reifen Früchten (blau-schwarz). (Foto: C. Küpper)

III Gesundheitsrisiken im Gastland

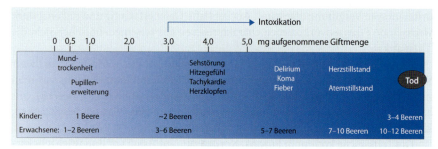

Abb. 10.46: Symptome der Tollkirschvergiftung in Abhängigkeit von der aufgenommenen Giftmenge (beim Erwachsenen). Die Angabe der aufgenommenen Beeren sind Größenordnungen und varriieren mit dem Standort der Pflanze. Mod. nach Frohne u. Pfänder 1997

Zu den Hilfsmaßnahmen im Gelände gehören:
- Daran denken!
- Bei erhaltenem Bewusstsein Erbrechen auslösen, reichlich Wasser und Aktivkohle (notfalls aus den Resten eines Lagerfeuers) verabreichen.
- Temperatursenkung (Umschläge mit nassen Tüchern, kühlende Bäder, aber keine Antipyretika (fiebersenkende Mittel) geben!).
- Bei Atemstillstand Atemspende.
- Ärzte sollten – wenn vorhanden – ein Antidot geben (Physostigmin 1–2 mg, Kinder 0,5 mg, ggf. wiederholen) und bei starker Exzitation Diazepam (5 mg) oder kleine (!) Dosen kurz wirksamer Barbiturate verabreichen.
- Umgehender passiver Transport unter ständiger Überwachung in ärztliche Behandlung, nach Möglichkeit in ein Krankenhaus mit Intensivstation. Insbesondere bei Kindern während des Transports das Kühlen fortsetzen.

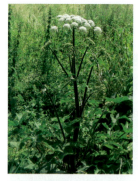

Abb. 10.47: Wiesenbärenklau (Heracleum sphondylium). Foto: T. Küpper

Die in Europa und Asien verbreiteten Bärenklauarten, neben dem Wiesen- v. a. der auch in Europa zunehmend verbreitete und bis über 3 m große Riesenbärenklau, können durch die in ihrem Saft enthaltenen 6,7-Furanocumarine erhebliche Hautreaktionen auslösen, insbesondere bei nachfolgender Bestrahlung (Phototoxizität). In kürzester Zeit entstehen „Sonnenbrand" und schwere „Verbrennungen" mit Blasenbildung („Wiesendermatitis"). Die Verletzungen können sehr schmerzhaft sein und heilen erst über Wochen ab. Die Pigmentverschiebungen der Haut verschwinden erst nach Monaten meist wieder. Dekontaminationsversuche kommen meist zu spät, weil der Kontakt kaum bemerkt wird. Falls doch, helfen Wasser und Seife, dabei dürfen aber keine weiteren Hautareale (Hand des Helfers!) kontaminiert werden. Lokale Kühlung hilft, während antientzündliche Lokalbehandlung mit Antihistaminika und Kortison leider kaum einen Effekt hat. Nach Eintrocknen der Blasen lassen die Beschwerden meist deutlich nach.

Das Urushiol des Giftefeus (Toxicodendron radicans, Abb. 10.48) ist in der Lage, 60–80 % aller Kontaktpersonen zu sensibilisieren, und zwar bereits in geringsten Mengen von nur 1 ng (Gefahr für Helfer!). Es handelt sich um einen der wenigen echten dermatologischen Notfälle. Besonders problematisch ist die extreme Umweltresistenz des Giftes: Es wurden Hautreaktionen durch das Berühren Jahrhunderte alter Zweigreste verursacht und Urushiol behält auf beliebigen Oberflächen für 1–5 Jahren seine Aktivität – auch bei Sonneneinstrahlung (UV-Licht).

Es handelt sich um einen in Nordamerika (gesamte USA außer Alaska, Kanada ausgenommen North West Territories, Nunavut, Labrador, Neufundland) heimischen, in mehreren Arten vorkommenden Kletterstrauch, der efeuähnliche Blätter mit artabhängig 3- bis 7facher Fiederung hat. Bereits das Berühren der Blätter kann schwerste Reaktionen auslösen. Am besten erkundigt man sich bei der einheimischen Bevölkerung, ob in der Region „Poison Ivy" vorkommt und lässt sich die lokal vorkommende Art ggf. zeigen, damit man sie später im Gelände selbst erkennen kann.

Bei Giftkontakt kommt es an den betroffenen Hautarealen zunächst zu einem schmerzhaften Stechen. Schwere Allergien folgen in 4–12 Stunden, Rötung und Blasenbildung innerhalb von 24–48 Stunden. Eine systemische Reaktion ist nicht selten durch Ausbreitung des Giftes durch Kapillarlecks im Bereich der Läsionen. Dies führt zu einer Generalisierung der Hauterscheinungen, zu Zuschwellen der Augen und in schweren Fällen zu Schockzuständen und dem Tod.

Bei der Therapie ist unbedingt auf Selbstschutz des Helfers zu achten! Keinesfalls darf dieser Hautkontakt mit den betroffenen Arealen des Patienten bekommen, noch darf über diese Areale weitere, bislang nicht betroffene Haut des Patienten kontaminiert werden. Achtung: Uroshiol durchschlägt Latexhandschuhe! Vinylhandschuhe benutzen! Betroffene Areale umgehend gründlich mit reichlich Wasser und Seife abwaschen, dabei Vorsicht: Keine Verletzungen der betroffenen Haut verursachen. Es ist Eile geboten: Nach 15 min ist das Gift gebunden. Damit besteht zwar keine weitere Gefahr mehr für den Helfer, aber es ist auch nicht mehr abwaschbar. Betroffene Areale werden konsequent gekühlt, um durch Konstriktion der Hautgefäße die Verschlep-

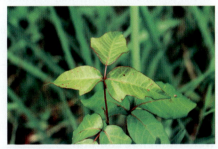

Abb. 10.48: Giftefeu (Toxicodendrom radicans).
Foto: www.photos.com

pung des Giftes in den Körper zu begrenzen. Die medikamentöse Behandlung besteht in Kortison, das anfangs hoch dosiert (~100 mg Prednisolon) intravenös gegeben wird und dann in niedrigerer Dosierung über 14 Tage oral fortgesetzt wird. Die Situation kann außerordentlich schmerzhaft sein, wobei das Ansprechen auf die üblichen Schmerzmittel einer Tourenapotheke allenfalls minimal ist. Im Zweifel ist die Maximaldosierung des stärksten verfügbaren Schmerzmittels gerade recht. Achtung: Personen, die mit Giftefeu sensibilisiert sind, können massiv allergisch reagieren, wenn sie in Kontakt mit Mangos kommen (Kreuzreaktion)! Kleidung und alle Gegenstände, die möglicherweise mit Uroshiol kontaminiert wurden, müssen sorgfältig gereinigt oder entsorgt werden. Bei Waldarbeitern, Förstern usw. handelt es sich um einen Arbeitsunfall (Dokumentation, Meldung!).

Das neuseeländische Pendant zum Giftefeu ist Ongaonga (Nesselbaum, Urtica ferox, ein Brennnesselgewächs). Er wächst im Flachland und Buschregionen, nicht im Bergland. Die strauchartige Pflanze wird bis zu 2 m hoch und hat charakteristisch lange, spitze, mit sägezahnartigen Rändern versehene Blätter. Die ganze Pflanze ist mit weißen Brennhaaren besetzt. Bereits leichter Kontakt bringt Ameisensäure, Serotonin, Histamin, Acetylcholin, Triffydin und weitere, bislang unbekannte Substanzen in die Haut und löst dort einen 2 Tage dauernden intensiven Juckreiz aus. Intensiver Kontakt kann zu massiven Beschwerden führen, Todesfälle sollen vereinzelt vorgekommen sein. Zeichen einer gravierenden Vergiftung sind 10–20 min. nach Kontakt auftretende Bauchschmerzen und Sehstörungen. Nach 60–90 min. können Verwirrtheit, Schwitzen, Speichelfluss, Krämpfe, Atemnot und weitere Symptome hinzu treten. Eine spezifische Therapie ist nicht bekannt. Gift und Haare sollten mit reichlich (kaltem!) Wasser und Seife entfernt werden, notfalls mit einem trockenen Lappen. Dann wird empfohlen, eine Paste aus Backpulver und Wasser aufzutragen (Alkalisierung der Haut). Wärme sollte vermieden und kalte Kompressen, Hydrokortison-Gel lokal und Antihistaminika oral appliziert werden. Falls gravierende Symptome befürchtet werden, sollten Betroffene unter Überwachung der Vitalparameter umgehend in stationäre Behandlung gebracht werden.

Bei jeglichem Zwischenfall mit möglicherweise giftigen Pflanzen sollte man frühzeitig eine Giftnotrufzentrale kontaktieren, auch wenn sich der Notfall in Übersee ereignet. Die Kontaktinformationen finden sich in Anhang.

Internetadresse

- www.toxinfo.org. Hervorragende Informationsmöglichkeit d. Instituts für Toxikologie des Klinikums rechts der Isar für Ärzte und Laien über giftige Pflanzen und Tiere sowie weitere Vergiftungen.

Weiterführende Literatur

1 Frohne D, Pfänder HJ: Giftpflanzen. Stuttgart: Wissenschaftliche Verlagsgesellschaft, 1997.

10.5 Verkehr und Kommunikation

T. Küpper

Der Straßenverkehr in vielen Ländern der Welt mit ihren Sand-, Schotter- und Schlaglochstrecken, oft zusätzlich mit Linksverkehr, sind für weniger erfahrene Fahrer schlicht nicht empfehlenswert. In entlegenen Gebieten – insbesondere in Afrika (Kaudom Nationalpark, Kaokoveld, beide Namibia) – sollte man immer mit mehreren Fahrzeugen unterwegs sein und entsprechende Ratschläge sehr ernst nehmen. Je nach Ablauf von Entwicklungshilfeprojekten sind perfekt ausgebaute Strecken plötzlich und möglicherweise ohne jede Warnung zu Ende und enorme Schlaglöcher folgen unverhofft. Linksverkehr wird spätestens beim Ausweichen nach langer einsamer Fahrt zur Gefahr: Fahrer, die Rechtsverkehr gewohnt sind, weichen zur falschen Seite aus. Oft ist die Streckenführung unübersichtlich und Gefahrenstellen einschließlich Unfälle und Baustellen nicht abgesichert. Manchmal sind Beschilderungen in unbekannten Sprachen und völlig unverständlich (Abb. 10.49)

Risikoerhöhend sind die Begleitumstände des Straßenverkehrs: Drogenkonsum von Fahrern, defekte Bremsen und Scheinwerfer, sehr inhomogener Verkehr mit Esels-/Ochsenkarren und Fußgängern, „freizügiges" Auslegen der Verkehrsregeln, völlig überladene und damit schwer kontrollierbare LKW mit übermüdeten oder abgelenkten Fahrern. Natürlich gibt es unberechenbare Verkehrsteilnehmer, neben Kindern vor allem Betrunkene, Haustiere und Großwild.

Bei der Übernahme eines Leihwagens sollte dieser unbedingt kritisch betrachtet werden: Sind Bereifung (Ersatzreifen nicht vergessen!), Bremsen, Stoßdämpfer und die Spur in Ordnung? Eine Probefahrt ist unerlässlich. Je nach Reiseland sollte das Werkzeug ergänzt werden (insbesondere Draht, Tape, Abschleppseil, Reserveöl und Wasser), ebenso ein zweiter Ersatzreifen und ggf. Trinkwasser. Wenn weicher Boden erwartet wird, unbedingt ein stabiles Brett als Unterlage für den Wagenheber mitnehmen. Bei jeder sich bietenden Gelegenheit wird voll getankt. Ist ein Grenzübertritt geplant, muss spätestens bei Übernahme des Leihwagens bei vielen Ländern an das sog. „Carnet de Passages" gedacht werden.

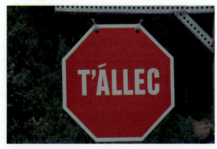

Abb. 10.49: Dieses Straßenschild auf Lilwat ist allenfalls durch Form und Farbe interpretierbar (Squamish Nation, Umgebung Whistler/Kanada). Foto: T. Küpper

Fallbeispiel: Wir haben in Windhoek/Namibia ein Fahrzeug übernommen, dessen Spur verzogen war. Im Buschmannland, 170 km vom nächsten Telefon entfernt, hüpfte das Fahrzeug wie üblich bei nicht intaktem

Stoßdämpfern trotz vorsichtiger Fahrweise – diesmal aber leider in einen Sandhügel. Bei zum Glück nur 40 km/h schlug es sofort quer und überschlug sich mehrfach. Mit Hilfe der Insassen eines etliche Stunden später zufällig vorbei kommenden Fahrzeugs konnten wir unser Auto wieder umdrehen und die Fahrt fortsetzen – allerdings ohne Außenspiegel und mit leicht verändertem Design ...

Die Höhe des Risikos beeinflusst man ganz wesentlich selbst. Defensiver Fahrstil ist ein absolutes „Muss"! Mäßige Geschwindigkeiten – man ist nicht auf der Flucht! – schaffen Sicherheit. Auf Schotterpisten sollte man keinesfalls schneller als 80 km/h fahren. Überholen ist hier lebensgefährlich, weil man dann den Kampf mit den vom Vordermann hoch geschleuderten Steinen aufnehmen muss (s. Abb. 6.2). Auf Schotterpisten unbedingt rechtzeitig vor Kurven – auch vor leichten! – vom Gas gehen! Immer die Wölbung der Fahrbahndecke beachten: Meist wird in der Mitte gefahren. Beim Ausweichen wird das Fahrzeug im seitwärts liegenden Lockermaterial einseitig deutlich gebremst und droht auszuscheren. Vorsichtig und rechtzeitig gegenlenken! Das Lenkrad sollte auch bei Servolenkung unbedingt mit beiden Händen gehalten werden. Nachtfahrten dringend vermeiden (Großwild, Schlaglöcher, Überfälle, schlecht beleuchtete Polizeisperren u. v. a.!). Grundsätzlich liegt ein Fahrzeug stabiler, wenn der Schwerpunkt tief liegt. Daher nicht zu viel auf das Dach packen. Die schweren Gepäckstücke gehören unbedingt in den Kofferraum und nicht auf das Dach! Unbedingt auf ausreichende Sicherung (Fixierung) des Gepäcks achten, insbesondere im Fahrgastraum. Eine in Europa völlig unbekannte Gefahr ist das „Dip": Auswaschungen sehr feinen Sandes („Mehlkiste", v. a. in Trockenflussläufen [Rivier, Wadi]) in Steppen- oder Wüstenregionen. Hier kann ein Fahrzeug unkontrollierbar ausbrechen. Gleiches gilt für windverblasenen Sand auf der Fahrbahn.

Gras kann im Hinblick auf die Feuergefahr ein doppeltes Problem darstellen. Regelmäßig unter das Fahrzeug schauen und Gras im Motorraum, an Auspuff, Bremsen und allen anderen Teilen, die heiß werden können, entfernen! Sonst kann das Fahrzeug Feuer fangen. Grasbrände können ein Hindernis darstellen, das zwar oft nur 1 m breit ist, aber von Horizont von Horizont geht und einen ggf. einschließt (ist dem Autor zweimal passiert!). In diesem Falle schlägt man in der Spur und knapp daneben das Feuer aus. Dann fährt man mit möglichst hoher Geschwindigkeit hindurch. Ist man zu zweit, läuft man nach dem Ausschlagen sofort durch und der andere fährt umgehend und schnell hinterher.

Hinweis: Zur Mahnung: In Namibia ist seit der Unabhängigkeit 1990 kein Fall eines tödlichen Unfalls eines Touristen durch Schlangenbiss bekannt geworden, aber jedes Jahr gibt es auf den leeren Straßen des Landes allein 30 deutsche Verkehrstote! Die meisten Unfälle sind selbst verschuldet, fast immer durch zu hohe Geschwindigkeit.

10 Gesundheitliche Auswirkungen weiterer Gegebenheiten des Gastlandes

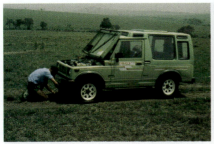 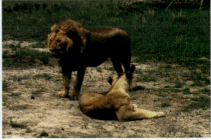

Abb. 10.50: Fahrzeugreparatur in der staubigen Weite der Serengeti (links) – diese beiden schauten aus 30 m Entfernung interessiert zu (rechts)

Mit erhöhten Problemen ist zur Regenzeit zu rechnen. Teile des Reiselandes können dann schlicht unerreichbar sein, auch kann man von steigenden Flüssen abgeschnitten werden. Querfeldeinfahren ist grundsätzlich tabu! Neben Naturschutzgründen sprechen Sicherheitsargumente dafür. Sollte es nötig werden, in einem Nationalpark einen Reifen zu wechseln, ist es keine schlechte Idee, wenn eine Person die Gegend auf Großwild beobachtet (Abb. 10.50). Die Fahrzeugtüren sollten dann offen bleiben, um notfalls zügig ins Fahrzeug „flüchten" zu können. Bei solchen Fahrten sollte man in der Lodge seine Route und den voraussichtlichen Rückkehrzeitpunkt hinterlassen.

Hierfür sprechen auch die fehlenden Kommunikationsmöglichkeiten. Zahlreichen Reisenden, vor allem bei Pauschalreisen, ist nicht bewusst, welche Konsequenzen die geringe Infrastruktur im Notfall hat. Zum Beispiel in Zambia: In Abb. 10.51 sind alle asphaltierten Straßen eines Landes, das doppelt so groß wie Deutschland ist, eingezeichnet. Entlang eines Teiles dieser Straßen und in den größeren Städten gibt es Mobiltelefonnetze (D1-Netz, Abb. 10.51), öffentliche Telefone dagegen kaum. Im Bereich der berühmten Safari Destination South Luangwa gibt es eine winzige Klinik. Sowohl von hier als auch von zahlreichen anderen Landesteilen ist es nicht möglich, die Kliniken in Lusaka oder im Copperbelt in weniger als 12 bis 13 Stunden zu erreichen! Im Westen des Landes (Mongu – Sesheke) ist ein Stundenschnitt von 15 km/h schon eine Leistung! Eine wichtige reisemedizinische Aufgabe ist es also, dem Reisenden diese Problematik bewusst zu machen und zur Vorsicht (Primärprävention) zu raten. Für den Fall eines Notfalls sollte der Reisende wissen, dass die meisten Lodges über Kurzwellenfunk hoher Reichweite verfügen.

Hinsichtlich Kommunikation sollte rechtzeitig geprüft werden, ob in der Zielregion Mobilfunknetz vorhanden ist und, falls ja, welches Netz. So sind übliche europäische Mobiltelefone in Nord- und Südamerika nicht nutzbar, weil dort statt des hiesigen GSM900/1800-Netzes, das auch in Afrika und Asien weite Verbreitung hat, nicht existiert, sondern GSM850/1900. Der Reisende sollte darauf hingewiesen

III Gesundheitsrisiken im Gastland

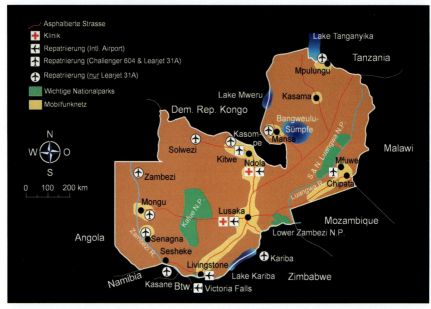

Abb. 10.51: Die Infrastruktur Zambias aus dem Blickwinkel der Reise- und Reisenotfallmedizin: Charakteristisch sind extreme Rettungswege und -zeiten sowie eine stark eingeschränkte Kommunikation

werden, sich vor Reiseantritt über die länderspezifischen Notrufnummern zu informieren (s. Anhang) und dass es in allen Ländern, in denen es nicht generell üblich ist, zumindest eine der Weltsprachen allgemein zu sprechen, notwendig ist, sich zum Absetzen des Notrufes zunächst eine Person zum Übersetzen zu organisieren.

10.6 Medizinische Infrastruktur und Rettungswesen

T. Küpper

Es ist bekannt, dass die medizinische Infrastruktur ein massives Gefälle zwischen den Industrieländern und den weniger entwickelten Ländern aufweist. Weniger bekannt ist dagegen, dass auch die aus der Heimat bekannten Qualitätsunterschiede in der Fremde nicht nur auch existieren, sondern viel extremer sind. Das bedeutet im positiven Sinne, dass man auch in wenig entwickelten Ländern manchmal erstklassige medizinische Versorgung hat, wenn man denn weiß wo. Die Autoren sind bei ihrer reisemedizinischen Beratung in der privilegierten Lage, dass sie wohl mehr als 200 Krankenhäuser in zahlreichen Ländern der Welt persönlich von innen gesehen haben – aber wer hat das schon? Zumeist ist das öffentliche Gesundheitswesen wohl zu Recht als desolat bekannt – aber es gibt „Perlen" an unerwarteter Stelle (Abb. 10.52). Umgekehrt ist manche Privatklinik eine reine Gelddruckmaschine für ihre Besitzer und ein organisatorisches und hygienisches Chaos. Nur langsam wird in Europa die Kette der nahezu perfekt eingerichteten, meist privaten Krankenhäuser entlang der türkischen Südküste bekannt. Diese haben oft ein sog. „Foreign Department", einen speziellen Service für Ausländer, der bei der allfälligen Übersetzung sowie allen organisatorischen Problemen hilft

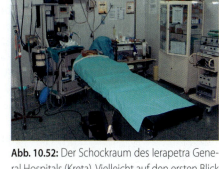

Abb. 10.52: Der Schockraum des Ierapetra General Hospitals (Kreta). Vielleicht auf den ersten Blick etwas einfach, jedoch funktionell, nach unserer persönlichen Prüfung sind alle Geräte regelmäßig gewartet und in einwandfreiem Zustand, auch die Hygiene ist in Ordnung. Foto: T. Küpper

Die großen Reisekrankenversicherungsunternehmen untersuchen den Standard medizinischer Einrichtungen systematisch, regelmäßig und mit zahlreichen Mitarbeitern nach striktem System. Sie verfügen über detaillierte Kenntnisse der meisten Länder dieser Welt. Leider wird dieses Wissen als Verschlusssache gehandelt und steht weder dem Reisenden noch dem beratenden Arzt zur Verfügung – abgesehen vom bereits eingetretenen Notfall, in dem man die Notrufnummer der Assistance kontaktiert. Dies erscheint uns jedoch zu spät: Zu diesem Zeitpunkt liegen Betroffene bereits in einem Krankenhaus – nicht wissend, dass das Haus nebenan vielleicht viel besser ist.

Unabhängige Listungen, die eine regelmäßige Qualitätskontrolle durchführen, gibt es kaum. Selbst wenn denjenigen, die die Listen führen, die Einrichtungen persönlich bekannt sind, ist dies ohne regelmäßige Überwachung mit Besuchen immer nur ein Augenblickseindruck – möglicherweise von Personen, die keine spezielle Ausbildung als Kliniker oder in Krankenhaushygiene haben – und basiert weitgehend auf Freiwilligkeit und Vertrauen. Die regelmäßige persönliche Kontrolle eines solchen Netzes ist praktisch nicht finanzierbar. Die meisten Listen sind daher einfach irgendwo abgeschrieben oder lediglich aus dem Internet recherchiert und daher hochgradig fragwürdig. Die uns derzeit verlässlichste frei zugängliche Liste ist – trotz aller bereits erwähnten Einschränkungen – diejenige von TEMOS („Telemedicine for the Mobile Society", ein ursprünglich von der RWTH Aachen betreutes Projekt). Unter http://www.temos-worldwide.com kann man bei „TEMOS Services" – „Hospital Guide" insbesondere bei „Hospital Maps" übersichtlich nachschlagen, ob sich überhaupt ein bekanntes Krankenhaus in der Nähe des

Zieles befindet sowie Adresse und Telefonnummer zu finden sind. Ein Teil dieser Häuser wurde immerhin zumindest einmalig von Projektmitarbeitern besucht und anhand vorgegebener Parameter grob überprüft. Vor dem Hintergrund, dass die großen Assistancen eigene und mit großem Aufwand strikt kontrollierte Informationen über eine große Zahl an Krankenhäusern haben, erscheint eine Lösung wie bei TEMOS allerdings als nachrangig: Der einfachste Rat, den man Reisenden geben kann, ist, dass sie vor Abreise bei ihrem Versicherer anrufen und fragen, welchen (Allgemein-)Arzt, Zahnarzt und welches Krankenhaus er in der Zielregion empfiehlt. Alternativ kann man die Fluggesellschaft oder das Auswärtige Amt nach ihren örtlichen Vertragsärzten fragen.

Natürlich bleibt das Problem der Erreichbarkeit. Das kann trotz geringer Entfernungen in Kairo und zahlreichen anderen Städten schlicht daran scheitern, dass der Verkehr regelmäßig komplett zum Stillstand kommt. Häufiger noch scheitert man jedoch an unüberbrückbaren Entfernungen (s. Abb. 10.51) oder an geeigneten Transportmitteln. In typischen Touristengebieten ist Letzteres auf privater Basis inzwischen gut organisiert. So bietet Cretan Medicare einen zu jeder Tages-und Nachtzeit einsatzbereiten Rettungsdienst für die Osthälfte der Nordseite Kretas. Ähnliches besteht in zahlreichen weiteren Regionen. Die Ausstattung dieser privaten Fahrzeuge ist meist gut (Abb. 10.53), allerdings bleibt das Problem der Kommunikation: In fast allen Ländern sprechen das Personal von Polizei und Rettungsdienst (auch Ärzte) keine Fremdsprache. Nachdem die akut notwendige Erste Hilfe geleistet ist, ist es daher eine gute Idee, sich zur Organisation weiterer Maßnahmen zunächst nach jemandem umzusehen, der übersetzen kann.

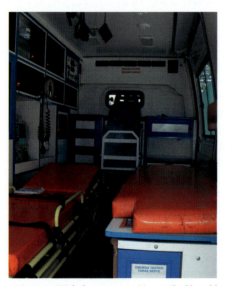

Abb. 10.53: Widerlegung eines Vorurteils: Obwohl öffentlich, ist der Notarztwagen des Kas State Hospitals (ein kleines Krankenhaus in Kas, einem Dorf an der türkischen Südküste) blitzsauber, funktionell und mit hochwertigen, regelmäßig gewarteten Geräten ausgestattet. Eine gemeinsame Übung hat gezeigt, dass das Personal absolut fit in der Anwendung ist. Foto: T. Küpper

Die Entfernungen und die Inhomogenität der medizinischen Infrastruktur machen das Erreichen einer adäquaten Klinik im Notfall leider oft unmöglich. So ist das einzige uns bekannte für Touristen akzeptable Krankenhaus an der gesamten ägyptischen Küste des Roten Meeres dasjenige in

El Gouna, etwa 25 km nördlich von Hurghada (wir kennen fast alle Alternativen, doch Achtung: Die Zustände können sich manchmal schnell zum Besseren wenden, die Verantwortlichen vor Ort schlafen nicht!). Das bedeutet aber, dass es bereits von der Touristenmetropole Hurghada aus eine halbe Wegstunde, von den zahlreichen Ferien- und Tauchzentren im Süden des Landes bis über 5 Stunden entfernt ist.

Ist es tatsächlich gelungen, in medizinische Versorgung zu gelangen, so steht der Alleinreisende in zahlreichen Ländern Afrikas, aber stellenweise auch in Asien, vor dem nächsten Problem: Anders als in Europa sind die Angehörigen für die Pflege und Versorgung mit Essen und Getränken zuständig. Ist man als Firmenangehöriger oder als Pauschalreisender unterwegs, wird das Problem meist schnell über die Verantwortlichen gelöst. Der Individualreisende muss notfalls eine lokale Kraft anheuern. Schlimmstenfalls liegen die Patienten ohne jegliche Betreuung herum, wenn mal wieder gestreikt wird, nachdem monatelang die Löhne nicht gezahlt wurden. So geschehen vor wenigen Jahren im Kenyatta University Hospital in Nairobi. Auf die örtliche Botschaften oder Konsulate sollte man sich übrigens im Notfall nicht verlassen: Aus personellen Gründen können sie nur in besonders schweren Einzelfällen helfen und Ärzte findet man dort meist auch nicht, denn die acht deutschen Botschaftsärzte sind für alle deutschen Botschaften weltweit zuständig und daher normalerweise nicht dort, wo man selbst gerade ist.

Die schon mehrfach erwähnte Hygiene ist ein weitreichendes und vielschichtiges Problem in vielen Ländern. Auch dann, wenn es eigentlich vorgeschrieben ist, entsprechende Testungen von Blutprodukten z. B. gegen HIV durchzuführen, heißt dies noch lange nicht, dass dies auch geschehen ist. Immer wieder stehen die Seren nicht zur Verfügung, wurden nicht ordnungsgemäß gelagert oder schlicht „verschlampt". Die Gabe von Blutprodukten sollte in wenig industrialisierten Ländern daher wenn irgend möglich vermieden werden. In vielen Fällen ist man mit Plasmaexpandern und Anämie zwar nicht optimal, aber besser bedient. Alternativ kommen Angehörige oder Reisebegleiter als Spender in Betracht.

Fallbeispiel: Was mag wohl mit dem Patienten passiert sein, den wir aus Kenya mit beidseitigem Oberschenkelbruch repatriiert haben und der uns beim Flug erzählte, dass er überrascht gewesen sei, dass es in dem kleinen Krankenhaus sogar möglich war, ihn mit 8 Blutkonserven zu „retten"?

Ähnliches gilt für Impfstoffe und Seren. Falls diese überhaupt zur Verfügung stehen, sind sie oft nicht nach europäischen Qualitätsmaßstäben hergestellt oder gelagert. Dies bedeutet, dass trotz der in Europa oft höheren Preise alle Impfungen lieber hier durchgeführt werden sollten. In vielen Ländern ist die Postexpositionsprophylaxe bei Tollwut ein Problem, denn ein Impfstoff von europäischer Qualität wird nur an wenigen Stellen vorgehalten. Die Kenntnis derartiger Adressen kann lebensrettend sein (z. B. Nepal International Clinic, Kathmandu, Laldurbarmarg 47, Tel.: 00977-1-4434 642, Fax: 00977-1-4434 713, als einzige sichere Adresse in Nepal).

Fallbeispiel: Aus einer ländlichen Region Äthiopiens ist uns folgende Herstellung von Tollwutimpfstoff bekannt geworden: Ein Schaf wird infiziert und kurz vor dem Verenden geschlachtet. Das Gehirn wird in einem Mixer homogenisiert und das Homogenisat über einen herkömmlichen Filter filtriert. Mit weitgehend geschätztem Bedarf wird Phenol hinzugefügt und das Ganze in Flaschen gefüllt. Diese tragen zwar den Vermerk „For animal use only", aber das liest im Notfall sicher niemand ...

Internetadressen

- TEMOS-Klinikdatenbank: http://www.temos-international.com (bislang nur einige Kliniken in wenigen Regionen)
- www.hospitalscout.com (A-Z-Index nach Ländern, insgesamt mehr als 70 000 Adressen. Kaum weitere Angaben)
- www.tlhow.com (Verbund der „leading hospitals worldwide" – wer das auch immer so definiert haben mag)

10.7 Pharmazeutische Versorgung unterwegs
H. Wicht

10.7.1 Pharmazeutische Reiseberatung

Die pharmazeutische Reiseberatung sollte sich an die reisemedizinische Beratung anschließen. Sie sollte neben dem Reiseland typischen Gesundheitsrisiken sowie die Medikamentenversorgung vor Ort auch Probleme durch die Reisedauer und die Reiseart berücksichtigen.

> **Fallbeispiel:** Als Beispiel sei hier der Einfluss von Mitteln gegen Reiseübelkeit genannt, sowohl auf die Empfindlichkeit für einen Tiefenrausch beim Tauchen als auch auf die Herabsetzung der Reaktionsgeschwindigkeit – problematisch beim Bergsteigen, aber genauso beim Autofahren in Kairo.

Es fließen aber auch Faktoren ein, die im Reisenden selbst begründet sind, etwa das Alter des/der Teilnehmer oder evtl. bestehende Vor- bzw. Grunderkrankungen, auch eventuelle medizinische (Grund-)Kenntnisse, die Vernunft des/der Reisenden und nicht zuletzt die Risikobereitschaft. So setzt die Mitnahme potenter Antibiotika entsprechende diagnostische Fähigkeiten voraus, mindestens jedoch eine entsprechende ärztliche Aufklärung vor Reiseantritt.

Eine pharmazeutische Reiseberatung mündet in der Regel in der Erstellung einer Reiseapotheke, die dem zu erwartenden Bedarf gerecht wird. Sie sollte sich auf das Nötigste und/oder Wichtigste beschränken und dem Charakter der Reise angepasst sein. Die Reiseapotheke eines Pauschaltouristen sieht nun einmal anders aus als die eines Abenteuertrekkers in Tibet.

Persönliche Dauermedikation oder individuelle Notfallausrüstung (z. B. Notfallset für Bienen- und Wespenstichallergiker) sind kein Bestandteil der Reiseapotheke und liegen in Verantwortungsbereich der Betroffenen. Gleiches gilt für Malariaprävention. Dementsprechend können hier keine allgemeingültigen oder pauschalen Empfehlungen für jeden Einzelfall geben werden. Vielmehr soll anhand von Beispielen und Hinweisen für die Problematik sensibilisiert werden.

10.7.2 Reiseapotheke

Einfluss der Reisebedingungen auf die Reiseapotheke

Medikamente sind für die „Zivilisation" gemacht, d. h., sie müssen gemäß der gängigen Bestimmungen von einigen wenigen, besonders zu kennzeichnenden Ausnahmen abgesehen, im Temperaturbereich zwischen 8° und 25 °C gelagert und verwendet werden und müssen am Ende der angegebenen Haltbarkeit einen Wirkstoffverlust von weniger als 5 % aufweisen (s. Kompaktinformation).

Damit sind bis zum individuellen Beweis des Gegenteils alle verfügbaren Medikamente als für Reisen generell, insbesondere aber für den Einsatz in klimatischen Extrembedingungen als untauglich anzusehen: Regelmäßig gefriert bei westalpinen Rettungseinsätzen der Ampulleninhalt im Arztrucksack. In medizinischer Ausrüstung wurden Temperaturen zwischen –40 °C und +80,2 °C gemessen. Nur von ganz wenigen Medikamenten ist bislang bekannt, dass sie derartig temperaturresistent sind. So sind beispielsweise Atropin, Lidocain und Naloxon über einen Bereich von –20 bis +70 °C stabil, während andere hochgradig temperatursensibel sind.

Wenn Medikamente über längere Zeit bei derartigen Umweltbedingungen transportiert werden müssen, so ist es nur eine Frage der Zeit, bis ein Temperaturausgleich mit eben dieser Umwelt stattgefunden hat, unabhängig davon, wie der Transport stattfindet. Bei entsprechend kalten Umgebungstemperaturen bleibt schließlich für einige Substanzen (z. B. Insulin, Kapseln mit flüssigem Inhalt wie Nitroglyzerin) nur die Möglichkeit, die Ampullen in einem schlagfesten Döschen unter der Jacke

Kompaktinformation

Beispiele für Lagerempfehlungen
- Acetylsalicylsäure: trocken aufbewahren
- Atenolol: dicht verschlossen und lichtgeschützt bei Raumtemperatur aufbewahren
- Atropin: Ampullen vor Licht geschützt und bei Raumtemperatur aufbewahren
- Furosemid: dicht verschlossen und vor Licht geschützt aufbewahren
- Loperamid: bei Raumtemperatur aufbewahren

am Körper zu tragen. Isoliertaschen mögen in einigen Einsatzbereichen durchaus ihre Daseinsberechtigung haben, bei längeren Aufenthalten in extremen Temperaturbereichen spielen sie wegen des unvermeidlich eintretenden Temperaturausgleichs dagegen keine Rolle.

Falls eine Ampulle gefroren war, ist eine visuelle Kontrolle ein „Muss", denn Haarrisse können Ursache von Kontamination oder Oxidation des Wirkstoffes sein. Leider sind diese Haarrisse mit bloßem Auge oft nicht sichtbar. Daher sollten Ampullen möglichst bald ersetzt werden, wenn sie einmal gefroren waren. Falls man für den Notfallgebrauch eine gefrorene Ampulle auftauen muss, so sollte dies moderat geschehen (nicht mit dem Feuerzeug!) und ohne Eigengefährdung (nicht im Mund!). In jedem Falle sollte der Ampulleninhalt vor Benutzung klar sein. Proteinhaltige Substanzen oder Emulsionen werden durch Einfrieren generell zerstört und die lipophile Phase der Emulsion kann dann bei Gebrauch schwere Lungenembolien verursachen. Dagegen können lyophilisierte („gefriergetrocknete") Substanzen – sofern sie noch nicht gelöst waren – grundsätzlich als außerordentlich temperaturstabil angesehen werden.

Werden Treibgassprays verwendet, ist darauf zu achten, dass sie keinen Temperaturen über 50 °C ausgesetzt werden – Explosionsgefahr! Tiefe Temperaturen sind hingegen unkritischer. Bei Asthmasprays sollten Pulverinhalatoren bevorzugt werden. Pulverinhalatoren müssen jedoch sorgfältig trocken gelagert und angewendet werden, um die korrekte Medikation zu gewährleisten und Klumpung der Substanz zu vermeiden. Dies kann in sehr feuchtem Klima oder bei Regenwetter ein Problem darstellen.

Zahlreiche Substanzen sind mehr oder weniger UV-sensibel. So ist von Nifedipin, aber auch Theophyllin, Nitroglycerin, Chloralhydrat, Metoclopramid und Insulin bekannt, dass sie sich unter UV-Einstrahlung relativ schnell zersetzen. Daher sollte auch in der Hektik eines Notfalls die Ausrüstung nicht offen herum liegen. Abschließend sei noch auf die Besonderheit der Zeitverschiebung hingewiesen, die sich auf die Anwendung einiger Medikamente auswirken kann (Pille, Antidiabetika, Insulin, s. Kap. 5.3).

Temperatureinflüsse auf Medikamente

Raue Umgebungsbedingungen – insbesondere Hitze und Kälte – können einen signifikanten Einfluss auf Medikamente haben, und zwar sowohl auf die Substanz selbst als auch auf Stabilisatoren, Lösungsmittel usw.

Verschiedene Autoren haben von Temperaturen in medizinischer Notfallausrüstung zwischen −40 °C and +80 °C berichtet. Derartige Extremtemperaturen können im Hochgebirge oder in den Tropen noch ausgeprägter sein. Die folgenden Empfehlungen wurden zusammengestellt, um die Anwendung von Medikamenten in derartiger Umgebung zu erleichtern. Hinsichtlich Details sei auf die Tabellen im Anhang verwiesen.

Hinweis: Allfällige Aktualisierungen zum Thema „Medikamente in Extrembedingungen" werden u. a. von der UIAA publiziert: Küpper T et al. „Consensus Statement of the UIAA Medical Commission No.10: The Effect of Extremes of Temperature on Drugs, with notes on side effects and use of some other drugs in the mountains" (www.theuiaa.org).

Einfluss auf das Verfalldatum

Das Verfalldatum wird in der Regel im Zuge des Zulassungsverfahrens festgelegt. Bei Tabletten soll der Gehalt üblicherweise bei Erreichen des Verfalldatums noch mindestens 95 % der deklarierten Wirkstoffmenge betragen, gesetzlich vorgeschrieben sind mindestens 90 %. Außerdem dürfen bis zu diesem Zeitpunkt keine toxischen Abbauprodukte entstehen. Dies gilt jedoch nur bei idealen Lagerbedingungen. Extreme Temperaturen, hohe Luftfeuchtigkeit oder Lichtexposition können die Haltbarkeit verkürzen. Bei manchen Medikamenten kann sich die Bioverfügbarkeit verändern. Die Löslichkeit bzw. Dissoziation als geschwindigkeitsbestimmender Schritt bei oralen Darreichungsformen kann durch hohe Temperaturen und Feuchtigkeit verändert werden. So kann es durch hohe Feuchtigkeit zu Umkristallisierungseffekten kommen, die die Löslichkeit verändern. Bei gepufferten Lösungen kann eine höhere Temperatur den pH-Wert verschieben, was einen Einfluss auf Haltbarkeit und Wirkstoffgehalt haben kann.

Medikamente in größeren Höhen

Noch weniger ist über die Wirksamkeit von Medikamenten unter Hypoxiebedingungen bekannt. Es ist naheliegend, dass der atemdepressive und zentral dämpfende Effekt aller sedierenden Substanzen in der Höhe verstärkt ist. Allerdings lassen sich zahlreiche Beobachtungen eher durch eine Kombinationswirkung aus Hypoxie, Dehydration, Kälte und möglicherweise anderen Effekten erklären. Ein Beispiel für eine derartige Kombinationswirkung wäre der manchmal extrem blutdrucksenkende Effekt von Nitroglycerin oder Nifedipin selbst bei geringen Dosen (Kollapsgefahr!).

Aus unsystematischen Beobachtungen kann derzeit Folgendes zur Thematik gesagt werden: Vasodilatatoren erhöhen in kaltem Klima das Risiko der Hypothermie. Für einige ist ebenso wie für Alpha-1- und Betablocker (z. B. Carvedilol) belegt, dass sie die höhenbedingte Hyperventilation signifikant beeinträchtigen und dadurch zu deutlich geringerer Belastbarkeit der Betroffenen führen. Nicht retardiertes Nifedipin führt in der Höhe in einer beträchtlichen Zahl der Fälle zum Kollaps. Zahlreiche Antihypertensiva erhöhen in der Höhe offensichtlich die Gefahr orthostatischer Probleme. Dies ist kein prinzipiell gefährliches Problem, die Patienten sollten hierüber jedoch aufgeklärt sein und sich ggf. rechtzeitig in Hockstellung bringen. Die heute seltener verwendeten Mutterkornalkaloide erhöhen die Gefahr der peripheren Erfrierung.

ASS (Acetylsalicylsäure) ist in der Höhe offensichtlich eine besonders kritische Substanz. Hinsichtlich der Sauerstoffversorgung ist die Schleimhaut des Magen-Darm-Trakts „letzte Wiese" und auch ohne irgendeine Medikation offensichtlich einem massiven Hypoxiestress ausgesetzt. Gieseler berichtet von einem zuvor völlig gesunden Patienten, der ein massives Magengeschwür nach nur einer Tablette ASS 500 mg in 6000 m Höhe entwickelt hat. ASS sollte daher in der Höhe außerordentlich kritisch gesehen und – zumindest als Schmerzmittel in Dosierungen von 500 mg und mehr – vermieden werden.

Antidepressiva, aber auch Kortikoide senken die Stresstoleranz, vermindern die Kritik- und Konzentrationsfähigkeit, führen zu Euphorie und erhöhen die Gefahr der Selbstüberschätzung. Dies führt indirekt in der Höhe zu einem potenziell erhöhten Unfallrisiko. Umgekehrt ist durch Tranquilizer das Unfallrisiko durch verringerte Reaktionsgeschwindigkeit potenziell erhöht. Einige Substanzen (z. B. Tetrazykline, einige Antidiabetika u. a.) sollten unter dem Aspekt der Phototoxizität beobachtet werden, auch wenn darüber beim Alpinismus bislang keinerlei Daten vorliegen. Heparin wird im Hinblick auf die Prophylaxe der höhenbedingten Thrombose und Lungenembolie diskutiert. Zum gegenwärtigen Zeitpunkt liegen keine Daten vor, die eine Empfehlung begründen würden. Es muss beachtet werden, dass die Handhabung sowie die Lagerung von Heparin in großer Höhe schwierig ist und das Blutungsrisiko zunehmen kann.

Wechselwirkungen

In den Tropen sollte neben der Hitzeempfindlichkeit mancher Medikamente (s. oben) beachtet werden, dass es erhebliche Interaktionen zwischen der medikamentösen Malariaprophylaxe und verschiedenen Medikamenten, insbesondere herzwirksamen Medikamenten, geben kann. So sollte wegen der QT-Verlängerung Chloroquin/Mefloquin nicht gleichzeitig mit Amiodaron, Betablockern oder Ca-Antagonisten gegeben werden. Mefloquin sollte wegen der erheblichen Bradykardiegefahr nicht mit Antiarrhythmika wie Ajmalin, Propafenon oder Amiodaron kombiniert werden. Arthemerter/Lumefantrin nie mit Propranolol kombinieren (massive Bradykardiegefahr!), übrigens auch nicht mit Grapefruitsaft, denn alle haben den gleichen Abbauweg über Cytochrom P450 und es entstehen stark blutdrucksenkende Metaboliten. Bei bestehender antiarrhythmischer Therapie und bestehender Indikation zur medikamentösen Malariaprophylaxe empfiehlt sich in jedem Falle eine Testmedikation unter Langzeit-EKG-Kontrolle. Ähnliches gilt für die Kombination aus Chloroquin und Digitalis, dessen Spiegel steigt und mit ihm die Bradykardieneigung.

Ausstattung der Reiseapotheke

Aus den voran genannten Gründen sollten beim Bestücken der Reiseapotheke vorzugsweise feste orale Darreichungsformen und möglichst keine flüssigen Arzneiformen verwendet werden. Tropfen und Säfte wiegen viel, können auslaufen (Druckunterschied im Flugzeug!) und lassen sich schlechter handhaben. Darüber hinaus sind feste Darreichungsformen weit weniger temperaturempfindlich.

Ein Fieberthermometer gehört unbedingt in die Reiseapotheke. Bei digitalen Thermometern sollte eine frische Batterie oder bei längeren Aufenthalten Ersatz mitgeführt werden. Die früher üblichen Quecksilberthermometer – heute quecksilberfrei ! – haben den Nachteil der Bruchanfälligkeit und werden durch höhere Temperaturen zerstört.

Bei der Verwendung von Suppositorien ist zu beachten, dass Zäpfchen aus Hartfett bei Temperaturen ab 25 °C schmelzen. Hier sind Zäpfchen aus Macrogolgrundlagen zu bevorzugen, da sie nicht schmelzen, sondern sich in wässrigem Medium auflösen.

Bei sehr tiefen Temperaturen müssen Suppositorien vorher unbedingt angewärmt werden. Zwar haben kalte Zäpfchen einen positiven Effekt auf Hämorrhoiden, jedoch neigt das gefrorene Material zum Splittern. Die Verletzungsgefahr durch die z. T. sehr scharfen Bruchstücke sollte nicht unterschätzt werden.

Als Wunddesinfektionsmittel sollten vor allem in kalten Regionen alkoholische Mischungen aus Ethanol und Isopropanol verwendet werden, wobei 70%ige Lösungen wegen des besten Verhältnisses aus Lipophilie und Hydrophilie die höchste desinfizierende Wirkung haben. Metallorganische Substanzen wie früher z. B. quecksilberhaltige Desinfektionsmittel können sich beim Einfrieren zersetzen.

Es sollten immer mindestens zwei Personen fundierte Kenntnisse im Umgang mit der Reiseapotheke haben. Informationsblatt beilegen!

Bei Flugreisen sind die EU-Richtlinien zur Mitnahme von Flüssigkeiten und gelartigen Produkten im Handgepäck zu beachten: maximal 100 ml je Behältnis in transparentem Plastikbeutel mit maximal 1 l Fassungsvermögen.

Die Reiseapotheke besteht zunächst aus einem Standardrepertoire, das immer mitgeführt werden sollte (Tabelle 10.14).

Die Splitterpinzette kann auch zum Entfernen von Zecken verwendet werden. Zum Fieberthermometer sei auf die bereits gegebenen Hinweise verwiesen. Abhängig vom Reiseziel und den klimatischen Bedingungen können allgemein die in der Kompaktinformation genannten Ergänzungen empfohlen werden.

Bei der Verwendung von Sonnenschutz und Insektenschutz gleichzeitig ist der Sonnenschutz zuerst aufzutragen. Dabei sollte ein hoher Lichtschutzfaktor verwendet werden, weil bis zu 30 % der Schutzwirkung durch gleichzeitige Anwendung beider Maßnahmen verloren gehen kann (die Wirkung des Repellents bleibt unverändert). Empfindliche Personen sollten darauf achten, dass der Sonnenschutz sowohl gegen UV-A als auch UV-B schützt. Wer zu „Mallorca-Akne" neigt, sollte fett- und emulgatorhaltige Produkte meiden und stattdessen Sonnenschutz-Gele verwenden.

Abb. 10.54: Neue Kennzeichnung der COLIPA

Die neue Kennzeichnung der COLIPA weist auf Produkte hin, die – gemessen am Lichtschutzfaktor – auch einen ausreichenden Schutz vor UV-A-Strahlen gemäß den aktuell gültigen Empfehlungen aufweisen (Abb. 10.54).

In vielen Ländern außerhalb der EU wird noch p-Aminobenzoesäure (PABA) als Lichtschutzfilter verwendet, deswegen sollten Allergiker sich den Sonnenschutz in Europa besorgen, da hier diese Substanz nicht mehr verwendet wird.

Repellenzien sollten nach dem Einsatzgebiet und gewünschter Wirkdauer ausgewählt werden. Während in Skandinavien oder Nordamerika Insektenstiche eher in die Kategorie „lästig" einzuordnen sind, können Repellenzien in den Tropen Bestandteil der Malariaprophylaxe sein. Dementsprechend wichtig ist eine sichere und kalkulierbare Wirkung.

Die mit Abstand am häufigsten verwendete Substanz ist Diethyltoluamid (DEET), das seit 1954 verwendet und in Konzentrationen von 5–90 % eingesetzt wird. DEET wirkt gegen Mücken, Spinnentiere und ein breites Spektrum von Fliegen, jedoch praktisch nicht gegen Bienen, Wespen etc. Aufgrund von Hautreizungen ist in einigen Ländern die Verwendung untersagt bzw. die Konzentration beschränkt worden. Hohe Konzentrationen (> 50 %) der ansonsten gut wirksamen Substanz

Tabelle 10.14: Reiseapotheke Grundausstattung

Material		Anzahl/Menge
1.	Verbandpäckchen 60 cm	1
2.	Verbandpäckchen 80 cm	1
3.	Wund- und Heftpflaster 4 und 6 cm	je 50 cm
4.	Mullbinden 4 und 6 cm	je 2
5.	Elastastische Binde 8 cm (Idealbinde)	1
6.	Sterile Kompressen 10x10 cm	2 x 2
7.	Fieberthermometer	1
8.	Kleine Schere	1
9.	Splitterpinzette	1
10.	Desinfektionsmittel (alkoholisch)	1
11.	Sicherheitsnadel	4
12.	Sterile Handschuhe	1 Paar
13.	Rettungsfolie	1
14.	Dreiecktuch	1

Kompaktinformation

Optionale Ergänzungen Reiseapotheke
1. Sonnenschutz
2. Insektenschutz
3. Sterile Spritzen 2 ml, 5 ml, 10 ml, je 2
4. Sterile Einmalkanülen Nr. 1, Nr. 12, je 2
5. Steristrips
6. Ersatz- und Sonnenbrille
7. Mittel zur Trinkwasserdesinfektion (chemisch, Filter)
8. Multifunktionsmesser
9. Blasenpflaster

sind daher nur bei Reisen in Malariagebiete gerechtfertigt. DEET greift Kunststoffe an (Kleidung, Uhrenarmbänder etc.) und sollte nicht großflächig (> 20 % Körperoberfläche) und auf Schleimhäuten verwendet werden.

Ethyl-Butyl-Acetaminopropionat (IR3535) ist besser verträglich als DEET, jedoch ist auch die Wirkung schwächer, der Einsatz ist daher nur außerhalb von Malariagebieten zu empfehlen.

Icaridin (Bayrepel) hingegen hat eine weitgehend vergleichbare Wirkung wie DEET bei gleichzeitigem Fehlen von Nebenwirkungen.

Als wenig überzeugende Alternativen sind abzulehnen: Einnahme von Vitamin-B-Präparaten, Knoblauchöl-, Petersilienkapseln. Die abschreckende Wirkung beschränkt sich überwiegend auf Mitmenschen.

Die äußerliche Anwendung ätherischer Öle wirkt – wenn überhaupt – zu kurz, außerdem können sie bei Sonnenlichtexposition Allergien auslösen. Elektrische Geräte, Blaulichtlampen oder Ultraschallgeräte sind praktisch unwirksam. Biozidverdampfer, Räucherspiralen oder Insektizidsprays sind hingegen wirksam. Bei empfindlichen Menschen kann die Inhalation der Insektizide Schleimhautreizungen hervorrufen. Ebenfalls möglich ist die Imprägnierung von Textilien mit Insektizid-Sprays (Nobite) oder die Anwendung imprägnierter Arm-/Fußbänder (Mosiguard). Sicheren – wenn auch unspektakulären – Schutz bieten Mosquitonetze und Fliegengitter.

Medikamente. Von den Schmerzmitteln ist Paracetamol wegen des geringen analgetischen Potenzials weniger sinnvoll. Bei Acetylsalicylsäure scheint die negative Wirkung auf die Magenschleimhaut mit steigender Höhe zuzunehmen. Deswegen und wegen der Kontraindikation unter 16 Jahren ist ASS nicht die erste Empfehlung als Schmerzmittel. Metamizol scheint eine Renaissance zu erleben, nachdem es wegen seiner Nebenwirkungen auf das Blutbild eine Zeit lang in Verruf geraten war. Seine Wirkung gerade auch bei viszeralen Schmerzen ist jedoch sehr gut. In Deutschland ist es verschreibungspflichtig. Zusammenfassend sollte Ibuprofen als mittelstarkem Schmerzmittel der Vorzug gegeben werden.

Bei Tauch- und Wassersport kommt es häufig zu Gehörgangsentzündungen infolge des Eindringens von (kontaminiertem) Wasser (Otitis externa). Hilfreich ist hier nach jedem Tauchgang die vorbeugende Verwendung einer desinfizierenden

III Gesundheitsrisiken im Gastland

> **Kompaktinformation**
>
> **Reiseapotheke: Medikamente allgemein**
> 1. Schmerz- und Fieber: Ibuprofen
> 2. Magen-Darm: Metoclopramid®
> 3. Krampflösend: N-Butylscopolamin
> 4. Durchfall: Loperamid, Saccharomyces boulardii
> 5. Orale Rehydrierung
> 6. Hustenmittel: Dihydrocodein®, Noscapin®
> 7. Antihistaminikum: Tabletten und Gel
> 8. Antiseptische Wundsalbe
> 9. Abschwellende Augen- und Nasentropfen
> 10. Kortikoidcreme oder Lotio
> 11. Ohrentropfen: Otalgan, Otobacid®
>
> Die mit ® gekennzeichneten Präparate unterliegen in Deutschland der Verschreibungspflicht.
>
> Bei Reisen unter einfachsten Bedingungen oder Langzeitreisen können die folgenden Ergänzungen sinnvoll sein:
>
> **Reiseapotheke: Ergänzungen für besondere Reisebedingungen**
> - Zusätzliche Schmerzmittel z. B. Diclofenac, Metamizol®
> - Starke Schmerzmittel: Tramadol®, Opiate®
> - Antibiotika: Breitspektrum
> - Antiparasitäre Mittel
> - Antibiotische Augensalbe
> - Lippenherpes (Creme): Aciclovir, Penciclovir

und rückfettenden Alkohol-Glyzerin-Mischung mit etwas Eisessig (Anfertigung durch Apotheke). Im Falle bereits bestehender Beschwerden wird stattdessen eine Heilsalbe (beispielsweise Panthenol-Salbe) eingesetzt, bei stärkeren Beschwerden werden auch kortikoidhaltige Ohrentropfen erfolgreich angewendet.

Erweiterte Ausstattung für längere Touren, Trekking oder Expeditionen. Auch bei mehrtägigen Touren stehen diverse Bagatellverletzungen, Sonnenbrand und Kopfschmerzen im Vordergrund (Tabelle 10.15). Dabei ist anzumerken, dass die untersuchten Personen nicht in großen Höhen unterwegs waren. Systematisch erhobene Daten darüber, was auf Trekking oder Expeditionen an medizinischem Material tatsächlich verbraucht wird, wurden nie publiziert.

Eine Tourenapotheke für Trekking oder Expeditionen in größere Höhen unterscheidet sich von der üblichen Reiseapotheke vor allem in einer umfangreicheren Ausstattung gegen Höhenerkrankungen und einem größeren Vorrat an Schmerzmitteln. Letzteres ergibt sich vor allem aus den zu erwartenden langen Rettungswegen und -zeiten. Eventuell wird bei größeren Gruppen Sauerstoff für Notfälle mitgenommen. Größere Gruppen haben die Möglichkeit, auch einige Infusionen nebst Zubehör mitzuführen.

Da die Menge der mitzuführenden Medikamente und Ausrüstung extrem von der Art des Unternehmens und der Zahl der beteiligten Personen abhängt, können an dieser Stelle keine quantitativen Angaben gemacht werden. Falls die Expedition mit Basecamp und Hochlagern arbeitet, sollte jedes Hochlager mit einer kleinen Notfallausstattung versehen sein, während das „medizinische Zentrum" im Basecamp liegt.

10 Gesundheitliche Auswirkungen weiterer Gegebenheiten des Gastlandes

Tabelle 10.15: Medizinische Zwischenfälle beim Weitwandern und Trekking in mittlerer Höhe (links) und verwendetes Erste Hilfe-Material (rechts), jeweils pro 10 000 Personentage. Nach Welch 1997

Ereignisse pro 10 000 Personentage		Verbrauch (Packungseinheit) pro 10 000 Personentage	
Blasen	40,0	Polstermaterial (SecondSkin)	48,0
Wunden (nicht spezifiziert)	35,4	Tape	43,0
Verbrennung	12,6	Desinfektion	37,9
Kopfschmerzen	10,1	Antibiotische Salbe	37,9
Sonnenbrand	7,6	Sterile Wundabdeckung	27,8
Schürfung	7,6	Mullverband	25,3
Splitterverletzung Auge	7,6	Wundschnellverband (Pflaster)	22,8
Kontaktdermatitis	5,1	Ibuprofen	17,9
Bauchschmerzen	5,1	„Sunburn Lotion"	7,6
Blutegelwunde	2,5	Steristrips	5,1
Dehydratation	2,5	Elastische Binde	5,1
Nasenbluten	2,5	Hydrocortison Creme 1 %	2,5
Sprunggelenkdistorsion	2,5		
Splitterverletzung der Haut	2,5		
Quetschung	2,5		
Unterkühlung	2,5		

Im Gegensatz zur Reiseapotheke für Höhenaufenthalte sollte eine solche für heiße oder tropische Klimazonen zwar nicht mit höhenspezifischen Medikamenten, dafür aber mit Elektrolytpulver für den Fall einer gravierenden Exsikkose (unabhängig von ihrer Ursache) ausgestattet werden. Die Notwendigkeit eines größeren

Tabelle 10.16: Ergänzungen der Grundausstattung für größere Höhen oder Personen mit erweiterten medizinischen Kenntnissen (Achtung: Betäubungsmittelgesetze (Morphium!), s. auch unten

	Indikation	Produkt
Bergführer/ Rettungsassistenten	AMS/HACE	Dexamethason Tbl. 8 mg, 10 St.
	HAPE	Nifedipin retard 20 mg, 10 St.
	Angina pectoris	Nitrokapseln, 4 St.
	(Platz-)Wunden	Steristrips, 3–4 St.
	Sehr starker Schmerz	Tramadol Kps. 50 mg, 10 St. oder Tilidin 50, 4 mg 10 St.
Ärzte (zusätzlich zur Bergführerausstattung)	Schwere AMS/HACE	Dexamethason-Amp. 40 mg
	Sehr starker Schmerz	Ketamin 1 Amp.; evtl. Morphium 20 mg, 2 Amp.
	div.	2 Spritzen/Kanülen

Schmerzmittelvorrats bleibt bei auch hier anzunehmenden langen Rettungs- und Transportzeiten prinzipiell gleich.

Rechtliche Aspekte der Medikamentenmitnahme über Grenzen hinweg
Zu beachten ist, dass eine Reihe von Medikamenten, v. a. Betäubungsmittel, bei Grenzübertritten nur mitgeführt werden dürfen, wenn ein entsprechendes Formular vorgezeigt werden kann. Dies gilt jedenfalls in den Staaten des Schengener Abkommens. Ein entsprechendes Formular kann auf der Homepage der Bundesopiumstelle heruntergeladen werden (http://www.bfarm.de/cln_028/nn_424418/DE/Bundesopiumstelle/BtM/form/form-inhalt.html#Anker) oder unter www.high-mountains.de.

Außerhalb des sog. „Schengenraums" sollten die Modalitäten unbedingt rechtzeitig mit der zuständigen Botschaft geklärt werden. Auch innerhalb des Schengenraums kann es zu Problemen kommen, wenn Betäubungsmittelgesetze nicht aufeinander abgestimmt sind: So hat Italien als einziges Land der Welt Ketamin und Tramadol als Betäubungsmittel gelistet! Weitere Schwierigkeiten können sich bei der Mitnahme von sterilen Spritzen und Kanülen ergeben. Bei einer Zollkontrolle kann hier schnell der Verdacht von Drogenmissbrauch aufkommen. Speziell im asiatischen Raum wird immer wieder von diesbezüglichen Problemen berichtet.

Die Mitnahme eines Attests oder Rezepts speziell im außereuropäischen Raum ist angeraten. Dies sollte bestätigen, dass es sich um persönliche Notfallausrüstung handelt. Damit der Zöllner oder Kontrolleur die entsprechenden Papiere lesen (in etlichen Staaten finden sich auch in diesen Berufsgruppen viele Analphabeten!) und verstehen kann, sollten sie in Landessprache abgefasst sein, zumindest aber in englisch, französisch oder (Südamerika!) spanisch. Ein Beispiel für eine derartige Bescheinigung kann unter www.high-mountains.de herunter geladen werden.

In vielen nichteuropäischen Ländern spielen neben länderspezifischen Vorschriften auch deren Auslegung und Anwendung eine Rolle. Vor allem in arabischen Staaten werden diese bisweilen eher streng ausgelegt (Vereinigte Arabische Emirate!). Unter Umständen kann es sinnvoll sein, sich vorher bei einer diplomatischen Landesvertretung in Deutschland über die Einfuhrvorschriften zu informieren. Dies auf jeden Fall, wenn Mengen eingeführt werden sollen, die den persönlichen Bedarf offensichtlich überschreiten.

10.7.3 Medikamentenbeschaffung im Ausland

Rechtliche Aspekte
Die rechtlichen Rahmenbedingungen zum Erwerb von Medikamenten differieren sehr stark und korrelieren oft mit der Infrastruktur. Während in manchen Ländern Kortikoide oder sogar Opioide frei erwerbbar sind, werden in vielen Ländern ärztliche Legitimationen verlangt, also entweder ein Rezept oder ein Heilberufsausweis.

Wenn es sich um deutsche Dokumente handelt, können je nach Sprache im Gastland Übersetzungen nötig sein. Dies setzt einen entsprechenden planbaren Bedarf voraus, so dass eher die Mitnahme der Medikamente in Frage kommt. Im Notfall muss ggf. ein einheimischer Arzt konsultiert werden.

Erwerb im Ausland – Qualitätskriterien

Neben den rechtlichen Erfordernissen können beim Erwerb im Gastland Probleme bei der Identifizierung der Arzneimittel auftreten, da die Medikamente andere Namen haben können. Auch das Studium des Beipackzettels kann problematisch sein – wenn er überhaupt vorhanden ist. Daneben gibt es in vielen afrikanischen, aber auch asiatischen Ländern Probleme mit falsch gelagerten oder sogar abgelaufenen Medikamenten. In Ländern mit einem gut sortierten (und kontrollierten) Arzneimittelmarkt können die notwendigen Medikamente ohne weiteres vor Ort beschafft werden (z. B. Nordamerika). In den übrigen Ländern sind in größeren Städten und Touristenzentren im Allgemeinen vertrauenswürdige Apotheken oder vergleichbare Einrichtungen vorhanden, in denen zumindest Bagatellarzneimittel mit vertretbarem Risiko gekauft werden können. Medikamente, bei denen es auf die Wirksamkeit ankommt – beispielsweise Malariamittel, Antibiotika oder Dauermedikation – sollten im europäischen Raum bezogen werden (s. unten: Medikamentenfälschungen). In Ländern mit niedrigen zivilisatorischen Standards ist die pharmazeutische Qualität der einheimisch produzierten Arzneimitteln im Allgemeinen von deutlich geringerer, bisweilen sogar schlechter Qualität.

Fallbeispiel: Beispielsweise zerbröselten bei einem Tinidazol-Präparat nepalesischer Herkunft die Tabletten bereits beim Öffnen der Verpackung. Da der Wirkstoff wegen seines extrem bitteren Geschmacks Erbrechen fördert, war eine Einnahme faktisch unmöglich.

Medikamentenfälschungen

Der internationale Schwarzmarkt mit gefälschten Arzneimitteln boomt! Dies wundert nicht angesichts der Verdienstspannen, die mit Arzneimittelfälschungen erzielt werden können (Abb. 10.55).

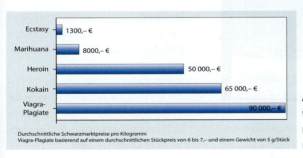

Abb. 10.55: Preise und Gewinnspannen von Medikamenten auf dem Schwarzmarkt (Quelle: ABDA)

Damit sind für Kriminelle Fälschungen lukrativer als der Drogenhandel, zudem mit einem geringeren Aufdeckungsrisiko. Es ist daher nicht verwunderlich, wenn Interpol meldet, der Fälschermarkt werde zunehmend zur Spielwiese von Terror-Organisationen und organisierter Kriminalität.

Dabei konzentrieren sich die Fälscher auf bekannte Markenprodukte und hier vornehmlich auf teurere Präparate. Dazu zählen vorzugsweise so genannte Lifestyledrugs wie Potenz- oder Haarwuchsmittel, aber auch AIDS- und Krebsmedikamente oder Antibiotika und Malariamittel. Zunehmend gehören auch Mittel gegen Cholesterin, Osteoporose und Bluthochdruck dazu. Die Spanne reicht dabei von Totalfälschungen bis hin zu einer Verlängerung des Verfalldatums.

Hinweis: „Ein gefälschtes Medikament ist ein Produkt, das vorsätzlich und mit betrügerischer Absicht hinsichtlich seiner Herkunft oder Identität falsch gekennzeichnet ist" (Definition WHO).

Die Weltgesundheitsorganisation (WHO) schätzt, dass bis zu 50 % aller in Entwicklungsländern vertriebenen Arzneimittel gefälscht sind. Weltweit wird der Anteil auf 8–10 % geschätzt. Die Palette reicht dabei von Präparaten in gefälschter Verpackung bis zu solchen, die keinerlei Wirkstoff enthalten. Letztere machen mit 60 % den Löwenanteil der Fälschungen aus. Weitere 16 % kommen mit einem falschen Wirkstoff in den Handel und 17 % mit falscher Wirkstoffmenge.

Dies hat für den ahnungslosen Verwender oft drastische Folgen, wie zahlreiche Todesfälle wegen gefälschter Antibiotika in den USA oder wegen falscher Impfstoffe in Afrika belegen.

Fallbeispiel: Während der Meningitisepidemie in Niger gab es 2500 Tote, weil 50 000 Personen mit gefälschten Arzneimitteln – einem wirkstofffreien Impfstoff – behandelt wurden.

In Haiti starben Mitte der 90er Jahre 89 Kinder und 30 Erwachsene an einem Hustensirup mit verunreinigten Hilfsstoffen.

2008 kamen in Singapur vier Personen durch eine Viagra-Fälschung ums Leben.

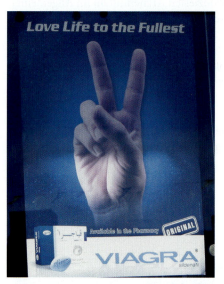

Abb. 10.56: No risk – no fun! Für ein muslimisches Land eine recht progressive Werbung im Schaufenster einer Apotheke in Hurghada (Foto: T. Küpper)

Das Problem der Arzneimittelfälschungen ist dort am größten, wo regulatorische oder strafrechtliche Regelungen in Bezug auf Arzneimittel wenig ausgeprägt sind. Indien liegt als Herkunftsland von gefälschten Arzneimitteln mit 51,62 % aller entdeckten Packungen vor Syrien (36,37 %) und den Vereinigten Arabischen Emiraten (8,66 %). Das belegen Zahlen der Europäischen Kommission über vom Zoll in den EU-Staaten untersuchte Waren aus dem Jahr 2008.

Auch der Bezug über das Internet kann risikobehaftet sein. Ein Gütesiegel und ein Versandapothekenregister sollen für Sicherheit sorgen. Wer jedoch Medikamente mit großem Aufwand fälscht, schreckt auch nicht davor zurück, ein Gütesiegel oder Internetseiten zu fälschen.

Die Gefahr, beim Bezug von Arzneimitteln über den geregelten Vertriebsweg an Fälschungen zu geraten, ist dagegen deutlich geringer. Nach Angaben des BKA sind in der legalen Vertriebskette in Deutschland seit 1996 nur 38 Fälle von gefälschten Arzneimitteln bekannt geworden.

Lösungsansätze

Mehr Sicherheit bringen soll das Arzneimittel-Identifizierung-System der Initiative „securPharm". Durch Aufbringen eines individuellen DataMatrix-Codes kombiniert mit einer Datenbankabfrage sollen Präparate fälschungssicherer werden (vgl. hierzu auch www.securpharma.de).

Das Verfahren soll in drei Schritten verlaufen:

- Kennzeichnung:
Der Hersteller kennzeichnet die Verkaufsverpackungen mit einem individuellen maschinenlesbaren Data-Matrix-Code (Abb. 10.57). Der Code beinhaltet die Produktnummer, die Chargenbezeichnung, das Verfalldatum und eine Seriennummer. Diese Datenelemente erlauben die eindeutige Identifikation jeder einzelnen Packung.

- Speicherung der Information:
Bevor der Hersteller ein gekennzeichnetes Produkt in den Markt bringt, hat er die im Code enthaltene Information an eine Datenbank zu liefern, auf die autorisierte Marktpartner ebenfalls zugreifen, um ein Arzneimittel zu identifizieren.

- Überprüfung:
Bevor eine gekennzeichnete Packung an einen Patienten abgegeben werden darf, muss der Apotheker den aufgedruckten Code Information mit den Daten vergleichen, die zu dieser Packung in der Datenbank vorliegen. Ist der Ab-

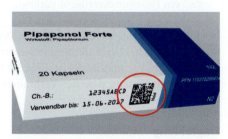

Abb. 10.57: Faltschachteln mit Data-Matrix-Code (IFA, www.securpharm.de)

III Gesundheitsrisiken im Gastland

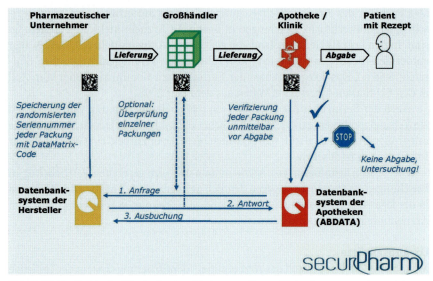

Abb. 10.58: Das End-to-End-Kontrollsystem für den securPharm-Piloten (www.securpharm.de)

gleich erfolgreich und erlaubt der in der Datenbank gespeicherte Packungsstatus die Abgabe, so kann diese erfolgen. Mit Bestätigung der Abgabe wird der Packungsstatus auf „Abgegeben" gesetzt. Diese Statusänderung ist von elementarer Bedeutung für das Funktionieren des Gesamtsystems. Sollte nämlich ein Fälscher versuchen, den Code einer Originalpackung – wiederholt – zu kopieren und auf diese Weise ein gefälschtes Produkt als scheinbare Originalware in den Markt zu schleusen, so wird dieser Versuch spätestens bei der Überprüfung während des Verkaufsvorgangs in der Apotheke entdeckt. Die Rückmeldung des Systems an die Apotheke wäre in diesem Fall mit der Warnung verbunden, dass eine Packung mit gleicher Identifikation schon früher verkauft wurde, mithin also ein Fälschungsverdacht vorliegt.

Die Pilotphase des Systems startet 2013. Dabei müssen Fragen geklärt werden, etwa wie die Abgabe bei Verbindungsproblemen zum Server erfolgt oder wie die Verfahrensweisen im Versandhandel ist. Eine Schwäche des – sehr aufwändigen – Systems liegt sicherlich darin, dass der Verbraucher selbst keine Kontrollmöglichkeit hat (Abb. 10.58).

Empfehlung
Generell lautet die Empfehlung: Auf keinen Fall sollten Arzneimittel auf Wochenmärkten oder bei Straßenhändlern gekauft werden. Dies gilt insbesondere für Dritt-

> **Kompaktinformation**
>
> **Vorsicht ist beim Arzneimittelkauf geboten, wenn**
> - verschreibungspflichtige Arzneimittel als frei verkäuflich beworben werden.
> - beim Kauf von verschreibungspflichtigen Arzneimitteln kein Rezept benötigt wird.
> - sich die Tabletten in Plastikbeuteln befinden.
> - bei der Bestellung verschreibungspflichtiger Arzneimittel nur das Ausfüllen eines kurzen Gesundheitsfragebogens notwendig ist.
> - Originalverpackung, Gebrauchsinformation, Mindesthaltbarkeitsdauer, Zulassungs- oder Chargennummer fehlen.
>
> Im Zweifelsfall fragen Sie Ihren Arzt oder Apotheker.

Welt-Länder und vor allem, wenn eine sichere Wirkung garantiert sein muss wie bei Antibiotika etc.

Auch wenn der vermeintlich niedrigere Preis lockt, sollte man nicht vergessen, dass ein Mehr an Sicherheit sich zwangsläufig auch im Preis widerspiegeln muss.

10.8 Klinische Aspekte unterwegs

10.8.1 Chirurgie unterwegs

M. Tannheimer

Dieses Kapitel ist keine Anleitung, wie mit dem Schweizer Taschenmesser Notoperationen durchzuführen sind. Vielmehr werden Empfehlungen gegeben, falls auf Reisen eine chirurgisch-ärztliche Versorgung nicht oder nur mit erheblicher Verzögerung möglich ist bzw. der hygienische und chirurgische Standard im Reiseland bei weitem nicht dem europäischen entspricht. Bereits vor Reiseantritt sollte geklärt sein, wie im Fall des Falles eine Repatriierung erfolgen und der Kontakt zur repatriierenden Organisation (z. B. ADAC, Schweizer REGA oder deutsche Rettungsflugwacht) hergestellt wird. Da das Gepäckvolumen bei Reisen immer beschränkt sein wird, müssen vor dem Hintergrund der jeweiligen Reise sinnvolle Kompromisse bezüglich des mitzuführenden chirurgischen Materials gemacht werden (s. Kompaktinformation auf der folgenden Seite).

Typische Szenarien
Riss- und Schnittverletzungen. Die Blutung spült Schmutz und Bakterien aus der Wunde. Die Blutstillung wird in der Regel durch lokalen Druck mit einer Kompresse über einige Minuten und anschließender Naht erreicht. Eine starke spritzende Blutung deutet auf die Verletzung einer Arterie hin und bedarf meist eines

Kompaktinformation

Grundsätzlich sinnvoll:
- Sterile Kanülen, Spritzen und Skalpelle
- Lokalanästhetikum in Kunststoffampulle z. B. Naropin
- Desinfektionsmittel z. B. Betaisodonna flüssig (Trinkwasserentkeimung damit möglich)
- Steril verpacktes Verbandsmaterial (Kompressen, Binden, Pflaster)
- 1 Rolle Tape
- Universalschiene z. B. SAM-Splint®
- Orales Antibiotikum z. B. Moxifloxazin (Avalox) oder Clarithromycin (Klazid)
- Potentes Schmerzmittel (je nach eigener Erfahrung, idealerweise potentes Opiat unter Beachtung lokaler Gesetze (Information über

Bundesopiumstelle: www.bfarm.de), sehr positive Erfahrung mit Fentanyl-Loli (Actiq®)

Häufig nützlich:
- Hautkleber z. B. Dermabond bei Risswunden besonders in der Höhe
- Pinzette, Nadelhalter, Schere, Hautfäden z. B. Ethilon 3-0
- Steristrips
- Alubeschichtete Wundgaze für Verbrennungen
- Dreieckstuch
- Blasenpflaster
- (Sterile) Einmalhandschuhe
- Fingerpulsoxymeter

Druckverbands. Hierzu eignet sich ein Dreieckstuch mit einer gefalteten Kompresse als Druckpolster. Körperstammnahes Abbinden ist Extremsituationen z. B. für die Bergung aus einem akuten Gefahrenbereich vorbehalten.

Ist die Verletzung sauber und liegen keine Verletzungen tiefer liegender Strukturen (z. B. Sehnen, Nerven etc,) vor, sollten diese mit verdünnte Betaisodonnalösung gespült und anschließend genäht werden. Dies sollte in Lokalanästhesie erfolgen. Eine Einzelknopfnaht ist technisch nicht schwierig und kann auch von Laien, wenn zuvor (daheim) geübt wurde, durchgeführt werden. Alternativ genügt häufig die Verwendung von Wundverschlusspflaster (z. B. SteriStrips). Stark verschmutze Wunden sollten primär offen behandelt, täglich gespült und mit einem Kompressenverband versorgt werden. Der Übergang zwischen diesen beiden Kontaminationsgraden ist fließend und die Entscheidung ob eine Wunde verschlossen oder offen gelassen wird hängt von der Erfahrung des Einzelnen, der jeweiligen Situation, aber vor allem davon ab, ob diese Wunde anschließend täglich kontrolliert werden kann. Falls sich im Verlauf Zeichen einer Wundinfektion (Rötung, Sekretion, Schwellung, Überwärmung, Schmerz) zeigen, sollte sie wieder eröffnet, gespült und offen weiterbehandelt werden. Narbenkorrekturen können in der Regel problemlos später im Heimatland durchgeführt werden.

Bei der Behandlung von Rhagaden (Hauteinrisse) sowie Wunden in der Höhe hat sich die Hautklebung mit z. B. Dermabond bewährt, Einzelfälle berichten vom erfolgreichen Einsatz von Sekundenkleber.

Der Tetanusschutz muss vor Reiseantritt überprüft und ggf. aufgefrischt werden.

„Kleine" septische Chirurgie. Abszesse treten in feucht-heißen Regionen häufig auf und können in der Regel leicht an der schmerzhaften Schwellung mit oft glänzender Haut, der Rötung und der tastbaren Fluktuation erkannt werden. Seit Hippokrates lautet der chirurgische Grundsatz: „ubi pus ibi evacua" – „Wo Eiter ist, dort entleere ihn". Prinzipiell sollte eine wetzsteinförmige Hautspindel exzidiert werden, um ein rasches Wiederverkleben der Haut zu verhindern und einen sicheren Eiterabfluss zu gewährleisten. Da Lokalanästhetika im entzündeten Gewebe schlechter wirksam sind und auch durch die Injektion eine Keimverschleppung hervorgerufen werden kann, empfiehlt sich auf Reisen für den Unerfahrenen den Abszess durch einen geraden ausreichend tiefen Schnitt mit einem Stichskalpell (Nr. 11) zu entlasten. Es tritt eine sofortige Schmerzlinderung auf, wenn der Eiter abfließt. Da bei dieser Technik die Wundränder oft rasch wieder verkleben sollte eine Ecke einer mit Betaisodonna getränkten Kompresse durch den Hautschnitt in die Wundhöhle gelegt werden. Verklebt die Haut und bildet sich der Abszess erneut aus, muss ein zweites Mal geschnitten werden.

Handelt es sich um ein Panaritium (eitrige Entzündung des Nagelbetts), empfiehlt sich die Leitungsanästhesie nach Oberst. Hierbei wird an der Fingerbasis je ein Milliliter Lokalanästhetikum in Knochennähe sowohl handflächen- (palmar) als auch handrückenseitig (dorsal) auf beiden Seiten des Fingers (radial und ulnar) injiziert (insgesamt 4 ml). Anschließend kann bei völliger Schmerzfreiheit der Eiterherd durch einen kleinen Schnitt parallel zum Nagelwall entlastet werden. Gerade bei diesem Krankheitsbild ist die chirurgische Therapie zur Vermeidung einer Infektionsverschleppung wichtig, da die Hornhaut an den Fingern dick und ein spontaner Eiterdurchbruch daher selten ist.

Trauma. Für das breite Feld der Zerrungen, Zerreißungen, Frakturen (Knochenbrüche) und Luxationen (Ausrenken von Gelenken) sollen hier grundsätzliche Behandlungsstrategien aufgezeigt sowie häufige Krankheitsbilder exemplarisch dargestellt werden. Bei allen Arten von Traumen gilt das PECH-Schema.

> **Hinweis:** PECH-Schema: P – Pause, E – Eis, C – Kompression, H – Hochlagerung

Allgemein wird zwischen einer Fraktur (gebrochener Knochen) und einer Weichteilverletzung (Zerrung, Prellung, Kapsel-/Bänderriss, Sehnenruptur) unterschieden.

Sichere Knochenbruchzeichen (Tabelle 10.16) beweisen zwar eine Fraktur, deren Fehlen schließt diese jedoch nicht aus. Sicherheit schafft erst die Röntgenuntersuchung. In der Praxis wird im Zweifelsfall die betroffene Extremität in einer Schiene ruhig gestellt und hochgelagert. Bei grober Fehlstellung, peripherer Durchblutungsstörung (Pulsverlust) oder Sensibilitätsverlust muss nach vorheriger Schmerzmittel-

Tabelle 10.17: Sichere und unsichere Knochenbruchzeichen

Sicher	Unsicher
- Abnorme Stellung - Abnorme Beweglichkeit - Instabilität - Sichtbare Knochenfragmente - Knochenreiben	- Schmerz - Schwellung - Gestörte Gebrauchsfähigkeit - Bluterguss

gabe unter Längszug eine achsengerechte Reposition erfolgen. Das Ziel ist die Immobilisation in achsengerechter Stellung, da somit eine effektive Schmerztherapie erreicht und das Risiko für weitere Schädigungen (z. B. der Nerven) minimiert wird. Die Schienung darf dabei die Blutzirkulation nicht beeinträchtigen, die Sensibilität ist zu überprüfen und der Puls muss in der Peripherie tastbar sein. Hilfreich kann dabei ein Pulsoxymeter sein, das am Finger oder Zeh angelegt wird. Eine SaO_2 >95% und ein zum Karotispuls identischer Pulswert bei guter Signalqualität schließen eine schwerwiegende Durchblutungsstörung praktisch aus. Die Schienung selbst muss besonders an Knochenvorsprüngen gut gepolstert sein, beide der Fraktur benachbarten Gelenke werden mit immobilisiert.

Schmerzt die Schiene, muss diese neu angelegt und besser gepolstert werden.

Hinweis: Merke: Der Patient hat immer Recht!!!

Im Gelände hat sich der SAM-Splint (Abb. 10.59) als extrem leichte Universalschiene bewährt; hiermit kann sogar behelfsmäßige die Halswirbelsäule immobilisiert werden. Auch hier gilt, dass die Anwendung bereits im Vorfeld geübt werden muss, um diese Schiene im Ernstfall suffizient einsetzten zu können.

Sind Knochenfragmente sichtbar, handelt es sich um eine offene Fraktur mit einem hohen Infektionsrisiko. Prinzipiell ist die Behandlung wie bei geschlossenen Frakturen, allerdings muss die offene Wunde steril verbunden werden. Ohne sterilen Verband liegt das Infektionsrisiko bei annähernd 20%, mit sterilem Verband kleiner 5% (nach Kruis 2004). Sind längere Evakuierungszeiten zu erwarten, sollte mit einer Antibiose begonnen werden.

Luxationen. Die häufigsten Luxationen betreffen die Fingergelenke, das Schultergelenk, die Kniescheibe und das Sprunggelenk.

Luxierte Fingergelenke können einfach durch Längszug reponiert und anschließend mit einer Schiene immobilisiert werden. Häufig wird hierzu keine Analgesie benötigt, es kann jedoch, wie oben beschrieben, eine Leitungsanästhesie nach Oberst durchgeführt werden. Anschließend wird der betroffene Finger geschient z. B. mit SAM-Splint oder durch (lockeres) Zusammentapen mit dem Nachbarfinger, danach erfolgt die Überprüfung der Durchblutung und Sensibilität beider Finger.

Die Reposition des Schultergelenks insbesondere bei erstmaliger Luxation benötigt Erfahrung und (meist) eine suffiziente Schmerztherapie, so dass in der jeweiligen Situation abgewogen werden muss. Eine Luxation über mehrere Stunden ist durch den permanenten Zug auf Nerven und Weichteilgewebe sicherlich schädlich. Für qualifizierte Laien ist das Bergwachtverfahren nach Campell empfehlenswert. Zur Unterscheidung, ob es sich um eine Luxation oder eine Fraktur handelt, dient fernab verfügbarer Röntgendiagnostik der Grundsatz, dass der luxierte Oberarm (meist) nicht an den Brustkorb herangedrückt werden kann (federnder Widerstand), wohingegen der Patient mit gebrochenem Oberarm diesen (meist) selbst an den Brustkorb zur besseren Stabilisierung heranzieht.

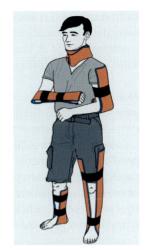

Abb. 10.59: Anwendungsbeispiele für den SAM Splint® 8. Mit freundl. Genehmigung durch Water-Jel

Die Kniescheibe luxiert regelhaft nach lateral (außen). Bei einer luxierten Kniescheibe sieht das Kniegelenk „offenkundig deformiert" aus und ist gebeugt. Die Reposition gelingt meist durch alleinige Streckung des Beins, ggf. unterstützt durch Zurückdrücken der Kniescheibe nach medial (in Richtung gesundes Bein).

Die Luxation des Sprunggelenks nimmt insofern eine besondere Stellung ein, da sie regelhaft mit einem Wadenbeinbruch kombiniert ist und der umgehenden Reposition bedarf. Eine verzögerte Reposition führt zu einer schweren Gelenk- und Hautschädigung. Die Reposition erfolgt (nach Schmerzmittelgabe) durch beherzten Längszug. Dabei wird der Fuß mit der einen Hand an der Ferse und mit der anderen Hand am Spann umfasst. Anschließend erfolgt nach Pulskontrolle zwischen erstem und zweitem Mittelfußknochen oder Pulsoxymetrie am Zeh (s. oben) die Immobilisation in einer Schiene.

Verbrennungen. Verbrennungen entstehen relativ häufig beim Hantieren mit ungewohnten Gas- oder Benzinkochern, besonders beim Wiederanzünden. Oft ist dabei das Gesicht betroffen, und es besteht die Gefahr des Inhalationstraumas. Glücklicherweise ist die Verbrennungsschwere meist gering (Grad I–IIa). Dennoch sollte umgehend ärztliche Hilfe aufgesucht werden. Zur Erstversorgung ist die sofortige Kühlung mit 10–20° kaltem Wasser über etwa 10 min sinnvoll, länger sollte dies nicht durchgeführt werden, um eine Unterkühlung zu vermeiden. Anschließend sollte die Wunde mit sterilem, Sekret aufnehmendem und nicht verklebendem Verbandsmaterial (z. B. aluminiumbedampftes Wundvlies) abgedeckt werden. Puder, Salbe und ein Eröffnen von Blasen sind tabu.

Akute Appendizitis. Dieses Krankheitsbild wird hinsichtlich von Reisen in abgelegene Gebiete heiß diskutiert. Manche Menschen lassen sich die Appendix prophylaktisch noch daheim entfernen. Dies ist sicherlich eine Einzelfallentscheidung, und für alle Situationen gültige Empfehlungen können nicht gegeben werden. Die Appendizitis ist auch heute noch prinzipiell lebensbedrohlich und daher besonders in abgelegenen Regionen problematisch. Selbst bei fortgeschrittenem Krankheitsbild kann es mitunter schwer sein, diese Diagnose sicher zu stellen. Im Zweifelsfall sollte operiert werden, insbesondere wenn intensivmedizinische Möglichkeiten eingeschränkt oder gar nicht verfügbar sind. In der Regel wird die Operation der offenen Appendektomie auch in Entwicklungsländern gut beherrscht, allerdings sind die hygienischen Bedingungen nicht mit Europa vergleichbar. Ist eine chirurgische Einrichtung nicht erreichbar oder der medizinische Standard so katastrophal, dass eine Operation vor Ort unbedingt vermieden werden muss, kann durch die Einnahme hochdosierter Antibiotika Zeit z. B. für eine Repatriierung gewonnen werden.

Resümee

Chirurgische Eingriffe, die über die oben aufgeführten hinausgehen, sind nur durch erfahrenes medizinisches Personal mit ausreichender Sicherheit durchzuführen und sollen deshalb hier nicht weiter beleuchtet werden. Da in Entwicklungsländern die hygienischen und fachlichen Standards oft nicht mit dem Heimatland zu vergleichen sind, ist eine möglichst schnelle Rückverlegung in das Heimatland möglicherweise einer Operation vor Ort vorzuziehen. Da dies von einem medizinischen Laien äußerst schwierig einzuschätzen ist, empfiehlt es sich hierzu Kontakt mit der deutschen Botschaft aufzunehmen, die die Qualität der Behandlungseinrichtungen vor Ort oft gut einschätzen kann und in der Regel über einen Botschaftsarzt mit Deutschkenntnissen verfügt.

Alle beübbaren Methoden und Prozeduren (z. B. Anlegen von Schienen und Verbänden, Pulstasten etc.) sollten bei Reiseantritt sicher beherrscht werden. Invasive Maßnahmen (Abszesseröffnung, Reposition von Knochen und Gelenken) können in der Regel von Laien daheim nicht geübt werden. Wenn diese hier vorgestellten chirurgischen Maßnahmen durch Laien zur Anwendung kommen, wird es sich immer um eine ernste Ausnahmesituation handeln. Der Behandelnde führt diese meistens zum ersten Mal durch und ist entsprechend nervös. Umso wichtiger ist es, zuvor zumindest an der unverletzten Extremität das Prinzip der Reposition geübt zu haben. Die chirurgische Naht lässt sich übrigens gut an der Haut von aufgetauten Hühnchen oder an Bananenschalen erlernen.

10.8.2 Innere Medizin Outdoor bei Fernreisen

U. Gieseler

Auch Ärzte reisen, sei es allein oder in einer Gruppe. Öfter ergeben sich dabei medizinische Einsätze bei den Mitreisenden oder aber bei der einheimischen Bevölkerung, z. B. in den Ländern der dritten Welt.

Dabei sind nicht nur die medizinischen, sondern auch die juristischen Aspekte zu berücksichtigen. Eine ärztliche Tätigkeit verlangt weltweit die Zulassung zur Ausübung der Heilkunde im jeweiligen Land, die liegt jedoch leider selten vor. Da es sich aber bei solchen Tätigkeiten in der Regel um medizinische Notfälle handelt, kann man davon ausgehen, dass sich hier keine Probleme für den Arzt ergeben. Der Abschluss einer Privathaftpflicht für ärztliche Tätigkeiten im Ausland ist sehr empfehlenswert.

In unserer hoch technisierten Welt sind wir es gewöhnt, mit modernen Geräten und aufwendigem Labor zu einer Diagnose und Therapie zu kommen. Das wird aber im Ausland kaum möglich sein. Man ist auf seine klinische Erfahrung und die Untersuchung mit einfachsten Mitteln angewiesen. Dem langjährigen Kliniker ist bewusst, dass eine solide Untersuchungstechnik am Patienten, wie sie früher in der Ausbildung die Regel war, heute eher die Ausnahme ist. Damit ist ein jüngerer Kollege u. U. oft vor Aufgaben gestellt, denen er vielleicht nicht gewachsen ist. Deshalb kann der erfahrene Arzt nur raten, keine Tätigkeiten zu übernehmen, die einem fremd sind. Eine luxierte Schulter beispielsweise sollte nur von jemand reponiert werden, der dies auch sicher beherrscht. Falscher Ehrgeiz kann für Arzt und Patient unangenehme Folgen nach sich ziehen.

Womit man konfrontiert wird, hängt in erster Linie davon ab, in welcher Destination man unterwegs ist. In Ländern wie Europa, USA oder Kanada wird man eher bei gelegentlichen Unfällen helfen müssen. Anders sieht es in Ländern der dritten Welt aus, wo es vorkommen kann, dass man auch von Einheimischen um Rat und Hilfe gebeten wird. Gerade bei Rucksackreisen kommt es nicht selten vor, dass medizinische Probleme bei den Mitreisenden akut werden.

Nun kann man natürlich nicht immer alles mitnehmen, was medizinisch sinnvoll wäre. Insofern sind die Möglichkeiten sehr begrenzt, wenn es um eine Hilfeleistung geht. Weitere Probleme ergeben sich aus der Lagerung und Aufbewahrung von Medikamenten. Insulin oder andere Ampullen müssen z. B. vor Frost geschützt und daher am Körper mitgeführt werden. Es ist daher immer sinnvoll, sich vorher genau zu überlegen, was evtl. unterwegs gebraucht werden könnte. Bei Gruppenreisen kennt man in der Regel die Mitreisenden nicht und weiß auch nichts über ihre Grunderkrankung. Oft ist dies nicht einmal dem Veranstalter bekannt, da chronische Erkrankungen gern verschwiegen werden. Im Folgenden soll anhand verschiedener Fallbeispiele geschildert werden, welche Aufgaben einen Arzt erwarten können.

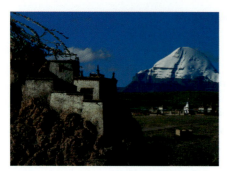

Abb. 10.60: Kailash mit Chiu Gompa/Tibet. Foto: U. Gieseler

Generell sollte man Grundkenntnisse der Allgemein-, Sport- und Reisemedizin haben. Die Grundzüge der chirurgischen Wundversorgung sollten bekannt sein, ebenso in den Bergen das Wissen um die Probleme in großer Höhe.

Fallbeispiel: Bei einer Reise zum Kailash in Tibet war ich als Reiseleiter mit einer Gruppe unterwegs. Die Anreise über Lhasa auf 3600 m führte weiter zu einer ersten Zeltübernachtung auf 4900 m. Sie wurde problemlos von allen Teilnehmern vertragen. Kurz vor Darchen auf 4600 m, klagte ein 74-jähriger Mann über belastungsanhängige Dyspnoe (Abb. 10.60). Er konnte nur weniger Meter gehen und musste dann stehen bleiben. Der Auskultationsbefund von Herz und Lungen war unauffällig. In dieser Höhe denkt man zuerst an eine Höhenerkrankung, also ein Höhenlungenödem. Dagegen sprachen der für die Höhe normale Wert der Sauerstoffsättigung, die normale Herzfrequenz und dass die Gabe von Nifedipin keine Besserung brachte. Internistische Vorerkrankungen wurden verneint. Eine Behandlung in einem tibetischen Krankenhaus mit Applikation von 4 Litern Sauerstoff brachte keine Besserung; der Zustand verschlechterte sich weiter. Es erfolgte die Verlegung in ein größeres Krankenhaus zur Therapie. Einen Arzt gab es dort nicht, die Behandlung übernahmen Krankenschwestern, die nur chinesisch sprachen. Die Medikamente konnten nicht identifiziert werden, da sie mit chinesischen Zeichen bedruckt waren.

Ich untersuchte den Patienten nun nochmals, da ja kein Arzt vor Ort war. Im Vergleich zur Voruntersuchung hatte er nun einen handbreiten rechtsseitigen Pleuraerguss entwickelt. Erst nach nochmaligem insistierendem Nachfragen erzählte er mir, dass er seit Jahren wegen eines Hypertonus behandelt werde. Den Blutdruck hatte er unterwegs nie gemessen. Somit muss man von einem in der Höhe durch Hypoxie dekompensierten Hypertonieherzen ausgehen. Eine Verlegung in eine Klinik im nahegelegenen Nepal war erst nach längeren Interventionen bei Polizei und Militär möglich. Der Einsatz eines Helikopters auch bei medizinischen Notfällen ist in Tibet seitens der chinesischen Regierung strikt untersagt. Er wurde dann in einem Privatauto an die Grenze nach Nepal gefahren und mit einer Trage über einen breiten, reißenden Gebirgsbach auf nepalesisches Gebiet getragen, wo er über eine Stunde noch auf den Abflug warten musste – ohne die Möglichkeit einer Sauerstoffbehandlung. Dies zeigt eindrücklich, wie schwierig sich Diagnose und Therapie unterwegs gestalten können.

Fallbeispiel: Ein 50-jähriger, langjähriger Typ-I-Diabetiker meldete sich für eine Expedition zu einem 7000 m hohen Berg in Ladakh/Indischer Himalaya an (Abb. 10.61). Weder den Veranstalter noch die Ärzte in der Gruppe informierte er vorher über seine Erkrankung. Erst unterwegs bei einer gemeinsamen Runde bat er die Teilnehmer, doch auf ihn zu achten, da er zu Hypoglykämien neige. Er habe aber 4 Ampullen Glukagon® dabei! Am ersten Tage spritzte er morgens um 6 Uhr beim Trekking zum Basislager die gesamte

Dosis von 12 IE als Bolus, da für 6.15 Uhr das Frühstück angekündigt war. Er bedachte dabei nicht, dass bei solchen Reisen mit einer Küchenmannschaft die Zeitangaben eher als sehr vage anzusehen sind. Es wäre also sinnvoll gewesen, erst zu spritzen, wenn das Essen vor ihm steht, oder zumindest die Dosis zu halbieren. Auch Traubenzucker oder andere schnell resorbierbare Kohlenhydrate hatte er nicht griffbereit. So entwickelte er binnen weniger Minuten eine Hypoglykämie mit völliger Bewusstlosigkeit. Das Glucagon® befand sich in seinem Rucksack, der zusammen mit denen der anderen 15 Teilnehmer in einem

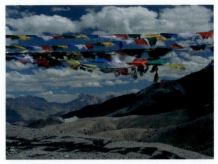

Abb. 10.61: Unterwegs in Ladakh/Indien (Foto: U. Gieseler)

Pulk stand und erst mühsam gesucht werden musste. Nur durch die Anwesenheit von uns Ärzten konnte er medizinisch versorgt werden. Der Rest der Gruppe hatte verständlicherweise noch nie ein Medikament appliziert. Die Fortsetzung der Expedition wurde vom Veranstalter sowie von uns Ärzten abgelehnt. Es war ein kurzer, aber teurer Spaß und hätte vermieden werden können.

Nicht immer haben wir es unterwegs mit Notfällen zu tun. Oft treten erfreulicherweise nur kleine Wehwehchen auf. Fernab einer medizinischen Infrastruktur ist es in vielen Fällen auch die einheimische Bevölkerung, die um Hilfe bittet. Verständigung ist meist kaum möglich, da man ihre Sprache oder den Dialekt nicht versteht. Aber ein freundliches Lächeln und etwas Zeit für die Menschen helfen oft schon weiter. So sprach mich über unseren tibetischen Dolmetscher ein buddhistischer Mönch an, den offenbar starke Knieschmerzen plagten (Abb. 10.62). Eine Röntgenuntersuchung war natürlich nicht möglich. So kann man bei dem harten Leben in Tibet und dem Alter von einer Arthrose ausgehen, sofern kein Hinweis für eine Verletzung vorliegt. Die Verdachtsdiagnose ergab sich nach Auskultation des Gelenks bei Bewegung, heftiges Knacken und Schaben im Knie bestätigten die Vermutung.

Die Behandlung ist schon schwieriger. Ich musste auch erst lernen, dass für die einfachen Menschen in diesen Ländern eine lokale Behandlung das Wichtigste ist. Tabletten oder Tropfen sind ihnen meist unbekannt. Sie erwarten also, dass sie etwas auf die schmerzhafte Region auftragen kön-

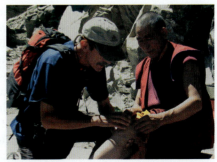

Abb. 10.62: Untersuchung des Knies eines Mönchs (Foto: U. Gieseler)

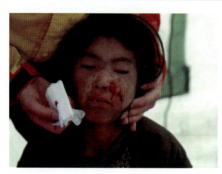

Abb. 10.63: Abszessspaltung bei einem jungen Tibeter. Foto: U. Gieseler

nen. Mehrfach erlebte ich, dass sie Tabletten die man ihnen gab zerkauten, um dann den Speichel mit den Tablettenfragmenten auf die betroffen Stellen zu reiben.

Ein häufiges Problem der Menschen in Ländern wie Tibet oder den Anden ist die Konjunktivitis. Die Luft ist oft staubig und trocken, so dass es häufig zu starken Entzündungen kommt. Auch für die Gruppe oder für den persönlichen Gebrauch gehören antibiotikahaltige Tropfen immer ins Reisegepäck.

Als Internist sollte man jedoch für den Outdooreinsatz auch ein Minimum an chirurgischen Kenntnissen beherrschen, wie z. B. die Spaltung eines Abszesses oder das Nähen einer klaffenden Wunde. Nicht selten kommt es beim Trekking zu Verletzungen durch einen Yak. Beim Beladen dieser Tiere kann der Yaktreiber schon einmal die unliebsame Bekanntschaft mit dessen Hörnern machen. Diese Wunden können teilweise lebensbedrohlich werden, wenn innere Organe verletzt wurden.

Abszesse zu spalten gehört auch zum Repertoire des Einsatzes unterwegs. So begleitete uns ein junger Tibeter über mehrere Tage zur Nachbehandlung, dem ich an der Wange einen Abszess gespalten hatte (Abb. 10.63). Wir versorgten ihn natürlich nicht nur mit Medikamenten, sondern auch mit Nahrung.

In den Bergen der Welt sind die ärztlichen Fragestellungen sehr oft mit eigenen körperlichen Anstrengungen verbunden. Die verschiedenen Bergkrankheiten wie Höhenhirnödem (HACE) oder Höhenlungenödem (HAPE) ereignen sich ja meist in großen Höhen, wo man selbst aufgrund der reduzierten Leistungsfähigkeit unter

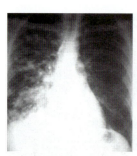

Abb. 10.64: Rechtsseitiges, grobfleckiges Höhenlungenödem. Foto: U. Gieseler

Hypoxie schon Probleme hat. Patienten mit einem gar nicht so seltenen HAPE klagen über eine zunehmende Abnahme ihrer Leistungsfähigkeit und Dyspnoe schon bei geringer Belastung oder auch in Ruhe (Abb. 10.64). Bei der Auskultation fallen dann teilweise massive Rasselgeräusche über einer oder beiden Lungen auf. Die Gabe von Sauerstoff und Nifedipin zur Senkung des erhöhten Pulmonaldrucks bringen meist recht schnell eine Besserung der Beschwerden.

Zusätzlich kann man die Patienten in einem Überdrucksack behandeln (Abb. 10.65). Durch die Steigerung des Drucks im Inneren steigt der in der Höhe reduzierte Sauerstoffpartialdruck an. Damit kann der

Zustand des Patienten in Kombination mit O_2 und Nifedipin oft so weit verbessert werden, dass er mit Hilfe absteigen kann, wenn kein Helikopter zur Verfügung steht. Da die Therapie oft über mehrere Stunden durchgeführt werden muss, ist dies für alle Beteiligten in großer Höhe extrem anstrengend.

Andere, relativ häufige Erkrankungen bei Expeditionen sind Erfrierungen, mit denen man sich als Arzt konfrontiert sieht. Betroffen sind in erster Linie die Finger, Zehen und die Nasenspitze (Abb. 10.66).

Wiedererwärmung, Verbesserung der Rheologie des Blutes und Gabe eines Breitbandantibiotikums sind die Erstmaßnahmen (Abb. 10.67). Über die Schwere der Erfrierung und dem weiteren Verlauf lässt sich am Anfang absolut nichts aussagen. Hier sollte man dem Patienten gegenüber mit evtl. Äußerungen zur Prognose sehr zurückhaltend sein. Eine Wiedererwärmung darf erst durchgeführt werden, wenn sichergestellt ist, dass keine erneute Erfrierung mehr droht.

Solange die Blasen mit klarer Flüssigkeit gefüllt sind (Abb. 10.68), ist die weitere Prognose deutlich günstiger einzuschätzen als bei blutgefülltem Inhalt. Grundsätzlich gilt: Blasen werden nicht eröffnet und schon gar nicht irgendwo im Gelände.

Die Erfrierungen heilten bei beiden Alpinisten ohne bleibende Schä-

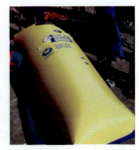

Abb. 10.65: Aufgepumpter Überdrucksack. Foto: U. Gieseler

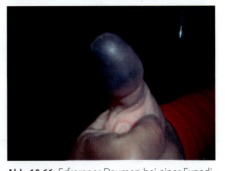

Abb. 10.66: Erfrorener Daumen bei einer Expedition auf 8000 m. Foto: U. Gieseler

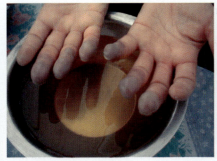

Abb. 10.67: Wiedererwärmung der Fingerspitzen im Basislager. Foto: U. Gieseler

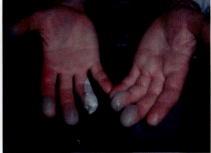

Abb. 10.68: Helle Flüssigkeit in den Blasen der Finger nach Erfrierungen auf 8000 m. Foto: U. Gieseler

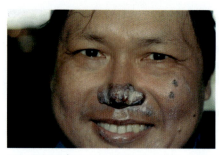

Abb. 10.69: Erfrierungen an der Nase (Foto: U. Gieseler)

den ab. Nur wenn es kalt ist, schmerzen die Finger noch sehr schnell.

Fallbeispiel: Die erfrorene Nase zog sich dieser Bergsteiger in der Antarktis bei −45 °C am Mount Vinson zu. Er wollte danach trotzdem an einer Aconcaguaexpedition in den Anden teilnehmen. Da an diesem 7000 m hohen Berg immer mit starken Stürmen gerechnet werden muss, kann dies zum Verlust der kompletten der Nasenspitze führen (Abb. 10.69).

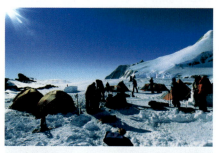

Abb. 10.70: Lager in der Antarktis (Foto: U. Gieseler)

Die Fallbeispiele zeigen, mit welchem Spektrum an medizinischen Problemen man als Arzt auf seinen Rucksackreisen häufig konfrontiert ist. Natürlich sind diese anders zu bewerten als eine normale „All-inclusive-Kreuzfahrt". Gefragt sind Improvisation, klinisches Denken und Handeln und die Bereitschaft, unter oft widrigsten Bedingungen helfen zu wollen. Gedankt wird einem dies allerdings eher selten. Wie schon ausgeführt: Eine ärztliche Haftpflichtversicherung sollte immer abgeschlossen werden. Und auf eine finanzielle Vergütung sollte man ebenfalls nicht hoffen. Man tut es in der Regel für Gotteslohn. Aber der dankbare Blick eines Verunfallten oder das Lächeln eines einfachen Menschen in einem fernen Land sind Ansporn genug, immer wieder von Neuem zu helfen, auch wenn man es letztlich aus eigener Tasche bezahlt.

Nur so kann man etwas von dem zurückgeben, was man an Erlebnissen und Eindrücken in Ländern fernab unserer oft so geschäftigen und oberflächlichen Welt für sich mit nach Hause genommen hat (Abb. 10.70).

10.8.3 Gynäkologie und Geburtshilfe unterwegs

J. Wacker, B. Rieke

Auch wenn wir vermeiden wollen, das "Frau-sein" an sich zu pathologisieren, lohnen vielleicht doch ein paar Überlegungen zum Umgang mit gynäkologischen Symptomen vor, während und nach einer Reise. Dabei gehen wir davon aus, dass sich die

Reisende altersentsprechenden Vorsorgeuntersuchungen von Zervix und Mamma unterzogen hat und es zum Beratungszeitpunkt keinen offensichtlichen Handlungsbedarf gibt. Ist dies nicht so, so sollte zumindest die Diagnostik in Bezug auf ein Symptom oder eine Erkrankung insoweit abgeschlossen sein, als die Klärung der Art und Dringlichkeit der Behandlung es erfordert. Dies gilt umso strenger, je weiter und länger die Reise geht und je dürftiger die gynäkologischen Untersuchungs- und Behandlungmöglichkeiten unterwegs sind.

Führt die geplante Reise für längere Zeit (Monate, Jahre) in die Tropen, so sollte sich die Frau im gebärfähigen Alter zuvor bei einem Frauenarzt vorstellen. Dabei sollte eine gründliche Untersuchung des inneren und äußeren Genitale sowie der Brust durchgeführt werden. Bei einer sonographischen Untersuchung der Gebärmutter und der Ovarien lassen sich grobe pathologische Veränderungen wie große Ovarialzysten (Gefahr der Stieldrehung), größere Tumore oder eine Schwangerschaft (Urintest und Blutuntersuchung) ausschließen. Ein Schwangerschaftstest wird mitunter auch vom (hiesigen) Träger der Krankenversicherung für die Auslandszeit aus Gründen der Abgrenzung verlangt.

Vor Antritt der Reise sollte zusammen mit dem behandelnden Gynäkologen die individuell beste Verhütungsmethode besprochen und diese vor dem Hintergrund der Bedingungen im Gastland ausgewählt werden (vgl. Tabelle 10.18). Die orale Kontrazeption hat auf Reisen ein höheres Versagensrisiko, das sich aus der unzureichenden Resorption bei Reisediarrhoe und ggf. auch aus zu langen Einnahmeintervallen bei zeitzonenüberschreitender Reise nach Westen ergibt. Auch eine Antibiotikumseinnahme, wie sie zur Malariaprävention mit Doxycyclin häufig eingesetzt wird, kann die Wirksamkeit der oralen Kontrazeption vermindern. Barrieremethoden, wie insbesondere das Kondom, haben neben der Kontrazeption noch den wichtigen Vorteil eines Schutzes von sexuell übertragbaren Erkrankungen. Zu diesem Aspekt finden sich weitere Überlegungen in Kap. 9.4.7.

Sollte während eines Aufenthaltes im Ausland ein gynäkologischer Notfall auftreten, so wird man das nächste Krankenhaus mit gynäkologischer Versorgung aufsuchen. Solche Situationen sind beispielsweise:

- starke Unterbauchschmerzen, vaginale Blutung nach längerem Ausbleiben der Regel, die den Ausschluss einer Eileiterschwangerschaft erfordern,
- Fieber und Unterbauchschmerzen, hier erforderlich ist der Ausschluss einer Adnexitis.

Dort kann über den Ort und den Zeitpunkt einer etwa notwendigen Behandlung und ggf. Operation entschieden werden. Bleibt die Beurteilung unklar oder nicht überzeugend, so kann es helfen, die Fachleute einer Assistance-Zentrale in Anspruch zu nehmen, deren Leistungen man im Rahmen einer Reisekrankenversicherung bezahlt hat. Bislang wenig verbreitet, in Zukunft aber wohl immer bedeutsamer ist die telemedizinische Übermittlung von Befunden und Daten an ein konsiliarisch

III Gesundheitsrisiken im Gastland

Tabelle 10.18: Übersicht über die Methoden der Antikonzeption und ihre Vor- und Nachteile unterwegs

	Effektivität als Kontrazeption	Effektiv gegen Geschlechtskrankheiten	Effektiv als Zykluskontrolle	Thromboserisiken	Anfälligkeit für Begleitmedikation mit Antibiotikum	Anfälligkeit für Zeitverschiebung	Spotting	Abfallentsorgung nachher	Bemerkungen
1) Rhythmus-/Temperaturmethoden	±	–	–	–	+	+	–	–	Sehr unzuverlässige Methode
2) Kondome	+	+	–	–	–	–	–	+	
3) Pessar	+	+	–	–	–	–	–	+	
4a) Kupferspirale	+	–	–*	±	–	–	–	–	*Oft längere und stärkere Perioden
4b) Hormonspirale ("Mirena")	+	–	+*	–	–	–	+**	–	*Perioden werden weniger lang, weniger stark und können mit der Zeit ganz aufhören. **Spotting verschwindet meist nach 2–3 Monaten
5a) Orale Kombinationspräparate	+	–	+*	+	+	+	+**	–	*Keine Periode bei kontinuierlicher Einnahme ***Spotting bei kontinuierlichem Gebrauch über 3 Monate
5b) Orales Kontrazeptivum mit reinem Progesteron	+	–	–	±	+	++	+	–	Muss jeden Tag um genau dieselbe Zeit eingenommen werden
6) Injizierbares Kontrazeptivum	+	–	+*	±	–	–	+**	–	*Perioden können mit der Zeit ganz aufhören **Spotting verschwindet meist nach 2–3 Monaten

Tabelle 10.18: *Fortsetzung*

	Abfallentsorgung nachher	Spotting	Anfälligkeit für Zeitverschiebung	Anfälligkeit für Begleitmedikation mit Antibiotikum	Thromboserisiken	Effektiv als Zykluskontrolle	Effektiv gegen Geschlechtskrankheiten	Effektivität als Kontrazeption	Bemerkungen
7) Subdermales Hormon-Implantat	–	+**	–	–	±	+*	–	+	*Perioden können mit der Zeit ganz aufhören. **Spotting verschwindet meist nach 2–3 Monaten
8) Hormonpflaster	+	+**	–	–	+	–	–	+	**Spotting verschwindet meist nach 2–3 Monaten
9) Vaginaler Hormonring ("Nuva")	+	+**	–	–	+	+*	–	+	*Keine Perioden bei kontinuierlicher Benutzung. **Spotting bei kontinuierlichem Gebrauch über 3 Monate
10a) Postkoitale Notfallkontrazeption, "Morning after Pille"	–	+	–	+	–	–	–	+	Innerhalb von 72 Stunden einnehmen
10b) Postkoitale Notfallkontrazeption, Kupferspirale	–	–	–	–	–	–	–	+	Medizinisch erfahrene und geschulte Hilfeleistungen innerhalb 5 Tagen nötig
11) Sterilisation	–	–	–	–	–	–	–	+	Definitiv
12) Steroide mit Progesteroneffekt	–	+	+	+	–	+	–	–	Hilfreich, wenn Perioden verschoben werden sollen u. zur Abschwächung starker Blutungen

Quelle: Meijer H: Frauen in der Höhe. In: Küpper T, Ebel K, Gieseler U (Hrsg.): Moderne Berg- und Höhenmedizin. Stuttgart: Gentner, 2011, S. 525

eingeschaltetes Zentrum in Europa oder den USA, das eine Zweitmeinung abgibt und sich zur Frage Transport vs. Therapie vor Ort äußern kann. Dies setzt aber stets eine gute und kontinuierliche Kenntnis des lokalen Gesundheitssystems voraus.

Unaufschiebbare invasive Behandlungen sollten natürlich möglichst unter Rahmenbedingungen stattfinden, wie sie in den Industriestaaten anzufinden sind. Diese können in Einzelfällen in der Hauptstadt auch armer Länder anzutreffen sein, oft in privaten Klinikketten, können aber auch die Ausreise nach Europa, die USA, Singapur oder Australien erfordern. Qualitätsbestimmend sind nicht nur aktuelle Kenntnisse und Fertigkeiten des Behandlers, sondern auch die zweifelsfreie Funktionsfähigkeit einer OP-Einheit, die Versorgung mit Sterilgut, die verlässliche Testung von Blutkonserven und eine ausreichend große Laborpalette einschließlich der Mikrobiologie und Serologie. Nicht jeder Fall beansprucht alle diese Leistungsbereiche, doch ist für die Patientin oft die Qualität nicht transparent. Es kann sein, dass Zertifizierungen wie die über TEMOS International (www.temos-worldwide.com) hier auch für die suchende Patientin an Bedeutung gewinnen.

Zur Verhinderung von durch Blut übertragbaren Krankheiten, insbesondere HIV, Hepatitis-B- und -C-Infektionen muss von allen verletzenden Maßnahmen, wie Akupunktur, Piercing, Tätowierungen abgeraten werden. Auf die Gefährdung durch ungeschützte Sexualkontakte unterwegs ist anderenorts bereits hingewiesen worden.

Nach der Reise sollte eine symptomorientierte Untersuchung und Therapie erfolgen, wobei bei Langzeitaufenthalten ggf. auch seltenere Diagnosen wie die genitale Schistosomiasis zu berücksichtigen sein werden. Wesentlich häufiger wird aber die Differenzialdiagnose des genitalen Fluors zu klären und eine sexuell übertragbare Erkrankung zu behandeln sein. Bei entsprechender Gefährdung ist, ggf. modifiziert durch einen bestehenden Impfschutz, auch eine Testung auf HIV, Hepatitis B, C oder Lues sinnvoll, wenn sie mit der Getesteten abgesprochen ist.

10.8.4 Pädiatrie unterwegs

B. Rieke

Es erscheint prinzipiell unmöglich, hier ein großes Fachgebiet im Hinblick auf seine Bedeutung auf Reisen darzustellen, ohne zahlreiche an anderer Stelle dargestellte Fakten zu wiederholen. Daher soll hier nur auf einige wenige Punkte eingegangen werden, eine weitere Ausführung der bei Reisen von Kindern zu bedenkenden Aspekte findet sich in Kap. 13.1.

Wenn ein Kind krank wird, so ist die Beurteilung von Symptomen bekanntermaßen sehr erfahrungsabhängig. Das gilt für Eltern, erst recht aber für einen unterwegs hinzugezogenen Arzt. Wenn dieser dann keine eigene sprachliche Brücke zum Kind hat, wird die Einschätzung schwer. Umso wichtiger ist dann die Beobachtung durch die Eltern, wobei es sinnvoll sein kann, sich das Auftreten von Durchfall, Erbrechen, Fieber oder gar Blutungen mit Zeitangaben zu notieren. Die fremde Umgebung kann aber ohnehin vieldeutige Symptome wie „Bauchschmerzen" noch schlechter beurteilbar machen. Die in Westeuropa übliche Sicherheitsmedizin, die schnell auch mal zu einer stationären Beobachtung oder der Laborüberprüfung eines Verdachtes neigt, steht oft nur mit Schwierigkeiten zur Verfügung, sei es durch die Distanz zum nächsten Krankenhaus oder eingeschränkte Dienste am Wochenende. In einzelnen Fällen kann der Kontakt zu einer Assistance helfen, ärztliche Hilfe zu erreichen, eine „Ferndiagnose" kann so nicht gestellt werden. Der Sinn einer Reisekrankenversicherung, auch mit Abdeckung eines Rücktransportes per Ambulanzflug, muss hier sicher nicht erneut betont werden.

Wichtig ist auch, Informationen zu Vorerkrankungen des Kindes parat zu haben, wenn diese eine fortbestehende Anfälligkeit für Komplikationen bedeuten können. Dies kann durch die Mitnahme von Arztbriefkopien geschehen oder durch eine – z. B. in Englisch abgefasste – Diagnosenzusammenstellung.

Für die Behandlung von Kindern sind Medikamente oft nicht geeignet, die die Erwachsenen für den eigenen Bedarf mitgeführt haben. Das gilt hinsichtlich der Substanzen selbst (Loperamid mit Einschränkungen, Ciprofloxacin) und hinsichtlich der Dosierungen. Daher sollte die Reiseapotheke angepasst werden. Wenn bei ungünstigen Rahmenbedingungen im Gastland die Mitnahme eines Antibiotikums sinnvoll erscheint, so wird dies ein Granulat zur Herstellung eines Saftes mit einem Makrolid sein.

Weitere Hinweise zur Reiseapotheke, etwa auch zur Problematik von Zäpfchen in warmem Klima, gibt das Kap. 10.7.

Im Langzeitaufenthalt sind weitere Punkte zu beachten. So sollte versucht werden, präventive Untersuchungen in etwa analog denen aus dem gelben Vorsorgeheft hinzubekommen, was ggf. bedeutet, dass man die Untersuchungsanforderungen erst in die Sprache des Gastlandes übersetzen muss. Ebenso sollte das Impfprogramm die Antigene umfassen, die im Gastland für sinnvoll erachtet werden, erweitert um die Antigene, die die STIKO für altersgleiche Kinder in Deutschland empfiehlt (bzw. entsprechend den Empfehlungen für den Kinderimpfschutz in Österreich und der Schweiz) und die, die aus reisemedizinischer Sicht für Land und Exposition erforderlich sind. Oft sind Kompromisse mit der Beschaffbarkeit zu schließen.

Ansonsten wird man über Kontakte zu Familien in ähnlicher Situation geeignete Ärzte und Krankenhäuser ausfindig machen. Dabei ist auf eine gute Dokumentation aller Behandlungen in den Händen der Eltern zu achten, damit auch nach Rückkehr ins Heimatland die oft nur schwer zu rekonstruierenden Informationen vorgelegt werden können.

Kompaktinformation

Anlässe für die Arztkonsultation (mod. nach [1])
- Bei deutlicher Beeinträchtigung des Allgemeinbefindens
- Bei Schmerzen, die sich aus der Reiseapotheke nicht mehr behandeln lassen
- Bei Atemnot
- Bei unstillbarem oder auch galligem Erbrechen – hier droht rasche Austrocknung
- Bei schweren, langandauernden oder blutigen Durchfällen
- Bei Hauteinblutungen
- Bei Apathie und Schläfrigkeit
- Bei Krampfanfällen
- Bei anhaltenden, schweren oder plötzlich heftigen Bauchschmerzen
- Bei Gewichtsabnahme oder fehlender Zunahme von Säuglingen und Kleinkindern während eines Langzeitaufenthaltes
- Bei Nahrungs- und Flüssigkeitsverweigerung
- Bei Gelenkentzündungen
- Bei schlecht heilenden Wunden
- In allen Notfällen

Fieber

Kinder werden in einer Umwelt von zahlreichen Keimen heimisch. Der Erstkontakt löst oft einen kleinen Infekt aus, der auch fieberhaft verlaufen kann. Daher sind harmlose Fieberepisoden beim Kind ein häufiges Geschehen. Schwierig wird es dann, wenn das Infektgeschehen im Gastland auch zahlreiche bedeutsame, ggf. sogar gefährliche Erkrankungen umfasst. Hier muss eine Abklärung häufiger einmal erfolgen, die man in Europa für unnötig gehalten hätte. Ein Fieber, das klinisch mehr als bei einem üblichen „banalen Infekt" beeinträchtigt, sollte nach Möglichkeit mittels Leukozytenzählung und CRP-Bestimmung näher differenziert werden, die im Grundsatz auch aus Kapillarblut zu bestimmen sind. Hält man sich in einem Malariagebiet auf oder war zuvor in einem solchen, so ist bei mehr als 38,5 °C Fieber innerhalb der ersten 24 h ab Fieberbeginn ein Malariatest (also Dicker Tropfen und Ausstrich oder Antigentest) erforderlich. Die Einnahme einer Malaria-Chemoprophylaxe macht den Test nicht unnötig, sondern nur seltener nötig. Sind Dengue-Fälle in der Gegend bekannt, so kann man auch einen Dengue-Test anschließen, auch wenn daraus keine Behandlungsoptionen erwachsen, sondern nur die diagnostische Unsicherheit beseitigt wird. Auch die Tests auf Dengue und Malaria kann man aus Kapillarblut machen.

Besondere Eile ist bei Warnzeichen geboten. Zu diesen zählt beispielsweise die Nackensteifigkeit bei Meningitis, also die schmerzbedingte Unfähigkeit, durch Kopfbeugung das Kinn bis auf das Brustbein zu senken. Auch ein Hautausschlag ist ein Warnzeichen, wenn man die Verfärbung nicht durch Druck auf die betroffene Stelle mit einem Wasserglas zum Verschwinden bringen kann, man spricht von einem nicht wegdrückbaren Hautausschlag (vgl. Abb. 9.7.). Mögliche Ursachen sind vor allem die Meningitis, aber auch Rickettsiosen und hämorrhagische Fieber.

Es kann sinnvoll sein, bei Transportdistanz über einer Stunde oder schlechter Versorgung oder laufendem Meningokokkenausbruch in der Gegend bereits „blind" eine Antibiotikumsdosis zu geben, bevor man zum Arzt aufbricht. Natürlich ist jede Blutung ohne äußeren Grund abklärungsbedürftig, mit Ausnahme eines (selten auftretenden) Nasenblutens und einer Einblutung unter die Konjunktiva, die eher überschätzt werden. Beunruhigend ist auch jede Beeinträchtigung der Atmung, die im Kehlkopfbereich zu liegen scheint. Sie führt oft zu kloßiger Sprache und zu einem Begleitgeräusch bei der Einatmung. Natürlich ist auch die Atmungserschwernis durch einen Asthmaanfall oder eine obstruktiv verlaufende Bronchitis gravierend, doch ist sie häufiger konstitutionell und insofern für die Beteiligten bereits ein bekanntes Phänomen, dessen Behandlung bereits eingeübt ist. Jedes Fieber, mit oder ohne begleitenden Husten etwa, das über mehr als 7–10 Tage anhält, sollte zur Vorstellung beim Arzt führen, auch wenn die oben genannten ersten Tests zur diagnostischen Einordnung bereits durchgeführt wurden und die Episode damals als vermutlich von kurzer Dauer eingestuft wurde.

Diarrhoe

Durchfallepisoden sind bei Kindern häufig, vor allem im Kleinkindalter. Der Umgang mit Lebensmitteln, vor allem auf den Boden gefallenen, und die Einübung der Handhygiene sind noch nicht immer so ausgeprägt, wie es zur Vermeidung von Durchfällen nötig wäre. Durchfallepisoden ohne Blutbeimengung, ohne begleitendes Fieber, ohne Erbrechen und ohne wesentliche Beeinträchtigung von Appetit und Allgemeinbefinden sollte man selbst behandeln, es sei denn, sie würden sich über mehr als 7–10 Tage hinziehen, je nach Akuität und Zahl der Stühle. Treten heftige Bauchschmerzen hinzu, so muss eine Vorstellung erfolgen, zumal im Alter ab ca. 6 Monaten, wenn Invaginationen auftreten. Eine Neigung zu Durchfällen sollte gelegentlich abgeklärt werden, wobei zur Beurteilung vor allem die Gewichtsentwicklung wichtig ist. An Intoleranzen und Allergien, insbesondere die Zöliakie und die Tropische Sprue ist zu denken. Intestinale Helminthen als Durchfallursache werden überschätzt.

Unabhängig davon kann man im Langzeitaufenthalt in einem Hochprävalenzland überlegen, ob man Kindern einmal im Jahr eine Behandlung mit Mebendazol gibt, was oft einfacher ist als eine vorgeschaltete Diagnostik mit begrenzter Sensitivität.

Hauterkrankungen

Hautsymptome in warmem Klima sind deutlich häufiger als in gemäßigten Breiten. Schwitzen lässt die obersten, beim Kind ohnehin nicht sehr dicken Hautschichten aufquellen, eine höhere Hauttemperatur führt zu intensiverem Keimbesatz und kleine Verletzungen wie auch Insektenstiche bieten Eintrittspforten. Eine hohe Wahrscheinlichkeit haben daher Mykosen, zumal bei gewindelten Kindern, im

Kompaktinformation

Ausstattung der Reiseapotheke bei Mitnahme von Kindern
- Verletzungen: Pflaster, Mullbinde, Splitterpinzette, Wunddesinfektionsmittel
- Fieberthermometer, quecksilberfrei, evtl. LCD (vorher Funktion prüfen)
- Durchfall: Elektrolyte, evtl. Loperamid
- Verstopfung: Glycerin-Zäpfchen
- Hautschutzcreme, Soor-Salbe

- Schmerzen, Fieber: Paracetamol-Zäpfchen oder -Saft
- Hustensaft, NaCl-Nasentropfen
- Medikamente gegen bekannte oder wiederholt beim Kind aufgetretene Erkrankungen
- Sonnenschutzmittel LSF 20+, Insektenrepellent
- ggf. Mosquitonetz, Malariaprophylaxe und/oder -behandlung
- Impfpass, Vorsorgeheft, Allergieausweis

Intertriginalbereich. Diese müssen mit Salben behandelt werden, die gegen Hefen wirken. Wesentlich seltener sind Dermatophytien, also runde, oft randbetonte Pilzinfekte der Haut außerhalb der Leisten- oder Axillarregionen. Diese sollten abgeklärt werden, erst recht, wenn durch Befall eines Kopfhautareals mit Abbruch von Haaren der Verdacht auf eine Mikrosporie geäußert werden muss. Gelegentlich kommt es auch zu Eiterungen von Wunden, dann Hautanhangsgebilden wie Haarfollikeln und Schweißdrüsen. Trotz lokaler Behandlung kommen solche Infekte dann an anderen Stellen wieder durch, zeigen sich in der Folge dann auch bei anderen Familienmitgliedern. Ursache ist meist die Etablierung eines Staphylokokkus als Hautkeim über Schmierinfektionen. Eine definitive Sanierung ist meist erst durch ein staphylokokkenwirksames Antibiotikum zu erreichen, das länger als üblich (12–15 Tage lang) genommen werden muss, damit nicht in den Talgdrüsen etwa die Keime für das Rezidiv erhalten bleiben. Natürlich sind zuvor ein Abstrich und ein Antibiogramm wünschenswert.

Auch Milien sind häufig, wenn es zu sehr starkem Schwitzen z. B. in feuchtwarmem Klima kommt. Die Kinder sollten soweit möglich Gelegenheit zur Abkühlung bekommen, etwa durch ein Planschbecken oder einen Pool. Sonnenschutz dabei beachten!

Weiterführende Literatur

1 Bayerisches Staatsministerium für Arbeit und Sozialordnung (Hrsg.): Mit Kindern auf Reisen. Fink-Kümmerly u. Frey, 1998.

10.8.5 HNO-ärztliche Erkrankungen

C. Klingmann

Reisende sind regelmäßig von Erkrankungen auf dem Hals-Nasen-Ohren-ärztlichen Fachgebiets betroffen. Häufig vorkommende Erkrankungen, wie Entzündungen des äußeren und mittleren Ohres, Erkrankungen der Nase und Nasennebenhöhlen, ebenso wie Pharyngitiden, Tonsillitiden und Laryngitiden müssen adäquat durch einen Reisemediziner behandelt werden können. Das HNO-ärztliche Fachgebiet ist aber auch ein Fach der Sinne, so dass Erkrankungen des Hör- und Gleichgewichtorgans und des Riech- und Geschmackssinns auftreten können, die auch in fernen Destinationen fachgerecht behandelt werden sollten.

Erkrankungen des äußeren Ohrs

Im Bereich des äußeren Ohrs treten bei Reisen in feuchte tropische Klimagebiete und im Rahmen von Badeurlauben sehr regelmäßig Entzündungen des äußeren Gehörgangs auf. Eine Otitis externa acuta (s. auch Kap. 11.2, „Tauchen") äußert sich durch zu Beginn auftretenden Juckreiz im Gehörgang, die zügig zu teilweise sehr starken Ohrenschmerzen, Sekretion des Ohres und einer Hörminderung führt. Im Rahmen einer Grippeotitis kann es zu spontanen, geringgradigen Blutungen aus dem Gehörgang kommen, die meist mit einer Verbesserung der zuvor bestehenden Schmerzen einhergeht. Therapeutisch werden Kombinationen aus steroid- und antibiotikahaltigen Ohrentropfen angewendet. Bei Schmerzen sollten systemische nichtsteroidale Schmerzmittel verabreicht werden. Eine systemische Antibiose ist unnötig und führt lokal im Gehörgang zu keinen ausreichenden medikamentösen Wirkspiegeln. Ist der Gehörgang stark geschwollen sollte ein mit Steroid und Antibiose getränkter Streifenverband in den Gehörgang eingebracht werden.

> **Hinweis:** Entzündungen des äußeren Ohrs können von Mittelohrerkrankungen durch Druck auf den Tragus und Bewegen der Ohrmuschel differenziert werden. Bei Gehörgangsentzündungen treten hierbei Schmerzen auf.

Badeurlaube führen häufig zu einem Aufquellen von im Ohr befindlichen Cerumens (Ohrenschmalz) und führen zu einer Hörminderung. Cerumen obturans kann in der Folge zu einer Otitis externa führen und eine Behandlung notwendig machen, während ansonsten die Verlegung des Gehörgangs nur als unangenehm empfunden wird, aber keine dringende ärztliche Behandlung notwendig macht. Meist lässt sich der Ohrenschmalz durch vorsichtiges Ausspülen des Gehörgangs mit körperwarmem Wasser entfernen. Eine Trommelfellperforation stellt eine Kontraindikation für Gehörgangsspülungen dar und kann mittels Valsalva-Manövers und der Frage nach einem „Durchblasgeräusch" ausgeschlossen werden.

Erkrankungen des Mittelohrs

Druckbedingte Erkrankungen des Mittelohrs treten auf Reisen im Rahmen von Flügen, Tauchexkursionen, Fallschirmspringen und ähnlichen Sportarten auf. Druckbedingte Verletzungen der Ohren und Nasennebenhöhlen werden in den jeweiligen Kapiteln gesondert besprochen.

Aber auch akute infektiöse Mittelohrentzündungen sind für den Reisemediziner relevant, da sie zu erheblichen Schmerzen führen können. Neben den Schmerzen treten Hörminderungen, ein Pochen im Ohr, Fieber und ggf. ein reduzierter Allgemeinzustand auf. Zu Beginn der Erkrankung, in Abwesenheit von Fieber und falls möglich bei otoskopischem Ausschluss eines eitrigen Mittelohrprozesses reichen abschwellende Nasentropfen und Analgetika als therapeutische Maßnahme. Tritt Fieber hinzu, zeigt sich otoskopisch eine Vorwölbung des Trommelfells, tritt eine eitrige Spontanperforation auf oder kommt es zu einem reduzierten Allgemeinzustand sollte mit einem Breitbandantibiotikum therapiert werden. Anwendung findet Amoxicillin als Antibiotikum der 1. Wahl. Beachtung sollte die Phototoxizität mancher Antibiotika finden (z. B. Doxycyclin).

Im Rahmen grippaler Infekte oder durch wiederholte Flugreisen tritt häufig eine Tubenbelüftungsstörung auf, die zu Schmerzen während des Fliegens, aber auch im Gebirge führen kann. Besteht sie über einen längeren Zeitraum, führt sie auch ohne Druckänderungen zu Schmerzen. Auch hier finden abschwellende Nasentropfen Anwendung. Durch Verwenden eines Politzer-Ballons (Ausüben eines Überdrucks in der Nase mit einem Ballon bei gleichzeitigem Verschluss des Gaumenbogens, indem der Patient „Coca-Cola" artikuliert) kann eine geschwollene Tube „gesprengt" werden. Der Patient erfährt hierdurch eine Schmerzlinderung und durch anschließendes Tubentraining (regelmäßiges Druckausgleichsmanöver) werden Flugreisen wieder ermöglicht.

Bei ausbleibendem Erfolg eines Tubentrainings stehen heute interventionelle Verfahren für eine dauerhafte Erweiterung der Tuba auditiva zur Verfügung mit denen chronische Belüftungsstörungen des Mittelohrs therapiert werden können.

Hinweis: Erkrankungen des Mittelohrs können näherungsweise auch ohne Otoskop von Erkrankungen des Gehörgangs unterschieden werden: durch das Fehlen von Schmerzen bei Bewegungen der Ohrmuschel und durch ein Unvermögen einen Druckausgleich durchführen zu können.

Erkrankungen des Innenohrs

Ein Hörsturz tritt akut auf und kann von Tinnitus und/oder Drehschwindel begleitet werden. Bei einem Hörsturz handelt es sich um einen Eilfall, nicht um einen Notfall. Die Spontanheilungsrate liegt bei 30–50 %. Bei einer persistierenden Hörminderung sollte auch auf Reisen versucht werden, innerhalb von zwei Tagen einen HNO-Spezialisten aufzusuchen. Ist dies nicht möglich („remote area") sollte eine Therapie mit systemischen Kortikoiden in hoher Dosierung (z. B. 250 mg Prednisolon) über mehrere Tage in absteigender Dosierung angewendet werden. Eine begleitende vegetative Symptomatik sollte antiemetisch behandelt werden.

Für Hörgeräte sollte auf Reisen eine ausreichende Menge Ersatzbatterien mitgeführt werden. Das Hörgerät sollte in feuchten Umgebungen möglichst selten getragen werden. Der Gehörgang ist regelmäßig trocken zu föhnen. Eine offene Versorgung (erhaltene Gehörgangsbelüftung bei Tragen des Hörgeräts) ist vorzuziehen.

Erkrankungen des Gleichgewichtorgans treten akut auf und sind mit einem erheblichen Leidensdruck für den Patienten verbunden. Sie äußern sich durch akut auftretenden Drehschwindel mit Übelkeit und Erbrechen. Differenzialdiagnostisch muss ein zentrales Geschehen ausgeschlossen werden (orientierende neurologische Untersuchung). Der Patient sollte liegen, ausreichend mit Flüssigkeit substituiert und symptomatisch mit antivertiginöser, antiemetischer Medikation therapiert werden (Dimenhydrinat, Betahistin, Benzodiazepine). Das foudroyante Krankheitsbild bessert sich in der Regel innerhalb weniger Tage.

> **Hinweis:** Bessert sich der Schwindel nicht innerhalb weniger Tage, muss unbedingt bildgebend ein zerebrales Ereignis ausgeschlossen werden.

Erkrankungen der Nase und der Nasennebenhöhlen

Ein viraler Schnupfen (Rhinitis acuta) wird rein symptomatisch therapiert. Antibiotika verkürzen die Krankheitsdauer nicht. Die Flugtauglichkeit kann beeinflusst werden. Eine akute Sinusitis äußert sich durch akute Schmerzen über den Nasennebenhöhlen, Fieber, Nasenfluss (Rhinorrhoe), Riechminderung und einer behinderten Nasenluftpassage. Therapeutisch sollten abschwellende Nasentropfen, topische Kortikoide (z. B. Nasonex, Rhinisan) und Analgetika angewendet werden. Bei Körpertemperaturen über 38 °C sollte systemisch antibiotisch therapiert werden (Amoxicillin, analog der Otitis media, s. oben).

Augensymptome (Doppelbilder, Visusverlust, Rötung des Auges) und Meningismuszeichen (stärkste Kopfschmerzen, Nackensteifigkeit, Lichtempfindlichkeit) sind Symptome einer Komplikation und treten selten auf. In diesen Fällen muss unbedingt ein HNO-Arzt konsultiert werden

Erkrankungen der Mundhöhle, des Pharynx und des Larynx

Akute Halsschmerzen sind oft Ausdruck einer Pharyngitis und viralen Ursprungs. Sie werden symptomatisch behandelt (Ibuprofen bei Bedarf). Bei Vorliegen von Stippchen oder Belägen auf den Tonsillen handelt es sich um eine akute Tonsillitis, die in der Regel bakterieller Herkunft ist. Um eine Kreuzreaktion auf die antibiotische Therapie bei Vorliegen einer Mononukleose zu vermeiden, sollten therapeutisch keine Aminopenicilline verwendet werden. Die akute Laryngitis ist ebenfalls viralen Ursprungs und wird nur symptomatisch behandelt. Eine Antibiotikatherapie verkürzt die Krankheitsdauer nicht.

10.8.6 Zahnmedizinische Probleme und Notfälle auf Reisen

M. Mir, M. Mazandarani, F. Lampert, M. Hettlich, T. Küpper

Vorbereitung der Reise aus zahnmedizinischer Sicht

Nicht nur für Bergsteiger und Trekker, auch für jede andere Person ist es ratsam, etwa alle 6 Monate einen Zahnarzt zu einer regelmäßigen Überprüfung der Zähne aufzusuchen. Dadurch können zumindest absehbare Probleme der Zähne auf der Reise verhindert werden.

Grundsätzlich sollten Zähne mit fraglicher Prognose konsequent rechtzeitig vor der Reise entfernt werden. Dabei ist dringend zu raten, dass alle Behandlungen des Wurzelkanals und alle oralchirurgischen Maßnahmen mindestens 7 Tage vor der Abreise vollständig abgeschlossen sind. Dies ist der Zeitraum, in dem die zahnmedizinisch verordneten Medikamente mögliche Komplikationen des Eingriffes unter Kontrolle halten.

Orale Gesundheitsprophylaxe und spezielle Aspekte bei Trekkern

Orale Gesundheitsprophylaxe umfasst die Anwendung aller Maßnahmen zum Erhalt der Gesundheit von Zähnen und Zahnfleisch: korrekte Reinigungstechniken mit Bürste, Zahnseide und Mundspülung. In einer aktuellen Studie auf der ADEMED-Expedition 2008 („Aachen Dental and Medical Expedition") zur

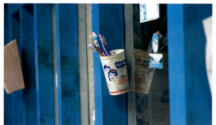

Abb. 10.71: „Kommunale zahnmedizinische Prävention": Zahnbürsten zur Verwendung durch vorbei gehende Träger auf dem Annapurna-Trail – für den Touristen wohl eher eine Notlösung. Foto: T. Küpper

Tabelle 10.19: Häufigkeit von zahnmedizinischen Notfällen auf dem Annapurna-Trail. Nach Hettlich et al. 2009

Zahnmedizinisches Problem	Häufigkeit pro x Trekkingtage
Irgendein zahnmedizinisches Problem	1:23,7
Zahnfleischbluten insgesamt	1:37,7
– durch Bürsten	1:72,2
– spontan	1:78,3
Zahnschmerzen	1:145,2
Zahnfrakturen	1:509
Füllung verloren	1:339

Annapurna (Nepal) haben wir verschiedene Indikatoren zur Mundgesundheit sowie die Oralhygiene von Trekkern untersucht (n = 185). Während der Reise reduzierte sich trotz der noch relativ „zivilen" Umgebung des Annapurna-Trails bei den meisten Trekkern die Oralhygiene signifikant. Möglicherweise ist dies die Ursache für eine erstaunliche Zahl an Problemen, über die die Trekker unterwegs klagen: Immerhin beantworteten 23,2 % die Frage, ob sie auf der aktuellen Reise irgendein zahnmedizinisches Problem gehabt haben mit „ja". Hinsichtlich früherer Reisen befragt berichteten 14,7 % über Probleme. Aus den aufgeführten Zahlen lässt sich ableiten, dass mit den in Tabelle 10.19 aufgeführten Häufigkeiten zu rechnen ist. Systemisch betrachtet, bedarf eine Personenzahl, die der Bewohnerzahl einer Kleinstadt entspricht, unter den Besuchern der Annapurna-Region alljährlich potenziell zahnmedizinischer Hilfe: Von den Trekkern wurden etwa 903 550 Personentage in der Region verbracht. Das bedeutet größenordnungsmäßig, dass 30 000-mal Zahnprobleme bestanden haben, fast 24 000-mal Zahnfleischbluten aufgetreten ist, über 6200-mal Zahnschmerzen bestanden haben, immerhin über 1700 Zähne beschädigt worden und über 2600 Füllungen verloren gegangen sind.

Fallbeispiel: Ein junger Israeli befand sich mit einer Gruppe auf dem Annapurna-Trek und erreichte in reduziertem Allgemeinzustand mit massiven Schmerzen und erheblichen Zahnfleischbluten Manang, das in 3500 m 4–6 Tage nach Verlassen der letzten Straße erreicht wird. Unterwegs gibt es einige Dörfer, aber alle ohne medizinische Infrastruktur. In Manang befindet sich eine Ambulanz der Himalaya Rescue Organization, jedoch ist normalerweise kein Zahnarzt erreichbar. Über andere Reisende hatte er von unserer Zahnärztin erfahren. Diese stellte eine schwere, beginnend nekrotisierende Gingivitis mit einem Blutungsindex vom Grad 4 und einem Plaqueindex vom Grad 5 fest (Abb. 10.72). Außerdem bestand leichtes Fieber. Der Patient wurde mit Zahnsteinentfernung mittels Scaler, Chlorhexidinspülung und oraler Gabe von Amoxicillin (3-mal 300 mg/Tag) behandelt. Es trat im Verlaufe eines Ruhetages deutliche Besserung ein, so dass er den Trek am übernächsten Tag zusammen mit seiner Gruppe fortsetzen konnte. Komplikationen traten nicht ein.

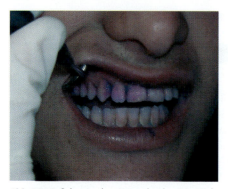

Abb. 10.72: Schwere, beginnend nekrotisierende Gingivitis mit Blutungsindex Grad 4 und Plaqueindex Grad 5 bei einem jungen Trekker in der Annapurna-Region. Foto: T. Küpper

Retrospektiv ergeben sich zwei wichtige Aspekte:
Erstens: Der Patient wäre ohne die zufällige Anwesenheit einer Zahnärztin, die aufgrund der Studie mehr Ausrüstung mitgeführt hat, als man es üblicherweise tun würde, in eine außerordentlich problematische Situation geraten, denn aufgrund der herrschenden Wetterbedingungen hätte man ihn fast eine Woche lang auch nicht ausfliegen können.
Zweitens: Die Fortsetzung der Tour am übernächsten Tag war nur dadurch möglich, weil für die ganze Gruppe in Manang sowieso ein Akklimatisationstag eingeplant war. Dessen ungeachtet war die Fortsetzung aus medizinischer Sicht trotz der Symptombesserung sicherlich zu früh.

Mit diesen Ergebnissen steht fest, dass in allen präventiven Bestrebungen beim Trekking, aber auch bei der Ausbildung von Ärzten und Führern in der Reise- und Bergmedizin das Thema „Zahnmedizin" bislang weit unterschätzt wurde und in den meisten Kurrikula bislang noch nicht einmal abgebildet ist.

Zahnfrakturen und Traumata

Bei Cracked-tooth-Syndrom und Zahnkronenfraktur ohne Beteiligung der Pulpa (Abb. 10.73) sind akut meist keine Maßnahmen nötig. Die Zahnkronenfraktur mit Beteiligung der Pulpa kann bei reversibler Pulpitis behandelt werden, indem man die freie Stelle mit einem geeigneten Material abdeckt oder das abgebrochene Teil darüber fixiert. Die irreversible Pulpitis (mit apikaler Peridontitis) benötigt die unterwegs meist nicht mögliche Wurzelbehandlung. Die Zahnwurzelfraktur ist vertikal oder horizontal möglich. Im Notfall kann im Gelände nur medikamentös vorgegangen (Schmerzmittel, evtl. antibiotische Abdeckung) und auf dem schnellsten Weg fachärztliche Hilfe aufgesucht werden.

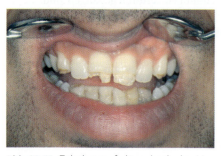

Abb. 10.73: Zahnkronenfraktur durch den Versuch, den Kronkorken einer Bierflasche mit den Zähnen zu öffnen

Bei Verlust eines oder mehrerer ganzer Zähne sollte der Zahn in Milch oder physiologischer Kochsalzlösung aufbewahrt werden. Falls beides nicht verfügbar ist, kann er unter der Zunge der betroffenen Person gelagert werden. Falls nötig, erfolgt eine Reinigung mit sauberem fließendem Wasser, aber ohne Bürste oder irgendeine Reinigungslösung. Innerhalb von 30 min kann man den Zahn auch mit leichtem Druck in seine Tasche zurückimplantieren. Dort muss er improvisiert befestigt werden, wenn keine fachärztliche Hilfe erreichbar ist. Dies kann mit zahnmedizinischen Klebern erfolgen. Als Survivalmaßnahme kann man den betreffenden Zahn mit etwas Draht befestigen, der vor beide Nachbarzähne gelegt und an allen drei Zähnen mit einem Tropfen Sekundenkleber angeheftet wird.

Bei Zahnluxation steht der Zahn in seiner Tasche, aber in der falschen Position. Sofern diese Position stört, z. B. die Nahrungsaufnahme, kann der Zahn reponiert werden. Er sollte dann stabilisiert werden. Die Stabilisation erfolgt mit einem Draht, der lang genug ist, um mindestens die beiden Nachbarzähne einzuschließen. Dieser wird spannungsfrei über die Zahnreihe gebogen und in dieser Position fixiert. Falls vorhanden, nimmt man dazu zahnmedizinischen Kleber, notfalls kann man auch Sekundenkleber nehmen. Da Letzterer in feuchtem Medium sich nach einigen Tagen löst, muss man damit rechnen, ihn mehrfach aufkleben zu müssen. Der Zahn sollte mehrere Tage fixiert bleiben und dann geschont werden.

Zahn herausgedrückt (ein oberer Zahn hängt herunter oder ein unterer steht zu hoch): Hier wird der Zahn zunächst mit einem soliden Druck eines Fingers in die Tasche zurückgedrückt. Dann wird er in dieser Position einige Zeit fixiert, indem man behutsam in ein Handtuch oder in einen Handschuh beißt. Auch diese behelfsmäßige Fixierung sollte so lange erfolgen, bis der Zahn als Folge der Blutgerinnung nicht mehr aus der Alveole herausgedrückt wird. Dies kann 20–30 min dauern. Ist der Zahn eingedrückt (der betroffene Zahn sieht kürzer aus als die nebenstehenden) wird nichts gemacht, sondern sobald wie möglich fachärztlicher Rat aufgesucht.

Zahnfleischverletzungen: Bei einer Ablederung ist das Zahnfleisch vom Zahn und Kieferknochen abgeschert worden. Die Innenseite des Gewebes sollte gereinigt und am Herkunftsort wieder angedrückt werden. Eine Wundnaht kann erforderlich sein. Wie bei anderen Verletzungen auch muss nach den im Gelände bestehenden Möglichkeiten eine Infektion verhütet und die Schmerzen gelindert werden. Normalerweise heilen solche Verletzungen gut.

Erste Hilfe-Ausrüstung für zahnmedizinische Notfälle
Einige kleine, leichte und einfach zu bekommende Dinge können wahre Wunder wirken, wenn sie der Erste-Hilfe-Ausrüstung für den Fall zahnmedizinischer Notfälle hinzugefügt werden.

An Folgendes sollte man dabei denken:
- Zahnseide, Zahnzwischenraumbürstchen zur Reinigung der Zahnzwischenräume,
- weiches Zahnwachs zur Abdeckung von Zahndefekten,
- Baumwollkügelchen als Medikamententräger,

- provisorisches Füllungsmaterial (Tempanol oder Cavit),
- Nelkenöl (Phenylpropanoid, Eugenol) zur Behandlung schmerzhafter Zahndefekte,
- Kortisonsalbe (Dontisolon) zur Behandlung von Entzündungsproblematiken bei tiefen Defekten in Folge von Frakturen, Füllungsverlust oder Karies. Es ist auch geeignet zur Behandlung einer Entzündungsproblematik am Zahnfleisch oder auch der Mundschleimhäute. Die Salbe wird auf die betroffene Stelle – gegebenenfalls mehrfach täglich – aufgetragen.
- Desinfizierendes Gel (Chlorhexidin digluconat) zur Behandlung von Entzündungen an Zahnfleisch und Mundschleimhäuten. Es hat auch eine gute antibakterielle Wirkung.
- Anästhesierende Salbe (Dynexan) zum Auftragen auf schmerzhafte Mundschleimhautbereiche und Zahnfleisch.
- Kleine Pinzette

Notfallbehandlung von Zahnschmerzen

Zur Schmerzbehandlung geht man im Gelände folgendermaßen vor: genaue Lokalisation des schmerzhaften Zahnes, Überprüfung, ob ein Defekt erkennbar ist, Entfernung aller Verunreinigungen (z. B. Speisereste) mit einer Zahnbürste, einem Zahnstocher oder einem ähnlichen Gegenstand. Dann wird ein Baumwollkügelchen oder ein kleines Stoffstückchen, das mit Lokalanästhetikum getränkt ist (Eugenol oder Benzocain-Lösung) in das Loch oder beidseits auf das Zahnfleisch unterhalb des Zahns gelegt. Eine kleine Pinzette erleichtert die Plazierung des Stoffkügelchens erheblich. Die schmerzstillende Wirkung tritt schnell ein, wenn das Kügelchen am richtigen Zahn zu liegen kommt.

Statt rezeptpflichtiger Benzocainlösung kann man auch Nelkenöl nehmen, das man in jedem Gewürzladen rezeptfrei bekommen kann. Dabei ist jedoch Vorsicht angebracht: Reines Nelkenöl ist viel zu konzentriert und kann erhebliche Verletzungen der Mundschleimhaut verursachen. Deswegen nicht als Flüssigkeit verwenden, sondern nur ein aufgedrücktes Wattekügelchen o. Ä. in oder auf den Defekt aufbringen.

Provisorische Zahnfüllungen

Wenn möglich, sollte man den Defekt provisorisch abdecken, nachdem das Stoffkügelchen an der richtigen Stelle liegt. Dazu eignen sich Füllungsmaterialien wie Tempanol oder Cavit. Falls diese nicht zur Verfügung stehen, kann man Zahnwachs oder notfalls auch Kerzenwachs nehmen. Letzteres macht man gebrauchsfähig, indem man eine Kerze anzündet und, nachdem genügend Wachs geschmolzen ist, die Flamme löscht und das Wachs so lange erkalten lässt, bis es leicht mit den Fingern geknetet werden kann. Dann wird es an den Defekt mit den Fingern anmodelliert.

IRM („long-term temporary material")

Im Vietnamkrieg entwickelte die US-Army eine haltbarere Form des Zink-Eugenols zum mittelfristigen Verschluss von Defekten („intermediate restorative material", IRM). Dieses Material ist durch Kunststoffe verstärkt, auch für Laien leicht zu verarbeiten und wird heute in nahezu jeder Zahnarztpraxis der Welt für temporäre Füllungen verwendet. Die gesteigerte Festigkeit ermöglicht temporäre Füllungen für einen Zeitraum von bis zu 6 Monaten (manchmal sogar noch länger). Damit ist dieses Material von besonderem Vorteil bei längeren Reisen.

Medikamentöse Behandlung von Schmerzen und Infektionen

Zur flexiblen, symptomorientierten Schmerzbehandlung sollte bei leichten Schmerzen nichtsteroidalen Schmerzmitteln (NSAIDS) der Vorzug gegeben werden, insbesondere Ibuprofen. Wie in anderen Kapiteln dieses Buches mehrfach erwähnt, sollte Acetylsalicylsäure (ASS) im Gelände gemieden werden. Bei mittelschweren Schmerzen wäre Acetaminophen das Mittel der Wahl. Bei starken Schmerzen sind entsprechend starke Schmerzmittel angesagt, beispielsweise Codein oder Oxycodon. Bei der Anwendung sollte beachtet werden, dass diese durch Verlängerung der Reaktionszeit die Unfallgefahr erhöhen können. Eine antibiotische Therapie soll bei tiefen Zahnschäden Infektionen vermeiden oder behandeln. Als besonders wirksam haben sich hier Penicillin, Amoxicillin, Clindamycin und Metronidazol erwiesen.

Akute Gingivitis oder Parodontitis

Wenn durch Entzündung des Zahnfleischs unterwegs Schmerzen und Blutungen auftreten, ist die wichtigste Maßnahme, die Mundhygiene zu verbessern, indem man 3-mal pro Tag die Zähne putzt und jeweils abschließend mit warmem Salzwasser spült. Eine sinnvolle Ergänzung wären antibakterielle Mundspüllösungen, die man rezeptfrei überall dort bekommen kann, wo noch eine gewisse Infrastruktur besteht, oder auch desinfizierende oder entzündungshemmende, auch schmerzlindernde Salben, wie im Notfallset aufgezählt. In schweren Fällen ist auch eine antibiotische Mischtherapie mit Clindamycin und Ampicillin je 300 mg, je 3 Tabletten/Tag für 7 Tage angezeigt (eventuelle Unverträglichkeiten beachten!).

Zahnabszesse

Ein infizierter Zahn, zwischen den Zähnen verklemmte Nahrungsreste oder auch eine schwere Gingivitis (s. oben) können zu einem Zahnabszess führen („pus pocket"). Die Behandlung besteht in Penicillin (alle 4–6 Stunden), Metronidazol oder Chloramphenicol. Abszesse im Bereich des Unterkiefers können tödlich verlaufen! Ursächlich dafür kann eine sich ausbreitende Vereiterung eines infizierten Zahns (Ludwigs Angina) sein. Solange die Infektion auf den Unterkieferbereich beschränkt ist und man die Knochenkante des Kiefers gut tasten kann, ist eine konsequente antibiotische Behandlung noch ausreichend. Der Patient sollte allerdings gut beobachtet werden: Sobald man die Knochenkante nicht mehr gut tasten kann, steigt die Infektion ab und breitet sich ins Mediastinum aus. Achtung: Lebensgefahr! Die Person sollte umgehend (wenige Stunden!) in ein Krankenhaus gebracht werden, vorzugsweise mittels Hubschrauber.

Grundsätzlich besteht bei Abszessen die Gefahr der unkontrollierten Ausbreitung. Dabei ist die Infektionsausbreitung besonders gefährlich, wenn sie in Richtung Schädelbasis (Thrombosierung des Sinus cavernosus!), zum Kehlkopf oder ins Mediastinum erfolgt. Letzteres ist im Bereich der Zahnmedizin die gefährlichste Situation überhaupt. Personen fallen u. a. mit Schluck- und Sprachstörungen auf. Wenn keine Klinik erreichbar ist, können die Patienten innerhalb von Stunden versterben. Eine weitere Gefahr ist die Ausbreitung vom Unterkiefer ausgehend über den Zungengrund und die Unterkieferregion zu den Geweben der Halsregion, wo Kehlkopfödem mit Verlegung der Atemwege und Erstickungstod eintreten kann (Ludwigs Angina).

Verlorene Zahnfüllung

In diesem Fall sollte eine provisorische Zahnfüllung vorgenommen werden. Man bringt eine kleine Menge provisorischen Füllmaterials (s. oben) in das Loch. Dazu benutzt man am besten einen Zahnspatel oder ein anderes flaches Instrument wie eine Messerklinge, einen Stiel von einem Speiseeis oder ähnliche Gegenstände. Wenn die Beißfläche betroffen ist, fordere man danach die Person auf, fest zuzubeißen, um das Füllungsmaterial individuell anzuformen, bevor es aushärtet. Nach dem Beißen sollte die Person den Mund wieder öffnen, damit man überflüssiges Material entfernen kann.

Verlorene Krone

Wenn der Zahn weder wärme- noch kälteempfindlich ist, bewahrt man die Krone am besten auf und sucht ohne weitere Maßnahmen zum nächsten sich anbietenden Zeitpunkt einen Zahnarzt auf. Eine Gefahr geht von dieser Situation nicht aus.

Falls der Zahn jedoch so sensibel ist, dass die Person nicht mehr essen und trinken kann, ist ein provisorisches Wiederaufsetzen der Krone notwendig: Man reinigt die Innenseite der Krone vorsichtig von allen anhaftenden Zementresten oder sonstigem Material. Gleiches gilt für den Zahn. Dieser sollte so sauber wie möglich sein, bevor man die Krone wieder aufsetzt. Dann bringt man eine dünne Schicht provisorischen Füllungsmaterials oder Zahnkleber auf dem Zahn und der Unterseite der Krone auf. Fehlt dieses, kann man notfalls auch eine zähe Mischung aus Wasser und Mehl nehmen. Dann setzt man die Krone sorgfältig in der richtigen Position auf und bittet die Person, mäßig fest zuzubeißen. Sobald wie möglich sucht man dann einen Zahnarzt auf.

10.9 Gewalt und Kriminalität

W. Weiß

Gewalt und Kriminalität, ihre Ursachen, Auftreten und Bewertung, sind im Zusammenhang mit politischen, sozialen, religiösen und kulturellen Bedingungen zu sehen. Während Diebstähle und kleinere Betrugsdelikte für die Betroffenen zwar mit materiellem Verlust und oft erheblichem Ärger und Aufwand einhergehen, so ergeben sich daraus in der Regel keine schwerwiegenden existenziellen oder körperlich-psychischen Folgen. Anders ist es bei Gewaltdelikten, die für die Opfer traumatische, oft das Leben verändernde Erfahrungen darstellen. Zur Vorbeugung, zur Schadensbegrenzung und Krisenbewältigung ist es sinnvoll, sich mit diesem Thema zu beschäftigen. (Dieses Kapitel beschäftigt sich nicht mit Naturgewalten (z. B. Tsunami, Erdbeben – vgl. dazu Kap. 10.1.3.)

10.9.1 Gefahrenpotenzial

Die Wahrscheinlichkeit einer Gewalterfahrung, also eines Verlustes der Situationskontrolle mit der Bedrohung der körperlichen Unversehrtheit bis hin zur Lebensgefahr, ist in vielen Ländern deutlich höher als in Deutschland. Damit steigt auch das Risiko für Reisende, in kriminelle Handlungen verwickelt bzw. Opfer von Gewaltverbrechen zu werden. Bei Entwicklungshelfern wird 1 solches Ereignis pro 3 Jahre angegeben, während die Bevölkerung in Deutschland 1 Ereignis pro 50 Lebensjahre zu erwarten hat. Das Spektrum solcher Erlebnisse reicht vom Raubüberfall über Entführung und Geiselnahme bis hin zur sexuellen Gewalt. Dabei kann das Gefahrenpotenzial für „Ausländer" im gleichen Land sehr unterschiedlich sein. Für eine in der Bevölkerung lebende, vom Konsens getragene, gut vernetzte Entwicklungshilfefachkraft ist es sicherlich anders als für einen als „provozierend reich" wahrgenommenen Kurzzeitexperten, der ohne Lokalkenntnis für ein Projekt arbeitet, dessen soziale Sprengkraft er evtl. nicht einmal kennt (Staudamm, Umsiedlungen) oder der als Parteigänger eines unbeliebten Machthabers identifiziert wird. Auch unbewusste Klassifikationen durch die Bevölkerung („Christ" in islamischen Ländern, „US-Amerikaner" in Südamerika) können eine Aggressionsbereitschaft auslösen, die man nicht selbst verschuldet und daher oft nicht vorhergesehen hat.

10.9.2 Gewalterfahrung und mögliche Folgen

Gewalt kann je nach Intensität bei verschiedenen Personen unterschiedliche Reaktionen hervorrufen. Ein „traumatisches Ereignis" liegt vor, wenn eine Situation erlebt wird, die mit intensiver Angst und Hilflosigkeit verbunden ist. Traumatisierende Erlebnisse sind z. B. Unfälle, Überfälle, Einbrüche, Entführungen oder sexuelle Übergriffe. Auch wenn Schutzbefohlene, etwa die eigenen Kinder, solche Situationen vor den Augen der Eltern erleiden, kann der Effekt als sog. Beobachtungstrauma ähnlich sein. Gerade wenn die Situation eine gewisse Ambivalenz hat, also zum Beispiel ein Selbstvorwurf hinsichtlich des Schutzes der Kinder mitschwingt oder der Vergewaltiger ein Projektmitarbeiter ist, dem das Opfer sonst Solidarität schuldet, besteht das Risiko einer krankhaften Fehlentwicklung bei der Verarbeitung des Erlebten.

Rückzug, Trauer und die Verweigerung sozialer Kontakte ist nach einer Gewalterfahrung zunächst normal (akute Belastungsreaktion), es sollte aber nach einigen Tagen eine langsame Besserung dieser Verhaltensweisen eintreten. Bei Störungen (also Unfähigkeit zu arbeiten, Absagen von privaten Treffen, Rückzug aus gemeinsamen Räumen, fehlende Initiative zu Gesprächen und Unternehmungen) im Zeitraum von mehr als 4 Wochen bahnt sich eine Erkrankung an, die als posttraumatische Belastungsstörung (PTBS) bezeichnet wird. Die Häufigkeit einer solchen Entwicklung nach einem Trauma wird mit 25–30 % angegeben, besonders gefährdet sind jüngere Leute, insbesondere junge Frauen, und Personen mit geringer sozialer Vernetzung. Die mit der Zeit zur Chronifizierung und sogar Ausweitung neigenden Symptome umfassen:

- ■ Angst- und Panikzustände, übersteigerte Erregung, vermehrte Schreckhaftigkeit, Schlafstörungen, zwanghaftes Neudurchleben der traumatisierenden Situation
- ■ Verminderter Ausdruck emotionaler Beteiligung („keine Freude, keine Trauer")
- ■ Vermeidungsverhalten gegenüber Situationen, die in bestimmter Weise an das Geschehen erinnern (dies können auch Geräusche, Gerüche und scheinbare Kleinigkeiten sein).

Da sich oft lange Krankheitsgeschichten von Depression und Beeinträchtigung in sozialen Kontakten anschließen, ist eine rasche und konsequente fachkundige Behandlung notwendig. Dies ist im Allgemeinen nicht über sprachliche und kulturelle Grenzen hinweg möglich und kann einen Aufenthalt im Heimatland erfordern.

10.9.3 Umgang mit Gewaltsituationen

Wer die „Spielregeln" von Gewaltabläufen kennt, hat bessere Möglichkeiten, sich zu schützen und einen bereits eingetretenen Konfliktfall zu begrenzen. Gewaltsituationen entwickeln sich meist stufenweise. Eine Beeinflussung ist in jeder Phase möglich. Absicht, Fähigkeit und Gelegenheit sind die notwendigen gleichzeitigen Voraussetzungen für die Auslösung eines Gewaltaktes (Tabelle 10.20).

Tabelle 10.20: Phasen der Gewalteinwirkung nach M.A. Mac Young

Phase 1	Phase 2	Phase 3	Phase 4	Phase 5
Absicht	Erkunden des potenziellen Opfers (verbal, nonverbal)	Suchen einer günstigen Gelegenheit	Angriff	Reaktion des Opfers
Die Tat kann vermieden werden			Das Ausmaß der Gewalt kann gemildert werden	

In Phase 1 und 2 wird überprüft, ob die Tat gelingen könnte. Erst wenn der Erfolg sicher scheint, wird nach einer günstigen Gelegenheit gesucht, um die Tat durchzuführen.

In den ersten 3 Phasen ist es noch möglich, die Tat zu vermeiden. Wenn die Gefahr hier erkannt wird, sollte die Flucht an erster Stelle stehen. Ist dies nicht möglich, muss versucht werden, die Situation zu deeskalieren.

In Phase 4 und 5 kann nur noch das Ausmaß der Tat gemildert werden. Einem bewaffneten Täter ist strikt Folge zu leisten, damit er seine Waffe nicht einsetzt. Ist der Täter nicht bewaffnet, muss sofort mit Abgrenzung reagiert werden.

Körpersignale wie „Kribbeln im Bauch", „Kloß im Hals", „Herzklopfen", Ahnungen etc. sollten bewusst wahrgenommen und nicht ignoriert werden. Durch genaues Beobachten erkennen Sie auch subtile Zeichen von Gefahr. Angst ist ein Überlebenssignal und sollte als solches akzeptiert werden. Es ist äußerst hilfreich, die Motive der Gewalttäter zu erkennen und auf Signale zu reagieren. Keinesfalls dürfen gewaltbereite Personen lächerlich gemacht werden, das könnte lebensgefährlich sein. Vor allem in „Kulturen der Ehre" kommt dem Stolz eine besondere Bedeutung zu, und persönliche Kränkungen ziehen oft extreme Handlungen nach sich.

Es würde den Rahmen dieses Beitrags sprengen, auf konkrete Gewaltsituationen und spezifische Verhaltensstrategien einzugehen. Ihre erfolgreiche Anwendung ist auch nicht im Rahmen eines Buches zu vermitteln.

10.9.4 Vorbeugung

Niemand beschäftigt sich gern mit der Vorstellung, selbst Opfer zu werden. Dies gilt besonders für Reisende und Menschen, die in Risikogebieten arbeiten. Ohne Not wird keine Sensibilität für Gefahren entwickelt. Ignorierung, Verdrängung, ja sogar ideologische Konzepte dienen dazu, mögliche Risiken zu entschärfen, um den Auslandsaufenthalt nicht negativ zu beeinflussen. Werden Bedrohungen dann unverhofft erlebt, steht der Unvorbereitete vor einer nicht beherrschbaren Situation.

III Gesundheitsrisiken im Gastland

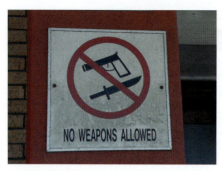

Abb. 10.74: Waffenverbotsschild am Ambulanzeingang eines Township-Hospitals in Kapstadt/Südafrika. (Foto B. Rieke)

Es ist deshalb wichtig, sich frühzeitig auch unter dem Gesichtspunkt „Sicherheit" auf den Auslandsaufenthalt vorzubereiten. Landesspezifische Sicherheitsinformationen („Welche Gefahren können auf mich zukommen?") und die Vorbereitung darauf (Schutzmöglichkeiten, Sicherheitskonzepte) können lebensrettend sein. Es muss einerseits ein adäquates Gefahrenbewusstsein entwickelt werden, andererseits dürfen bei Ankunft im fremden Land keine Bedrohungsgefühle vorherrschen.

In „Security-Awareness-Trainings" können „richtige" Verhaltensweisen und Deeskalationstechniken erlernt werden. Durch richtige Wahrnehmung und Einschätzung von Bedrohungssituationen können Belastungsreaktionen besser kontrolliert, Angst- und Stresssyndrome besser verstanden und verarbeitet werden. Hierdurch wird das persönliche Gefährdungspotenzial verringert und das subjektive Sicherheitsempfinden gestärkt.

Großfirmen und manche Organisationen leisten oft Vorarbeit durch eigene projektbezogene Lagebeurteilungen und Sicherheitskonzepte für ihre Mitarbeiter.

Nach Eintritt eines traumatisierenden Erlebnisses müssen für den Betroffenen frühzeitige Kontakt- und Behandlungsmöglichkeiten vorgesehen werden, um posttraumatische Belastungsstörungen zu vermeiden.

Bei Entsendungen von Mitarbeiterinnen und Mitarbeitern ins Ausland ist auch die richtige Personenwahl wichtig. Je schwieriger die Aufgabe und der Einsatzort, desto mehr ist auf Persönlichkeitsstruktur, Motivation und Erwartungshaltung zu achten.

Internetadressen

- www.auswaertiges-amt.de
- www.giz.de
- www.dgptsb.de/
- www.berufsethik.de/
- zif-berlin.org
- http://nononsenseselfdefense.com/

Kompaktinformation

Checkliste „Sicherheit für Reisende" (mod. nach Weiß u. Rieke 2012)

„Vorbeugen ist besser als heilen!" Dies gilt auch für die Sicherheit bei Auslandsaufenthalten. Setzen Sie sich frühzeitig mit möglichen Gefahren auseinander. Nur dann können Sie wirksam vorbeugen. Beschäftigen Sie sich mit möglichen Strategien in Gewalt und Konfliktsituationen. Nachfolgende Checkliste soll Sie keineswegs verunsichern. Sie soll Ihnen helfen, Ihr eigenes angepasstes Sicherheitskonzept zu entwickeln, das auch Ihre persönlichen Fähigkeiten berücksichtigt.

Vor der Reise:
- Informieren Sie sich über die Sicherheitslage im Reiseland (Auswärtiges Amt www.diplo.de/sicherreisen, Corporate Security, Ihre Reisestelle); achten Sie auf Reisewarnungen, Einschränkungen oder wichtige Hinweise!
- Informieren Sie sich über länderspezifische Risiken sowie kulturelle und religiöse Gepflogenheiten.
- Notieren Sie die Adresse der deutschen Auslandsvertretung (www.diplo.de/adressen) in Ihrem Reiseland und die Sperrnummern Ihrer Kreditkarten.

Diebstahlschutz:
- Lassen Sie Ihr Gepäck nie unbeaufsichtigt stehen.
- Zeigen Sie nie, wie viel Geld Sie besitzen. Beugen Sie vor, indem Sie Ihr Geld aufteilen und an verschiedenen Stellen aufbewahren (z. B. in einem Geldgürtel).
- Tragen Sie Ausweise, Tickets, Scheck und Kreditkarten sicher am Körper (z. B. Brustbeutel, Hoseninnentasche).
- Plätze, an denen Sie leicht bestohlen werden können, sind beispielsweise Strand, Markt, Flughafen, Bahnhof, Zugabteil.

Hotel:
- Wählen Sie Ihr Zimmer bevorzugt zwischen dritter und siebter Etage. Sie bieten die beste Sicherheit bei Sprengstoffanschlägen und ermöglichen die Rettung im Brandfall.
- Lesen Sie die Brandschutzhinweise und merken Sie sich die Fluchtwege.
- Hotelgäste sind häufig Ziele krimineller und nachrichtendienstlicher Machenschaften („Damen- und Zufallsbekanntschaften", Abhörgefahr, Ton- und Bildaufzeichnungen zu Erpressungszwecken).

Benutzung von Kfz:
- Benutzen Sie landestypische unauffällige Fahrzeuge.
- Bilden Sie Fahrgemeinschaften und fahren Sie, wenn möglich, im Konvoi.
- Beachten Sie Hinweise, wie man sich im Gastland bei Verkehrsunfällen verhält (besonders bei Personenschäden).
- Achten Sie vor Fahrtantritt auf Manipulationen am Fahrzeug (Aufbruchspuren) und auf technische Sicherheit (Bremsen und Lenkung prüfen).
- Wechseln Sie die Fahrtstrecken, variieren Sie Anfahrts- und Ankunftszeiten.
- Führen Sie im Fahrzeug Telefon oder Funk mit, um im Notfall Hilfe herbeirufen zu können.
- Falls Sie ein anderes Fahrzeug verfolgt, fahren Sie unverzüglich einen sicheren Ort an (z. B. Polizeidienststelle, belebte Plätze) und erregen Sie mit Hupe und Licht Aufmerksamkeit.
- Halten Sie am Auto Türen und Fenster verriegelt, vor allem wenn Sie anhalten (auch an der Ampel).
- Lassen Sie im fließenden Verkehr und bei Stopps genügend Raum zum Ausscheren (Fluchtweg freihalten).

Kompaktinformation

Benutzung von Kfz *(Fortsetzung):*
- Halten Sie in unklaren Situationen, wie möglicherweise vorgetäuschten Pannen oder Unfällen Abstand, ändern Sie ggf. die Fahrtroute und suchen Sie einen sicheren Ort auf.
- Steigen Sie in gesicherten Bereichen ein und aus, z. B. Garagen, Innenhof.
- Stellen Sie das Fahrzeug möglichst sichtgeschützt ab.
- Wählen Sie sichere Reiserouten und meiden Sie Fahrten zur Nachtzeit.
- Nutzen Sie nur autorisierte Taxen.
- Fahren Sie langsam an Kontrollstellen (Polizei, Militär) heran, schalten Sie bei Kontrollen während der Dunkelheit die Innenbeleuchtung ein. Vermeiden Sie zweideutige Aktionen und leisten Sie den Weisungen kommentarlos Folge.
- Benutzen Sie aktuelles Kartenmaterial und tanken Sie rechtzeitig.

Verhalten bei Überfall
- Grundsatz: Ruhe bewahren, überlegt handeln, nicht provozieren.
- Halten Sie „Beruhigungsgeld" bereit, z. B. auch in der Wohnung.
- Leisten Sie keinen Widerstand, besonders wenn Sie mit einer Waffe bedroht werden.
- Zeigen Sie Kooperationsbereitschaft.
- Fliehen Sie nur bei großer Aussicht auf Erfolg.
- Prägen Sie sich Einzelheiten zu Tätern und Tatablauf ein.

Kinder:
- Lassen Sie Kinder nicht unbeaufsichtigt.
- Erklären Sie Kindern die notwendigen Sicherheitsmaßnahmen.
- Halten Sie Kinder zur Verschwiegenheit über persönliche Verhältnisse an.
- Vereinbaren Sie mit Kindergarten und Schule, wer berechtigt ist, die Kinder abzuholen.
- Legen Sie eine Liste mit wichtigen Telefonnummern neben das Telefon.
- Stellen Sie sicher, dass Sie erreichbar sind.
- Wählen Sie Babysitter nach Empfehlungen von Vertrauenspersonen aus und geben Sie ihnen klare Anweisungen bezüglich Sicherheitsmaßnahmen.

Arbeitsplatz/Wohnung
- Wählen Sie Geschäftsräume und Wohnungen unter Sicherheitsaspekten aus, bevor Sie sie anmieten.
- Holen Sie Empfehlungen von vertrauenswürdigen Personen/Institutionen ein, bevor Sie Sicherheitspersonal verpflichten.
- Schließen Sie im Haus Rollläden und Vorhänge, bevor Sie die Beleuchtung einschalten.
- Lassen Sie technische Sicherheitseinrichtungen nach Empfehlungen von Fachfirmen installieren. Bereits einfache technische Mittel können die Sicherheit wesentlich verbessern.
- Deponieren Sie wichtige Unterlagen und Wertsachen im Safe.
- Informieren Sie Familienangehörige und Hauspersonal über Sicherheitsvorkehrungen und Verhaltensregeln. Verpflichten Sie Personal zur Verschwiegenheit. Vergeben Sie Haus- und Wohnungsschlüssel restriktiv und wechseln Sie bei Verlust ggf. die Schließanlage aus.
- Organisieren Sie „home-sitting" durch Personal oder Vertrauenspersonen, wenn Sie mehrere Tage weg sind. Falls dies nicht möglich ist, täuschen Sie Ihre Anwesenheit vor (Briefkasten leeren lassen, Jalousien schließen und öffnen lassen, Lampen per Zeitschaltuhr an- und ausschalten).

Kompaktinformation

Arbeitsplatz/Wohnung *(Fortsetzung):*
- Pflegen Sie Kontakte zu vertrauenswürdigen Nachbarn („neighbourhood watch").
- Verschaffen Sie sich Rückzugsmöglichkeit „in einen mechanisch besonders gesicherten Raum" innerhalb des Hauses mit Kommunikationsmöglichkeit (z. B. zur Polizei).
- Seien Sie auf Notfälle, wie Katastrophen, Brände, Seuchengefahr, innere Unruhen vorbereitet, um schnell und situationsgerecht handeln zu können. Nehmen Sie vorhandene Notfallpläne ernst und treffen Sie praktische Vorkehrungen, z. B. Evakuierungsgepäck zusammenstellen, Transportmittel erkunden.

Allgemeines, Sonstiges
- Verfolgen Sie auch unterwegs internationale und lokale Nachrichten. Die Verhältnisse können sich vielerorts schnell und ohne Vorwarnung ändern.

- Unterlassen Sie kritische Äußerungen über Politik, Religion, Sitten und Gebräuche.
- Üben Sie Zurückhaltung in Ihrem äußeren Erscheinungsbild (Kleidung, Schmuck).
- Gehen Sie gefährlichen Situationen aus dem Weg.
- Meiden Sie bei Dunkelheit Risikozonen wie Parks, Unterführungen und einsame Gegenden.
- Kriminelle werden auf Personen aufmerksam, die unsicher wirken. Verhalten Sie sich deshalb selbstbewusst und zielstrebig.
- Ignorieren Sie Ansprechversuche mit Fragen nach Feuer oder Uhrzeit und gehen Sie einfach weiter.
- Meiden Sie bei Fahrten mit der U-Bahn leere Wagen, bevorzugen Sie Plätze in der Nähe der Tür und des Zugpersonals.

Weiterführende Literatur

1 Litsch EM, Linsenmayr R: Wenn Wissen Leben retten kann – ein praktischer Ratgeber für den Auslandseinsatz. Eschborn: GTZ, 2006.
2 Mac/Pfouts, MacYoung C: Sicherheit in der City. Kahnert Michael Verlag, 2004.
3 Rosenberg MB: Konflikte lösen durch Gewaltfreie Kommunikation: Ein Gespräch mit Gabriele Seils. 15. Aufl. Verlag Herder, 2004.
4 Weiß W, Rieke B: Der medizinische Ratgeber für beruflich Reisende. MedPrä, Düsseldorf, 2012.

10.10 Migrantenmedizin in Deutschland

A. Stich

Etwa 18 % unserer Mitbürger haben einen Migrationshintergrund. Bei der Versorgung dieser Patientengruppe erweitert sich das Spektrum der Differenzialdiagnosen möglicher Erkrankungen und verändert sich der Umgang im Vergleich zu deutschen

Mitbürgern. Global gesehen ist Migration ein häufiges Phänomen, besonders in Ländern mit begrenzten Ressourcen. Viele Autoren sehen die Reisemedizin als ein Unterkapitel der Migrantenmedizin.

Die Gründe für Migration sind äußerst vielfältig. Die Geschichte der Menschheit und der Zivilisation ist voll von Wanderungsbewegungen und Flucht einzelner Personen bis hin zu ganzen Völkern, was alles unter dem Begriff Migration zusammenfasst wird. Bis zum heutigen Tag gibt es geregelte und ungeregelte Migrationsströme, die vielfältige Ursachen und Ziele haben. Am dramatischsten äußert sich Migration beim Phänomen von Flucht und Vertreibung, wovon uns üblicherweise nur ein kleiner Teil durch die Berichterstattung der Medien nahe gebracht wird. Nach Schätzungen von Hilfsorganisationen sind derzeit etwa 50 Millionen Menschen außerhalb ihres Heimatlandes auf der Flucht.

Die medizinische Versorgung und Begleitung von Menschen, die ihre Heimat hinter sich gelassen haben, ist eine große Herausforderung, die nicht nur die Medizin, sondern auch die Sozialwissenschaften, Politik und Ethik betrifft.

Die vielen in Deutschland lebenden Mitbürger mit Migrationshintergrund sind schwer zu kategorisieren. Am häufigsten wird die Einteilung in Deutsche mit Migrationshintergrund (ca. 9,5 Mio., z. B. Spätaussiedler) und Ausländer (8,9 Mio, z. B. Gastarbeiter, Asylbewerber) angewandt. Die Heterogenität dieser Gruppen und die Schwierigkeiten bei ihrer Integration in eine funktionierende und produktive Gesellschaft beherrschen zwar häufig die öffentliche Diskussion, können aber nicht Inhalt dieses Kapitels sein.

10.10.1 Krankheiten von Migranten

Bereits vor dem Beginn der Migration bestehende Erkrankungen

Genetische Disposition, Umwelteinflüsse und Rahmenbedingungen der Zivilisation führen zu einer unterschiedlichen globalen Verbreitung von Krankheiten. Die Häufung genetischer Erkrankungen bei bestimmten Bevölkerungsgruppen ist entweder das Resultat einer Selektion im Rahmen der menschlichen Evolutionsgeschichte oder der Heirat innerhalb der engeren Verwandtschaft (engl.: „intermarriage").

Das klassische Beispiel ist die Sichelzellkrankheit, die in den malariaendemischen Regionen den heterozygoten Genträgern Überlebensvorteile verschafft. Durch Punktmutationen am Gen, das für das β-Globulin im Hämoglobin kodiert, kommt es zu einer veränderten Oberflächenspannung der Erythrozyten, die dann unter anaeroben Bedingungen eine irreversible Sichelform einnehmen. Daraus resultieren Gefäßokklusionen und Perfusionsstörungen im Gewebe, was bei homozygot Erkrankten meist zu tödlichen Organkomplikationen bereits in den ersten Lebensjahren führen kann (Abb. 10.75).

Die Sichelzellkrankheit ist in Afrika weit verbreitet und auch bei der afrikanisch stämmigen Bevölkerung außerhalb des Kontinents häufig nachweisbar. Bei Patienten, die krisenhaft unter Schmerzzuständen, Infektanfälligkeit, Knocheninfarkten mit Osteomyelitiden und chronischen Hautwunden leiden, sollte an diese Differenzialdiagnose gedacht und zu deren Nachweis eine Hämoglobin-Elektrophorese veranlasst werden.

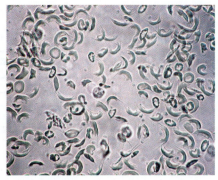

Abb. 10.75: Morphologie der Erythrozyten eines Patienten mit Sichelzellkrankheit unter anaeroben Bedingungen (Sichelzelltest)

Zahlreiche andere Erkrankungen der Erythrozyten (Hämoglobinopathien wie die Thalassämien) oder Enzymstörungen (z. B. Glukose-6-Phosphat-Dehydrogenasemangel) unterliegen einem ähnlichen Selektionsphänomen in ihren Ursprungsländern und müssen bei Migrantenpopulationen bei entsprechenden Symptomatiken (chronisch hämolytische Anämie, hämolytische Krisen) bedacht werden.

Eine im östlichen Mittelmeerraum und vorderen Orient häufige, hierzulande aber nahezu unbekannte Erkrankung ist das Familiäre Mittelmeerfieber (FMF). Es gehört zu den genetisch bedingten Fiebersyndromen und äußert sich durch Anfälle heftiger Fieberschübe, die von starken Schmerzen, Polyserositis und massiver Entzündungschemie (CRP-Erhöhung, Leukozytose) begleitet werden. Häufig werden die Patienten unter der Verdachtsdiagnose einer Peritonitis laparatomiert. Ursache ist eine autosomal rezessiv vererbte Mutation des MEFV-Gens, das für wichtige Mediatoren der Entzündungskaskade kodiert. Die Prävalenz bei türkisch stämmiger Bevölkerung kann bis zu 1:400 betragen, weswegen diese Erkrankung für Ärzte, die

---

Kompaktinformation

Krankheiten bei Migranten
- Bereits vor Beginn der Migration bestehende Erkrankungen
  - Hereditäre Erkrankungen, z. B. Hämoglobinopathien, familiäres Mittelmeerfieber
  - Infektionskrankheiten aus Regionen mit höherer Prävalenz, z. B. HIV/AIDS, Tuberkulose, Hepatitis B/C, Lepra, zystische Echinokokkose
- Krankheiten im Rahmen von Migration und Flucht
  - Traumatisierungen
  - Infektionskrankheiten
- Krankheiten im Gastland
  - Anpassungstörungen, reaktive Depression
  - „Zivilisationskrankheiten"

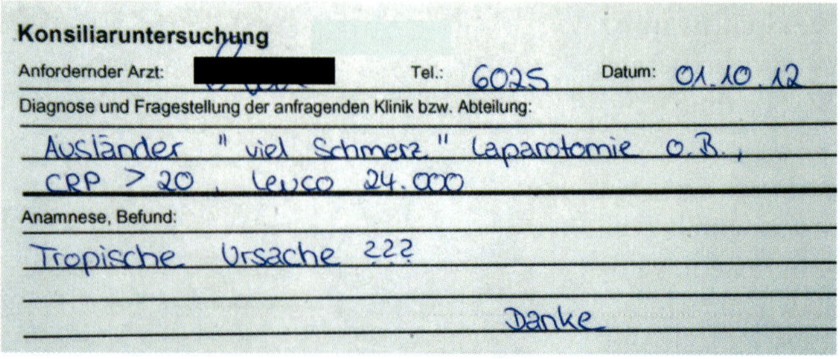

> **Konsiliaruntersuchung**
> Anfordernder Arzt: ▬▬▬▬ Tel.: 6025 Datum: 01.10.12
> Diagnose und Fragestellung der anfragenden Klinik bzw. Abteilung:
> Ausländer "viel Schmerz." Laparotomie o.B.,
> CRP > 20, Leuco 24.000
> Anamnese, Befund:
> Tropische Ursache ???
>
> Danke

Abb. 10.76: Typische Konsilanfrage bei einem Patienten mit FMF

ausländische Patienten betreuen, besonders wichtig ist. Eine lebenslange Therapie mit Colchizin kann Häufigkeit und Schwere der Anfälle sowie die Progression zur gefährlichen Amyloidose verhindern (Abb. 10.76).

Viele Infektionskrankheiten haben im Heimatland der Patienten eine wesentlich höhere Prävalenz. Aus diesem Grund sind sie auch bei Patienten mit Migrationshintergrund häufiger anzutreffen als bei der entsprechenden Bevölkerung im Gastland.

Klassischerweise trifft dies für die HIV-Infektion zu. Mehr als 80% der Deutschen, die mit HIV/AIDS leben, sind schwule Männer. Bei HIV-Patienten mit Migrationshintergrund spiegelt sich aber die ganz anders gelagerte globale Pandemie der HIV-Erkrankung wieder. Der überwiegende Anteil dieser Patienten sind heterosexuelle Frauen und Männer aus dem subsaharischen Afrika. Sie haben ihre Erkrankung meist im Heimatland erworben und sind in Deutschland angekommen, ohne davon etwas zu wissen. Häufig erleben sie Diskriminierung sowohl von der deutschen Bevölkerung als auch von ihrer eigenen Gruppe, wo häufig HIV immer noch als unüberbrückbares Stigma erlebt wird.

Die Tuberkulose, die in den letzten zwei Jahrzehnten global gesehen in erschreckender Weise zugenommen hat, ist in der Migrantenbevölkerung wesentlich häufiger als im vergleichbaren deutschen Kollektiv. Etwa die Hälfte aller Tb-Patienten hat einen Migrationshintergrund. Ausländische Patienten sind im Vergleich zu den deutschen jünger, der Inzidenzgipfel liegt zwischen 20 und 35 Jahren. Ein Drittel von ihnen stammt aus Osteuropa, wo auch die multiresistente Tb (MDR-Tb) wesentlich häufiger vorkommt. Drei Viertel sind Lungentuberkulosen mit den klassischen Zeichen von Hämoptysen, pulmonalen Infiltraten oder Kavernen im Thorax-Röntgenbild. Der Rest sind extrapulmonale Tuberkulosen wie Lymphknoten-Tb, Knochen-Tb oder Peritoneal-Tb. Diese Formen stellen oft differenzialdiagnostische Herausforderungen dar und werden von den in Deutschland ausgebildeten Ärzten häufig erst sehr spät bedacht. Gerade bei Patienten mit Migrationshintergrund sollte bei unklaren Organbefunden viel häufiger an die Tuberkulose gedacht werden, als dies in der üblichen klinischen Praxis in Deutschland der Fall ist.

Auch die Virushepatitiden B und C sind klassische Erkrankungen von Patienten mit Migrationshintergrund. Bei in Deutschland geborenen und aufgewachsenen Personen sind diese Erkrankungen sehr selten und meist nur auf spezielle Risikogruppen, wie i.v.-Drogenabhängige, beschränkt. Bei Patienten mit Migrationshintergrund können bis zu 15% an einer chronischen Virushepatitis erkrankt sein. Diese Häufung ist entweder eine Folge vertikaler Transmission (Hepatitis B) oder von Infektionen im Rahmen eines unzureichend qualitätsüberwachten Gesundheitssystems (z.B. ungetestete Bluttransfusionen).

Bei beiden Virushepatitiden gibt es inzwischen wirkungsvolle therapeutische Konzepte, die bei der Hepatitis B zu einer wirksamen Kontrolle der Virusreplikation, bei der Hepatitis C in fast 90% der Fälle zu einer Heilung führen können. Dies setzt jedoch eine umfassende Aufklärung des Patienten, eine hohe Therapie-Compliance und eine Sicherstellung der teilweise enormen Therapiekosten voraus.

Die Chagas-Krankheit ist eine von dem einzelligen Parasiten *Trypanosoma cruzi* hervorgerufene und im chronischen Stadium als unheilbar angesehene Infektion, die in ihrer Verbreitung ursprünglich auf Süd- und Mittelamerika beschränkt war. Seit einigen Jahren häufigen sich aber Berichte über endemische Transmission in Europa. Ursache sind Bluttransfusionen, Organspenden, vor allem aber die vertikale (Mutter auf Kind) Transmission bei Menschen, die aus den Endemiegebieten stammen, aber oft schon seit vielen Jahren in Europa leben. Wenn es gelingt, bei einem Neugeborenen innerhalb der ersten Lebensmonate die Infektion zu diagnostizieren, lässt sich in etwa 90% der Fälle eine komplette Heilung erreichen und damit ein Übergang in das unheilbare chronische Stadium der Erkrankung verhindern. Daher sollte jeder Schwangeren aus Lateinamerika vor der Geburt eine serologische Screening-Untersuchung auf Chagas-Krankheit angeboten werden und bei positivem Resultat eine Kontaktaufnahme mit einer tropenmedizinischen Fachstelle erfolgen.

Die Lepra wird in Deutschland inzwischen fast ausschließlich bei Patienten mit Migrationshintergrund diagnostiziert. Häufig dauert es Monate, manchmal sogar mehrere Jahre, bis nach einem Irrweg durch viele Kliniken und medizinische Fachstellen die definitive Diagnose gestellt wird.

Auch die zystische Echinokokkose, die Infektion durch den Hundebandwurm *Echinococcus granulosus*, tritt fast ausnahmslos bei Patienten mit Migrationshintergrund auf. Bevor ein zystischer Lebertumor punktiert oder gar operiert wird, sollte insbesondere bei Patienten aus Südost-Europa und Zentralasien unbedingt an diese Infektion gedacht werden.

Krankheiten im Rahmen von Migration und Flucht

Migration und Flucht haben ihre Gründe. Diese mögen so vielfältig sein wie die Schicksale der einzelnen Menschen, aber meist bestimmen negative Erfahrungen die Motive. Die wenigsten Menschen haben das primäre Ziel, ihre Heimat, ihre Familie und die Welt ihrer Vorfahren zu verlassen. Viele Menschen, die in Deutschland ankommen, haben Schlimmes erfahren: wirtschaftliche Not, politische Verfolgung, Folter, den Tod naher Angehöriger. Traumatisierung steht für die Erfahrung existentieller Bedrohung und gleichzeitiger Machtlosigkeit, gleich welcher Ursache. Traumatisierte Menschen können ein Leben lang unter den Folgen leiden, ihre sozialen Kontakte reduzieren, körperliche Symptome vielfältiger Art entwickeln, immer wieder die traumatisierende Erfahrung neu erleben (flash backs). Es kommt zur posttraumatischen Belastungsstörung (PTBS), die, je länger sie besteht, immer schwieriger therapeutisch angehbar sein wird. Es ist eine wichtige Aufgabe des Gesundheitssystems, insbesondere beim Umgang mit Migranten, PTBS-Symptome in aller ihrer Vielfalt zu erkennen und einer frühzeitigen Behandlung zuzuführen.

Migration, insbesondere Flucht, ist eine Phase erhöhter Vulnerabilität, in der Menschen nicht nur psychisch, sondern auch physisch anfälliger sind. Infektionskrankheiten wie Malaria, Lues und HIV, werden häufig in dieser Periode erworben.

Krankheiten im Gastland

Deutschland ist für viele Neuankömmlinge ein „Kaltes Land", nicht nur klimatisch. Fernab vertrauter Menschen und den Kennzeichen der eigenen Kultur erleben viele Migranten ein Gefühl der Ohnmacht und Isolation. Anpassungstörungen und reaktive Depressionen sind fast unausweichliche Folgen, wenn eine Integration in die neue Gesellschaft oder ein Anschluss an vertraute Strukturen der Sozialisation nicht gelingt. Für ein auf Befunde aus Labor und Bildgebung vertrauendes Gesundheitssystem sind diese Diagnosen oft nicht leicht zu stellen, zumal sich die Patienten häufig selbst nicht über die Verbindung aus Schlafstörungen, wandernden Beschwerden, Rücken- oder Kopfschmerzen und ihrer Lebenssituation im Klaren sind. Je fester Beruf und soziale Kontakte Migranten im neuen Gastland einbinden, umso geringer wird die Bedeutung dieses Krankheitskomplexes. Die Schwere und Häufigkeit von Anpassungsstörungen und Depressionen bei Mitbürgern mit Migrationshintergrund ist ein Maß für die Integrationsfähigkeit einer Gesellschaft.

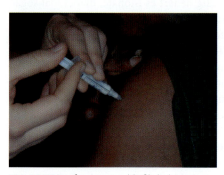

Abb. 10.77: Impfungen einschließlich der notwendigen Grundimmunisierungen sollten bei Migranten nie vergessen werden.

Mit zunehmender Länge des Aufenthalts passt sich bei Migranten das Spektrum der Krankheiten dem des Gastlandes an. Während in der ersten Phase des Aufenthalts noch Infektionen überwiegen, werden danach psychosomatische Probleme häufiger. Nach Jahren schieben sich Zivilisationskrankheiten wie Diabetes, Hypertonie, kardiovaskuläre Erkrankungen, COPD und andere aus der Betreuung einheimischer Patienten wohlbekannte Gesundheitsprobleme in den Vordergrund. Nun liegt die Herausforderung darin, die ganzen Begleitmaßnahmen wie Gesundheitserziehung, Ernährungsumstellung, Nikotinverzicht und die Empfehlung zu regelmäßigem Sport einer Bevölkerungsgruppe nahezubringen, die intrinsisch andere Vorstellungen von Krankheitsentstehung und Gesunderhaltung hat, als unsere Lehrbücher der Schulmedizin voraussetzen.

10.10.2 Besonderheiten bei der medizinischen Versorgung von Patienten mit Migrationshintergrund

Sprachliche Hindernisse

Für die meisten Patienten mit Migrationshintergrund ist Deutsch nicht die Muttersprache. Deshalb sind sprachliche Probleme häufig und die Verständigung und Abstimmung zwischen dem Patienten und dem hiesigen Gesundheitssystem mühsam. Eine gute Kommunikation ist aber die Grundlage einer vertrauensvollen Arzt-Patient-Beziehung und eines nachhaltigen Behandlungserfolges.

Es gibt professionelle Dolmetscherdienste, die jedoch in der Regel teuer sind und auch dann keine sichere Gewähr bieten, dass medizinische Fachbegriffe und Hintergründe fehlerlos übersetzt werden. Grundsätzlich ist davor zu warnen, Familienmitglieder, insbesondere die eigenen Kinder, mit der Übersetzung von Diagnose und Therapiekonzepten zu beauftragen. Bei extern bestellten Dolmetschern besteht häufig das Problem, dass in der Kommunikation zum Patienten auch politische und ethnische Konflikte aus dem Heimatland durchschlagen und das Vertrauen belasten.

Kulturelle Unterschiede

Krankheit und Gesundheit sind kulturell überformte Konstrukte. Die Tradition in unserem Lande fußt auf einer christlichen Werteordnung, die medizinische Wissenschaft auf naturwissenschaftlichen Erkenntnissen, die über Jahrhunderte, besonders seit der Zeit der Aufklärung, langsam erworben und aufgebaut wurden. Kulturen anderer Regionen der Erde haben diesbezüglich eine gänzlich andere Entwicklung genommen. Dies zeigt sich nicht nur in der völlig unterschiedlichen Beschreibung von Symptomen und Krankheiten, sondern auch im Verständnis ihrer Verursachung und der Konzeption möglicher Heilungsstrategien. Hier kommt es regelhaft zu tiefgehenden Missverständnissen zwischen Patienten und deren Angehörigen einerseits und dem sie betreuenden deutschen Gesundheitspersonal. Auch bei Personen, die seit vielen Jahren in Deutschland leben, können in Zeiten von Krankheit und existentieller Bedrohung wieder alte traditionelle Vorstellungen eine dominierende Rolle einnehmen.

Rechtliche Fragestellungen

Gerade bei Flüchtlingen, Asylbewerbern und Menschen ohne Papiere (fälschlicherweise oft als „Illegale" bezeichnet) scheint bei der Überwindung von Krankheiten die Klärung des rechtlichen und sozialen Status oft Priorität vor medizinischen Erwägungen zu haben. Die genannten Gruppen haben in Deutschland einen nur sehr eingeschränkten Zugang zu Gesundheitsversorgung. Nach dem Asylbewerberleistungsgesetz (§ 4 und 6 AsylbLG) besteht Anspruch auf medizinische Leistungen nur bei lebensbedrohlichen Erkrankungen und akuten Schmerzen, wenn man von Vorsorgeleistungen für Kinder und Schwangere absieht. Da viele der Patienten bereits von vornherein mit schweren Krankheiten nach Deutschland einreisen und sich häufig das Asylverfahren über viele Monaten oder Jahre in die Länge zieht, kumulieren medizinische Probleme, ohne dass es dafür adäquate Versorgungsstrukturen gibt.

Der von Fachverbänden, Wohlfahrtsorganisationen und engagierten Flüchtlingsgruppen häufig beschriebene Missstand wird von der Politik derzeit mit dem Hinweis auf zu hohe Kosten abgetan. Da mehr als ein Drittel aller Asylbewerber zu einem späteren Zeitpunkt dennoch die Leistungen der gesetzlichen Krankenversicherung erhalten werden, lässt sich dieses Argument im Grunde nicht aufrecht erhalten. Stattdessen ist es die politische Zielsetzung, durch Abschreckung und Zermürbung die Zahl von Asylbewerbern in Deutschland niedrig zu halten. Damit wird diesen Menschen, die zu einer besonders vulnerablen Gruppe gehören, direkt und indirekt Schaden zugefügt. Sich für eine bessere Versorgung dieser besonders hilfsbedürftigen Zielgruppe zu engagieren, ist eine der wesentlichen Aufgaben der Migrantenmedizin in Deutschland.

10.11 Repatriierung von Patienten

J. Braun, G. Conrad, B. Zimmer, T. Küpper

10.11.1 Indikationsstellung

2005 wurden über 800 Mio Touristen-Reisen registriert, insbesondere der Anteil an Fernreisen nach Südamerika, Asien und Afrika hat hierbei deutlich zugenommen. Die Zahl der Expatriates wird derzeit auf ca. 36 Mio. weltweit geschätzt. Etwa 35 % der Reisenden erkranken oder verletzen sich, 1–5 % benötigen ärztliche Hilfe. Weniger als 0,5 % aller Reisenden benötigen eine medizinische Rückholung, bei mehr als 1 Milliarde Reisenden pro Jahr resultieren hieraus jedoch dennoch jedes Jahr Tausende von Rückholflügen mit Ambulanz- oder Linienflugzeugen weltweit (Abb. 10.78).

10 Gesundheitliche Auswirkungen weiterer Gegebenheiten des Gastlandes

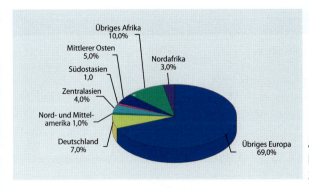

Abb. 10.78: Einsatzländer der DRF Luftrettung im Jahre 2008 (Grafik J. Braun, DRF)

Die Indikation für die Repatriierung von Patienten ergibt sich aus der medizinischen Notwendigkeit, d. h. wenn eine Erkrankung oder Verletzung vor Ort nicht oder nur unzureichend versorgt werden kann oder wenn sie von der entsprechenden Versicherung oder der von ihr beauftragten Assistance-Gesellschaften als „medizinisch sinnvoll" eingestuft wird, d. h. wenn durch einen Rücktransport nach einer Primärversorgung medizinische, psychische, soziale oder auch ggf. finanzielle Vorteile zu erwarten sind (Tabelle 10.21). Dabei sind vor der Entscheidung einige Randbedingungen zu klären bzw. zu organisieren (s. Kompaktinformation).

Dem Reisenden sollte bekannt sein, dass er im Notfall zuerst seine Erreichbarkeit, Ansprechpartner (Telefonnummer!), soweit bekannt die Diagnosen zusammenträgt und diese Informationen über die Notrufnummer seinem Reiseversicherer (Assistance) mitteilt. Dieser wird dann weitere Veranlassung treffen. Eine Übersicht über medizinische Aspekte des Einsatzspektrums gibt Abb. 10.79.

Tabelle 10.21: Entscheidungskriterien zur Repatriierung

Repatriierung anstreben	Repatriierung eher unterlassen oder verschieben

■ „Harte" Kriterien
   – Fehlende/schlechte Versorgungsmöglichkeiten vor Ort
   – Kein/schwieriger Kontakt zu Patienten/Angehörigen
■ „Weiche" Kriterien
   – Soziale Faktoren (fehlende Sprachkenntnisse, Alleinreisende)
   – Haftungsfragen (organisierte Reisen)
	■ Fragliche Transportfähigkeit des Patienten/kritischer Zustand
	■ Hoch infektiöse Patienten
	■ Adäquate Versorgung vor Ort gewährleistet

Kompaktinformation

Für die Repatriierung zu klärende oder zu organisierende Faktoren
- Indikation/Transportfähigkeit: Direkte ärztliche Kommunikation mit der Klinik vor Ort (Ausschluss vermeidbarer Risiken/Kontraindikationen, Zusammenarbeit mit Airline)
- Transportmittel:
- Medizinische Anforderungen
- Transportmöglichkeiten (Angehörige?)
- Entfernung
- Kostenübernahme
- Kontakt zu Zielklinik (Patienten avisieren mit Diagnose(n), aktuellem Zustand und voraussichtlicher Ankunftszeit)

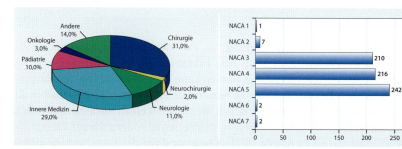

Abb. 10.79: Verteilung des Einsatzaufkommens der DRF-Luftrettung auf die Fachgebiete (links) und die NACA-Indices im Jahre 2008 (680 Patienten, rechts). Grafik: J.Braun, DRF

10.11.2 Adäquate Transportmittel

Nach den Daten der DRF-Luftrettung variiert die Transportdauer zwischen 1:30 Stunden und 22:45 Stunden. Die räumliche und apparative Ausstattung eines Ambulanzflugzeuges muss daher darauf ausgelegt sein, sämtliche notfallmedizinischen Maßnahmen durchführen und die getroffenen intensivmedizinische Maßnahmen und ein entsprechendes Monitoring bei Erwachsenen und Kindern fortzuführen zu können. Dazu sind weitere Rahmenbedingungen, die möglicherweise eine Gefahr für den Patienten darstellen können, zu beachten.

Die in der zivilen Luftrettung und zum Patiententransport eingesetzten Hubschrauber besitzen keine Druckkabine, so dass Luftdruckänderungen direkt auf den Patienten einwirken. Flächenflugzeuge, die zum Passagier- und/oder Patiententransport eingesetzt werden, besitzen normalerweise eine regelbare Druckkabine, die den Crew- und Passagierraum umschließt. Je nach Flugzeugmuster ist die sog. Cabin Altitude auf eine Höhe bis zu 8000 ft (ca. 2400 m) geregelt. Eine Regelung der Cabin Altitude auf einen Lufdruck nahe „sea level" ist – z. B. bei einem Ambulanzflug mit entsprechender Indikation – bis in Flughöhen von maximal ca. 7000 m

Tabelle 10.22: Zusammenhang zwischen Höhe, Luftdruck und Luftvolumen

Höhe [ft]	Höhe [m]	Luftdruck [hPa]	Volumenzunahme trockener Gase	Volumenzunahme feuchter Gase
0 (MSL)	0 (NN)	1013	1,0x	1,0x
2000	610	946	1,1x	1,12x
4000	1220	880	1,16x	1,2x
6000	1829	813	1,25x	1,3x
8000	2440	747	1,35x	1,42x
10000	3050	680	1,45x	1,49x
18000	5500	509	2x	2,14x
36000	11000	202	4,5x	5,8x

möglich (max. 10 PSI), bedingt dadurch jedoch einen höheren Energieverbrauch mit konsekutiv geringerer Reichweite. Bei Patiententransporten in Linienflugzeugen ist i. d. R. die Regelung des Kabinendrucks auf „sea level" zwar technisch möglich,

Tabelle 10.23: Mögliche Gefährdungen von Patienten durch Volumenverschiebung eingeschlossener Gase bei Steig- oder Sinkflug

Zähne	Barodontalgien
Intrakranielle Luftansammlungen (z. B. nach intrakraniellen Operationen)	Mögliche Lebensgefahr durch Hirndruck! Transport bei Sea-level-Bedingungen erforderlich (analog bei intraokulärer Luft)
Pneumothorax	Mögliche Lebensgefahr durch Spannungspneumothorax! Sichere Entlastung mittels Thoraxdrainage vor und während (unvermeidlichem) Flug zwingend erforderlich
Magen-Darm-Trakt/Ileus	Möglicherweise Atembehinderung durch Zwerchfellhochstand. Flughöhe auf Minimum beschränken, Darmrohr/Magensonde erforderlich
Cuff von Endotrachealtuben	Steigflug: Druckschäden und Tracheaulzerationen möglich; Sinkflug: gefährliche Tubusleckage möglich. Monitoring des Cuffdrucks bei den genannten Manövern obligatorisch
Luftkammerschienen	Steigflug: Kompressionserscheinungen bis hin zum Kompartmentsyndrom möglich. Sinkflug: Instabilität der Fixation möglich. Kontrollen und ggf. Druckkorrektur obligat.
Vakuummatratze	Restluft kann beim Steigflug zu Stabilitätseinbuße führen. Kontrolle und ggf. wiederholtes Absaugen nötig.

aber in der Praxis aufgrund der Einhaltung der vorgegebenen Flugrouten (Höhe!) praktisch nicht durchführbar. Dies muss bei der Beurteilung der Eignung von Patienten für derartige Transporte stets bedacht werden. Abgesehen vom pO_2 und der resultierenden Oxygenierung spielt bei diesen Überlegungen auch die Volumenzunahme eingeschlossener Gase eine Rolle (Tabelle 10.22), die eine erhebliche Gefährdung von Patienten bedeuten kann (Tabelle 10.23)

Ein Helikopter wird zur Repatriierung nur selten eingesetzt, beispielsweise grenznah aus Nachbarländern. Die hohen Kosten, der geringe Platz, limitierte Reichweite und andere Faktoren begrenzen den Einsatz. Allerdings spricht je nach Einsatzgebiet seine Wendigkeit und die Möglichkeit, auf nahezu jeder einigermaßen horizontalen Fläche zu landen, ggf. für den Einsatz. Die meisten Repatriierungen werden entweder mit dem Ambulanzflugzeug oder an Bord von Linienmaschinen durchgeführt. Beide haben jeweils spezifische Vor- und Nachteile, die zugunsten eines optimalen Transports genutzt werden können.

Linienmaschinen haben den klaren Vorteil der oft enormen Reichweite, der kürzeren Flugzeit, der geringeren Kosten und des größeren Platzangebotes. Bei leichteren Verletzungen oder Erkrankungen kann der Patient, ggf. mit medizinischer

Tabelle 10.24: Einsatzvoraussetzungen für den Transport mit dem Stretcher in einer Linienmaschine

Einsatzvoraussetzungen	
Allgemein	*Speziell*
▪ Patient ansprechbar	▪ Spontanatmung
▪ Transportfähigkeit durch angemessene Vorbereitung gesichert	▪ Kreislauf stabil
	▪ Keine floride Infektionserkrankung
▪ Keine lebensbedrohlichen Komplikationen während des Transportes zu erwarten	▪ Keine frische Operation (insbesondere ZNS, Auge und abdominal)
▪ Begleitung durch qualifiziertes Personal	▪ Keine (sub-)akute Psychose (außer unter Begleitung eines Facharztes für Psychiatrie
Kontraindikationen	
Absolut	*Relativ*
▪ Kontrollierte Beatmung	▪ Herzinsuffizienz
▪ Frischer Myokardinfarkt	▪ Dekompensierte Hypertonie
▪ Ileus/stenosierende Darmerkrankung	▪ Dekomensierte Stoffwechselerkrankungen
▪ Frisches Schädel-Hirn-Trauma > I°	▪ Niereninsuffizienz > II
▪ Schock/Transfusionsbedarf	▪ HIV-Infektion mit Sekundärerkrankungen
▪ Infusionstherapie mit stark kreislaufwirksamen Substanzen	▪ Zerebrales Anfallsleiden
	▪ Schwangerschaft in den letzten 4 Wochen vor Termin
▪ Elektronische Überwachungs-/Behandlungsgeräte	
▪ Polytrauma	

Begleitung, sitzend heim fliegen. Bei gravierenderen, jedoch nicht vital bedrohlichen Problemen kann der Stretcher-Transport eingesetzt werden. Dabei handelt es sich um eine Trage, die über mehrere Sitze montiert und durch einen Vorhang abgeschirmt wird. Platzangebot, medizinische Möglichkeiten und Privatsphäre sind jedoch limitiert, so dass das System an bestimmte Bedingungen geknüpft ist (Tabelle 10.24). Natürlich hat der Transport mit der Linienmaschine auch Nachteile: längere Vorausplanung, geringere Einsatzflexibilität und Bindung an feste Destinationen und Flugpläne.

Ist ein Faktor der Tabelle 10.24 gegeben, so kann als Alternative zum Ambulanzflug noch das sog. Patient Transport Compartment (PTC) eingesetzt werden. Hierbei handelt es sich um eine „kleine Intensivstation", deren Wände mit Klickverschlüssen anstatt von 8 Sitzen eingesetzt werden. Innen findet man neben einem höheren Maß an Privatsphäre v. a. eine Ausstattung, die am ehesten mit der eines Notarztwagens vergleichbar ist. Es ist also ein Transport (fast) auf Intensivniveau möglich. Nachteilig ist allerdings, dass das System nur an wenigen Flughäfen eingebaut werden kann (z. B. Frankfurt), nur für wenige Flugmuster zugelassen (z. B. „Jumbo-Jet" [747-400], Airbus A330/A340) und daher relativ unflexibel. Derzeit können ca. 60 Destinationen von Frankfurt aus erreicht werden.

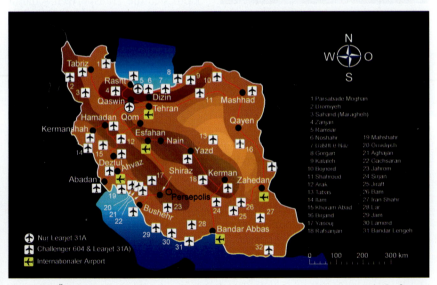

Abb. 10.80: Übersicht über die Repatriierungsmöglichkeiten aus dem Iran: Internationale Großraumflugzeuge können nur in Tehran, Esfahan, Shira, Bandar Abbas und Zahedan landen, während für Ambulanzflugzeuge eine Vielzahl weiterer Flughäfen zur Verfügung steht (Listung nach Anforderungen für die jeweiligen Typen an die Länge der Runway). Grafik: T. Küpper

Kompaktinformation

Ausstattung eines Ambulanzflugzeugs der DRF
- Intensivbeatmungsgerät (optional)
- Defibrillator-Schrittmacher-Einheit
- Monitoring mit Kapnometrie und invasiver Druckmessung
- Mobiles Blutgasanalysegerät
- Mindestens 4 Spritzenpumpen, 1 Infusomat
- Absaugpumpe stationär und mobil
- Sauerstoff (mindestens 6000 Liter)
- Stretcher mit Antidekubitusmatratze
- Erweitertes Ampullarium
- Tragbares Sonographiegerät
- EKG-Telemetrie

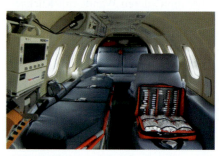

Abb. 10.81: Blick in Ambulanzflugzeug Learjet 35 A

Ein Ambulanzflugzeug hat dagegen eine wesentlich flexiblere Einsatzplanung, da es nicht an fixe Flugpläne gebunden ist (allerdings müssen zeitaufwändig die Überflugrechte für alle Länder entlang der Route eingeholt werden) und auch kleine Flughäfen erreichen kann (Abb. 10.80). Allerdings kann sich die Transportzeit – damit natürlich auch die Gesamtflugzeit – durch die nötigen Zwischenlandungen erheblich verlängern (Reichweiten: Lear 35A ca. 3600 km, Lear 55 etwa 4000 km; Canadair CL 604 ca. 6500 km) und die Transportkosten sind wesentlich höher als in der Linienmaschine. Die Ausstattung eines Ambulanzflugzeugs ist ähnlich umfangreich wie die des PTC (Abb. 10.81, Kompaktinformation).

10.11.3 Wichtige Aspekte der Durchführung der Repatriierung

Eine erfolgreiche Repatriierung setzt entsprechend qualifiziertes Personal voraus. Dies ist nicht zwingend an eine spezielle Facharztanerkennung gebunden, jedoch muss das Personal alle Kenntnisse haben, die nötig sind, um den Patienten auch bei längeren Transportzeiten als erwartet (unerwartete Verzögerung) adäquat zu versorgen, zu überwachen und ggf. invasive therapeutische Maßnahmen vorzunehmen. Diese Forderung ist mit der Versorgung in einem Krankenhaus gleichzusetzen. Eine gleichzeitige regelmäßige klinische Tätigkeit ist dazu wünschenswert, gute Fremdsprachenkenntnisse, insbesondere Englisch, zwingend. Das nichtärztliche Personal besteht normalerweise aus Rettungsassistenten mit intensivmedizinischen Kenntnissen oder Fachpflegern für Anästhesie mit fundierten intensivmedizinischen

Kenntnissen. Das Personal sollte alle für die in Frage kommenden Zielländer nötigen Impfungen haben.

Patienten mit pulmonalen oder kardialen Erkrankungen oder Begleiterkrankungen haben häufig eine verminderte Hypoxietoleranz. Sie sind auf eine Erhöhung der inspiratorischen Sauerstoffkonzentration (FiO_2) angewiesen, z. B. durch Erhöhung des inspiratorischen Sauerstoff-Flows beim spontan atmenden Patienten. Beispielsweise muss bei einem Flug in 8000 ft Höhe die FiO_2 um den Faktor 1,36 erhöht werden (1,36 × 0,21 = 0,29), um einen Sauerstoffpartialdruck von 213 hPa zu erhalten. War am Boden eine FiO_2 von 0,6 ausreichend, so sind in 8000 ft Höhe bereits 0,8 erforderlich.

Bei beatmeten Patienten muss ebenfalls eine höhenadaptierte Anpassung der FiO_2 erfolgen. Die Erhöhung der inspiratorischen Sauerstoffkonzentration lässt sich aus der Alveolargasgleichung unter der Annahme, dass sich pAO_2 und alveoloarterielle pO_2-Differenz nicht ändern, berechnen:

$$FiO_2 \text{ Flug} = (PB \text{ Boden} - PH_2O) \times FiO_2 \text{ Boden } (PB \text{ Flug} - PH_2O)$$

Grundsätzlich sollte vor jedem Flug mit einem beatmeten Patienten geprüft werden, ob eine ausreichende Oxygenierung bei der zu erwartenden Flughöhe überhaupt möglich ist.

Bei einer Ausgangs-FiO_2 von z. B. 1,0 ist eine Steigerung nicht mehr möglich, was bei der Beurteilung der Transportfähigkeit berücksichtigt werden muss. Hier ist eine Erhöhung des Kabineninnendrucks auf sog. „sea level" (Bodendruckbedingungen) notwendig. Eine kontinuierliche Überwachung aller Patienten mittels Pulsoximetrie ist essentiell, bei beatmeten Patienten sind Kapnographie und intermittierende Blutgasanalysen zwingend erforderlich.

Beschleunigungen spielen insbesondere bei Start und Landung und hier v. a. bei Patienten mit einem nicht ausgeglichenen Volumenstatus, z. B. bei Patienten mit septischem oder hämorrhagischem Schock, eine nicht unbedeutende Rolle. Dem Stressfaktor Vibration begegnet man am besten mit einer ausreichend tiefen Sedierung. Lärm kann – insbesondere für den Intensivpatienten – einen erheblichen zusätzlichen Stressfaktor bedeuten. Bei längerer Exposition kann eine Lärmprotektion z. B. mittels Kopfhörer oder Ohrstöpsel diesen Transportstress deutlich reduzieren.

Reduzierte Luftfeuchtigkeit im Kabineninnenraum führt zur zunehmenden Austrocknung von Schleimhäuten, pflegerische Maßnahmen zur Anfeuchtung sind daher insbesondere bei Langstreckentransporten sinnvoll. Es liegen keine Daten darüber vor, ob Patienten in höherem Maße an Kinetosen leiden als Gesunde. Medikamentöse Prophylaxen, z. B. mit Scopolamin-Präparaten sind manchmal wirkungsvoll, verursachen jedoch häufig ausgeprägte unerwünschte Nebenwirkungen wie Visusstörungen, verlangsamte Reaktionszeiten und vegetative Symptome. Intensivpatienten profitieren auch hier am meisten von einer adäquaten Sedierung.

11 Aktivitätsbezogene Gesundheitsgefahren

T. Küpper, C.M. Muth, H. Schubert, B. Rieke, J. Martin, K. Neppach, M. Tannheimer

11.1 Höhentrekking und Bergsteigen

T. Küpper

Wie bereits im Kapitel „Physiologie des Höhenaufenthaltes" mit Zahlen belegt, handelt es sich um eine Massenbewegung, die im internationalen Reiseverkehr auch stark zunehmend gebucht wird. In einigen Teilen der Welt (z. B. Khumbu-Region/Nepal) hat dies solche Ausmaße erreicht, dass es in der Hauptsaison sogar für Alleinreisende zunehmend schwierig werden kann, überhaupt eine Unterkunft zu finden, weil die Unterkünfte von organisierten Gruppen belegt sind. Die verschiedenen Begrifflichkeiten im Umfeld der Bergsportarten werden von Nichtalpinisten regelmäßig durcheinander geworfen. Daher seien sie zunächst einmal definiert und im Hinblick auf die reisemedizinische Beratung mit elementar wichtigen Angaben zu den Mindestanforderungen versehen (Tabelle 11.1).

Erfolgreiches Trekking steht und fällt mit einer guten Planung. Diese beginnt bei der realistischen Einschätzung der eigenen alpinistischen Fähigkeiten und der Auswahl des Trekkingzieles. Der nächste, äußerst wichtige Schritt ist die Planung der Tagesetappen unter Berücksichtigung der Erfordernisse der Höhenakklimatisation. Das kann durchaus bedeuten, dass die einzelnen Tagesetappen nur wenige Stunden lang sind. Ein typisches Beispiel hierfür ist das Khumbu-Gebiet in Nepal. Hohe Passüberschreitungen oder die Gipfeletappen eines Trekkingzieles können dagegen ganz erhebliche physische Anforderungen stellen.

Eine besondere Problematik stellt die Höhenakklimatisation auf organisierten Touren dar. Gerade bei organisiertem Trekking wird regelmäßig gegen die Empfehlungen zur Höhenakklimatisation grob verstoßen (Abb. 11.1). Dies ist umso schlimmer, als dass die Kunden oft keinerlei Höhenerfahrung und Kenntnisse zur Akklimatisation besitzen, also das Sicherheitsmanagement „outsourcen". Nach Daten von Shlim steigt das individuelle Risiko, an einem Höhentod zu sterben, mit der Unterschrift unter die Buchung um den Faktor 5 im Vergleich zu denen, die ihre Tour selbst organisieren. Zum Beispiel am Kilimanjaro (5895 m, „Coca-Cola-Route"): Ankunft auf 2000 m, 1. Nacht 3787 m (Horombo-Hütte), 2. Nacht 4700 m (Kibo-Hütte), 3. Nacht als Ruhetag im Katalog, in der Realität wohl eher Lazaretttag, 4. Tag als Gipfeltag im Katalog, muss wohl eher als „Gipfelversuch" bezeichnet werden. Nach internen Angaben der Nationalparkverwaltung liegt der „Erfolg" eines derartigen Höhenprofils darin, dass 22 % den Kraterrand (Gilman's Point, 5685 m)

11 Aktivitätsbezogene Gesundheitsgefahren

Tabelle 11.1: Bergsportarten und die wichtigsten Mindestanforderungen

Bezeichnung	Definition	Mindestanforderungen
Bergwandern	Begehen markierter alpiner Wege und Steige, typische Höhe 1500–2500 m	Grundlagenausdauer für Gehzeiten bis etwa 6 Stunden, keine technischen Fähigkeiten oder spezifische Ausrüstung erforderlich
Trekking	Unterwegssein in den Naturlandschaften dieser Erde bei zumeist minimaler Infrastruktur. Typische Höhen 2500–5500 m	Solide Grundlagenausdauer (> 2,5 W/kg KG), Kenntnisse in Höhenadaptation und Notfallbehandlung, Fähigkeit, mit minimaler Infrastruktur und manchmal schlechten Wegen zurecht zu kommen
Alpines Bergsteigen	Begehen von Gelände, in dem zumindest gelegentlich die Hände benutzt werden müssen, abseits gebahnter Wege. Begehen von Gletschern üblich. Typische Höhen 3000–4800 m	Spezielle Ausrüstung und spezifische alpinistische Kenntnisse und Techniken unabdingbar. Intensive aerobe und anaerobe Langzeit- und Kraftausdauer für Gehzeiten von 8 bis 12 Stunden, gelegentlich auch mehr, zwingend erforderlich (3 W/kg KG).
Skitour	Aufstieg und Abfahrt im alpinen, nicht von Pistenraupen präparierten Gelände	Solide Grundlagenausdauer (3 W/kg KG) und Kraftausdauer der Beine zwingend. Gute Skitechnik auch bei schwierigen/wechselnden Schneeverhältnissen.
Winterbergsteigen	Wie „alpines Bergsteigen" (s. oben), jedoch unter den massiv erschwerten Bedingungen der Wintermonate	s. „Alpines Bergsteigen", zusätzlich eine gehörige Portion „Härte" gegen sich selbst und andere.
Expeditionsbergsteigen	Gesteigerte Form des alpinen Bergsteigens in großen und extremen Höhen, oft unter winterlichen Bedingungen	Nur für Personen mit langjähriger westalpiner Erfahrung als selbständige (!) Bergsteiger und mit einem Maximum an Technik, Können und Kondition (> 3,5 W/kg KG). Übergang zum Profibergsteigen fließend. Es sei dringend gewarnt, sich auf organisierte Touren zu verlassen, wenn man die genannten Kriterien nicht erfüllt!

erreichen, nur 5 % erreichen den Gipfel (Uhuru Peak, 5895 m), obwohl nach eigenen Untersuchungen > 80 % der Aspiranten Medikamente zur Prävention von Höhenbeschwerden einnehmen. Aufgrund der Zahl der Zwischenfälle (2011 starben hier 76 Touristen und etwa 160 einheimische Träger [Heggie T, pers. Mittlg. 2012]) und der praktisch komplett fehlenden Rettungsinfrastruktur gilt der Kilimanjaro bei Bergrettungs-Insidern inzwischen als der gefährlichste Berg der Welt. Wie eine Aufstellung

III Gesundheitsrisiken im Gastland

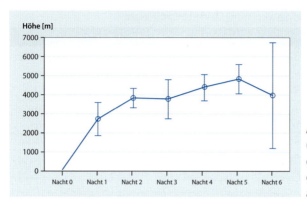

Abb. 11.1: Das Höhenprofil (Schlafhöhe) von 19 zufällig gewählten Touren der drei größten deutschen Trekkinganbieter

der Höheprofile von 19 zufällig gewählten Tourangeboten der drei größten deutschen Anbieter zeigt, sind geradezu brutale Höhenprofile eher die Norm (Abb. 11.1). Leider gibt es noch keinen Musterprozess, denn nach dem Verursacherprinzip ist bei bekannter Problematik die Grenze zum Betrug bei derartig unseriösen Angeboten überschritten. Dabei wäre auch am Kilimanjaro ein gutes Höhenprofil – eher bei einem Mehr an Erlebnis! – problemlos möglich, beispielsweise indem man von Moshi ins Shira-Plateau steigt und einige Tage dem Southern Circuit folgt, bevor man entweder über das Barafu-Biwak direkt zum Uhuru Peak aufsteigt oder die Coca-Cola-Route in ihrem obersten Teil erreicht und über Gilman's Point zum Gipfel kommt.

Hinsichtlich der Höhe muss an die damit verbundene Leistungseinbuße erinnert werden: −10 bis −15 % pro 1000 hm ab 1500 m Höhe bedeutet, dass man in 4000 m Höhe schon etwa 1/3 seiner Leistungsfähigkeit eingebüßt hat. Das heißt an hohen Bergen aber auch, dass man unabhängig davon, ob man mit einer Gruppe oder solo aufsteigt, bei einem schweren Zwischenfall de facto allein ist: Niemand ist in > 7000 m Höhe, also an Bergen, die jederzeit von jedermann aus Katalogen gebucht werden können, in der Lage, eine hilflose Person hinunterzubringen! Es muss also ganz dringlich an die Vernunft jedes Einzelnen appelliert werden, im Zweifel umzukehren, solange er oder sie noch in der Lage ist, auf eigenen Füßen aus extremer Höhe zurückzukehren.

Beim Thema „Höhe/Akklimatisation" ist in Europa viel zu wenig bekannt, dass die meisten Träger inzwischen keine Sherpas mehr sind, sondern Tieflandbewohner. Damit haben sie potenziell die gleichen Höhenprobleme wie die Trekker. Dies wird leider in zunehmendem Maße ignoriert. So berichten Basnyat et al. (1997), dass insgesamt etwa 45 % der Träger unterwegs signifikante Gesundheitsprobleme entwickelt haben. Die Konsequenzen sind teilweise dramatisch. So wird immer wieder über die Zahl tödlicher Unfälle von Europäern und Amerikanern an hohen Bergen berichtet – und verschwiegen, dass die Zahl der Todesopfer unter den Trägern wohl noch höher liegt als bei den Gästen (s. oben). Es sei an dieser Stelle dazu aufgerufen, dem teilweise frühkolonial anmutenden Auftreten der zahlenden Gäste den einheimischen Mitarbeitern gegenüber entgegen zu treten.

Fallbeispiel: Während wir in der Clinic der Himalaya Rescue Organization mit den Kollegen plauderten, ging plötzlich die Tür auf und es wurde gleich wieder dunkel: Ein Hühne von Norweger mit einem Porter über den Schultern kam herein. Was war passiert? Eine kommerzielle Trekkinggruppe hatte auf dem Weg von Pheriche nach Lobuche bei ihm die richtige Diagnose des Höhenlungenödems gestellt. Die Versorgung beschränkte sich dann darauf, die Last des lebensgefährlich Kranken auf andere Porter zu verteilen und weiterzugehen. Den Sterbenskranken ließ man irgendwo im Nichts auf fast 5000 m zurück! Wenn nicht zufällig der Norweger ihn gefunden hätte und sowohl über die phänomenalen körperlichen als auch mentalen Reserven verfügt hätte – es ist unglaublich hart, in dieser Höhe eine Person über 2½ Stunden allein zu tragen! – wäre der Mann einsam gestorben. Glücklicherweise besserte sich sein Zustand mit Nifedipin und Sauerstoff und die des Norwegers nach einem kräftigen Abendessen zügig.

Sowohl vor als auch während der Reise sollte Gesundheitsvorsorge hinsichtlich der geringen Infrastruktur getroffen werden. Nach Daten von Hettlich et al. (in Vorbereitung) muss davon ausgegangen werden, dass ein großer Teil der Trekker die Zahnpflege unterwegs deutlich reduziert. Das dürfte eine wesentliche Teilursache sein, dass Hettlich in Hochrechnung ihrer Daten feststellt, dass allein auf der Annapurna-Runde jährlich etwa 30 000-mal irgendwelche Zahnprobleme auftreten. Nur ein geringer Teil der Trekker lässt vor der Reise die Zähne und Füllungen fachärztlich überprüfen, was eine weitere wesentliche Teilursache darstellt.

Bei bestehenden Vorerkrankungen sollte man rechtzeitig einen reise- und insbesondere auch höhenmedizinisch versierten Arzt um Rat fragen. Für sehr viele Erkrankungen können spezifische Ratschläge gegeben werden, sofern es sich um ein stabiles Krankheitsstadium handelt und nur in ganz wenigen Fällen muss grundsätzlich abgeraten werden. Es sei an dieser Stelle insbesondere betont, dass es keinen Anlass zu einem prinzipiellen Verbot für Herzpatienten gibt. Die Zahlen der Himalayan Rescue Organization über die behandelten Patienten sprechen eine klare Sprache: Etwa 2/3 sind Höhenprobleme und somit primär präventiv vermeidbar und Herzerkrankungen spielen – trotz des Alterskollektivs der Trekker – keine Rolle. Bei 148 000 Trekkern mussten 111 Helikopterevakuierungen vorgenommen werden und es wurden 23 Todesfälle verzeichnet – darunter kein einziger kardialer Todesfall. Die Verteilung der Diagnosegruppen zeigt Tabelle 11.2. Hinsichtlich Details zur Beratung für Trekkingreisende mit Vorerkrankungen sei auf das Kap. 13 in Küpper et al., „Moderne Bergmedizin", sowie die Empfehlungen der Medizinischen Kommission der UIAA verwiesen (www.theuiaa.org).

Unabhängig davon, ob man organisiert oder individuell unterwegs ist, hat jeder Trekker eigenverantwortliche Aufgaben hinsichtlich der allgemeinen und der Nahrungsmittel- und Trinkwasserhygiene. Grundsätzlich ist jeglicher Aufenthalt

Tabelle 11.2: Diagnosegruppen der Zwischenfälle beim Trekking (Zahlen der Himalayan Rescue Organization, 1984–1997)

Diagnose	Prozentsatz
Höhenerkrankungen (AMS)	45 } 2/3 aller Fälle!
HAPE/HACE	20
Atemwegsinfekte	22
Magen-Darm-Erkrankungen	13
Schwere Diarrhoe	8
Oberflächliche Verletzungen	5

im Nahrungs- und Küchenbereich für Personen mit Reisedurchfall tabu. Aber auch viel subtilere „Eigentore" lassen sich leicht vermeiden: Spätestens wenn der Dritte Trekker seinen Kopf ins Küchenzelt gesteckt hat mit der Frage, wann denn der Tee fertig sei, wird der Sherpa ihm im asiatischen Bemühen, es dem Gast so komfortabel wie möglich zu machen, sofort Tee servieren – eventuell mit der Hygienelücke, dass das Wasser nicht gekocht hat! Nach neuesten Untersuchungen ist die Trinkwasserqualität der Brunnen und Quellen im Solo Khumbu-Gebiet übrigens verblüffend gut, aber das Wasser wird durch die Transportkanister der Sherpas kontaminiert (Risse et al., in Vorbereitung). Also Wasser direkt aus der Quelle entnehmen oder für gute Trinkwasserdesinfektion sorgen!

Gerade zu Beginn des Trekkings gilt: In der Ruhe liegt die Kraft! Gemäßigtes Tempo, insbesondere bei steilen Anstiegen, und eine Belastung im aeroben Bereich und ohne Pressatmung sollte jedem Trekker dringend empfohlen werden – insbesondere dem Hochrisikokollektiv: Männer in der Midlifecrisis mit deutlich jüngerer (hübscher) Freundin. Diese Risikogruppe wird in jedem Falle beweisen wollen, dass man noch olympiatauglich ist!

In jedem Falle sollten Trekker über erweiterte Erste Hilfe-Kenntnisse und eine angemessene Ausrüstung verfügen. Hier ist noch sehr viel Aufklärungsarbeit zu leisten. Wie anlässlich der ADEMED-Expeditionen 2008 und 2011 (Aachen Dental and Medical Expedition; www.ademed.de) gezeigt werden konnte, ist das Wissen nahezu aller Trekker – auch derjenigen, die berufsbedingt über gewisse Vorkenntnisse verfügen – rudimentär.

Weiterführende Literatur

1 Basnyat B, Litch JA: Medical problems of porters and trekkers in the Nepal Himalaya. Wilderness Environ Med 1997; 8: 78–81.

2 Gschwandl C: Trekker und Expeditionsbergsteiger als Kameradenretter in der Solo Khumbu-Mt. Everest-Region, Nepal – Entwicklung eines zielgruppenspezifischen Ausbildungskonzeptes zur medizinischen Kameradenhilfe und zum Notfallmanagement in abgelegenen Hochgebirgsregionen. Dissertation am Inst. f. Arbeits- u. Sozialmedizin der RWTH Aachen, in Vorbereitung
3 Küpper T, Ebel K, Gieseler U: Moderne Berg- und Höhenmedizin. Stuttgart: Gentner, 2010.
4 Küpper T et al.: Empfehlungen der Medizinischen Kommission der UIAA Nr. 2: Notfallmanagement bei akuter Höhenkrankheit (AMS), Höhenlungenödem (HAPE) und Höhenhirnödem (HAPE). Union Internationale des Associations d'Alpinisme (UIAA), Bern: 2008. www.theiuiaa.org/
5 Küpper T et al.: Empfehlungen der Medizinischen Kommission der UIAA Nr. 7: Qualitätscheck für kommerziell organisierter Trekkings oder Expeditionen. Union Internationale des Associations d'Alpinisme (UIAA), Bern: 2008. www.theiuiaa.org/
6 Küpper T, Hillebrandt D, Mason N: Medical and commercial ethics in altitude trekking. High Alt Med Biol 2012; 13: 1–2.
7 Risse J: Die Keimbelastung des Trinkwassers der Bevölkerung der Solo Khumbu-Mt.Everest-Region, Nepal – Flächendeckende Querschnittstudie der Wasserentnahmestellen im Rahmen der ADEMED-Expedition 2011. Dissertation am Inst. f. Arbeits- u. Sozialmedizin der RWTH Aachen, in Vorbereitung.
8 Scharfenberg C: Kenntnisse und Ausbildung bei Trekkingnotfällen. Ergebnisse der ADEMED-Expedition 2008. Dissertation am Inst. f. Arbeits- u. Sozialmedizin der RWTH Aachen, 2013.
9 Shah NM et al.: Are UK commercial expeditions complying with Wilderness Society Guidelines on ascent rates to high altitude? J Travel Med 2011; 18: 214–216.

11.2 Tauchen

C.M. Muth

Der Tauchtourismus hat in den letzten Jahrzehnten stark zugenommen. In einer repräsentativen Umfrage des Institutes für Demoskopie Allensbach aus dem Jahre 2007 gaben 7 % aller über 14-jährigen Deutschen an, ab und zu in ihrer Freizeit zu tauchen und dieser Trend hält noch immer an. Diese Zahlen machen deutlich, dass tauchmedizinische Aspekte in der reisemedizinischen Beratung inzwischen eine wichtige Rolle spielen, zumal nicht wenige Reisende, die zuvor nie getaucht haben, diese Freizeitaktivität während einer Urlaubsreise in Erwägung ziehen. Obwohl die Häufigkeit schwerer Unfälle beim Tauchen verglichen mit anderen Extremsportarten selten ist, können kleine Fehler bzw. das Vorliegen bestimmter Erkrankungen tödliche Konsequenzen nach sich ziehen. Darum sind eine gründliche Tauchausbildung sowie der Ausschluss medizinischer Risikofaktoren von herausragender Bedeutung in der Prävention von Tauchunfällen. Da im Rahmen dieser Darstellung nur ein kurzer Überblick möglich ist, sei für Interessierte nachdrücklich auf die empfehlenswerte weiterführende Literatur am Ende des Kapitels hingewiesen!

11.2.1 Tauchausrüstung – ein kurzer Überblick

Gebrauchsübliche Tauchgeräte für das Sporttauchen bestehen typischerweise aus einem Druckgasbehälter (= Tauchflasche) und einem Atemregler. Der Druckgasbehälter ist in der Regel mit Luft befüllt. Neuerdings finden allerdings auch künstliche Gasgemische Verwendung, die einen reduzierten Stickstoffanteil bei erhöhtem Sauerstoffanteil haben (Nitrox). Das Atemgas aus dem Druckgasbehälter wird dem Taucher über einen Atemregler (Lungenautomat) verfügbar gemacht, der die Versorgung des Tauchers mit Atemgas entsprechend dem jeweiligen Umgebungsdruck gewährleistet. Gelegentlich kommen auch exotischere Gasgemische wie Heliox (Mischung aus Helium und Sauerstoff) oder Trimix (Mischung aus Helium, Stickstoff und Sauerstoff) zum Einsatz. Insgesamt ist diese Spielart des Tauchens (auch Technical Diving oder kurz Tekdive genannt) aber eher selten. Außer, dass hier extreme Tauchtiefen über 100 m und damit verbunden auch sehr lange Tauchzeiten vorkommen, dadurch auch vergleichsweise mehr Tauchunfälle, sind die wesentlichen Grundlagen doch nicht anders, als beim konventionellen Tauchen.

11.2.2 Tauchgang

Ein typischer Tauchgang kann rein schematisch in drei Phasen eingeteilt werden:
- der Phase zunehmenden Druckes („Kompressionsphase"),
- der Phase gleich bleibenden Druckes („Isopressionsphase") und
- der Phase abnehmenden Druckes („Dekompressionsphase").

Jeder einzelnen Phase lassen sich spezifische physikalische Veränderungen und Unfallmechanismen zuordnen.

11.2.3 Einführung in die Tauchphysik

Veränderung des Drucks
Beim Tauchen kommt es während des Abstiegs in größere Tauchtiefen zu einem Anstieg des Umgebungsdrucks (Kompression) und während des Auftauchens zur Oberfläche zu einem Druckabfall (Dekompression). Die absolute Veränderung des Drucks ist dabei linear zur Tauchtiefe. Konkret nimmt der Umgebungsdruck pro 10 m Tauchtiefe um jeweils 100 kPa (1 bar) zu. Trotz der Linearität zwischen Tiefe und Druck ist zu beachten, dass die relative Druckzunahme sich anders verhält: So hat sich der Umgebungsdruck in 10 m Wassertiefe bereits verdoppelt – von 100 kPa (1 bar) auf 200 kPa (2 bar). Die nächste Verdoppelung erfolgt aber erst wieder in 30 m Tiefe bei dann 400 kPa (4 bar) etc.

In Kombination mit dem Gesetz von Boyle und Mariotte ist dieser Umstand für das Verständnis verschiedener tauchbedingter Probleme, wie zum Beispiel der möglichen Überdehnung der Lunge, oder der Barotraumen der Nasennebenhöhlen und des Mittelohres wichtig (s. unten).

Die Gasgesetze

Nach Boyle und Mariotte verhält sich das Volumen (V) eines Gases umgekehrt proportional zum umgebenden Druck (p) entsprechend der Gleichung:

$$p \times V = \text{konstant.}$$

Ein nicht starrwandig umschlossenes Gasvolumen wird also mit zunehmender Wassertiefe proportional zur Druckerhöhung komprimiert, während es bei abnehmendem Druck expandiert. Ein gegebenes Volumen wird so beim Abtauchen auf z. B. 10 Meter (200 kPa, 2 bar) auf die Hälfte des Ausgangsvolumens komprimiert und dehnt sich beim Auftauchen wieder aus.

Als weiterer Effekt der Erhöhung des Umgebungsdrucks kommt es zu einer analogen Partialdruckerhöhung der Atemgase. Nach dem Gesetz von Dalton setzt sich der Gesamtdruck eines Gasgemisches (z. B. Luft) aus den einzelnen Partialdrücken zusammen. Daher steigen bei einer Erhöhung des Umgebungsdrucks die Partialdrücke für Sauerstoff und der Inertgase in der Inspirationsluft. Diese Partialdruckerhöhung der Atemgase führt zu einer Aufsättigung des Blutes und der Körpergewebe mit Inertgas (beim Sporttauchen üblicherweise Stickstoff als Bestandteil des Atemgases), wie es das Gesetz von Henry beschreibt: „Bei konstanter Temperatur ist die in einer Flüssigkeit gelöste Gasmenge direkt proportional zu dem Partialdruck des Gases und abhängig vom Löslichkeitskoeffizienten des Gases für die jeweilige Flüssigkeit."

Immersionseffekte

Unter Immersion versteht man das Eintauchen eines Körpers in Wasser, was zu einer Reihe von hämodynamischen Veränderungen führt. Wesentlich ist hier eine Umverteilung des Blutes in das thorakale Kompartiment mit vermehrter Füllung der Lungengefäße und des rechten Herzens, was bei diesem zu einer Erhöhung des Druckes vor allem im rechten Vorhof sowie zu einer Vergrößerung des enddiastolischen Volumens im rechten Ventrikel führt. Die veränderte Hämodynamik durch Immersion ist sowohl bei der Beurteilung auf Tauchtauglichkeit (Taucher mit vorgeschädigtem Herz-Kreislauf-System) als auch beim Tauchen selbst zu beachten.

Die bereits erwähnte Volumenüberladung der Vorhöfe während der Immersion ist zudem ursächlich für das allen Tauchern bekannte Phänomen des vermehrten Harndrangs mit überschießender Urinausscheidung beim Tauchen. Dieser in der Literatur als „Taucherdiurese" bekannte Effekt führt zu erheblichen Flüssigkeitsverlusten beim Tauchen.

11.2.4 Tauchbedingte Schädigungen

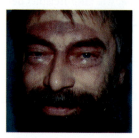

Abb. 11.2: Barotrauma des Gesichts und der Augen. Trotz des sehr eindrücklichen Befundes kommt es nie zu strukturellen Schäden am Auge inkl. Netzhaut. Die Behandlung ist symptomatisch (adstringierende Augentropfen, Tauchkarenz). Foto: C.M. Muth

Barotraumen

Medizinische Probleme beim Tauchen, egal, ob mit Taucherbrille und Schnorchel oder mit dem Tauchgerät, die während des Abtauchens, also der Kompressionsphase, auftreten, sind vor allem auf Schädigungen luftgefüllter Kavitäten des Körpers durch Druckdifferenzen zurückzuführen. Diese als Barotraumen bezeichneten Schädigungen betreffen vor allem die Nasennebenhöhlen und das Mittelohr, es können aber auch z. B. die Gesichtshaut und die Augen (unterlassener Druckausgleich in der Tauchermaske) betroffen sein (Abb. 11.2). Die den Barotraumen zugrunde liegenden Druckdifferenzen entstehen durch die Anwendung des physikalischen Gesetzes von Boyle und Mariotte. Zur Schädigung kommt es, wenn die Druckdifferenzen nicht durch die Durchführung eines Druckausgleichs (beim Mittelohrbarotrauma durch Valsalva-Manöver, im Bereich der Tauchermaske durch Einblasen von Luft durch die Nase in den Maskenraum) ausgeglichen werden.

Atemgasbedingte Probleme

Die wesentlichen Unfallmechanismen während der Isopressionsphase beim Tauchen sind vor allem von den Partialdrücken der Atemgase abhängig: Ein erhöhter Stickstoffpartialdruck führt zum Tiefenrausch, ein erhöhter Sauerstoffpartialdruck beim Tauchen mit sauerstoffangereicherten Gasgemischen kann zum sauerstoffinduzierten Krampfanfall führen. Durch inadäquate Atmung und/oder durch körperliche Anstrengung in größerer Tauchtiefe kann eine Erhöhung des pCO_2 mit in der Folge migräneartigem Kopfschmerz hervorgerufen werden. Durch ein angepasstes Tauchverhalten und Beachtung der Limits sind diese Probleme leicht vermeidbar.

Kompaktinformation

Barotrauma

Barotraumen. werden durch Druckdifferenzen hervorgerufen, wie sie als Folge der Anwendung des Boyle-Mariotte'schen Gesetzes beim Abtauchen (und sehr viel seltener auch beim Auftauchen) entstehen können. Am häufigsten sind dabei die Ohren und Nasennebenhöhlen betroffen, darüber hinaus aber auch die Gesichtshaut und die Augen.

Die wichtigste Präventionsmaßnahme ist die Sicherstellung und Durchführung des Druckausgleichs in den betroffenen Hohlräumen. Die Therapie ist symptomatisch.

Dekompressionsschäden – der klassische Tauchunfall

Der klassische Tauchunfall, auch Dekompressionsunfall genannt, ist ein potenziell lebensbedrohliches Ereignis. Es wird ursächlich durch raschen Abfall des Umgebungsdruckes (Dekompressionsphase) bei Tauchern mit Tauchgeräten hervorgerufen und geht mit der Bildung freier Gasblasen in Blut und Gewebe einher. Die Dekompressionserkrankung (DCI – „decompression illness" bzw. synonym „decompression injury" oder „decompression incident") wird abhängig vom Entstehungsmechanismus in Dekompressionskrankheit (DCS – „decompression sickness") und arterielle Gasembolie (AGE) unterschieden (Abb. 11.3).

Die DCS tritt nach längerem Aufenthalt im Überdruck und entsprechender Inertgasaufsättigung auf. Sie wird in eine milde und eine schwere Verlaufsform untergliedert, wobei die „milde" Verlaufsform sehr wohl mit erheblichen Beschwerden einhergehen kann. Die möglichen Erscheinungsformen sind vielfältig. Relativ häufig wird eine kutane Symptomatik beobachtet, die mit fleckig-marmorierter Haut und Juckreiz einhergeht (Abb. 11.4). Bei Befall des Lymphsystems kann es durch einen von den Gasblasen hervorgerufenen Lymphstau zu ödematösen Schwellungen der Haut kommen.

Relativ häufig ist die muskuloskeletale Symptomatik, die mit Muskel- und Gelenkschmerzen einhergeht und in der Tauchmedizin als „Bends" bekannt ist. Hier sind Gasblasen in den betroffenen Geweben die Auslöser. Betroffen sind vor allem

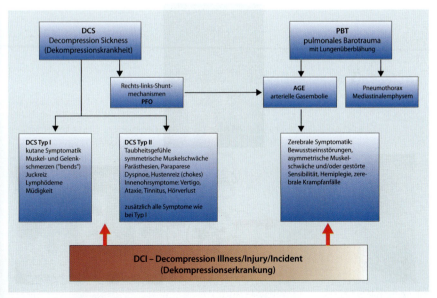

Abb. 11.3: Systematik der DCI

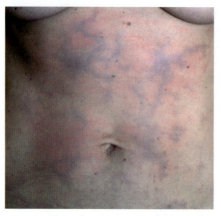

Abb. 11.4: Klassisches Erscheinungsbild einer kutanen DCS

die großen Gelenke mit einer gewissen Bevorzugung der Knie-, Schulter und Ellenbogengelenke sowie jene Muskelgruppen, die besonders belastet wurden. Der Schmerz wird als dumpf und drückend beschrieben. Bei der schweren Verlaufsform, DCS Typ 2, kommen zusätzlich zu den oben beschriebenen Symptomen eine neurologische und/oder eine pulmonale Symptomatik hinzu. Die neurologische Symptomatik betrifft vor allem, jedoch nicht ausschließlich, das Rückenmark. Die Symptomatik reicht von umschriebenen Parästhesien bis zum kompletten Querschnitt.

Die AGE ist typischerweise die Folge eines pulmonalen Barotraumas mit Überdehnung der Lunge, es können aber auch Shuntmechanismen ursächlich sein. Die Symptomatik der arteriellen Gasem-

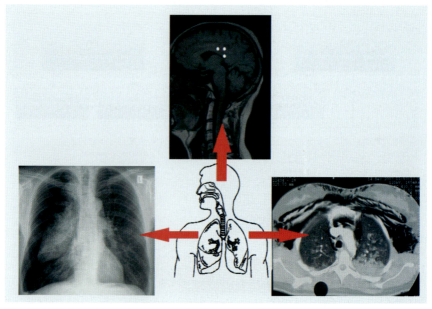

Abb. 11.5: Mögliche Folgen eines pulmonalen Barotraumas (PBT)

11 Aktivitätsbezogene Gesundheitsgefahren

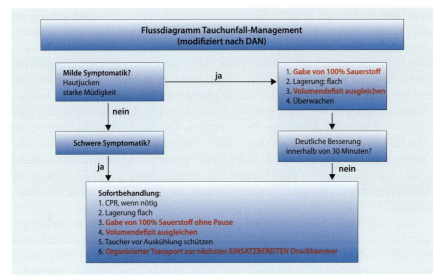

Abb. 11.6: Notfalltherapie des schweren Tauchunfalls

bolie ähnelt der des Schlaganfalls und kann wie diese von mild mit nur sehr diskreten Ausfällen bis hin zur Hemiplegie reichen und tritt üblicherweise sehr rasch nach dem Auftauchen auf. Zusätzlich kann es zum Mediastinalemphysem und zum Pneumothorax kommen (Abb. 11.5).

Die Therapie besteht in der schnellstmöglichen Gabe von 100 % Sauerstoff sowie der Volumensubstitution. Die weiterführende Therapie besteht in einer Behandlung mit hyperbarem Sauerstoff in einer Therapiedruckkammer (Abb. 11.6). Eine Übersicht findet sich in der jeweils aktuellen Leitlinie Tauchunfall der Gesellschaft für Tauch- und Überdruckmedizin GTÜM (http://www.gtuem.org/223/Downloadbereich.html bzw. http://www.awmf.org/leitlinien/detail/ll/072-001.html).

11.2.5 Tauchtauglichkeit

Vor Beginn jeglicher Tauchaktivität sollte zuvor eine medizinische Untersuchung erfolgen, um eventuell bestehende körperliche Risikofaktoren auszuschließen. Dieser Gesundheitscheck, im Falle des Tauchens auch Tauchtauglichkeitsuntersuchung genannt, ist allerdings nicht gesetzlich vorgeschrieben. Wer am Urlaubsort nur eine Selbstauskunft unterschreibt, dass er gesund ist, entlässt die Tauchschule leichtsinnig aus der Haftung und muss zudem damit rechnen, im Falle eines Unfalls den Versicherungsschutz zu verlieren. Insbesondere die Analyse tödlicher Tauchunfälle zeigt, dass in mehr als 50 % der Fälle medizinische Risikofaktoren vorlagen, die für das Unfallgeschehen verantwortlich gemacht werden können. Das Durchschnittsalter der Taucher nimmt entsprechend der allgemeinen demografischen Entwicklung zu. Somit tauchen auch immer mehr Menschen in ihrer zweiten Lebenshälfte, und häufig mit bereits bestehenden Vorerkrankungen. Deshalb sollte jeder, der mit dem Tauchen beginnen oder wieder tauchen möchte, eine spezielle Untersuchung bei einem in der Tauchmedizin erfahrenen Arzt durchführen lassen. Dies sollte am Besten vor Antritt der Reise erfolgen. Die Gesellschaft für Tauch- und Überduckmedizin (GTÜM) e.V. hat in enger Kooperation und im Konsens mit der Österreichischen Gesellschaft für Tauch- und Hyperbarmedizin (ÖGTH) ausführliche Empfehlungen zur Tauchtauglichkeitsuntersuchung publiziert (Checkliste Tauchtauglichkeit. Stuttgart: Gentner-Verlag), auf die an dieser Stelle verwiesen sein soll.

Zur Tauchtauglichkeitsuntersuchung gehören die Befragung zur Krankheitsgeschichte (standardisierte Fragebögen sind über die GTÜM-Website erhältlich) sowie eine körperliche Untersuchung. Neben der allgemeinen körperlichen Untersuchung sind die Untersuchung der Bruchpforten sowie die sorgfältige Prüfung und Dokumentation des Reflexstatus inklusive des Pupillenstatus wichtig. Beides kann im Falle des Verdachts auf einen stattgehabten Tauchunfall bei der Entscheidungsfindung hilfreich sein. Ebenfalls wichtig ist die Inspektion der Ohren einschließlich der Spiegelung der Trommelfelle sowie die Feststellung einer ausreichenden Sehfähigkeit sowohl für die Ferne, als auch für die Nähe (Ablesen der Instrumente). Ergeben sich hieraus Auffälligkeiten, so ist eine konsiliarische HNO-ärztliche Untersuchung zu veranlassen bzw. das Tragen von Korrekturgläsern beim Tauchen (optische Gläser in der Tauchermaske, Kontaktlinsen) zu fordern. Die Messung der Lungenfunktion sollte bei jeder Tauchtauglichkeitsuntersuchung erfolgen. Hierbei sollten mindestens die Lungenvolumina bestimmt und möglichst auch Parameter der forcierten Ausatmung (exspiratorische Flusswerte) erhoben werden. Die Darstellung erfolgt in der Regel als grafische Aufzeichnung der Fluss-Volumen-Kurve. Ergeben sich bei der Untersuchung und Lungenfunktionsprüfung Hinweise auf Funktionsstörungen der Lunge, so ist auch hier die fachärztliche Abklärung dringend angeraten. Des Weiteren ist ein Ruhe-Elektrokardiogramm (EKG) zur Prüfung der Funktion des Herzens durchzuführen. Bei kardiovaskulären Beschwerden oder Vorerkrankungen und unabhängig davon bei allen Tauchkandidaten ab dem 40. Lebensjahr wird die Durchführung einer Belastungsuntersuchung mit EKG, z. B. auf dem Fahrradergometer, empfohlen.

Die medizinische Tauchtauglichkeit ist gegeben, wenn alle erhobenen Befunde unauffällig sind und der (die) Tauchkandidat(in) über die geistige Eignung zum Tauchen verfügt. Die Untersuchung ist in bestimmten Intervallen regelmäßig zu wiederholen, um Änderungen im Gesundheitszustand zu überprüfen. Die GTÜM empfiehlt einen dreijährigen Abstand bei unter 40-Jährigen und ab dem 40. Lebens-

> **Kompaktinformation**
>
> In Deutschland ist jeder approbierte Arzt dazu berechtigt, eine Tauchtauglichkeitsuntersuchung durchzuführen und ein entsprechendes Attest auszustellen. Die Art und der Umfang der Untersuchung sind nicht bindend geregelt, es steht aber mit der „Checkliste Tauchtauglichkeit" eine umfassende Empfehlung der Fachgesellschaft (GTÜM) zur Verfügung.
>
> Der untersuchende Arzt kann unter Umständen nach Tauchunfällen haftungsrechtlich in Anspruch genommen werden.

jahr jährliche Untersuchungen, da die Häufigkeit insbesondere von Herz-Kreislauf- und Stoffwechselerkrankungen dann sprunghaft ansteigt.

Auch bei Abweichungen von der Norm kann das Tauchen mit Einschränkungen möglich sein. Die GTÜM unterscheidet zwischen relativen und absoluten Kontraindikationen, also Befunden, die das Tauchen einschränken oder ausschließen. Hierbei ist allerdings anzumerken, dass es medizinische Grenzfälle gibt, bei denen die Expertenmeinungen zur Tauchtauglichkeit uneinheitlich sind. Teilweise ist eine generelle Aussage nicht möglich, sondern es muss eine sorgfältige Einzelentscheidung von Fall zu Fall erfolgen. Hier tragen sowohl der untersuchende Arzt, als auch der (die) untersuchte Taucher(in) ein hohes Maß an Verantwortung!

11.2.6 Tauchen mit Kindern

Während eine obere Altersgrenze zum Tauchen nicht grundsätzlich empfohlen wird, so gibt es verständlicherweise eine untere Grenze, da die Grundvoraussetzungen der physischen und geistigen Reife in jungem Alter nicht gegeben sind. Generell sind Jugendliche und junge Erwachsene ab dem 14. Lebensjahr tauchtauglich, wenn die oben aufgeführten allgemeinen medizinischen Voraussetzungen gegeben sind. Allerdings wird immer öfter die Frage nach der Tauchtauglichkeit von Kindern gestellt und die Zahl tauchender Kinder hat in den letzten Jahren sogar überproportional zugenommen. Problematisch zur Beurteilung der Tauchtauglichkeit von Kindern ist, dass nur ungenügende wissenschaftliche Erkenntnisse zu den akuten und insbesondere Langzeitfolgen hyperbarer Exposition auf den kindlichen Organismus vorliegen. Daher sollte Kindertauchen grundsätzlich nur unter Auflagen (Limitierungen bei Tauchtiefe und Tauchzeit) erfolgen. Das noch nicht abgeschlossene Größenwachstum mit den nicht geschlossenen Epiphysenfugen sowie das ungünstige Verhältnis von Körperoberfläche zu Körpervolumen und die damit verbundene vermehrte Wärmeabgabe stellen mögliche Gefahren für das Kind beim Tauchen dar. Wie auch beim Erwachsenen verdienen die körperliche Reife und die motorischen Fähigkeiten hier besondere Beachtung. Das Kind muss sicher über und unter der Wasseroberfläche schwimmen können und sich im und unter Wasser wohl fühlen.

Hat es hier bereits Schwierigkeiten, ist es für das Gerätetauchen zu früh. Die psychische Reife des Kindes verdient strenge Beachtung. So muss das Kind in der Lage sein, sich über längere Zeit zu konzentrieren und Wesentliches der Tauchtheorie zu begreifen. Dazu muss es Anweisungen gewissenhaft und zuverlässig befolgen können. Das Mindestalter liegt aus theoretischen Erwägungen (u. a. physiologische Lungenreife) oberhalb des achten Lebensjahres!

11.2.7 Körperliche Fitness

Die Tauchkandidaten müssen selbstständig schwimmfähig sowie kommunikationsfähig sein. Zudem sollte eine geistige Reife bestehen, die die erforderliche Eigenverantwortlichkeit des Kandidaten gewährleistet.

Für das Tauchen sind sicherlich keine überdurchschnittlichen körperlichen und geistigen Voraussetzungen notwendig. Dennoch ist eine gewisse sportliche Fitness bei der Ausübung des Sporttauchens dringend zu empfehlen, die durch übliche Ausdauersportarten erworben werden kann. Dies ist nicht nur wegen eines vergleichsweise verringerten Dekompressionsrisikos vorteilhaft, sondern auch wegen anderer Aspekte, wie beispielsweise der richtigen „ökonomischen" Atmung unter Wasser. Ferner ist eine körperliche Fitness auch für das praktische Tauchen von Vorteil, zumal beispielsweise Unterwasserströmungen, das Tragen des schweren Tauchgeräts an Land über weite Strecken bei Landtauchgängen u. v. m. erhebliche Ansprüche an die physische Leistungsfähigkeit stellen können.

11.2.8 Sonstige tauchmedizinische Themen mit reisemedizinischer Relevanz

Fliegen und Tauchen – Tauchen und Fliegen
Schon beim Hinflug ist von Bedeutung, dass die Luft im Flugzeug sehr trocken ist, so dass eine durchaus relevante Dehydrierung stattfindet. In der Folge kann es u. a. zu einer vorübergehenden Schleimhautreizung vor allem auch im Nasen-Rachen-Raum kommen, was beim nachfolgenden Tauchen zu Druckausgleichsproblemen führen kann. Zusätzlich erhöht der Flüssigkeitsverlust des Körpers das Risiko, einen Dekompressionsunfall zu erleiden. Als zusätzlicher Faktor kommt die Belastung durch unterschiedliche Zeit- und Klimazonen hinzu, so dass die individuelle Leistungskurve asynchron zum situativen Kontext verläuft („Jet lag"). Daher sind Ruhephasen vor Beginn der Tauchaktivitäten einzuplanen.

Am Ende des Urlaubs gilt, dass ein zu kurzer Abstand zwischen dem letzten Tauchgang und dem Rückflug zu massiven Problemen führen kann, weil bei zu kurzem Intervall zwischen Ende der Tauchaktivitäten und Beginn der Flugreise der

Tabelle 11.3: Tauchen und Flugreise: Empfehlung zu den Wartezeiten

Empfehlung des Pausierens nach dem Fliegen vor dem Tauchen	Empfehlung des Pausierens vor dem Fliegen nach dem Tauchen
■ Flugzeit maximal 5 Stunden, nicht mehr als 2 Stunden Zeitverschiebung: nicht am Ankunftstag Tauchen ■ Flugzeit bis ca. 10 Stunden, bis 6 Stunden Zeitverschiebung: einen Tag pausieren ■ Flugzeit über 10 Stunden, mehr als 6 Stunden Zeitverschiebung: besser zwei Tage pausieren	■ Ein Tauchgang pro Tag, Nullzeittauchgang: mindestens 12 Stunden ■ Wiederholungstauchgänge, Dekotauchgänge: mindestens 24 Stunden ■ Sehr intensives Tauchen mit mehr als zwei Tauchgängen am Tag über mehrere Tage, dabei Dekotauchgänge: mehr als 24 Stunden

Körper noch nicht vollständig entsättigt ist und so ein Dekompressionsunfall droht. Die Problematik kann übrigens dann besonders dramatisch werden, wenn schon beim Betreten des Flugzeuges milde (und somit nicht sicher erkannte) Symptome einer Dekompressionskrankheit vorlagen. Um den verzögerten Ausbruch einer Dekompressionskrankheit zu vermeiden, ist es notwendig, zwischen dem letzten Tauchgang und dem Beginn der Flugreise entsprechend Zeit verstreichen zu lassen, um eine vollständige Entsättigung zu erreichen (Tabelle 11.3).

Ohrenprobleme
Ein häufiges Problem bei Tauchern in tropischen Gewässern ist das Auftreten einer Otitis externa diffusa bzw. Gehörgangsentzündung. Taucher sind vor allem deshalb häufig betroffen, weil der ständige Wasserkontakt zunächst die Gehörgangshaut aufweicht, was ein Eindringen von Bakterien ermöglicht. Gleichzeitig wird die schützende Fettschicht (Cerumen) ausgewaschen. Beide Faktoren führen dazu, dass die empfindliche Gehörgangshaut spröde und rissig wird. In Gegenden, die feucht warm sind, also z. B. Tropenklima haben, und wo das Wasser relativ viele Schwebeteilchen enthält, kann es im ungeschützten Gehörgang zur bakteriellen Infektion des Gehörgangs (oder seltener auch zur Pilzinfektion) kommen. Diese beginnt meist mit einem Juckreiz und Druckgefühl, das kennzeichnend für das frühe Stadium ist. Im weiteren Verlauf kommt es zur Schwellung der Gehörgangshaut, die zu heftigen Schmerzen führt. Die Schwellung kann so stark sein, dass sie den Gehörgang komplett verschließt. Bei fortschreitender Entzündung kommt es zur Eiterbildung im gesamten Gehörgang und Fieber. Die Betroffenen fühlen sich schwer krank.

Die Behandlung der diffusen Form der Gehörgangsentzündung gehört idealerweise in die Hand eines HNO-Arztes, was in medizinisch schlecht versorgten Regionen nur eingeschränkt möglich ist. Vor Ort empfiehlt sich daher der Behandlungsversuch mit Kombinationspräparaten, die antibiotisch wirksame und ab-

Tabelle 11.4: „Taucherohrentropfen" – Bewährte Mischungen zur Vermeidung einer Otitis externa bei Tauchern

Mischung nach Branse-Passek und Muth	Ehm'sche Lösung	Heidelberger Ohrentropfen (Klingmann)
(Schreibweise für Apotheker): Acid Acet glac mind 99 0,5; Aqua purif 2,5; Alcohol Isopropylicus ad 50. Oder in alternativer Schreibweise (identisches Rezept): Eisessig 0,5 gereinigtes Wasser 2,5 Isopropanol ad 50,0	Ac. Acet. Glac. 5,0 Aqua dest. 10,0 Isopropylalkohol (95%) 85,0 bzw. Ac. Acetic.2,0; Alumin. Acetic 2% ad 20,0	Glycerini puriss 10,0 Spirit vini ad 30,0 Anwendung: 3-mal tägl. 5 Tropfen in beide Ohren Kein Nachfetten erforderlich
Nach der Anwendung der Taucherohrentropfen nach Branse-Passek und Muth bzw. Ehm soll unbedingt noch jeweils ein Tropfen Öl (z. B. Oliven- oder Mandelöl) in den Gehörgang geträufelt werden. Beides, die Taucherohrentropfen und das Öl werden, wenn nicht anders verordnet, nur 1-mal täglich am Ende des Tages angewendet.		

schwellende Komponenten enthält. Selbstverständlich gilt bei Gehörgangsentzündungen absolutes Tauchverbot!

Zur Prophylaxe einer Gehörgangsentzündung ist neben dem Schutz des Ohres vor Zugluft und der Trocknung des Gehörgangs ohne Manipulation (z. B. mit dem Fön) die wichtigste Maßnahme das regelmäßige Ausspülen der Gehörgänge nach jedem Tauchgang mit sauberem Süßwasser. Eine zusätzliche Desinfektion des Gehörgangs mit alkoholischen Essigsäurelösungen kann ebenfalls angeraten sein. Abschließend soll ein mildes, gut verträgliches Öl (Baby-Öl, Olivenöl o. Ä.) in den Gehörgang eingeträufelt werden.

Medikamente

Medikamente können unter den Bedingungen des erhöhten Umgebungsdruckes eine Veränderung, Abschwächung oder Verstärkung der erwarteten Wirkung zeigen. Es liegen allerdings keine randomisierten klinischen Studien zur Untersuchung von Medikamenten beim Tauchen vor, so dass nur empirische Erkenntnisse zu Rate gezogen werden können. Generell ist Vorsicht geboten bei allen Medikamenten mit psychovegetativen oder sedierenden Nebenwirkungen, was auch die Einnahme von Mitteln gegen Seekrankheit grundsätzlich bedenklich macht.

Für Fernreisende ist zudem auch eine Malariaprophylaxe von besonderer Bedeutung. Hier gilt, dass Taucher wegen der spezifischen Nebenwirkungen nach

Möglichkeit kein Mefloquin (Lariam®) einnehmen sollten, wenn im Hinblick auf die lokale Resistenzlage und die örtlichen Besonderheiten eine Alternative zur Verfügung steht. Bei einer therapeutischen Dosierung von Mefloquin besteht grundsätzlich Tauchverbot. Nach derzeitiger tauchmedizinischer Sicht stellt Malarone® (Atovaquone/Proguanil) das Malariamittel der ersten Wahl für Tauchreisende dar, wenn die Resistenzlage vor Ort nicht dagegen spricht.

Weiterführende Literatur

1. Bartmann H, Muth CM. Notfallmanager Tauchunfall, 4. Aufl. Stuttgart: Gentner, 2012.
2. Klingmann C, Tetzlaff K (Hrsg.): Moderne Tauchmedizin. 2. Aufl. Stuttgart: Gentner, 2012.
3. Muth CM, Radermacher P: Kompendium der Tauchmedizin. 2. Aufl. Köln: Dt. Ärzte-Verlag, 2007.
4. Tetzlaff K, Klingmann C, Muth CM, Piepho T, Welslau W (Hrsg.): Checkliste Tauchtauglichkeit. Stuttgart: Gentner-Verlag, 2009.

11.3 Expeditionen und entlegene Einsatzorte

T. Küpper

Eine „Expedition" liegt vor, wenn man autark in einer Region ohne Infrastruktur unterwegs ist. Hilfe von dritter Seite ist normalerweise nicht zu erwarten. Die Teilnehmer benötigen also ein sorgfältig überlegtes Sicherheitskonzept und die nötigen Kenntnisse, dies auch umzusetzen. Diese Definition impliziert, dass praktisch alles, was als „Expedition" in Reisekatalogen angepriesen wird, eher expeditionsähnliches Trekking vor dem Hintergrund einer zumindest geringen Infrastruktur ist. Organisation, technische, taktische und personelle Voraussetzungen und viele andere Faktoren hängen extrem vom Expeditionsziel und der Aufenthaltsdauer ab. Dazu muss auf die Fachliteratur verwiesen werden (s. unten). An dieser Stelle soll die Aufgabe des Expeditionsarztes vor, während und nach der Expedition näher betrachtet werden.

11.3.1 Vorbereitungsphase

Der Expeditionsarzt kann seine Aufgaben nur dann gut erfüllen, wenn er von vornherein in die Planung eines Unternehmens einbezogen wird und sein Rat in die Gesamtplanung einfließen kann. Es ist dazu unbedingte Voraussetzung, dass er persönliche Erfahrung in Regionen hat, die dem Expeditionsziel zumindest ähnlich sind und dass er darüber hinaus die nötige alpinistische Erfahrung und Qualifikation mitbringt, um zumindest unter Verwendung von Hilfe sicher das letzte Hochlager zu erreichen. Bei andersartigen Expeditionszielen (Dschungel, Arktis, Wüste etc.) gilt dies analog. Außerdem benötigt er spezifische Zusatzausbildung hinsichtlich der im Zielgebiet zu erwartenden medizinischen Vorkommnisse.

Eine realistische Selbsteinschätzung des Arztes ist somit von elementarer Bedeutung. Das betrifft sowohl die Fähigkeiten im Gelände (s. Fallbeispiel) als auch die im Gelände notwendigen medizinischen Spezialkenntnisse. Es ist z. B. nicht hinnehmbar, dass von alpin tätigen Notärzten 1/3 der AMS-Fälle nicht erkannt und ein weiteres Drittel nicht gemäß der Empfehlungen behandelt werden, beim HAPE ist die Situation noch wesentlich schlechter (7,1 % korrekte Diagnose und Behandlung). Ähnliches gilt für Hypothermie, Hängetrauma und andere geländetypische Diagnosen.

> **Fallbeispiel:** So geht es ja wohl nicht: „Expeditionsarzt/-ärztin gesucht ... 16-köpfige Gruppe besteigt den sechsthöchsten Berg der Erde, den Cho Oyo (8201 m). ... In dieser Route sind Schwierigkeiten bis 70° im Eis und einige Felspassagen zu überwinden. ... Bergsteigerisches Können ist nicht zwingend erforderlich. ..." (Zitat aus der Deutschen Zeitschrift für Sportmedizin 1996; 47: 581)

Die zunächst durchzuführende medizinische Analyse des Expeditionszieles umfasst die Route und Ziele der Gruppe, des Höhenprofils, der zu erwartenden Klimaverhältnisse, die örtlich vorhandene (nutzbare!?) medizinische und rettungstechnische Infrastruktur einschließlich der Kommunikations- und Transportmöglichkeiten, typische Gesundheitsrisiken im (Infektionen, Unfallarten etc.) sowie der psychischen Belastbarkeit der Teilnehmer. Sind die Rahmenbedingungen und die äußeren Anforderungen bekannt, müssen der Gesundheitszustand und der Trainingszustand der Teilnehmer festgestellt werden. Bei Defiziten werden dann auch individuelle Trainingspläne erstellt (Tabelle 11.5). Des Weiteren obliegt dem Expeditionsarzt die Durchführung oder zumindest Organisation der reisemedizinischen Gesundheitsberatung, v. a. zu spezifischen Impfungen für das Zielgebiet, zur Trinkwasser- und Nahrungsmittelhygiene, zu Notfällen und Erster Hilfe, bei vermuteten „slow acclimatizern" Erstellung individueller Akklimatisationspläne und Beratung zur

Tabelle 11.5: Körperliche Mindestanforderungen an Trekker und Expeditionsteilnehmer

Art des Unternehmens	Männer [W/kg KG]	Frauen [W/kg KG]
Kombinierte Westalpentouren	>3,5	>3,0
Trekking, leicht, bis ca. 5500 m	2,0–3,0	1,5–2,5
Trekking mit Gipfeln >5000 m	2,5–3,0	2,0–2,5
Trekking mit Gipfeln >6500 m	>3,5	>3,0
Expeditionsbergsteigen	>4,0	>3,5

individuellen Reiseapotheke. Gegebenenfalls ist eine Erste-Hilfe-Schulung der Gruppe sinnvoll, wobei ein besonderer Schwerpunkt auf geländetypische Risiken gelegt werden sollte. Falls ein Überdrucksack in große Höhen mitgeführt wird, sollte rechtzeitig und für alle eine Einweisung durchgeführt werden. Dabei sollte auch die Expeditionsapotheke thematisiert werden, die zuvor vom Expeditionarzt zusammengestellt wurde.

11.3.2 Expeditionsphase

Während der Expedition obliegt dem Arzt die Überwachung der reise- und ggf. tropenmedizinischen Gesundheitsbedingungen, und zwar auch von Trägern, Local Guides und Verbindungsoffizier. Dazu gehört auch die körperliche Belastbarkeit und mögliche Akklimatisationsstörungen. Schlimmstenfalls muss einzelnen Personen geraten werden, die Expedition abzubrechen. Es empfiehlt sich, eine regelmäßige Sprechstunde zur Routine werden zu lassen. Dazu sollte im Basecamp etwas abseits ein Zelt errichtet werden, um die Vertraulichkeit zu gewährleisten. Wenn Hochlager errichtet wurden, sollte regelmäßiger Funkkontakt zu diesen gepflegt werden. Als Vertrauensperson hat der Arzt auch eine – oft schwierige! – Moderationsfunktion im Team. Als authentische Persönlichkeit ist er vor allem dann gefragt, wenn die medizinischen Erfordernisse und das Expeditionsziel (passager?) kollidieren.

Ist der Arzt gleichzeitig „normaler" Expeditionsteilnehmer, muss er seine persönlichen Ziele seinen ärztlichen Aufgaben unterordnen. Analog zum Bergführer bedeutet dies, dass er in kommerziellen Expeditionen als Mitarbeiter unterwegs ist und entsprechend bezahlt werden muss (nicht nur in Form eines Preisnachlasses!).

Wesentliche Aufgabe im Gelände ist die Etablierung einer Rettungskette in enger Kooperation mit der Expeditionsleitung. Es sollte also rechtzeitig, vor Eintritt eines Notfalls, eine Strategie etabliert sein, wie man bei den Situationen, die am ehesten zu erwarten sind, taktisch vorgehen wird. Im Notfall koordiniert der Arzt (ggf. per Funk) die medizinische Versorgung im Gelände oder führt sie selbst aus, sofern er den Patienten in angemesse-

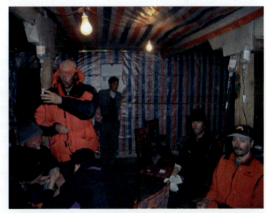

Abb. 11.7: Arztzelt im Basislager des Cho Oyo/Tibet. Foto: U. Gieseler

ner Zeit erreichen kann und bereitet die Versorgung des Opfers im Basecamp vor (Abb. 11.7).

Behandlungsmaßnahmen im Zielland sind übrigens nicht durch die Approbation gedeckt und damit auch nicht durch die Berufshaftpflicht. Sie werden zwar meist stillschweigend toleriert, eine Absicherung zumindest der ärztlichen Nothilfe ist trotzdem dringend ratsam. Vorsicht bei Gefälligkeitsbehandlungen von Teilnehmern anderer Expeditionen! Der Effekt der Behandlung Einheimischer wird – abgesehen von Akutfällen – meist erheblich überschätzt.

Besondere Regelungen sind im Falle kommerzieller Expeditionen zu treffen. Grundsätzlich müssen klare schriftliche Absprachen mit dem Verantwortlichen der Organisation erfolgen. Diese müssen Rechte und Pflichten beider Seiten klären und dabei berücksichtigen, dass eine Versorgung auf einheimischem Niveau nicht möglich ist und dies den Teilnehmern auch kommuniziert wird. Eine Hilfe bietet der Vorschlag der medizinischen Kommission der UIAA.

Weiterführende Literatur

1 Küpper T. et al.: Official Standards of the Union Internationale des Associations d'Alpinisme (UIAA) Medical Commission No.8: Model Contract for Health Care on Trekking and Expeditions. Bern: 2008. www.theuiaa.org/ medical_advice.html

11.4 Arktis- und Antarktisstationen

H. Schubert

Als Arktis bzw. Antarktis sind jeweils die Regionen polwärts des nördlichen bzw. südlichen Polarkreises definiert. Während die Arktis ein von Landmassen umgebendes Meer ist, wird die Festlandmasse Antarktis von Meer umgeben. Letztere ist wesentlich kälter als die Arktis. Ob aus wissenschaftlichen oder rein touristischen Gründen, den Menschen zieht es immer häufiger in diese unwirtlichen Gebiete.

Die bekannteste europäische Forschungsgemeinde der Arktis befindet sich in Ny-Ålesund auf Spitzbergen. Hier sind gleich 7 Länder wissenschaftlich tätig, unter anderem auch Deutschland, gemeinsam mit Frankreich, auf der AWIPEV-Forschungsbasis (Abb. 11.8). Weitere Stationen liegen auf dem nördlichen Festland wie die kanadische Basis „Alert", auf der Insel Grönland wie die Station „Nord" oder auf dem arktischen Packeis wie die russische Basis „Barneo", die nur etwa 100 km vom Nordpol entfernt liegt und damit das nördlichste Forschungslabor überhaupt ist.

Auch in der Antarktis gibt es wissenschaftliche Stationen. Inzwischen sind es ca. 85, wovon etwa die Hälfte ganzjährig permanent besetzt ist. Zu Letzteren zählt die deutsche Station „Neumayer III". Im Südsommer leben etwas mehr als 4000 Menschen in der Antarktis, im Südwinter etwa 1000. Auch der Tourismus floriert, wobei die Palette inzwischen vom Extremsport bis hin zur Kreuzfahrt reicht. Gesundheitliche Probleme im Zusammenhang mit Expeditionen und Aufenthalten an entlegenen Orten bzw. Schiffsreisen sind in den Kapiteln 7 bzw. 11.3 abgehandelt. Im Folgenden soll ergänzend dazu auf die spezielle medizinische Problematik eingegangen werden, mit der das wissenschaftliche und technische Personal der Forschungsstationen, aber auch deren Besucher in Arktis und Antarktis konfrontiert werden können.

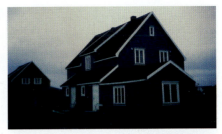

Abb. 11.8: Das „Blaue Haus" ist Teil der französisch-deutschen Arktis-Forschungsstation AWIPEV in Ny-Ålesund auf Spitzbergen. Foto: H. Schubert

11.4.1 Isolation

Die meisten Polarstationen liegen weitab der Zivilisation. Wegen der einfacheren Logistik sind sie häufig in den Küstenbereichen lokalisiert. Während des Sommers, wenn Forschungs-, Versorgungs- und Touristenschiffe die polaren Gewässer befahren, gestaltet sich die Verbindung zur Außenwelt relativ einfach. Auf den größeren Schiffen, wie etwa der deutschen „Polarstern" befindet sich ein gut ausgestattetes Hospital mit einem Arzt und einer Krankenschwester. Außerdem stehen zahlreiche Transportmöglichkeiten zur Verfügung. Dies sind neben den Schiffen Helikopter (Abb. 11.9), Polarflugzeuge (Abb. 11.10) und Kettenfahrzeuge. Gutes Wetter vorausgesetzt, kann während dieser Zeit im Notfall ein Personentransport in das nächstgelegene Krankenhaus erfolgen. Insgesamt ist es aber, insbesondere im Gebiet der Antarktis äußerst selten, dass Personen aus medizinischen Gründen ausgeflogen werden. Zusammenfassend kann man sagen, dass dies im Südwinter nicht möglich und im Südsommer meist nicht nötig ist. Falls beispielsweise eine dringliche Operation im Sommer durchgeführt werden muss, kann meist auch vor Ort ein Ärzteteam zusammengestellt werden, da auf nahezu jedem Forschungsschiff und jeder Station ein Mediziner tätig ist. Unterstützend wirken bei solchen Notfalleingriffen telemedizinische Verbindungen zu Krankenhäusern im Heimatland. Im Falle Deutschlands unterhalten die „Neumayer III"-Station in der Antarktis und der Eisbrecher „Polarstern" eine telemedizinische Verbindung zum Klinikum Bremerhaven-Reinkenheide. In Notfällen können neben der funkärztlichen Beratung auf See (s. Kap. 7.5.)

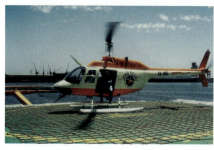 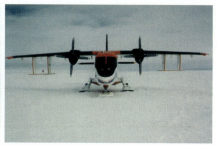

Abb. 11.9: Helikopter des deutschen Eisbrechers „Polarstern", der während des Südsommers in der Antarktis operiert und ggf. auch für den Patiententransport zur Verfügung steht. Foto: H. Schubert

Abb. 11.10: Wie die Helikopter sind auch die Flugzeuge in der Antarktis mit Skiern ausgerüstet (Foto: H. Schubert)

Überwachungsdaten der Patienten und Einstellungen des Narkosegerätes an einen Anästhesisten in Deutschland übermittelt werden, der dem vor Ort tätigen Chirurgen u. a. wertvolle Hinweise zur Durchführung der Narkose geben kann.

Fallbeispiel: Im Südsommer 2010/2011 erkrankte ein Besatzungsmitglied auf dem Eisbrecher „Polarstern" in der Nähe der Antarktischen Halbinsel an einer akuten Blinddarmentzündung und musste operiert werden. Die deutsche Schiffsärztin, eine Chirurgin, wurde von einer argentinischen Ärztin unterstützt, die per Helikopter von der „Jubany"-Station zum Schiff geflogen wurde. Vor dem Eingriff sprachen die Chirurgin vor Ort und der Anästhesist im 17 000 km entfernten Bremerhaven die Narkoseform telefonisch ab. Nach Intubation und Einleitung der Narkose durch die anwesenden Ärzte wurden die Patientenparameter an den Anästhesisten im Klinikum Bremerhaven-Reinkenheide übertragen, der fortan die Narkose leitete. Die Bordkrankenschwester setzte die Hinweise des Anästhesisten um. Diese telemedizinische Kommunikation entlastete die Chirurgin und erhöhte die Patientensicherheit. Der Eingriff gelang komplikationslos.

Die Telemedizin funktioniert freilich auch während der dunklen Jahreszeit. Ansonsten sieht es bezüglich der Isolation sowohl in der Arktis als auch in der Antarktis im Winter völlig anders aus. Die Touristen sind längst in wärmere Gefilde gezogen. Das Personal der wissenschaftlichen Stationen ist nur noch auf die Personen beschränkt, die zur Aufrechterhaltung der Observatorien unbedingt notwendig sind. In der Arktis in „Ny-Ålesund" bedeutet dies, dass im Winter nur noch zwei Stationen besetzt sind, nämlich die norwegische und die deutsche Basis. Auf Letzterer sind im Winter lediglich zwei Personen tätig. Immerhin ist die Station ganzjährig im Notfall erreichbar.

Anders ist es während des Südwinters in der Antarktis. Das Südpolarmeer hat seine Eisfläche mehr als verdoppelt und ist somit selbst für leistungsfähige eisbrechende Schiffe unpassierbar geworden. Polarnacht, Kälte, heftige Winde und damit verbundenes Schneetreiben machen das Operieren von Polarflugzeugen und Helikoptern nun auf Antarktika nahezu unmöglich. Menschen, die während dieser Zeit auf den Forschungsstationen leben (sog. Überwinterer) sind für mehrere Monate völlig auf sich allein gestellt und mit der Außenwelt nur über Satellitentelefon und Internet verbunden, weshalb eine gewisse medizinische Versorgung vor Ort gewährleistet sein muss. Somit gehört auf den meisten Antarktisstationen zum Überwinterungsteam auch ein Arzt. Im Falle einer notwendigen Operation müsste dieser theoretisch als Anästhesist, Operateur, Assistent und Operationsschwester gleichzeitig fungieren. Ein Einarbeiten in medizinische Handhabungen von zwei bis drei Mitgliedern des Überwinterungsteams ist daher wünschenswert. Die Telemedizin stellt eine weitere Entlastung für den Arzt dar. Insbesondere kommt beiden Faktoren dann eine besondere Bedeutung zu, wenn der Mediziner erkrankt. In jedem Fall besteht für den Arzt ein besonders hohes Risiko, da eine adäquate Behandlung für ihn während der Zeit der Isolation meist nicht möglich ist. Akute Blinddarmentzündungen waren in der Vergangenheit auch bei Ärzten gar nicht so selten. Meist versuchten sie sich mit Antibiotika über die Zeit zu retten, bis Hilfe eintraf.

Fallbeispiel: Recht spektakulär ist die Geschichte des russischen Chirurgen Leonid Rogozov, der 1961 eine 12-köpfige Antarktismannschaft betreute und ausgerechnet selbst an einer akuten Blinddarmentzündung erkrankte. Als er spürte, dass sich sein Zustand verschlechterte und keine Hilfe von außen zu erwarten war, entfernte er sich seinen Blinddarm kurzerhand selbst. Zur Operation hatte er zuvor einen Spiegel an der Decke angebracht. Die Sache verlief gut – obwohl er komplett spiegelverkehrt denken und arbeiten musste!

Die Abgeschiedenheit der Arktis- und Antarktisstationen selbst kann auch Ursache für die Beeinträchtigung des Wohlbefindens sein. Die Mitglieder der Crew leben lange Zeit getrennt von ihren Angehörigen und Freunden inmitten einer lebensfeindlichen Umgebung. Im Falle der deutschen Antarktisstation „Neumayer III" sind das etwa 15 Monate, von denen die Überwinterer 9 Monate lang völlig auf sich allein gestellt sind. Kommunikation und Freizeitverhalten sind auf wenige Personen beschränkt, auf deren Auswahl man kaum Einfluss hatte. In Abhängigkeit von der Persönlichkeitsstruktur der einzelnen Überwinterungsteilnehmer gab es bisher harmonische Gruppen, aber auch solche, in denen es zu heftigen Auseinandersetzungen kam. Auch depressive Verstimmungen und psychosomatische Veränderungen wurden bisher in Einzelfällen beobachtet. Für die meisten Überwinterer war der Aufenthalt in den Polargebieten jedoch eher eine positive Erfahrung. Nicht wenige sprechen von der schönsten Zeit ihres Lebens

11.4.2 Kälte, Wind und Höhe

Arktis und Antarktis gehören gemeinsam mit den Hochgebirgen bekanntermaßen zu den kältesten Gebieten der Erde. Zu den niedrigen Temperaturen trägt die dünne Troposphäre bei.

III Gesundheitsrisiken im Gastland

Viele Küstenbereiche der Arktis gehören zu Landmassen, die weit gen Süden reichen und somit durch diese erwärmt werden. Die einzige Landmasse mit einem wirklich polaren Klima in der Arktis ist Grönland, das vom sog. Polarstrom umflossen wird, der die Insel isoliert.

Antarktika ist der kälteste, windigste, aber auch am höchsten gelegene Kontinent der Erde. Am 3488 m hoch gelegenen südlichen Kältepol, wo sich die russische Station „Wostok" befindet, herrschen mitunter Temperaturen bis zu fast –90 °C. Extreme Kälte herrscht auch am Südpol, der immerhin 2900 m hoch liegt. Dort beträgt die Jahresmitteltemperatur –50 °C. Gesundheitliche Risiken im Zusammenhang mit Höhe wurden im Kapitel 10.3 abgehandelt. Der Hauptgrund für die eisige Kälte in den polaren Gebieten, insbesondere in der Antarktis ist jedoch nicht vorwiegend die Höhe, sondern sind die Eisdecken, die einen Großteil der Sonnenenergie in das Weltall reflektieren (Albedo). In Küstennähe, wo sich die meisten Antarktisstationen befinden, sind die Temperaturen wesentlich milder als im Inland. Dennoch liegen auch sie durchschnittlich weit unterhalb des Gefrierpunkts. Berücksichtigt man noch den Einfluss der vor allem in den Küstenregionen oft herrschenden heftigen Winde, nimmt die auf den Menschen einwirkende Kälte noch zu. Die tatsächliche Temperatur, die nunmehr auf den Organismus trifft, ist um ein Vielfaches höher als die absolute Temperatur und wird im Windchill ausgedrückt (s. Kap. 10.1.1).

Insbesondere bei Außenarbeiten und auf Feldexpeditionen besteht in der Arktis und Antarktis erhöhte Gefahr von Unterkühlung und Erfrierungen, meist in Verbindung mit Unfällen. Was die Vermeidung von Kälteschäden angeht, ist zunächst an adäquate Kleidung unter besonderer Beachtung der Handschuhe und Schuhe zu denken (Abb. 11.11). Da Finger und Zehen, aber auch die Nase, keine ausgeprägte Muskelhülle, jedoch eine große relative Körperoberfläche besitzen und weit vom Körperkern entfernt liegen, sind sie bezüglich Erfrierungen besonders gefährdet.

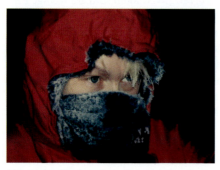

Abb. 11.11: Die Autorin in Polarkleidung in der Winternacht der Antarktis. Bei starkem Wind oder großer Kälte werden zusätzlich die Augen mittels Skibrille geschützt. Foto: H. Schubert

Das Verhalten bei Kälte sollte sich an den gängigen Vorschriften zur Unfallvermeidung orientieren, da die meisten schweren Kälteschäden im Zusammenhang mit Traumen beobachtet werden. Besondere Vorsicht ist in den Polargebieten in Regionen mit Gletscherspalten und Schneewehen, sog. Sastrugis geboten.

Kommt es trotz aller Vorsichtsmaßnahmen zur Unterkühlung und Erfrierung, muss zuerst die Hypothermie behandelt werden, weil sie lebensbedrohend ist. Außerdem ist der Kreislauf zentralisiert. Eine Öffnung der Durchblutung von Zehen, Fingern und Nase ist erst dann zu erwarten, wenn die Körperkerntemperatur Normalwerte erreicht hat. Ist dies der Fall, sollte der erfrorene Körperabschnitt möglichst schnell im Wasserbad erwärmt werden, aber erst dann, wenn der Betroffene in Sicherheit ist, da ein erneutes Erfrierungstrauma nach dem Auftauen meist mit ausgeprägten Gewebeverlusten verbunden ist. Einzelheiten zur Behandlung lokaler Kälteschäden finden sich in der weiterführenden Literatur.

Der Faktor Wind stellt in den Polarregionen nicht nur in Verbindung mit Kälte eine Gefahr dar. In bestimmten Gebieten des sechsten Kontinents können katabatische Winde (Fallwinde) auftreten und Geschwindigkeiten von über 300 km/h erreichen.

Fallbeispiel: An der französischen Basis „Dumont d`Urville" ereignete sich ein tragischer Unfall. Starke katabatische Winde rissen Personen ins Meer. An dieser Station wurden 1972 Windgeschwindigkeiten von 327 km/h gemessen.

Der Wind besitzt für den Menschen noch eine weitere Tücke. Ab einer Geschwindigkeit von 8–11 m/s werden Schneekristalle aus der Firnoberfläche gelöst und als sog. Driftschnee über das Gelände geweht. Dieses Phänomen bezeichnet man als Schneedrift. Sie schränkt die Sicht erheblich ein. Starke Drift ist häufig mit dem sog. „White out" verbunden, was bedeutet, dass sämtliche Kontraste verschwinden. Der Horizont und andere Orientierungspunkte können nicht mehr wahrgenommen werden, wodurch das Unfallrisiko stark erhöht wird. Auch hierfür sei ein trauriges Beispiel aufgeführt.

Fallbeispiel: Im Südsommer 1995/96 war der künftige Überwinterungsarzt der südafrikanischen Basis „Sanae" an einem Schlechtwettertag mit „White out" von der Handleine, die zwischen die einzelnen Gebäude der Station gespannt war, weggeweht worden. Er verlor die Orientierung und verstarb infolge Unterkühlung nur wenige Meter von der Station entfernt. Der Fehler des Arztes bestand u. a. darin, dass er sich auf der falschen Seite der Handleine befand, nämlich der windabgewandten.

Schließlich hat der Wind in der Vergangenheit auf Antarktisstationen mehrfach zur Ausbreitung von Feuer beigetragen. Infolge der geringen Luftfeuchtigkeit auf dem 6. Kontinent ist brennbares Material leicht entzündbar. Die Brandgefahr ist groß, weshalb dem Brandschutz auf den Forschungsbasen große Aufmerksamkeit gewidmet wird.

Fallbeispiele: 1960 kam es im Gebäude des meteorologischen Observatoriums der russischen Station „Mirny" zu einem Brand. Bei Windgeschwindigkeiten von 200 km/h war das Gebäude innerhalb von 30 Minuten total zerstört. Acht Menschen verloren ihr Leben.

Im Februar 2012 starben zwei Wissenschaftler bei einem Brand auf der brasilianischen Antarktisstation „Comandante Ferraz" in der Admiralty-Bucht.

11.4.3 UV-B-Strahlung

Im Nord- bzw. Südwinter gibt es nördlich des nördlichen und südlich des südlichen Polarkreises Polarnacht und Polartag. Je näher man den Polen kommt, umso länger dauern diese Phänomene. An den Polen selbst geht die Sonne ein halbes Jahr lang nicht auf und das andere halbe Jahr nicht unter. Während der Polarnacht besteht jeweils ein Defizit an Sonneneinstrahlung, das bei ausgewogener Ernährung keine Folgen für die Überwinterer zeigt. Während der übrigen Jahreszeiten ist der Mensch bei Tageslicht der direkten Sonneneinstrahlung zu 100 % ausgesetzt. Zusätzlich werden etwa 90 % dieser Strahlung (etwa 85 % im UV-Bereich) vom Eis reflektiert (Albedo) und wirken somit erneut auf den Organismus ein. Die Sonneneinstrahlung auf den Menschen wird außerdem mit dem Auftreten des sog. Ozonlochs verstärkt.

Die schädlichen Wirkungen hoher Dosen an UV-B-Strahlen ist heute hinlänglich bekannt. Um sich vor diesen wirksam zu schützen, muss man in den Polargebieten besondere Vorkehrungen treffen, wenn man sich längere Zeit im Freien aufhält. Alle unbedeckten Körperabschnitte, vor allem das Gesicht, sind mit Sonnencremes mit hohem Lichtschutzfaktor zu schützen. Außerdem ist das Tragen einer Gletscherbrille notwendig. Bei Missachtung dieser Regel kommt es auch bei dunkelhäutigen Personen zur Dermatitis solaris („Sonnenbrand") oder Ophthalmia photoelectrica („Schneeblindheit", s. Kap. 10.1.2).

11.4.4 Tag-Nacht-Rhythmus

In unseren Breiten spielt für den Biorhythmus das Kommen und Gehen des Lichts mit den Tageszeiten eine herausragende Rolle. Dieser Einfluss entfällt komplett bei Stationen, die unter dem Eis liegen (z. B. „Neumayer II"; Abb. 11.12). Auch Polartag und Polarnacht, die in Abhängigkeit von der Lage der jeweiligen Station wenige Wochen bis 6 Monate dauern, können den Biorhythmus stören, was zu Schlafstörungen bis hin zu depressiven Verstimmungen führen kann.

Abb. 11.12: Die Einstiegstürme der unterirdisch gelegenen Antarktisstation „Neumayer" während der Polarnacht. Foto: H. Schubert

Anstelle des Lichts müssen andere Faktoren wie etwa die Einteilung des Tages durch das gemeinsame Einnehmen von Mahlzeiten oder die Organisation der Arbeitszeit als externe Zeitgeber herangezogen werden. Wichtig ist auch die Einhaltung und entsprechende Nutzung von Freizeit, insbesondere in den Abendstunden und Wochenenden. Es wurde immer wieder beobachtet, dass Personen, die zahlreichen Interessen während der Überwinterungen auf Arktis und Antarktis nachgingen, keine Probleme mit dem Biorhythmus und der Isolation hatten.

11.4.5 Fauna

In Ergänzung zu Kap. 10.4.3 sei hier auf mögliche Zwischenfälle mit Raubtieren in polaren Gebieten hingewiesen.

In der Arktis lebt eine Vielzahl von Landsäugetieren. Konfrontationen zwischen ihnen und dem Menschen sind selten. Das eindrucksvollste und für den Homo sapiens gefährlichste Tier der Arktis ist unbestritten der Eisbär (Ursus maritimus; Abb. 11.13). Er ist der einzige Säuger der Erde, der den Menschen gezielt als Beutetier verfolgt.

Fallbeispiel: Im August 2011 kam es auf Spitzbergen zu einem Angriff durch einen Eisbären, der für einen 17-jährigen Briten tödlich endete. Vier weitere Personen wurden verletzt. Das Tier hatte zuvor unbemerkt ein um das Zeltlager gespanntes Warnsystem durchbrochen. Dies war der erste tödliche Eisbärenangriff seit 1995 auf Spitzbergen. Damals starben 2 Menschen.

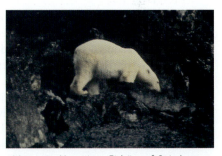

Abb. 11.13: Hungriger Eisbär auf Spitzbergen. Foto: H. Schubert

Die Wahrscheinlichkeit, einen Eisbären zu sehen, ist im Vergleich zu anderen Gebieten der Arktis auf Spitzbergen relativ hoch. Hier leben etwa 3000 Eisbären bei einer Einwohnerzahl von 2500. Die Tiere halten sich vorwiegend zwischen Pack- und Treibeis auf, sind aber auch in den Küstengebieten des Festlandes zu finden. Bei den Angreifern handelte es sich bisher meist um ausgehungerte, halbwüchsige Eisbären oder Mütter mit Jungen. Trotz der Seltenheit der Konfrontation mit den Tieren ist in Gebieten, wo es Eisbären gibt, Vorsicht geboten (Abb. 11.14). Bei Ausflügen, ob zu touristischen oder wis-

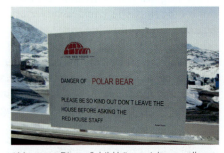

Abb. 11.14: Dieses Schild hängt nicht grundlos an der Tür vom „Roten Haus" in Tasiilaq. Wenige Tage zuvor war ein hungriger Polarbär in den kleinen Ort in Ostgrönland eingedrungen. Foto: H. Schubert

senschaftlichen Zwecken, sollte ein Gewehr mitgeführt werden, mit dessen Handhabung der Träger vertraut sein muss. Bei Zeltübernachtungen kann die Mitnahme von Hunden hilfreich sein, die vor dem hungrigen Riesen warnen.

Was der Eisbär für die Arktis ist, ist der Seeleopard (Hydrurga leptonyx) für die Antarktis. Die Robbe, die immerhin über 3 m lang und 400 kg schwer werden kann, lauert ihrer Beute auf. Meist erlegt der Seeleopard Pinguine. Angriffe auf Menschen sind extrem selten, aber nicht ausgeschlossen. Insbesondere Tauchgänge im Südpolarmeer sind nicht ungefährlich.

Fallbeispiel: 2003 wurde eine 28-jährige britische Wissenschaftlerin bei einem Tauchgang in der Antarktis von einem Seeleoparden gefasst und in die Tiefe gerissen. Die Mitstreiter der Frau konnten nur noch die Leiche bergen. Bis dato war kein einziger Angriff eines Seeleoparden auf einen Menschen bekannt.

11.4.6 Ernährung

Die meisten Polarstationen werden nur während des jeweiligen Sommers mit Lebensmitteln beliefert. Dann stehen frisches Obst und Gemüse zur Verfügung. Dieses wird später meist durch Tiefkühlkost und Vitaminpräparate ersetzt. Ansonsten unterscheidet sich die Ernährung nicht wesentlich von der in unseren Breiten üblichen Kost. Mangelerscheinungen sind selten. Während der Sommermonate wird von einem Großteil der auf den Stationen tätigen Personen schwere körperliche Arbeit verrichtet. Aufenthalte im Freien unter teilweise extremen äußeren Bedingungen sind häufig, so dass eine hochkalorische Ernährung notwendig ist. Anders ist die Situation während des Winters. Die Aufenthalte im Freien sind auf ein Minimum reduziert und damit auch der Anteil an körperlicher Arbeit. Gewichtszunahmen sind häufig, wobei die Muskelmasse ab- und die Fettmasse zunimmt, weshalb eine Minimierung der Kalorienzufuhr und vor allem regelmäßige sportliche Betätigung notwendig sind. Die Trinkwasserversorgung gestaltet sich auf den meisten polaren Stationen recht einfach. Schnee und Eis sind oft reichlich vorhanden. In Schneeschmelzanlagen erfolgt die Umwandlung zu Wasser, das bereits unbehandelt einen sehr hohen Reinheitsgrad hat, meist aber dennoch gefiltert wird. Der Keimgehalt des Wassers nimmt jedoch dramatisch zu, sobald sich Tiere, etwa Pinguine, auf Antarktika in Stationsnähe befinden. Dann sind auch im gefilterten Wasser Fäkalkeime nachweisbar, weshalb das Trinkwasser abgekocht werden sollte.

11.4.7 Anforderungen an den Überwinterungsarzt und die Polarreisenden

Grundvoraussetzungen für einen Überwinterungsarzt sind mehrjährige klinische Erfahrungen möglichst in einem chirurgischen Fach, da die Vergangenheit bewiesen hat, dass sich der Arzt zum großen Teil mit Folgen von Unfällen auseinanderzusetzen hat. Für die deutsche Antarktisstation „Neumayer III" werden ausschließlich Fachärzte für Chirurgie eingestellt. Der Überwinterungsarzt sollte nicht nur ein routinierter Operateur sein, sondern auch improvisieren können. Weiterhin ist Vielseitigkeit gefragt. Neben den chirurgischen sind Kenntnisse vor allem auf den Gebieten der Anästhesie und Notfallmedizin, der Inneren Medizin und der Zahnheilkunde vorzuweisen. Auch sollte der Mediziner in der Ultraschalldiagnostik versiert und in der Lage sein, die in seinem Hospital vorhandene Ausrüstung zu bedienen. Weiterhin muss er, wie jeder Polarreisende, gesund sein und eine gewisse körperliche Fitness mitbringen.

Für die Auswahl der Teilnehmer für eine Überwinterung spielt neben der fachlichen Qualifikation auch deren Gesundheitszustand eine wichtige Rolle. Die künftigen Überwinterer haben sich vor ihrer Abreise in die Polargebiete einem umfangreichen Gesundheitscheck zu unterziehen. Die deutschen Antarktisüberwinterer müssen darüber hinaus einen einwöchigen Alpinkurs in den Alpen absolvieren, um neben der Fitness auch die Gruppentauglichkeit unter Beweis zu stellen. Weiterhin wird die Technik der Spaltenbergung erlernt.

Bezüglich der Ausstattung der Krankenstationen und des Gesundheitschecks der Überwinterer wird auf die weiterführende Literatur verwiesen.

11.4.8 Erkrankungshäufigkeit

Alle auf Arktis- und Antarktisstationen behandelten Krankheiten treten auch in anderen Teilen der Erde auf. Wie Studien zeigten, konnten bisher keine polarspezifischen Erkrankungen beobachtet werden. Häufig sind allgemeinmedizinische und chirurgische Behandlungen sowie präventive Eingriffe.

Infektionen sind während der Zeit der Isolation selten, wahrscheinlich einfach aus dem Grund, weil die antarktische Umgebung arm an pathogenen Keimen ist. Immer wieder wurde jedoch in der Vergangenheit das gehäufte Auftreten von Erkältungskrankheiten nach dem Eintreffen der ersten „Sommergäste" beschrieben. Es ist denkbar, dass der Antigenstimulus während der Überwinterung niedrig ist und das Immunsystem auf einem niedrigen Level arbeitet. Von den ersten Gästen mitgebrachte Keime treffen auf einen völlig unvorbereiteten Organismus.

Oberflächliche Erfrierungen treten im Winter häufig auf, müssen aber nur in Ausnahmefällen behandelt werden. Die Seltenheit schwerer lokaler Kälteschäden unter extremen äußeren Bedingungen auf Polarstationen ist dadurch bedingt, dass Aufenthalte im Freien über längere Zeit gerade im kalten Winter selten sind und mehrtägige Feldexpeditionen werden meist mit schweren Kettenfahrzeugen, die beheizbar sind, unternommen.

Insbesondere während des Sommers sind Fälle von Dermatitis solaris und Photophthalmia electrica relativ häufig. Deren Ursache ist ausnahmslos in mangelhafter Protektion vor Sonneneinstrahlung zu sehen. Sekundäre Amenorrhoen können auftreten. Ursächlich wurden zentralnervöse Fehlfunktionen infolge Milieuwechsels angesehen. Die beschriebenen Amenorrhoen bildeten sich spontan zurück.

Wegen der ungewöhnlichen äußeren Bedingungen und der z. T. schweren körperlichen Arbeit, die auf und an den Polarstationen verrichtet werden muss, ist das Unfallrisiko hoch. Die meisten Todesfälle sind nach Unfällen zu verzeichnen. Schwere Verletzungen sind aber insgesamt selten, medizinische Behandlungen wegen Quetsch- und Stichverletzungen, Überlastungsschäden, Kontusionen und Distorsionen relativ häufig. Eine bedeutende Rolle bei der Entstehung von Unfällen spielen außerdem Schneemobile, Kettenfahrzeuge und der Flugverkehr.

Fallbeispiel: Für Unfälle im Zusammenhang mit dem Flugverkehr in der Antarktis spielte in der Vergangenheit vor allem die schlechte Sicht eine große Rolle. Durch solche Vorfälle verloren die USA in den Jahren 1946 bis 1973 allein 30 Flugzeuge und 20 Helikopter. Im Dezember 2010 stürzte ein Helikopter auf dem Weg von dem französischen Forschungsschiff „L`Astrolabe" zur Antarktis – Station „Dumont d`Urville" bei schlechter Sicht ab. Die Unglücksstelle wurde zwar geortet, aber die Hubschrauber benachbarter Stationen konnten das Gebiet wegen dichtem Nebels nicht anfliegen. Erst zwei Tage später, nach Wetterbesserung war der Unfallort erreichbar. Leider konnten nur noch vier Leichen geborgen werden.

Weiterführende Literatur

1 Schubert H: Medizinische Betreuung auf Antarktika. Flug- und Reisemedizin 1999; 4: 35–39
2 Schubert H: Heimat Schelfeis – Lexikon einer Antarktisüberwinterung. Verlag H. Schubert 2001
3 Schubert H.: Die Erfrierung - ein wenig beachtetes Krankheitsbild. Vasomed 2009; 3: 106–108
4 Stüwe U., Hauenschild: Blinddarm – OP im ewigen Eis. Dt. Ärztebl. 2011; 13: 602–603
5 Tiedemann J.: Physiologische Veränderungen des menschlichen Organismus während einer fünfzehnmonatigen Überwinterung in der Antarktis. Dissertation, Berlin 2012

11.5 Humanitäre Arbeit

11.5.1 Entwicklungshilfe

B. Rieke

Vor rund 50 Jahren entstanden in Deutschland die ersten Entwicklungshilfeorganisationen. Gerade in den Kirchen bildete sich – noch deutlich vor Kennedy's Peace Corps – die Überzeugung heraus, man könne nach der empfangenen Wiederaufbauhilfe nicht einfach zur ökonomischen Tagesordnung zurückkehren. Freiwilligenarbeit war nicht primär Erwerbstätigkeit, sondern solidarische Mitarbeit an den Zielen der anderen, „Geburtshilfe" für die entstehenden afrikanischen Staaten, das – durchaus nicht immer erfolgreiche – Bemühen um Partnerschaftlichkeit im Nord-Süd-Dialog, wo jahrhundertelang Gewalt, Erniedrigung und Paternalismus herrschten. Die Rahmenbedingungen waren aus heutiger Sicht abenteuerlich. Ausreise mit dem Schiff, sporadischer Briefkontakt mit wochenlangen Laufzeiten, ungeregelter Versicherungsstatus, oft dürftigste Gesundheitsinfrastruktur am Projektort waren der Standard und wurden als Solidarbeitrag gesehen. Ländliche Einsatzziele herrschten vor, die Tätigkeiten waren die des Handwerkers oder Landwirts, die Leute meist keine 30 Jahre alt.

Das hat sich heute gründlich gewandelt. Nach einer Zwischenphase des „Nachwuchsprofis", der seine erste Stelle eben im Ausland antrat, oft mit kleinen Kindern ausreiste und später wieder in das Leben in Europa einscherte, sehen wir in den letzten Jahren einen neuen Typus: Ein Teil der Nachwuchsprofis sind zu Dauerentwicklungshelfern mit zahlreichen Anschlussverträgen geworden, haben nur noch ausgedünnte Kontakte in Europa und sind außerhalb von Entwicklungsländern mit ihrem Werdegang allenfalls in Organisationen der Internationalen Zusammenarbeit einsetzbar. Zumeist sind solche Fachkräfte heute nicht mehr mit dem Zimmern von Dachstühlen beschäftigt, sondern betreiben Organisations- und Politikberatung, koordinieren Projekte oder versuchen, durch Friedensarbeit die Wunden gewaltsamer Konflikte zu heilen. Damit steigen aber gegenüber der Situation der 1980er und 1990er Jahre das Durchschnittsalter, die „kumulierte Exposition" und die Prävalenz von Grundkrankheiten. Ernsthafte Diagnosen gefährden mit der „Tropentauglichkeit" die berufliche Existenz. Andererseits arbeiten und wohnen diese Fachkräfte heute eher in Haupt- oder zumindest Großstädten, sind per E-Mail und VoIP erreichbar und kennen die medizinischen Institutionen, so dass zumindest die maximalen Möglichkeiten des Gastlandes genutzt werden können. Die Unterstützung, die ein Großunternehmen bieten kann, also eine lokale arbeitsmedizinische Betreuung, Kooperationsverträge mit Klinik(kett)en, die Finanzierung auch mal eines Heimfluges zur weiteren Diagnostik in grenzwertig indizierten Fällen, steht aber nicht zur Verfügung.

Die gesundheitlichen Rahmenbedingungen dieser Gruppen von „Reisenden", besser Expatriates, sind komplex und wissenschaftlich daher stets nur in Einzelaspekten ausgewertet worden. Aus der eigenen Erfahrung der letzten 15 Jahre in der Betreuung dieser Personengruppe lässt sich aber eine qualitative Aussage treffen, die bei der Beratung und Betreuung helfen mag.

Unfälle

Unter den häufigsten und gefährlichsten Gesundheitsgefahren rangieren die Unfälle vermutlich an einer Spitzenposition. Gerade die Verfügbarkeit eines Projektfahrzeugs, auch zu privaten Unternehmungen, beschwört Risiken herauf. Fahrten bei Nacht, abseits von Straßen und mit unzureichendem Ausrüstungs- (Gurte? Airbag?) und Wartungszustand (Bremsen? Reifen?) sind hier zu nennen, ebenso „psychoaktive Substanzen" beim jeweiligen Fahrer. Das Risiko, das aus den Verhaltensweisen anderer Verkehrsteilnehmer erwächst, kommt hinzu. Weitere Aspekte sind eine mangelhafte Sicherheit elektrischer Anlagen mit Amateurreparaturen, überbrückten Sicherungen oder fehlender Erdung. Naturkatastrophen, insbesondere Überschwemmungen und Erdrutsche, können bedeutsam sein. Leicht können Fachkräfte auch in gewaltsame Auseinandersetzungen geraten, etwa durch kriminelle, politisch oder religiös motivierte Ausschreitungen, zumal wenn sie Partei zu sein scheinen. Der eigene Mut zum Risiko sollte stets, auch bei Freizeitaktivitäten, der Qualität des Rettungssystems proportional sein. In den drei Jahren der Tätigkeit in einem kleinen Ort in Westafrika erreichte nur einmal ein Krankenwagen mit Blaulicht das Krankenhaus des Autors, und zwar zur Überführung der Leiche eines hohen Politikers.

Infektionen

Unter den Gesundheitsrisiken des Gastlandes gehen vor allem die Infektionen relativ rasch auf den Neuankömmling über. Neben den offensichtlichen Gefahren sind einige vor allem bei Sozialarbeit von Bedeutung, andere zwar selten, aber durch Kumulation des Risikos doch der Erwähnung wert. So ist auf Tuberkulose, Dengue und Schistosomiasis, auf Krätze und Hautinfektionen zu achten, die HIV-, Lues- und Hepatitis-C-Prävalenz spielt gerade bei Erste-Hilfe-Leistungen, bei medizinischer (Transfusionen nach Unfällen, Geburten) und zahnärztlicher Versorgung im Gastland eine Rolle, und über Jahre hinweg werden auch Tierbisse mit Tollwutgefahr irgendwann geschehen.

Erkrankungen aus innerer Ursache

Die Altersstruktur bringt es mit sich, dass auch das in Europa zu erwartende Krankheitsspektrum aus Diabetes, koronarer Herzkrankheit, Übergewicht, Hypertonie und, bei Rauchern, COPD, zu erwarten ist. Während die entsprechenden Abschnitte dieses Buches vor allem die Vor- und Nachbereitung der Situation im Heimatland empfehlen, geht es beim Langzeitaufenthalt darum, auch Warnsymptome an sich selbst festzustellen und ggf. Reisen in gut ausgestattete Länder für Diagnostik zu nutzen. Das gilt auch z. B. für die Mamma-, Zervix,- Prostata- und Kolonkarzinomvorsorge. Gerade sich schleichend entwickelnde Gesundheitsprobleme eignen sich zur jahrelangen Verdrängung.

Psyche

Häufiger als früher sehen wir sich hinziehende psychische Erkrankungen, die aber meist nicht am Projektort diagnostiziert werden. Dem europäischen Korrespondenzpartner, keiner Fachperson also, fällt vielleicht ein veränderter Grundton in den E-Mails auf, ein verloren gegangener Optimismus oder auch unrealistische Erfolgserwartungen. Abgesehen von der umgebungsunabhängig zu erwartenden Manifestationsrate stehen Projektmitarbeiter durch kulturelle Fremdheit, Herausgehobenheit gegenüber anderen Mitarbeitern, endo- oder exogenem Erfolgsdruck, sich verschlechternder Sicherheitslage und Ähnlichem unter erheblichem Stress.

Hinzu kommen Ereignisse mit Traumatisierungspotenzial, wie Überfälle, Bedrohung mit vorgehaltener Waffe (auch durch Mitarbeiter), Unfälle oder auch das Erfahren sexueller Gewalt. In solchen Situationen verhindert die oft anzutreffende Mentalität des „Sich-Durchbeißens" eine frühzeitige Diagnostik und Therapie, die über Kultur- und Sprachgrenzen hinweg im Gastland meist nicht gelingt. Ein weiteres Problem können Vereinsamung und Alkoholmissbrauch sein, ebenso wie der Verlust von Selbstdisziplin bei effektiv fehlender sozialer Kontrolle.

Konsequenzen für die Vorbereitung

Mitarbeiter in der Entwicklungshilfe sind heute anfälliger, da sie eher älter, eher länger im Ausland und daher schlechter „unter Kontrolle" sind als früher. Daher ist an die Tauglichkeits- und Nachuntersuchungen ein hoher, auch internistischer, Maßstab anzulegen. Die Aufforderung zu Krebsfrüherkennungsuntersuchungen, ggf. einer präventiven Koloskopie oder einer Sanierung des Gebisses sind heute wichtiger als eine Information über die Gefahren der Malaria, die der Untersuchte meist besser kennt als der Untersucher. Auf Vorboten einer KHK oder eines Diabetes sollte geachtet werden. Die internistische Medikation muss ggf. auf die Beschaffbarkeit im Gastland abgestimmt werden (möglichst „essential drugs"). In die Vorbereitungskurse gehören somit neben den bekannten Inhalten zu Gesundheitsgefahren im Gastland auch Aspekte der „konventionellen Prävention". Eine gewisse technische Kritikfähigkeit hilft bei der Vermeidung heimischer Unfälle. Die Blutgruppe sollte bekannt sein, ebenso wie die Prinzipien der HIV-Postexpositionsprophylaxe. Die Aufmerksamkeit auf Warnzeichen psychischer Erkrankung muss bei allen Beteiligten geschärft werden. Wenn auch Organisationen rechtzeitig signalisieren, dass mit ihnen über solche Themen diskriminierungsfrei gesprochen werden kann, wird dies später einen erheblich entlastenden Effekt auf betroffene Fachkräfte haben.

Weiterführende Literatur

1 Weiß W, Rieke B: Der Medizinische Ratgeber für beruflich Reisende, Düsseldorf, 2012.

11.5.2 Besondere Aspekte der Entsendung von jungen Menschen in Sozialprojekte

K. Neppach, J. Martin

Längerfristige Freiwilligendienste in sozialen Projekten erfreuen sich stetig wachsender Beliebtheit. Die bisher kaum untersuchte Hauptrisikogruppe sind junge Erwachsene. Deren Idealismus ist häufig größer als ihr Gefahrenbewusstsein. Die Bandbreite des Risikospektrums hängt stark von Zielland, Geschlecht und Persönlichkeit ab. Eine adäquate Aufklärung über die für diese spezielle Gruppe hochmotivierter Freiwilliger tatsächlich relevanten Gesundheitsstrategien ist ebenso unabdinglich wie weitere epidemiologische Forschung, die diese Strategien ratifiziert.

Jahr für Jahr zieht es immer mehr junge Erwachsene ins Ausland. Das so genannte Gap Year zwischen Schule und Studium bzw. Berufsleben dauert meist zwischen 6 und 18 Monaten. Dabei stehen langfristige Aufenthalte wie Work & Travel (Australien, Kanada) und internationale Freiwilligendienste mittlerweile ganz vorn auf der Beliebtheitsskala. In sozialen Projekten engagieren sich vorwiegend Abiturienten und frisch Ausgebildete. Während das Geschlechterverhältnis ausgeglichen ist, zeigt die geographische Aufteilung einen klaren Schwerpunkt: Lateinamerika. Aber auch der Sub-Sahara-Teil Afrikas sowie Südasien sind beliebte Ziele. Zudem gibt es in Osteuropa einige Sozialprojekte.

Doch welchen Gefahren sind diese jungen Freiwilligen ausgesetzt? Wie steht es um Risikobewusstsein und, wichtiger noch, Exposition und Vermeidung? Zwei retrospektive Studien (Neppach et al., Martin et al.) nahmen sich 2009 erstmals dieser Thematik an. Die Untersuchungen stützten sich auf die detaillierte Auswertung eines eigens dafür konzipierten Fragebogens für ehemalige Freiwillige. Es folgt ein kurzer Überblick über die teilweise erstaunlichen Ergebnisse, die die Bedeutung adäquater, die Adressaten auch wirklich erreichender Vorbereitung und Betreuung unterstreichen.

Nichtinfektiöse Risiken (Arbeit, Verkehr, Gewalt, Psyche)

Wie in der Reisemedizin allgemein bekannt, sind kardiovaskuläre Komplikationen und Unfälle die größten Gefahren auf Reisen. Infektionskrankheiten spielen mit einem Anteil von nur ca. 5 % eine eher untergeordnete Rolle bei den Todesstatistiken Reisender. An erster Stelle stehen deshalb die nichtinfektiösen Risiken. Die häufigsten Beschwerden waren Sonnenbrände, leichte Verletzungen und Kopfschmerzen (Tabelle 11.6).

Dass sich Sonnenbrand bei mitteleuropäischen Freiwilligen mit größtenteils hellem Hauttyp in äquatornahen Gebieten und intensiver UV-Strahlungsexposition schwierig vermeiden lässt, ist nachvollziehbar. Die hohe Frequenz sollte aber zu denken geben: Weit über die Hälfte gab an, sich mehrmals, manche sogar „wöchentlich",

Tabelle 11.6: Die 10 häufigsten Beschwerden junger Freiwilliger in internationalen Sozialprojekten

Rang	Beschwerde	Relative Häufigkeit [%]
1.	Sonnenbrand	89
2.	Einfacher Durchfall	85
3.	Leichte Verletzungen	81
4.	Kopfschmerzen	79
5.	Unklare Bauchschmerzen	72
6.	Erkältungen	70
7.	Hauterkrankungen	50
8.	Hitzekollaps/Erschöpfung	39
9.	Unfälle (Arbeit>>Verkehr)	37
10.	Durchfall mit Fieber/Blut	31

Weitere Beschwerden: Allergien (22 %), Zahnschmerzen/-Verletzungen (20 %), Kreislaufprobleme (20 %), Vergiftungen (14 %), Tierunfälle (11 %), psychische Erkrankungen (8 %), Malaria (7 %)

eine Dermatitis solaris zugezogen zu haben – gerade vor dem Hintergrund des jungen Alters der Freiwilligen sind die möglichen Spätkomplikationen dieser wiederholten Hautschädigung zu beachten. Darüber hinaus kam es bei einem Drittel zu hitzebedingter Erschöpfung; hiervon waren überwiegend Frauen betroffen.

Naturgemäß stehen beim betroffenen Kollektiv (18–30 Jahre) Pathologien des Herz-Kreislauf-Systems im Hintergrund – bei der o. g. Untersuchung gab es weder signifikante Vorerkrankungen noch einen einzigen kardiovaskulären Zwischenfall. Ganz anders stellt sich die Unfallstatistik dar: Ein Viertel der jungen Freiwilligen hatte einen Arbeitsunfall, drei Viertel attestierten sich selbst ein riskanteres Verkehrsverhalten als in Deutschland – 12 % der Probanden erlitten einen Verkehrsunfall.

Das Risiko von Tierunfällen wurde subjektiv regelmäßig überbewertet. Zwar erlebte jeder fünfte Freiwillige eine Bedrohung durch als gefährlich eingestufte Tiere wie z. B. Spinnen. Zu ernsthaften Gesundheitsschäden kam es dabei jedoch nicht, vom seltenen (meist unkomplizierten) Skorpionstich und der oft geäußerten Angst vor herumstreunenden Straßenhunden in Lateinamerika einmal abgesehen.

Viel stärker in den Fokus der Vorbereitung gehören Überfälle und Gewalt. Besonders bemerkenswert erscheint hier, dass über ein Drittel der jungen Freiwilligen sexuelle Gewalt in ihrer unmittelbaren Umgebung miterlebte und jeder Vierte Opfer eines Überfalls wurde. Solche Erfahrungen wirken sich freilich auf die Psyche allgemein und das Sicherheitsgefühl im Speziellen aus. Da Gewaltverbrechen öfter bei Dunkelheit als bei Tageslicht stattfinden, verwundert es nicht, dass es eine ausgeprägte Diskrepanz zwischen dem nächtlichen und täglichen Angstempfinden gab.

Die ohnehin herausfordernde Situation vor Ort wird durch die Gefahr der sozialen Isolation, eng gebunden an die Sprachkenntnisse und Kommunikationsfähigkeit der jungen Menschen, zusätzlich kompliziert. Gerade am Anfang eines typischen Sozialprojektes in Ländern der sog. Dritten Welt fällt es dem Großteil der Freiwilligen schwer, sich mit den Missständen vor Ort zu arrangieren und den Anforderungen ihrer neuen Tätigkeiten gerecht zu werden. Unter diesen Umständen erwiesen sich der Kontakt zu und der Austausch mit anderen Freiwilligen als sehr hilfreich – viele der befragten Rückkehrer bewerteten die während der Projektzeit angebotenen Zwischenseminare als wichtige Unterstützung. Als „Panikmache" hingegen empfanden einige Freiwillige die Vorbereitungsseminare, die bisher recht allgemein und ohne fundierte epidemiologische Basis auf potenzielle (aber eben noch nicht verifizierte!) Risikofaktoren vorzubereiten versuchten.

Im Gegensatz zu der besser untersuchten Gruppe der amerikanischen Peace Corps Volunteers ist bisher noch kein Todesfall eines deutschen Freiwilligen im Rahmen eines internationalen Sozialprojektes in der wissenschaftlichen Literatur beschrieben worden. Betrachtet man den Tod als Super-GAU, so besteht der größte anzunehmende Unfall eines solchen Dienstes im Projektabbruch. Dem folgt oft die Repatriierung. Die bereits zitierten Studien ergaben, dass ein Drittel der jungen Menschen während ihrer Projektzeit daran dachte, den Aufenthalt vorzeitig abzubrechen. Als Hauptbegründung dafür dominierten seelische Belastungen – im Verhältnis 4:1 gegenüber physischen Beschwerden. Bei den tatsächlich durchgeführten Abbrüchen waren psychische Probleme in drei Viertel der Fälle ausschlaggebend, so genannte „andere Gründe" für das restliche Viertel. Niemand brach aus körperlichen Gründen ab!

Die psychosoziale Komponente ist demzufolge einer der Schlüsselfaktoren eines erfolgreichen Sozialprojekts. Dass dieser Umstand bisher vernachlässigt wurde, zeigt sich nicht zuletzt in der Inzidenz psychosomatischer Beschwerdebilder. Bei über der Hälfte der Probanden kam es zu Schlafstörungen, gestörtem Essverhalten oder Anzeichen einer Depression.

Häufiger als in Deutschland traten des Weiteren Angstgefühle und Suchtmittelkonsum auf, besonders bei in Afrika eingesetzten Freiwilligen. Bei einem Drittel manifestierte sich eine akute Belastungsreaktion; eine über die Projektzeit hinaus anhaltende psychische Belastung samt Symptomatik beschrieben 15 % der Befragten.

Fallbeispiel: Ein damals 20-jähriger Freiwilliger in Peru mit persistierenden Flashbacks berichtete: „Nach meiner ersten Projektzeit wirkte ich noch an einer anderen Stelle in einer anderen Stadt. Das Arbeitsgebiet lag dort in einem höchst gefährlichen Außenbezirk der Stadt. Dort wurde ich mehrfach überfallen – vor allem durch so genannte Mototaxis – noch heute drehe ich mich bei Motorradgeräuschen hinter mir erschrocken herum."

Infektiöse Risiken (Durchfall, Impfschutz, Malaria, Sexualverhalten)

Neben den beschriebenen nichtinfektiösen Gefährdungen sind Infektionen aller Art eine nicht zu vernachlässigende Gefahr. Zahlreiche Studien haben sich bereits mit der Reisediarrhoe auseinandergesetzt – auch im Rahmen von internationalen Sozialprojekten ist sie die häufigste Erkrankung infektiöser Ursache. Die Befolgung einfacher Hygienevorschriften ist die beste Präventivmaßnahme – zumindest in der Theorie. In der Praxis müssen sich die Freiwilligen an die Gegebenheiten vor Ort anpassen, z. B. an die Verpflegung: Zwei Drittel aßen regelmäßig in Einrichtungen ihres Projekts, wobei die konsequente Einhaltung der empfohlenen Hygienemaßnahmen bei der Zubereitung des Essens nicht hinterfragt wurde. Trotzdem gaben die meisten ein sicheres Gefühl bezüglich ihrer Verpflegung an. Bedenkt man außerdem, dass es in jedem 12. Projekt keinerlei sanitäre Einrichtungen gab und dass nur knapp über die Hälfte des genutzten Trinkwassers aus industriell abgefüllten Flaschen stammte, so ist die sehr hohe Reisediarrhoerate der untersuchten Kohorte leichter nachzuvollziehen.

Schwerer verlaufende Magen-Darm-Erkrankungen wie Hepatitis A, Typhus und Cholera wurden vom untersuchten Kollektiv nicht berichtet. Zwar hielten sich die Befragten nur selten an die allgemein empfohlenen Hygienemaßnahmen für Entwicklungsländer – in Lateinamerika zum Beispiel trank jeder Zweite regelmäßig unbehandeltes, potenziell infektiöses Trinkwasser. Trotzdem wurde bis auf einzelne Salmonella-Infektionen sowie Lebensmittelvergiftungen insgesamt von wenigen ernsthaften Gesundheitsbedrohungen durch Darmkeime berichtet.

Jedes dritte der untersuchten Sozialprojekte war in einer malariaendemischen Region lokalisiert. Vor diesem Hintergrund sind einige Studienergebnisse im Hinblick auf Risikoexposition und -vermeidung besorgniserregend: Grundsätzlich wussten die Freiwilligen – wenn auch aus unterschiedlich verlässlichen Quellen – darüber Bescheid, ob in ihrem Projekt ein Malariarisiko bestand. Doch nur gut der Hälfte derer, die sich auf ein Risikogebiet vorbereiten, wurde eine dauerhafte Malariaprophylaxe empfohlen.

Interessanterweise wurden auch einige Empfehlungen ausgesprochen, obwohl kein Risiko bestand. Dies hat eine Verunsicherung der Freiwilligen zur Folge, die sich auch in der deutlich geringeren Zahl derer, die nach ausgesprochener Empfehlung tatsächlich eine Chemoprophylaxe durchführten, zeigt. Weiterhin wurde eine Chemoprophylaxe nur von der Hälfte auch so wie empfohlen eingenommen, andere brachen beispielsweise eine permanent empfohlene Prophylaxe vorzeitig ab. Im Sub-Sahara-Teil Afrikas führten beispielsweise nur 35 % der Freiwilligen mit angegebenem Malariarisiko die ärztlich empfohlene Prophylaxe tatsächlich durch. So verwundert es nicht, dass 9 der 11 berichteten Malariafälle in Afrika auftraten. Ein Einzelfall gab hier sogar eine „monatlich" rezidivierende Malariamanifestation an.

Das grundsätzlich lebhafte, unbeschwerte Sexualverhalten der im Durchschnitt 20 Jahre alten Freiwilligen stellt den wichtigsten Unterschied zu älteren Kollektiven dar. Die Hälfte der jungen Freiwilligen gab neue Sexualkontakte während der Projektzeit an, meist mit Einheimischen. Davon hatten 50 % nur einen neuen Partner, in Lateinamerika wurden zudem in über 10 % der Fälle vier oder mehr neue Partner genannt. Obwohl bis auf wenige Ausnahmen in Lateinamerika immer Kondome verwendet wurden, gab etwa die Hälfte derer mit neuem Sexualkontakt eine Sorge vor sexuell übertragbaren Erkrankungen an.

Fallbeispiel: Eine 19-jährige Freiwillige in Ecuador wurde ungewollt schwanger. Nach 5 Monaten bis zum Ende ihres Aufenthalts hatte sie einen festen Freund in Quito. Zunächst wurde Verhütung sehr genau beachtet, dann allerdings vernachlässigt. Stattdessen vertraute man auf das „eigene" Gefühl und das Zählen der fruchtbaren Tage des Monats. „Ging immer gut, bis vorletzte Woche." Die Freiwillige wurde nach Deutschland repatriiert und die Schwangerschaft dort abgebrochen.

Zusammenfassende Betrachtungen

Die subjektive Bewertung des eigenen Verhalten in Bezug auf Gesundheitsgefährdung, ganz gleich ob infektiöser oder nichtinfektiöser Natur, hängt stark vom Persönlichkeitstyp ab und ist daher nicht einfach zu erfassen und noch schwerer auszuwerten.

Die Mehrheit der ehemaligen Freiwilligen war unzufrieden mit der medizinischen Vorbereitung. Vielen Befragten fehlten die einfachen, praktischen Tipps – was tun im Falle eines Unfalls, einer suspekten Erkältung, eines einfachen Durchfalls oder andauernder Kopfschmerzen? Wie schütze ich mich effektiv vor übermäßiger Sonneneinstrahlung und warum ist das wichtig? Wie erkenne ich die Malaria und wie verhalte ich mich bei gestellter Diagnose? An wen kann ich mich wenden, wenn ich das Gefühl habe, alles hinwerfen zu wollen? Der hohe Anteil derjenigen Freiwilligen, die sich durch zu einseitig-theoretische Vorbereitung (Stichwort: Impfprophylaxe) überfordert sahen, zwingt alle in Frage kommenden Beratungsinstanzen zu kritischer Selbstreflektion. Für die Zukunft gilt es, die etablierten, oft pauschalen Beratungsroutinen zu überarbeiten und anzupassen.

Präventivmaßnahmen müssen nachvollziehbar und leicht verständlich aufbereitet werden. Dafür sind die Vorbereitungsseminare der Entsendeorganisationen eine gute Plattform. Ergänzend besteht seitens der Betroffenen die Forderung nach psychologischer Betreuung und Evaluierung, bestenfalls in Form von Zwischenseminaren vor Ort.

In jedem Falle ist weitere wissenschaftliche Forschung nötig, die auf den dargestellten Ergebnissen aufbaut. Nur so kann die deutlich zunehmende Zahl junger Freiwilliger in internationalen Sozialprojekten zukünftig adäquat beraten und vorbereitet werden.

Internetadressen

- www.weltwärts.de [weltwärts-Programm]
- http://www.who.int/en/ [World Health Organization]
- http://www3.interscience.wiley.com/journal/118489668/home [Journal of Travel Medicine]

Weiterführende Literatur

1 Martin J: Infektiöse Risiken junger Freiwilliger in internationalen Sozialprojekten. Dissertation an der Rheinisch-Westfälischen Technischen Hochschule (RWTH) Aachen, 2010.

11.6 Militärische Auslandseinsätze

M. Tannheimer

Die Bundeswehr ist derzeit mit etwa 7000 Soldatinnen und Soldaten weltweit im Einsatz, daher spielt die Reise- und die Tropenmedizin eine bedeutende Rolle in den Streitkräften. Aus diesem Grund wurde 2006 ein Kooperationsvertrag zwischen dem Sanitätsdienst der Bundeswehr und dem renommierten Bernhard-Nocht-Institut in Hamburg geschlossen, das Sanitätsoffiziere auf die medizinischen Herausforderungen im tropischen Einsatz vorbereitet. Zusätzlich kann im Rahmen einer Kooperation zwischen dem Bundeswehrkrankenhaus Hamburg und dem Universitätsklinikum Eppendorf die Qualifikation „Reisemedizin" der deutschen Gesellschaft für Tropenmedizin und internationale Gesundheit im Rahmen eines Lehrgangs erworben werden. Für jedes Einsatzgebiet wird eine Risikoanalyse hinsichtlich Infektionsrisiko, Küchen- und Trinkwasserhygiene, Unterkunftsmöglichkeiten, Tierseuchenprophylaxe etc. erstellt und vor Ort auch im zeitlichen Verlauf in enger Kooperation mit den Gesundheitsbehörden überprüft. Hierfür sind eigene Dienstposten als Hygieniker oder Gesundheitsaufseher eingerichtet. Für jeden Einsatz wird eine Impfanweisung erlassen, die entsprechenden Impfungen müssen von den Soldaten geduldet werden. Dies, der häufig geringe zeitliche Vorlauf vor einem Auslandseinsatz und die in den Feldlagern erheblich eingeschränkte Privatsphäre durch die Unterbringung von häufig drei Personen in einem Unterkunftscontainer oder vieler Personen in Großraumzelten sind die gravierendsten Unterschiede zur zivilen Reisemedizin. Der damit verbundene Stress und die in den letzten Jahren ständig zunehmende Bedrohungslage mit Erfahrung von Tod und Verwundung, in Kombination mit der monatelangen Abwesenheit von Familie und Zuhause führen zu einer erheblichen psychischen Belastung. Der zunehmenden Anzahl von Soldaten mit posttraumatischer Belastungsstörung (PTBS), begegnet die Bundeswehr mit einer deutlichen Ausweitung an psychosozialer Unterstützung und Therapiemöglichkeit bereits während des Auslandseinsatzes und in der anschließenden Reintegrationsphase, ansonsten sind sich beide sehr ähnlich.

Moderne (asymmetrische) Einsatzszenarien führten häufig zu einer Verlagerung der Gefechtshandlung in gebirgige Regionen (z. B. Operation Anaconda). Die NATO hat aus den gegenwärtigen Einsätzen unter anderem folgende Schlussfolgerung gezogen: "Mountainous terrain provides sanctuary for hostile forces, particularly terrorist organizations." (NATO, RTO-TR-HFM-146, 2011). Daher hat die Höhenmedizin eine große Bedeutung bei militärischen Auslandseinsätzen.

Der höchste jemals bekannt gewordene militärische Einsatz war die Besteigung des 7422 m hohen Sia Kangri unter indischem Beschuss durch eine pakistanische Einheit unter Führung von Yusaf Khan im Jahr 1988. In heutigen Einsätzen wie z. B. in Afghanistan liegt die typische Einsatzhöhe im Gebirge zwischen 2000 und 4500 m, in Einzelfällen sind Einsätze in Höhen über 6000 m z. B. durch britische Spezialeinheiten ebenfalls in Afghanistan durchgeführt worden.

Nach wie vor stellen die durch die Gebirgsnatur bedingten Faktoren (Kälte, Erschöpfung, Dehydratation, Hygiene, Strahlung, Berggefahren, Unfälle und Verletzungen) in Verbindungen mit langen Bergezeiten und Transportwegen die größten medizinischen Herausforderungen und Probleme dar. Allerdings führen die spezifischen Eigenheiten des militärischen Einsatzes in der Höhe zu einer besonderen Anfälligkeit der Soldaten für die Höhenkrankheit.

Wie an anderer Stelle in diesem Buch ausgeführt, ist ab einer Höhe von 2500 m bereits Akklimatisation erforderlich, daher beginnt hier die große Höhe. Die Höhenkrankheit trifft dabei überproportional häufig junge, leistungsfähige und bis dahin gesunde Personen bei zu schnellem Aufstieg, d. h. bei ungenügender Akklimatisation und reduziert die Einsatzfähigkeit betroffener Truppenteile erheblich. Fälschlicherweise wird der militärische Einsatz in der Höhe häufig mit zivilem Bergsteigen verglichen, dabei unterscheidet er sich grundsätzlich davon (Tabelle 11.7).

Die Tabelle erhebt keinen Anspruch auf Vollständigkeit. Der wesentlichste Unterschied zwischen dem zivilen Bergsteigen und dem militärischen Einsatz in der Höhe ist, dass sich ein ziviler Bergsteiger nur kurz auf dem Gipfel aufhält und sich daher die Höhenkrankheit wegen ihrer Latenz von 6–36 Stunden nicht (voll) ausbildet. Der Soldat dagegen verbleibt in der Höhe, um seinen Auftrag zu erfüllen und muss dort 100%ig einsatzfähig sein. Hinzu kommen ein deutlich höheres Gepäckgewicht und der aus taktischen Gründen häufig unverzichtbare, aber höhenphysiologisch äußerst problematische schnelle Aufstieg mittels Hubschraubern (Problem des „vertical maneuver"). Dies alles führt dazu, dass Soldaten ausgesprochen anfällig für die Höhenkrankheit sind. Hierzu liegen umfangreiche und belastbare Daten vor. So sind ein 2%iger höhenkrankheitsbedingter Komplettausfall innerhalb der ersten 3 Tage nach Verlegung in eine Höhe zwischen 2000 und 2500 m bei US-Marines sowie von 8,3 % in einer Höhe zwischen 3350 und 5500 m bei der indischen Armee

Tabelle 11.7: Gegenüberstellung wesentlicher Unterschiede zwischen zivilem Bergsteigen und militärischem Einsatz in der Höhe

Ziviles Bergsteigen	Militärischer Einsatz
- Kurze Gipfelexposition - Keine Feindeinwirkung - Minimalgepäck - Umkehr/Abbruch möglich (z. B. witterungsbedingt) - Lange Vorbereitung - Individuelle Akklimatisation möglich	- Verbleib in der Höhe - 100%ige Einsatzfähigkeit - Hohes Gewicht - Taktische Vorgaben - Gefahr der Aufklärung - Zeitkritische Einsätze - Einsatz als Gruppe - Hubschrauber

dokumentiert. In der US-Army trat in einem Höhenbereich zwischen 2000 und 3960 m in 20–70 % die akute Bergkrankheit (AMS: „acute mountain sickness") auf. Die erkrankten Soldaten sind nicht mehr, im besten Fall allenfalls noch bedingt einsatzfähig. In der Bundeswehr wurden und werden insbesondere die Soldaten des KSKs (Kommando Spezialkräfte) regelmäßig in Afghanistan im Rahmen der OEF (Operation Enduring Freedom) in Höhen bis 4500 m eingesetzt. Aktuelle Zahlen des 274th FST (Forward Surgical Team), das 90 % aller US-Kriegsopfer während der ersten Phase (14. Okt. 2001 bis 8. Mai 2002) der OEF versorgte, unterstreichen die große wehrmedizinische Bedeutung dieser Thematik. So waren 14,3 % aller Ausfälle während der „Operation Anaconda", die als das heftigste Feuergefecht seit dem Vietnamkrieg in die Geschichte einging, allein durch die Höhenkrankheit bedingt, weitere 24,5 % der Ausfälle wurden durch Unfälle im unwegsamen alpinen Gelände verursacht. Die NATO beschäftigt sich aus diesem Grund mit der Höhenmedizin und veranlasste 2006 ein Meeting internationaler Experten in Kirgistan. In der Bundeswehr wurde extra der Lehrgang „Höhenmedizin für Sanitätspersonal" eingerichtet, um Sanitätsoffiziere höhenmedizinisch für den Einsatz auszubilden.

Bislang sind vor allem Fortschritte in der frühzeitigen Diagnose der Höhenkrankheit vor Ort gelungen. Aktuelle Probleme bestehen beim Rettungseinsatz und bei Einsätzen von Spezialeinheiten in der Höhe. Ungeklärt sind bislang die Probleme, die ein zeitkritischer Einsatz der QRF (Quick Reaction Force) in der Höhe mit sich bringt. Ein Personalpool mit höhenerfahrenen Soldaten sowie die Vorabidentifikation von Soldaten mit besonderer Höhenverträglichkeit sind ein Lösungsansatz. Hierfür wurden Testverfahren wie z. B. der „Performance-Test" entwickelt. Auch erlauben spezielle Laborparameter (ADMA: asymmetrisches Dimethylarginin) oder die dopplerechokardiographische Bestimmung des pulmonalarteriellen Drucks unter Höhenexposition (entsprechend 4000 m) eine zuverlässige Aussage, ob eine Person im weiteren Verlauf höhenkrank wird. Die für diese Tests notwendige Höhenexposition könnte auch in artifizieller Höhe (Unterdruckkammer, Hypoxie-

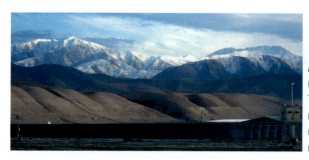

Abb. 11.15: Das PRT (Provincial Reconstruction Team) Feyzabad Afghanistan in 1200 m Höhe; die umliegenden Gebirgsketten reichen bis 4000 m Höhe

kammer) erfolgen. Unabhängig von solchen Testverfahren besteht aber grundsätzlich die Notwendigkeit, dass in der Höhe eingesetzte Soldaten vorab eigene Erfahrung in realer Höhe sammeln. Nur wer die eigene Reaktion auf die Höhenhypoxie kennt und mit den Symptomen der Höhenkrankheit vertraut ist, wird unter der besonderen Stresssituation eines militärischen (Kampf-)Einsatzes in der Höhe diese überhaupt wahrnehmen und entsprechend reagieren können. Auch besteht dabei die Möglichkeit zu überprüfen, ob Medikamente wie Acetazolamid oder Dexamethason im Einzelfall überhaupt die erhoffte Wirkung entfalten. Dem militärischen Einsatz in der Höhe kommt dabei das Expeditionsbergsteigen am nächsten (schwere Lasten, Verbleib in der Höhe). Aus diesem Grund trainieren insbesondere Eliteeinheiten inzwischen regelmäßig das Expeditionsbergsteigen, um sich individuell auf ihre Einsätze in der Höhe vorzubereiten. Damit das Problembewusstsein bei den militärischen Führern erhöht wird, führt die US-Armee sogar Höhenmedizinlehrgänge für Einheitsführer durch; z. B. „Mission Performance at Altitude". Ziel dieses Lehrgangs ist es, die Einbuße an körperlicher und geistiger Leistungsfähigkeit sowie die Symptome der Höhenkrankheit selbst zu erleben.

Eine ausgesprochen vielversprechende Methode der Akklimatisation vor Ort im Einsatzland und damit eine effektive Lösungsmöglichkeit bei oben aufgeführten Einsatzszenarien bieten so genannte Hypoxiekammern. In diesen wird die Höhe nicht durch Unterdruck, sondern durch Verringerung des Sauerstoffanteils in der Luft simuliert. Diese „normalen" Räume können im Gegensatz zu Unterdruckkammern einfach durch eine Tür betreten und wieder verlassen werden. Auch ist die entsprechende Technik deutlich kostengünstiger und wäre sogar relativ unproblematisch im Einsatzland installierbar. Neuere Studien zeigen, dass bereits eine kurze Zeitspanne von 1–4 Stunden pro Tag (intermittierende Hypoxie: IHE) bereits einen gewissen Akklimatisationseffekt bewirkt. Wenn sich diese Ergebnisse bestätigen, würde dies eine vollkommen neue Möglichkeit der Akklimatisation und „In-Übung-Haltung" von Soldaten ermöglichen, die für einen Einsatz in der Höhe geplant bzw. dort zur Unterstützung (QRF) vorgesehen sind. So wäre eine einsatzbegleitende

Akklimatisation im Schlaf möglich oder es könnte sogar das Einsatzbriefing in einem entsprechend eingerichteten Hypoxieraum bereits zur Akklimatisation genutzt werden. Eine Übersichtsarbeit im Auftrag des U.S. Army Research Institute of Environmental Medicine sieht hierin einen wesentlichen Fortschritt für die in der Höhe eingesetzten Soldaten und plädiert für die Anwendung. Ganz aktuell sind entsprechende Empfehlungen zur Akklimatisation in einer solchen Hypoxiekammer veröffentlicht worden. Die indische Armee hat mehrere derartige Hypoxiekammern realisiert, teilweise mit einer Kapazität von 500 Soldaten pro Tag, auch werden mobile Hypoxiekammern auf Trucks installiert, die dann in das jeweilige Einsatz-/Stationierungsgebiet mitgenommen werden können.

Wesentlich ist es vor allem, ein ausgeprägtes Problembewusstsein für die Besonderheiten des militärischen Einsatzes in der Höhe zu erzeugen. Häufig werden die Höhen von 2000–4500 m massiv unterschätzt, die Einsatzauswertungen und Studien vor allem der amerikanischen Streitkräfte zeigen dies ganz deutlich. Diese haben auf die aktuelle Herausforderung aus den laufenden Einsätzen reagiert und bilden nicht nur die exponierten Soldaten, sondern auch die Einheitsführer dahingehend aus. Diese Ausbildung wird durch eine laufende wehrmedizinische Forschung unterstützt und optimiert.

Die Konzepte insbesondere der indischen Armee zeigen, wie durch die Nutzung moderner Technik (Hypoxiekammern) der unabdingbar notwendige Akklimatisationsvorgang in die Zwänge eines militärischen Einsatzes integriert werden kann.

11.7 Sicherheit am Arbeitsplatz bei Entsendung ins Ausland

T. Küpper

Die Sicherheit am Arbeitsplatz wird grundsätzlich durch nationale Regelungen vorgegeben – wo vorhanden – und unterliegt somit weltweit einer überaus großen Bandbreite. Zusätzlich kompliziert wird dies, wenn eine internationale Firma ihre eigenen Standards etabliert. Dies geht prinzipiell nur, wenn diese höher liegen als diejenigen des Gastlandes. Das dürfte zwar bei Zweigfirmen in Entwicklungsländern und Ostasien zumeist der Fall sein (Abb. 11.16), aber wenn Firmen mit Stammsitz in den USA in der EU amerikanische Regelungen anwenden wollen, ist Konfliktpotenzial vorprogrammiert. Das Thema allein würde ein Buch füllen. Daher fokussiert dieses Kapitel die Fälle, bei denen europäische Arbeitnehmer in Länder geringeren Standards („Entwicklungsländer") entsandt werden.

Hinweis: Der Arbeitsschutz muss in vielen Ländern der Welt pragmatisch so verstanden werden, dass man das Überleben der Belegschaft und das der eigenen Person versucht zu gewährleisten! Europäische Standards sind in vielen Fällen nicht vorstellbar, geschweige denn umsetzbar.

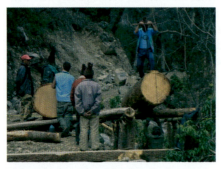

Abb. 11.16: Bretterherstellung in der Annapurnaregion (Nepal): Das Gerüst steht unmittelbar an einem 400 m hohen Steilhang, keiner der Arbeiter ist gesichert und der tonnenschwere Stamm ist unzureichend gegen Wegrollen gesichert. Foto: T. Küpper

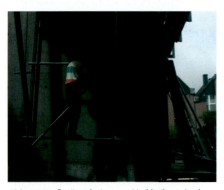

Abb. 11.17: Gerüstarbeiten am Uniklinikum Aachen: Der Mitarbeiter steht ungesichert auf einer Gerüststange, wobei das gesamte Gerüst in ca. 15 m Höhe frei, also ohne jegliche weitere Fixpunkte, an einem Kran hängt und zusammen mit dem Mitarbeiter in Position gebracht wird. Foto: T. Küpper

Bei allem darf keinesfalls überheblich mit dem Finger auf andere Länder gezeigt werden: Sicherheit muss gelebt werden! In Mitteleuropa und den USA sind wir überorganisiert und ersticken in geschriebenen Anweisungen – dennoch wird man in zahlreichen Betrieben drittweltähnliche Zustände erleben können (Abb. 11.17)!

Bereits vor der Entsendung ist zu klären, wie der Status des zu entsendenden Arbeitnehmers ist. Bleibt er bei einer europäischen Firma angestellt oder wird die Firma im Ausland sein Arbeitgeber? In erstem Fall gilt für ihn deutsches Recht und die Firma sollte nach Möglichkeit die Arbeitssicherheit anstreben, die er daheim auch hat. Gilt Letzteres, so gelten vollumfänglich die regionalen Regeln. Selbst wenn solche überhaupt vorhanden sind, ist oft fraglich, ob diese in irgendeiner Weise umgesetzt werden. Arbeitsmedizinische Vorsorgeuntersuchungen sind oft nicht existent.

Aus den genannten Gründen ist es daher essentiell, wenn ein Arbeitnehmer vor Ausreise nicht nur reisemedizinisch beraten und geimpft wird, sondern detailliert für seinen jeweiligen Bereich hinsichtlich des Arbeitsschutzes ausgebildet wird mit dem Ziel, dass er zumindest auf sich selbst aufpassen und die gröbsten Risiken

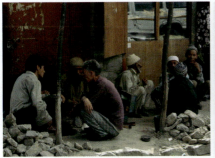 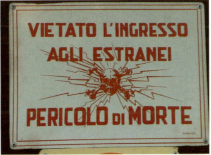

Abb. 11.18: Arbeiter in Ladakh: keine Helme, keine Sicherheitsschuhe, natürlich keine Kranken- oder Invalidenversicherung. Hoffentlich hält wenigstens das Gerüst, das mit gesundem Misstrauen beurteilt werden sollte… Foto: U. Gieseler

Abb. 11.19: Die Warnung „Vorsicht Hochspannung, Lebensgefahr" auf Italienisch. Nicht alle Warnschilder sind ohne Sprachkenntnisse so leicht verständlich! Foto: T. Küpper

meiden kann. Das muss – auch für nichttechnische Berufe! – technisches Wissen um mögliche Gefahren und Probleme einschließen (Abb. 11.18). Auch für technisierte Länder sollte die Unterweisung in jedem Falle die lokalen Warnsymbole, die erheblich von daheim abweichen können und nicht immer so markant sind wie in Abb. 11.19, einschließen.

Die Unterweisung in Technik, Sicherheit und möglichen Warnsymbolen ist auch deshalb besonders wichtig, weil der entsendete Arbeitnehmer – daheim vielleicht ein reiner „Schreibtischtäter" – im Ausland viel häufiger selbst aktiv mit Hand anlegen muss, oft ohne den jeweils benötigten Beruf gelernt zu haben (Abb. 11.20).

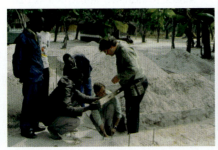 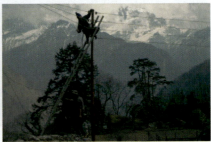

Abb. 11.20: Arzt und Ranger als Vermessungsingenieure: Einmessen eines Fundaments, damit Gäste der zukünftigen Lodge nicht wegen schiefer Böden aus den Betten fallen (Waka Waka Camp, Lavushi Manda Nationalpark, Zambia). Foto: C. Küpper

Abb. 11.21: Einen Arbeitsplatz mit Ausblick auf einen der höchsten Berge der Erde (Manaslu, 8163 m) hat kaum jemand, aber ungesichert auf wackeliger Leiter unmittelbar an einem 600 m hohen Abbruch? Foto: T. Küpper

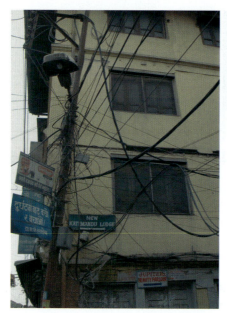

Abb. 11.22: Wie mag dieser „Kabelsalat" in Kathmandu (Nepal) wohl funktionieren? Wie haben die Arbeiter – ohne jegliche Kommunikationsmittel – wohl geprüft, ob die Freileitungen spannungsfrei sind? Foto: T. Küpper

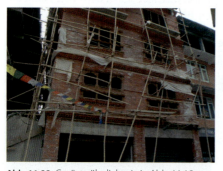

Abb. 11.23: Gerüste ähnlich wie in Abb. 11.18 werden nicht nur gebaut, um den ersten Stock abzustützen, vielmehr sind Gerüste über 6, 7, manchmal mehr als 10 Stockwerke aus Holz oder Bambus keine Seltenheit – ihre Statik beruht rein auf Empirie (Kathmandu/Nepal). Foto: T. Küpper

Dabei ist Improvisationstalent und ein gesundes Maß an Selbsteinschätzung unabdingbar – ein wichtiges Kriterium für die Personalauswahl. Trotzdem sollte man gewisse Tätigkeiten denen überlassen, die mit der Art der lokalen Improvisation vertraut sind (Abb. 11.21, 11.22, 11.23).

Ein besonderes Problem stellen die Gefahren am Arbeitsplatz dar, die weniger offensichtlich sind als die auf den Abbildungen gezeigten. So werden an zahlreichen Produktionsstätten Gefahrstoffe in Form von Gasen, Stäuben oder Dämpfen regelmäßig in einem Ausmaß frei, das in Industrieländern nur im Falle einer Betriebsstörung denkbar wäre. So ist bekannt, dass die Bleibelastung in zahlreichen (Vor-)Städten Indiens astronomisch ist, Gleiches gilt anderenorts für Arsen, aber abhängig vom Produkt und Produktionsverfahren auch für zahlreiche Gase und krebserzeugende Gefahrstoffe. Es kann nicht immer sicher gewährleistet werden, dass der entsandte Mitarbeiter am Arbeitsort von solchen Expositionen verschont bleibt und sei es als Bystander. Aus arbeitsmedizinischer Sicht ist es daher sinnvoll, abhängig vom Risikoprofil – soweit dies überhaupt bekannt ist – in der präventivmedizinischen Untersuchung weit über die Grundsatzuntersuchung G 35 (s. Kap. 12.1) hinauszugehen und außerdem nach Rückkehr eine Gesundheitsüberprüfung ähnlichen Ausmaßes vorzunehmen. Es sei an dieser Stelle angemerkt, dass die G35-Beurteilung „keine Bedenken" jeweils nur für den aktuellen Entsendeort gelten kann, denn woanders können die Dinge ganz anders aussehen!

Die Sicherheit der entsandten Mitarbeiter kann erhöht werden, wenn ein Kommunikationsweg sowohl zu einem hochqualifizierten Facharzt für Arbeitsmedizin als auch einem entsprechend qualifizierten Sicherheitsingenieur etabliert wird. So kann mittels Telekommunikation umgehend Rat eingeholt werden, wenn der Mitarbeiter mit unvorhergesehenen Gefahren konfrontiert ist, die er nicht selbst einschätzen kann.

Neben dem Zustand von Verkehrswegen und Produktionsstätten, fehlenden oder defekten Sicherheitseinrichtungen an Maschinen, Freisetzen oder offener Lagerung von Gefahrstoffen und zahlreichen anderen Gefahren ist der Alkohol- (und Drogen-)Konsum mancherorts ein massives Problem. Dieses kann dadurch begrenzt werden, indem man fällige Löhne nicht den Arbeitnehmern selbst, sondern deren Frauen auszahlt. Von dem Taschengeld, das diese ihren Männern dann geben, können diese sich allenfalls einmal betrinken und außerdem ist nur so gewährleistet, dass die Familie versorgt ist. Völlig in den Griff bekommen wird man das Problem jedoch nicht, weil vielerorts hochprozentige Spirituosen selbst gebrannt werden (Abb. 11.24). In vielen Fällen wird einem nichts anderes übrig bleiben als den Personalplan aufzustocken, was aus finanzieller Sicht meist ein nachrangiges Problem ist. Dann kann man Personen, die wegen übermäßigem Alkoholkonsum kurzfristig ausfallen, ersetzen, bis sie wieder ausgenüchtert sind.

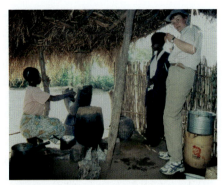

Abb. 11.24: Schnapsbrennerei im South Luangwa Valley (Zambia). Aus dem Kessel vorn steigt der Dampf in den Kühler, der aus einem Kupferrohr besteht, das durch den alten Autoreifen führt, in dessen Höhlung kaltes Wasser gegossen wird. Das Produkt ist in diesem Falle sogar fast völlig methanolfrei, hat weit über 70 % Alkoholgehalt – doch schmeckt überraschend gut. Foto: T. Küpper

Hinweis: Entsandte Arbeitnehmer sollten dringend davor gewarnt werden, unkontrolliert gebrannte Spirituosen zu trinken, denn es sind durch unsachgemäßes Brennen zahlreiche Fälle schwerer und auch tödlicher Methanolvergiftungen bekannt geworden. Falls man probieren möchte, sollte man pragmatisch (fast makaber) zuerst darauf achten, ob die Umgebung des Brenners normalsichtig ist und ob dies auch am Tag nach dem Gelage der Fall ist. Falls noch vorhanden, kann man ja dann von den Resten probieren.

III Gesundheitsrisiken im Gastland

Fallbeispiel: Im Viphya Forest in Malawi hat man in der Hoffnung auf eine Papierindustrie Fichten in großer Zahl angepflanzt. Aus diesen werden von Hand Balken gesägt – eine mörderische Arbeit in großer Hitze, die aber wegen der Löhne, die doppelt so hoch wie im Landesdurchschnitt sind, sehr gefragt ist. Früher gab es regelmäßig Schlägereien, zumeist mit Betrunkenen. Die Familien litten trotz der relativ hohen Löhne Not. Die Dinge haben sich mit einer einfachen Maßnahme geändert: Die ganze Woche handelt es sich um ein reines Männercamp – bis Freitag Nachmittag. Nun kommen die Frauen und erhalten den Wochenlohn, von dem sie den Männern für die kommende Woche etwas Taschengeld geben. Jetzt gibt es kaum noch Betrunkene, fast keine Schlägereien mehr und die Familien sind versorgt.

Ein anderes Risiko wird selten offen verbalisiert: Minen. Millionen liegen in zahlreichen Ländern der Welt und niemand weiß so recht, wo. Nur manchmal sind die gefährlichen Bereiche markiert (Abb. 11.25). Sollte bekannt sein, dass in der Region, in die der Arbeitnehmer entsandt werden soll, Minen vermutet werden, sollte dieser keinesfalls Pfade verlassen, die in jüngerer Vergangenheit und aktuell von Menschen, Vieh oder Verkehr regelmäßig benutzt werden. Diese Anweisung ist völlig unabhängig davon, ob man als Fußgänger oder mit einem Fahrzeug unterwegs ist.

Hinweis: Bereits beim Beginn der Planung zur Entsendung muss unbedingt die Reintegration nach Rückkehr geplant werden (s. Kap. 21)!

Kompaktinformation

1. Die Sicherheit entsandter Mitarbeiter steht und fällt mit deren Kenntnissen (und Disziplin). Entsprechende Schulung in technischen, organisatorischen und in gewissen Grenzen auch medizinischen Themen ist zwingend erforderlich.
2. Arbeitsschutz bedeutet in vielen Ländern, dass man selbst versucht, heil und gesund zu bleiben und die wesentlichsten Gefahren von anderen abzuwenden. Oft steigern rein arbeitsorganisatorische Maßnahmen schon deutlich die Sicherheit.
3. Der „erhobene Zeigefinger" des Europäers ist meist kontraproduktiv, wenn es um die Hebung von Sicherheitsstandards geht. Auf Augenhöhe redend und aus dem Blickwinkel der Betroffenen die Probleme betrachtend erreicht man mehr!
4. Wer in Personalverantwortung steht, muss einzelne Grenzen, die für den Arbeitsschutz gemäß 2. für absolut unverzichtbar gehalten werden, mit nachdrücklicher Konsequenz durchsetzen. Das sollte mit sozialer Kompetenz erreicht werden, kann aber im Einzelfall bedeuten, dass man mit Entlassung von „Rädelsführern" ein Exempel statuiert – auch dann, wenn klar ist, dass dies den Betroffenen ins Elend zurück stürzen lässt.
5. Die Sicherheit wird durch Alkohol- und ggf. Drogenabstinenz am Arbeitsplatz gefördert. In vielen Fällen ist dies banal dadurch zu erreichen, indem die Löhne nicht den Mitarbeitern selbst, sondern deren Frauen ausgezahlt werden. Ansonsten gilt Punkt 4.

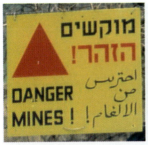 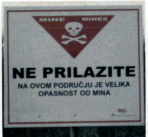

Abb. 11.25: Minenwarnschilder. Man kann nur hoffen, dass sie mehrsprachig und in einer Schrift geschrieben sind, die der entsandte Arbeitnehmer lesen kann. Das internationale Warnsymbol „Explosiv" fehlt dabei fast immer. Fotos: S. Küpper (li), T. Küpper (r)

Mit „Minen" wird generell die Sicherheit angesprochen. Es liegen keine exakten Daten vor, aber die Zahl der Fälle, in denen Mitarbeiter während des Auslandseinsatzes aufgrund von Veränderungen der politischen Lage, Unruhen, und Gewalt akut gefährdet werden, nimmt drastisch zu. Grundsätzlich sollte jeder Mitarbeiter, der nicht in ein sicher stabiles Land entsandt wird, eine Unterweisung zum Verhalten im Krisenfall erhalten.

Neben allgemein bekannten Maßnahmen wie Vermeiden von Plätzen und Volksansammlungen – „weiche" Ziele! – beinhaltet ein Rettungskonzept zahlreiche Faktoren: Die Telefonnummer(n) der Botschaft (D, CH, A), des Arbeitsgebers oder Betriebsarztes und der Familie, ggf. auch anderer Expatriates, werden im Handy programmiert, und zwar immer mit einer Zahl (1, 2, 3…) beginnend, denn dann stehen sie in der Liste ganz oben und müssen nicht gesucht werden. Aufenthaltsort regelmäßig über diese Nummern bekannt geben, erreichbar bleiben (Achtung: Akkuladezustand!). Spätestens zu Beginn von Spannungen Trinkwasser und Nahrungsmittel, Batterien (Taschenlampe!) und ggf. Hygieneartikel (Frauen, Kinder) horten, da die weitere Entwicklung und ggf. der Zeitpunkt der Evakuation nicht absehbar sind.

So wenig wie möglich das Haus verlassen. Gegen die direkte Einwirkung schwerer Waffen oder Bombenanschläge hat man wenig Schutz, gegen leichte Waffen oder Splitterflug erhöhen auch ohne militärische Ausbildung einige wenige Maßnahmen die Sicherheit. Beispielsweise sollte immer möglichst viel Beton oder Stahl zwischen einem selbst und waffentragenden Idioten sein. Wände aus Hohlblocksteinen lassen alles durch, während Beton vor kleineren Kalibern (Kalaschnikow usw.) sicher schützt (Abb. 11.26). Aus genau diesem Grund schläft man nicht in der Parterre, sondern im 1. Stock (oder höher) flach auf dem Boden. Wenn auf der Straße geschossen werden sollte, kann man so nicht getroffen werden. Falls Ortswechsel vorgenommen werden müssen, auf Deckung achten! Manchmal (z. B. in Beirut und Tripolis) stehen Splitterschutzwände in der Stadt, doch Obacht: Sind die Segmente aus Beton, sind sie o.k., sind sie aus Blech, sind sie reiner Sichtschutz!

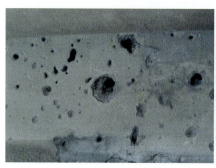 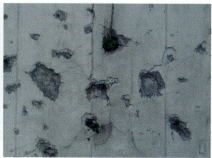

Abb. 11.26: Wände aus Hohlblocksteinen lassen jeden Schuss durch (links), Betonwände bieten gegen Gewehrmunition und Splitterflug ausreichenden Schutz (libanesisch-syrisches Grenzgebiet, Fotos: T. Küpper).

Falls man Ortswechsel vornehmen muss (Evakuation, Flucht) so sollte versucht werden, die folgenden Faktoren zu berücksichtigen: Fahrt in Dämmerung, Dunkelheit oder Nebel, mit möglichst hoher Geschwindigkeit (Unfälle vermeiden, Rücksicht auf Verkehr oder Fußgänger ist hier aber fehl am Platze!), in Dämmerung oder Dunkelheit nur mit Standlicht. Das alles geht am besten mit einem robusten Geländefahrzeug, sollten Schlaglöcher oder andere Hindernisse im Weg sein. Kein Rotes Kreuz-Zeichen oder Ähnliches benutzen! Diese an Mütze, Helm, Kleidung oder Fahrzeug sind perfekte Zielscheiben, auch über große Entfernung!

Hinweis: Ein schnelles Objekt, das spät gesehen wird, gibt ein schwer zu treffendes Ziel ab!

Minimalgepäck! Fahrzeug und Personen müssen maximal beweglich bleiben. Unterwegs regelmäßig (abhängig von der Situation) die aktuelle Position z. B. per SMS an eine vertrauenswürdige Nummer senden (s. oben), entweder als GPS-Koordinaten oder als möglichst genaue Ortsangabe. Unbedingt auch senden, wenn man am Ziel oder einem sicheren Ort angekommen ist. Der enge Kontakt mit vertrauenswürdigen Einheimischen kann unschätzbar wertvolle Informationen liefern und die Evakuation oder Flucht wesentlich erleichtern!

Fallbeispiel: Der Autor und Kameraden haben im Winter 2011/12 mehrfach medizinisches Hilfsmaterial ins Bürgerkriegsgebiet vor Homs (libanesisch-syrisches Grenzgebiet) gebracht. Sie waren bei Nebel und Dämmerung mit Standlicht und so schnell es die Straßen erlaubten unterwegs. Stündlich gaben wir SMS mit GPS-Koordinaten nach Hause durch. Geschlafen wurde im Haus des Muktar (Bürgermeister) im ersten Stock auf dem Boden. Interessant war Folgendes: Wir hatten das Gebiet kaum verlassen, da rief das Auswärtige Amt an, wie es uns ginge – wir hatten aber niemandem etwas von unserem Vorhaben erzählt! Auf Hilfe sollte man sich trotz allem bitte nie verlassen!

Im Falle, dass man überraschend in bewaffnete Auseinandersetzungen gerät, sofort volle Deckung (Erde, Beton, Stahl), die keinesfalls verlassen wird, bevor sicher Ruhe eingekehrt ist. Vorsicht bei Bombenanschlägen: Auf die erste Explosion folgt oft zeitversetzt eine zweite, mit der möglichst viele Helfer getroffen werden sollen. Sieht man sich unmittelbarer bewaffneter Bedrohung oder Geiselnahme ausgesetzt, unbedingt passiv und ruhig verhalten! Kein falsches Heldentum! Nach Möglichkeit deeskalieren und abwarten, bis Hilfe über europäische Staatsorgane kommt. Für plötzliche unmittelbare Konfrontationen kann ansonsten kein Rat gegeben werden – zu vielfältig und unberechenbar ist die Zahl möglicher Situationen. Als Fahrer ist man nicht immer hilflos: Das Fahrzeug kann auch als Waffe eingesetzt werden, insbesondere wenn es sich um einen schweren Geländewagen handelt!

Fallbeispiel: Die Managerin der früheren Maziba Bay Lodge (Zambia, Grenzgebiet zu Angola) wurde auf einspuriger Sandpiste plötzlich von einem Banditen, bewaffnet mit AK47-Gewehr, gestoppt, der im Busch plötzlich vor ihren Kühler sprang und sofort schoss. Sie gab Vollgas, überfuhr den Mann und überlebte mit einem Oberarmdurchschuss (über das Schicksal des Banditen ist nichts bekannt, aber unter einem Landrover ist zumindest potenziell genug Platz für eine Person).

Dieses Fallbeispiel soll keinesfalls zur Aggression aufrufen! Es handelte sich um einen extremen Suvivalfall, der verdeutlichen soll, dass schlimmstenfalls keinerlei Rücksicht auf Gesundheit und Leben anderer genommen werden darf. Wer dazu als allerletztem Ausweg nicht bereit ist, gehört nicht in „kritische" Länder entsandt! Das Beispiel zeigt auch den enormen Stellenwert von Prävention. Hier ist das Wichtigste eine frühzeitige und regelmäßige Kommunikation sowohl der Expatriates untereinander als auch mit den Heimatinstitutionen (Firma, Betriebsarzt, Auswärtiges Amt usw.). Alle Maßnahmen sollten – wann immer möglich – abgestimmt erfolgen.

12 Langzeitaufenthalte im Ausland

B. Rieke, T. Küpper

Die vielfältigen politischen, wirtschaftlichen und sozialen Verflechtungen Mitteleuropas sind offensichtlich. Kurzaufenthalte und Telefonate reichen natürlich nicht aus, diesen Kontakten nach Kontinuität und Intensität gerecht zu werden. Daher gibt es eine recht heterogene Gruppe von Personen, die diese und auch private Interessen im Ausland verfolgt, ohne auf Dauer dort leben bzw. die Zelte in Europa abbrechen zu wollen. Dazu gehören Mitarbeiter von Firmen, aber auch Diplomaten, Entwicklungshelfer, Studenten, Kaufleute oder Wissenschaftler – und ggf. ihre Familien. Auf diese Gruppe und ihre reisemedizinischen Besonderheiten soll dieser Abschnitt eingehen, wobei wir hier die Rahmenbedingungen militärischer Auslandseinsätze ausblenden und zivile Katastrophenhilfe weitgehend.

12.1 Tauglichkeit und arbeitsmedizinische Grundsatzuntersuchung G35

Die Frage der Tauglichkeit für Auslands- und insbesondere Tropenaufenthalte bedarf der genaueren Betrachtung. Im Grunde sagt der Begriff aus, dass es Personen gibt, die den gesundheitlichen Anforderungen eines solchen Aufenthaltes nicht gerecht würden. Dies erfordert einen Vergleich der gesundheitlichen Situation und ihrem bereits bestehenden Versorgungsbedarf mit den Versorgungs- und Infrastrukturbedingungen am Einsatzort. Gibt es eine entsendende Organisation, deren Interessen der Entsandte dient, so entsteht ein besonderes Verantwortungs- und Fürsorgeverhältnis, zumal wenn die örtlichen Bedingungen der Organisation besser bekannt sind oder sein könnten als dem, der unter diesen Bedingungen arbeiten soll. Dies gilt im Prinzip für alle einleitend genannten Gruppen außer denen, die als Selbständige oder Studenten primär in Eigenregie unterwegs sind. Dieser Prozess der Tauglichkeitsbeurteilung ist für den Bereich der gewerblichen Arbeitnehmer in Deutschland formalisiert.

Für Aufenthalte von (auch: zusammengerechnet) über 3 Monaten Dauer in einem Gebiet zwischen 30° nördlicher und 30° südlicher Breite (Abb. 12.1), für das besondere klimatische und hygienische Gesundheitsrisiken angenommen werden, sowie zusätzlich allen Staaten der ehemaligen Sowjetunion und der Mongolei ist eine Untersuchung nach dem berufsgenossenschaftlichen Grundsatz 35 (G35) vorgeschrieben, bevor der Mitarbeiter ausreist, nachdem er zurückkehrt, nach 2–3 Jahren der (auch zeitweisen) Auslandstätigkeit und bei Wechsel des Einsatzorts. Die Formu-

12 Langzeitaufenthalte im Ausland

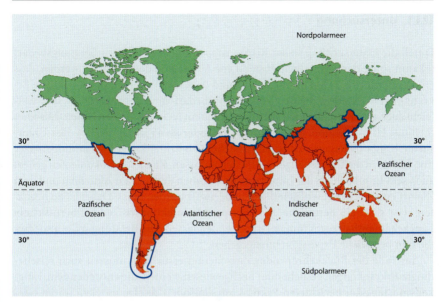

Abb. 12.1: Zielgebiete einer Entsendung, die die Pflicht zur Beratung und ggf. Untersuchung von Arbeitnehmern nach G35 nach sich ziehen. Nach Deutsche Gesetzliche Unfallversicherung: Handlungsanleitung für die arbeitsmedizinische Vorsorge nach dem Berufsgenossenschaftlichen Grundsatz G35 „Arbeitsaufenthalt im Ausland unter besonderen klimatischen und gesundheitlichen Belastungen", 11/2009, über: http://regelwerk.unfallkassen.de/regelwerk/data/regelwerk/inform/l_504-35.pdf

lierung des G35 („Arbeitsaufenthalt unter besonderen klimatischen und gesundheitlichen Belastungen") schließt weitere Regionen, z. B. Arktis, Antarktis oder Arbeiten in großer Höhe/Hypoxie ein. Im erweiterten Sinne ist der G35 überall dort indiziert, wo das Risikoprofil durch äußere Einflüsse deutlich von dem in Mitteleuropa abweicht. Die Einstufung dieser Untersuchung als Pflichtuntersuchung wurde auch durch die jüngste Fassung der Verordnung zur arbeitsmedizinischen Vorsorge (ArbMedVV vom 24.12.2008, Anhang Teil 4 (1) 2) bestätigt. Die dahinter stehenden Überlegungen haben aber einen gewissen normativen Charakter auch für Entsender von Freiwilligen, nicht-gewerblicher Arbeitnehmer (Öffentlicher Dienst etwa) und Beamte (z. B. Auslandslehrer), so dass sich solche Institutionen damit befassen sollten, wie sie diesen Untersuchungs- und Beratungsprozess auf nicht diskriminierende Weise in ihre Abläufe integrieren. Die Beurteilung umfasst eine Untersuchung, eine Beratung, ggf. die Umsetzung von Vorsorgemaßnahmen und schließlich die schriftliche Stellungnahme gegenüber Untersuchtem und Auftraggeber.

12.1.1 Untersuchung

Durch die Untersuchung sollen Risikogruppen mit gesondertem Beratungsbedarf erkannt sowie der Gesundheitszustand vor Ausreise so dokumentiert werden, dass ein Vergleich bei Rückkehr möglich ist und dass vor allem nichtoffensichtliche Erkrankungen auffallen, die den Versorgungsbedarf verändern würden – und vielleicht auch den Entschluss zur Ausreise in neuem Licht erscheinen ließen (Diabetes mellitus, HIV-Infektion, bei Risikofaktoren oder ab 45 Jahren: KHK). Der Untersuchte bringt Unterlagen zu bereits bestehenden Erkrankungen vernünftigerweise mit, um sie in die Überlegungen einfließen zu lassen. Zu diesen Dokumenten gehört auch sein Impfbuch, da der Impfstatus im Rahmen des G35 auf Aktualität und dem Zielort entsprechende Vollständigkeit überprüft werden muss. Dabei ist zu beachten, dass sich rein berufliche und eher private Infektionsrisiken bei beruflichem Langzeitaufenthalt nicht immer strikt trennen lassen. Die Beratung sollte also über die rein berufliche Exposition hinaus gehen.

Im Falle der Rückkehrer- oder Zwischenuntersuchung müssen auch reisebedingte Erkrankungen gesucht oder nachgewiesen werden, die entweder dem Tätigkeitsmuster oder berichteten Erkrankungsepisoden zufolge möglich wären oder auch ohne Wissen des Mitarbeiters vorliegen könnten (etwa abgelaufene Dengue-Infektion, Schistosomiasis, Darmparasitosen, Hepatitis C und HIV). Die Häufigkeit, mit der reisebedingte Erkrankungen aufgedeckt werden, ist geradezu ein Qualitätsparameter der Rückkehreruntersuchung. Es steht außer Frage, dass die im Grundsatz 35 genannten Miminalstandards diesen Anforderungen nicht gerecht werden. Wer nur diesen genügt, nimmt den Mitarbeitern in so manchem Fall das Anrecht auf berufsgenossenschaftliche Anerkennung und ggf. sogar Entschädigung einer Berufskrankheit.

Untauglichkeit kann zudem auch dadurch entstehen, dass jemand klare Kontraindikationen für eine dringend gebotene Prophylaxe hat, wie Impfungen oder einen medikamentösen Malariaschutz. Eine solche Argumentation ist allerdings extrem selten.

12.1.2 Beratung

Anders als bei vielen Hilfsorganisationen gibt es im gewerblichen Bereich normalerweise keine systematische (Kurs-)Information des ausreisenden Mitarbeiters über gesundheitliche Risiken im Gastland oder allgemeine Verhaltensregeln bei Reisen in Länder mit anderem Hygiene-, Sozial- und Sicherheitsstandard. Daher halten sich oft von einem zum anderen Mitarbeiter tradierte Tipps zum Umgang mit Gesundheitsrisiken („abends einen Whisky"). Nicht umsonst gehören Personen, die sich zu einem Langzeitaufenthalt im Ausland befinden („Expatriates"), hinsichtlich der

Entwicklung einer Alkoholkrankheit zu einem Hochrisikokollektiv. Dem soll eine Beratung entgegenwirken, die zumindest typische Gesundheitsgefahren anspricht und die gesicherten Präventionsmaßnahmen erwähnt. Auch das Verhalten im gesundheitlichen wie äußeren (s. Kap. 11.7) Notfall muss Thema sein, insbesondere bei Komplikationen der bereits angegebenen Vorerkrankungen. Vorteilhafterweise kann man Betroffenen Adressen geben, wo eine möglichst gute medizinische Versorgung gewährleistet werden kann, dabei sollte die Zahnmedizin nicht vergessen werden.

12.1.3 Vorsorgemaßnahmen

Kann man von einer Tauglichkeit ausgehen, so schließen sich an die Untersuchung Präventionsmaßnahmen an, insbesondere die Durchführung des für das Vorhaben für erforderlich gehaltenen Impfschutzes und die Besprechung einer evtl. Malariaprävention und -behandlung und ggf. weiterer spezifischer Faktoren (z. B. Anreise an hoch gelegene Einsatzorte [Akklimatisation!]). Dabei muss berücksichtigt werden, dass sich Personen im Langzeitaufenthalt auch urlaubshalber in der Region, auch in Nachbarländern, aufhalten und gegenüber den Kurzzeitreisenden auch die selteneren Risiken manifestieren können. Der Autor (B.R.) hat häufig die Position des „Zweitberaters" bei hausärztlich oder auch reisemedizinisch vorberatenen Freiwilligen. Dabei wird deutlich, dass die Unterscheidung nach Tätigkeitsspektrum und Aufenthaltsdauer vielfach nur unzureichend vorgenommen wird. Alle medizinisch notwendigen Maßnahmen einschließlich der zahnärztlichen Untersuchung und ggf. Sanierung sollten rechtzeitig vor Ausreise – nach Möglichkeit mindestens 14 Tage zuvor (Zahnwurzelbehandlungen 4 Wochen) – abgeschlossen sein, um auch mögliche Komplikationen dieser Maßnahmen (z. B. Wundinfektion) ausschließen zu können.

12.1.4 Dokumentation

Das Ergebnis der Untersuchung wird in einem Tauglichkeitszeugnis dokumentiert, das dem Untersuchten und dem Arbeitgeber/Auftraggeber gleichlautend zugeleitet werden sollte. Leider staffeln sich die Tauglichkeitsaussagen auf dem BG-Formular in:
- tauglich,
- befristete Bedenken (etwa: bis zur Ausheilung einer Fraktur),
- dauernde Bedenken,
- keine Bedenken unter bestimmten Voraussetzungen.

Die Beurteilung „tauglich" kann es eigentlich beim G35 im Gegensatz zu anderen G-Untersuchungen, wo eine konkrete und nur gering variable Exposition beurteilt wird, nicht geben, denn das wäre ein Freibrief für den weltweiten Einsatz ohne spezifische Beratung und Risikoabschätzung für die jeweilige Region. Die Standardbeurteilung sollte „Keine Bedenken unter bestimmten Voraussetzungen" sein, wobei diese Voraussetzungen insbesondere hinsichtlich des Einsatzortes zu spezifizieren sind. Andere Spezifizierungen wären: „nur in Höhen unter 3000 m" oder „nur in Großstädten mit universitätsklinischer Versorgung". Man sollte sich nicht scheuen, solche Kriterien aufzustellen, wenn dadurch eine generelle Untauglichkeit vermieden wird. Wohlgemerkt: Der jetzt „nur" nach Singapur entsandte Tumorpatient in Nachsorge kann sonst demnächst bei „voller Tauglichkeit" auch nach Burkina Faso oder Haiti gehen müssen. Bei der Formulierung solcher Einschränkungen ist natürlich der Schweigepflicht Genüge zu tun. Eine Formulierung wie „bei Erreichbarkeit einer Tumorklinik" oder „bei Betreuungsmöglichkeit durch eine HIV-Ambulanz" kann natürlich dramatische Folgen für die weitere Laufbahn eines Mitarbeiters haben und verbieten sich strikt.

Daneben sollten jedoch auch der klinisch erhobene und der Laborbefund dem Untersuchten als Arztbrief zur Verfügung gestellt werden, sei es für die Diskussion einiger Punkte mit dem Hausarzt, sei es zur Mitnahme ins Gastland oder zum späteren Vergleich mit den Ergebnissen der Rückkehreruntersuchung.

Fallbeispiel: 40-jähriger Journalist, seit 5 Jahren Diabetes mellitus Typ I. Praktisch sofort mit Insulinpumpe versorgt, daher nicht geschult im Umgang mit Insulin gemäß intensivierter Therapie. Bewerbung als Fachkraft für eine Menschenrechtsorganisation mit Einsatzort in Mozambique. Auswärts als tauglich beurteilt.
Resultat: Während der gesamten 3 Jahre Auslandsaufenthalt Probleme mit der Beschaffung von Nadelsets, von Insulin, mit der Organisation von Pumpenreparaturen, zahlreiche Überlandfahrten in einen Grenzort auf südafrikanischer Seite zu Beschaffungszwecken, ein Heimflug aus medizinischen Gründen.

Was somit erforderlich ist, ist ein Vergleich zwischen dem Versorgungsbedarf eines Reisenden auch unter Berücksichtigung typischer oder konsequenzenreicher Komplikationen seiner bekannten Erkrankungen einerseits und der Leistungsfähigkeit der Gesundheitsinfrastruktur im Zielland andererseits. Dazu sind im weitesten Sinne allgemeinmedizinische Kenntnisse und Kenntnisse der Zielregionen erforderlich. In Einzelfällen kommen auch noch Aspekte beruflicher Belastungen im Auslandseinsatz hinzu, auch wenn heute ja normalerweise Koordinations- und Leitungsfunktionen aus Europa besetzt werden und nicht die Produktionstätigkeiten im engeren Sinne. Während bislang Tropenmediziner, die ja mindestens ein Jahr eigener Tätigkeitserfahrung im Ausland haben, und, nach Absolvieren eines Zusatzkursus, auch Arbeitsmediziner diese Tauglichkeit bescheinigen konnten, sind seit Anfang 2009 zusätzlich alle Arbeitsmediziner dazu autorisiert, wenn sie die „erforderlichen Fachkenntnisse" (§ 7 (1) ArbMedVV) besitzen. Dies muss im Zweifelsfall dokumentierbar sein. Kurse verschiedener Anbieter befassen sich mit der Thematik, Fachgesellschaften wie die DFR oder die DTG haben dazu Curricula entwickelt.

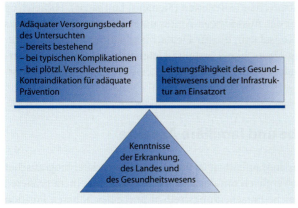

Abb. 12.2: Grundprinzip der G35-Untersuchung als Vergleich von Anforderungen an das Gesundheitswesen und seine Leistungsfähigkeit auf der Basis entsprechender Kenntnisse

12.2 Medizinische Einreisevoraussetzungen des Gastlandes

Für viele Länder, Europa eingeschlossen, gilt, dass Touristen willkommen sind und Berufstätige eine Fülle an Genehmigungen erwirken müssen, die abschreckend wirken und das wohl auch sollen. Zu diesen Anforderungen gehören vielfach auch medizinische. Daher kann man nicht davon ausgehen, sich problemlos länger in einem Land aufhalten zu können, in dem man sich kurzfristig bereits aufgehalten hat. Die bereits im Zusammenhang mit den sog. Pflichtimpfungen vorgestellten International Health Regulations (2005) der WHO wenden sich gegen eine Benutzung medizinischer Argumente, wenn über die Einreise von Personen zu entscheiden ist, es sei denn, eine Maßnahme ist im Interesse der Public Health geboten und auch geeignet. Dann sollte sie der WHO als Anforderung angezeigt werden und sie auch überzeugen. Einigermaßen freie Hand hat das Gastland aber bei der Vergabe von Aufenthalts- oder Arbeitsgenehmigungen. Daher werden verschiedene medizinischen Kriterien, auch in bunter Kombination, vom Antragsteller nachzuweisen verlangt:
- Freiheit von ansteckenden Erkrankungen,
- Freiheit von einzelnen benannten Erkrankungen wie HIV-Infektion, Tuberkulose, chronischer Hepatitis, Typhus, Cholera, Lues, Lepra(!),
- zum Teil: Röntgenaufnahme des Thorax,
- Freiheit von psychischer Krankheit und von Drogenabhängigkeit.

Wenn die Kriterien aus Auskünften der Botschaften rechtzeitig bekannt sind, kann man die entsprechenden Tests im Rahmen der Tauglichkeitsuntersuchung abarbeiten. Große Firmen haben oft reiche Erfahrungen im Umgang mit diesen Abläufen und publizieren entsprechende Kriterien (Siemens, Lufthansa). Hilfreich ist auch das Internet-Angebot des Auswärtigen Amtes unter www.diplo.de mit Links zu den Botschaften und Konsulaten, die für Deutschland zuständig sind. Zu fragen ist auch jeweils, ob in Deutschland erstellte Untersuchungsergebnisse überhaupt akzeptiert werden oder in jedem Falle eine Untersuchung im Gastland stattfindet.

12.3 Psychologische und familiäre Aspekte

Der längere berufliche Auslandsaufenthalt ist für viele ein besonderer biografischer Akzent. Vielfach ist er im Vergleich mit der Position zuhause mit einem größeren Verantwortungsbereich, mehr Entscheidungsfreiheit und einer höheren Position in der Organisationsstruktur verbunden. Daraus resultieren oft Reintegrationsprobleme, wenn sich diese Kompetenzen nach Rückkehr nicht erhalten lassen und man sich wieder als „Rädchen im Uhrwerk" fühlt (s. Kap. 25). Zudem sollte man sich bewusst sein, dass die Konfrontation mit einer anderen Kultur zu sehr unterschiedlichen Resultaten führen kann. Von einem intensiven Kontaktwunsch mit dem Erlernen lokaler Sprachen, der Übernahme von Gebräuchen und einer nachhaltigen Prägung des privaten Umfeldes durch Kunstobjekte des Gastlandes reicht die Palette der Reaktionsweisen hin bis zu Überheblichkeitsgefühlen, Sarkasmus und kolonial zu nennenden Verhaltensweisen, die die neue Umgebung zum bloßen Bühnenbild der Selbstinszenierung machen. Nicht immer ist eine solche Entwicklung vorhersehbar oder durch Vorbereitungskurse steuerbar. Enttäuschtes Vertrauen, persönliche Kränkungen oder auch gewaltsame Übergriffe können Wendepunkte für die eigenen Solidaritätsgefühle mit dem Gastland sein. Zudem ist die soziale Kontrolle des eigenen Verhaltens durch Verwandtschaft, Freundeskreis, Sportverein und dergleichen offensichtlich bedeutsamer als gemeinhin angenommen, so dass deren vorübergehender Fortfall eine gewisse Orientierungslosigkeit hinterlässt. Das kann auch den Umgang mit Alkohol, Sexualität oder die Disziplinierung des eigenen Verhaltens am Arbeitsplatz umfassen. Auch die Verarbeitung von Rückschlägen der geschilderten Art fällt Personen schwerer, die dies vornehmlich im direkten Gespräch mit anderen tun würden. Hinsichtlich dieser verschiedenen Arten von Haltlosigkeit scheinen junge Erwachsene besonders gefährdet, wenn sie sich oft erstmals auf einen längeren Auslandsaufenthalt im Rahmen von Sozialprojekten einlassen und neben den sprachlichen und kulturellen Umstellungen auch noch mit sozialen Realitäten konfrontiert werden, deren Existenz der Europäer im allgemeinen auch mehr als 20 Jahre erfolgreich verdrängen kann. Besonders gefährdet hinsichtlich psychosozialer Dekompensation sind altersunabhängig Personen, die vor Entsendung nicht „mit beiden Beinen auf der Erde stehen", von denen man den Eindruck hat, sie laufen vor irgendetwas weg sowie Personen mit ausgeprägtem Idealismus

(„Helfersyndrom"). Auf den entsprechenden Beitrag zu deren Gesundheitsrisiken sei hier verwiesen (s. Kap. 11.5.2).

Ein weiterer Bereich, der rechtzeitig und möglichst unvoreingenommen geprüft werden sollte, ist die Position der mitausreisenden Familie bzw. zumindest der/s mitausreisenden Partners/in. Wenn der Auslandsaufenthalt lediglich einem von beiden einen Gewinn bringt und die/den andere/n aus der Laufbahn wirft und einseitig nur mit Nachteilen befrachtet, ergibt sich eine Disparität, die im Ausland und noch lange danach eine erhebliche Sprengkraft entfaltet. Partner im Langzeitaufenthalt müssen eine eigene Motivation zur Ausreise haben, sei es durch eine eigene berufliche Position oder durch soziales Engagement. Entsender sind gut beraten, dies von vornherein zu ermöglichen und durch entsprechende Vertragsgestaltung zu fördern. Auch die Frage der Tauglichkeits- und Nachuntersuchungen für mitausreisende Partner nach den oben geschilderten Kriterien ist zumeist dem freien Spiel der Kräfte überlassen und sollte dementsprechend verhandelt werden. Dennoch bleibt ein gesundheitliches Risiko, das höher ist als es ohne Ausreise wäre, was natürlich auch für mitausreisende Kinder gilt. Zu diesem Zusatzrisiko müssen beide Partner bereit sein – oder das Projekt in dieser Form fallenlassen. Kommt man nicht zu einem Konsens, so reist oft ein Partner aus unter dem Versprechen häufiger Heimatbesuche. Diese können über die Jahre eine Tendenz zur Ausdünnung erfahren. Stattdessen geben im Langzeitaufenthalt über 6 Monate Dauer etwas über 30 % allein Ausreisender beiderlei Geschlechts an, dass sie neue Partnerschaften eingehen, obwohl sie sich als daheim in fester Bindung lebend einstufen. Solche Partnerschaften im Ausland sind mitunter von auffallender Ungleichgewichtigkeit in ökonomischer und sozialer Hinsicht, was ihren dauerhaften Bestand gefährdet, wenn dieser überhaupt intendiert ist.

Kinder leben sich in der Zielregion meist schneller ein als die Eltern. Das sollte jedoch nicht darüber hinweg täuschen, dass zumindest für einige Monate ihre Gefährdung deutlich erhöht bleibt, sei es durch ungewohnten Straßenverkehr, unübersichtliches Gelände, Sprachprobleme u. v. a. Dagegen haben Kinder je nach Altersgruppe unter Umständen Probleme bei der Wiedereingliederung nach der Rückkehr. Schon für Erwachsene ist die Planung der Wiedereingliederung (beruflich und privat) bereits bei der Vorbereitung der Ausreise ein wichtiges Thema, für Kinder dagegen ist dies essenziell!

Fallbeispiel: Ein Mädchen begleitete ihre Mutter nach Zambia, wo diese die Leitung einer Lodge fernab jeglicher Städte übernahm. Es war bei Ausreise 3 Jahre alt. In Zambia traten weder gesundheitliche noch sonst irgendwelche Probleme auf. Mit Beginn der Schulpflicht kehrten Mutter und Tochter nach Deutschland zurück. Das eher zurückhaltende Mädchen hatte massive Integrationsschwierigkeiten sowohl in der Schule als auch bei den Spielkameraden. Was war passiert? Wie Kinder sind, erzählen sie sich von ihren Erlebnissen recht unbeschwert. Das Mädchen hatte in zurückhaltender und in keiner Weise angeberischer Art von ihrer Welt in Afrika erzählt, u. a. dass sie ein Elefantenbaby, das als Waise gefunden worden war, als Spielkameraden hatte. Sie wurde daraufhin von den anderen Kindern, über deren Vorstellungsvermögen dies weit hinaus ging, als Angeberin geschnitten. Leider dauerte es monatelang, bis Lehrern und Eltern die Ursache der Situation klar wurde.

12.4 Spezielle Aspekte

Wer normalerweise nur für kurze Zeit ausreist, kommt mit Lebensbereichen nicht in Kontakt, die den Langzeitausreisenden lebhaft betreffen können. Daher müssen diesem Personenkreis ein paar spezielle Hinweise mit auf den Weg gegeben werden.

12.4.1 Umgang mit der Malariaprophylaxe

Wer sich in einem Gebiet mit hoher Gefährdung aufhält, sollte im Prinzip eine medikamentöse Prophylaxe einnehmen. Doch ist das Risiko keine Konstante. Es ist eindeutig höher in der Regenzeit und kurz davor. Es ist ebenfalls höher, wenn man die eingespielten Rahmenbedingungen der eigenen Wohnumgebung verlässt. Daher sollte eine empohlene Malariaprophylaxe auf jeden Fall eingenommen werden
- in den ersten zwei Monaten des Aufenthaltes an einem neuen Einsatzort,
- auf Reisen im Land oder in Nachbarländer, wenn diese eine ähnliche Gefährdung aufweisen,
- bei schlechter Möglichkeit zur Notfalltherapie (Distanz, Ausstattung des Krankenhauses u. Ä.),
- bei besonderer Gefährdung (z. B. Schwangerschaft oder im Kleinkindalter).

So schafft man einen Anfangszeitraum, in dem manches zu den Baulichkeiten, zur Vermeidung von Mosquitobrutstätten und zu den eigenen Wegen im schweren Erkrankungsfall geregelt werden kann und sollte. Wo ist das Krankenhaus, wo darin die Notaufnahme, das Labor? Liefert das Krankenhaus die Medikamente, auch mitten in der Nacht? Führt der Weg dorthin über Fähren/Brücken, die wegen Mautpflicht nachts geschlossen sind? Dann muss seitens der Prophylaxe mehr getan werden.

12.4.2 Krankenversicherung

Es dürfte klar sein, dass langfristige Auslandsaufenthalte nur mit einer im Zielland gültigen Auslandskrankenversicherung durchgeführt werden sollten. Diese sollte auch die plötzliche und unvorhergesehene Verschlechterung von Vorerkankungen sowie die Repatriierung in medizinisch gebotenen Fällen, möglichst auch darüber hinaus in allen schweren Krankheitsfällen, sowie Assistanceleistungen umfassen.

Von Bedeutung kann es auch sein, die eigene „alte" Krankenversicherung nach Rückkehr fortsetzen zu können. Gesetzliche Krankenversicherungen mit staatlich festgesetzten Beitragshöhen sind hier weniger das Problem als private, die sich ein neues, höheres Einstiegsalter vergüten lassen wollen und wegen des Auslandsaufenthaltes evtl. Risikozuschläge verlangen. Ein Rückkehrrecht besteht hier oft nur bei Fortführung einer Anwartschaftsversicherung während der Auslandszeit. Am Rande sei angemerkt, dass auch Lebensversicherungen, wenn sie nach Rückkehr abgeschlossen werden, gerne einen Zusatzbeitrag verlangen. Uns ist keine publizierte Evidenzbasierung einer erhöhten Mortalität von Personen nach Langzeit-Auslandsaufenthalt bekannt, weswegen man hier verhandeln und nach Möglichkeit mehrere Eisen im Feuer haben sollte.

12.4.3 Kleidung

Die Kleidung sollte dem Klima angepasst sein. Für warme Länder gilt daher, dass leicht zu waschende Baumwollstoffe oder sog. Funktionskleidung den Vorzug erhalten sollten. Je nach Anlass kann das Zeremoniell konservativer und „steifer" sein als zu Hause, weswegen ein entsprechendes Outfit von Bedeutung ist. Für Gegenden mit insekten- oder zeckenübertragenen Erkrankungen sei an die Anforderungen erinnert, die der Vektorschutz an die Kleidung stellt: Helle Farbtöne sind sinnvoll, Hosenbeine sollten nach unten abgedichtet werden können, entweder durch Strümpfe oder Einstecken in Stiefel oder durch Gummizüge oder Klettbänder, wie man sie hier für Fahrradfahrer angeboten findet. Für mitreisende Kinder gilt es, ein gewisses Längenwachstum in die Planung einzubeziehen, wenn man sich nicht mit dem weltweit präsenten chinesischen Billigangebot zufrieden geben will.

12.4.4 Haus und Wohnung

Die Anforderungen an ein Wohnhaus sind vielfältig. Nicht immer sind alle Kriterien von Bedeutung, doch sollte man sie mit anderen Expatriates vor Ort sowie mit Kollegen oder Vorgängern besprechen, die auch seltener gemachte Erfahrungen berücksichtigen können. So sollte man möglichst in einer als „sicher" geltenden Gegend wohnen, sowohl was Kriminalität als auch was Hochwasser oder Erdrutsche angeht. Das Haus sollte Stürme überstehen können, gut zu lüften und dennoch insektensicher sein. Letzteres ist natürlich nur bedeutsam, wenn es von Insekten ausgehende Gefahren oder Gesundheitsstörungen gibt und bedeutet, dass Fenster von außen dicht abschließende Fliegengitter haben und es ein Doppeltürsystem mit einer stets geschlossenen Fliegengittertür und einer beim Verlassen des Hauses geschlossenen festen Haustür gibt (Abb. 12.3). Wenn man abends auf der Ve-

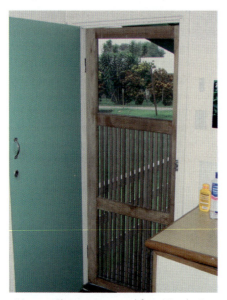

Abb. 12.3: Fliegengitter- und feste Tür als sinnvoller Schutz des Einganges. Foto: B. Rieke

randa sitzen will, sollte man an eine zeltartige Umhüllung der Veranda mit Mosquitonetz denken, auch wenn das etwas nach Voliere aussieht. Das Malariarisiko kann man im Wohnumfeld deutlich reduzieren, indem man konsequent jegliche Mückenbrutstätte vermeidet, sei es, dass man darauf achtet, dass die Blumen nicht zu sehr gegossen werden oder dass man Abfall konsequent entfernt (alte Autoreifen und herumliegendes Verpackungsmaterial sind die wichtigsten Brutstätten, wenn sich nach Regen Wasser darin sammelt!). Der Schutz wird besonders gut, wenn auch die Nachbarn dazu motiviert werden können, denn die Mücken fliegen nicht allzu weit.

Insektensicherheit heißt auch: weitgehende Sicherheit gegen Skorpione, Schlangen und Nager. Ganz gilt das nicht, weil Nager auch durch Abwasserrohre kommen können. Gegen Ratten und Mäuse hilft das Aufstellen von Fallen an für Kinder unerreichbarer Stelle.

Wer eine Air Condition betreiben will, sollte auch einen Gedanken an die Verhältnisse bei tagelangem Strom- oder Geräteausfall verwenden. Ein leicht zu lüftendes Haus und ein paar Ventilatoren als punktuelle Hilfe können angenehmer sein.

Wichtig ist auch die Lebensmittellagerung. Kühlschränke sind inzwischen überall präsent (ihr Auftauchen korreliert eng mit dem Rückgang von Magenkarzinomen in einem Land). Wenn Strom nicht verlässlich zur Verfügung steht, kann ein kleiner Notstromgenerator hilfreich sein – oder man entscheidet sich für ein kerosin- bzw. solarstrombetriebenes Kühlschrankmodell. Vorratsschränke sollten ebenfalls dicht sein. Wo Ameisen vorkommen können, kann man die Füße des Vorratsschrankes in enge Dosen und diese in weitere Dosen stellen, so dass man Wasser zwischen die Dosen füllen kann (Abb. 12.4). Kakerlaken wehrt man so nicht ab, da sie zum Teil auch fliegen können. Übrigens – auch Lebensmittel selbst können Schädlinge enthalten, die man dann in den Vorratsschrank legt. Das Hauspersonal sollte so zur Arbeit angewiesen werden, dass Infektionswege (Schmierinfektionen!) möglichst unterbrochen werden, sei es durch obligatorisches Händewaschen nach Toilettenbesuch oder vor jeglicher Arbeit in der Küche oder mit Nahrungsmitteln oder die auf zwei getrennte Tische verteilte Bearbeitung von Gemüse und tierischen Nahrungsmitteln. Außerdem muss das Personal die Trinkwasserhygiene kennen und befolgen.

Auf eine funktionierende Wasserver- und Abwasserentsorgung sollte man ebenso achten. Die Qualität und Herkunft des Wassers sollte bekannt sein, um das eigene Verhalten danach auszurichten. Bei der Abwasserentsorgung interessiert primär der störungsfreie Abfluss „ohne Wiederkehr". Gibt es keine städtische Abwasserleitung, so kann eine Versickerung aus einer Grube am Haus oder ein „Septictank"-System helfen, sie ungefährlich zu machen. In sandigem Boden sollte der Abstand zwischen Abwasserversickerung und Brunnen 30 m betragen, bei Felsanteil deutlich mehr.

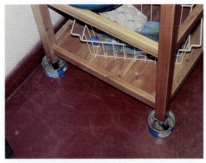

Abb. 12.4: Wassergefüllte Dosen schützen Lebensmittel auf Tischen oder Schränken vor Ameisen. Ein Tropfen Geschirrspülmittel im Wasser verhindert das Entstehen neuer Mosquitobrutstätten. Foto: B. Rieke

12.4.5 Haustiere

Gerade bei Mitausreise von Kindern steht das Thema Haustiere rasch auf der Tagesordnung. Wer Hunde halten will, sollte darauf achten, dass diese – oder die Familie selbst – gegen Tollwut geimpft sind und regelmäßig entwurmt werden, um nicht die Echinokokkose selbst zu züchten. Der Tollwutschutz ist auch bei anderen Tieren, vor allem zugelaufenen oder Wildtieren, von großer Bedeutung. Zudem sollte man Haustiere durch Aufträufeln von Insektizidlösung von anhaftenden Flöhen, anderen Insekten und Zecken befreien, bevor man sie ins Haus lässt.

Internetadresse

- Kriterien zum Grundsatz 35: http://bibliothek.arbeitssicherheit.de

Weiterführende Literatur

1 Deutsche Gesetzliche Unfallversicherung (Hrsg.): Arbeitsmedizinische Vorsorge. 4. Aufl. Stuttgart: Gentner, 2008.
2 Weiß W, Rieke B: Der medizinische Ratgeber für beruflich Reisende. Düsseldorf: Medprae, 2012.

IV Gesundheitsrisiken in der Person des Reisenden

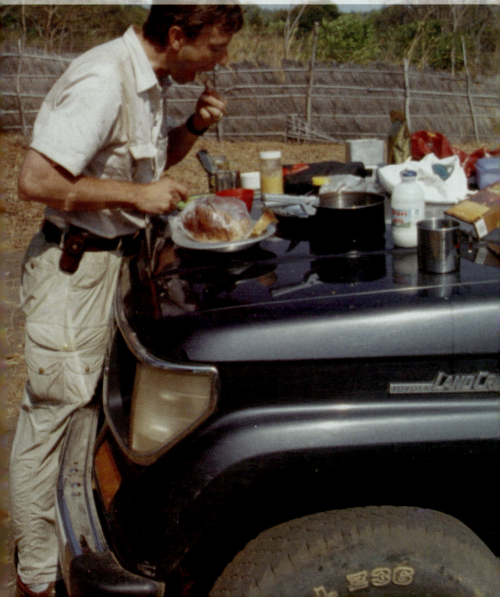

Motiv der Vorderseite:
Frühstück „On the road" (Lake Malawi). Foto: C. Küpper

13 Besondere Personengruppen

B. Rieke, J. Wacker, U. Gieseler, T.W. Heggie, T. Küpper

13.1 Kinder

B. Rieke

Kinder sind bekanntermaßen keine kleinen Erwachsenen. Ihre Mitnahme auf Reisen sollte sich auch an ihren eigenen Zielen und Wünschen orientieren und nicht nur nach denen der Erwachsenen, die sie mitnehmen. Die Realität mag aber manchmal anders aussehen, und so reisen Kinder viel, auf kürzere oder längere Distanzen, teils auch unbegleitet. Wenn wir die besonderen Aspekte dabei bewerten wollen, so sollten wir zunächst fragen, in welchen Punkten Kinder anders sind als Erwachsene.

13.1.1 Physiologische Unterschiede

Hier ist zunächst ein deutlich „verschwenderischer" Umgang mit Wasser zu nennen, der sich in einem höheren Tagesbedarf pro Kilogramm Körpergewicht im Vergleich zum Erwachsenen zeigt. Gilt dies schon im Normalzustand, so steigt dieser Bedarf umso mehr, wenn Schwitzen, Durchfall oder gar Fieber hinzutreten. Unter ungünstigen Umständen, also bei fieberhafter Diarrhoe und Erbrechen, kann die Dehydratation im Laufe eines Tages ein Ausmaß erreichen, wie es Erwachsene nur im Rahmen einer Cholera erreichen, also von etwa 10 % des Körpergewichts. Die Verfügbarkeit sicheren Trinkwassers in großzügig kalkulierter Menge ist eine unabänderliche und unbedingte Voraussetzung für jede Tourenplanung und jede Reise mit Kindern.

Die empfindlichere, weil noch nicht so dicke Haut wird durch UV-Strahlung besonders gefährdet. Dabei rücken neben den energiereicheren und den Sonnenbrand verursachenden UV-B-Strahlen in jüngerer Zeit auch die UV-A-Strahlen mit in den Vordergrund, da sie für spätere Elastizitätseinbußen und für die verschiedenen Formen von Sonnenallergie verantwortlich sind. Guter Sonnenschutz ist kein kosmetisches Vorhaben, sondern gleichbedeutend mit der Verhinderung von Tumorvorstufen, deren Entwicklung über Jahrzehnte die Kinder noch mit großer Sicherheit erleben werden, eher als wir Erwachsenen. Solcher Sonnenschutz kann durch Auftragen von UV-A- und UV-B-wirksamen Substanzen erreicht werden, aber auch durch leichte Strandkleidung oder spezielle Sonnenschutzanzüge, die die Kinder mit der Zeit als „Strandanzug" akzeptieren. Auch eine Mütze und Lippenschutz gehören zum Outfit.

13.1.2 Essen und Trinken

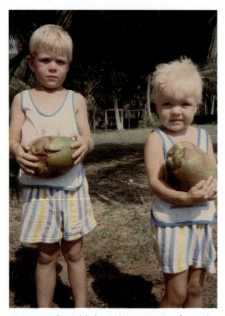

Abb. 13.1: Ortsübliche Lebensmittel rufen gelegentlich Skepsis hervor. Foto: B. Rieke

Am leichtesten reist das gestillte Kind, geschützt auch durch sezernierte IgA-Antikörper. Sobald jedoch zugefüttert bzw. selbst gegessen wird, zeigen sich Kinder in der Wahl der Nahrungsmittel sehr konservativ. Experimentierfreude ist ihnen fremd. Sie suchen nach dem, was es zu Hause gibt: Nudeln mit Tomatensoße, Graubrot, Nougatcreme oder Haferflocken. Da hilft ein mexikanisch bestücktes Frühstücksbuffet oder eine breite Auswahl indischer Cuisine wenig weiter, zumal an Tagen, an denen es sowieso Probleme gibt. Wer für solche Fälle vorgesorgt hat und dem kranken oder Oppositionsgeist trainierenden Nachwuchs den bekannten Keks oder eine Banane statt der Sharon bieten kann, hat auch sich selbst den Tag erleichtert. Dass Lebensmittel sicher sein sollten, versteht sich von selbst. Hier sollten die Maßstäbe zuvor altersgerecht erläutert werden, was die kritische Kontrolle der Buffetauswahl durch die Eltern natürlich nicht überflüssig macht.

13.1.3 Hautpflege und Windeln

Wegwerfwindeln sind in armen Ländern entweder recht einfach gefertigt und lassen den hier gewohnten Komfort (Passform, Saugfähigkeit, Wiederverschluss etc.) vermissen, oder sie fehlen ganz im Angebot des Ladens um die Ecke. Zwar verändert die Präsenz von europäischen Touristen auch das lokale Warenspektrum, doch sollte man in Nordafrika (außer Tunesien) und Südasien nicht blind auf die Verfügbarkeit vertrauen. Konstruktionen aus Stoffwindeln und Folien mazerieren die Haut und führen oft sehr schnell zu Wundsein und Candidamykosen. Soweit eben vertretbar, sollte man die Kinder ohne Windel lassen, was manchmal sogar zu erstaunlichen Erfolgen beim Sauberkeitstraining führt. Im Umfeld des Swimmingpools stößt die Methode jedoch an ihre Grenzen.

13.1.4 Transport

Wer zügig von A nach B kommen will, dem reicht oft das Gehtempo des Kleinkindes nicht aus. Es lohnt sich also die Überlegung, wie der Kindertransport klappt, wo Sand der vorherrschende Untergrund ist und plattierte Wege nicht so eben sind wie hier. Der Buggy ist zwar leichter mitzunehmen, aber oft nicht die Lösung. Ein Tragetuch, ein Rucksack, der zugleich Kindersitz ist, oder traditionelle Transportmethoden können ein Ausweg sein.

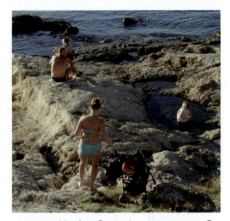

Abb. 13.2: Mit dem Buggy in unwegsamem Gelände. Foto: B. Rieke

13.1.5 Kommunikation und Sicherheit

Ein Handicap ist für Kinder oft die sprachliche Kommunikation mit der Umgebung. Kinder, die noch keine Fremdsprache beherrschen, sind unter Umständen auf den Austausch mit sehr wenigen Personen reduziert – auch über Wochen. Auch eine Lautsprecherdurchsage einschließlich der Suche nach verlorengegangenen Kindern auf diese Art kann fehlschlagen. Für fremdsprachliche Beschriftungen gilt das erst recht, und die Orientierung im Hotel, die Funktion von Knöpfen im Aufzug oder von Türschlössern kann nur durch Versuch und Irrtum herausgefunden werden. Beim Langfristaufenthalt kehren sich die Vorzeichen der Sprachenkenntnis dann um: Kinder bauen ihren Familien die Brücken zu Nachbarn und Kollegen, da sie viel schneller und intuitiver örtliche Sprachen aufnehmen.

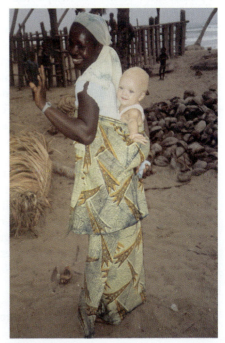

Abb. 13.3: Alternativen zum Buggy auf sandigem Untergrund. Foto: B. Rieke

Auch das Sicherheitsbewusstsein ist bei Kindern deutlich geringer ausgeprägt. Das bedeutet, dass Warnungen vor dem Verkehr (evtl. Linksverkehr!), vor anderen Unfallgefahren (defekte Elektrogeräte, unbeleuchtete Wege, Spielplätze ohne „TÜV"-Abnahme etc.) sein müssen, aber allein nie reichen können. Ob Autos Kindersitze haben, ob Gurte benutzt werden, ob Schwimmhilfen dabei sind oder ob man am Strand gerade baden darf, muss ein Erwachsener klären. Und es bleibt noch genug Platz für Unvorhersehbares. Die Treppe ohne Geländer, die erste Begegnung mit einem Skorpion oder der niedliche Hund, der dann doch zubeißt, gehören hierher, das Verschlucken unbekannter Früchte und das Absauggitter im Swimmingpool, das einem Mädchen bekanntlich zum Verhängnis wurde. Es ist nicht möglich, diese Risiken zu systematisieren oder als Elternteil sämtlich zu erkennen. In solchen Situationen wird aber spürbar, wo unser zur Überregulierung neigendes Leben in Westeuropa doch viel Sicherheit geschaffen hat, die sich in Prüfzeichen, Bauvorschriften oder Brandschutzbegehungen zeigt. Wenn dann doch etwas passiert, so wird auf Nachfragen oft angegeben, dass jemand im Hotel, vom Personal etc. „Deutsch sprach", so als müsse das bedeuten, dass er/sie aufgrund dieser Sprachkenntnisse auch in der Lage sei, inmitten einer völlig anders funktionierenden Gesellschaft eine Insel der westeuropäischen Sicherheitsvorstellungen zu schaffen und gegen Lieferanten, Handwerker und Autoverleiher durchzusetzen. Das ist unrealistisch. Natürlich sollte man sich und mitreisenden Kindern klarmachen, dass man in vielen Urlaubsländern rund um das Mittelmeer, erst recht in weiter entfernten, tropischen Ländern, auf sich selbst und seine Umgebung mehr achten muss. Doch wird die Spontaneität kindlichen Verhaltens solche Vorsätze immer wieder überrollen.

Tierliebe ist für viele Kinder ein besonderes Wesensmerkmal. Aus den z. T. bereits genannten Gründen muss hier noch einmal klar gesagt werden, dass von nicht geimpften Tieren ein Tollwut-, von nicht entwurmten Hunden ein Echinokokkoserisiko und von vielen Tieren das Risiko von Ektoparasiten ausgeht, um nur die wichtigsten zu nennen. Eine abendliche Kontrolle auf Zecken und Sandflöhe ist bei Aufenthalt in bewachsenem Gelände und Tierkontakten stets sinnvoll. Kotverschmutzte Tiere und Gehege bergen zudem das Risiko von Durchfallserkrankungen und Zoonosen. Hier sollte stets ein elterliches ok eingeholt werden – was voraussetzt, dass auch die Eltern die Situation richtig einschätzen. Werden solche und andere Unternehmungen mit ortsansässigen Kindern unternommen, so kann auch einmal eine Skabies, eine Mikrosporie oder eine andere Mykose übertragen werden. Dies sollte aber kein Grund sein, solche Kontakte von vornherein zu verbieten.

13.1.6 Sport und besondere Aktivitäten

Kinder sind keine Dauerleister. Das gilt sowohl für die Energiereserven als auch für die psychische Ermüdbarkeit bei monotonen Aktivitäten. Das sollte berücksichtigt werden, wenn man Wander-, Boots- oder Radtouren plant. Gelegentlich können diese vom Ziel her motiviert werden, etwa einem Gipfel oder einem Stück Klettersteig beim Bergwandern. Dennoch ist der Grat zur Überforderung und Enttäuschung schmal. Ähnliches gilt auch für das Tauchen, auch wenn sich unter sicheren Rahmenbedingungen, guter Ausbildung und Überwachung eine rasche Selbstverständlichkeit im Umgang mit der Technik entwickelt und das Mindestalter für die Tauchsporttauglichkeit langsam zu sinken scheint (s. auch Kap. 11.2.6).

13.1.7 Impfschutz und Malariaprophylaxe

Es sollte selbstverständlich sein, dass ein mitreisendes Kind einen den nationalen Empfehlungen für das Alter entsprechenden Impfschutz hat. Bei der Verwendung von Impfstoffen muss das zulässige Mindestalter und die Dosierung beachtet werden, was evtl. die Lektüre der Fachinformation erfordert. Polysaccharidimpfstoffe sind unter einem Alter von 2 Jahren nicht anwendbar, was den Schutz gegen Typhus und – je nach Zielgebiet – gegen Meningokokken einschränken kann. Der Schutz gegen Hepatitis A erscheint bei Kleinkindern angesichts des blanden Verlaufs im Allgemeinen nur zum Schutz der Umgebung indiziert, aus „eigener Indikation" erst etwa ab dem Schulalter. Reisende Säuglinge profitieren von der Rotavirus-Schluckimpfung.

Bei der Tollwutimpfung hingegen sollte man die Indikation relativ früh und großzügig stellen. Kinder, die unbeobachtet unterwegs sind, die beschriebene Affinität zu Tieren zeigen, ggf. gerade wegen eines vorherigen Verbotes eine Bisswunde verbergen oder anderweitig erklären, sind gefährdet. Zudem hat die Tollwut bei Kindern wegen der durchschnittlich kopfnäheren Bisse und den kürzeren axonalen Distanzen eine deutlich kürzere Inkubationszeit. Das zwingt erst recht dazu, den ersten erreichbaren Impfstoff akzeptieren zu müssen, auch wenn es sich um eine Produktionsweise handelt, die wir in Europa wegen ihrer hohen Rate an gravierenden Nebenwirkungen inzwischen fast vergessen haben. Im Falle eines Bisses ohne vorherige Impfung gibt es daher in vielen ärmeren Ländern nur die Wahl zwischen verschiedenen Übeln.

Bei der Malariaprophylaxe und -therapie stehen die für Erwachsene erwähnten Mittel nur mit Einschränkungen zur Verfügung. Das Doxycyclin ist erst ab 8 Jahren anwendbar und wird dann gewichtsabhängig dosiert.

Kompaktinformation

Gewichtsabhängige Dosierung von Doxycyclin zur Malariaprophylaxe

- 25–35 kg KG: 50 mg/Tag
- 36–50 kg KG: 75 mg/Tag
- 51–90 kg KG: 100 mg/Tag

> **Kompaktinformation**
>
> **Dosierung von Atovaquone/Proguanil (Malarone®) zur Malariaprophylaxe**
> - 11–20 kg KG: 1 Kindertbl./Tag (1/4 Erw.-Tbl.)
> - 21–30 kg KG: 2 Kindertbl./Tag
> - 31–40 kg KG: 3 Kindertbl./Tag
> - ab 40 kg KG: 1 Erw.-Tbl./Tag

Atovaquone/Proguanil ist anwendbar, aber mit der Hürde einer täglichen Medikamentengabe verbunden.

Mefloquin ist bei Erwachsenen, gerade Frauen und Personen unter 60 kg KG, mit dem Auftreten von Nebenwirkungen in einigen Prozent der Fälle belastet. Bei Kindern scheint dies viel seltener vorzukommen, so dass Mefloquin ein gutes Prophylaktikum für diese Personengruppe ist. Einschränkungen ergeben sich unter Umständen aus Resistenzen der Malariaparasiten gegen diese Substanz, was aber bislang nur aus Südostasien berichtet wurde. Mit seiner einmal wöchentlichen Dosierung ist die Substanz bei Reisezielen im tropischen Afrika (und den wenigen Zielen darüber hinaus, bei denen eine Prophylaxeeinnahme empfohlen wird) gut anwendbar. Mefloquin ist jedoch ein schlechter Kombinationspartner, so dass bei laufender Dauermedikation oder Notwendigkeit zur Therapie unterwegs ärztliche Hilfe in Anspruch genommen werden sollte.

Es soll hier noch einmal klar zum Ausdruck gebracht werden, dass Kinder durch die Malaria besonders gefährdet sind und daher Aufenthalte von Kindern in Malariagebiete gerechtfertigt sein sollten. Die Bereitschaft zu einer Malariaprophylaxe ist bei entsprechenden Reisezielen Teil des Entschlusses, die Reise überhaupt durchzuführen. Es ist bei Erwachsenen und bei Kindern nicht so, als könne man jede Malaria als Laie sicher erkennen und mit Bordmitteln, also einem Standby-Präparat, sicher behandeln. Erbrechen und Fieberkrämpfe können die Anwendung einer oralen Medikation unmöglich machen. Daher sollte man sich jeder Argumentation entgegenstellen, die die Notfallselbstbehandlung als die praktischere Variante der Prophylaxe ausgeben will. So argumentiert niemand, der die Malaria – zumal des (Klein-)Kindes – aus der Perspektive des Behandlers kennt.

> **Kompaktinformation**
>
> **Dosierung von Mefloquin (Lariam®) zur Malariaprophylaxe**
> - 5–9 kg KG: 1/8 Tbl./Woche
> - 10–19 kg KG: ¼ Tbl./Woche
> - 20–30 kg KG: ½ Tbl./Woche
> - 31–45 kg KG: ¾ Tbl./Woche
> - über 45 kg KG: 1 Tbl./Woche

Kompaktinformation

Dosierung von Artemether/Lumefantrin (Riamet®) zur Behandlung einer Malaria
- 5–14 kg KG: 1 – 0 – 1 für 3 Tage
- 15–24 kg KG: 2 – 0 – 2 für 3 Tage
- 25–34 kg KG: 3 – 0 – 3 für 3 Tage
- über 35 kg KG: 4 – 0 – 4 für 3 Tage

Kompaktinformation

Dosierung von Mefloquin (Lariam®) zur Behandlung einer Malaria
- 5–45 kg KG: 5 mg/kg KG zu Beginn, nach 6–24 h erneut 10 mg/kg KG
- Ab 45 kg KG: Dosierung wie bei Erwachsenen

Kompaktinformation

Dosierung von Atovaquone/Proguanil zur Behandlung einer Malaria
- 5–8 kg KG: 2 – 0 – 0 Tbl. Malarone junior® für 3 Tage
- 9–10 kg KG: 3 – 0 – 0 Tbl. Malarone junior® für 3 Tage
- 11–20 kg KG: 1 – 0 – 0 Tbl. Malarone® für 3 Tage
- 21–30 kg KG: 2 – 0 – 0 Tbl. Malarone® für 3 Tage
- 31–40 kg KG: 3 – 0 – 0 Tbl. Malarone® für 3 Tage
- Ab 40 kg KG: 4 – 0 – 0 Tbl. Malarone® für 3 Tage

Bei der Behandlung der Malaria kommen die vom Erwachsenen her bekannten Medikamente zur Anwendung, wobei die Zulassung von Artemether/Lumefantrin bis vor kurzem ein Mindestalter von 12 Jahren für die Anwendung vorgab. Stattdessen gilt jetzt ein Mindestgewicht von 5 kg.

Wird Mefloquin zur Malariaselbstbehandlung eingesetzt, so muss man, da es auf dem europäischen Markt keine Kindertabletten oder Sirupe gibt, eine Umrechnung nach Körpergewicht vornehmen.

Bei der Behandlung mit Atovaquone und Proguanil wird in den meisten Fällen auch für Kinder die Erwachsenentablette eingesetzt, um insgesamt weniger Tabletten geben zu müssen.

13.2 Schwangere

J. Wacker, B. Rieke

Ob Schwangere reisen sollten, wird oft heftig diskutiert. Die Antwort ist so vielschichtig wie die Reisemotive als solche auch. Zum einen sind Schwangere durchaus in beruflicher Verpflichtung zu reisen. Daneben ergeben sich immer wieder auch Argumente, private Reisen in der Schwangerschaft zu unternehmen. Aus der Sicht des Beraters häufig ist die Überlegung, dass das Kind in der näheren Zukunft eine Urlaubsreise des bislang gewohnten Stils unmöglich machen wird und man deswegen in gewisser Weise eine Last-minute-Reise unternimmt. Dann kommt es vor, dass die Schwangerschaft zum Buchungszeitpunkt noch nicht bestand. Häufig sind weiter VFR-Reisen in der Schwangerschaft, also Reisen von aus dem Ausland stammenden oder mit einem ausländischen Partner liierten Frauen, die einen schon länger fälligen Besuch bei der Verwandtschaft planen, bevor die Kleinkindphase – und manchmal auch die zusätzlichen Kosten eines mitreisenden Kleinkindes – einen späteren Besuch erschweren. Eine weitere bedeutsame Fragestellung ist die des Schwangerschaftseintritts im Verlauf einer längeren Auslandstätigkeit.

Zwar mag das mit Reisen assoziierte Risiko bei innereuropäischen Zielen begrenzt sein, doch kommen bei Tropenreisen kritische Fragen auf. Dabei geht es nicht allein um die Gefahr, eine Tropenerkrankung zu erleiden, sondern auch um die allgemeine Gefahr für Schwangere und Kind während eines Aufenthaltes in den Tropen, die auch Unfälle, Gewaltexposition oder das Risiko von Urlaubsaktivitäten umfasst.

Die möglichen Konsequenzen einer Schwangerschaft für den Reiseverlauf und umgekehrt lassen sich in ein paar Aspekten zusammenfassen.

Schwangerschaft bedingt eine milde Immunsuppression. Es kommt daher zu andersartigen Wechselwirkungen zwischen Krankheitserreger und Schwangerer. Bestimmte Erkrankungen sind daher gefährlicher als sonst. So verläuft die Virushepatitis E, die zunehmend nicht mehr als Tropenkrankheit, sondern als ubiquitäre Infektion gesehen wird, nach Erfahrungen aus Indien bei Schwangeren in 20 % der Fälle tödlich, während sie sonst eine eher milde Form der Hepatitis ist. Das Fieber einer Malaria tritt erst später und bei höheren Parasitendichten auf, was die Reaktionszeit bis zu einer Katastrophe deutlich verkürzt. Zudem reichern sich Plasmodien bei der Malaria tropica sehr in der Plazenta an, vor allem bei Erstschwangeren, was zur Störungen des fetalen Wachstums führen kann. Infektionen können auch auf das Kind übergehen, was für invasive Wurmerkrankungen (Filarien, Strongyloides) belegt und bei der Toxoplasmose-Erstinfektion in der Schwangerschaft typisch ist. Näheres zeigt Tabelle 13.1.

Die veränderte Immunreaktion führt auch zu Besonderheiten beim Impfschutz. Vereinfachend gesagt, sind Impfungen mit Totimpfstoffen bei klarer Indikation auch

Tabelle 13.1: Parasitäre Infektionen und Reproduktionsfähigkeit. (Verändert nach: Abraha et al.: Reisemedizinische Beratung schwangerer Frauen. Gynäkol Prax 2003; 27: 407–420)

Parasit	FS	FG	IdK	Klinik, Besonderheiten
Entamoeba histolytica	+	+		Prädisposition für fulminante blutige Kolitis in der Schwangerschaft, Amöbenleberabszess, neonatale Infektion des Kindes
Giardia lamblia	+	+		Intestinale Malabsorption, Wachstumsverzögerung
Leishmanien	+	+	+	Schwerste systemische Infektion (Kala Azar) bei höherer Empfänglichkeit in der Schwangerschaft (Immunsuppression); kongenitale Infektion
Plasmodien, v. a. Pl. falciparum	+	+	+	Plazenta ist Sequestrationsorgan, Frühgeburt, intrauterine Wachstumsretardierung, erhöhte perinatale Mortalität des Kindes, Anämie und verringertes Geburtsgewicht des Kindes, erhöhte mütterliche Mortalität, Spontanaborte
Trypanosomen	+	+	+	T. cruzi: cardiale und gastrointestinale Symptome T. brucei: schwerste systemische Infektion mit neurologischen Manifestationen
Toxoplasma gondii		+	+	Transplazentare Transmission, Abort, Hydrops fetalis, Totgeburt
Ascaris lumbricoides	+	+	+	Invasion des Genitaltraktes, Tubar- und Ovarialabszesse
Enterobius vermicularis	+			Invasion des Genitaltrakts, Vaginitis, Adnexitis, Pruritus
Trichuris trichiura	+	+	+	Blutverlust, Rektumprolaps
Strongyloides stercoralis	+	+		Hyperinfektion bei Immunsuppression in der Schwangerschaft, Larvenübertragung beim Stillen
Trichinella spiralis	+	+	+	Zyklusstörungen, vorzeitige Wehen, Abort, Frühgeburt
Filarien (Wuchereria bancrofti, Brugia malayi)	+	+	?	Besiedlung und Obstruktion der Lymphknoten und -gefäße, Ödeme von Brust und Genitalorganen, Plazentainfektion, transplazentare Übertragung
Schistosomen, v. a. S. haematobium	+	+		Obstruktion und Fibrose von Tuben und Ovarien, Salpingitis, Blutungen, Anämie, Metaplasien, Wurmeigranulome u. Läsionen aller Genitalorgane, ektope Schwangerschaften, primäre u. sekundäre Infertilität, Tot-/Frühgeburt, Koinfektionen d. Papillomaviren, Begünstigung von HIV-Transmission u. a. Geschlechtserkrankungen

FS = Fertilitätsstörungen, FG = Frühgeburten, IdK = Infektion des Kindes

in der Schwangerschaft möglich, Impfungen mit Lebendimpfstoffen aber nicht. Ausnahmen gelten für die Gelbfieberimpfung bei Krankheitsausbrüchen. Solche Ausbrüche gefährlicher Erkrankungen, insbesondere wenn sie nicht durch Impfung verhindert werden können, stellen ohnehin einen Grund für einen Reiserücktritt dar, wenn eine Reisewarnung des Auswärtigen Amtes publiziert wird.

Reiseunabhängig und bereits vor der Schwangerschaft sollte eine adäquate Immunität gegen Masern, Mumps, Röteln, Tetanus, Diphtherie, Poliomyelitis, Keuchhusten und Varizellen vorhanden sein, bei Grundkrankheiten oder beruflicher Gefährdung auch gegen weitere Erkrankungen. Nach den Empfehlungen der Centers for Disease Control (CDC) and Prevention sollte eine Frau im gebärfähigen Alter nach einer Impfung mit Lebendvakzine (Gelbfieber, MMR) für 28 Tage den Eintritt einer Schwangerschaft vermeiden, um eine theoretisch mögliche maternofetale Transmission der Erreger zu verhindern. Die Fachinformationen der Impfstoffhersteller geben zum Teil noch längere Fristen vor. Für weitere Details wird hier auf das Kapitel zu Impfungen verwiesen.

Treten geburtshilfliche Komplikationen auf, so wird man diese im Gesundheitswesen des gastgebenden Landes abklären lassen müssen. Dabei zeigt sich, dass dieses vor allem den ökonomischen und Sicherheitsanforderungen des Gastlandes genügt, anders als die an den Maßstäben der Reiseveranstalter ausgerichteten Hotelanlagen. Kaum ein Qualitätsparameter der medizinischen Versorgung weist zwischen verschiedenen Ländern so große Unterschiede auf wie die Müttersterblichkeit unter der Geburt. Nach Daten aus der World Health Statistics 2012 der WHO (über www.who.int) liegen die Industriestaaten inzwischen sämtlich bei Werten unter 10 mütterlichen Todesfällen pro 100 000 Lebendgeburten. Burundi, der Tchad oder Somalia liegen aber weiterhin um 1000, afrikanische Länder generell zwischen 300 und 500, südamerikanische und südostasiatische meist zwischen 30 und 100. Zwar kann die Situation in den Hauptstädten deutlich besser sein, sie ist aber bei oft dramatischen Stadt-Land-Unterschieden in ländlichen Regionen dementsprechend höher.

Oft ohne es bewusst entschieden zu haben, hat man somit für den Notfall (Blutung, vorzeitige Wehen, Abort, intrauteriner Fruchttod) die Behandlungsqualität des Gastlandes miteingekauft. Dies betrifft das diagnostische und therapeutische Spektrum, die Ausführung operativer Leistungen, die Standards einer Blutbank und ggf. auch die Versorgungsmöglichkeiten für ein frühgeborenes Kind. In solchen Notfällen besteht normalerweise auch keine Flugreisetauglichkeit, so dass die erste Stabilisierung stets vor Ort erfolgt. Ohnehin kann eine Schwangere nach den Vorschriften der Fluggesellschaften nur bis zur vollendeten 35. Schwangerschaftswoche noch in einem Verkehrsflugzeug reisen und somit einer sichereren Versorgung zugeführt werden.

Aus diesem Grunde besteht eine relative Kontraindikation für Reisen während der Schwangerschaft, wenn eine der folgenden Situationen vorliegt:

- angeborene oder erworbene Herzerkrankung, insbesondere der Herzklappen,
- chronische Lungenerkrankungen,
- anamnestisch thromboembolische Erkrankungen, Thrombozytose,
- schwere Anämien, Hämoglobinopathien,
- Zustand nach Fehlgeburt.
- drohende Fehlgeburt oder vaginale Blutung bei bestehender Schwangerschaft,
- Zervixinsuffizienz,
- vorzeitige Wehen und/oder vorzeitiger Blasensprung bei früherer Schwangerschaft,
- Zustand nach Eileiterschwangerschaft,
- Plazentaanomalien, aktuell oder anamnestisch,
- Mehrlingsschwangerschaft,
- Schwangerschaft als Resultat einer Infertilitätsbehandlung,
- Präklampsie, Hypertonie in der Schwangerschaft, Diabetes mellitus,
- Primigravida älter als 35 Jahre oder jünger als 15 Jahre.

In der Schwangerschaft ist weiter die Palette der medikamentösen Behandlung eingeengt. Dies gilt etwa für Chinolone, die normalerweise gut wirksam, in der Schwangerschaft wegen tierexperimentell beobachteter Spontanaborte und fetaler Knorpelschädigung eigentlich kontraindiziert sind; eine kurzfristige Anwendung scheint jedoch unbedenklich zu sein. Auch zahlreiche antiparasitäre Medikamente sind in der Schwangerschaft kontraindiziert, oder zumindest nicht systematisch beobachtet, so dass es zu schwierigen Abwägungen zwischen dem Risiko der verspäteten Therapie und dem Risiko der Behandlung in der Schwangerschaft kommt.

Somit hat die Schwangerschaft einen Einfluss auf die Reise. Dasselbe gilt jedoch auch andersherum: die Reise hat Auswirkungen auf die Schwangere und die Schwangerschaft. So liegt die Inzidenz einer tiefen Beinvenenthrombose in der Schwangerschaft bei 0,1 % und ist auf den gesamten Verlauf der Schwangerschaft verteilt. War bereits vor der Schwangerschaft eine thromboembolische Erkrankung aufgetreten, so erhöht sich das Risiko in der Schwangerschaft auf 5–15 %. Lange Auto-, Bus- und ganz besonders Flugreisen (länger als 4 Stunden) sind mit dem Risiko einer tiefen Venenthrombose der unteren Extremität verbunden. Räumliche Enge (Abknicken der V. poplitea in der Kniekehle), Bewegungsmangel in Verbindung mit Flüssigkeitsmangel steigert bei langen Flügen das Thromboserisiko, insbesondere bei entsprechend vorbelasteten Personen. Daher sollten Schwangere in solchen Fällen jenseits der allgemeinen Ratschläge (Aufstehen 1-mal stündlich, auf eine Trinkmenge von 100–150 ml pro Flugstunde achten, Sedativa und Alkohol meiden) Reisestrümpfe der Kompressionsklasse 1 tragen.

Zudem besteht während des Fluges eine erhöhte Strahlenexposition, die immer wieder zu Sorgen und Rückfragen führt. Gegenüber den 5 mSv, die als Hintergrundstrahlung in Deutschland pro Jahr einwirkt, führen 12 000 Flugkilometer zu einer

Zusatzdosis von 1 mSv, also einer 20%igen Steigerung. Daher werden Schwangere aus dem fliegenden Personal normalerweise für die Zeit bis zum Eintritt des Mutterschutzes am Boden beschäftigt, für sporadisch fliegende Schwangere, die deutlich unter dieser Flugdistanz liegen, gilt das Strahlenrisiko als zu vernachlässigen.

Die höhere Wahrscheinlichkeit einer fieberhaften Erkrankung bedeutet auch, dass deren im Tierexperiment teratogene Wirkung bedacht und das Restrisiko bewusst in Kauf genommen werden muss. Auch eine Erhöhung der Kerntemperatur durch Ausdauersport wirkt gleichermaßen. Schwimmen jedoch ist in dieser Hinsicht unbedenklich, dafür muss vom Tauchen mit Tauchgerät strikt abgeraten werden..

Welche Konsequenzen haben diese Überlegungen nun für die konkrete Beratung?

13.2.1 Reiseziel

Trotz des erwähnten Thromboserisikos ist die Flugreise auf mittlere (und ohnehin auf lange) Strecken anderen Verkehrsmitteln vorzuziehen. Auf ausreichende Trinkmenge, das Durchbewegen, bewusste gelegentliche Anspannung der Wadenmuskulatur und Kompressionsstrümpfe ist zu achten – übrigens auch bei vielstündigen Autofahrten! Schwierig ist eine generelle Aussage zur Versorgungsqualität. Systematische Erfahrungen hierzu sind im Vorfeld nur schlecht zu erhalten, ein Ansatz in diese Richtung sind die Krankenhauszertifizierungen, vor allem aber entsprechende Hinweise des individuellen Reisekrankenversicherungsunternehmens. Diese Informationen liegen aber dem Arzt für die Präventionsberatung nicht vor. West- und nordeuropäische Länder, die USA, Kanada, Australien, Neuseeland, Japan können als unproblematisch von der Versorgungsqualität her gelten (vgl. auch die Angaben im Kap. 4 „Geomedizin"). Hier ist vor allem darauf zu achten, dass bereits bekannte Daten zur Schwangerschaft und ihren evtl. Komplikationen vorgelegt werden können und nach Möglichkeit der bislang betreuende Gynäkologe für eine Rücksprache zur Verfügung steht. Deutliche Abstriche sind dagegen in Osteuropa, den außereuropäischen Mittelmeerstaaten (außer Israel) oder Lateinamerika zu machen. Eine adäquate Versorgung wird meist nicht flächendeckend, sondern nur in den Hauptstädten oder großen Zentren zur Verfügung stehen, oft in privaten Kliniken. Das tropische Afrika oder Südasien kann eine solche Versorgung nach hiesigen Sicherheitsvorstellungen oft nur punktuell leisten. Hier können im Erkrankungsfall die Assistancen der Auslandskrankenversicherer Hinweise geben. Es muss aber auch in der Beratungssituation klar zum Ausdruck gebracht werden, dass mit einer Reise in diese Regionen durch das Krankheitsspektrum (besonders die Malaria) und die Infrastruktur ein deutliches Risiko verbunden ist. Man mag Verständnis für den Reiseanlass haben, eine Aufforderung zur Reise in diese Zielgebiete sollte jedoch unterbleiben. Bestehen bei einer Schwangeren ohnehin geburtshilfliche Risiken wie Hypertonie. Diabetes mellitus, Mehrlingsschwangerschaft etc. ist von einer Reise in eines dieser Länder abzuraten.

13.2.2 Reisestil

Die Rahmenbedingungen eines Auslandsaufenthaltes Schwangerer sollten so gestaltet werden, dass eine saubere Unterkunft, sicheres Trinkwasser und Essen, zumutbare Transportmittel und eine funktionierende Kommunikation (Handynetz oder Festnetz, Notrufnummern rechtzeitig notieren) zur Verfügung stehen. Massenveranstaltungen mit überforderter Infrastruktur sind stets ein Problem. Reisen mit tagelangen, expeditionsartigen Aufenthalten im Gelände ohne Evakuierungsmöglichkeiten sind ungeeignet. Bei Höhenexposition fehlen belastbare Daten an nichtakklimatisierten Schwangeren. Nach UIAA-Empfehlungen gelten Aufenthalte in Höhen bis 3000 m als möglich, wenn es keine vorbestehenden Hinweise auf eine uterine/plazentare Minderdurchblutung gibt und Anstrengungen vermieden werden, die eine Konkurrenz von Uterus und Skelettmuskulatur um das verringerte Sauerstoffangebot hervorrufen könnten. So erscheint Abfahrtsskilauf bei Geübten vertretbar, wenn er ohne Wettkampfcharakter ausgeübt wird. Azetazolamid ist kontraindiziert. Für nähere Informationen wird auf die höhenmedizinische Literatur verwiesen. Dagegen sind Schwangere wegen dokumentierter Gesundheitsschäden beim Fötus nicht tauchsporttauglich (s. Kap. 11.2).

13.2.3 Reisedauer

Die dargestellten Überlegungen gelten für touristische oder geschäftliche Reisen von wenigen Wochen Dauer. Viel schwieriger fällt die Beurteilung, wenn es um Langzeitaufenthalte geht. Die Autoren kennen aus eigener Erfahrung die Situation von Entwicklungshelfern im tropischen Afrika, wo manche der beschriebenen Umgebungsgefahren, eine schlechte Verkehrsinfrastruktur und dürftige Versorgungsbedingungen zusammentreffen. Andererseits sind Fachkräfte oft in ein Netzwerk eingebunden, das ihnen lokale Erfahrungen und Hilfestellungen vermittelt und einem Kurzzeitreisenden noch nicht zur Verfügung steht. Zudem spielen für die Entscheidung, wo die Entbindung stattfinden soll, auch Aspekte der Solidarität mit der örtlichen Bevölkerung eine wichtige Rolle. Aus medizinischer Sicht jedoch muss eine fachärztlich überwachte Betreuung der Schwangerschaft gesichert werden, die auch mit vorhersehbaren oder bestehenden Komplikationen fertigwerden kann. Das kann bedeuten, dass die Schwangere die meiste Zeit an einem Ort verbringt, an dem eine solche Versorgung möglich ist. Die Entbindung selbst sollte jedoch auf „westlichem" Qualitätsniveau stattfinden, was normalerweise einen Heimflug vor Eintritt der o. g. Flugreiseuntauglichkeit ab der 36. Schwangerschaftswoche bedeutet.

13.2.4 Impfungen

Der wünschenswerte Impfschutz für Schwangere richtet sich nach den Empfehlungen der Ständigen Impfkommission am Robert-Koch-Institut, die jährlich aktualisiert werden. Hinzu kommen die im Abschnitt zu Impfungen in diesem Buch benannten Empfehlungen. Nach Möglichkeit wird ein Impfschutz vor Schwangerschaftseintritt aufgebaut, wenn denn die Reiseziele bereits bekannt sind. Klar indizierte Impfungen, die mit Totimpfstoffen durchgeführt werden können, sollte man auch in der Schwangerschaft applizieren. Am günstigsten ist dafür das mittlere Schwangerschaftsdrittel. In vielen Ländern werden gerade Schwangere systematisch geimpft, um mit einer Impfstoffdosis Mutter und Kind zu schützen, z. B. vor dem Neugeborenentetanus.

13.2.5 Malariaprophylaxe

Die Indikation zur Malariaprophylaxe richtet sich nach den weitgehend gleichlautenden Empfehlungen der deutschsprachigen Fachgesellschaften. Wo diese vor einem hohen Malariarisiko warnen („P" auf der Verbreitungskarte), sollte im Normalfall eine Prophylaxe gegeben werden. Hinsichtlich der Zulassung der Medikamente fällt dies jedoch schwer. Für das erste Trimenon gibt es hier keine befriedigende Lösung, so dass man sich auf die nichtmedikamentösen Methoden und allenfalls das gelegentlich schlecht verträgliche Mefloquin – oder eben die Expositionsvermeidung – zurückziehen muss. Im zweiten und dritten Trimenon kann das Mefloquin eingesetzt werden, wenn auch mit dem entsprechenden Nebenwirkungsrisiko. Auf die besondere Gefährdung von Mutter und Kind durch eine Malaria tropica sei noch einmal ausdrücklich hingewiesen.

13.2.6 Durchfallbehandlung

Die Therapie jeder Diarrhoe erfolgt zunächst durch Rehydrierung. Es ist zu beachten, dass bei Dehydrierung vorzeitige Wehen einsetzen können und der plazentare Blutfluss verringert ist.

Wichtig ist, dass neben Wasser auch Glukose (8 gestrichene Teelöffel pro Liter) für den Kotransport von Aminosäuren, Natrium (1/2 gestrichener Teelöffel Kochsalz pro Liter), Kalium sowie Bikarbonat oder Zitrat zugeführt werden. Im Handel sind Rehydrierungspäckchen erhältlich entsprechend den Empfehlungen der Weltgesundheitsorganisation (WHO).

Blutige und fieberhafte Diarrhoen weisen auf invasive Infektionen, z. B. bei Shigellose oder Amöbiasis hin und erfordern sofortige ärztliche Diagnostik und Behandlung. Grundsätzlich kann man mit der Einnahme von Loperamid die Stuhlfrequenz senken. Dies sollte nicht reflexmäßig erfolgen, da ja die Entleerung als solche nicht verhindert werden kann und soll. Nach strenger ärztlicher Indikationsstellung kann man Loperamid 4 mg, dann 2 mg nach jedem diarrhoischen Stuhlgang bis zu 16 mg pro Tag, ggf. zusätzlich Metoclopramid eingenommen werden. Loperamid mindert auch Krämpfe, verlängert aber die Krankheitsdauer. Die Substanz ist bei Dysenterie mit blutigen Durchfällen oder Fieber nicht einzusetzen. Wismuth enthaltende Präparate sind wegen ihrer Teratogenität kontraindiziert. Bei spastischen Beschwerden kann N-Butyl-Scopolamin angewandt werden. Auch eine eventuelle antibiotische Selbsttherapie kann in Erwägung gezogen werden.

Es sei an dieser Stelle vermerkt, dass Metronidazol (z. B. Clont®/Flagyl®) und Loperamid (z. B. Imodium®) nur nach Rücksprache mit einem Arzt eingenommen werden sollten, da in der Fachinformation des Herstellers vor einem Gebrauch in der Schwangerschaft gewarnt wird. Chinolone, normalerweise gut wirksam, sind in der Schwangerschaft wegen tierexperimentell beobachteter Spontanaborte und fetaler Knorpelschädigung eigentlich kontraindiziert; eine kurzfristige Anwendung scheint jedoch unbedenklich zu sein. Erythromycin, Ampicillin und Cephalosporine der zweiten und dritten Generation können in der Schwangerschaft eingenommen werden, sind jedoch nicht gegen alle bakteriell bedingten Durchfallerkrankungen wirksam. Im zweiten Trimenon kann Trimethoprim/Sulfamethoxazol verwendet werden (erstes Trimenon: teratogen; drittes Trimenon: Kernikterus), wenn auch in vielen Fällen Resistenzen vorliegen.

13.2.7 Reiseapotheke

In manchen Fällen kann vom Gastland eine pharmazeutische Versorgung nicht so sichergestellt werden, wie wir das in Europa gewohnt sind. Das betrifft im Übrigen auch das Risiko, gefälschte Arzneimittel verkauft zu bekommen. Aus diesem Grund sollten die Mitnahme von einigen Medikamenten überlegt werden:
- Analgetikum/Antipyretikum, z. B. Paracetamol. Schwangere können bei Fieber mit Wehen reagieren, evtl. Ibuprofen (keine Salicylate wegen fetaler Blutungsgefahr),
- Spasmolytika, z. B. Butylscopolamin,
- Antibiotikum, sicher in der Schwangerschaft sind Ampicilline, Cephalosporine, Erythromycin,
- Motilitätshemmer, z. B. Loperamid, wenn Kontraindikation Schwangerschaft nach ärztlichem Urteil übergangen werden kann,

- Rehydrierungspäckchen zum Auflösen mit Trinkwasser,
- Magnesium zur Prophylaxe von Wadenkrämpfen und Kontraktionen der Gebärmutter,
- Antazida gegen Sodbrennen, unbedenklich sind Magaldrat, Hydrotalcid, Sucralfat,
- nach ärztlicher Beratung können Medikamente zur Selbstbehandlung einer mykotischen Vaginitis und einer bakteriellen Vaginosis, sowie diagostische pH-Papierstreifen mitgenommen werden,
- Kondome zum Schutz vor Geschlechtskrankheiten.

Bei Langzeitreisen und Reisen unter erschwerten Bedingungen ist an Wasserdesinfektionsmittel, Einmalspritzen und Injektionskanülen sowie zusätzliche Antibiotika, eventuell an antiparasitäre Substanzen zu denken. Ebenso empfehlen sich ein Blutdruckmessgerät und einfach anzuwendende Streifentests zur Bestimmung von Protein, Glukose und Leukozyten im Urin. Unter sehr schlechten Versorgungsbedingungen ist die Mitnahme steriler Bestecke und eines Lokalanästhetikums für Wundversorgungen anzuraten. Man sollte zum Ausdruck bringen, dass unsichere Verhältnisse dadurch nur unwesentlich verbessert werden können.

Zur Anwendbarkeit von Medikamenten in der Schwangerschaft bieten mehrere Kliniken die Möglichkeit zur Rücksprache an, was in Zweifelsfällen erfolgen sollte. Die Kontaktdaten sind unter http://www.rote-liste.de/Online/texte/arzneimittel_schwanger.pdf zugänglich. Auch die Seite www.embryotox.de der Charité in Berlin gibt viele Informationen, wenn natürlich auch aus dem Kontext einer westeuropäischen Situation heraus.

13.2.8 Nachuntersuchung

Nach Rückkehr von einer Auslandsreise sollte eine gynäkologische Befundkontrolle und ggf. Symptomabklärung erfolgen. Bei Langzeitaufenthalten in Hochrisikogebieten wird zudem eine Rückkehreruntersuchung durchgeführt, die auch seltenere Infektionen (HIV, Hepatitis B, C) ausschließen sollte. Serologien zum Schutz gegen Röteln, Masern, Varizellen, Lues, CMV und Toxoplasmose mögen bereits im Vorfeld vorliegen oder werden ergänzt.

13.2.9 Krankenversicherung, Rückholung

Die wegen Schwangerschaft und Geburt aufzuwendenden Kosten sind im Prinzip von der Krankenversicherung zu tragen, die bei Eintritt der Schwangerschaft „zuständig" war. Das bedeutet aber für in Deutschland gesetzlich Versicherte, dass außerhalb Westeuropas und der per Sozialabkommen verbundenen Länder keine

Kostenübernahme gesichert ist. Daher sollte in solchen Fällen eine Reisekranken- und Rückholversicherung abgeschlossen werden, die zumindest die Kosten der Behandlung unvorhergesehener Komplikationen absichert. Achtung: Ausschlusskriterien beachten!

Die in der Beratung gegebenen Hinweise sollten, auch aus Gründen der rechtlichen Absicherung, gut dokumentiert werden.

Weiterführende Literatur

1. ACOG committee opinion: Air travel during pregnancy. Int J Gynecol Obstet 2002; 76: 338–339.
2. Abraha RS, May J, Meyer CG: Reisemedizinische Beratung schwangerer Frauen. Gynäkol Prax 2003; 27: 407–420.
3. Diedrich K: Gynäkologie und Geburtshilfe. Berlin, Heidelberg, New York: Springer, 2000.
4. Diesfeld HJ, Krause G, Teichmann D: Praktische Tropen- und Reisemedizin. Stuttgart: Thieme, 2003.
5. Dorell C, Sutton M: Advising travelers with specific needs – travelling while pregnant. Centers for Disease Control and Prevention (CDC), 2009.
6. Friedberg W, Faulkner DN, Snyder L, Darden L, O'Brien EB: Galactic cosmic radiation and associated health risks for air carrier crewmembers. Aviat Space Environ Med 1989; 60: 1104–1108.
7. Huch R, Baumann H, Fallenstein F, Schneider KTM, Holdener F, Huch A: Physiologic changes in pregnant women and their fetuses during jet air travel. Am J Obstet Gynecol 1986; 154: 996–1000.
8. Küpper T, Ebel K, Gieseler U: Moderne Berg- und Höhenmedizin. Stuttgart: Gentner, 2009.
9. Meyer CG: Tropenmedizin; Infektionskrankheiten. Landsberg: Ecomed, 2000.
10. DuPont HL: Treatment of traveller's diarrhea. J Travel Med 2001; 8 (Suppl): 31–33.
11. Robert Koch Institut: Empfehlung der Ständigen Impfkommission (STIKO) am Robert-Koch-Institut. Epidemiol Bulletin 2009; 30: 279–298.
12. Wacker J, Baldé MD, Bastert G: Obstetrics unplugged – Manual for Conditions with Limited Resources. 2nd edn. Heidelberg: Regionalverlag/Printhouse, 2005.

13.3 Senioren

U. Gieseler

Viele Ältere scheiden heute immer häufiger vor dem 60. Lebensjahr aus ihrem Berufsleben aus. Sehr oft sind sie geistig wie auch körperlich noch fit und leistungsfähig, zu fit um nur zu Hause zu sitzen. Im Jahre 2010 lebten in Deutschland mehr als 20,4 Mio. Senioren, also Menschen, die älter als 60 Jahre waren – Tendenz deutlich steigend. Es liegt daher nahe, seinen oft lang ersehnten Ruhestand mit interessanten Hobbys oder Reisen in ferne Länder auszufüllen. 2003 unternahmen 70 % der Senioren eine Urlaubsreise von mindestens 5 Tagen. Der Zuwachs der Reiseintensität dieser Altersgruppe in den zurückliegenden 30 Jahren fiel mit 84 % am deutlichsten aus. Als Arzt sollte man die Senioren darin nicht nur bestärken, sondern auch kompetent und individuell beraten.

Andererseits entwickelt sich mit zunehmendem Alter oft eine Vielzahl internistischer, chronischer Erkrankungen. Die Folge ist dann z. B. eine Koronararteriosklerose, ein drohender Myokardinfarkt oder plötzlicher Herztod, insbesondere bei langjährigem Nikotinabusus. Etwa 4 % unserer Bevölkerung leiden an einer chronischen koronaren Herzkrankheit und 80 % der Typ-II-Diabetiker versterben an kardiovaskulären Komplikationen.

Nicht jeder aber bemerkt frühzeitig die tickende Zeitbombe in seiner Brust. Was aber, wenn der Herzinfarkt bei einer Auslandsreise auftritt? Gerade Ältere scheuen sich häufig, längere Reisen zu unternehmen und ihr Hausarzt rät ihnen oft aus gut gemeinten Gründen ebenfalls davon ab.

Senioren sind aber keine einheitlich homogene Gruppe, was die ärztliche Beratung noch mehr erschwert. Neben chronischen Erkrankungen muss bei ihnen auch von einer reduzierten Abwehr des Immunsystems ausgegangen werden, wodurch sich bei Tropenaufenthalten ein erhöhtes Gesundheitsrisiko ergeben kann. Die Beratung dieser Altersgruppe stellt daher in der Reisemedizin heute einen Schwerpunkt dar. Bei einem erhöhten Reiserisiko muss eine sehr sorgfältige Nutzen-Risiko-Abwägung erfolgen. Hiervon ist auszugehen bei
- Herz-Kreislauf-Erkrankungen,
- Lungen- und Atemwegserkrankungen,
- schlecht eingestelltem Diabetes mellitus,
- immunsuppressiver Therapie z. B. bei M. Crohn oder Colitis ulcerosa,
- Tumorleiden.

Unter bestimmten klimatischen Bedingungen, wie feuchter Hitze in den Tropen oder trockener in Wüstenregionen, besteht gerade bei Herz-Kreislauf-Erkrankungen eine erhöhte Belastung des Körpers. Hinzu kommen Gefahren durch die oft sehr einfachen hygienischen Bedingungen. Schwere Durchfallerkrankungen als zusätzliche Belastung des Körpers können dann bei Senioren zu erheblichen Problemen führen. Diarrhoe und Hitze verstärken neben dem Flüssigkeitsverlust auch die Tendenz zu Elektrolytentgleisungen und in deren Folge zu Rhythmusstörungen, wie z. B. dem Auftreten von Vorhofflimmern.

In der reisemedizinischen Beratung von Senioren muss daher größter Wert auf besondere Reiserisiken, aber auch auf Impfungen, wie Tetanus, Diphtherie und Poliomyelitis, Hepatitis A, Influenza sowie Pneumokokken Wert gelegt werden. Reiseziel, -zeit und -dauer sind zu berücksichtigen. Ebenso aber auch körperliche Aktivitäten wie Trekking oder Tauchen, wobei hier besonders dem Klima und der Höhenlage eine besondere Beachtung zu schenken sind.

Bei den Reiserisiken ist erwähnenswert, dass Ältere vergleichsweise seltener an Reisediarrhoen erkranken, wohl durch ein vorsichtigeres Ess- und Trinkverhalten, in der Regel aber auch aufgrund einer geringeren Nahrungsaufnahme. Bei Reisen in Malariagebiete besteht bei Senioren ein 3fach höheres Risiko für die zerebralen Erkrankungsformen und eine deutlich erhöhte Todesrate. Die Malariaprophylaxe ist gerade für diese Personen besonders wichtig und in der Beratung gezielt anzusprechen. Berücksichtigt werden sollten aber auch die bekannten Interaktionen zwischen Mefloquin und kardialen Medikamenten (s. Herz-Kreislauf-Kapitel 14.1) sowie die zwar seltenen, aber bei Senioren nicht immer auszuschließenden neuropsychiatrischen Nebenwirkungen, speziell bei Mefloquin (Lariam®).

Ein hohes Erkrankungsrisiko besteht weiterhin für Infektionen mit Noroviren, insbesondere bei Schiffsreisen durch das Zusammenleben auf engstem Raum. Des Weiteren gilt für die Hepatitis A, dass Ältere oft wesentlich schwerere Verlaufsformen aufweisen als jüngere Personen. Die fulminante Verlaufsform der Hepatitis A hat eine Letalität von bis zu 3 %! 80–90 % aller Todesfälle bei Influenzainfektionen gehen zu Lasten der über 65-Jährigen, die zusätzlich auch noch ein erhöhtes Risiko für Legionelleninfektionen aufweisen.

Bei der Beratung sollte weiterhin bedacht werden, dass sich mit zunehmendem Alter physiologische Veränderungen des Körpers einstellen. Eingeschränkt sind kognitive Funktionen des Gehirns wie Gedächtnisleistung.

Aus eigener Erfahrung als Reiseleiter kommt es gerade bei den Älteren auch zu psychischen Problemen. Gar nicht mehr so selten hat man Teilnehmer, die an einer beginnenden Demenz leiden. Für die Mitreisenden, aber besonders für den Reiseleiter, stellt dies immer eine große Herausforderung dar. Im Alter sind Reisen in den buddhistischen Lebensraum sehr beliebt. So hat man gerade in Ländern wie Tibet oder Ladakh/Indien häufig auch über 70-Jährige in der Gruppe. Ein Problem stellt dann die Weglauftendenz bei beginnender Demenz dar. Einen solchen Patienten in einem weitläufigen tibetischen Kloster mit seinen vielen verwinkelten Räumen wiederzufinden, ist oft zeitaufwändig.

Weitere Veränderungen im Körper betreffen die Nieren mit verminderter Filtrationsrate und bei Älteren typisch ist ein vermindertes Durstgefühl, eine reduzierte Schweißsekretion und Kälteintoleranz. Sehen und Hören, ebenso Kraft, Schnelligkeit, Koordination, Gleichgewicht und Flexibilität sind im Vergleich zu jugendlichen Reisenden ebenfalls rückläufig. Wie stark die individuelle Abnahme der motorischen Fähigkeiten ist, hängt ganz wesentlich vom Trainingszustand ab. So spielt die Abnahme der Ausdauer im Alter eine deutlich geringere Rolle, als die von Schnelligkeit oder der Maximalkraft. Körperliche Aktivitäten wie Wandern, Trekking, Skitouren, Langlauf oder Radtouren, also alle Ausdauersportarten, können oft bis noch bis ins hohe Alter erstaunlich gut ausgeübt werden und steigern die Leistungsfähigkeit, aber auch die Immunabwehr des Körpers.

Zusammengefasst kann festgehalten werden: Auch Ältere können Fernreisen unternehmen, aber der betreuende Arzt sollte sich kritisch mit der Destination der Reise als auch mit den speziellen Problemen seines Patienten auseinandersetzen.

13.4 Der reisende Sportler

T.W. Heggie, T. Küpper

Heute sind Athleten global Reisende. Von den Olympischen Spielen bis zu beliebten und bekannten Sportevents wie Marathons, Triathlons, Radrennen oder Golf – sie alle machen engagierte Sportler zu Vielreisenden. Abhängig von der jeweiligen Sportart dauern derartige Reisen einige Tage bis hin zu mehreren Wochen und stellen für die Betroffenen oft eine beachtliche Herausforderung dar. Leider wird dabei meist übersehen, dass die mit derartigen Reisen untrennbar verbundenen Faktoren nicht nur die Gesundheit, sondern vor allem auch die optimale Leistungsfähigkeit der Athleten im Wettkampf beeinträchtigen können. Eine jüngst erschienene große Studie belegt eindrücklich, dass das Erkrankungsrisiko für Athleten auf Fernreisen signifikant erhöht ist.

Somit stellt diese Thematik eine besondere Herausforderung für Athleten und Betreuer dar, um die optimale Leistungsfähigkeit für Training und Wettkampf zu erhalten.

13.4.1 Reiseplanung für Sportler

Athleten stehen unter dem erheblichem Druck, bei jedem Wettkampf eine optimale Leistung zu zeigen. Daher ist eine sorgfältige Reiseplanung zur Vermeidung möglicher beeinträchtigender Faktoren von besonderer Bedeutung. Dies gilt umso mehr, als der Wettkampfsport heute ein internationales Geschehen ist, das Betroffene zu Vielreisenden machen kann. Ohne eine angemessene Reiseplanung kann trotz intensivem Training das Scheitern im Wettkampf vorprogrammiert sein!

Die meisten Athleten und Mannschaften haben ihre eigenen medizinischen Pläne und Strukturen für internationale Wettkämpfe. Trotzdem sollten die Betreuer in der Lage sein, spezifische reiserelevante Fragen mit den Sportlern zu besprechen. Dazu gehören beispielsweise Jet-Lag, Kulturschock, persönliches Stressmanagement in ungewohnter Umgebung, Zahnhygiene und Sexualhygiene. Mit Impfungen, medizinischer (Notfall-)Ausrüstung, frauenspezifischen Gesundheitsthemen usw. besteht eine fachübergreifende Thematik mit der ärztlichen Betreuung.

Bei alledem sollte nicht vergessen werden, dass nicht nur die Athleten selbst, sondern das gesamte Team reisemedizinischer Beratung bedarf. Da der Beratungsbedarf zielgruppenabhängig ist, sollte rechtzeitig ein Ablaufplan vorliegen. Dieser Plan sollte die Bereiche Reisevorbereitung, den Wettkampf an sich und die Nachbereitung umfassen.

13.4.2 Medizinische Reisevorbereitung

Die medizinische Reisevorbereitung ist bei Sportlern nicht grundsätzlich anders als bei anderen Reisenden, jedoch sollte sie besonders rechtzeitig und in enger Abstimmung mit der ärztlichen Routinebetreuung des Sportlers erfolgen und ggf. gesonderte Regularien wie beispielsweise den Antrag auf Therapeutic Use Exceptions (TUE) gemäß der jeweils aktuellen Dopingregeln beachten. Im Einzelfall müssen die Einflüsse medizinischer Maßnahmen (Impfungen, Malariamedikation etc.) auf Training und Wettkampf geklärt werden. Auch muss eine geeignete medizinische Versorgung vor Ort abgeklärt und ggf. rechtzeitig mit der Einrichtung vor Ort die Zusammenarbeit abgesprochen werden.

Für die Reise sollten alle ggf. notwendigen Dokumente, insbesondere aber auch sämtliche aktuellen medizinischen Unterlagen (Laborergebnisse, EKG, ggf. Diagnosen/Medikation etc.) parat liegen und zusätzlich in Kopie in einem separaten Gepäckstück mit auf die Reise gehen. Das medizinische Team sollte beachten, dass einzelne Regularien in den Ländern voneinander abweichen, wie beispielsweise das Betäubungsmittelgesetz. Eine offene Kommunikation mit den Sportlern mindert deren Stress in der Vorbreitungsphase und hilft dadurch mit, die Wettkampfvorbereitung zu optimieren.

13.4.3 Langstreckenreisen zu Wettkämpfen

Langstreckenreisen interferieren fast immer kurzfristig mit der Leistungsfähigkeit von Sportlern: Transportmittel, Sicherheitskontrollen, Flugverbindungen, Ernährungsfragen, mögliche Ängste, Zeitverschiebung und viele andere Faktoren bringen den Sportler aus seinem gewohnten Rhythmus und reduzieren damit potenziell die Leistung. Ausreichender Schlaf vor der Reise, rechtzeitiges Eintreffen am Flughafen, das Nutzen gewohnter Fluglinien, die gewohntes Essen servieren (ggf. rechtzeitig die Bordverpflegung mit der Airline abstimmen!) und ggf. Sitzplatzwünsche oder Arrangements für behinderte Sportler – alle diese Aspekte mindern den Stresslevel. Das Risiko einer Reisethrombose sollte sorgfältig abgewogen und mit Basismaßnahmen (Bewegung, Flüssigkeit, Reisestrümpfe) minimiert werden. Die verbreitete Einnahme von ASS ist wirkungslos. Auf die Anwendung von niedermolekularen Heparinen kann normalerweise verzichtet werden. Falls die Indikation besteht, müssen unbedingt die Dopingregeln für die jeweilige Sportart beachtet und ggf. rechtzeitig ein TUE-Antrag gestellt werden.

Jet-Lag stellt die vermutlich größte Problematik im modernen Leistungssport dar. Unter anderem deshalb waren deutsche Athleten bei den Olympischen Spielen in Sydney stark benachteiligt (zu späte Anreise!). Nicht, dass man daraus gelernt hätte: In Peking wurde – zumindest von den Herren-Radfahrern – der gleiche Fehler gemacht mit entsprechenden Resultaten. Bei jeder Reise eines Sportlers über mehr als 2 Zeitzonen sollte unbedingt auf rechtzeitige Anreise geachtet werden, um eine ausreichende Adaptation zu gewährleisten, d. h. ein Tag Adaptationszeit pro überflogener Zeitzone (hinsichtlich Details zum Jet-Lag s. Kap. 5.3). Achtung: Die Verwendung von Melatonin sollte – wenn überhaupt – mit großer Vorsicht und unter strikter Beachtung der Dopingregelungen erfolgen. Abgesehen von Nebenwirkungen wie nachteilige (leistungsmindernde) Wirkung bei falschem Einnahmezeitpunkt besteht ein Allergierisiko von 1:240. Derzeit steht die Substanz noch nicht auf der WADA-Antidopingliste, was aber kritisch verfolgt werden sollte. Alle anderen Substanzen, die gelegentlich zur Beeinflussung des Schlaf-Wach-Rhythmus verwendet werden (z. B. Amphetamine, Modafinil, Pemolin) stehen auf der Dopingliste und sind somit vom Sportler strikt zu vermeiden (ein TUE-Antrag wäre hier chancenlos!). Als Schlafmittel kommen wegen der langen Halbwertszeit der meisten Benzodiazepine ausschließlich reine Einschlafmittel wie Zopiclon oder Zaleplon in Betracht. Alle anderen würden unabhängig vom Dopingverbot für manche Sportarten (z. B. Schießen) die Leistung und Konzentration am Folgetag mindern.

13.4.4 Sexualhygiene

Nach Schweizer Daten berichten 51 % der Reisenden über gelegentliche Sexualkontakte auf Reisen, von denen 38 % ungeschützt stattfanden. Zu den bekannten Faktoren, die auf Reisen die Hemmschwelle für solche Kontakte mindern, kommt beim Sportler noch die spezifische Situation hinzu: eine große Zahl Gleichaltriger, das „High-Gefühl" nach erfolgreichem Wettkampf, Alkohol der Siegesfeier etc.

Das Risiko derartiger Kontakte sollte mit den Athleten besprochen und ihr Verhalten hinsichtlich des Risikos sensibilisiert werden.

13.4.5 Infektionserkrankungen und Sportreisen

Wettkämpfe, Training und Reisen zu Events bieten vielfältige Möglichkeiten zur Verbreitung von Infektionen. Erste Beobachtungen von Ausbrüchen wurden in den 20er und 30er Jahren bei Ringern gemacht, bei denen es zu einer auffallenden Rate an Trachoma-Infektionen gekommen war. Es überrascht nicht, dass das Infektionsrisiko sowohl hinsichtlich der Erreger als auch der Risikohöhe sportartspezifisch unterschiedlich ist (Kontaktsportarten, Mannschaftssport, Individualsportarten). Natürlich sind auch die Betreuer einem erhöhten Risiko ausgesetzt, insbesondere hinsichtlich Tröpfcheninfektionen. Athleten können aus vielerlei Gründen infektionsanfälliger sein als andere Personen: Durch extreme Belastungen kann die Immunabwehr leiden, sie leben und reisen in sehr enger Gemeinschaft mit anderen, teilen möglicherweise Ausrüstung, lassen Tatoos machen und benutzen möglicherweise illegale Drogen oder Dopingsubstanzen. Da sich ausbreitende Erkrankungen für das ganze Team desaströse Folgen für anstehende Wettkämpfe haben kann, kommt der Prävention oberste Bedeutung zu. Dazu gehört natürlich auch ein kompletter Impfstatus gemäß aktueller Empfehlungen.

Zahlreiche Erkrankungen wurden wiederholt bei Mannschaftssportarten (American Football, Fußball, Rugby) und Kontaktsportarten (Boxen, Ringer) dokumentiert: Herpes simplex, Tinea, MRSA-Infektionen, Influenza, Hepatitis B, Masern und durch Nahrungsmittel übertragene Infektionen. Kontaktsportarten bieten ideale Voraussetzungen für die Übertragung von Herpes simplex und Tinea corporis. Beide sind bei Ringern so häufig, dass sie auch Herpes gladiatorum oder Tinea gladiatorum genannt werden.

Herpes gladiatorum zeigt sich typischerweise als Bläschen an Gesicht, Hals, Schultern oder Oberarmen. Die Übertragung erfolgt direkt durch Hautkontakt und zeigt eine Übertragungsrate von 47 %, wenn der Gegner Herpesbläschen hat. Offene Wunden oder Schürfwunden erhöhen das Übertragungsrisiko.

Tinea-gladiatorum-Infektionen geschehen üblicherweise durch Trichophyton surans. Die Läsionen können atypisch aussehen ohne die charakteristische Ringfigur von Tinea corporis. Sie werden zumeist an Kopf, Hals oder Armen gefunden. Effektive Präventionsmaßnahmen sind ähnlich wie bei Herpes gladiatorum, wobei hier natürlich statt antiviraler Substanzen antifungale Medikamente zur Anwendung kommen. Eine wirksame medikamentöse Prophylaxe ist nicht dokumentiert.

Methicillin-resistente Staphylococcus-aureus-Infektionen (MRSA) wurden seit den 80er Jahren beim American Football, Fußball, Basketball, Rugby, Ringen, Volleyball, Geländelauf und bei Guides beim River-Rafting beschrieben. Die Hautläsionen sind sehr variabel und reichen von kleinen Furunkeln bis hin zu nekrotisierenden Fasziitiden, die stationär chirurgisch behandelt werden müssen. Als Risikofaktoren sind häufige Antibiotikaeinnahme, beeinträchtigte Hautbarriere, direkter Hautkon-

---

Kompaktinformation

Effektive Präventionsmaßnahmen gegen Herpes gladiatorum
- Überwachung der Sportler und keine Teilnahme an Partnertrainings und Wettkämpfen bis zur Abheilung
  - Verschiedene Empfehlungen je nach Land und Sportverband, im Allgemeinen für die Dauer von 5 Tagen oraler antiviraler Therapie
- Das Abdecken von Läsionen ist kein ausreichender Schutz!
- Keine gemeinsame Benutzung von Seifenstücken, Handtüchern, Ausrüstung und anderen persönlichen Gegenständen.
- Antivirale Prophylaxe betroffener Sportler hat sich als wirksam erwiesen, in Einzelfällen ganzer Teams für die Dauer der Saison.

> **Kompaktinformation**
>
> **Wirksame Präventionsmaßnahmen gegen MRSA-Infektionen bei Sportlern**
> - Alle Wunden gut abdecken (und desinfizieren).
> - Athleten, die Wunden nicht ausreichend abdecken können, werden von Training und Wettkampf vorübergehend ausgeschlossen.
> - Hygiene beachten, keine persönlichen Gegenstände gemeinschaftlich nutzen.
> - Regelmäßige Reinigung von Ausrüstung, die gemeinsam benutzt werden muss (z. B. Bälle).
> - Einmalhandtücher und alkoholische Händedesinfektion in Training/Wettkampf stets parat halten.
> - Finger-/Fußnägel kurz halten, keinen Schmuck beim Sport tragen (Verletzungsprävention!).
> - In Einzelfällen sollte eine medikamentöse nasale Dekontamination sinnvoll sein.

takt zwischen Sportlern, nicht ausreichende Hygiene und gemeinsame Benutzung persönlicher Ausrüstung zu nennen.

Masern zählen zu den Infektionen mit der höchsten Kontagiosität und können insbesondere bei großen internationalen Wettkämpfen ein massives Problem werden. Besonders gut dokumentiert ist ein Ausbruch während der International Special Olympic Games 1991 in Argentinien mit 25 Infektionen, die auf einen Wettkampfort in Argentinien zurückverfolgt werden konnten. Die effektivste Prävention ist die Impfung, auch bis 72 Stunden postexpositionell. Diagnostizierte Fälle sollten sofort isoliert und den zuständigen Behörden gemeldet werden.

Unter den blutübertragenen Erkrankungen ist bislang kein einziger HIV-Fall bekannt, der durch den Sport selbst zustande gekommen wäre. Natürlich sind derartige Fälle durch Blutdoping und Drogenmissbrauch (Doping: Anabolikagabe) bekannt, ebenso wie Hepatitis B und C. Hepatitis B besitzt ein 50- bis 100faches Übertragungsrisiko im Vergleich zu HIV und stellt ein signifikantes Risiko bei allen Kontaktsportarten dar. Außerdem ist es auf Oberflächen bis zu 7 Tage infektiös und resistent gegen übliche alkoholische Desinfektionsmittel. Bei Sportlern sind zahlreiche Ausbrüche gut dokumentiert, so bei Sumoringern eines Clubs oder bei den Angehörigen einer Fußballmannschaft.

> **Hinweis:** Sportler sollten gegen Hepatitis B immunisiert sein, insbesondere Teilnehmer von Kontaktsportarten oder Athleten, die regelmäßig in Regionen mit erhöhtem Hepatitis-B-Risiko reisen oder dort leben.

Enterovirale und Meningokokkenmeningitis kann bei Sportereignissen akut ausbrechen. Neben anderen wurde 1997 bei einem internationalen Jugendfußballturnier ein Ausbruch berichtet, der die Mannschaften aus vier europäischen Ländern

> **Kompaktinformation**
>
> **Prävention blutübertragener Infektionskrankheiten im Sport**
> - Umgehende und angemessene Versorgung sämtlicher (!) blutender Wunden unter Benutzung von Handschuhen.
> - Umgehender Wechsel blutkontaminierter Kleidung oder Ausrüstung (und Sicherstellung zum Schutze anderer Sportler).
> - Umgehende befristete Sperrung blutender Athleten von Training oder Wettkampf.
> - Vollständige (verrutschungssichere) Abdeckung aller Verletzungen für die Dauer von Training oder Wettkampf.
> - Angemessene Beobachtung von (Kontakt-) Sportlern durch das Kampfgericht (Boxen!).
> - Einige Verbände verlangen HIV-Testung.

betraf. Das enge Zusammenleben ist ein erheblicher Risikofaktor, auch kann die Übertragung durch das Teilen von Trinkflaschen oder durch kontaminierte Wassercontainer erfolgen. Letzteres sollte vermieden werden; die Impfung von Individuen oder ganzen Mannschaften ist in Einzelfällen indiziert, insbesondere bei Schul- und Jugendmannschaften. Kontaktpersonen sollten umgehend eine Chemoprophylaxe erhalten.

Gastrointestinale Infektionen können desaströs für ganze Mannschaften werden, so für ein Football Event, das durch Noroviren buchstäblich ins Wasser fiel: 54 von 108 Spielern infizierten sich in North Carolina an Puten-Sandwiches, 11 weitere Personen infizierten sich sekundär ohne Kontakt zu den Sandwiches. Die Lebensumstände bei Sportevents erhöhen die Ausbreitung fäkal-oraler Übertragungen massiv. Sportler sollten vor Reisen grundsätzlich auf dieses Problem, die notwendige allgemeine Hygiene sowie Nahrungsmittel- und Trinkwasserhygiene hingewiesen werden (s. auch Kap. 9.2.1).

Besondere Infektionsprobleme bei Abenteuersport

Im Juni 2000 traten ungewöhnlich viele fiebrige Infektionen bei einem Multisport-Ausdauer-Event auf Borneo auf (Dschungeltrekking, Kajakfahren, Höhlenbegehung, Klettern und Mountainbike). Von den 304 Teilnehmern aus 26 Ländern wurde bei über 20 Personen eine Leptospirose, verursacht durch Kontakt mit Wasser des Segma Rivers, nachgewiesen. Athleten, die Doxycyclin als Malariaprävention eingenommen hatten, waren offensichtlich weitgehend geschützt. Bislang ist wenig über das Infektionsrisiko bei derartigen Veranstaltungen bekannt. Zu denken wäre auch an Giardia, Schistosoma und enterale Keime, aber auch an Rickettsiose, Malaria, Japan-Enzephalitis, Gelbfieber und West-Nil-Fieber. Beim Begehen von Höhlen besteht lokal ein Tollwutrisiko. Bei Langstreckenrennen besteht zudem ein signifikant erhöhtes Risiko für Atemwegsinfektionen, insbesondere wenn mehr als etwa 100 km/Woche zurückgelegt oder eine vergleichbare Leistung erbracht wird.

> **Kompaktinformation**
>
> **Mögliche Präventionsmaßnahmen für Abenteuersportler**
> - Angemessene Schutzkleidung tragen.
> - Regelmäßige Benutzung von Insektenrepellent
> - Prophylaktische Einnahme von Doxycyclin sollte für Sportler in Erwägung gezogen werden, die an Events mit möglicher Leptospiroseexposition teilnehmen.
>
> - Konsequente Prävention gebietstypischer Infektionsrisiken des jeweiligen Wettkampfes (Influenza, Malaria, Tollwut, Gelbfieber, Japan-Enzephalitis etc.).
> - Athleten sollten strikt auf angemessene Ernährung, ausreichende Ruhephasen und das Vermeiden von Übertraining achten.

13.4.6 Gewalt und Kriminalität

Sportler sind komplett auf den Wettkampf fokussiert und vergessen dabei oft die kriminalistische Seite internationaler Reisen. Hier gelten grundsätzlich die Hinweise, die für andere Reisende auch gelten (s. Kap. 10.9). Hinzu kommen die potenzielle Gefahr, dass Wettkämpfe als Anschlagsziele missbraucht werden (beispielsweise 1972 in München, 1996 in Atlanta), und die mögliche Gefahr, die von Fans ausgehen kann. Manchmal droht Individuen oder ganzen Mannschaften auch politisch motivierte Gewalt, wenn bestimmte Nationen oder Glaubensrichtungen aufeinandertreffen.

Alle diese Themen sollten im Vorfeld analysiert und den Sportlern konkrete Anweisungen zur Vermeidung von Zwischenfällen sowie ein Überblick über die Sicherheitsstrategie des Sportereignisses gegeben werden.

13.4.7 Nachbereitung der Wettkampfreise

Nach der Rückkehr sollten Sportler wie Betreuer hinsichtlich möglicher Gesundheitsbeeinträchtigungen überwacht werden. Hier gelten grundsätzlich die gleichen Hinweise wie für andere Reisende auch. Grundsätzlich sollte ein formelles Debriefing aller Teilnehmer (Sportler wie Betreuer) durchgeführt werden, um ein detailliertes Meinungsbild zur Verbesserung und Planung zukünftiger Wettkampfreisen zu erhalten. Dazu gehört auch die Dokumentation und Überwachung aller während und unmittelbar nach dem Wettkampf aufgetretenen Gesundheitsstörungen.

Weiterführende Literatur

1. Kary JM and Lavallee M: Travel medicine and the international athlete. Clin Sports Med 2007; 26: 489–503.
2. Grobler LA et al.: Comparative effects of zopiclone and loprazolam on psychomotor and physical performance in activeindividuals. Clin J Sports Med 2000; 10: 123–128.
3. Huang J-H et al.: Sexual risk-taking behaviors, gambling, and heavy drinking among US college athletes. Arch Sex Behav 2010: 706–713.
4. Kordi R and Wallace WA. Blood borne infections in sport; risks of transmission, prevention, and recommendations for hepatitisB vaccination. Br J Sports Med 2004; 38: 678–684.
5. Schöffl V, Morrison A, Küpper T: Risk of transmission of blood borne infections in climbing - Consensus Statement of MedCom UIAA. Int J Sports Med 2011; 32: 170–173.
6. Schwellnus MP et al.: Elite athletes travelling to international destinations >5 time zone differences from their home country have a 2–3-fold increased risk of illness. Br J Sports Med 2012; 46: 816–821.

14 (Chronisch) Erkrankte

U. Gieseler, W. Domej, T. Weinke, H.J. Deuber, U. Werfel, M. Rösener, R.-M. Schulte

14.1 Reisen mit Herz - und Gefäßerkrankungen

U. Gieseler

Fallbeispiel: Bei einem 60-jährigen Patienten besteht ein Z. n. ausgedehntem Vorderwandinfarkt. Er stellt sich in der Ambulanz vor mit der Frage, ob er zusammen mit seiner Ehefrau im Wohnmobil 6 Wochen durch Namibia reisen könne. Seine Therapie besteht aus einem Diuretikum, ACE-Hemmer, Betablocker sowie Marcumar®. Hätten Sie ihn reisen lassen?

Die Beratung herzkranker Menschen ist manchmal keine einfache ärztliche Aufgabe. Gerade bei schwer geschädigtem linkem Ventrikel, wie einem Aneurysma, gilt es, verschiedene denkbare Komplikationen zu beachten. Dieser Patient war ohne Probleme unterwegs in Namibia.

Im Jahre 2010 lebten in Deutschland 20,4 Millionen Menschen, die älter als 60 Jahre waren. Rein statistisch muss man davon ausgehen, dass viele in dieser Altersgruppe kardiale Probleme haben. Andererseits sind Fernreisen für viele Ältere eine schöne Abwechslung im Rentenalter, die sehr viel mit Lebensqualität zu tun hat. Für den behandelnden Arzt gilt es immer eine Risikoabwägung zu treffen, ob Ziel und Art sowie Schwere der Erkrankung miteinander zu vereinbaren sind, ohne den Patienten zu gefährden. Der Kranke muss auf den Reisen selbst die Entscheidungen bezüglich seiner Erkrankung treffen, ein Arzt steht eher selten zur Verfügung.

Die Beurteilung herzkranker Patienten bezüglich ihrer Reisetauglichkeit stellt daher eine oft nicht einfach zu lösende Herausforderung dar.

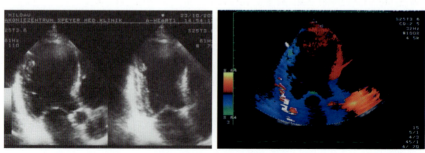

Abb. 14.1: Links: großes apikales Aneurysma, rechts: Aneurysma mit TDI-Darstellung. Foto: U. Gieseler

Folgende Punkte sollten deshalb immer bedacht werden:
- Um welche Art der Herzerkrankung handelt es sich?
- Wie sind die allgemeine Belastbarkeit und die aktuelle Leistungsfähigkeit?
- Liegt die Destination in einer klimatisch sehr belastenden Region wie z. B. Wüstenklima, im tropischen Regenwald oder aber in einer ungewöhnlichen Höhenlage oberhalb von 3000 m?
- Um welche Art der Reise handelt es sich: Hotel-, Pauschal-, Individual- oder Rucksackreise? Welche Sprachkenntnisse liegen vor?
- Welche Reiseerfahrung bringt der Patient mit?
- Sind für den Patienten anstrengende Freizeitaktivitäten wie Tauchen oder Wandern während der Reise geplant?
- Wie und wo ist eine evtl. Notfallversorgung in dem jeweiligen Land möglich?
- Welche Krankenhäuser sind in der Nähe?
- Reist er allein, in einer Gruppe oder mit Angehörigen?

Für die reisemedizinische Beratung steht die koronare Herzkrankheit ganz im Fokus der ärztlichen Beurteilung, ebenso wie eine Linksherzinsuffizienz z. B. bei einem Vitium oder einer arteriellen Hypertonie. Auch Patienten mit chronischem Vorhofflimmern können Probleme bereiten.

Zahlenmäßig steht in Europa die koronare Herzkrankheit natürlich ganz im Vordergrund. Sie muss gerade bei älteren Reisenden immer in Betracht gezogen werden, selbst wenn diese bisher asymptomatisch waren. Koronare Risikofaktoren wie Rauchen, Diabetes mellitus, Hypertonie oder Hyperlipidämie bei Asymptomatischen und Älteren sind deshalb vor längeren Reisen in abgelegene Gebiete immer sorgfältig abzuklären.

Die typischen kardialen Symptome, wie der retrosternale oder linksthorakale, belastungsabhängige Schmerz, werden aber nicht immer von den Patienten angegeben. Gerade bei Frauen verläuft die Erkrankung oft atypisch.

Finden sich bei Patienten mit typischen kardialen Risikofaktoren oder bei Älteren Hinweise für eines oder mehrere der folgenden Symptome?
- Bestehen Hinweise auf eine koronare Herzerkrankung, wie z. B.
    - retrosternaler Druck und linksthorakales Engegefühl, evtl. auch mit Ausstrahlung in den linken Arm, den Kiefer oder Oberbauch. Typisch sind diese Symptome, wenn sie unter körperlicher Belastung auftreten. Gar nicht so selten aber klagen die Patienten auch nur über belastungsabhängige Dyspnoe.
- Finden sich Zeichen einer Herzinsuffizienz (rechtes und linkes Herz), wie
    - belastungsabhängige Dyspnoe,
    - nächtliche Dyspnoe und Nykturie,
    - periphere Ödeme, besonders an den Knöcheln,
    - erhöhter Halsvenendruck, 3. Herzton,
    - Rasselgeräusche über den Lungen und Pleuraergüsse?

In Abhängigkeit von der klinischen Symptomatik ist eine weiterführende Diagnostik anzustreben:
- weitere Abklärung der Risikofaktoren, wie Nikotinabusus, arterielle Hypertonie, Diabetes mellitus, Hyperlipidämie, familiäre Ereignisse,
- EKG und Ergometrie,
- echokardiografische Beurteilung der linksventrikulären Funktion. Oder besteht der Hinweis auf ein Vitium? Vor Höhenaufenthalten oberhalb von 3000 m sollte bei Patienten mit kardialen Erkrankungen echokardiografisch immer nach einer pulmonalen Hypertonie gesucht werden.
- Ein Langzeit-EKG ist bei Hinweisen auf Herzrhythmusstörungen immer indiziert.
- Patienten mit Herzschrittmacher oder implantiertem Defibrillator bedürfen einer Kontrolle vor Reiseantritt.
- Bei dringendem Verdacht auf eine koronare Herzkrankheit sind Linksherzkatheter und Koronarangiografie indiziert.

Dabei sollte die Diagnostik immer unter dem Aspekt erfolgen, dass eine Behandlung im Ausland sehr häufig mit erheblichen Kosten verbunden ist, die oft auch im Voraus zu bezahlen sind. In Ländern der Dritten Welt oder in Tibet sind oft nicht die einfachsten Möglichkeiten der Diagnose und Therapie gegeben. Patienten können in diesen Destinationen in Notfällen in ernsthafte Gefahr geraten. So sind in ganz Tibet von der Regierung Helikopterflüge strengstens untersagt, auch bei medizinischen Notfällen.

Generell sollten Reisende mit koronarer Herzkrankheit auf dem Ergometer eine minimale Belastbarkeit von 75 Watt aufweisen, um eine Grundmobilität zu gewährleisten. Dies entspricht der Teilnahme an Koronarsport-Übungsgruppen. Bei einer noch geringeren Belastbarkeit können sie, beispielsweise in feucht-heißem Klima, bei Besichtigungen oder kleineren Wanderungen kaum noch teilnehmen. Selbst das Tragen der Koffer ist dann nicht möglich und überfordert den Patienten.

Reisen in Wüstenregionen oder in die Hochebenen Asiens oder Südamerikas sind anstrengend und es fehlt sehr oft an einer für unsere Verhältnisse normalen Infrastruktur. Vergessen wird dabei oft, dass für Patienten selbst eine sich doch einfach anhörende Klosterreise in Ladakh oder Tibet mit erheblichen körperlichen Anstrengungen allein durch die Höhe verbunden sein kann (Abb. 14.2).

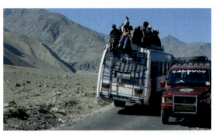

Abb. 14.2: Busfahrt in Ladakh/Indien. (Foto: U. Gieseler

Eine Mindestbelastbarkeit ist daher unumgänglich. Gerade bei koronarer Herzkrankheit und Herzinsuffizienz ist die symptomlimitierte Belastbarkeit

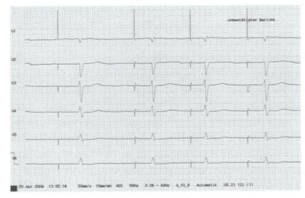

Abb. 14.3: Schrittmacher-EKG mit Fehlfunktion

häufig reduziert. Kommen dann besondere klimatische Verhältnisse im Reiseland hinzu, wie große, feuchte Hitze, die Kälte nordischer Länder oder aber bei einem Höhenaufenthalt, ist eine vorherige intensive kardiologische Abklärung unerlässlich.

In einem feucht-heißen Klima entwickelt sich manchmal schnell eine Hypovolämie durch die oft ungewohnten Temperaturen. Ohne adäquate Korrektur einer fixen diuretischen Therapie resultieren neben einem Flüssigkeitsmangel oft auch Elektrolytentgleisungen, die Rhythmusstörungen nach sich ziehen können. Diuretika müssen deshalb oft reduziert, wenn nicht sogar gänzlich abgesetzt werden. Ein deutlicher Anstieg der Herzfrequenz durch eine Hypovolämie führt bei koronarer Herzkrankheit zu einem vermehrten myokardialen Sauerstoffverbrauch mit der Möglichkeit eines Angina-pectoris-Anfalls. Unter Hitze, Diuretika und/oder Diarrhöen können sich durch Elektrolytentgleisungen mit Hypokaliämie sowie Hyponatriämie Rhythmusstörungen entwickeln, angefangen von einfachen Extrasystolen bis hin zu schweren ventrikulären Salven und Tachykardien oder auch Vorhofflimmern mit seinen bekannten Gefahren wie zerebralen Embolien.

Fallbeispiel: Bei einer 72-jährigen Patientin kam es nach einer wässrigen Diarrhoe durch eine Norovirusinfektion während einer Schiffsreise zu einer Elektrolytentgleisung mit schwerer Hypokaliämie und -natriämie. Im EKG sieht man einen Sensingdefekt und einen Exitblock. Nur durch intravenöse Substitution der Elektrolyte konnte eine normale Funktion wiederhergestellt werden. Der Pacemaker selbst war nicht defekt und die Elektrodenlage einwandfrei (Abb. 14.3).

Gerade die ersten Tage in ungewohnt heißem Klima führen zu einer erhöhten kardialen Belastung bei den Patienten. Deshalb sollte zunächst auf größere körperliche Anstrengungen verzichtet und ausreichende Ruhephasen eingeplant werden, bis eine ausreichende Hitzeakklimatisation des Körpers erreicht wurde. Die Patienten müssen selbst entscheiden, ob auf der Reise eine Reduktion von Medikamenten evtl. sinnvoll ist.

In der Regel wird Kälte von der Mehrzahl der Patienten oft besser vertragen als die feuchte Hitze. Dennoch ist allgemein bekannt, dass es zu Angina-pectoris-Anfällen unter körperlicher Belastung und kalten Außentemperaturen kommen kann. Eine kälteinduzierte Vasokonstriktion kann Blutdruckspitzen auslösen, die mit einem erhöhten myokardialen Sauerstoffverbrauch einhergehen. Der Koronarkranke muss sich in kalten Regionen sowohl auf Angina-pectoris-Anfälle wie auch auf mögliche Bludruckanstiege einstellen. Eine zusätzliche Mitnahme entsprechender Medikamente bzw. eine dauerhafte Höherdosierung ist unterwegs manchmal unumgänglich. Auch hier gilt, was unter der Hitze schon erwähnt wurde, in den ersten Tagen ist eine stärkere körperliche Anstrengung zu vermeiden; regelmäßige Blutdruckkontrollen, insbesondere bei Hypertonikern, sind erforderlich, um den Patienten nicht unnötig zu gefährden.

Bei der Beratung vor Reiseantritt sollte auf ausreichenden Vorrat von Medikamenten hingewiesen werden. Ein Erwerb im Ausland ist zwar oft billiger als in Europa, die Qualität ist aber in vielen außereuropäischen Regionen nicht mit den hiesigen Präparaten vergleichbar. Dies kann dann im Einzelfall zu erheblichen kardialen Problemen führen. Da es sich in der Regel um Präparate unklarer Herkunft und Inhaltsstoffen handelt, können sie entweder wirkungslos oder aber zu hoch dosiert sein. Auch ist es meistens nicht möglich, die Indikationen und mögliche Nebenwirkungen der jeweiligen Präparate zu klären – die Wenigsten werden z. B. der chinesischen Sprache mächtig sein.

Ein nicht zu unterschätzender Punkt ist aber auch der Hinweis auf die korrekte Aufbewahrung von Medikamenten während einer Reise. Nitosprays oder Nitrokapseln oder Ampullen dürfen insbesondere bei starker Hitze oder Kälte nicht im Auto gelagert werden. Ähnliches gilt für Tropfen. All diese Medikamente sollten möglichst am Körper getragen werden. Darauf muss ein Patient eindringlich hingewiesen werden. In der Hitze vergasen die Nitrokapseln und sind dann wirkungslos (s. auch „Medikamente unter klimatischen Extrembedingungen" im Anhang).

Ein weiterer wichtiger und nicht zu unterschätzender Beratungspunkt sind Medikamenteninteraktionen. Die Wechselwirkungen zwischen einer Malariaprophylaxe mit Mefloquin und kardialen Präparaten, insbesondere mit Betablockern, Amiodaron oder Ca-Antagonisten sowie oralen Antikoagulanzien vom Cumarintyp sind zu beachten. Unter der gleichzeitigen Einnahme kann es im EKG zu erheblichen QT-Verlängerungen kommen und in Folge zu schweren Herzrhythmusstörungen, wie den lebensbedrohlichen Torsades des Points. Diese Kombination ist als sehr riskant einzustufen und muss immer vermieden werden. Eine gemeinsame Einnahme dürfte nur unter sehr engmaschiger EKG-Kontrolle erfolgen, was aber bei einer Reise kaum zu gewährleisten ist. Auch unter der Einnahme von Chinin, Chloroquin und dem heute nicht mehr erhältlichen Halofantrin können QT-Verlängerungen auftreten. Bei schon vorbestehenden Erregungsleitungsstörungen im EKG muss auf eine Prophylaxe mit Mefloquin sowie seiner Kombination mit Substanzen des Chinintyps verzichtet werden, es besteht hier eine Kontraindikation. Ebenso ist Artemether/Lumefantrin bei Herzerkrankungen kontraindiziert und sollte auch nicht mit Antiarrhythmika der Klasse IA/III kombiniert werden.

Die meisten Präparate, die bei Herzerkrankungen zum Einsatz kommen, wie
- Ca-Antagonisten,
- Antiarrhythmika,
- Statine,
- Sartane

werden über das Cytochrom P450 verstoffwechselt. So führt die Einnahme dieser Präparate mit Grapefruitsaft zu einer kompetitiven Hemmung des Cytochrom P450, was schwere Nebenwirkungen auslösen kann.

Eine andere wichtige Gruppe von Herzkrankheiten, die gerade bei Reisen in Ländern der dritten Welt mit geringen hygienischen Standards zu einem erhöhten Risiko für Patienten werden kann, sind die angeborenen oder erworbenen Vitien. Gleiches gilt natürlich auch für Patienten mit Z. n. Herzklappenoperationen. Sie sind bei Verletzungen, Unfällen oder kleineren operativen Eingriffen wie Zahnextraktionen, dem Risiko einer Endokarditis ausgesetzt. Vor Antritt der Reise ist es daher ratsam, das Vitium per Echokardiografie noch einmal zu kontrollieren und die Befunde sorgfältig mit Bild oder Video zu dokumentieren. Generell sollte bei Reiserückkehren mit unklarem Fieber und einem bekanntem Vitium immer an eine Endokarditis gedacht werden. Ungezielte, nur auf Verdacht hin verabreichte Antibiotika sind unter allen Umständen zu unterlassen, zumindest so lange, bis die Diagnostik abgeschlossen ist. Diese sollte immer bestehen aus:
- Abnahme mehrfacher Blutkulturen zum Beweis oder Ausschluss einer Bakteriämie als Ursache des Fiebers,
- Farbdopplerechokardiografie, evtl. auch in der Kombination mit einer transösophagealen Echokardiografie zur besseren Beurteilung intrakardialer Strukturen,
- Röntgen-Thorax zur Beurteilung von Form und Größe des Herzen sowie der Klärung von Lungenstauung oder Pleuraergüssen,
- EKG wegen evtl. neu aufgetretener Veränderungen, wie z. B. an den ST-Strecken, neuen AV- oder SA-Blockierungen.

Erst danach darf mit der Antibiotikatherapie begonnen werden. Durch leider immer wieder vorkommende, ungezielte Gabe von Antibiotika vor der Abnahme von Blutkulturen ist eine sichere Endokarditisdiagnose nicht mehr durchführbar – mit für den Patienten evtl. verheerenden Folgen.

Deshalb sollte Reisenden mit einem Vitium bei einem längeren Aufenthalt in Ländern mit geringen hygienischen Standards Antibiotika zur Prophylaxe einer Endokarditis mitgegeben werden. Dabei ist es immer sinnvoll, nicht nur die Medikamente, sondern auch Desinfektionsmittel, Spritzen und Kanülen mitzunehmen, um sie bei kleineren Eingriffen wie z. B. Zahnextraktionen einsetzen zu können. Häufig

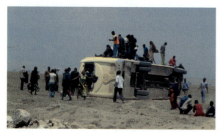

Abb. 14.4: Busunfall in Tansania/Ostafrika Foto: U. Gieseler

gibt es vor Ort nur unzureichend sterilisiertes Material mit dem Risiko, sich daran zu infizieren. Außerdem besteht immer die Gefahr von Verletzungen durch schwere Unfälle im Straßenverkehr, die häufigste Todesursache überhaupt in Ländern der dritten Welt (Abb. 14.4).

Ein besonderes Risiko tragen alle Patienten, die unter Marcumar® stehen, sei es nach einem Herzklappenersatz oder anderen Erkrankungen. Eine sicher durchgeführte Selbstkontrolle der oralen Antikoagulanzientherapie ist Voraussetzung bei längeren Reisen abseits einer bei uns üblichen medizinischen Infrastruktur. Alternativ kann eine passagere Therapie mit niedermolekularem Heparin oder aber den neueren oralen Antikoagulanzien erfolgen. Auf die sichere Lagerung und einen internationalen Ausweis, aus dem die Notwendigkeit der subkutanen Therapie und die Diagnose hervorgeht, ist zu achten, um unliebsame Kontakte mit Polizeibehörden bzw. Gefängnissen in diesen Ländern zu vermeiden!

Patienten mit vorbestehender arterieller Hypertonie weisen bei Fernreisen ebenfalls einige Besonderheiten auf, die es zu berücksichtigen gilt. Bei der Beurteilung der Reisefähigkeit muss beurteilt und unterschieden werden, ob Organschäden als Folge eines langjährigen Hypertonus bestehen oder nicht. Gerade bei Fernreisen kann es durch die zitierten äußeren Einflüsse, wie ungewohntes Klima, neue Umgebung und Menschen, körperliche Anstrengung bei Besichtigungen oder Freizeitaktivitäten sowie Umstellung der Ernährung im Reiseland zu Blutdruckanstiegen bis hin zu Blutdruckkrisen kommen. Wesentlich ist es, vorher all diese Probleme klar anzusprechen, insbesondere welche Komplikationen der Patient selbst managen kann und wann er ärztliche Hilfe in Anspruch nehmen sollte. So ist darauf zu achten, dass ausreichend Blutdruckmedikamente mitgeführt werden sowie ob und wie bei Blutdruckspitzen zu reagieren ist. Zusätzliche Medikamente sollten immer mitgenommen werden, falls die bisherige häusliche Medikation von der Dosierung her ausgeschöpft ist. Selbstverständlich muss ein Blutdruckmesser mit ins Flugzeug und nicht ins aufgegebene Gepäck.

Bei Busreisen oder Reisen mit umfangreichen Besichtigungsprogrammen sollte zu Hause schon überlegt werden, ob evtl. Diuretika bei der Therapie wirklich unumgänglich sind. Sie sind bei solchen Reisen meistens eher hinderlich. Häufiges Aufsuchen einer Toilette ist nicht immer so ohne weiteres möglich, was bei den Betroffenen Ängste auslöst und sie das Diuretikum von sich aus absetzen. Wie schon erwähnt, kann bei großer Hitze die diuretische Therapie in der Regel reduziert werden. Deshalb sollte vor Antritt besprochen werden, ob auf Diuretika verzichtet werden kann oder zumindest die Dosis sich reduzieren lässt. Bei Patienten mit Organschäden wie einer Linksherzinsuffizienz, wird man allerdings eher nicht gänzlich darauf verzichten können. An Tagen mit großem Besichtigungsprogramm sollte die Medikation dann lieber abends nach Rückkehr ins Hotel eingenommen werden.

Generell bieten sich Ca-Antagonisten, Betablocker und AT1-Blocker sowie ACE-Hemmer an, auf Reisen sinnvollerweise als Kombinationspräparate. Nach Rückkehr kann zu Hause dann ja wieder auf die bisherige Medikation zurückgegriffen werden. Allgemein sollten auf Fernreisen Diuretika so sparsam wie möglich zum Einsatz kommen, aus den oben beschriebenen Gründen.

Bei essentiellen Hypertonikern ohne Organschäden muss bei Berg- und Trekkingreisen in höheren Regionen oberhalb von 3000 m bedacht werden, dass der Körper sich in der Höhe anpassen muss. Die Hypoxie durch den verminderten O_2-Partialdruck führt zu einer sympathikogenen Tachykardie und Hyperventilation. Beides sind sehr wichtige, physiologische Reaktionen unseres Körpers in der neuen Höhenlage. Die erforderliche Tachykardie sollte jedoch durch Betablocker nicht unnötig supprimiert werden, da es sonst zu Störungen der Akklimatisation in der Höhe kommen kann. Hier sind Ca-Antagonisten, ACE-Hemmer oder AT1-Blocker den Betablockern vorzuziehen, zumindest aber sollte der Betablocker so niedrig wie möglich dosiert werden.

Auf Diuretika sollten aus oben beschriebenen Gründen bei Trekkingreisen ebenfalls verzichtet werden. Als Folge der Anpassungsvorgänge in der Höhe kommt es in den ersten Tagen zu einer Reduktion des Plasmavolumens mit einem Anstieg des Hämatokrits. Bei Höhenaufenthalten empfiehlt sich in den ersten Tagen auch eine regelmäßige Blutdruckkontrolle, da erhöhte Werte zwar eher selten sind, jedoch immer wieder vorkommen.

Wie schon erwähnt, sollten Patienten mit kardialen und pulmonalen Erkrankungen bei Reisezielen, die oberhalb von 3000 m liegen, auch echokardiografisch wegen einer evtl. bestehenden pulmonalen Hypertonie untersucht werden. Wäre dies der Fall, liegt in Abhängigkeit von der Höhe des Drucks eine Kontraindikation für eine solche Reise vor (Abb. 14.5).

In diesem Zusammenhang sollte auch immer überlegt werden, ob gerade bei Älteren und Adipösen wegen der Hypoxie nicht ein Schlafapnoe-Screening sinnvoll sein kann.

Gefäßerkrankungen: Periphere Durchblutungsstörungen sind Folge von jahrelang bestehenden Risikofaktoren, insbesondere Nikotinabusus und Diabetes mellitus. Eine Arteriosklerose oder eine periphere diabeti-

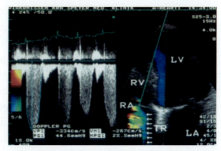

Abb. 14.5: Echokardiografie bei pulmonaler Hypertonie. Foto: U. Gieseler

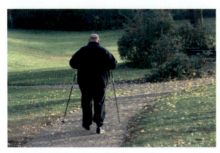

Abb. 14.6: Gehen mit Stöcken – für extrem Adipöse ein Sicherheitsfaktor. Foto: U. Giesler

sche Polyneuropathie müssen bedacht werden. Bei Reisen ist deshalb in der Beratung darauf besonders hinzuweisen, insbesondere bei geplanten Aktivitäten, wie längeren Wanderungen. Patienten mit einer diabetischen Stoffwechsellage müssen bei solchen Touren regelmäßig ihren Blutzucker kontrollieren (s. Kap. 14.5, „Reisen mit Diabetes").

Die Belastbarkeit von Stoffwechselkranken beim Wandern hängt wesentlich von der aktuellen Stoffwechselsituation sowie von Organschäden an Herz und Gefäßen ab. Langjährige Diabetiker müssen immer auf eine diabetische Polyneuropathie, also eine Schädigung der peripheren Nerven, eine periphere arterielle Verschlusskrankheit oder eine koronare Herzkrankheit hin untersucht werden, bevor längere Wanderungen uneingeschränkt empfohlen werden können.

Vor Wanderungen sollte vorher die Sensibilität im Bereich der Füße geprüft sowie die Länge der Gehstrecke abgeklärt werden. Ein Patient mit einer Claudicatio intermittens von nur einigen hundert Metern wird wenig Freude an einer Wanderung haben. Druckstellen der Füße als Folge nicht optimal passender Schuhe müssen bei einer Polyneuropathie und peripheren Verschlusskrankheit unbedingt vermieden werden. Ein gut angepasster, stabiler Schuh ist ein absolutes Muss. Eine sorgfältige Fußpflege durch den Patienten nach einer längeren Wanderung ebenfalls.

Eine Erleichterung und ein nicht zu unterschätzender Sicherheitsaspekt ist für Adipöse, Patienten mit diabetischer Polyneuropathie oder peripherer Durchblutungsstörung die Verwendung von Wanderstöcken (Abb. 14.6). Diese sind heute sehr stabil und durch ihre Zwei- oder Dreiteilung lassen sie sich individuell und exakt auf den Patienten und seine Bedürfnisse einstellen. Auch können sie problemlos im Fluggepäck verstaut werden. Das Risiko von Stürzen oder Umknicken reduziert sich erheblich und somit tragen sie wesentlich zur Sicherheit beim Wandern bei.

Zusammenfassung. Kardiale Erkrankungen stellen in der Beurteilung der Reisetauglichkeit von Fernreisen eine ärztliche Herausforderung dar. Man sollte sich im Gespräch mit dem Patienten Zeit lassen und auf die verschiedenen spezifischen Probleme der Grunderkrankung eingehen. Spezielle Kenntnisse der Situation im jeweiligen Reiseland sind für den beratenden Arzt von großem Vorteil, wenn er aus eigener Erfahrung heraus beraten kann. Es werden heute zwar von einigen Reiseveranstaltern ärztlich begleitete Reisen angeboten, aber eine absolute Sicherheit kann es nicht geben, da die Kollegen häufig aus anderen Fachgebieten stammen.

14.2 Pulmonale Erkrankungen

W. Domej

Dass Mobilität auch für Patienten mit chronischen, respektive stabilen respiratorischen Erkrankungen Lebensqualität bedeutet, ist heute eine Selbstverständlichkeit. So ist es dank druckkompensierter Reisejets und moderner Aufstiegshilfen für Menschen mit präexistenten respiratorischen Erkrankungen heute ein Leichtes, in kurzer Zeit große Höhen und ferne Destinationen zu erreichen. Bei Flugpassagieren mit respiratorischen Erkrankungen kann es allerdings zu einer nicht unbeträchtlichen Stresssituation, mitunter zu einer Verschlechterung des präexistenten Krankheitsbildes und/oder infolge signifikanter Hypoxämie zu gesundheitlicher Gefährdung kommen. Wie die Erfahrung zeigt, ist man seitens mancher Reiseveranstalter nicht kleinlich, wenn es um den Verkauf von Flügen oder auch Reisen zu hochgelegenen Destinationen geht. In den meisten Fällen wird ohne Vorlage ärztlicher Atteste bzw. qualifizierte Gesundheitsberatung ein Reisepaket verkauft. Unabhängig von einer kardiorespiratorischen Erkrankung sollte für eine Flugreise ein arterieller Sauerstoffpartialdruck (p_aO_2) auf Normalhöhe von 70 mmHg bzw. in der druckkompensierten Flugzeugkabine von ≥ 55 mmHg gewährleistet sein; anderenfalls sollte der Patient während der gesamten Flugdauer Sauerstoff über eine Maske erhalten.

14.2.1 COPD

COPD (chronisch obstruktive Lungenerkrankung) und Lungenemphysem können aufgrund ihrer weiten Verbreitung mit gutem Recht als Volkskrankheit bezeichnet werden. In der Todesursachenstatistik stieg die COPD weltweit vom 6. Platz (1990) aktuell auf die 4. Stelle auf und soll bis zum Jahre 2020 den dritten Platz im Ranking erreichen. In Deutschland schätzt man, dass 10–15 % der Bevölkerung an COPD leiden. Auf Basis der weltweit hohen Prävalenz der COPD kann man davon ausgehen, dass ein gewisser Prozentsatz dieser Patienten auch Ansprüche an die persönliche Mobilität (Reisen) und die Freizeitgestaltung (Sport) stellt.

Es ist verständlich, dass der arterielle Sauerstoffpartialdruck (p_aO_2) bei respiratorischen Erkrankungen, die bereits mit einer Hypoxämie auf Normalhöhe, respektive auf Meeresspiegelniveau einhergehen, bei einem maximal zulässigen terrestrischen Druckäquivalent von 2438 m (8000 ft) in der Flugkabine deutlicher abnimmt als beim Gesunden. Selbst moderne Reisejets bieten keine Gewähr, dass sich ggf. eine präexistente höhergradige Ventilationseinschränkung bzw. Hypoxämie durch die hypobare Hypoxie und Lufttrockenheit der Kabinenatmosphäre nicht deutlich verschlechtert. Bei nicht druckkompensierten Luftfahrzeugen (Hubschraubern, Segel-

Tabelle 14.1: COPD-Einteilung nach spirometrischen Kriterien (GOLD)

Stadium	Schweregrad	FEV_1/FVC	FEV_1 (in % des Sollwertes)
I	leicht	< 0,70	≥ 80
II	mittel	< 0,70	< 80, aber ≥ 50
III	schwer	< 0,70	< 50, aber ≥ 30
IV	sehr schwer	< 0,70	< 30 oder FEV_1 < 50 + chronisch respiratorische Insuffizienz

GOLD = Global Initiative for Chronic Obstructive Lung Disease; FEV_1 = Einsekundenkapazität, FVC = forcierte exspiratorische Vitalkapazität

fliegern, Kleinflugzeugen, Heißluftballonen) oder hochgelegenen Seilbahndestinationen ist das respiratorische Risiko unvergleichlich größer.

Patienten mit ausschließlicher respiratorischer Symptomatik bzw. mit leichter bis mittelschwerer COPD (Stadium I + II; Tabelle 14.1) tolerieren einen Höhenaufenthalt meist erstaunlich gut und haben auch bei passivem Höhenaufstieg über mittlere Höhen hinaus in der Regel keine wesentlichen respiratorischen Probleme, sofern ihr pulmonalarterieller Druck sich im Rahmen hält; das gilt gleichermaßen für Flugreisen. Patienten mit stabiler isokapnischer COPD können sich durchaus passive Höhenaufstiege bis 3000 m zumuten. Damit sind sie für ein „Kulturtrekking", nicht jedoch für ein mehrwöchiges Höhentrekking geeignet, da unter dem Einfluss großer Höhen in Kombination mit unterschiedlich hohen aeroben Belastungen doch das Risiko eines akuten Cor pulmonale und einer schweren Hypoxämie besteht.

Eine etwaige gesundheitliche Bedrohung beispielsweise infolge einer hochgradigen Hypoxämie bei einem kurzzeitigen Höhenaufenthalt kann durch bestimmte funktionelle Voruntersuchungen (Blutgasanalyse auf Normalhöhe bzw. Lungenfunktionsdiagnostik), Prädiktionsformeln zur Abschätzung des arteriellen Sauerstoffpartialdrucks (p_aO_2) auf einer bestimmten Höhenstufe (gilt nicht für hyperkapnische Patienten!; s. Abb. 14.8) oder Hypoxieprovokation in einer hypobaren Kammer abgeschätzt werden. Vor einer Flugreise ist nach der Aerospace Medical Association ein $p_aO_2 > 70$ mmHg für einen Flug bei einem maximal zulässigen Kabinendruckäquivalent von 2438 m (8000 ft) ohne gesundheitliches Risiko ausreichend; das gilt auch für einen kurzzeitigen Höhenaufenthalt nach passivem Höhenaufstieg (Seilbahn, Hubschrauber) in mittlerer Höhe (1500–2500 m).

Die Atmung stellt in großer Höhe bekanntlich den allein leistungslimitierenden Faktor gegenüber der kreislauflimitierten Sauerstoffaufnahme auf Normalhöhe dar. So beginnt der Höhenleistungsverlust bzw. die Abnahme der maximalen Sauerstoffaufnahme (VO_{2max}) beim Gesunden bereits in einer Höhe von 1500 m und nimmt um ~10 % bei allen weiteren 1000 m ab. Wie sich die Leistungseinschränkung unter Hypoxie bei COPD-Patienten mit höheren Erkrankungsstadien (III und IV) auswirkt, kann nicht mit Sicherheit vorhergesagt werden, da neben klimatisch-atmosphärischen auch individuelle Faktoren eine Rolle spielen und entsprechende Studien dazu fehlen. COPD-Patienten sind in Bezug auf eine respiratorische Dekompensation und eine damit verbundene schwere Hypoxämie besonders anfällig, da ihre Fähigkeit, das Atemminutenvolumen in Reaktion auf die Hypoxie zu steigern, selbst unter angepasster Behandlung begrenzt ist. Bei schwerer COPD und chronischer Hyperkapnie ist die Hypoxieantwort (Sofortreaktion) beeinträchtigt; damit können diese Patienten nicht wie Gesunde ihre Ventilation adäquat der Höhe anpassen, wodurch sich ihre Hypoxämie weiter verstärkt; dieser Umstand macht es COPD-Patienten mit respiratorischer Insuffizienz häufig schwer, eine adäquate Oxygenierung während eines Fluges aufrecht zu erhalten. Bei Patienten mit höheren Erkrankungsstadien (III, IV) sollte jedenfalls nicht vergessen werden, dass trockene kalte Inspirationsluft zusammen mit hypobarer Hypoxie der Höhe eine bestehende obstruktive Ventilationsstörung weiter verschlechtern kann. Hier ist höchste Vorsicht im Zusammenhang mit jeder Form der Höhenexposition geboten!

Etliche pulmologische Fachgesellschaften (American Thoracic Society, British Thoracic Society) sowie Airlines (Lufthansa, British Airways u. a.) haben in diesem Zusammenhang Empfehlungen für respiratorische Mindesterfordernisse auf Normalhöhe erstellt, nach denen eine Flugreise ohne supplementären Sauerstoff als risikolos eingestuft werden kann. Entsprechend den Empfehlungen der Lufthansa ist eine akute Exazerbation einer chronischen Bronchtis (AECB) in jedem Fall ein Grund für die Flugreiseuntauglichkeit. Die Empfehlungen der Airlines weichen teilweise qualitativ und quantitativ voneinander ab und basieren größtenteils auf Erfahrungswerten anstatt auf Resultaten validierter Studien. Mit dem Schweregrad der COPD sollten darüber hinaus auch etwaige ischämische Begleitkrankheiten (koronare Herzkrankheit, ischämische Kardiomyopathie, periphere Verschlusskrankheit) in die individuelle Beurteilung der Flug- und Hypoxietauglichkeit einfließen.

Die wichtigsten Parameter individueller Flugreisetauglichkeit sind bei gegebener Lungenkrankheit der p_aO_2, der Grad der funktionellen Einschränkung einschließlich des Gasaustausches, der Grad der Reversibilität der Bronchialobstruktion sowie die Kraftreserve der respiratorischen Muskulatur, um das Atemminutenvolumen entsprechend dem Hypoxiegrad zu steigern.

Die beste prädiktive Abschätzung der Hypoxietoleranz gelingt nach wie vor durch Bestimmung des arteriellen Sauerstoffpartialdruckes auf Normalhöhe/Meeresspiegelniveau (p_aO_2NH). Nach der Aerospace Medical Association ist ein p_aO_2 > 70 mmHg vor einer Flugreise im Allgemeinen für einen Flug ohne gesundheitliches Risiko ausreichend (Abb. 14.7).

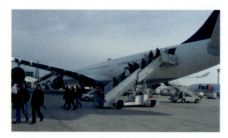

Abb. 14.7: p_aO_2 auf Normalhöhe: wichtigster Parameter für Hypoxietauglichkeit während eines Fluges. Foto: Archiv Braun

Es wurden auch Formeln zur Abschätzung des p_aO_2 entwickelt, die vor allem für COPD-Patienten eine präzisere paO_2-Prädiktion ermöglichen sollen. In diesem Zusammenhang empfiehlt sich die Formel nach Dillard, die auch das FEV_1 in % des Sollwertes als Maßstab der Bronchialobstruktion einbringt (Abb. 14.8).

Ein p_aO_2 von 50-55 mmHg während des Fluges ist jener Schwellenbereich, der nach den Richtlinien der American Thoracic Society im kommerziellen Flugtourismus bei einem Kabinendruckäquivalent von 2438 m (8000 ft) nicht unterschritten werden darf. Bei Erfüllung dieses Grenzwertes ist unabhängig von der Flughöhe eine ausreichende Sauerstoffsättigung des Hämoglobins (S_aO_2), die zumindest über dem steilen Abfall der Sauerstoffdissoziationskurve (ODC) liegt, gewährleistet; damit ergibt sich ein nur moderater Abfall der S_aO_2 am Limit der maximal zulässigen Hypobarie.

COPD-Patienten mit einem FEV_1 < 1,5 l auf Normalhöhe sollten einer Evaluierung in Bezug auf zusätzlichen Sauerstoffbedarf während des Fluges zugeführt werden. Um den p_iO_2 während des Fluges unter normobaren Luftdruckbedingungen (Normalhöhe bzw. Meeresspiegelniveau) annäherungsweise abzubilden, wird beim sog. Hypoxie-Inhalations- (HIT) bzw. Höhensimulationstest (HAST) ein inspiratorischer O_2 mit einem Volumenanteil von 15 % (F_iO_2 0,15) 20 min lang über eine dicht sitzende Atemmaske appliziert (normobare Hypoxie). Während des HIT ist ein gleichzeitiges EKG-Monitoring zur Erkennung ischämischer Veränderungen bzw. Arrhythmien empfehlenswert. Auf Basis der Hypoxieprovokation kann eine Abschätzung des p_aO_2 sowie der S_aO_2 auf dem späteren Flug durch einfache Pulsoxymetrie oder arterielle Blutgasanalyse erfolgen und die Indikation für oder gegen supplementären Sauerstoff gestellt werden. Bei einem HIT-p_aO_2 < 50–55 mmHg ist die Sauerstoffsupplementation während des gesamten Fluges zu empfehlen. Die beste Option der Austestung wäre allerdings wegen der großen objektiven Sicherheit eine hypobare Hypoxiekammer. Derartige Einrichtungen sind zum Zeitpunkt noch nicht weit verbreitet und zudem kostspielig.

$$p_aO_{2pred.} = 0{,}453\ p_aO_{2NH} + 0{,}386\ FEV1\%\ Soll. + 2{,}44$$

p_aO_2NH: arterieller Sauerstoffpartialdruck auf Normalhöhe bzw. Meeresspiegelniveau

Abb. 14.8: Formel n. Dillard zur Vorausabschätzung des p_aO_2 bei Kabinendruckäquivalent von 2438 m (8000 ft) Seehöhe

> **Kompaktinformation**
>
> **Kriterien zur Flugrisikoevaluierung bei COPD-Patienten**
> 1. Belastungsdyspnoe bei geringer Belastung
> 2. Prädiktiver $p_aO_2 < 50–55$ mmHg
> 3. p_aO_2NH < 70 mmHg
> 4. S_aO_2NH $< 92\,\%$
> 5. MVV < 40 l/min
> 6. Hyperkapnie
>
> p_aO_2NH: Sauerstoffpartialdruck auf Normalhöhe;
> S_aO_2NH: Sauerstoffsättigung auf Normalhöhe

Die Problematik, die sich im Zusammenhang mit Flugreisen immer wieder stellt, besteht leider darin, dass COPD-Patienten mit einem zu erwartenden respiratorischen Risiko unter hypobaren Flugbedingungen nicht routinemäßig von den Airlines erfasst werden, da dafür keine gesetzliche Notwendigkeit besteht. Damit setzen sich viele unbewusst einem unnötigen gesundheitlichen Risiko aus. In der Kompaktinformation sind 6 Punkte zur Flugrisikoevaluierung von COPD-Patienten zusammengefasst; ist nur ein Kriterium zutreffend, sollte der Flug unter supplementärem Sauerstoff erfolgen.

In letzter Konsequenz unterliegt es der Selbstverantwortlichkeit des einzelnen COPD-Patienten, dieses Risiko durch Anwendung von supplementärem Sauerstoff auch während der Flugreise möglichst gering zu halten. Viele Fluggesellschaften stellen bei frühzeitiger Bekanntgabe und Buchung ein mobiles Sauerstoffgerät an Bord zur Verfügung. Es ist darüber hinaus pathophysiologisch vorstellbar, dass es bei rascher atmosphärischer Druckminderung vor allem in nicht druckkompensierten Luftfahrzeugen durch die Ausdehnung des Atemgases in größeren Emphysemblasen zur Ruptur mit nachfolgendem Pneumothorax kommen kann. Dafür gibt es jedoch weder in der reise- noch flugmedizinischen Literatur dokumentierte Beispiele. Es dürfte daher eher so sein, dass bei den meisten Emphysembullae ein Druckausgleich über eine Verbindung mit dem Bronchialsystem und der Umgebung stattfindet, der das Platzen von Emphysemblasen insbesondere auf Flugreisen zu einem extrem seltenen Ereignis macht.

Auf jeden Fall sollte jeder fliegende COPD-Patient nicht seine Basismedikation vergessen und die Notfallmedikation einschließlich peroraler Kortikosteroide für den Fall einer Exazerbation bei sich haben.

14.2.2 Asthma bronchiale

Menschen mit Asthma bronchiale, die eine Flugreise unternehmen oder alpine Höhen aufsuchen wollen, sind heute keine Seltenheit. Asthmatiker profitieren häufig von einem Aufenthalt in mittlerer Höhenlage (1500–2500 m), da in der Regel die

Tabelle 14.2: Graduelle Einteilung von Asthma bronchiale

Grad	Schweregrad	Symptomatik	PEF [%]	Therapie
I	Intermittierend	keine	≥ 80	< 1-mal/Monat (SABA)
II	Mild persistierend	< 1-mal/Woche	≥ 80	< 1mal/Woche (SABA, ICS)
III	Moderat persistierend	> 1-mal/Woche, geleg. nächtliches Erwachen	≥ 60 < 80	an meisten Tagen (SABA, ICS + LABA)
IV	Schwer persistierend	regelmäßig nächtliche Symptomatik	≤ 60	4-mal/Tag (SABA + ICS + LABA + OCS)

SABA = kurz wirksamer ß2-Agonist; ICS = inhalatives Glukokortikoid, LABA = lang wirksamer ß2-Agonist; OCS = orales Glukokortikoid; PEF = exspiratorischer Spitzenfluss

adrenerge Stimulation infolge des Hypoxiereizes und aerogener Allergen- und Partikelarmut zu einer meist zeitlich begrenzten Abnahme der Asthmasymptomatik, bronchialen Entzündung und Hyperreaktivität führt. Als adjuvanter Therapieansatz bei Asthma bronchiale hat die höhenklimatische Therapie in Europa eine jahrzehntelange Tradition, wobei die deutlich geringere Milben-, Schimmelpilz-, Pollen- und Feinstaubbelastung in mittleren und großen Höhen vorrangig verantwortlich ist.

In Abhängigkeit von der Höhe und Belastung tragen Asthmatiker ein eher geringes Risiko einer Verschlechterung ihrer respiratorischen Funktion. Asthmatiker können im stabilen symptomfreien Intervall problemlos Flugreisen unternehmen oder alpine Sportarten wie z. B. Wandern, Bergsteigen und Skifahren ausüben.

In der Regel besteht eine negative Korrelation zwischen Asthmaprävalenz und geografischer Höhe. Demzufolge sind in der Höhe lebende asthmatische Kinder auch signifikant weniger symptomatisch. Bei Asthmakindern aus dem Flachland führt eine Allergenkarenz im Rahmen eines längeren Höhenaufenthaltes in mittlerer Höhe nicht nur zu einer Abnahme der unspezifischen bronchialen Reaktivität sondern auch zur Senkung der Empfindlichkeit gegenüber Allergenen, der asthmatischen Spätreaktion sowie des IgE-Spiegels. Auch Erwachsene mit schwerem persistierenden Asthma und regulärer medikamentöser Behandlung (Tabelle 14.2) zeigen nach mehrwöchigem Höhenaufenthalt einen deutlichen zusätzlichen Benefit bezüglich der Kontrolle ihrer Erkrankung. Ein allergen- und schadstoffarmes Höhenklima bedeutet somit für den Asthmatiker meist eine verbesserte Langzeitkontrolle und in vielen Fällen auch eine Reduktion des medikamentösen Therapieniveaus.

14.2.3 Belastungsasthma

Eine belastungsbedingte bronchokonstriktorische Dysfunktion unterscheidet sich pathogenetisch vom exogen-allergischen Asthma und wirkt sich auf die aerobe Ausdauer leistungsmindernd aus. 80–90 % aller Asthmatiker leiden zugleich an einer Belastungskomponente ihrer Erkrankung („exercise-induced bronchoconstriction", EIB). Jedoch auch bei 3–10 % der Normalbevölkerung tritt diese mehr oder weniger ausgeprägte, in erster Linie von der Belastungsintensität und -dauer abhängige Bronchokonstriktion auf, wobei höhenklimatische Faktoren modifizierend wirksam sein können. Trockenkaltlufthyperventilation und Schleimhautexsikkose sind wesentliche pathogenetische Faktoren der EIB. Zu EIB prädisponieren vor allem Ausdauersportarten im Freien mit hohen Trainingsintensitäten und exzessiver Kaltlufthyperventilation, wozu auch fast alle alpinsportlichen Aktivitäten zählen (s. Kompaktinformation).

Es liegt die Vermutung nahe, dass wiederholte Ausdauerbelastungen in kalter Umgebungsluft zu einer peripher bronchokonstriktiven Dysfunktion führen können, die sich auch nach Sistieren des Reizes nicht mehr vollständig zurückbildet. Es ist auch gut vorstellbar, dass bei Menschen mit genetischer Disposition zu Asthma bronchiale die Krankheit durch häufig wiederkehrende Kaltlufthyperventilation und unvollständige Atemluftkonditionierung der Nase manifest werden kann (s. Kompaktinformation). Empfehlungen zur Prävention der EIB betreffen neben der regulären medikamentösen Behandlung des Asthmas und allgemeinen Maßnahmen eine entsprechende Prämedikation, am besten mit 2 Hüben eines kurzwirksamen β2-Agonisten (SABA) 15 Minuten vor Belastungsbeginn (Tabelle 14.3). Die meisten Patienten mit EIB erreichen dadurch eine Protektion von mindestens drei Stunden.

Bei Kleinkindern ist Husten oftmals als Asthmaäquivalent zu werten und nicht selten das einzige Symptom, das auf Asthma bronchiale hinweist. Inwieweit der in großer Höhe häufig auftretende Höhenhusten („high altitude cough"/HAC) ein Äquivalent der EIB oder gar eine eigene Krankheitsentität darstellt, ist zurzeit nicht bekannt. Simulierte Aufstiege in einer Unterdruckkammer bis auf Everesthöhe zeigten jedenfalls, dass Lufttrockenheit und -kälte als Auslöser des HAC gegenüber hypobarer Hypoxie deutlich nachrangig sind. Erschöpfende Belastungsprofile mit

Kompaktinformation

Asthmaprävalenz einiger Freiluftsportarten
- Skilanglauf: 50–70 %
- Skitourenwettkampf: 50 %
- Radrennsport: 45 %
- Eiskunstlauf: 30 %
- Fußball: 12–50 %
- Eishockey: 19 %
- Langstreckenlauf: 17 %
- Geländelauf: 14 %

Tabelle 14.3: Prävention belastungsbedingter Bronchokonstriktion (EIB)

Medikamentös	Nichtmedikamentös
▪ Kurz wirksame ß2-Agonisten (SABA), Fenoterol (Berotec®), Sultanol (Salbutamol®), Terbutalin (Bricanyl®) ▪ Cromone DNCG (Intal®, Ditec®), Nedocromil-Natrium (Tilade) ▪ Leukotrien-Rezeptor-Antagonisten, Montelukast (Singulair) ▪ Inhalative Kortikosteroide (ICS), Fluticason (Flixotide®), Budesonid (Pulmicort®, Miflonide®)	▪ Ausreichendes Aufwärmen vor körperlicher Belastung ▪ Ausreichende Trinkmenge ▪ Meidung unspezifischer Triggerfaktoren ▪ Kein „Auspowern" in kalter Höhenatmosphäre ▪ Atemmuskeltraining ▪ Möglichst lange Nasenatmung zur Atemluftkonditionierung ▪ Bei großer Kälte evtl. Sturmhaube oder Maske zur Vorwärmung der Inspirationsluft

exzessiver Kaltlufthyperventilation (z. B. Berglauf) können auch bei gesunden Sportlern zu einer vorübergehenden Steigerung der bronchialen Reaktivität führen. Der Stellenwert des Höhenklimas in der adjuvanten Asthmatherapie ist heute unbestritten (s. Kompaktinformation). In der Schweiz, Italien, Deutschland und in östlichen Nachbarstaaten bestehen spezielle Einrichtungen zur Höhenklimatherapie von Asthma bronchiale und allergischen Erkrankungen. Besonders die Institutionen in Davos haben lange Tradition, entwickelten sich diese doch vielfach aus Heilstätten zur Tuberkulosetherapie.

Sportliche Freizeitbetätigung ist heute ein wichtiger Bestandteil der Rehabilitation von Asthmatikern. Vom medizinischen Standpunkt bestehen bei stabilem Asthma auch gegenüber Alpinsportarten, die im Notfall jederzeit abgebrochen werden können, keine Einwände. Als empfehlenswerte Disziplinen gelten Nordic Walking, Bergwandern, Bergsteigen, Mountainbiking, aber auch Gletschertouren, Hochgebirgswandern, Trekking, Alpin- und Tourenskilauf, Skilanglauf, Snowboarding und Schneeschuhwandern; alle Disziplinen jedoch ohne Wettkampfcharakter. Bergläufe und Klettertouren sind nur mit Vorbehalt geeignet.

Kompaktinformation

Positive Faktoren des Höhenklimas bei Asthma bronchiale

- Reduktion der bronchialen Hyperreaktivität (BHR)
- Abnahme der Entzündungsparameter
- Besserung der klinischen Symptomatik
- Besserung der Belastungstoleranz
- Reduktion des Therapieniveaus
- Optimierte Bedingungen für das Krankheitsstaging

Tabelle 14.4: Äußere Einflüsse auf die Atmung in der Höhe

Negative Einflüsse	Positive Einflüsse
■ Niederschlag ■ Verminderte Luftfeuchtigkeit ■ Hohe mechanische Belastung ■ Kaltlufthyperventilation ■ Muskuläre Erschöpfung ■ Oxidanzien/ROS (Ozon) ■ Exsikkose	■ Adrenerger Hypoxiestress ■ Verminderte Outdoor-Allergenbelastung ■ Verminderte aerogene Partikelbelastung ■ Optimale Akklimatisation ■ Verminderte Luftdichte

Eine stabile Asthmaerkrankung bzw. ein medikamentös gut eingestelltes Asthma stellt selbst in großen Höhen kein größeres Problem dar als in Normalhöhe. Oftmals steht die Angst vor einem Asthmaanfall in keiner Relation zur Erkrankung. Allerdings gibt es eine Reihe sowohl positiver (Bronchodilatation) als auch negativer (Bronchokonstriktion) Einflüsse (Tabelle 14.4), deren Nettoeffekt auf die Ventilation nicht immer klar abgeschätzt werden kann. Dazu kommt, dass mechanische Eigenschaften der Lunge nicht nur durch eine Bronchokonstriktion, sondern auch durch eine verminderte mukoziliäre Clearance oder Kongestion der Atemwege in kalter hypoxischer Umgebung beeinträchtigt werden können.

Es gibt Hinweise, dass Asthmatiker trotz regelmäßiger Kontrolle und normaler Alltagsbelastung in großen Höhen mit milder Bronchokonstriktion sowie signifikanter Abnahme des exspiratorischen Spitzenflusses („peak exspiratory flow", PEF) reagieren können und in der Folge eine ausgeprägtere Höhenhypoxämie als Gesunde aufweisen. Demgegenüber stehen als Indikatoren einer bevorstehenden Asthmaexazerbation ein vermehrter Bedarf inhalativer Bronchodilatatoren und das Risiko wiederholter erschöpfender Belastungen z. B. während eines Höhentrekkings. Ein Peakflowmeter gehört daher in den Rucksack bzw. in das Reisegepäck eines jeden asthmakranken alpinen Leistungssportlers und Reisenden. Damit kann auf einfache Art und Weise eine subjektive Verschlechterung der respiratorischen Situation erkannt und die Medikation durch den geschulten Asthmatiker selbst angepasst werden (Tabelle 14.5). Die Frage, ob mit dem sehr seltenen Fall einer Asthmaexazerbation in großer Höhe ein höheres gesundheitliches Risiko verbunden ist als auf Normalhöhe, ist situationsabhängig. Bereits eine milde Bronchokonstriktion reduziert das Atemminutenvolumen des Alpinsportlers beträchtlich und damit auch seine maximale Performance. Alpines Sport- und Eisklettern, Paragleiten, Gleitschirmfliegen, Segelfliegen sind Asthmatikern in Bezug auf einen nicht unmittelbar möglichen notfallmedizinischen Beistand daher nicht zu empfehlen.

Ab einer Schwellenhöhe von 2500 m ist eine dauerhafte Anpassung (Akklimatisation) an die Höhe erforderlich, um optimal leistungsfähig zu sein. Die damit

Tabelle 14.5: Einige für den Outdoorbereich geeignete Peakflowmeter

Peakflowmetertypen	Atemfluss L/min	Verwendung
AFS Low Range Mini-Wright	30–400	Kinder
Asthmacheck Peak Flow Meter	60–810	Erwachsene
Ferraris PocketPeak Peak Flow Meter	60–800	Kinder u. Erwachsene
Micropeak Peak-Flow-Meter	60–900	Erwachsene
Personal Best Peak-Flow-Meter	60–800	Erwachsene
Standard Range Mini-Wright	60–800	Erwachsene
Vitalograph Peak Flow Meter "asmaPLAN+ Pediatric"	50–280	Kinder
Vitalograph Peak Flow Meter "asmaPLAN+"	50–800	Erwachsene
Vitalograph Peak Flow Meter Standard Model 4300	50–800	Erwachsene

verbundenen hypoxiegesteuerten Anpassungsvorgänge unterscheiden sich beim Asthmatiker nicht von jenen gesunder Alpinsportler. Die notwendige Akklimatisation jenseits der Schwellenhöhe sollte allerdings auf keinen Fall auf die leichte Schulter genommen werden. Es gibt Hinweise aus der Literatur, dass allein durch prolongierte Hypoxiebedingungen sowohl bei Mensch als auch Tier eine Bronchokonstriktion hervorgerufen werden kann. Daher ist es auch vorstellbar, dass bei Asthmatikern infolge einer ausgeprägteren hypobaren Hypoxie zusätzlich eine subklinische bronchiale Kongestion eintreten kann, wodurch sich Lungenfunktion und Hypoxämie weiter verschlechtern.

Kompaktinformation

Reisemedizinische Empfehlungen bei Asthma bronchiale (EIA)

- Fernreisen, Flugreisen und Alpinsport nur bei stabiler, kontrollierter Asthmaerkrankung
- Keine Unterbrechung der Basismedikation
- Vertrautes Handling der Notfallmedikamente
- Meiden exzessiver Kaltlufthyperventilation
- Rechtzeitiges Zurücknehmen körperlicher Aktivität, kein „Auspowern"
- Bei respiratorischem Infekt große Höhen und Flugreisen meiden (Infektasthma)
- Atemkälteschutz (Sturmhaube, Schal)
- Peak Flow-Meter bei Reisen mitführen (Selbstkontrolle)
- Gruppentrekking in großen Höhen mit Begleitarzt
- Kein passiver exzessiver Höhenaufstieg bei moderat-schwerem Asthma (Seilbahn, Helikopter)
- Bei optimaler Therapie und unauffälliger Lungenfunktion auch extreme Höhen möglich
- Medikamenteninhalation direkt vor Kälteexposition

Obwohl im seltenen Fall einer höhenbedingten massiven Verschlechterung asthmatischer Beschwerden ein höherer Hypoxämiegrad als auf Meeresspiegelniveau zu erwarten ist, gibt es dazu weder Daten noch kasuistische Berichte. Es existieren auch keinerlei Literaturhinweise, die Asthma bronchiale mit erhöhter Prävalenz für Höhenanpassungsstörungen wie akuter Bergkrankheit („acute mountain sickness", AMS) oder Höhenlungenödem („high altitude pulmonary edema", HAPE) in Verbindung bringen. Im Rahmen einer einzigen Studie wurde bei einer Probandengruppe milder Asthmatiker die Auswirkung von Acetazolamid (Diamox®) über 2 Tage im Rahmen eines Aufstieges auf 3200 m untersucht. Die Patienten zeigten seltener AMS-Symptome sowie eine signifikant höhere nächtliche Sauerstoffsättigung. Aus Sicherheitsgründen (Analgetika-Asthma) sollten bei Kopfschmerz unter Höhenbedingungen keine Salizylate bzw. nichtsteroidalen Antirheumatika zur Anwendung kommen sondern am besten Analgetika auf Paracetamolbasis.

Weiterführende Literatur

1 CRM-Handbuch: Reisen mit Vorerkrankungen; praktische Hinweise für die Beratung von Reisenden mit Gesundheitsrisiken, 2006.
2 British Thoracic Society Standards for Care Committee Managing passengers with respiratory disease planning air travel: British Thoracic Society recommendations. Thorax 2002; 57: 289–304.
3 Aerospace Medical Association Medical Guidelines Task Force: Medical Guidelines for air travel. 2nd edn. Aviat Space Environ Med 2003; 7: A1–A19.
4 Grocott MP, Martin DS, Levett DZ, McMorrow R, Windsor J, Montgomery HE: Caudwell Xtreme Everest Research Group. Arterial blood gases and oxygen content in climbers on Mount Everest. N Engl J Med 2009; 360: 140–149.
5 Dillard TA, Berg BW, Rajagopal KR, Dolley JW, Mehm WJ: Hypoxia during air travel in patients with chronic obstructive pulmonary disease. Ann Intern Med 1989; 111: 362–367.
6 Gong H, Tashkin DP, Lee EY, Simmons MS: Hypoxia-simulation test: evaluation of patients with chronic airway obstruction. Am Rev Respir Dis 1984; 130: 980–986.
7 Mohr LC: Hypoxia during air travel in adults with pulmonary disease. Am J Med Sci 2008; 335: 71–79.
8 Domej W, Schwaberger G, Pietsch G: Altitude tolerance in pre-existing lung disease. JB OEGAHM 2009; 20: 121–128.

14.3 Erkrankungen des Magen-Darm-Trakts

T. Weinke

Gastroenterologische Erkrankungen beinhalten Manifestationen im oberen und unteren Gastrointestinaltrakt, in Leber, Gallenwegen, der Milz sowie Erkrankungen des Pankreas. Dabei muss zwischen akuten Manifestationen und chronischen Erkrankungen differenziert werden. Auch bei akuten Erkrankungen kann die Reisefähigkeit erheblich eingeschränkt sein. Dies hängt jedoch von der Schwere der Manifestation und dem Ausbreitungsgrad ab (z. b. akute Pankreatitis, akute Ulkusblutung, akute Cholezystitis, akute Divertikulitis), bei denen aufgrund der Schwere der Manifestation eine Reisefähigkeit nicht gegeben ist. Andere akute Manifestationen verlaufen deutlich harmloser (akute Gastritis, leichte Ösophagitis), bei denen eine medikamentöse Therapie auch kurz vor Reisebeginn oder während der Reise begonnen bzw. fortgeführt werden kann, so dass Reiseaktivitäten davon nicht beeinträchtigt sind.

Bei den chronischen gastroenterologischen Erkrankungen hängt die Reisefähigkeit entscheidend von der Schwere der jeweiligen Manifestation ab bzw. von der Frage, ob der chronisch Erkrankte in einer stabilen Situation ist, die ihm ein normales Leben ermöglicht und somit auch zu einer nur geringen Beeinträchtigung von Reiseplänen führt. Einige dieser chronischen Erkrankungen sollen im Folgenden etwas genauer dargestellt werden, wobei oft in Absprache mit dem Reisenden individuelle Entscheidungen notwendig sind, die auch von ärztlicher Seite längere Aufklärungsgespräche und Informationen erforderlich machen.

14.3.1 Chronisch-entzündliche Darmerkrankungen (CED)

Bei den chronisch-entzündlichen Darmerkrankungen wird zwischen der Colitis ulcerosa und einem Morbus Crohn unterschieden: In seltenen Fällen, bei denen anfangs eine Klassifikation noch nicht möglich ist, wird auch von einer Colitis indeterminata gesprochen. Die Ätiologie ist bis heute nicht eindeutig geklärt, wobei verschiedene Faktoren zur Entstehung einer akuten Manifestation beitragen können. Eine wesentliche Rolle spielt das mukosale Immunsystem, so wird z. B. von einer gestörten Immunregulation ausgegangen. Ferner liegt eine genetische Disposition vor; auch Umweltfaktoren wie Stress oder psychische Belastungen werden immer wieder angeschuldigt. Für Reisende bedeutsam ist die Tatsache, dass durch intestinale Infektionen ein neuer akuter Schub beider Krankheitsentitäten ausgelöst werden kann, auch bei Patienten, die in einer bis dahin stabilen Remission und Beschwerdefreiheit waren. Insofern hat gerade die Prophylaxe der Reisediarrhoe bei dieser Personengruppe oberste Priorität, um akute Krankheitsschübe zu verhindern.

Bei der Colitis ulcerosa werden unterschiedliche Ausbreitungsmanifestationen unterschieden: distale Kolitis (Proktitis bzw. Proktosigmoiditis), Linksseitenkolitis (Befall bis zur linken Flexur), subtotale Kolitis (Befall bis etwa zur rechten Flexur) und eine Pankolitis, die entzündliche Manifestationen im gesamten Kolonbereich aufweist (Abb. 14.9a).

Die Colitis ulcerosa ist auf das Kolon beschränkt; Manifestationen an anderen Darmanteilen kommen nicht vor. Da praktisch immer eine Beteiligung des Rek-

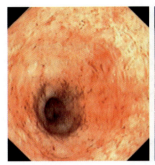 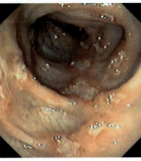

Abb. 14.9: Links: Colitis ulcerosa: hämorrhagische, ödematöse Schleimhaut mit kleinen Ulzerationen, kontinuierliche Entzündungsausbreitung. Rechts: Morbus Crohn: Schneckenspurulzera, fokaler Befall neben unauffälliger Schleimhaut

tums vorliegt, sind peranale Blutabgänge häufig. Es kommt oft zu Durchfällen, wobei das Entzündungsmuster auf Mukosa und Submukosa beschränkt bleibt, so dass Fistelbildungen oder Stenosen fast nie vorkommen (Tabelle 14.6). Ferner treten krampfartige abdominelle Beschwerden auf, die sich nach Stuhlabgang oft bessern; es kommt zu Appetitlosigkeit oder Gewichtsverlust. Von histologischer Seite ist das Entzündungsbild durch Kryptenabszesse charakterisiert.

Bei Morbus Crohn sind Entzündungsmanifestationen im gesamten Verdauungstrakt von der Mundhöhle bis zum Anus möglich (Abb. 14.9b). Es kommt dabei zu einem diskontinuierlichen fokalen Befall mit einer transmuralen Entzündung aller Wandschichten. Daraus leiten sich auch die klassischen Komplikationen mit Stenose und Fistelbildung ab, die dann oft mit krampfartigen Schmerzen, Gewichtsverlust, Diarrhoe und Fieber einhergehen. Von histologischer Seite werden oft Granulome nachgewiesen, die diagnostisch wegweisend sind.

Bei beiden Krankheitsentitäten sind extraintestinale Manifestationen möglich, die sich an folgenden Organsystemen manifestieren können: Gelenke (Polyarthri-

Tabelle 14.6: Symptomatik und Manifestation chronisch-entzündlicher Darmerkrankungen

	Colitis ulcerosa	Morbus Crohn
Peranale Blutabgänge	Sehr häufig	Selten
Diarrhoe	Sehr häufig	Häufig
Bauchschmerzen	Manchmal	Sehr häufig
Fisteln	Keine	Häufig
Gewichtsverlust	Selten	Häufig
Lokalisation	Nur Kolon	Gesamter GIT
Ausbreitung	Kontinuierlich	Diskontinuierlich
Entzündungsmuster	Mukosa/Submukosa	Transmural

tis), Haut (Erythema nodosum, Pyoderma gangraenosum), Leber (z. B. primär sklerosierende Cholangitis, PSC) oder Augen (Iridozyklitis, Uveitis).

Die Diagnosestellung wird ermöglicht durch das klinische Bild, charakteristische endoskopische Manifestation mit entsprechender Histologie und die Laborkonstellation mit erhöhten Entzündungswerten. In vielen Fällen kann auch die Bildgebung mit Sonografie oder radiologischen Methoden (MRT-Sellink) für die Akutdiagnostik oder Verlaufsbeurteilung herangezogen werden.

Für die Therapie werden folgende Medikamente eingesetzt: Aminosalicylate (5-Aminosalicylsäure (5-ASA) = Mesalazin, bei Gelenkmanifestationen ggf. auch noch Sulfasalazin). Aminosalicylate sind die Basistherapie der akuten leichten und mittelschweren Manifestation einer Colitis ulcerosa. Ferner werden sie langfristig für die Remissionserhaltung bei Colitis ulcerosa eingesetzt. Beim Morbus Crohn werden sie nur bei leichten Erkrankungsverläufen bzw. bei postoperativen Manifestationen eingesetzt. Mesalazin ist in Tablettenform und als Granulat zum systemischen Einsatz verfügbar, aber auch zur topischen Therapie als Klysma, Rektalschaum oder Suppositorien.

Glukokortikoide werden für die Behandlung des akuten Schubs von Morbus Crohn und ggf. Colitis ulcerosa eingesetzt. Aufgrund des Nebenwirkungsprofils sind sie jedoch nicht für die Langzeittherapie oder Remissionserhaltung geeignet. Ausnahmen können topische Formulierungen oder z. B. Budesonid mit einem First-Pass-Metabolismus in der Leber und damit geringerem systemischen Nebenwirkungsprofil sein.

Antibiotika werden eingesetzt zur Therapie von Fisteln und Abszessen.

Immunsuppressiva werden unterschieden in solche mit langsamem Wirkungseintritt (Azathioprin, Mercaptopurin, Methotrexat, Mycophenolatmofetil) und solchen mit einem schnellen Wirkeintritt wie Cyclosporin oder Tacrolimus. Ein rascher Wirkeintritt ist auch bei den sog. Biologika oder Anti-TNF-Medikamenten etabliert, von denen Infliximab und Adalimumab für die Therapie beider Formen der CED zugelassen sind. Diese Immunsuppressiva werden oft langfristig eingesetzt und können damit mit der Reisetauglichkeit des CED-Patienten am stärksten interferieren. Das bedeutet, dass unter diesen Medikamenten eine erhöhte Infektanfälligkeit besteht, Lebendimpfungen kontraindiziert sind und die Effektivität von Totimpfstoffen beeinträchtigt ist.

Aufgrund des chronischen Verlaufs der Erkrankung sind Patienten mit CED in der Regel sehr gut über ihre Krankheitssituation informiert und reagieren auf neue klinische Konstellationen meist sehr sensibel, so dass dann rasch eine Konsultation des sie betreuenden Gastroenterologen erfolgt. Dennoch müssen insbesondere vor einer Fernreise bestimmte Krankheitsszenarien mit dem Reisenden intensiv durchgesprochen werden, um mit der nötigen Sensibilität und Vorbereitung an die Reise heranzugehen.

> **Kompaktinformation**
>
> Generell gilt für Reisende mit chronisch-entzündlichen Darmerkrankungen:
> - Patienten in Remission:
>   Es liegt keine akute Krankheitsaktivität vor, und die Patienten sind beschwerdefrei. Anhand der eingenommenen Medikamente muss abgeschätzt werden, ob durch Immunsuppressiva ein erhöhtes Infektionsrisiko besteht. Ferner sollte das Thema Reisediarrhoe intensiv besprochen werden, da durch einen intestinalen Infekt ein akuter Schub der CED ausgelöst werden kann. Daher haben Prophylaxemaßnahmen gegen Reisediarrhoe und ggf. frühzeitige und konsequente Therapie oberste Priorität.
> - Patienten mit akutem Schub einer CED:
>   Diese Patienten sind oft schwer erkrankt und leiden in der Regel unter den Manifestationen des akuten Schubes, so dass sie in dieser Situation nicht fernreisetauglich sind. Es ist daher erforderlich, in dieser akuten Situation sowohl die Reise als auch prophylaktische Impfungen zu verschieben. Es ist von ärztlicher Seite zu bescheinigen, dass eine Fernreisetauglichkeit nicht besteht.
> - Chronische Erkrankungsverläufe:
>   Hier hängt die Reiseberatung entscheidend von der Art und Dosierung der immunsupprimierenden Medikamente ab. Biologika (Anti-TNF-Medikamente) haben meist einen stärkeren Einfluss auf das Immunsystem, so dass Lebendimpfungen in dieser Situation kontraindiziert sind. Auch bei Prednisolongaben oberhalb von 20 mg oder einer Azathioprin-Langzeittherapie sollten Lebendimpfungen nicht verabreicht werden. Die Effektivität von Totimpfungen ist beeinträchtigt und führt zu einer schlechteren Immunantwort, ist aber in der Situation einer Fernreise möglich und sollte deswegen durchgeführt werden. Generell gilt, dass die Reisefähigkeit bei chronischen Erkrankungsverläufen in die Tropen eingeschränkt ist. Hier ist eine individuelle Entscheidung nach Rücksprache und intensiver Aufklärung des Reisenden erforderlich.

14.3.2 Chronische Leberkrankheiten

Bei den chronischen Leberkrankheiten muss die Leberzirrhose abgegrenzt werden von anderen chronischen Hepatosen, wie der chronischen Virushepatitis (Hepatitis B und C), der Autoimmunhepatitis, cholestatischen Lebererkrankungen (PBC = primär biliäre Zirrhose, PSC = primär sklerosierende Cholangitis), Stoffwechselerkrankungen (Hämochromatose, Morbus Wilson) und der alkoholischen und nichtalkoholischen Steatohepatitis (ASH bzw. NASH). Entscheidend für die Beurteilung der Reisefähigkeit ist aber jeweils der Schweregrad der Manifestation bzw. die Notwendigkeit für eine akute medizinische Behandlung.

Leberzirrhose
Die häufigste Genese der Leberzirrhose (Abb. 14.10) ist ein chronischer Alkoholabusus, gefolgt von den chronischen Virushepatitiden B und C. Eine Stadieneintei-

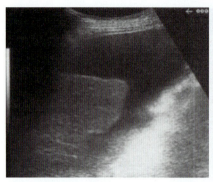 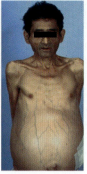

Abb. 14.10: Leberzirrhose: **Links:** Ultraschallbefund mit gebuckelter Leberoberfläche sowie reichlich Aszites. Rechts: Child C: Abdomen mit Aszites und Nabelhernie, Caput medusae, Spider naevi und Muskelatrophie

lung erfolgt oft nach dem Child-Pugh-Score, der anhand der Parameter Bilirubin, Albumin, INR (bzw. Quickwert), Aszites und hepatische Enzephalopathie eine Graduierung in die Stadien A–C vornimmt, wobei A die mildeste Verlaufsform und C die schwerste Verlaufsform ist. Dies hat prognostische Bedeutung, da sich die 1-Jahres-Überlebensrate vom Stadium A (etwa 85 %) bis zum Stadium C (auf 42 %) reduziert. Für die Reisefähigkeit des Patienten mit Leberzirrhose ist von entscheidender Bedeutung, inwieweit klinische Komplikationen vorliegen.

Zu den häufigsten klinischen Komplikationen gehören Aszites, Ösophagusvarizenblutung, hepatische Enzephalopathie und eine erhöhte Infektneigung. Ein Aszites sollte bei klinischer Nachweisbarkeit behandelt werden. Die Dringlichkeit einer Therapie steigt mit zunehmender Symptomatik, wobei primär medikamentös ein Aldosteronantagonist wie Spironolactone eingesetzt werden sollte, ergänzend können Schleifendiuretika (Furosemid oder Torasemid) dazu gegeben werden. Dies macht Elektrolytkontrollen bzw. Gewichtskontrollen erforderlich, die nicht immer auf einer Fernreise problemlos durchgeführt werden können. Bei therapierefraktären Verläufen kann eine Parazentese (auch großvolumig) durchgeführt werden.

Heute hat sich gezeigt, dass die Anlage eines TIPSS (transjugulärer intrahepatischer portosystemischer Shunt) den wiederholten Parazentesen vorzuziehen ist. Als Komplikation unter der Aszitestherapie können Elektrolytstörungen, ein hepatorenales Syndrom, hepatische Enzephalopathie oder eine spontan bakterielle Peritonitis auftreten.

Ösophagusvarizenblutung

Eine Ösophagusvarizenblutung ist eine lebensbedrohliche Komplikation, die der sofortigen Intervention und Therapie bedarf. Am gängigsten ist heute die Ligaturbehandlung durch Gummiringe, die zu einer Verödung der Varizen führt, jedoch das kausale Problem der portalen Hypertension nicht löst. Die früher durchgeführte Sklerosierungsbehandlung ist inzwischen verlassen worden, und ist von der Ban-

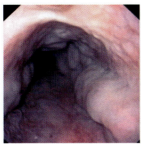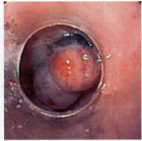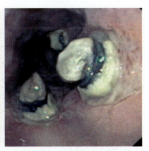

Abb. 14.11: Ösophagusvarizen: Links: Varizen im distalen Ösophagus, Mitte: Gummibandligatur der Varizen (Banding), rechts: 4 Tage nach Banding, verödete Varizen, noch liegende Gummibänder

dingligatur abgelöst worden (Abb. 14.11). Ergänzend kann eine Betablockergabe erfolgen, um den hepatorenalen Druck zu senken. Insbesondere bei therapierefraktären Verläufen kann ein TIPSS durchgeführt werden, da auf die Art eine Drucksenkung im portal-venösen System erfolgt.

Beim Vorliegen von Ösophagusvarizen bzw. einer akuten Blutung ist eine Reisefähigkeit nicht gegeben, da in vielen, insbesondere ländlichen Gebieten, eine sofortige endoskopische Intervention für Blutungsstillung nicht existiert.

Hepatische Enzephalopathie

Die hepatische Enzephalopathie tritt bevorzugt auf bei ausgeprägter portaler Hypertension und portokavalen Anastomosen und zeigt eine unzureichende Entgiftungsfunktion der Leber. Da dies zu neurologischen und psychischen Komplikationen führt, sollten immer Angehörige in ein Gespräch zur Reiseberatung einbezogen werden, um von der Planung von Fernreisen abzuraten. Eine Therapie kann mittels diätetischer Maßnahmen (Darmreinigung, z. B. Laktulose, Antibiotika) erfolgen, doch sind diese Maßnahmen meist nicht von langfristiger und dauerhafter Natur.

Kompaktinformation

Reisende mit Leberzirrhose
- Child C: nicht fernreisetauglich
- Child A und B: liegen Komplikationen vor (Aszites, Enzephalopathie, Blutungsgefahr)? Wenn Komplikationsgefahr vorliegt, besteht keine Fernreisetauglichkeit. Sonst individuelle Entscheidung in Absprache mit dem Patienten und seinen Angehörigen.
- Impfungen: Tot- und Lebendimpfungen können verabreicht werden; bei beeinträchtigtem Immunsystem kann die Effektivität beeinträchtigt sein.

Chronische Virushepatitis B und C

Hepatitis B. Das Ziel der Therapie der chronischen Hepatitis B ist es, die Morbidität und Mortalität der HBV-Infektionen zu senken und damit eine Progression Richtung Leberzirrhose und HCC (hepatozelluläres Karzinom) zu senken. Erreicht werden soll eine dauerhafte Suppression der HBV-DNA unter die Nachweisgrenze; langfristiges Ziel ist zudem, eine Serokonversion von HBs-Ag zu Anti-HBs-Antikörpern zu erreichen.

Für die Therapie kommen Nukleosid- oder Nukleotidanaloga in Frage, alternativ kann Interferon (meist als PEG-Interferon-Alpha) eingesetzt werden. Die Auswahl der medikamentösen antiviralen Therapie sollte das Stadium der Lebererkrankung, die Höhe der HBV-Virämie, evtl. Vortherapien bzw. Komorbiditäten berücksichtigen. Unter der Therapie sollte die Möglichkeit einer Resistenzentwicklung bedacht werden, die für die unterschiedlichen Medikamente jedoch unterschiedlich ausgeprägt ist. Als Nukleosid-/Nukleotidanaloga werden aktuell eingesetzt: Tenofovir, Telbivudin, Entecavir, Adefovir und Lamivudin. Diese Therapien müssen oft über mehrere Jahre eingenommen werden (mindestens 12 Monate über die HBe-Ag-Serokonversion hinaus).

Da die Nukleosid-/Nukleotidanaloga in der Regel gut verträglich sind, liegt bei einem gut eingestellten Patienten keine Einschränkung der Reisefähigkeit vor. Eine Fernreise sollte jedoch nicht innerhalb der ersten 6–8 Wochen nach Primäreinstellung unter einem der genannten Medikamente erfolgen (oder nur in enger Absprache, Rücksprache mit dem behandelnden Hepatologen und an ein Ziel mit der nötigen medizinischen Infrastruktur). Im Falle einer Interferontherapie können die typischen Nebenwirkungen wie grippeähnliche Symptome, Abgeschlagenheit, Müdigkeit und psychische Alterationen auftreten, die eine Reiseplanung beeinträchtigen können.

Hepatitis C. Eine chronische Hepatitis C stellt eine Indikation zur antiviralen Therapie dar (unter Berücksichtigung möglicher Kontraindikationen). Ein frühzeitiger Behandlungsbeginn im Verlauf der chronischen Infektion erhöht die Chancen auf ein anhaltendes virologisches Ansprechen (SVR = „sustained virological response") und wird unter Berücksichtigung der möglichen Nebenwirkungen und Effektivität der verfügbaren antiviralen Therapie empfohlen. Durch die antivirale Therapie soll eine Progression Richtung Leberzirrhose und HCC (hepatozelluläres Karzinom) verhindert werden. Zu Beginn einer Therapie werden die Viruslast (HCV-RNA), der Genotyp und der IL-28-B-Polymorphismus bestimmt. Dies erlaubt individualisierte Vorhersagen für ein Ansprechen auf die antivirale Therapie. In Deutschland und Mitteleuropa dominiert der Genotyp 1, der auch am schwierigsten zu therapieren ist und die niedrigsten Ansprechraten hat. Mit der Einführung der Proteaseinhibitoren Boceprevir und Telaprevir kommt es zu einer signifikanten Steigerung der Raten des dauerhaften virologischen Ansprechens von bisher etwa 40 % auf etwa

> **Kompaktinformation**
>
> **Reisende mit chronischer Hepatitis B oder C (+ antiviraler Therapie)**
> - Hepatitis B:
>   - Antivirale Ersteinstellung (6–8 Wochen nach Therapiebeginn): Abraten von Fernreisen
>   - Gut tolerierte Dauertherapie: keine Einschränkung der Reisefähigkeit
> - Hepatitis C:
>   - Ersteinstellung mit Dual oder Tripletherapie (6–8 Wochen nach Therapiebeginn): Abraten von Fernreisen
>   - Weiterer Therapieverlauf: Aufgrund möglicher erheblicher Nebenwirkungen sollten Fernreisen in dieser Phase sehr kritisch diskutiert werden. Bei beeinträchtigtem Immunsystem kann die Effektivität reduziert sein

70–80 % bei der Erstbehandlung von HCV-infizierten Patienten. Basistherapie bleibt dabei die Gabe von Interferon und Ribavirin, was auch die alleinige Therapie für alle anderen Genotypen darstellt. Ein Vorteil der sog. Triple-Therapie (Interferon, Ribavirin + Proteaseinhibitor) besteht in der Möglichkeit einer Therapieverkürzung auf 24–28 Wochen bei einem frühen Ansprechen auf die Therapie. Beim Einsatz der Proteaseinhibitoren sind schwere, klinisch relevante Medikamenteninteraktionen und Toxizitäten zu bedenken. Die führende Nebenwirkung von Telaprevir ist ein ekzematöser Hautausschlag und Verstärkung der schon unter Ribavirin oft auftretenden Anämie sowie eine gastrointestinale Unverträglichkeit mit Übelkeit und Diarrhoe. Bei Boceprevir sind die führenden Nebenwirkungen eine verstärkte Anämie und eine Geschmacksstörung (35–45 % der Patienten).

In Anbetracht der häufigen und erheblichen Medikamentennebenwirkungen und Interaktionen, insbesondere bei einer Triple-Therapie, muss die Erfordernis von Fernreisen sorgfältig bedacht werden, in fraglichen Fällen sollte von einer Fernreise abgeraten werden, da die meisten auftretenden Nebenwirkungen eine rasche Intervention und spezialisierte ärztliche Therapie erfordern.

Andere chronische Lebererkrankungen

Bei den anderen bereits o. g. chronischen Lebererkrankung ist besonders die Autoimmunhepatitis herauszustellen, weil diese mit einer immunsuppressiven Therapie (z. B. Prednisolon, Budesonid) behandelt wird, was die Reisefähigkeit zumindest in der Akutphase der Therapie beeinträchtigen kann. Hierbei gelten dann die bereits gemachten Ausführungen für Erkrankungen, die z. B. in Bezug auf Impfungen bedeuten, dass Lebendimpfungen kontraindiziert sind und dass Totimpfstoffe nicht so effektiv wirken.

Für alle Patienten mit chronischen Lebererkrankungen sollte unabhängig von der Fernreise der Impfstatus gegen Hepatitis A und B, gegen Pneumokokken und gegen Influenza geprüft werden, weil diese Impfungen bei allen chronisch Kranken

> **Kompaktinformation**
>
> **Malaria-Chemoprophylaxe bei chronischem Leberschaden**
> - Malarone®: Atovaquon + Proguanil
>   - Atovaquon t½: 56 h, Elimination hepatisch
>   - Proguanil t½: 19 h, Elimination primär renal
>   - Keine Daten zur Pharmakokinetik bei schwerem Leberschaden
> - Lariam®: Mefloquin
>   - Mefloquin t½: 14–28 Tage
>   - Elimination biliär, kontraindiziert bei schwerer Leberfunktionsstörung
>   - Keine Daten zur Pharmakokinetik bei schwerem Leberschaden
> - Doxycyclin:
>   - t½: 16 h
>   - Elimination renal und biliär, kontraindiziert bei schwerer Leberfunktionsstörung

gemäß den STIKO-Empfehlungen verabreicht werden sollen. Diese Impfungen sind dann Kassenleistungen, eine gesonderte Rechnungsstellung entfällt.

Die Malaria-Chemoprophylaxe ist bei chronischen Lebererkrankungen außerordentlich problematisch aufgrund ausgesprochener Kontraindikationen bei Leberfunktionsstörungen. Mefloquin und Doxycyclin kommen daher nicht in Frage, der Einsatz von Malarone (Atovaquon + Proguanil) muss individuell entschieden werden. Im Zweifelsfall sollte von Reisen in Malaria-Endemiegebiete abgeraten werden.

14.3.3 Chronische Pankreatitis

Bei der akuten Pankreatitis spielt ätiologisch die Choledocholithiasis mit 50–60 % die entscheidende Rolle, gefolgt vom Alkoholabusus (20–40 %) und der idiopathischen Genese (10–30 %). Die chronische Pankreatitis hingegen wird ursächlich durch Alkohol ausgelöst (75–90 %), nur in 10–25 % lässt sich eine Genese nicht zuordnen. Die chronische Pankreatitis entsteht dabei schleichend, am Anfang oft ohne Beschwerden und geht dann in eine Phase rezidivierender Schmerzen bis zu den Symptomen der Pankreasinsuffizienz über. Die chronische Pankreatitis ist dabei kompliziert durch Sekundärschäden wie Pankreaspseudozysten, Duodenalstenose, Choledochusstenose mit Ikterus und starken Schmerzen bei Bildung von Kalksteinen in den Pankreasgängen. Spätfolgen der Pankreasinsuffizienz sind Gewichtsabnahme, Steatorrhoe und Diabetes mellitus. Im Vordergrund bei der chronischen Pankreatitis stehen die Schmerzen im Oberbauch, manchmal in Verbindung mit Völlegefühl, Übelkeit, Brechreiz und Meteorismus.

Bei den therapeutischen Maßnahmen steht primär das Alkohol- und Nikotinverbot an erster Stelle. Andere Maßnahmen sind abhängig von der Art der Komplikationen. Dabei können analgetische Maßnahmen, endoskopisch-interventionelle

Maßnahmen, wie die Therapie von Pseudozysten oder Gallengangsstenosen oder auch operative Verfahren in Frage kommen. Im fortgeschrittenen Stadium kommt es zu erhöhter Infektneigung, die Prognose ist insbesondere bei weitergehendem Alkoholabusus ungünstig.

Die Reisefähigkeit ist abhängig vom Schweregrad der Manifestationen. So ist im akuten Schub einer Pankreatitis allein aufgrund der erheblichen Schmerzen eine Reisefähigkeit nicht gegeben. Ist der Patient in einer stabilen Phase, so ist es wichtig, nach möglichen Komplikationen zu suchen (exokrine Pankreasfunktion, möglicher Diabetes, Pseudozysten). Ist für den Betreffenden ein normales Leben möglich, so ist die Reisefähigkeit ggf. mit geringen Auflagen möglich. Die Reiseimpfungen können ebenso wie eine Malariaprophylaxe problemlos verabreicht werden.

14.3.4 Chronische Refluxösophagitis und Barrett-Ösophagus

Patienten mit einer Refluxösophagitis (Abb. 14.12a) können durch eine langfristige Einnahme von Protonenpumpenhemmern (PPI), die eine maximale Säuresuppression ermöglichen, in der Regel klinisch gut geführt werden. Für diese Patienten gilt, dass eine individuelle Dosis mit Beschwerdefreiheit erreicht werden soll. Im Reiseland kann eventuell eine höhere PPI-Dosis erforderlich sein. Entsprechend sollte der Reisende individuelle Dosierungsempfehlungen erhalten, die zur Beschwerdefreiheit führen. Wenn eine Schleimhautmetaplasie im Sinne eines Barrett-Ösophagus vorliegt (Abb. 14.12b), wird auch eine langfristige Einnahme von PPI erforderlich sein. Ferner sind diese Patienten in der Regel in Überwachungsprogrammen, da es sich dabei um eine präkanzeröse Läsion handelt, die regelmäßiger endoskopischer Kontrollen bedarf.

Durch die gastrale Säureblockade ist bei diesen Patienten eine Beschwerdefreiheit zu erreichen. Andererseits ist es dadurch möglich, dass eine erhöhte Infektneigung für gastrointestinale Infektionen vorliegen kann, da die Magensäurebarriere als Schutzfaktor fehlt. Es ist daher besonders wichtig, dieser Patientengruppe Informationen zur Nahrungsmittelhygiene und zur Prophylaxe der Reisediarrhoe zu geben.

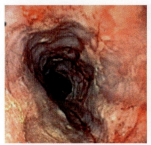
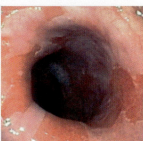

Abb. 14.12: Links: Refluxösophagitis: Hämorrhagisch ulzeröse Läsionen im distalen Ösophagus. Rechts: Barrett-Ösophagus: Zungenförmige Ausläufer von Zylinderepithel (rotes Epithel) ins Plattenepithel des Ösophagus (weißliches Epithel)

14.4 Chronische Nierenerkrankungen und Dialyse

H.J. Deuber

14.4.1 Chronische Nierenerkrankungen

Die wichtigsten Probleme, denen man im Rahmen einer reisemedizinischen Beratung von Patienten mit chronischer Nierenerkrankung begegnet, sind die meist bestehenden Begleit- und Folgeerkrankungen (s. Kompaktinformation) sowie die im Einzelfall erforderlichen medikamentösen Therapiemaßnahmen.

Anämie
Bei fortschreitender Niereninsuffizienz entwickeln sich parallel zur Einschränkung der glomerulären Filtrationsrate Erythropoetinmangel und -resistenz. Daher nimmt die Erythropoese ab und es entsteht eine Anämie. Körperliche Anstrengungen werden so schlechter tolerierbar oder sogar unmöglich. Dies gilt v. a. bei einem ohnehin verminderten Sauerstoffangebot (Aufenthalt im Hochgebirge, Flugreise). Infolge der vorbestehenden Anämie kann ein grundsätzlich kompensierbarer Blutverlust (z. B. starkes Nasenbluten) diese Patienten an die Grenze der Dekompensation treiben und damit Transfusionen nötig machen. Die deutlich verminderte Erythrozytenzahl kann bei den Patienten auch die Malariadiagnostik („Dicker Tropfen") erschweren.

Hypertonie
Zwischen Hypertonie und Nierenfunktion bestehen engste Beziehungen im Sinne einer gegenseitigen Verstärkung, besonders bei unzureichender Behandlung. Jeder nicht adäquat behandelte Hypertonus bedingt Einschränkungen der körperlichen Belastbarkeit. Wenn bereits eine Arteriosklerose bzw. eine linksventrikuläre Hypertrophie entstanden ist, wird dadurch auch die Sauerstoffversorgung der Gewebe verschlechtert, was die Toleranz hypobarer Hypoxie senkt. Bei Patienten mit chronischer Niereninsuffizienz ist die linksventrikuläre Hypertrophie stärker ausgebildet als bei Menschen ohne Nephropathie.

> **Kompaktinformation**
>
> **Begleitkrankheiten von Patienten mit chronischer Nierenerkrankung**
> - Anämie
> - Hypertonie
> - Arteriosklerose
> - Osteopathie
> - Myopathie
> - Neuropathie
> - Dermatose
> - Immunschwäche
> - Gerinnungsstörungen
> - Diabetes mellitus

Arteriosklerose

Sowohl durch eine (renale) Hypertonie als auch durch Störungen im Kalzium-Phosphat-Stoffwechsel treten bei Patienten mit Nierenerkrankungen relativ früh Weichteilverkalkungen und Arteriosklerose auf, die sich als koronare Herzkrankheit sowie als peripher arterielle Verschlusskrankheit manifestieren kann.

Die dadurch erhöhte Gefährdung für Herzinfarkt, Schlaganfall oder Claudicatio bedeutet eine Einschränkung für körperliche und psychische Belastbarkeit.

Osteopathie

Durch den Mangel an (aktivem) Vitamin D infolge der Nierenfunktionseinschränkung sowie den (sekundären) Hyperparathyreoidismus entwickelt sich das Syndrom der renalen Osteopathie. Dabei ist die Frakturgefahr mindestens so hoch wie bei Osteoporose, was gerade bei körperlicher Aktivität mit erhöhter Sturzgefahr beachtet werden sollte.

Myopathie

Auch die Schädigung der Muskulatur (durch Urämie, endokrine Ursachen, verminderte Aktivität) muss hier berücksichtigt werden, die bei fortgeschrittener Niereninsuffizienz ebenfalls zu einer eingeschränkten Leistungsfähigkeit führt.

Neuropathie

In Kombination mit der Myopathie führt die (urämische) Neuropathie einerseits zu verminderter Schmerzempfindung, wodurch Verletzungen und Erfrierungen unbemerkt bleiben können, andererseits zu einer Koordinationsstörung und Leistungsschwäche, weshalb nicht nur die Leistungsfähigkeit gemindert, sondern auch die Sturzgefahr erhöht wird. Dies führt zusammen mit der renalen Osteopathie zu einer höheren Frakturgefährdung. Bei einer diabetischen Nephropathie kombinieren sich die Urämie- und die diabetesbedingten Mechanismen der Neuropathie.

Dermatose

Infolge verminderter und veränderter Schweiß- und Talgsekretion bei gleichzeitig verminderter Drüsenzahl ist bei niereninsuffizienten Patienten die Thermoregulation eingeschränkt und die Haut verletzlicher, was gerade bei Reisen in (sub-)tropische Länder oder aride Klimazonen beachtet werden sollte. Verletzungen der Haut heilen entsprechend langsamer und Infektionen sind leichter möglich.

Immunschwäche

Durch die Niereninsuffizienz entwickelt sich oft eine Immunschwäche, weshalb Infektionen jeglicher Art leichter auftreten, länger bestehen und schwerer verlaufen als sonst. Die Immunschwäche bedeutet einerseits die Notwendigkeit einer möglichst großzügigen und umfassenden Infektionsprophylaxe (Expositionsschutz,

> **Kompaktinformation**
>
> **Impfprogramm für niereninsuffiziente Patienten**
> - Hepatitis A/B
> - Influenza
> - Typhus/Cholera
> - Tollwut
> - Gelbfieber: Exemption certificate
> - Pneumokokken
> - Tetanus/Diphtherie
> - Poliomyelitis
> - FSME

Impfung), andererseits fehlt oft ein adäquater Anstieg der Antikörpertiter. Bei niereninsuffizienten Patienten sollten im Rahmen der Reiseberatung der Impfstatus überprüft und die in der Kompaktinformation aufgeführten Impfungen durchgeführt oder aufgefrischt werden, sofern für die geplante Reise hierfür eine Indikation besteht. Wegen der (relativen) Immunschwäche müssen Lebendimpfstoffe als kontraindiziert angesehen werden. Für die Gelbfieberimpfung muss daher von einer autorisierten Gelbfieberimpfstelle eine Bescheinigung ausgestellt werden („Exemption certificate"), um Probleme bei Einreise in Länder mit Pflichtimpfung zu vermeiden. Aus medizinischer Sicht wäre aber von derartigen Reisen auch abzuraten, da dann nicht nur der Impfschutz fehlt, sondern auch ein schwererer Verlauf einer Infektion mit hochwahrscheinlich letalem Ausgang zu erwarten wäre.

Zum Schutz vor der Malaria sollte der Expositionsprophylaxe bei Patienten mit Nephropathien höchste Priorität eingeräumt werden. Die üblicherweise eingesetzten Chemoprophylaktika sind gemäß jeweiliger Fachinformation (Chloroquin, Mefloquin, Atovaquon/Proguanil) bei ausgeprägten Nieren- und Lebererkrankungen kontraindiziert oder bei schweren Nierenfunktionsstörungen (Proguanil, im Therapiefall Artemether/Lumefantrin) mit besonderer Vorsicht anzuwenden und können mit anderen Medikamenten interagieren. Außerdem muss abhängig von der glomerulären Filtration eine Dosisanpassung vorgenommen werden. Diese ist unterwegs kaum kontrollierbar, da die glomeruläre Filtrationsleistung bei (höhergradiger) Niereninsuffizienz stark vom Hydrationsstatus des Patienten abhängt. Bei ausgeprägtem Wasserverlust durch Schwitzen oder Diarrhoe müsste eine massive Dosisreduktion vorgenommen werden.

Das vielfach propagierte Doxycyclin als Malariaprophylaxe kann in Deutschland nur als Off-label use eingesetzt werden. Bei Patienten mit Niereninsuffizienz besteht zusätzlich zur allgemeinen Problematik (verstärkte Sonnenempfindlichkeit) noch das Problem, dass sich Doxycyclin im Knochen (Mineralisationsfront) ablagert und bei vermindertem Knochenumbau im Rahmen der renalen Osteopathie lokal ungünstig wirken könnte.

Gerinnungsstörungen

Durch die Niereninsuffizienz und in Fällen mit nephrotischem Syndrom kann es durch den Verlust von Gerinnungsfaktoren oder deren veränderte Aktivierbarkeit sowohl zur Blutungs- als auch zur Thromboseneigung kommen. Hinsichtlich der Blutungsneigung muss von Reisen mit erhöhtem Verletzungsrisiko abgeraten werden, zumal schon geringer Blutverluste die geschilderten Komplikationen auslösen können. Hinsichtlich der möglicherweise bestehenden Thrombophilie muss auf eine adäquate Thromboseprophylaxe (Stützstrümpfe, im Einzelfall sogar Heparingabe) gerade bei längerem Sitzen (Bus-/Flugreise) geachtet werden.

Transplantation

Auch nach Nierentransplantation muss von einer grundsätzlich bestehenden, wenn auch unterschiedlich stark ausgeprägten Niereninsuffizienz ausgegangen werden. Entsprechend gelten alle Einschränkungen für niereninsuffiziente Patienten auch nach Nierentransplantation fort. Zusätzlich ist bei diesen Patienten jedoch die notwendige medikamentöse Immunsuppression zu berücksichtigen, durch die eine Abstoßung des Transplantats verhindert werden soll. Hier wird auf den Beitrag zu Reisen bei Immunsuppression (Kap. 14.6) verwiesen. Durch Cortison etwa wird die Knochenschädigung und der Hypertonus begünstigt und ebenso wie durch die anderen Immunmodulatoren die Abwehrlage verschlechtert. Neben den in der Kompaktinformation aufgeführten Impfungen sollten Patienten nach Nierentransplantation bei bestehender Gefährdung gegen Meningokokken und bei Kontakt mit Kindern (ohne Impfschutz) gegen HiB sowie Pertussis geimpft werden. Impfungen, die bei Patienten nach Nierentransplantation als (relativ) kontraindiziert angesehen werden müssen, sind in der folgenden Kompaktinformation aufgeführt.

Zusätzlich muss normalerweise eine regelmäßige Kontrolle der Medikamentenkonzentrationen im Blut erfolgen („drug monitoring"), um abhängig von der jeweiligen therapeutischen Breite maximale Wirksamkeit mit minimaler Nebenwirkungswahrscheinlichkeit zu kombinieren. Dies kann bei Reisen auf erhebliche logistische Probleme stoßen, wenn noch die teilweise erforderlichen präanalytischen Anforderungen berücksichtigt werden. Interkurrent eingenommene Medikamente

---

Kompaktinformation

Bei Patienten nach Nierentransplantation kontraindizierte Impfungen

- Röteln
- Mumps
- Typhus oral
- Gelbfieber
- Masern
- Varizellen
- Tuberkulose (BCG)

(z. B. Malaria-Chemoprophylaktika) können mit den Immunmodulatoren/Zytostatika interagieren, weshalb z. B. bei gleichzeitiger Einnahme von Ciclosporin A und Chloroquin oder von Atovaquon/Proguanil eine Dosisanpassung anhand der Konzentrationen im Blut während einer „Probeeinnahme" vorgenommen werden muss.

14.4.2 Dialyse

Patienten mit terminaler Niereninsuffizienz, die einer regelmäßigen Nierenersatztherapie bedürfen, müssen ihren Urlaubsort und ihre Reisebedingungen primär von der Verfügbarkeit bzw. Erreichbarkeit einer geeigneten Dialyseeinrichtung abhängig machen. Eine Reise sollte erst und nur dann angetreten werden, wenn geklärt ist, wann und wo die erforderliche Dialyse erfolgen kann. Auch die Kostenübernahme sollte geklärt sein.

Bei dieser logistischen Urlaubsvorbereitung können in der Regel die den Patienten betreuenden Dialysezentren helfen. Seit mehreren Jahren gibt es auch auf solche Reisen spezialisierte Reiseveranstalter, deren Adressen im Internet oder in Broschüren der Patientenvereinigungen zu finden sind. Auch Kreuzfahrten mit ärztlicher Betreuung werden für Dialysepatienten in größerer Zahl angeboten.

Hilfreich ist es, wenn der Patient von seinem Heimatzentrum seinen Medikamentenplan mit Angabe der Generikabezeichnungen der verordneten Medikamente und detaillierte Angaben zum Dialyseregime erhält, diesen persönlich mit sich führt und für evtl. Rückfragen Telefon- und Faxnummer sowie E-Mail-Adresse seines Heimatzentrums kennt.

Hämodialyse

Patienten mit Hämodialysebehandlung wegen terminaler Niereninsuffizienz sind vor allem durch Hyperkaliämie gefährdet, weshalb eine Erinnerung an zu meidende Speisen (Früchte) vor Reiseantritt hilfreich ist. Zusätzlich sollten die Patienten kaliumbindende Medikamente mit sich führen, um Diätfehler zumindest teilweise ausgleichen zu können. Diese Medikamente können aber auch andere eingenommene Medikamente binden und damit deren Wirksamkeit schmälern.

Abhängig von der Restdiurese gilt für Hämodialysepatienten auch ein mehr oder weniger strenges Verbot der Flüssigkeitszufuhr, wobei der extrarenale Wasserverlust (Schwitzen, Diarrhoe) berücksichtigt werden muss. Nach Möglichkeit sollten sich die Patienten täglich wiegen. Sowohl bei Hyperkaliämie als auch bei Überwässerung müssen die Patienten nicht nur die Symptome rechtzeitig erkennen, sondern auch zeitnah einer Hämodialysebehandlung zugeführt werden können. Durch die behandlungsbedingte starke Antikoagulation weisen Hämodialysepatienten zumindest am Tag der Dialyse ein (deutlich) erhöhtes Blutungsrisiko auf, was bei Aktivitäten beachten werden sollte.

Da der Dialyseshunt in der Regel an einem Arm angelegt wurde, sollte auch jede Beeinträchtigung der Blutzirkulation in diesem Arm (z. B. Rucksack) vermieden werden. Durch mangelnden Blutfluss kann sich eine Shuntthrombose entwickeln, die einen nephrologischen Notfall darstellt und einer unverzüglichen Einweisung in ein geeignetes Krankenhaus bedarf, um den Shunt zu revidieren oder durch Katheter eine weitere Dialyse zu ermöglichen.

Nach Rückkehr von der Reise muss sowohl die Urämiesituation (Harnstoff, Kreatinin) als auch der Mineralhaushalt (Kalzium, Phosphat, Kalium) überprüft und ggf. korrigiert werden. Zusätzlich sollte geprüft werden, ob eine Infektion (Hepatitis [A, B, C], HIV) auftrat und ob eine ausreichende Erythropoetinsubstitution erfolgte (Hämoglobin, Erythrozyten).

Peritonealdialyse

Terminal niereninsuffiziente Patienten, die mit Peritonealdialyse behandelt werden, unterliegen im Prinzip den gleichen Bedingungen wie Hämodialysepatienten, haben aber bezüglich der Wahl des Urlaubsortes mehr Freiheiten, da sie für einen Zeitraum von 2–4 Wochen kein betreuendes Zentrum benötigen. Sie müssen aber vor Reiseantritt sicherstellen, dass ihr Bedarf an Spüllösungen und Einmalartikeln in ausreichender Zahl vor Ort verfügbar ist und ggf. Lieferungen an die Urlaubsadresse rechtzeitig sicherstellen.

Während Hämodialysepatienten grundsätzlich schwimmen und schnorcheln können, sollten Peritonealdialysepatienten in dieser Hinsicht zurückhaltender sein, um nicht durch dabei entlang des Katheters eintretende Keime eine Peritonitis zu entwickeln.

Alle Patienten mit Niereninsuffizienz, die auf der Warteliste für eine Nierentransplantation stehen, müssen auch während des Urlaubs eine ständige Erreichbarkeit und die Möglichkeit einer unverzüglichen Rückkehr sicherstellen. Falls dies nicht möglich ist (Schiffsreise, Expedition etc.), muss der Patient für die Urlaubszeit und ggf. für die daran anschließenden 6 Monate, zumindest bis der Infektionsstatus bezüglich Hepatitis bzw. HIV geklärt ist, dem Transplantationszentrum als vorübergehend nicht transplantationsfähig gemeldet werden.

14.5 Reisen mit Diabetes mellitus

U. Gieseler

Der Diabetes mellitus ist nicht nur die häufigste, sondern vor allem auch die teuerste Volkskrankheit der westlichen Zivilisation. In Deutschland sind 50 % der Frauen und 70 % der Männer übergewichtig, 66 % der Männer und 51 % der Frauen haben einen Body Mass Index (BMI) von mindestens 25 kg/m² und jeweils 20 % liegen sogar über einem Wert von 30 kg/m².

Nach Angaben des Robert-Koch-Instituts haben 20 % der deutschen Gesamtbevölkerung und 30 % der 50- bis 60-Jährigen eine behandlungsbedürftige Adipositas. Die Lebenserwartung Adipöser ist signifikant reduziert.

Die Deutschen führen seit 2008 in Europa die Liste der Länder mit den meisten Übergewichtigen und Typ-II-Diabetikern an. Durch mangelnde Bewegung und falsche Ernährung sind 35 % der Kinder und Jugendlichen ebenfalls adipös. Trotz ihrer Jugend kann sich als Folge der Adipositas ein Typ-II-Diabetes bei ihnen entwickelt. Die Kosten infolge des Übergewichts machen 6 % der europäischen Gesundheitsausgaben aus, nur für Deutschland sind dies bis zu 20 Milliarden Euro pro Jahr!

Dank moderner Therapieformen in den zurückliegenden zwei Jahrzehnten ist es heute Diabetikern möglich, ein für sie weitgehend normales Leben zu führen. Reisen in entlegene Regionen, verbunden mit sportlichen Aktivitäten, die auch einem Aufenthalt in verschiedenen Klimazonen einschließen, sind nichts Ungewöhnliches mehr.

Wenn im Folgenden vom „Diabetiker" gesprochen wird, so gelten die Ausführungen in erster Linie für den insulinabhängigen Typ-I-Diabetiker. Sinngemäß sind diese Empfehlungen natürlich auch für den nicht insulinpflichtigen sowie für den insulinpflichtigen Diabetiker vom Typ II anwendbar. In diesem Beitrag wird stillschweigend vorausgesetzt, dass der Diabetiker eine qualitative hochwertige Schulung bei einem Diabetologen bereits durchlaufen hat. Die normalen Probleme eines Diabetikeralltags sind nicht Gegenstand dieses Artikels.

Die reisemedizinische Beratung geht neben einer allgemeinen Betrachtung auch auf die ganz spezifischen Probleme ein, die sich z. B. bei Reisen in Länder der Dritten Welt mit eingeschränkter medizinischer und hygienischer Infrastruktur ergeben. Daneben sollte möglichst nicht nur der Diabetiker beraten werden, sondern auch der evtl. mitreisende Partner. Generell von Fernreisen jedoch abzuraten, ist heute sicherlich nicht angebracht, sondern es geht in erster Linie um die Minimierung erkennbarer Risiken.

Welche Gefahren drohen nun bei Fernreisen? Zunächst sollte geklärt werden, um welche Art von Reise es sich handelt:

- Hotel-, Pauschal- Individualreise oder Rucksacktourist?
- Welche Reiseerfahrung bringt der Diabetiker mit?
- Sind Freizeitaktivitäten wie Tauchen oder Wandern während der Reise geplant?
- Wie und wo ist eine evtl. Notfallversorgung in dem jeweiligen Land möglich?
- Welche Krankenhäuser sind in der näheren Umgebung?
- Reist er allein, in einer Gruppe oder sind Angehörige dabei?

Auch bei Flugreisen mit einer Zeitverschiebung besteht kein übermäßiges Risiko für die Betroffenen. Beachtet werden muss jedoch eine für die Dauer der Reise an-

Kompaktinformation

Checkliste für die Reiseberatung eines Diabetikers
- Sind spezielle Impfungen für die Reise erforderlich oder eine Malariaprophylaxe?
- Interaktionen einer Malaria- mit der aktuellen Dauermedikation überprüfen.
- Wie ist der allgemeine Impfstatus? Diphtherie, Tetanus, Grippe usw.
- Ist eine Thromboseprophylaxe notwendig bei Langstreckenflug?
- Liegen akute Beschwerden vor, Hinweise für KHK, periphere Angiopathie oder periphere Neuropathie?
- Bei speziellen Aktivitäten (z. B. Trekking): bestehen Kontraindikationen?
- Sind vor Reisebeginn noch Spezialuntersuchungen notwendig?
- Muss ein Kardiologe, Nephrologe, Augenarzt konsultiert werden?

Spezifische Gefahren speziell bei Fernreisen
- Wirkungsverstärkung des Insulin durch Alkohol oder Tetracycline
- Falsche Blutzuckermesswerte unter Aspirineinnahme
- Hypoglykämien bei fehlerhafter Insulindosierung
- Stoffwechselentgleisung mit Ketoazidose, insbesondere bei Diarrhöen
- Erbrechen und Diarrhoe mit Elektrolytentgleisung
- Fieberhafte Infekte mit Gefahr einer Hyperglykämie

gepasste Insulinmenge sowie griffbereit schnell resorbierbare Kohlenhydrate. Zwischenfälle beim Fliegen in Form von Hypoglykämien sind erfreulicherweise sehr selten. So wird diese von British Airways mit ca. 100 pro Jahr beziffert.

Insulin, das Messgerät sowie Spritzen oder Pen und ein internationaler, mehrsprachiger Diabetiker-Ausweis sind immer im Handgepäck mitzuführen, wobei der Bedarf eher überdurchschnittlich bemessen werden sollte. Noch einmal dieselbe Menge des Diabetes-Equipment sollte im aufgegebenen Gepäck mitgeführt werden. Die Gefahr des Einfrierens des Insulin in den Frachträumen im Flugzeuginneren besteht nicht, denn die Räume sind erwärmt.

Schon bei der Buchung des Fluges sollten Diabetikermahlzeiten mitbestellt werden, spätestens aber 48 Stunden vor Antritt der Reise bei der jeweiligen Airline. Darauf hinzuweisen ist aber auch, dass Diabetiker mit einer intensivierten Insulintherapie Normalinsulin erst direkt vor den Mahlzeiten spritzen sollten, falls wetterbedingt eine Mahlzeit nicht serviert werden kann, z. B. bei heftigen Turbulenzen in der Luft. Sicherheitshalber sind des-

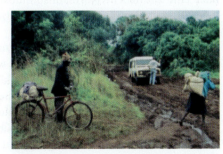

Abb. 14.13: Tropischer Regenwald in Kenia. Foto: U. Gieseler

halb immer schnell resorbierbare Kohlenhydrate im Handgepäck mitzuführen. Auch während des Fluges sollten regelmäßige Blutzuckerkontrollen möglich sein, evtl. angebotener Alkohol aber gemieden werden.

Der Diabetiker muss bei Flugreisen immer die Zeitverschiebung beachten, also ob die Reise von Ost nach West oder umgekehrt verläuft. Dies hat für die Insulindosis eine große Bedeutung, denn bei Flügen in Richtung Ost oder West, ist die notwendige Korrektur der Insulindosis unterschiedlich zu handhaben. Der Erdumfang teilt sich in 360 Längengrade und in die 24 Stunden einer Erdumdrehung. Somit entstehen 24 senkrecht zum Äquator stehende Segmente von 15° Breite, in denen die Uhr die gleiche Stunde anzeigt – eben die Zeitzonen. Flüge nach Westen verlängern den Reisetag und werden zumeist besser vertragen, da die „innere Uhr" der meisten Menschen langsamer als die astronomische Tagesdauer von 24 Stunden läuft.

Für den insulinspritzenden Diabetiker bedeutet dies, gewonnene Zeiten werden mit zusätzlichen Insulingaben überbrückt. Die Höhe der Dosis hängt davon ab, ob nur der basale Insulinbedarf oder zusätzlich noch eine Mahlzeit abgedeckt werden muss. Bei einem längeren Zeitgewinn werden entweder zwei bis drei Normalinsulindosen oder eine zusätzliche Dosis NPH-Insulin injiziert.

Fliegt man von West nach Ost, so wird der Reisetag kürzer, man fliegt ja dem Sonnenaufgang entgegen, also benötigt der Diabetiker eine niedrigere Insulindosis. Daraus resultiert die Gefahr hyperglykämischer Entgleisungen, falls kein korrekter Ausgleich erfolgt. Im Flugzeug wird zur nächsten üblichen Hauptmahlzeit weniger NPH-Insulin gespritzt oder Normalinsulin weggelassen und danach die Uhr auf die neue Ortszeit eingestellt. Dies empfiehlt sich bei Flügen über mehr als vier Zeitzonen.

Umgekehrt, bei Flügen von Ost nach West, muss der Diabetiker seine normale Insulindosis erhöhen, da die Tage länger werden. Dadurch besteht jedoch die Gefahr nächtlicher Hypoglykämien, weshalb regelmäßige Blutzuckerkontrollen erforderlich sind (Wecker stellen!). Es wird also mehr NPH-Insulin gespritzt oder eine zusätzliche Normalinsulindosis. Danach Umstellen der Uhr auf die neue Ortszeit. Bei Flügen bis zu drei Zeitzonen (= 3 Stunden) ist keine Korrektur erforderlich.

Allgemein lässt sich die Korrekturmenge des Basalinsulins abschätzen, in dem die Dosis des vor Abflug um den kürzer werdenden Anteil des Tages vermindert wird. Wird der Tag also um 12 Stunden kürzer, so ergibt sich nur noch die Hälfte der Insulinmenge entsprechend der Formel: $12/24 = \frac{1}{2}$. Es wird also nur noch die Hälfte der Insulinmenge appliziert. Die Korrektur erfolgt dann mit der jeweiligen Menge an Normalinsulin wie sonst auch üblich.

Es kann nicht eindrücklich genug auf die Mitnahme des Equipments hingewiesen werden. So vergaß ein junger Typ-I-Diabetiker die gesamte Ausrüstung im Hotelzimmer in Punta Arenas/Südamerika. Den Verlust bemerkte er erst, nachdem er in der Antarktis gelandet war! Diesen extrem teuren Flug wird er mit Sicherheit nie vergessen.

Normale Reisen in Regionen mit einer zu unseren Verhältnissen vergleichbaren touristischen Infrastruktur und Hotelunterkünften stellen für Diabetiker kein übermäßiges Risiko dar. Die folgende Checkliste erweist sich für den Diabetiker als sinnvoll:

- Internationaler Diabetikerausweis?
- Bescheinigung über Diagnose und Therapie in Englisch oder der Landessprache
- Zollbescheinigungen für Spritzen und Kanülen?
- evtl. Privatrezept als Ersatz mitgeben bei Verlust des Insulins
- Ist eine Schulung der Begleitperson notwendig?
- Kardiale, angiologische oder nephrologische Spätschäden?
- Hinweise für diabetisches Fußsyndrom? (Trekking)
- Hinweis auf diabetische Retinopathie – Höhentrekking?
- Ist die Mitnahme von Antibiotika erforderlich?
- Diabetesdiät schon bei Buchung vorbestellen
- Insulinapplikation beim Flug erst, wenn Essen ausgegeben wurde!
- Insulindosis der Flugrichtung Ost oder West anpassen
- Pen, Insulin und Messgerät ins Handgepäck
- Insulin/Tabletten, Teststreifen in doppelter Menge mitnehmen
- Ersatz-Pen, Spritzen und Kanülen in ausreichender Menge
- Teststreifen auf Keton im Urin mitnehme
- Ersatzmessgerät und -batterien
- Blutzuckerteststreifen als Ersatz, falls Gerät versagt oder abhanden kommt
- Schnell resorbierbare Kohlenhydrate ins Handgepäck
- Bei Frost Insulin immer am Körper tragen!

Reisen in ganz unterschiedliche Klimazonen unserer Erde sind in der Regel jedoch anders zu beurteilen. Die reisemedizinische Beratung des Diabetikers muss sowohl den speziellen Veränderungen des diabetischen Stoffwechsels, als auch den veränderten klimatischen Bedingungen im Reisegebiet Rechnung tragen.

Generell unterscheidet man gemäßigte, heiße und kalte Klimazonen, die verschiedene Auswirkungen auf den menschlichen Körper haben. Jeder, der schon einmal bei einem Flug nach Asien im mittleren Osten zwischenlandete, weiß, wie es ist, wenn, aus dem kühl-feuchten Deutschland kommend, einem in Doha der heiße Wüstenwind von über 40 °C voll trifft oder man im feucht-heißen Klima in Kathmandu oder Delhi landet.

Bei der Beratung sollte deshalb auch Wert auf die körperlichen Auswirkungen der Reise gelegt werden, wie abrupter Klimawechsel mit der Gefahr respiratorischer Infekte, jahreszeitliche Aspekte wie Regen- und Trockenzeit, was z. B. für die Abschätzung des Risikos einer Malariainfektion Bedeutung hat.

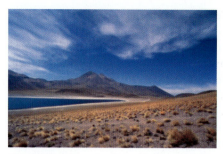

Abb. 14.14: Salzsee in der trockenen Atacama-Wüste im Norden Chiles. Foto: U. Gieseler

Gerade in feucht-heißem Klima ist bei noch fehlender Anpassung in den ersten Tagen einer Reise auf körperliche Schonung besonders zu achten. Vorheriges körperliches Training mit viel Schwitzen oder auch häufige Besuche in der Sauna erleichtern eine Gewöhnung an diese Temperaturen. Nicht vergessen werden sollte eine ausreichende Zufuhr von Flüssigkeit.

Nicht zu unterschätzen ist die verbesserte Insulinwirkung im Tropen- und Wüstenklima mit unerwartet starker Absenkung der Blutzuckerwerte durch schnelle Resorption des Insulins. Bei einer Hyperglykämie entwickelt sich schnell eine Dehydratation.

In kalten oder höher gelegenen Bergregionen, wo die Temperaturen auch tags nahe oder unter dem Gefrierpunkt liegen können, muss auf die Gefahr des Einfrierens des Insulins hingewiesen werden, das dann wirkungslos wäre. Es muss daher immer am Körper getragen oder in einer Wärmebox vor Frost geschützt werden.

Hypo- und Hyperglykämie – die typischen Komplikationen

Diabetiker sind auf Reisen durch Hypo- als auch durch Hyperglykämien gefährdet. Die Gefahr einer Unterzuckerung ergibt sich bei starken körperlichen Belastungen, durch eine Reisediarrhoe oder bei Zeitverschiebungen. Weiterhin ist zu berücksichtigen, dass die warmen Außentemperaturen zu einer vermehrten Durchblutung im Bereich der Haut und des Subkutangewebes durch eine Vasodilatation führen. Dadurch kann Insulin wesentlich schneller resorbiert werden, wodurch eine zusätzliche Gefahr von Hypoglykämien besteht. Insulin und Glukagon werden durch UV-Strahlung oder bei einer Lagerung über 40 °C inaktiviert. Eine Kühlbox sollte daher vorhanden sein oder aber von zu Hause mitgebracht werden. Probleme ergeben sich oft durch die Blutzuckermessgeräte, die bei hohen Temperaturen abschalten können. Andererseits zeigen die Teststreifen in der Wärme oft zu hohe Werte an, wodurch bei einer danach erfolgten Korrektur ebenfalls Hypoglykämien drohen. Eine hohe UV-Strahlung verschiebt das sichtbare Licht in den Blaubereich, woraus ebenfalls Fehlbestimmungen resultieren können, weil die visuelle Ablesbarkeit in diesem Bereich der Teststreifen nicht mehr korrekt möglich ist. Die Test-streifen müssen vor zu hoher Wärme, hoher Luftfeuchtigkeit, aber auch Kälte und UV-Strahlung geschützt werden, da sonst Fehlbestimmungen resultieren.

Da Unterzuckerungen auf Reisen und in ungewohnter Umgebung schnell lebensbedrohlich werden können, sollten die Notfallmaßnahmen vorher besprochen werden. Daher sollten prinzipiell Traubenzucker, gezuckerte Getränke oder andere schnell resorbierbare Kohlenhydrate am Körper mitgeführt werden und nicht etwa irgendwo im Rucksack. Der Diabetiker sollte die Symptome einer Hypoglykämie genau kennen, ebenso sein Reisepartner oder aber auch der Reiseleiter. Sie sollten vor Antritt der Reise unbedingt auf die typischen Symptome hingewiesen werden. Diese sind:

- Schwitzen, Zittern der Hände, Heißhunger (beginnende Symptomatik),
- erheblich verlangsamt, starkes, sichtbares Schwitzen, Tachykardie, Kopfschmerzen, Aggressivität (deutliche Symptome),
- hilflos, verwirrt, zunehmend bewusstlos, hypoglykämischer Schock.

Bei zunehmender Bewusstlosigkeit kann von einer eingewiesenen Begleitperson 1 mg Glukagon s.c. oder i.m. oder Glukose 40 mg langsam i.v. von einem Arzt appliziert werden.

Fallbeispiel: Bei einer Trekkingreise erlitt ein 50-jähriger Typ-I-Diabetiker eine Hypoglykämie. Er hatte morgens nach dem Aufstehen um 6 Uhr seine normale Insulindosis gespritzt, das Frühstück war für 6:15 Uhr angekündigt. Es ist bei solchen Touren nicht ungewöhnlich, dass deutliche Verzögerungen seitens der Küche einkalkuliert werden müssen. Nach anfänglichen Zuckungen des ganzen Körpers trat eine tiefe Bewusstlosigkeit als Folge der Hypoglykämie auf. Die Applikation von Glucagon® brachte eine sofortige Besserung.

Auch hier gilt, worauf schon oben bei Flugreisen hingewiesen wurde: Erst wenn das Essen bei solchen Reisen auf dem Tisch steht, kann gespritzt werden. Alternativ spritzt man z. B. 1/4 der Gesamtdosis und den Rest direkt vor der Mahlzeit.

Da die klinischen Symptome in der Regel den meisten Diabetikern geläufig sind, reagieren sie auch sehr schnell und adäquat. Eine Information der Mitreisenden über ihre Krankheit ist meistens hilfreich, Begleitpersonen sind vor der Reise zu schulen. Handelt es sich um anstrengende, aktive Reisen wie Trekkingtouren oder Tauchreisen, sollte eine Begleitung selbstverständlich sein. In dem eben geschilderten Beispiel war dies nicht gegeben – der Reisende war allein unterwegs und niemand war genau unterrichtet.

Eine andere typische Komplikation des insulinpflichtigen Diabetikers ist die Ketoazidose. Unter physiologischen Verhältnissen wird der Blutzucker durch die beiden Hormone Insulin und Glukagon geregelt. Unter physiologischer Abgabe von Insulin werden Glukoneogenese und die Glykogenolyse supprimiert und Glukose vermehrt in die Muskelzellen und das Fettgewebe transportiert. Unter einem zunehmenden Insulinmangel steigt daher der Blutglukosespiegel kontinuierlich an. Ein Mangel an einer ausreichenden Insulindosis führt über eine gesteigerte Lipolyse zur vermehrten Freisetzung von freien Fettsäuren, die beim Diabetiker in die Mitochondrien transportiert werden. Die Endprodukte der Ketogenese in der Leber sind β-Hydroxybutyrat und Azeton.

Eine diabetische Ketoazidose entwickelt sich meist sehr schnell. Voraussetzung ist immer ein absoluter Insulinmangel.

Typische Symptome der Ketoazidose sind:
- Polyurie,
- Polydipsie,
- Polyphagie,
- schneller Gewichtsverlust,
- Übelkeit und Erbrechen,
- Exsikkose mit vermindertem Hautturgor,
- typischer süßlicher Azetongeruch der Atmung,
- später kommen neurologische Symptome hinzu bis zum Koma.

Mit einer Ketoazidose muss ab Blutzuckerwerten von 280–320 mg % gerechnet werden.

Bei einer stärkeren körperlichen Betätigung wie z. B. einer anstrengenden Wanderung, kann sich in Kürze das Vollbild der Ketoazidose entwickeln. Der Insulinmangel führt also zur Hyperglykämie, Ketoazidose und Hyperosmolarität. Körperliche Aktivitäten müssen daher unter allen Umständen so lange pausiert werden, bis der Insulinmangel durch eine ausreichende Zufuhr von Insulin komplett ausgeglichen wurde!

Auf Reisen kann die Diagnose insofern erschwert sein, als nicht selten Erbrechen oder abdominelle Beschwerden im Vordergrund stehen. Die Differenzialdiagnose zu einem akuten gastrointestinalen Infekt ist gegeben und verzögert die Diagnose. Deshalb muss in derartig gelagerten Fällen umgehend eine Blutzuckerkontrolle in Verbindung mit einer Untersuchung des Urins auf Azeton (Ketur-Test®) oder Ketonkörper (Ketostix®-Streifen) erfolgen. Diese Teststreifen gehören immer ins Reisegepäck eines insulinpflichtigen Diabetikers! Damit lässt sich die Diagnose sehr schnell beweisen oder ausschließen.

Hinweis: Das Vollbild eines ketoazidotischen hyperosmolaren Komas ist immer ein vital bedrohliches Krankheitsbild, das eine sofortige intensivmedizinische Behandlung notwendig macht.

Die Notfalltherapie unterwegs auf einer Reise besteht in einer sofortigen Gabe von 20 E Normalinsulin i.m., denn s.c.-Injektionen sind in diesem Zustand zu unsicher. Bei Vorhandensein einer NaCl-Lösung wird diese intravenös angelegt. Die schnellst möglichst erreichbare Klinik muss angesteuert werden. Der Patient muss in jedem Fall hinsichtlich seiner Vitalfunktionen kontinuierlich überwacht werden, auch während schwieriger Transportbedingungen.

In Regionen mit schlechter medizinischer Infrastruktur oder bei anstrengenden Trekkingreisen in Tibet, Ladakh oder den Anden in Südamerika, muss mindestens eine tägliche Urinkontrolle auf Azeton erfolgen sowie mehrfache Blutzuckerkontrollen, um eine sich entwickelnde Ketoazidose frühzeitig zu erkennen. Ausreichend Flüssigkeit zum Trinken muss immer dabei sein, um sofort mit einer Zufuhr zu beginnen, solange noch keine Bewusstlosigkeit eingetreten ist. Parallel dazu erfolgt wie beschrieben

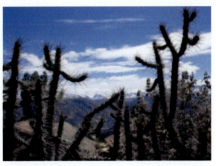

Abb. 14.15: Atacama-Wüste auf über 4000 m Höhe. Foto: U. Gieseler

die Blutzuckerkorrektur. Ansonsten hätte der Patient unter diesen Vorraussetzungen keinerlei Überlebenschance.

Zur Akklimatisation und besseren Verträglichkeit größerer Höhen wird häufig Acetazolamid (Diamox®) empfohlen. Dadurch wird die respiratorische Alkalose kompensiert, die sich als Folge einer Hyperventilation in der Höhe entwickelt. Eine vermehrte renale Bikarbonatausscheidung ist die Folge. Dadurch steigt aber das Risiko einer Ketoazidose rasant an, Diamox® gilt als absolute Kontraindikation bei Diabetikern in der Höhe.

Zusammenfassung. Der insulinspritzende Diabetiker muss nicht generell von Fernreisen in entlegene Gebiete ausgeschlossen werden. Allerdings sollte im Vorfeld eine eng abgestimmte Beratung seitens des behandelnden Internisten/Diabetologen und des Reisemediziners erfolgen. Nur so kann eine Fernreise auch sicher für den Patienten durchgeführt werden.

14.6 Immunsuppression

U. Werfel

14.6.1 Allgemeines

Die Gruppe der immunsupprimierten Patienten ist inhomogen. Während Patienten mit primären (angeborenen) Immundefekten überwiegend in pädiatrischer Betreuung sind, betreffen sekundäre (erworbene) Immundefekte Kinder und Erwachsene gleichermaßen (Tabelle 14.7).

Tabelle 14.7: Übersicht über die verschiedenen Immundefektsyndrome

Primäre Immundefekte	Sekundäre Immundefekte
- Immundefekte mit Antikörpermangel - Primäre T-Zelldefekte - Schwerer kombinierter Immundefekt (SCID) - Komplementdefekte - Gestörte Phagozytenfunktion	- HIV-Krankheit - Onkologische Erkrankungen - Anatomische und funktionelle Asplenie - Pharmakologische Immunsuppression - Transplantation

Tabelle 14.8: Besondere Risiken und Maßnahmen während einer Reise für Patienten mit Immundefekt

Infektionserkrankungen	Maßnahmen
Infektiöse Durchfallerkrankungen	Nahrungsmittelhygiene; eventuell Antibiotikaprophylaxe
Malaria	Mückenschutz; medikamentöse Prophylaxe; eventuell Risikogebiete meiden
Zwergfadenwurminfektionen; Hakenwurminfektionen	Badelatschen; Unterlage beim Liegen
Leishmaniosen	Schutz vor nachts stechenden Vektoren
Tuberkulose	Abstand zu erkrankten Personen halten; eventuell medikamentöse Prophylaxe
Pilzinfektionen	Einatmen von Stäuben vermeiden; eventuell medikamentöse Prophylaxe

Patienten mit Immundefekten haben ein hohes Risiko für schwere Verläufe und Komplikationen von Durchfall- und Atemwegserkrankungen, aber auch, je nach Reiseziel, von Tropenerkrankungen, Tuberkulose und Pilzinfektionen. Für Organtransplantierte besteht darüber hinaus die Gefahr der Organabstoßung im Falle einer Infektion (Tabelle 14.8).

14.6.2 Impfschutz

Wegen des erhöhten Infektionsrisikos ist die Durchführung der empfohlenen Schutzimpfungen besonders wichtig. Impfempfehlungen für Patienten mit Störungen des Immunsystems beruhen meist auf retrospektiven Erhebungen mit kleiner Fallzahl und theoretischen Überlegungen. So ist bei der Gabe von Totimpfstoffen nicht mit einer erhöhten Rate an Nebenwirkungen zu rechnen. Die Immunantwort kann aber je nach Funktionsstörung unterschiedlich sein. Während die Impfung mit einem Totimpfstoff bei kombinierten Immundefekten keinen Erfolg verspricht, kann eine Impfung bei alleiniger Störung der humoralen Immunität durchaus eine T-Zell-vermittelte Immunantwort induzieren.

Der Impferfolg kann in einzelnen Fällen durch eine Antikörper-Titer-Bestimmung bestätigt werden. Dies dient auch als wichtiger Marker der Funktionsfähigkeit des Immunsystems. Die Zahl der verfügbaren standardisierten Testverfahren ist allerdings begrenzt.

Die Gabe von Lebendimpfstoffen ist bei Immunsupprimierten in der Regel kontraindiziert. Dennoch gibt es eine Vielzahl von Ausnahmen, wie z. B. bei HIV-Krankheit und ausreichender Helferzellzahl oder bei fehlender Milz (Asplenie).

14.6.3 Primäre Immundefekte

Die Planung von Impfungen bei Patienten mit seltenen und v. a. schweren primären Immundefektsyndromen sollte sorgfältig und generell unter Einbeziehung eines pädiatrischen Zentrums mit immunologischer Kompetenz erfolgen (s. auch Empfehlungen der STIKO: „Hinweise zu Impfungen für Patienten mit Immundefizienz").

14.6.4 Sekundäre Immundefekte

HIV-Krankheit

Impfungen sollten so frühzeitig wie möglich, d. h. bei noch guter Immunfunktion, durchgeführt werden. Bei primär schlechter Immunfunktion ist zu erwägen, erst später zu impfen, wenn sich die T-Helferzellzahl durch antiretrovirale Therapie normalisiert hat.

Die Gabe von Totimpfstoffen ist unbedenklich, eine Immunantwort ist aber bei einer T-Helferzellzahl von < 100/µl unwahrscheinlich. Lebendimpfstoffe gelten als kontraindiziert, wenn die folgenden altersabhängigen T-Helferzellzahlen unterschritten werden:

- CD4 absolut < 750/µl für Kinder von 0–12 Monaten,
- CD4 absolut < 500/µl für Kinder von 1–5 Jahren,
- CD4 absolut < 200/µl für Kinder von > 5 Jahren und Erwachsene.

Speziell ist eine frühzeitige Immunität gegen TdaP-IPV, Hepatitis B, Pneumo- und Meningokokken, HiB, MMR und Varizellen anzustreben. Gegen Influenza sollte ab dem 6. Lebensmonat jährlich geimpft werden. Bei der Pneumokokkenimpfung ist bis zum Alter von 5 Jahren und ab 50 Jahren ein Konjugatimpfstoff, außerhalb dieser Altersgruppen oder für Auffrischungsimpfungen ein Polysaccharidimpfstoff zu verwenden.

Onkologische Erkrankungen

Generell ist die Impfung mit Totimpfstoffen unbedenklich. Wegen der unsicheren Wirksamkeit wird empfohlen, nach einer konventionellen Chemotherapie mindestens 3 Monate und nach einer Stammzelltransplantation mindestens 12 Monate zu warten. Auch bei therapiebedürftigen Lymphomerkrankungen wirken Totimpfstoffe meist nicht. Nach Gabe von Immuntherapeutika wie Rituximab kann erst nach 6 bis 9 Monaten mit einer ausreichenden Immunantwort gerechnet werden. Unter laufender Chemotherapie mit geringer Auswirkung auf das Blutbild (z. B. eine 5-FU-Dauerinfusion) kann die Gabe eines Totimpfstoffes, wie der jährlichen Influenzaimpfung, sinnvoll sein.

Lebendimpfstoffe sind während Chemotherapie kontraindiziert. Danach sollte man mindestens 12 Monate warten, nach Stammzelltransplantation mindestens 24 Monate. Dann muss die Lymphozytenzahl über 1500/µl liegen und es darf keine Abstoßung (GvHD) vorliegen.

Speziell ist unter Berücksichtigung der genannten Einschränkungen Immunität gegen TdaP-IPV, Hepatitis B, MMR und Varizellen anzustreben. Die Influenzaimpfung wird jährlich empfohlen. Bei Morbus Hodgkin und Leukämien werden zusätzlich Impfungen mit Konjugatimpfstoffen gegen Pneumokokken, Meningokokken und HiB empfohlen.

Anatomische und funktionelle Asplenie

Betroffen sind Patienten mit angeborener Milzlosigkeit, nach Milzexstirpation oder Milzbestrahlung und solche mit schweren Hämoglobinopathien. Im Blutausstrich erkennt man dann sog. Howell-Jolly-Bodies (Abb. 14.16). Die Patienten haben ein sehr hohes Risiko, im Falle einer Sepsis durch bekapselte Erreger an einem so genannten OPSI-Syndrom („overwhelming postsplenectomy infection") zu versterben. Bei anatomischer oder funktioneller Asplenie können alle Impfungen durchgeführt werden. Speziell ist Immunität gegen TdaP-IPV und Hepatitis B anzustreben.

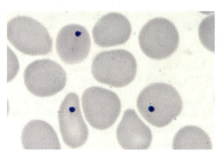

Abb. 14.16: Howell-Jolly-Bodies in den Erythrozyten eines Patienten mit Asplenie (Quelle: www.dpd.cdc.gov)

Die Influenza-Impfung wird jährlich empfohlen. Aufgrund der besonderen Risiken werden eine einmalige Impfung gegen HiB (Konjugatimpfstoff) sowie Impfungen gegen Pneumokokken (Grundimmunisierung mit Konjugatimpfstoff, Auffrischungsimpfung mit Polysaccharidimpfstoff) und gegen Meningokokken (tetravalenter Konjugatimpfstoff) empfohlen. Den Patienten mit Asplenie sollte ein Notfallausweis ausgehändigt werden (www.asplenie-net.org).

Kompaktinformation

Totimpfstoffe
- Applikation unbedenklich
- Wirksamkeit eingeschränkt:
  - CD4-positive Zellen < 100/µl
  - 3 Mo. nach konventioneller Chemotherapie
  - bei behandlungsbedürftigen Lymphomen
  - 6 bis 9 Mo. nach Gabe von CD20-Antikörpern (Rituximab)
  - 12 Mo. nach Stammzelltransplantation
  - dauerhafte immunsuppressive Therapie

Lebendimpfstoffe
- Absolute Kontraindikationen:
  - CD4-positive Zellen < 200/µl (bei Kindern höhere Werte!)
  - 12 Mo. nach konventioneller Chemotherapie
  - 24 Mo. nach Stammzelltransplantation
  - Lymphozyten < 1500/µl
  - Abstoßungsreaktion (GvHD)
  - dauerhafte immunsuppressive Therapie
  - systemische Cortisongabe > 20 mg/Tag Prednisonäquivalent > 14 Tage

Pharmakologische Immunsuppression

Generell sollten alle indizierten Impfungen möglichst vor Einleitung einer dauerhaften immunsuppressiven Therapie durchgeführt werden. Totimpfstoffe sind unbedenklich, ein Impferfolg ist aber frühestens 3 Monate nach Absetzen einer immunsuppressiven Therapie zu erwarten. Lebendimpfungen sind aufgrund fehlender Daten kontraindiziert.

Ausnahmen bilden topische oder lokale Steroidtherapien, die systemische Cortisongabe < 20 mg/Tag bzw. bei Kindern unter 10 kg < 2 mg/kg/Tag Prednisonäquivalent und die nur kurz dauernde Cortison-Hochdosistherapie.

Dafür gilt:
- Behandlungsdauer unter 14 Tage: Lebendimpfung sofort nach Therapie möglich.
- Behandlungsdauer über 14 Tage: Lebendimpfung 1 Monat nach Therapieende möglich.

Speziell sind Konjugatimpfstoffe gegen Pneumo-, Meningokokken und HiB empfohlen.

Organtransplantation

Nach Organtransplantation (außer Stammzelltransplantation) ist mit einer lebenslangen Immunsuppression zu rechnen. Eine Impfung kann eine Transplantatabstoßung fördern. Daher sollten alle indizierten Impfungen vor der Transplantation durchgeführt werden. Danach sollte man geplante Impfungen mit dem Transplantationszentrum abstimmen.

Weiterführende Literatur

1. AIDS-Hilfe Köln e.V.: HIV und Reisen. MED-INFO. Medizinische Informationen zu HIV und AIDS. Ausgabe 54, 2005.
2. Deutsche Gesellschaft für Infektiologie: Prävention bei Splenektomie und Asplenie (www.asplenie-net.de).
3. Dietel M, Suttorp N, Zeitz M (Hrsg.): Harrisons Innere Medizin, 17. Aufl. Berlin: ABW Wissenschaftsverlag, 2009.
4. Robert Koch-Institut: Hinweise zu Impfungen für Patienten mit Immundefizienz. Epidemiologisches Bulletin 39/2005, Berlin.
5. Robert Koch-Institut: Empfehlungen der Ständigen Impfkommission (STIKO) am Robert-Koch-Institut. Epidemiologisches Bulletin 30/2012, Berlin.

14.7 Tumorerkrankungen und Schmerztherapie

U. Werfel

14.7.1 Allgemeines

In Deutschland erkranken jährlich weit über 450 000 Menschen neu an Krebs. Die durchschnittliche Prognose der Krebserkrankungen ist sehr unterschiedlich, wie die statistischen 5-Jahres-Überlebensraten der verschiedenen Erkrankungen zeigen

Kompaktinformation

Prognose von Krebserkrankungen, relative 5-Jahres-Überlebensraten

■ Hoden	96 %	■ Harnblase	55 %
■ Prostata	92 %	■ Non-Hodgkin-Lymphom	66 %
■ Morbus Hodgkin	83 %	■ Darm	63 %
■ Mamma	82 %	■ Magen	30 %
		■ Lunge	17 %
		■ Pankreas	8 %

Kompaktinformation

Prinzipien der Tumortherapie
- Kurative Therapie bei lokaler Tumorbegrenzung
- Nichtkurative (palliative) Therapie bei Metastasierung (Ausnahmen: z. B. hämatologische Erkrankungen, Hodenkarzinom, Kolonkarzinom)
- „Best Supportive Care" (symptomorientiert) bei weit fortgeschrittener Tumorerkrankung

(s. Kompaktinformation). Liegt die Heilungsrate eines Hodenkarzinoms nahezu bei 100 %, so ist die Prognose des Bronchial- oder Pankreaskarzinoms weiterhin sehr schlecht.

Die Entscheidung, ob zeitnah eine spezifische Tumortherapie eingeleitet werden soll oder erst eine Reise unternommen werden kann, hängt unter anderem davon ab, ob die Erkrankung heilbar ist. So muss die potenziell kurative Therapie dringend zeitnah angeraten werden. Gleiches gilt für unkontrollierte fortgeschrittene nicht-kurative Tumorerkrankungen mit nicht vorhersehbaren Komplikationen. Andererseits sollte insbesondere Patienten mit begrenzter Lebenserwartung der Wunsch einer Reise ermöglicht werden. Daher ist es durchaus sinnvoll, eine palliative Chemotherapie bei fortgeschrittener, aber stabiler Tumorerkrankung mit gut kontrollierten Symptomen für eine geplante Reise zu unterbrechen. In der Regel wird man eine spezifische Therapie früh nach Diagnosestellung beginnen und eine Reise erst zu einem späteren Zeitpunkt planen.

14.7.2 Komplikationen und Nebenwirkungen

In Abhängigkeit von der genauen Art der Tumorerkrankung, vom Tumorstadium und der Manifestation des Primärtumors und eventuell vorhandener Metastasen sind die verschiedensten Komplikationen möglich. Zur Planung einer Reise bei einem Tumorpatienten ist es wichtig zu wissen, ob die Erkrankung stabil ist, d. h. ob das Wachstum des Tumors in den bekannten Lokalisationen nur langsam erfolgt oder sogar durch eine spezifische Therapie gestoppt wurde oder sich in Rückbildung befindet. Bei Wachstum des Tumors muss mit Komplikationen gerechnet werden, die auch, wie z. B. die obere Einflussstauung oder der Hirndruck, akut zum Tode füh-

---

Kompaktinformation

Tumorkomplikationen
- Anämien
- Darmatonie
- Exulzeration und Infektion
- Hyperviskositätssyndrom
- Paraneoplastische Syndrome
- Perikardtamponade
- Spontanfraktur
- ausgedehnter maligner Aszites
- Dyspnoe bei Pleuraerguss
- Fistelbildung
- Infiltration von Nerven
- Parenchymausfall durch Metastasen
- Rückenmarkskompressionssyndrom
- Tumorlysesyndrom
- Blutung
- Einflussstauung
- Hirndruck
- Obstruktion von Hohlorganen
- Perforation
- Sepsis

> **Kompaktinformation**
>
> **Nebenwirkungen der zytostatischen Chemotherapie**
> - Alopezie
> - Ileus
> - Nausea/Emesis
> - Stomatitis/Mukositis
> - Zystitis
> - Kardiotoxizität
> - Nephrotoxizität
> - ZNS-Toxizität
> - Fatigue-Syndrom
> - Leuko-/Thrombozytopenie/Anämie
> - Polyneuropathie

ren können. Hinzu kommen potenzielle Nebenwirkungen einer zytostatischen Chemotherapie, die sowohl akut, wie Übelkeit und Erbrechen, als auch verspätet, wie Thrombozytopenie, Leukopenie oder Anämie, auftreten können. Nach aggressiven zytostatischen Chemotherapien muss daher auch mit der Notwendigkeit einer Bluttransfusion gerechnet werden, was die Auswahl der Reiseziele deutlich einschränkt.

In den letzten Jahren wurde das Therapiespektrum durch neue zielgerichtete Substanzen (Targeted Therapie) ergänzt. Dabei handelt es sich um Antikörper, die an Rezeptoren der Tumorzellen binden und Wachstumsfaktoren des Tumors neutralisieren, oder um Moleküle, die innerhalb der Tumorzellen Signalwege hemmen und somit das Wachstum unterdrücken. Bei der Therapie mit diesen Substanzen ist mit einem breiten Nebenwirkungsspektrum zu rechnen.

Eine Sonnenstrahlenexposition sollten Patienten mit Hautmanifestationen einer Tumorerkrankung, bei Lymphstau und bei Z. n. Lymphadenektomie im Bereich des Lymphabflussgebietes vermeiden. Gleiches gilt nach einer Bestrahlung für einen Zeitraum von 12 Monaten und für Therapien mit dermatotoxischen Medikamenten wie Capecitabine, Bleomycin und den zielgerichteten Substanzen, wie z. B. Cetuximab.

> **Kompaktinformation**
>
> **Nebenwirkungen der Targeted Therapie**
> - Blutbildveränderungen
> - Bluthochdruck
> - Darmperforation
> - Durchfall
> - Fatigue-Syndrom
> - Haarausfall
> - Hand-Fuß-Syndrom
> - Hautausschlag
> - Hautverfärbungen
> - Herzschwäche
> - Leberfunktionsstörung
> - Nausea/Emesis
> - Ödembildung
> - Pneumonitis
> - Schilddrüsenunterfunktion
> - Stomatitis/Mukositis

14.7.3 Besonderheiten bei Flugreisen

Ein ausreichender Allgemeinzustand und eine körperliche Belastbarkeit sind Grundvoraussetzungen für eine Flugreise (s. auch Kap. 5.4 „Flugreisetauglichkeit").

Stomaträger sollten beachten, dass sich Sekretbeutel im Steigflug ausdehnen und im Sinkflug wieder zusammenziehen können, was zu Problemen und Geruchsbelästigung führen kann. Daher empfiehlt es sich, für eine Flugreise einen ausstreichbaren Beutel zu verwenden, der unmittelbar vor dem Flug ausgeleert werden kann. Auch sind Beutel mit einem Aktivkohlefilter zum Druckausgleich geeignet. Damit die Wände eines leeren Beutels beim Sinkflug nicht aneinander kleben, ist es ratsam, eine Kompresse einzulegen.

14.7.4 Impfungen, Malariaprophylaxe und Reiseapotheke

In Abhängigkeit von der Tumorerkrankung und der spezifischen Therapie ist von einer relevanten Immunsuppression auszugehen. Daher gelten Besonderheiten für Impfungen, die ausführlich im Kap. 14.6 erläutert werden.

Die für die Malariaprophylaxe zugelassenen Substanzen Chloroquin und Mefloquin sind aufgrund der Kontraindikationen und potenziellen Wechselwirkungen mit Substanzen der spezifischen Tumortherapie und Begleitmedikamenten wie Antikonvulsiva und Antikoagulanzien ungeeignet. Bei einer erforderlichen Chemoprophylaxe der Malaria ist bei Tumorpatienten den Substanzen Atovaquon/Proguanil (Kontraindikation: schwere Nierenfunktionsstörung) und Doxycyclin (Kontraindikation: schwere Leberfunktionsstörung) der Vorzug zu geben.

Die Reiseapotheke sollte einen ausreichenden Vorrat der Dauer- und Bedarfsmedikation enthalten. Neben der kühlen Lagerung der Medikamente ist auf eine Mitnahme aller Beipackzettel zu achten. Die Mitnahme von Breitspektrumantibiotika ist für Tumorpatienten wichtig. Bei Fieber unklarer Genese (> 38,3 °C einmalig oder > 38,0 °C zweimalig innerhalb von 12 Stunden) im Zusammenhang mit einer möglichen Neutropenie ist dem Patienten zu empfehlen, eine kombinierte orale Antibiotikatherapie mit Amoxicillin-Clavulansäure plus Ciprofloxacin zu beginnen und einen Arzt aufzusuchen. Bei Erfolglosigkeit hilft in dieser Situation nur noch eine intravenöse Antibiotikatherapie, ggf. unter Hinzunahme eines Antimykotikums.

14.7.5 Schmerztherapie

Die medikamentöse Schmerztherapie nach dem Stufenschema der Weltgesundheitsorganisation (WHO) erfolgt mit leichten, mittelstarken und starken Schmerzmitteln, entsprechend den nichtopioidhaltigen Analgetika, den schwach wirksamen

> **Kompaktinformation**
>
> **Bedingungen für den Antritt einer Reise**
> - Ausreichender Allgemeinzustand und körperliche Belastbarkeit
> - Stabile Tumorerkrankung mit gut kontrollierten Symptomen
> - Abschluss der Therapie bei potenziell kurabler Tumorerkrankung
> - Berücksichtigung möglicher Komplikationen der Erkrankung und der spezifischen Therapie
> - Besonderheiten bei Flugreisen
>   - Abstände nach operativen Eingriffen beachten
>   - Keine Flugreise bei zu erwartenden zerebralen Krampfanfällen
>   - Besonderheiten für Stomaträger beachten
>   - Gasdruckgesteuerte Schmerzmittelpumpen sind für Flugreisen nicht geeignet
> - Malariachemoprophylaxe: bei erforderlicher Chemoprophylaxe sind Atovaquon/Proguanil oder Doxycyclin am ehesten geeignet.
> - Schmerztherapie
>   - Bei Einnahme nichtopioidhaltiger Analgetika kann Fieber als Leitsymptom einer Infektion fehlen
>   - Bei Einnahme opioidhaltiger Analgetika ist ein sinkender Bedarf an Laxanzien ein Hinweis auf eine Enteritis infectiosa
>   - Die transdermale Applikation von Opioiden (Schmerzpflaster) ist für Reisen in tropische Länder ungeeignet
>   - Für die Mitnahme von Opioiden sind die jeweiligen Bestimmungen des Reiselandes unbedingt zu beachten

und stark wirksamen Opioiden. Dabei ist zu beachten, dass die nichtopioidhaltigen Analgetika einen antipyretischen Effekt haben und Fieber als Leitsymptom einer Infektion völlig fehlen kann!

Hinweis: Opioide habe einen obstipierenden Effekt, so dass in der Regel Laxanzien als Begleitmedikation notwendig sind. Sinkender Bedarf an Laxanzien muss daher als Hinweis auf eine Enteritis infectiosa ernst genommen werden!

Die Schmerztherapie durch transdermale Applikation von Opioiden mittels Schmerzpflaster ist für viele Patienten eine gute Lösung. Allerdings kann durch Sonneneinstrahlung die Resorption des Opioids erheblich gesteigert und durch Schwitzen vermindert werden. Unter tropischen Bedingungen besteht die Gefahr, dass der Schmerzmittelspiegel bei Anwendung eines Schmerzpflasters extrem ansteigt und es zu Symptomen einer Opioid-Überdosierung oder bei zu geringer Wirkung zu vermehrten Schmerzen mit zusätzlicher Entzugssymptomatik kommen kann. Vor der Reise ist daher eine rechtzeitige Umstellung auf eine andere Applikationsformen zu erwägen.

Für Patienten mit enteralen Resorptionsstörungen besteht die Möglichkeit einer dauerhaften parenteralen Opioidapplikation mittels einer Schmerzmittelpumpe. Dieses PCA-System („patient-controlled analgesia") erlaubt dem Patienten, sich eine Bedarfsdosis neben einer kontinuierlichen Schmerzmittelrate, im Rahmen programmierbarer Grenzen, selbst zu applizieren. Vor einer geplanten Flugreise ist zu klären, ob es sich um eine gasdruckgesteuerte Pumpe handelt, die aufgrund des Abfalls des Luftdrucks in der Kabine während des Fluges nicht geeignet wäre. Bei dieser Pumpe könnte es während des Fluges zu relevanten Änderungen der kontinuierlichen Laufgeschwindigkeit kommen. Für die Mitnahme von Opioiden sind die jeweiligen Bestimmungen des Reiselandes unbedingt zu beachten!

Für Mitgliedsstaaten des Schengener Abkommens ist eine ärztliche Bescheinigung mit behördlicher Beglaubigung notwendig, die es erlaubt, einen Schmerzmittelbedarf von bis zu 30 Tagen mitzuführen. Näheres findet sich auf der Homepage des Bundesinstituts für Arzneimittel und Medizinprodukte (www.bfarm.de, „Reisen mit Betäubungsmitteln"). Bei Reisen außerhalb des Geltungsbereiches des Schengener Abkommens empfiehlt sich die Mitnahme einer ärztlichen Bescheinigung in englischer Sprache mit Angaben über Einzel-, Tagesdosis und Reisedauer. Vor Reiseantritt ist dringend eine rechtzeitige Kontaktaufnahme mit der diplomatischen Vertretung des Reiselandes anzuraten.

Weiterführende Literatur

1. Bausewein C, Roller S, Voltz R: Leitfaden Palliativmedizin. München, Jena, Urban und Fischer, 2000.
2. Bundesinstitut für Arzneimittel und Medizinprodukte (www.bfarm.de).
3. Robert Koch-Institut und die Gesellschaft der epidemiologischen Krebsregister in Deutschland e.V. (Hrsg.): Krebs in Deutschland 2007/2008. 8. Aufl. Berlin, 2012.
4. Schmoll, H J, Höffken K, Possinger K: Kompendium Internistische Onkologie. Berlin Heidelberg New York, Springer, 2006.

14.8 Reisen mit neurologischen Erkrankungen

M. Rösener

Neurologische Erkrankungen verlaufen oft chronisch und begleiten die Patienten über Jahre und Jahrzehnte. Die Fortschritte der Medizin in Diagnostik und Therapie haben dazu geführt, dass viele dieser Patienten länger und besser mit ihren Erkrankungen zurecht kommen und entsprechend mobil sein können. Weil diese Patienten zunehmend auf Reisen gehen, ist inzwischen ein besonderer Beratungsbedarf entstanden.

14.8.1 Zustand nach Schlaganfall

Die flächendeckende Versorgung von Schlaganfallpatienten auf Stroke-Units hat dazu geführt, dass viel mehr Patienten nach einem Schlaganfall noch selbstbestimmt leben und u. U. auch auf Reisen gehen können. Flugreisen sind für Patienten mit einem neurologischen Defizit bis 3 Monate nach dem Schlaganfall nicht empfohlen. Der Patient sollte auf jeden Fall vor der Reise gelernt haben, mit seiner neuen Einschränkung umzugehen. Die in Kap. 4.4. (Flugreisetauglichkeit) angegebenen Mindestvoraussetzungen für eine Flugreise sollten auch Patienten mit zerebralen Durchblutungsstörungen an der Grenze der Dekompensation erfüllen, da sie durch eine Absenkung der Sauerstoffsättigung gefährdet sind. Bei einer sekundärprophylaktischen Antikoagulation sollten ein Notfallausweis in der Sprache des Urlaubslandes mitgeführt und Verletzungen sorgfältig vermieden werden. Wenn die Bestimmung der Gerinnungsparameter und die Anpassung der Medikation nicht durch den Patienten selbst vorgenommen werden kann, ist vor der Reise die Möglichkeit der Bestimmung von Gerinnungswerten am Urlaubsort zu klären.

Patienten mit einer Hemiparese nach Schlaganfall sollten darauf achten, während der Reise den paretischen Arm immer im Blickfeld zu haben und ihn, falls möglich, auf einem Tisch oder einem Kissen hochzulagern. Darauf kann bei der Sitzplatzreservierung geachtet werden. Ein paretisches Bein ist zur Vermeidung von Thrombosen regelmäßig zu bewegen. Die Einrichtungen am Urlaubsort sollten der Behinderung angemessen sein.

14.8.2 Morbus Parkinson

Die Zahl der Patienten mit M. Parkinson und Parkinson-Syndromen wird bei einer zunehmend älter werdenden Bevölkerung größer werden. Die Patienten sind besonders durch die Immobilität geplagt. Oft bestehen auch andere typische Alterserkrankungen. Die Diagnose der Erkrankungen wird in der Regel klinisch gestellt. Zunehmend häufiger werden jedoch Radioisotopenverfahren wie die I^{123}-β-CIT und die I^{123}-IBZM SPECT eingesetzt. Die Halbwertszeit von I^{123} beträgt 13,2 Stunden. Flughäfen sind zur Abwehr terroristischer Angriffe mit Radioisotopendetektoren ausgestattet, die auch noch 5 Halbwertszeiten nach Applikation Radioaktivität detektieren können. Patienten, die vor einem Flug Radioisotopen erhielten, sollten dies schriftlich belegen können.

Auch Patienten, deren Parkinsonerkrankung mit einem Gerät zur tiefen Hirnstimulation behandelt wird, benötigen einen Ausweis, wenn sie fliegen wollen. Die Stimulatoren werden von den üblichen Metallsuchgeräten detektiert. Eine Gefahr besteht dadurch nicht, der Ausweis kann aber die Untersuchungen und Diskussionen abkürzen.

Ein plötzliches Absetzen der Parkinson-Medikation kann eine lebensbedrohliche akinetische Krise auslösen. Antiparkinsonmedikamente sind in vielen Ländern verfügbar, die Handelsnamen jedoch oft unterschiedlich. Alle benötigten Medikamente sollten in für die Reise ausreichender Menge im Bordgepäck mitgeführt werden. Die Einnahmeintervalle der Medikamente sind sorgfältig zu beachten und im Falle einer Zeitverschiebung anzupassen. Bei einem Flug nach Westen ist ggf. eine Dosis zusätzlich zu nehmen, bei einem Flug nach Osten ggf. eine Dosis auszulassen.

Hyperkinesen und Tremor erhöhen die Körpertemperatur durch vermehrte Muskelarbeit. Anticholinergika und Amantadin reduzieren die Schweißsekretion. Sind die Außentemperaturen hoch, kann es zur gefährlichen Hyperthermie kommen.

Durch Hyperhidrosis und Schluckstörung besteht bei den Patienten Dehydratationsgefahr. Die niedrige relative Luftfeuchtigkeit von 6–15 % in einer Flugzeugkabine verstärkt dies ebenso wie das Trinken von Alkohol. An Bord von Flugzeugen und in warmen Urlaubsländern ist deshalb ganz besonders auf eine ausreichende, alkoholfreie Flüssigkeitszufuhr zu achten. An Bord wird als Faustregel 0,2 l pro Flugstunde empfohlen. Stündlich sollten bei Langstreckenflügen zur Prophylaxe von Thrombosen die Beine bewegt werden. Bei besonderem Risiko, z. B. vorausgegangenen Thrombosen, kann prophylaktisch ein subkutan zu verabreichendes, niedermolekulares Heparin verordnet werden (z. B. Fraxiparin® 0,3 duo, 2 Fertigspritzen, jeweils eine für Hin- und Rückflug).

Gastrointestinale Infektionen sind durch strikte persönliche und Lebensmittel-Hygiene („Cook it, peel it or forget it.") zu vermeiden, auch weil sie die Resorption von Parkinson-Medikamenten behindern und so außer zur Dehydratation wiederum zu einer akinetischen Krise führen können. Ist bereits ein gastrointestinaler Infekt aufgetreten, sollte konsequent behandelt werden. Bei Erbrechen ist Metoclopramid als liquorgängiger D-2-Rezeptorantagonist kontraindiziert. Möglich ist eine Behandlung mit Domperidon (z. B. 3-mal 10 mg), das auch zur Behandlung der Übelkeit durch dopaminerge Medikation eingesetzt wird. Als Stand-by-Medikation einer gastrointestinalen Infektion kommen für Parkinson-Patienten Fluorchinolone (z. B. Ciprofloxacin 2-mal 500 mg für 3 Tage) in Frage. Mefloquin (Lariam®) kann psychotische Episoden auslösen. Bei Patienten mit M. Parkinson an der Grenze zur psychotischen Dekompensation ist das Mittel daher kontraindiziert. Im Zweifel sollte die Prophylaxe rechtzeitig zu Hause begonnen werden, um Nebenwirkungen zu erkennen und ggf. ein anderes Prophylaktikum einsetzen zu können.

14.8.3 Anfallserkrankungen

Epilepsien gehören zu den häufigsten chronischen Erkrankungen des ZNS und betreffen mit einer Prävalenz von 1 % einen recht großen Teil der Bevölkerung. Epilepsien sind nicht nur unmittelbar durch die Anfälle von Bedeutung, sie sind es auch mittelbar, weil sie im Alltag des Kranken eine erhebliche Einschränkung bedeuten. Dies betrifft insbesondere die Einschränkung der Fahrtauglichkeit und ihre psychosozialen Folgen. Alle Patienten mit epileptischen Anfällen sollten einen Notfallausweis mit sich führen, damit bei einem Anfall der Helfer Hinweise für den Umgang mit dem Patienten bekommt (Ausweise können unter www.epilepsie-online.de bezogen werden).

Ein plötzliches Absetzen der antikonvulsiven Medikation kann zum Wiederauftreten von Anfällen führen. Die Patienten sollten eine ausreichende Medikamentenmenge immer mit sich führen. Die Medikamente sollten nicht mit dem Fluggepäck reisen, sondern ins Bordgepäck genommen werden. Patienten mit einem Vagusnervstimulator zur Behandlung der Epilepsie benötigen eine ärztliche Bescheinigung, wenn sie fliegen wollen. Die Stimulatoren werden wie Herzschrittmacher von Metallsuchgeräten detektiert.

Als anfallsbeendende Notfallmedikation ist Lorazepam als Schmelztablette (z. B. Tavor Expidet® 1 mg, ggf. 1- bis 2-mal innerhalb von 10 min wiederholen) dem rektal applizierten Diazepam (z. B. Diazepam Rectiole®, 5 mg, ggf. 1- bis 2-mal innerhalb von 10 min wiederholen) aus praktischen Gründen vorzuziehen. Eine Benzodiazepinprophylaxe (z. B. Clobazam 10 mg) kommt für sehr aufgeregte Patienten oder bei Reisebeginn mitten in der Nacht in Frage.

Trotz des bei Fernflügen häufigen Schlafmangels sind Anfälle an Bord selten. Dennoch haben einige Fluglinien spezielle Regeln zur Beförderung von Epilepsiepatienten. Bei einem relevanten Risiko, während des Fluges einen generalisierten tonisch-klonischen Anfall zu erleiden, sollte vor dem Flug die Fluggesellschaft informiert und dort die Flugreisetauglichkeit überprüft werden. Dazu fasst der behandelnde Arzt die medizinischen Daten in freier Form oder auf einem MEDA1-Formular zusammen und leitet sie an den medizinischen Dienst der Fluggesellschaft weiter. Dort wird über die Flugtauglichkeit entschieden und es werden ggf. Hinweise zur Betreuung des Kranken gegeben (MEDA2).

Anfallspatienten, die in Deutschland nach den „Begutachtungsleitlinien zur Kraftfahrereignung" Auto fahren dürfen und planen, dies auch im Ausland zu tun, müssen darauf hingewiesen werden, dass die Regelungen zur Teilnahme von Anfallskranken am motorisierten Straßenverkehr international sehr unterschiedlich sind. Im Zweifelsfall können vor der Reise entsprechende Informationen bei der Botschaft oder dem Konsulat des Reiselandes erfragt werden.

Epilepsiepatienten sollten den gleichen Impfschutz wie Menschen ohne Epilepsie erhalten. Bei Kindern mit epileptischen Fieberanfällen (Fieberkrämpfen) in der Vorgeschichte kann eine vorsorgliche Gabe fiebersenkender Medikamente erforderlich sein.

Mefloquin (Lariam®) zur Malariaprophylaxe ist wegen möglicher anfallsauslösender Wirkung bei Patienten mit Anfällen kontraindiziert. Auch Verwandten ersten Grades von Patienten mit idiopathischer Epilepsie sollte Mefloquin nicht verordnet werden. Erfahrungen zur notfallmäßigen Selbstbehandlung und zur Prophylaxe mit Atovaquone/Proguanil (Malarone®) sowie zur Behandlung mit Artemeter/Lumefantrin (Riamet®) sind bei Epilepsiekranken bisher nicht ausreichend. Die Indikation dazu sollte deshalb zurückhaltend gestellt werden. Eine Malariaprophylaxe mit Proguanil und Doxycyclin ist möglich. Mit diesen Einschränkungen kann man sich dann an die Empfehlungen der Tropenmedizinischen Gesellschaften halten.

Bei einer größeren Zeitverschiebung auf der Reise sind die Einnahmeintervalle der Antiepileptika anzupassen. Bei Reisen nach Westen ist ggf. eine Dosis zusätzlich zu nehmen, bei Reisen nach Osten kann die Dosierung der Antiepileptika gesenkt werden:

- Reise nach Westen: Zusätzlich benötigte Dosis = Anzahl der „gewonnenen" Stunden/24 h × Tagesdosis
- Reise nach Osten: Verringerte Tagesdosis = (24 minus „wegfallende" Stunden)/ 24 h × Tagesdosis

Durchfallerkrankungen sind konsequent zu behandeln, weil sich dann bei Anfallskranken die Resorption von Medikamenten verringern kann und Elektrolytverschiebungen die Krampfschwelle weiter senken können. Auf Kohletabletten sollte verzichtet werden, da sie die Resorption der Antikonvulsiva behindern können. Die Einnahme von Loperamid ist unproblematisch. Weil 80 % der Reisediarrhoen durch Enterobakterien (z. B. enterotoxinproduzierende E. coli, Shigellen, Campylobacter jejuni u. a.) verursacht werden, kann Cotrimoxazol als Stand-by-Medikation mitgeführt werden. Im Krankheitsfall sind 2 Tbl./Tag über 3 Tage einzunehmen.

14.8.4 Multiple Sklerose

Die Multiple Sklerose ist die häufigste neurologische Erkrankung junger Menschen, die zu einem neurologischen Defizit führt. Eine wesentliche Reduktion der Lebenserwartung resultiert nicht, so dass die Patienten über sehr lange Zeit mit ihrer Krankheit leben und ggf. reisen.

Behandlungsbedürftige Schübe einer Multiplen Sklerose sind neue neurologische Störungen, die länger als 24 Stunden anhalten, nicht ausschließlich aus Sensibilitätsstörungen bestehen und nicht durch Infektionen oder eine Temperaturerhöhung erklärt werden können. Schubförmige Verschlechterungen lassen sich nicht vorhersehen und können damit auch auf Reisen auftreten. Sie sind unterwegs, wie sonst auch, mit hochdosierten intravenösen Kortisongaben zu behandeln. Die Leitlinien der Deutschen Gesellschaft für Neurologie empfehlen die intravenöse Applikation von je 1 g Methylprednisolon an drei aufeinanderfolgenden Tagen. Zum oralen „Ausschleichen" (maximal über 14 Tage) liegen keine evidenzbasierten Daten vor, so dass hier individuell vorgegangen werden sollte. In vielen europäischen Urlaubsländern (z. B. Spanien, Italien, Frankreich) wird diese Therapie so oder so ähnlich durchgeführt, und entsprechend kann sich der Reisende bei einem Schub an einen Neurologen vor Ort wenden. Nur ausnahmsweise ist eine orale Stand-by Medikation von Methylprednisolon-Tabletten mitzuführen und bei Bedarf, ggf. nach telefonischer Rücksprache mit dem behandelnden Neurologen, unter begleitender Magenschutzmedikation einzunehmen. Bei guter Vorbereitung ist ein leichter Schub kein Grund, den Urlaub abzubrechen. Die Versicherungsbedingungen der meisten Reiseversicherer schließen Verschlechterungen vorbestehender Erkrankungen von der Leistungspflicht aus. Die Behandlungskosten einer schubförmigen Verschlechterung werden deshalb in der Regel von diesen Versicherungen nicht übernommen.

Die Europäische Krankenversicherungskarte ist auf der Rückseite der Versicherungskarte der gesetzlichen Krankenkassen in Deutschland aufgedruckt. Mit dieser Karte erhalten die Versicherten Anspruch auf medizinisch erforderliche, staatliche Gesundheitsdienstleistungen während eines vorübergehenden Aufenthalts in einem der 27 EU-Länder, sowie in Island, Liechtenstein, Norwegen und der Schweiz. Eine Anleitung zur Benutzung der Europäischen Krankenversicherungskarte in den Mitgliedsländern kann als Anwendung für Mobiltelefone auf der Internetseite der Europäischen Kommision kostenlos heruntergeladen werden (ec.europa.eu/social/main.jsp?catId=559&langId=de).

In warmen Klimazonen besteht erhöhte Erkältungsgefahr, wenn man sich verschwitzt in klimatisierten oder durch starken Luftzug gekühlten Fahrzeugen oder Räumen aufhält. Da Erkältungskrankheiten das Risiko eines akuten Schubes der Multiplen Sklerose vergrößern, sollten sich Patienten mit Multipler Sklerose davor schützen.

Die immunmodulatorische Basistherapie erfolgt in der Regel mit β-Interferon-1b (Betaferon®, Extavia®), -1a (Rebif®, Avonex®) oder Glatirameracetat (Copaxone®). Die Behandlung sollte auch im Urlaub nicht unterbrochen werden. Weil diese Medikamente injiziert werden müssen, sind besondere Anforderungen an die Hygiene zu stellen. Während die saubere Injektion zu Hause am Küchentisch leicht gelingt, sind die Bedingungen dafür z. B. an einem wackligen Campingtisch schon deutlich schwieriger. Weil Spritzen und Kanülen mitgeführt werden müssen und die Medikamente einen hohen wirtschaftlichen Wert haben, ist den Patienten eine (Zoll-)Bescheinigung in mehreren Sprachen über die Erkrankung und die medizinische Notwendigkeit der Behandlung unterwegs mit den Medikamenten mitzugeben. Die meisten Hersteller bieten solche Bescheinigungen an, sie müssen vom behandelnden Arzt nur noch ausgefüllt werden.

Die Lagerungsbedingungen der immunmodulatorischen Medikamente sind in Tabelle 14.9 zusammengefasst. Sie spielen auf Reisen und im Urlaub eine deutlich größere Rolle als zu Hause. Für den Transport der Medikamente stellen die Her-

Tabelle 14.9: Lagerungsbedingungen der immunmodulatorischen Medikamente (nach den Fachinformationen der Hersteller)

Medikament	Lagerung
Betaferon®	unter 25 °C
Extavia®	unter 25 °C
Avonex® Fertigspritze	2–8 °C, für 7 Tage unter 30 °C
Avonex® Lyo:	unter 25 °C
Rebif®:	2–8 °C, für 14 Tage unter 25 °C
Copaxone® Fertigspritze:	2–8 °C, für 30 Tage unter 25 °C

steller Kühltaschen zur Verfügung. Der Patient muss vor der Reise klären, ob am Urlaubsort eine Kühlmöglichkeit besteht (z. B. Minibar).

Die reisemedizinisch wichtigen Lebendimpfungen gegen Gelbfieber und Typhus sollten wegen des Risikos einer Schubauslösung bei Patienten mit Multipler Sklerose nicht eingesetzt werden. Die Datenlage zu anderen Impfungen ist in Tabelle 14.10 zusammengefasst.

Unter immunsuppressiver Therapie z. B. mit Kortikosteroiden, Azathioprin oder Mitoxantron bieten Impfungen möglicherweise keinen ausreichenden Schutz vor den entsprechenden Infektionen. Hier sind Titerkontrollen erforderlich. Über den Impferfolg unter einer immunmodulatorischen Therapie mit Glatirameracetat,

Tabelle 14.10: Impfungen bei Multipler Sklerose

Impfungen	Datenlage bei MS
Standardimpfungen	
Diphtherie (TI), Tetanus (TI), Influenza (TI)	Keine Einschränkungen bei MS
Pneumokokken (TI)	Datenlage nicht ausreichend, dennoch erwägen
Reise- und Indikationsimpfungen	
Hepatitis B (TI), Masern, Mumps, Röteln (LI), Varizellen (LI)	Kein erhöhtes Risiko für Schubauslösung
Hepatitis A (TI), Meningokokken (TI), Haemophilus influenzae (TI), Polio (Salk) (TI), Pertussis (TI), Cholera (TI),Tollwut (TI), Typhus (TI)	Datenlage nicht ausreichend
Gelbfieber (LI), Typhus (LI)	Ungünstig bei MS, Verschlechterung möglich
TI: Totimpfungen, LI: Lebendimpfungen. (Mod. nach Nervenarzt 2010; 72: 181–193)	

Fingolimod (Gilenya®) oder Natalizumab (Tysabri®) gibt es bislang keine Erkenntnisse. Für β-Interferon 1a wurde nach Grippeimpfung die gleiche Häufigkeit und Stärke eines Titeranstieges wie bei nicht behandelten Patienten gezeigt. Für Patienten unter β-Interferonen ist deshalb ein zuverlässiger Impfschutz anzunehmen.

Das Fatigue-Syndrom ist die abnorme Empfindung von Müdigkeit oder Energiemangel in Relation zur Tagesanstrengung oder zum Grad der Behinderung und interferiert mit den Aktivitäten des täglichen Lebens. Das Fatigue-Syndrom ist häufig bei Patienten mit Multipler Sklerose und wird von vielen Patienten als besonders belastend empfunden. Bei der Vorbereitung einer Reise ist die verminderte Belastbarkeit zu berücksichtigen und Ruhepausen von vorneherein einzuplanen. Straff geführte Kulturreisen mit festgelegtem Tagesablauf sind ausdrücklich nicht geeignet für Patienten mit einer Fatigue-Symptomatik. Die Patienten sollten selbstbestimmt reisen und, wenn nötig, ausruhen können.

Bei Patienten mit Multipler Sklerose verschlechtern sich die neurologischen Funktionen oft durch Erhöhung der Körpertemperatur, sei es durch körperliche Anstrengung, Fieber oder erhöhte Außentemperatur. Deshalb sollten Patienten, die davon betroffen sind, subtropische und tropische Reiseziele meiden. Eine Klimaanlage am Urlaubsort muss vorhanden sein. Direkte Sonnenexposition ist konsequent zu vermeiden. Saunabesuche sind gefährlich, weil die Patienten unter Umständen die Sauna nicht mehr verlassen können. Bei nur leichten Erhöhungen der Außentemperaturen können Kühlwesten (www.arcticheat.eu, www.e-cooline.de, www.personenkuehlung.de) oder Kühlbekleidung (www.unico-swiss-tex.ch) hilfreich sein. Abb. 14.17 zeigt ein mögliches Hilfsmittel.

Die Häufigkeit von Blasenstörungen nimmt mit dem Schweregrad der Erkrankung zu. Auf langen Reisen können sich Männer bei einer Pollakisurie oder einem imperativen Harndrang mit Kondomurinal und Beinbeutel helfen. Bei unvorhersehbar langen Autofahrten (z. B. durch Stau) kann eine Einmalurinflasche von großem Nutzen sein (www.roadbag.de, www.ladybag.de). Ein Verzeichnis der öffentlich zugänglichen behindertengerechten Toiletten („Der Locus") ist beim Club Behinderter und ihrer Freunde in Darmstadt und Umgebung e.V. beziehbar. Dort kann auch ein Schlüssel für die EUROPA-Schließanlage von behindertengerechten Toiletten erworben werden (www.cbf-da.de).

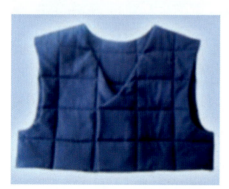

Abb. 14.17: Kühlweste zur Anwendung bei Patienten mit Multipler Sklerose und Wärme-Intoleranz

Vor der Reise ist bei weitergehender Bewegungseinschränkung zu klären, ob die Einrichtungen am Urlaubsort der Behinderung angemessen sind (barrierefreies Hotel, rollstuhlgerechte Toiletten u. a.). Der Rollstuhl fliegt im Reisegepäck, Flughafen oder Fluggesellschaft stellen einen Ersatzrollstuhl. Mit einem speziellen Strandrollstuhl (Abb. 14.18) können auch Rollstuhlfahrer an den Strand und ins Meer gelangen. In Urlaubsregionen werden solche Rollstühle vermietet.

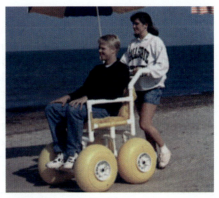

Abb. 14.18: Strandrollstuhl

14.8.5 Restless-legs-Syndrom

Patienten mit einem Restless-legs-Syndrom empfinden hauptsächlich nachts auftretende, kribbelnde, ziehende oder als Spannung empfundene Missempfindungen in den Beinen und in manchen Fällen auch in den Armen, die von einem starken Bewegungsdrang begleitet werden. Die Störung kann auch am Tag in Ruhe auftreten und insbesondere bei langen Reisen, wenn man ruhig sitzen muss. Wenn die Patienten nicht sowieso schon eine dopaminerge Therapie einnehmen, kann die Verordnung einer solchen Behandlung vor einer Langstreckenreise hilfreich sein.

14.8.6 Myasthenia gravis

Die Myasthenia gravis ist eine Autoimmunerkrankung, bei der es zu einer belastungsabhängigen Muskelschwäche kommen kann. Ist die Atemmuskulatur betroffen, können lebensbedrohliche Zustände entstehen. Bei der Myasthenia gravis besteht eine besondere Empfindlichkeit gegenüber Medikamenten. Einige können die myasthene Symptomatik krisenhaft verschlechtern. Die Patienten sollten einen Notfallausweis mit sich führen. Ein „Leitfaden für Myasthenia-gravis-Patienten" listet zu meidende Medikamente und die entsprechenden Alternativen auf (beides zu beziehen unter www.dmg-online.de). Zur Behandlung der Myasthenie wird bei jüngeren Patienten eine Thymektomie vorgenommen. Oft besteht ein Thymom. Diese Situation ist eine der wesentlichen Kontraindikationen für eine Gelbfieberimpfung, deren Missachtung zu lebensbedrohlichen Situationen führen kann. Wenn zum Grenzübertritt erforderlich, sollte von einer Gelbfieber-Impfstelle ein „exemption certificate" ausgestellt werden.

14.8.7 Migräne

Etwa 18 % der Frauen und 6 % der Männer leiden unter einer Migräne. Änderungen des Lebensrhythmus und ungewöhnliche Belastungen können Migräneattacken auslösen. Im Zusammenhang mit Reisen kommt es oft zu Zeitverschiebung, Schlafmangel und Ernährungsumstellung. Migränepatienten müssen darauf hingewiesen werden und sollten die Medikamente zur wirksamen Attackenbehandlung immer bei sich tragen. Schmelztabletten bewähren sich dabei in Situationen, in denen kein ausreichend sauberes Getränk oder Wasser zur Verfügung steht.

Weiterführende Literatur

1 Begutachtungs-Leitlinien zur Kraftfahrereignung des Gemeinsamen Beirats für Verkehrsmedizin beim Bundesminister für Verkehr, Bau- und Wohnungswesen und beim Bundesministerium für Gesundheit. 6. Aufl. Berichte der Bundesanstalt für Straßenwesen ‚Reihe „Mensch und Sicherheit" Bremerhaven: NW, Verlag für neue Wissenschaft, 2000.
2 Buljevac D, Flach HZ, Hop WC et al.: Prospective study on the relationship between infections and multiple sclerosis exacerbations. Brain 2002; 125: 952–960.
3 Burchard GD, Bauer J: Recommendations for prevention of malaria in patients with epilepsy. Nervenarzt 2001; 72: 460–465.
4 De Las Casas C, Adachi J, Dupont H: Review article: travellers' diarrhoea. Aliment Pharmacol Ther 1999; 13: 1373–1378.
5 Henke AF, Cohle SD, Cottingham SL: Fatal hyperthermia secondary to sunbathing in a patient with multiple sclerosis. Am J Forensic Med Pathol 2000; 21: 204–206.
6 Iqbal MB, Sharma R, Underwood SR, Kaddoura S: Radioisotopes and airport security. Lancet 2005; 366: 342.
7 Löbermann M, Winkelmann A, Reisinger EC, Zettl UK: Vaccination and multiple sclerosis. Nervenarzt 2010; 81: 181–193.
8 Meyer-Heim A, Rothmaier M, Weder M, Kool J, Schenk P, Kesselring J: Advanced lightweight cooling-garment technology: functional improvements in thermosensitive patients with multiple sclerosis. Mult Scler 2007; 13: 232–237.
9 Mumford CJ, Warlow CP Airline policy relating to passengers with epilepsy. Arch Neurol 1995; 52: 1215–1218.
10 Ooi WW, Gutrecht JA: International regulations for automobile driving and epilepsy. J Travel Med 2000; 7: 1–4.
11 Schwid SR, Decker MD, Lopez-Bresnahan M; Rebif-Influenza Vaccine Study Investigators: Immune response to influenza vaccine is maintained in patients with multiple sclerosis receiving interferon beta-1a. Neurology 2005; 65: 1964–1966.
12 Schwid SR, Petrie MD, Murray R et al.; NASA/MS Cooling Study Group: A randomized controlled study of the acute and chronic effects of cooling therapy for MS. Neurology 2003; 60: 1955–1960.
13 Sibley WA, Bamford CR, Clark K: Clinical viral infections and multiple sclerosis. Lancet 1985; 1: 1313–1315.
14 www.dgn.org/leitlinien-online-2012/inhalte-nach-kapitel/2333-ll-31-2012-diagnose-und-therapie-der-multiplen-sklerose.html

14.9 Psychiatrische Erkrankungen und Suchtkrankheiten

R.-M. Schulte

Bei der hohen Inzidenz und Prävalenz psychischer Störungen und Erkrankungen ist es nur plausibel, dass viele der betroffenen Patienten den Wunsch verspüren, äußern und umsetzen, Urlaubsreisen zu unternehmen oder sich für längere Zeit im Ausland aufzuhalten. Grundvoraussetzung einer Auslandsreise ist die spezifische, krankheitsbezogene und belastungsabhängige Beratung in den Monaten, nicht erst in den Tagen oder Wochen vor Beginn der Reise, die Kenntnisse des bisherigen Krankheits- und Therapieverlaufs im Längsschnitt, des aktuellen psychopathologischen Status und der psychosozialen Lebensbedingungen sowie der Reisemotive umfasst.

Generell ist ein akutes psychopathologisches Syndrom eine absolute, eine psychische Instabilität zumindest eine relative Kontraindikation für Auslandsreisen, insbesondere in den außereuropäischen Raum. Jede Reise setzt, je nach Ziel, Art und Dauer, eine psychische Stabilität über einen längeren Zeitraum von zumindest Monaten bis Jahren, eine Rezidivfreiheit und eine überdurchschnittliche Patienten-Compliance sowie die Anwesenheit von Bezugs- und Begleitpersonen voraus, die gegebenenfalls bei plötzlichen Komplikationen, Irritationen, Konflikten, Problemen und Rezidiven Hilfestellungen geben und ihren persönlichen Einfluss auf die Betroffenen geltend machen können. Wie bei anderen chronischen Krankheiten kommt einer krankheitsangepassten, objektivierbaren, kontinuierlichen Pharmakotherapie und/oder Suchtmittelabstinenz eine entscheidende Bedeutung zu. Der bei der reisemedizinischen Beratung eruierbare Querschnittsbefund ist in jedem Fall im Hinblick auf die erforderlichen prognostischen Bewertungen um den anamnestischen Längsschnitt zu ergänzen, ggf. unter Ergänzung einer Fremdanamnese.

Der minimale psychopathologische Status umfasst emotionale, intentional-voluntative, kognitiv-mentale, psychosoziale und intellektuelle Dimensionen; im Hinblick auf Psychosen sind formale und inhaltliche Denkstörungen einschließlich Halluzinationen, paranoider Ideen, Ich-Störungen, Depersonalisations- und Derealisationsphänomene, Orientierungsstörungen, mnestische und kognitive Beeinträchtigungen, depressive und manische Syndrome, Störungen der Psychomotorik und des Antriebs, der Kritikfähigkeit und der Krankheitseinsicht mit Leidensdruck und Therapiemotivation sowie die psychische Belastbarkeit mit Stress- und Frustrationstoleranz, Anpassungs- und Umstellungsfähigkeit im explorativen Gespräch auszuschließen oder nachzuweisen.

Eine differenzierte Bewertung gelingt nur dann, wenn alle relevanten Vorbefunde vorliegen und auch die syndrombezogene Patienten-Compliance objektivierbar ist. Wegen der Vielfalt der Krankheitsbilder ist unter reisemedizinischen Aspekten eine nosologische Betrachtung angemessen.

14.9.1 Psychosen

In diese Krankheitsgruppe gehören insbesondere Schizophrenien, affektive Störungen, schizoaffektive Psychosen und anhaltende paranoide Störungen. Vielen Krankheiten gemeinsam sind die fehlende Krankheitseinsicht mit mangelnder Therapiemotivation und eingeschränkter Kritikfähigkeit, bevorzugt im Bezug zu einer ausreichend dosierten und effektiven Psychopharmakotherapie, unerwünschten Arzneimittelwirkungen und dem Erfordernis einer angepassten Lebensführung. Der Krankheitsverlauf erfolgt in Schüben oder Phasen, so dass unter Zugrundelegung des bisherigen individuellen Krankheitsverlaufes nach einer Vollremission eine längere Rezidivfreiheit erreicht worden sein sollte und erwartet werden kann. Meist stellt ein schizophrenes Residuum keine absolute Kontraindikation für eine Reise dar.

Weitere Voraussetzungen vor Beginn einer Reise sind:

- die Kontrolle aller relevanten Laborparameter, Pharmakaspiegel, insbesondere von Lithium, und ein Blutbild,
- die Verordnung einer überdurchschnittlichen Menge der eingenommenen und/oder applizierten Medikamente, bezogen auf die gesamte geplante Reisedauer,
- die uneingeschränkte Aufklärung der Reisenden und deren Begleit- und Bezugspersonen,
- die frühere erfolgreiche Teilnahme an psychoedukativen Maßnahmen und deren Internalisierung,
- die Abklärung der Versicherungssituation inklusive einer Reisekranken- und -Rücktransportversicherung, da vorbestehende Krankheiten generell und psychische Krankheiten insbesondere bei sehr vielen Versicherungsgesellschaften ein Ausschlusskriterium darstellen und nach dem Warschauer Abkommen psychisch Kranke in Verkehrsflugzeugen nicht transportiert werden dürfen,
- die Eruierung ambulanter und stationärer fachärztlicher Therapiemöglichkeiten im Reiseland und am Zielort bei Rezidiven und Eskalationen,
- die Mitgabe eines zusammenfassenden epikritischen Krankheitsverlaufes inklusive Diagnosen nach ICD10/DSM-IV (in englischer oder französischer Sprache) und der aktuellen Medikation einschließlich der Adresse, Telefon- und Fax-Nummer des behandelnden Facharztes,
- eine großzügige Versorgung Indikationsstellung für Impfungen wie die gegen Cholera/ETEC und Typhus zur Verminderung von Diarrhoen mit zu befürchtenden massiven Eingriffen in den Wasser- und Elektrolythaushalt und die Pharmakokinetik eingenommener Medikamente, am wichtigsten im Hinblick auf die sehr geringe therapeutische Breite von Lithium,
- der Ausschluss einer latenten Suizidalität, die bei einzelnen Betroffenen dazu führen kann, außergewöhnliche und gefährliche Touren, Reisen und Sportarten zu unternehmen,

- die strikte Vermeidung von Mefloquin als Malariamittel aufgrund multipler psychopathologischer Nebenwirkungen und
- die Eruierung der Reisemotive, da gelegentlich von psychotischen Patienten Reiseziele aus psychotischer Motivation („hidden agenda"?, Flucht?, latente Suizidalität?), zum großzügigen und preiswerten Konsum psychotroper Substanzen, insbesondere illegaler Drogen, und aus sexueller Motivation gewählt werden.

Patienten mit vorbekannten Psychosen stellen sicherlich eine sehr problematische Reisegruppe dar, die allerdings auch sehr individuell und effektiv beraten werden kann. Exazerbationen während einer Reise im Ausland gehen oft mit massiven Verständigungsproblemen, eingeschränkten und oft nur schwierig erreichbaren diagnostischen und therapeutischen Interventionsmöglichkeiten, oft weit unterhalb des europäischen Standards, immensen Kosten und limitierten Rücktransportmöglichkeiten einher. Dies führt oft dazu, dass die Betroffenen sich längerfristigen und teilweise inadäquaten Therapien unterziehen müssen oder im Extremfall zu verwahrlosen. Extreme Temperaturen sind im Hinblick auf das erhöhte Risiko von Hyperthermien und Dehydratationen unter einer antidopaminergen und anticholinergen Psychopharmakotherapie zu vermeiden. Patienten und deren begleitenden Vertrauenspersonen sind eindeutige Verhaltensmaßregeln bei Eskalationen, eventuell durch Dosiserhöhung und die Inanspruchnahme fachärztlicher Kompetenzen, zu vermitteln. Zeitverschiebungen, sprachliche Verständigungsprobleme, Reizüberflutung, extreme klimatische und peristatische Faktoren können Dekompensationen fördern. Für eine reisebezogene Prognose hilft es oft, die Auslöser früherer Dekompensationen zu analysieren.

14.9.2 Organische Störungen

Neben paranoid-halluzinatorischen Syndromen kommt mnestischen und kognitiven Störungen mit Vergesslichkeit, Desorientiertheit, quantitativer und qualitativer Bewusstseinsstörung, affektiven Symptomen und Wesensänderungen eine besondere Bedeutung zu. Grundvoraussetzungen für eine Reise stellen eine optimierte Einstellung intern-/allgemeinmedizinischer und neurologischer Grunderkrankungen, eine konstante nebenwirkungsarme Medikation, die unbedingte Begleitung durch aufgeklärte Bezugspersonen, ferner Flexibilität, Mobilität, Koordination, Beeinflussbarkeit und Reaktionsschnelligkeit dar. Ausreichender Impfschutz, eine genügende Flüssigkeitszufuhr und eine Strukturierung des Alltags während der Reise bilden weitere Grundpfeiler eines erlebnisreichen, eindrucksvollen und erholsamen Reiseverlaufes. Die aufgeführten Kriterien unter „Psychosen" gelten uneingeschränkt.

14.9.3 Suchterkrankungen

Neben alkoholischen Getränken kommt illegalen Drogen und Psychopharmaka die vorrangigste Bedeutung zu. Optimal ist eine mehrmonatige stabile Abstinenz von psychotropen Substanzen. Viele suchtkranke Reisende sind dazu oft weder in der Lage, noch bereit. Kann eine Abstinenz nicht erreicht werden, so sollte zum Ausschluss von Intoxikationen und Entzügen das Konsumverhalten unterwegs unverändert beibehalten werden, um denkbare Risiken zu vermeiden. Bei der Reiseberatung müssen die oft eingeschränkte Immunabwehr, denkbare zerebral-organische Beeinträchtigungen, suchtmittelassoziierte Folgeerkrankungen inklusive Hepatitis- und HIV-Infektionen, Hepatopathie mit Ösophagusvarizen und Kardiomyopathie berücksichtigt werden.

In zahlreichen Ländern sind Suchtmittel eingeschränkt verfügbar, daneben stehen aber auch verführerische All-inclusive-Angebote, die schon Normalkonsumenten, besonders aber suchtmittelgefährdete Personen dazu bewegen können, das Konsumverhalten drastisch zu verändern. In vielen Ländern werden für europäische Rechtsverhältnisse außergewöhnlich hohe, drakonische Strafen für Konsum, Besitz, Erwerb, Einfuhr und Verkauf von Betäubungsmitteln verhängt. In Ländern mit Prohibition werden oft fragwürdige, gesundheitlich als gefährlich einzustufende, vielfach methanolhaltige Alkoholmischungen angeboten. Eine aktuelle Medikation, einschließlich der Anti-Craving-Substanzen, sollte uneingeschränkt fortgesetzt werden; die Interaktion mit psychotropen Substanzen und Psychopharmaka, aber auch Antibiotika und Anti-Malaria-Mitteln ist zu erwähnen. Konkret zu besprechen ist die Art, die Intensität und der Grund eines möglichen oder wahrscheinlichen Konsums psychotroper Substanzen während der Reise, beispielsweise im Zusammenhang mit gesellschaftlichen Verpflichtungen.

14.9.4 Persönlichkeitsstörungen

Reisende mit Persönlichkeitsstörungen, die mit paranoiden Ängsten, Störungen der affektiven und sexuellen Impulskontrolle, mit massiver Selbstunsicherheit, Anankasmen, histrionischen und antisozialen Verhaltensweisen verbunden sind, sollten nur dann an Auslandsreisen partizipieren, falls sie über entsprechende Coping-Mechanismen und Konfliktbewältigungsstrategien verfügen und bereit sind, ihr Verhalten den örtlichen Gegebenheiten des Gastlandes anzupassen. Informierte Begleiter sind ebenso hilfreich wie eine Bedarfsmedikation oder eine supportive Pharmakotherapie.

Reisende, die im Ausland das ausleben möchten, was ihnen im Heimatland verwehrt ist, haben mit massiven interkulturellen und interpersonellen Konflikten zu rechnen. Dazu gehört auch die bewusste Einschätzung des Rollenverständnisses im Reiseland und der zu erwartenden Kontaktmöglichkeiten. Auf die infektiösen, juristischen und psychosozialen Folgen ist hinzuweisen, wenn in einer Störung der Sexualpräferenz (z. B. Pädophilie, Sadomasochismus) begründete sexuelle Impulse und Phantasien umgesetzt werden.

14.9.5 Somatoforme Störungen, Phobien, Panikattacken, Zwangskrankheit, psychogene Reaktionen

Diese Störungen und Krankheiten setzen zum befriedigenden Ablauf und Genuss einer Reise eine vorzuschaltende suffiziente Therapie (Psychotherapie, Pharmakotherapie) mit Symptomfreiheit voraus. Reisen und die damit verbundenen Modifikationen des Lebensumfeldes, der Alltagsstruktur, der sozialen Beziehungen und der Distanz zum Alltag können diese Störungen bessern, aber auch verschlechtern. Beispielhaft erwähnt sind die Auslösung von Panikattacken oder einer posttraumatischen Belastungsstörung durch plötzliche Konfrontation mit belastenden Situationen, aber auch die Steigerung phobischer Ängste durch Lebensbedingungen im Ausland, durch Verunsicherungen, Art und Durchführung der Reisen. Hilfreich in diesem Fall ist im Hinblick auf positive therapeutische Vorerfahrungen die Verordnung einer Notfallmedikation, beispielsweise mit Tranquilizern.

14.9.6 Manifestationen psychopathologischer Syndrome auf einer Reise

Häufiger als Erstmanifestationen sind Rezidive einer vorbekannten psychischen Störung und Erkrankung, wobei psychische Krankheiten in 15–20 % die Ursache einer medizinischen Repatriierung ausmachen. Auch Urlaubsreisen, erst recht Langzeitaufenthalte, stellen für manche prädestinierten Betroffenen Stress, Überlastung und Überforderung dar, die mit dem erstmaligen Auftreten psychopathologischer Syndrome verbunden sein können. Beispielhaft erwähnenswert sind unerwartete Beziehungskrisen auf der Basis von Partnerschaftskonflikten, Drogenwirkungen, Jet-Lag, Schlafdefizit, Zeitverschiebungen, Unfälle und Übergriffe, existenzielle Bedrohung, Aufenthalt in Gebirgshöhen, Naturkatastrophen, Heimweh und Isolation mit der Folge der erstmaligen Entstehung von Angststörungen, posttraumatischen Belastungsstörungen, akuten Belastungsreaktionen oder psychophysischen Erschöpfungssyndromen. Es kann in solchen Fällen sehr schwer sein, rasch eine adäquate fachärztliche Behandlung zu erhalten; das scheitert oft an der medizinischen Infrastruktur der Reise- oder Gastländer, an einer eingeschränkten Kommunikation, an den finanziellen Möglichkeiten des Betroffenen, an psychopathologisch erklärbarer Einschränkung von Einsichts- und Urteilsfähigkeit, Antrieb und Belastbarkeit, Reaktionsvermögen und Konzentrationsleistung. In diesen Komplex gehören aber auch akute extern bedingte Entzugssyndrome, die zerebrale Anfälle und amentiell-delirante Syndrome bewirken, oder akute organische Störungen durch Infektionskrankheiten (Meningoenzephalitis) und kardiorespiratorische, hepatische oder renale Dekompensationen.

Sehr schwierig gestaltet sich in Reiseländern auch die so genannte Zwangseinweisung in ein psychiatrisches Krankenhaus gemäß den lokalen gesetzlichen Bestimmungen bei rechtserheblicher Eigen- und Fremdgefährdung sowie der Rücktransport aufgrund eindeutiger Regelungen der internationalen Luftverkehrsgesellschaften und der ebenso eindeutigen Vertragsbestimmungen der Reisekranken- und Reiserücktransportversicherung, die oft generell alle psychischen Störungen und Erkrankungen ausschließen. Ein Rücktransport ist ohnehin in Verkehrsmaschinen nur bei objektivierbarer psychischer Stabilität, fehlender Eigen- und Fremdgefährdung und ausreichendem pharmakologischem Schutz in Begleitung eines Facharztes für Psychiatrie und gegebenenfalls einer zusätzlichen fachkundigen Pflegeperson möglich. Zahlreiche Spezialkliniken des Auslandes verlangen vor der Aufnahme rechtlich abgesicherte Kostenübernahmeerklärungen. Die Kontaktaufnahme mit der Botschaft oder Auslandsvertretung des Heimatlandes ist in diesen schwierigen Fällen empfehlenswert. Reisen im Zusammenhang mit nicht bewältigten Lebenskrisen und zu deren Bewältigung, zur überlegten oder zugesagten Therapie von Suchtproblemen oder bei erheblich eingeschränkter Stress- und Frustrationstoleranz gehen nicht selten mit psychischen Dekompensationen einher.

Der Vollständigkeit halber sollen noch zwei seltene Syndrome psychotischer Manifestationen bei Reisenden mit und ohne vorbekannte psychische Erkrankung an religiösen Pilgerstätten (Jerusalem-Syndrom) und an berühmten Kunststätten (Stendhal-Syndrom) erwähnt werden; nicht unerwähnt bleiben soll, da es sich um eine reisemedizinische Abhandlung handelt, abschließend das sog. Venedig-Syndrom, die Häufung von Suiziden in der Lagunenstadt durch Reisende. Insbesondere bei diesen Syndromen stellt sich die Frage nach Ursache, Anlass und Wirkung.

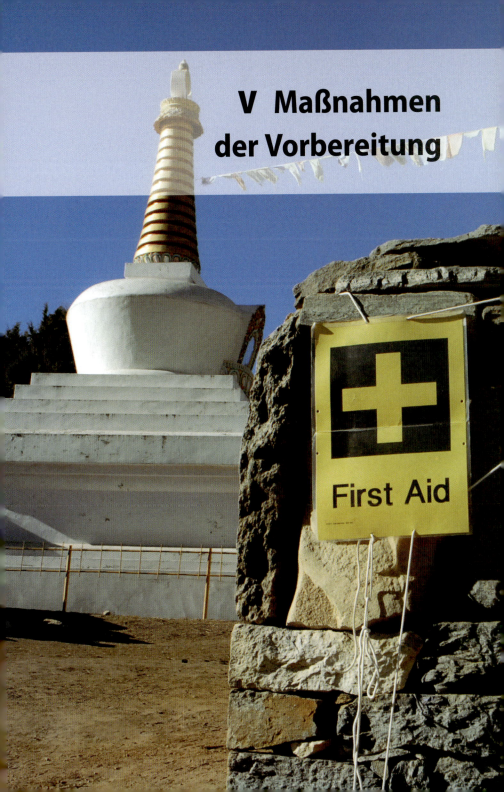

V Maßnahmen der Vorbereitung

Motiv der Vorderseite:
Wenn die Medizin nicht hilft, hilft der Glaube … (Tengpoche, Solo Khumbu / Nepal). Foto: T. Küpper

15 Informationen über das Zielland und den Reiseablauf

C.M. Muth

15.1 Informationsmöglichkeiten für den Reisenden

Demjenigen, der eine Reise plant, stehen in der heutigen Zeit vielfältige Informationsmöglichkeiten zur Verfügung, deren Nutzung insbesondere bei exotischen Zielen durchaus empfohlen ist. Primäre Informationsquellen sind hier bei der Reisevorbereitung zunächst Reiseführer, die es inzwischen nahezu für alle Destinationen gibt, sowie eine kompetente Beratung in einem Reisebüro. Beide Informationsquellen sind aber nicht geeignet, spezielle gesundheitliche Fragen und Risiken in adäquater Weise zu klären. Hier ist gegebenenfalls und in Abhängigkeit vom Reiseziel eine entsprechende individuelle Beratung bei einem reisemedizinisch oder tropenmedizinisch fortgebildeten Arzt notwendig. Entsprechende Ärzte sind z. B. auf den Homepages der deutschen Fachgesellschaften Deutsche Gesellschaft für Reise-, Migrations- und Tourismusmedizin e.V. (DGRMT, www.dgrmt.de), Deutsche Fachgesellschaft für Reisemedizin e.V. (http://www.fachgesellschaft-reisemedizin.de/) und Deutsche Gesellschaft für Tropenmedizin und Internationale Gesundheit e.V. (http://dtg.org/) sowie bei der International Society for Travel Medicine (www.istm.org) gelistet.

Ist im Rahmen der Reise auch Tauchen als Aktivität geplant, so ist eine Tauchtauglichkeitsuntersuchung vor Reisebeginn dringend empfohlen. Diese sollte nach Möglichkeit von einem Arzt mit tauchmedizinischen Kenntnissen durchgeführt werden. Ärzte mit dem Nachweis einer entsprechenden Ausbildung sind ebenfalls auf den bereits genannten Homepages zu finden, darüber hinaus aber auch auf der Homepage der Gesellschaft für Tauch- und Überdruckmedizin (GTÜM) e.V (www.gtuem.org).

Außerdem stehen dem interessierten Reisenden im Internet Informationsmöglichkeiten von kommerziellen Anbietern zum Teil kostenlos zur Verfügung. Es sei jedoch dringend darauf hingewiesen, dass diese Informationen eine individuelle Beratung nicht ersetzen können, sondern nur ergänzen. In jedem Fall sollte auch darauf geachtet werden, wie aktuell die Infomationen der jeweiligen Homepages sind. Leider ist nur in den seltensten Fällen ein Datum angegeben, dann gilt: Vorsicht!

Solche, auch für medizinische Laien geeignete Homepages sind (ohne Anspruch auf Vollständigkeit) beispielsweise:

- Bereich Impfungen
    - http://www.impfkontrolle.de

- Bereich Reisemedizin
  - http://www.reisemed-experten.de
  - http://tropenmedicus.de
  - http://www.safetravel.ch
  - http://www.osir.ch
  - http://www.travelmed.at
  - http://www.crm.de
  - http://www.die-reisemedizin.de
  - http://www.fit-for-travel.de/index.jsp
- Bereich Tauchen
  - http://www.diversalertnetwork.org/medical
  - http://www.tauchen.de
  - http://www.aqua-med.eu/de/index.html

15.2 Informationsmöglichkeiten für den Arzt

Für Ärzte, die in reisemedizinischen Fragen beratend tätig werden wollen, stehen vielfältige Weiterbildungsmöglichkeiten und Informationsquellen zur Verfügung. Die Basis für eine fundierte reisemedizinische Beratungstätigkeit sollte eine entsprechende Fortbildung sein, die inhaltlich den Empfehlungen der Fachgesellschaften bzw. dem Curriculum „Reisemedizinische Gesundheitsberatung" der Bundesärztekammer folgt (s. Tabelle 26.1). Informationen zu solchen Fortbildungen sowie die Listung anerkannter Kurse sind auf den Homepages der beiden deutschen Fachgesellschaften Deutsche Fachgesellschaft für Reisemedizin e.V. (http://www.fachgesellschaft-reisemedizin.de/), Deutsche Gesellschaft für Tropenmedizin und Internationale Gesundheit e.V. (http://dtg.org/) und beim Kölner Institut für Reisemedizin (www.ifrm-koeln.de) gelistet, die internationalen Lehrgänge unter www.istm.org.

Eine Weiterbildung in Reisemedizin vermittelt ein solides Grundwissen, das durch aktuelle Informationsquellen für die individuelle Beratung Reisender ergänzt werden muss. Hier bietet das Internet dem beratenden Arzt eine sehr gute Möglichkeit zur aktuellen Information. Wichtige Internetadressen sind in Tabelle 15.1 gelistet.

Wichtige Informationen zu länderspezifischen geopolitischen Risiken inklusiver jeweils sehr aktueller Reisewarnungen liefert die Homepage des Auswärtigen Amtes, während wichtige Informationen zu gesundheitlichen Risiken durch eine Reihe von Behörden bzw. behördenähnlichen Institutionen wie z. B. der WHO, dem Robert-Koch-Institut oder Paul-Ehrlich-Institut und Fachverbänden wie z. B. der DTG oder der Deutschen Fachgesellschaft für Reisemedizin zur Verfügung gestellt werden.

15 Informationen über das Zielland und den Reiseablauf

Tabelle 15.1: Informationsmöglichkeiten für den Arzt

Information	Institution	Homepage
Informationen zur geopolitischen Lage und zu besondere Gefährdungen	Auswärtiges Amt	http://www.auswaertiges-amt.de/diplo/de/Startseite.html
Informationen zu speziellen gesundheitlichen Risiken	WHO – World Health Organization	http://www.who.int/en/
	Centers for Disease Control and Prevention	http://www.cdc.gov/
	The International Society of Travel Medicine - ISTM	http://www.istm.org/
	Robert Koch Institut – RKI	http://www.rki.de/
	Paul Ehrlich Institut – PEI	http://www.pei.de/
	Deutsche Gesellschaft für Tropenmedizin und Internationale Gesundheit e.V. - DTG	http://dtg.org/
	Deutsche Fachgesellschaft für Reisemedizin e.V.	http://www.fachgesellschaft-reisemedizin.de/
	MARA/ARMA (Mapping Malaria Risk in Africa/Atlas du Risque de la Malaria en Afrique)	http://www.mara.org.za/
Informationen zur Tauchmedizin	Gesellschaft für Tauch- und Überdruckmedizin (GTÜM) e.V	www.gtuem.org
	DAN – Divers Alert Network	http://www.diversalertnetwork.org/medical/
Datenbank mit Zugriff auch auf wissenschaftliche Fachartikel (Abstracts)	PubMed	http://www.ncbi.nlm.nih.gov/sites/entrez?db=pubmed
Informationen zu Berg- und Höhenmedizin	Österreichische Gesellschaft für Alpin- und Höhenmedizin	www.alpinmedizin.org
	Dr. Ulf Gieseler, Speyer	www.high-mountains.de
	Medizinische Kommission der Union Internationale des Associations d'Alpínisme (UIAA)	www.theuiaa.org/medical_advice.html
	Deutsche Gesellschaft für Berg- und Expeditionsmedizin e.V.	http://www.bexmed.de/
	International Society for Mountain Medicine	http://www.ismmed.org/

16 Informationen über die eigene gesundheitliche Situation

B. Rieke

Für die reisemedizinische Beratung, mehr noch aber für die dahinterstehende Reise sind verlässliche Informationen über die eigenen gesundheitlichen Verhältnisse von großer Bedeutung. In der täglichen Praxis staunt man jedoch über die Informationslücken bei Patienten und Beratungsklienten. Diese reichen von den regelmäßig einzunehmenden Medikamenten über die genauen Allergien bis hin zur Benennung von Vorerkrankungen. Wie viel schwerer wird dies fallen, wenn solche Auskünfte dann im Gastland, in einer anderen Sprache, in der Aufregung einer akuten Erkrankung und ohne die Unterstützung durch einen langjährigen Hausarzt gegeben werden sollen? Daher kann man Patienten wie Betreuern nur raten, die wichtigsten Informationen im Kopf und einige weitere auch als Kopie, auf dem Speicherstick oder auf einer verschlüsselten Internetseite verfügbar zu haben. Für Behandlungszwecke ist nämlich schlecht vorherzusagen, ob die Besonderheit im EKG oder die Auffälligkeit eines Laborwertes die Frage aufwerfen werden, ob sie denn schon vorher bestanden hätten.

Für die Beratungssituation vor einer Reise sollten vorliegen:
- alle existierenden Impfausweise,
- eine aktuelle Auflistung der vorliegenden Diagnosen, ggf. mit Manifestationsdatum und durchgeführter (interventioneller) Therapie,
- eine Zusammenstellung der laufenden medikamentösen und nichtmedikamentösen (Bestrahlungen!) Therapie,
- Angaben zu klinisch bedeutsamen Allergien, möglichst als Allergiepass.

Diese Punkte fließen in die Indikation und die Kontraindikation von Impfungen oder einer Malariamedikation, aber auch in die Zusammenstellung einer Reiseapotheke unmittelbar ein. Sie lassen auch beurteilen, ob Erkrankungen vorliegen, die mit dem Vorhaben nicht harmonieren, sei es durch fehlende Flugreisetauglichkeit oder Abhängigkeit von einer Versorgung, die es im Gastland oder an Bord eines Schiffes in dieser Form nicht gibt.

Für eine Auslandsreise sollten außerdem weiter vorliegen:
- eine Übersetzung der Diagnosen ins Englische oder eine andere Verkehrssprache des Gastlandes,
- zur Beurteilung der Diagnosen erforderliche Dokumente: EKG, Röntgenaufnahmen als Papierkopie und als Datei (nicht nur der Befund), Laborwerte, Spiegelbestimmungen und ähnliche aktuelle Dokumente,

- Beipackzettel der regelmäßig und unregelmäßig eingenommenen Medikamente,
- ggf. bei großen Medikamentenmengen oder Substanzen mit Schwarzmarktwert (Opiate, Medikamente gegen HIV, Spritzen und -zubehör) eine Rezeptkopie oder eine Bestätigung des behandelnden Arztes über die Notwendigkeit der Anwendung und Mitnahme,
- zollrechtliche Bescheinigungen wie die über die Opiatmitnahme für den Schengen-Raum.

Solche Dokumente lassen sich heute auch auf eine passwortgeschützte und verschlüsselte Internetseite hochladen, die dann – mit dem Passwort eben – dem Behandler im Ausland zur Verfügung steht, wenn er denn Zugriff aufs Internet hat. Das ist für Krankenhäuser in armen Ländern keine Selbstverständlichkeit, zumal auf den Stationen. Eine Alternative besteht in der Mitnahme der Dateien in vernünftiger Qualität auf einem Speichermedium. Die Anschlussmöglichkeit an einen PC ist von Vorteil. Es hilft wenig, einen Thorax in Briefmarkengröße auf einem Handy-Display vorgezeigt zu bekommen.

In den letzten Jahren hat sich das ärztlich begleitete Reisen als besonderes Angebot des Tourismus etabliert. Dies bietet Reisenden die Gewähr, Entscheidungen über die Bedeutung von Symptomen, über die Anwendung einer Selbstmedikation oder die Notwendigkeit einer Konsultation im Reiseland nicht allein treffen zu müssen. Zudem wird ein mitreisender Arzt im Rahmen der Möglichkeiten Nothilfe leisten können. Aus der Perspektive eines mitreisenden Arztes ist jedoch die Aussicht, für eine Gruppe von 30 Personen die Verantwortung übernehmen zu sollen, die ein völlig unvorhergesehenes Spektrum an Vorerkrankungen beiläufig am Mittagsbuffet vor ihm ausbreiten, nicht besonders beruhigend. Daher mag es den Reisenden wie dem begleitenden Arzt entgegenkommen, im Vorfeld der Reise kurz Kontakt aufzunehmen, um Vorerkrankungen mit besonderem Versorgungsbedarf oder absehbaren Komplikationsmöglichkeiten anzusprechen. Auch kann man sich eine formularmäßige Anamnese vorstellen, die auch Kontaktpersonen und -wege für den Notfall umfasst – und eben eine Liste der aktuellen Diagnosen.

17 Beratung und spezielle Prophylaxe

B. Rieke

Wenn nicht der reisemedizinische Berater ohnehin behandelnder Arzt (z. B. Hausarzt) ist, beginnt die Kontaktaufnahme über persönliche Empfehlungen, Suchmaschinen im Internet oder entsprechende Einträge im Telefonverzeichnis. Bei der telefonischen Erstinformation sollte auf die Kostenpflichtigkeit der Beratung und die mitzubringenden Unterlagen verwiesen werden (s. Kap. 16). Manche Beratungsstellen lassen sich in dieser Situation schon Angaben zur geplanten Reise machen, um den Termin „offline" vorbereiten zu können. Spätestens zum Beratungstermin sollten solche Angaben zur Reise und zu geplanten Aktivitäten natürlich vorliegen. Das hört sich selbstverständlicher an als es ist. Gerade beruflich Reisende mit einer Zuständigkeit für bestimmte Regionen der Welt wissen nicht immer, wohin sie in 3 Tagen fliegen müssen. Knifflig sind auch Überraschungsreisen zur Hochzeit oder zu runden Geburtstagen, bei denen man die Reiseinformationen unter dem Siegel der Verschwiegenheit von Dritten übermittelt bekommt. Häufiger aber sind Unklarheiten über die mit der Kreuzfahrt tatsächlich angelaufenen Länder oder über den Ablauf einer Rundreise („Südafrika halt"). Dahinter steht oft noch das kaum überwindbare Klischee, reisemedizinische Beratung funktioniere wie ein Automat, in den man ein Land eingibt, und sogleich rollten drei Impfungen und eine Packung mit Malariatabletten heraus, völlig unabhängig vom Reisenden, der Jahreszeit, der Reiseroute oder der genauen Vorhaben im Land.

Zum Beratungstermin sollten diese Angaben also ebenso vorliegen wie die zur gesundheitlichen Situation des Reisenden. Nächster Schritt ist, für gesetzlich Versicherte ohnehin vorgeschrieben, die Erteilung eines schriftlichen Beratungsauftrages. Man kann dies kombinieren mit der Erwähnung der allgemeinen Risiken von und den Verhaltensempfehlungen nach Impfungen und dem Einverständnis zu Recall-Nachrichten.

Im anschließenden ärztlichen Beratungsgespräch muss man die Detailliertheit der erforderlichen reisemedizinischen Informationen ausloten und diese in tauglicher Form mündlich und zum Teil auch schriftlich geben. Der Vielgereiste, der sich zum fünften Mal nach Südamerika aufmacht, braucht andere Informationen als die 65-Jährige, die von ihren Kindern zu einer ersten Tropenreise überredet worden ist. Jugendliche Freiwillige sind anders einzuschätzen als etwa ein aus Ghana stammender Arbeiter, der sich zum Heimatbesuch aufmacht, übrigens eine Hochrisikoklientel gerade wegen der vermeintlichen Sicherheit einer Reise in die vertraute Heimat. Diese Unterschiede findet man auch beim Informationsstand über Lebensmittel- und Trinkwasserhygiene, den Umgang mit einem Mosquitonetz oder zu den Gesundheitsproblemen durch Höhenaufenthalt. Zwar ist es verlockend, die jeweils nötigen Grundinformationen zu diesen Themen als Textbausteine oder Merkblätter vorzubereiten und nur noch je nach Reise zusammenzustellen, doch verlagert man die Informationsvermittlung damit auf die Zeit nach dem Arzttermin und nimmt dem Beratenen die Möglichkeit zur Rückfrage. Daher sollten solche schriftlichen Infos das Gesagte zusammenfassen und eine Wiederholung zu Hause ermöglichen, nicht aber das Gespräch ersetzen. Es hilft sehr, Gesprächsinhalte visualisieren zu können. Die wichtigsten Verbreitungskarten von Erkrankungen sollen ebenso vorliegen wie ein Atlas und einige Fotos von typischen Gefährdungsszenen, Vektoren etc, wenn man sie in der Erläuterung von Prophylaxemaßnahmen anspricht. Dies können natürlich auch elektronische Folien und ein Programm mit Kartenmaterial sein. Die Integration von Informationen und Ausbruchsmeldungen externer Dienstleister oder von Behörden wie dem Auswärtigen Amt ist heute bereits in vielen Beratungsstellen Realität.

Sind die für das Zielgebiet, die Reise und die jeweilige gesundheitliche Situation wichtigen Punkte angesprochen, wird vielfach eine Aktualisierung des Impfschutzes erfolgen, oft auch eine Aussage zum Malariarisiko. Diese Aspekte protokollieren wir auf einem selbstdurchschreibenden Formular, das auch die Planung von Folgeterminen bereits beinhaltet und beim Reisenden und uns verbleibt. Hierzu gibt es diverse Gestaltungsvorschläge von Informationsanbietern; man muss hier herausfinden, womit man am besten arbeiten kann. Natürlich kann man dies auch einem der kommerziellen Programme entnehmen und ausdrucken, wir schätzen jedoch die Möglichkeit zu erläuternden Randnotizen, auch zum Dokumentieren von Abweichungen zwischen ärztlicher Empfehlung und Wunsch des Reisenden („empfohlen, aber nicht gewünscht"). Besteht Einigkeit hinsichtlich des sinnvollen Impfschutzes, so wird dieser am gleichen Termin, ggf. auch bei einem Folgetermin nach Beschaffung der Impfstoffe, aktualisiert. Man kann dazu Impfstoffe vorrätig halten und unter Ansatz der Beschaffungskosten in Rechnung stellen oder Einzelrezepte ausstellen, was sich nur für Impfstellen mit kleinerem Beratungsumfang empfiehlt. Die Schnelligkeit der Abwicklung und die Vermeidung von Folgeterminen werden vom Klienten zumeist sehr positiv wahrgenommen. Zudem gibt es mit der Abgabe von Material eine Analogie zu Einkaufszenen sonst, weswegen eine abschließende sofortige Abrechnung des Termines problemlos akzeptiert wird. Aus unserer Sicht hat es sich sehr bewährt, ein Kartenzahlungsterminal verfügbar zu haben, so dass, gerade vor längerer Auslandsreise, offene Rechnungen mit hohem Materialanteil ebenso vermieden werden wie hohe Bargeldbestände in der Impfstelle. Die Ausgabe des – evtl. neu ausgestellten – Impfausweises und von Rezepten, etwa zur Ergänzung der Reiseapotheke, schließen den Ersttermin ab. Die E-mail-Adresse oder die Handynummer des Klienten werden dann grob datumsorientiert registriert, um einen Recall zum Zeitpunkt von Wiederholungsimpfungen ausführen zu können. Dabei ist auf einen Text zu achten, der die Wahlfreiheit des Reisenden nicht einschränkt oder in Abrede stellt.

18 Notfall- und Erste Hilfe-Kenntnisse

T. Küpper

18.1 Erste-Hilfe durch medizinische Laien

Die meisten Notfälle im Gelände müssen normalerweise von medizinischen Laien oder im Einzelfall von Ärzten, die nur ihre Reiseapotheke dabei haben, versorgt werden. Aufgrund geringer oder fehlender Rettungsinfrastruktur entspricht die Notfallsituation zahlreicher „üblicher" Reiseziele der Notfallsituation im Gelände. Im Folgenden wird daher von „Gelände" im erweiterten Sinne gesprochen.

Zunächst zwei klare Aussagen: 1. Das Wissen der Reisenden über Erste Hilfe ist in unverantwortbarem Ausmaß lückenhaft, und zwar auch bei Ärzten bzw. Angehörigen anderer medizinischer Berufe. 2. Es ist erstaunlich einfach, medizinische Laien für Notfälle auf Reisen fit zu machen! So sind Mitarbeiter auf Schweizer Skipisten in der Lage, 89,5 % aller Notfälle weitgehend richtig einzuschätzen und zu versorgen. Laien sind nach Schulung im Rollenspiel in der Lage, einen Patientencheck in 90–120 s durchzuführen. Auf der anderen Seite waren von 283 Bergsteigern 35,7 % nicht in der Lage, auch nur eine einzige von 17 Fragen zu Grundlagen der Ersten Hilfe im Gelände zu beantworten, obwohl 17,3 % des Kollektivs irgendeine medizinische Ausbildung (Rettungsassistent, Pfleger/Schwester, Arzt) vorweisen konnte!

Unabhängig davon, ob man sich als Autodidakt oder Ausbilder mit Erster Hilfe auf Reisen beschäftigt, sollte man sich v. a. auf die „Brennpunkte" konzentrieren, bei denen die Wissenslücken besonders groß sind. Zumeist handelt es sich um Themen, die in „normalen" Erste-Hilfe-Kursen, die schließlich für die „Zivilisation" entworfen wurden, nicht oder nachrangig behandelt werden. Am Beispiel von Bergsteigern sind dies Unterkühlung, Rückenverletzungen, Schmerzbekämpfung und Management/Strategie am alpinen Notfallort (Abb. 18.1).

Reisende in kalten Regionen sollten zusätzlich wissen, dass bei Unterkühlung eine Person durch den „Afterdrop" besonders gefährdet sein kann: Die Kerntemperatur kann durch Einströmen von sehr kaltem Blut (Extremitäten) um bis zu 6 °C fallen, wodurch akute Lebensgefahr eintritt. Die Person darf also nicht unnötig bewegt werden. Auch bei Notärzten ist praktisch unbekannt, dass eine Person mit Rückenverletzung ganz besonders unterkühlungsgefährdet ist, weil der Gefäßreflex distal (fußwärts) der Verletzung ausfällt. Dadurch öffnen sich die Hautgefäße und das Blut gibt die Wärme vermehrt über die Haut ab.

Unabhängig vom medizinischen Ausbildungsgrad bestehen erstaunlicherweise erhebliche Unsicherheiten hinsichtlich der optimalen Patientenlagerung. Insbesondere werden Rippenverletzte fast immer auf die falsche Seite gelagert, nämlich die gesunde statt die betroffene. Die Oberkörperhochlagerung bei Luftnot wird auch

18 Notfall- und Erste Hilfe-Kenntnisse

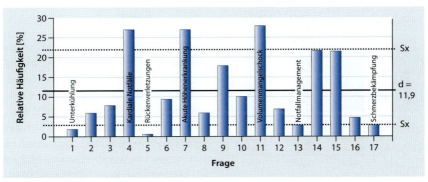

Abb. 18.1: Komplett richtig beantwortete Fragen zur Ersten Hilfe im Gelände (283 Bergsteiger der Region Zermatt): Im Gebirge wichtige Themen wie Unterkühlung, Rückenverletzungen und Schmerzbekämpfung werden praktisch komplett falsch beantwortet! (d: durchschnittliche Anzahl richtiger Antworten; Sx: Standardabweichung). (Nach: Küpper et al. 2003a)

zu wenig praktiziert, dagegen ist die stabile Seitenlage recht gut bekannt. Darauf, dass allein durch sanften gleichmäßigen Zug distal der Fraktur bei einer Extremitätenverletzung in vielen Fällen eine erhebliche Schmerzminderung erreicht werden kann, sollte gezielt hingewiesen werden.

Abschließend noch ein paar Gedanken zur Motivation der Zielgruppe: Fast jeder sieht die Notwendigkeit, aber daraus resultiert nicht zwingend Aktivität. Oft wird Angst angegeben, etwas falsch zu machen. Abgesehen davon, dass Hilfe nicht nur eine ethische Aufgabe an den Reisekameraden ist, ist es auch eine juristische, und zwar von erheblichem Ausmaß: Unterlassene Hilfeleistung steht im Gesetz gleichwertig neben Mord und Totschlag unter der Überschrift „Straftaten gegen das Leben"! Man kann die Zielgruppe mit einem weiteren Argument beruhigen: Alle Untersuchungen haben gezeigt, dass zwar oft nichts gemacht wurde, aber wenn etwas gemacht wurde, war die Rate an folgenschweren Fehlern verschwindend gering und noch kein Helfer ist verurteilt worden, eben weil er versucht hat zu helfen. Ausbildungsangebote sollten also konkrete Vorgehensweisen bei geländetypischen Notfällen fokussieren. Da das erlernte Wissen innerhalb von 1–3 Jahren drastisch nachlässt, sollten Auffrischungskurse im Abstand von 2–3 Jahren angeboten werden.

18.2 Notfallversorgung durch mitreisende Ärzte

Aufgrund aller vorliegenden Daten kommt man in der Zusammenschau zu dem Schluss, dass die ärztliche Ausbildung allzu sehr auf Stadt und Straßen fokussiert ist und auch gute Notärzte ohne spezifische Zusatzausbildung im Gelände regel-

V Maßnahmen der Vorbereitung

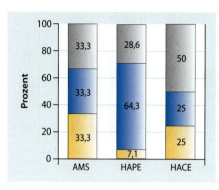

Abb. 18.2: Qualität der Diagnostik und Therapie von Höhenkrankheiten durch alpin tätige Notärzte. Gelb: Diagnose korrekt und Therapie entsprechend der Empfehlungen; blau: Diagnose korrekt, aber entweder keine Behandlung oder Maßnahmen, die völlig unabhängig von den Therapieempfehlungen sind; grau: nicht diagnostiziert und nicht therapiert (retrospektive Diagnose aufgrund der Dokumentation). (Nach Küpper et al. 2003a)

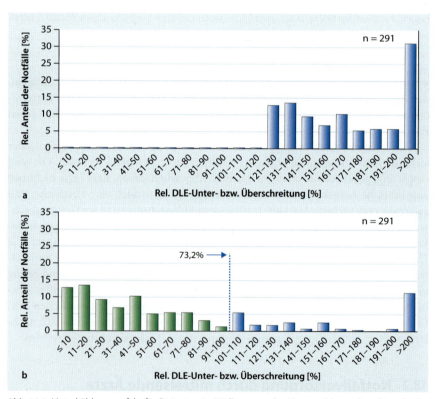

Abb. 18.3: Unterkühlungsgefahr für Patienten im Wallis, wenn die Alarmmeldung ohne (oben) oder mit Mobiltelefon (unten) erfolgen kann: Bei Einsatz des Mobiltelefons können drei Viertel ohne Hypothermie gerettet werden, dagegen sind ohne Mobiltelefon alle unterkühlt!. DLE = Duration of Limited Exposure (Gefahr bei über 100%). (Nach Küpper et al. 2003d)

mäßig relevante Diagnosen übersehen. So kann hinsichtlich der Höhenerkrankungen festgestellt werden, dass nur ein geringer Teil richtig diagnostiziert und gemäß der Empfehlungen behandelt wird (Abb. 18.2). Diese Aussage bezieht sich auf AMS und HAPE, hinsichtlich HACE ist zwar eine ähnliche Situation zu erwarten, jedoch die Fallzahl in den Studien für eine korrekte Aussage zu gering. Ein wesentlicher Teil der Diagnosen wird gar nicht erst erkannt. Besonders traurig sind natürlich die Fälle, die zwar korrekt diagnostiziert, jedoch – vorsichtig formuliert – recht merkwürdig behandelt werden. Insgesamt tauchen Höhenerkrankungen in den Einsatzprotokollen nur in 2,6 % aller Diagnosen (n = 4139) auf, während im gleichen hochalpinen Kollektiv gynäkologische Notfälle mit immerhin 0,7 % verzeichnet sind. Diese Relation dürfte von der Realität in eklatanter Weise abweichen.

Bemerkenswert niedrig ist der Anteil von 3,5 % an unterkühlten Patienten in den Studien. Wenn immerhin 46,5 % der westalpinen Rettungseinsätze im Sommer bei Chill-Temperaturen zwischen +5° und –25 °C und weitere 4,6 % unterhalb von –25 °C durchgeführt wurden, muss unter Berücksichtigung von Rettungszeiten und Bekleidung davon ausgegangen werden, dass etwa 30–40 % der Patienten unterkühlt sein müssen. Durch das Mitführen eines Mobiltelefons kann das Unterkühlungsrisiko übrigens drastisch gesenkt werden (Abb. 18.3): Gelingt es bei der Infrastruktur der Umgebung Zermatts etwa ¾ aller Betroffenen ohne Unterkühlung zu retten, wenn ein Mobiltelefon zur Alarmmeldung benutzt werden konnte, so sind alle mehr oder weniger unterkühlt, wenn dies nicht möglich ist. Insbesondere Personen mit Garantenstellung sollten daher ein Mobiltelefon mitführen.

Weitere Probleme ergeben sich in der Unterschätzung von Thoraxverletzungen, von Mehrfachverletzungen und Polytraumen. Erneut sei betont, dass es um die weitere Verbesserung unserer Arbeit im Gelände geht, und da ist jeder Einzelne gefragt! Gerade die ärztlichen Kollegen sind daher aufgefordert, sich auf die zu erwartenden spezifischen medizinischen Anforderungen des Reiseziels intensiv vorzubereiten.

Weiterführende Literatur

1 Forgey WW (ed.): Wilderness Medical Society practice guidelines for wilderness emergency care. Falcon Pr Pub Co, 5. Aufl. 2006.
2 Küpper, Th.: Körperliche und fachliche Anforderungen bei der Rettung aus alpinen Notlagen – Analyse der Belastungen und Beanspruchungen der Ersthelfer und der Angehörigen der Rettungsdienste und ihre Konsequenzen für präventive und rehabilitative Ansätze in Flugmedizin, Arbeitsmedizin und alpiner Sportmedizin. Habilitationsschrift an der RWTH Aachen, 2006.
3 Küpper T, Gore C, Gore R, Perren B, Zahnd P, Steffgen J: Qualified Rescue by ski patrols – safety for the skier. Int.J.Sports Med 2002; 23: 524–529.
4 Küpper T, Wermelskirchen D, Beeker T, Reisten O, Waanders R: First-Aid knowledge of alpine mountaineers. Recuscitation 2003a; 58: 159–169.

5. Küpper T, Hemmerling AV, Caesar M: Kameradenrettungs-Kenntnisse bei Himalaya-Trekkern. Österr. Gesellschaft für Alpin- & Höhenmedizin, Jahrbuch 2003b, Innsbruck, S. 31–41.
6. Küpper T, Hemmerling AV, Caesar M: Risikomanagement beim organisierten Trekking. Österr. Gesellschaft für Alpin- & Höhenmedizin, Jahrbuch 2003c, Innsbruck, S. 42–52.
7. Küpper T, Steffgen J, Jansing P: Cold exposure during helicopter rescue operations in the Western Alps. Ann Occup Hyg 2003d; 47: 7–16.
8. Lechner K: Risikomanagement auf Trekkingreisen – Ergebnisse der ADEMED-Expedition 2008. Dissertation am Institut für Arbeitsmedizin der RWTH Aachen, 2013.
9. Schumann SA et al.: An examination of wilderness first aid knowledge, self efficacy, and skill-retention. Wilderness Environ Med 2012; 23: 281–287.

19 Reisekrankenversicherung

M. Kostuj, T. Küpper

Viele Reisende haben aus unterschiedlichsten Quellen Reisekranken-, -rückhol-, und -rettungsversicherungen, sei es über ihre Kreditkarte, eine Automobilvereinigung oder über einen Alpenverein. Am Anfang aller Überlegungen zu diesem Thema steht also eine kritische Bestandsaufnahme. Man wird in den meisten Fällen trotzdem gut beraten sein, eine private Reisekrankenversicherung mit Assistance-Service abzuschließen. Dies bietet entscheidende Vorteile für Kassen- wie für Privatpatienten. Bei Letzteren ist über ihre Krankenversicherung zwar weltweit die Behandlung abgesichert, aber die gesamte Abwicklung inklusive möglicher Streitfälle über überhöhte Rechnungen muss man trotz Sprachbarrieren und die Notwendigkeit internationaler Prozesse selbst erledigen. Auch wird die Indikation zur Repatriierung strikter gestellt als bei der Reisekrankenversicherung. Sie erfolgt nur bei medizinischer Notwendigkeit, also wenn die Behandlung im Gastland nicht gewährleistet ist. Alle organisatorischen und abrechnungstechnischen Angelegenheiten und ggf. auch juristischen Streitfälle übernimmt einschließlich aller Dolmetscherdienste bei den Verträgen, die diesen Service einschließen, die Assistance.

Versicherte einer gesetzlichen Krankenversicherung haben grundsätzlich nur Anspruch auf Behandlung durch Einrichtungen des öffentlichen Gesundheitswesens des Gastlandes. Das allein kann schon innerhalb der EU zu einem echten Survivaltrip werden! Versichert sind Leistungen analog zu denen in Deutschland. Achtung: Kosten für Repatriierung werden grundsätzlich nicht übernommen!

Gesetzlich Versicherte müssen für die EU-Staaten die Europäische Krankenversicherungskarte (European Health Insurance Card = EHIC) mitführen. Wer in Deutschland gesetzlich versichert ist, muss in der Regel seine Versichertenkarte lediglich umdrehen. Seit 2005 geben die gesetzlichen Krankenversicherer sukzessive ihre Versichertenkarten mit der EHIC auf der Rückseite aus. Mit der derzeit eingeführten elektronischen Gesundheitskarte werden daher spätestens 2013 alle Versicherten auf der Rückseite über eine EHIC verfügen. Sie gilt über weitere Abkommen auch in Nicht-EU-Staaten wie Island, Liechtenstein, Norwegen und der Schweiz. In jedem Falle ist zu beachten, dass sich der Behandlungsanspruch lediglich auf notwendige medizinische Leistungen erstreckt, die nicht bis zur Rückkehr nach Deutschland aufgeschoben werden können. Das gilt auch dann, wenn Sie bestehende Krankheiten weiter behandeln lassen müssen oder wenn Sie chronisch krank sind und regelmäßig medizinische Betreuung benötigen. Erleichterung bei grenzüberschreitenden medizinischen Leistungen und Verschreibungen verspricht die EU-Richtlinie 2011/24/EU vom März 2011. Sie muss bis zum 25.10.2013 in jeweils nationales Recht umgesetzt werden. Die Notfallversorgung bleibt davon im Wesentlichen jedoch unberührt.

Die Nutzung der EHIC gilt zumindest eingeschränkt auch in Bosnien-Herzegowina, Montenegro, Serbien, Mazedonien und Kroatien. Bei den beiden erstgenannten Ländern ist neben der EHIC zudem eine Anspruchsbescheinigung vor der Behandlung notwendig. Den übrigen Ländern genügt die Vorlage der EHIC oder einer entsprechenden Ersatzbescheinigung. Chronisch Kranke und Versicherte in Dauerbehandlung müssen sich vor Reisen in diese Länder bei ihrer Krankenkasse zudem eine besondere Genehmigung einholen. Für Kroatien ist jedoch eine vollständige Angleichung der EU-Regelungen zum 1. Januar 2013 vorgesehen, wenn Kroatien Vollmitglied der EU wird.

Auch wenn in Tunesien und der Türkei die EHIC nicht einsetzbar ist, kann sich der gesetzlich Versicherte in diesen Ländern aufgrund bilateraler Abkommen mit Hilfe einer entsprechenden Anspruchsbescheinigung medizinisch versorgen lassen.

Trotz aller Abkommen für o. g. Länder besteht stets die Gefahr, auf Kosten sitzen zu bleiben. Sei es, weil die erhaltenen Leistungen doch nicht einem erstattungsfähigen Leistungskatalog entsprechen oder schlicht genau in der Urlaubsgegend doch kein Vertragsarzt in der Nähe war und ein Privatarzt zu weit höheren Sätzen liquidiert hat.

Für alle hier nicht explizit genannten Länder, für die keinerlei Abkommen mit Deutschland oder der EU existieren, zahlt man immer privat und im Zweifel sofort – also in bar oder mit Kreditkarte. Am ersten Tag eines Urlaubs kann es daher durchaus passieren, dass durch eine Behandlung nebst Blutentnahme und Röntgenaufnahme die Reisekasse bis mittags schon um 1000 Dollar erleichtert ist. Der Abschluss einer Auslandskrankenversicherung ist daher nicht nur dringend anzuraten, sondern sollte eigentlich obligatorisch sein.

Aber auch die private Auslandskrankenversicherung hat Limite: Zunächst darf keine Obliegenheitsverletzung vorliegen (s. Kompaktinformation), damit der Versicherungsschutz erhalten bleibt. Dazu gibt es prinzipielle Ausschlussgründe, die

Kompaktinformation

Obliegenheitsverpflichtungen des Patienten einer privaten Reisekrankenversicherung
- Anzeigepflicht: „unverzüglich", d. h. für Bergsteiger, die möglicherweise fernab von Kommunikationsmöglichkeiten blockiert sind: sobald wie nach menschlichem Ermessen möglich. Falls eine verzögerte Meldung erfolgt, muss diese plausibel gemacht werden können.
- Schadensminderungspflicht
- Auskunftspflicht
  - Originalbelege einreichen (keine Pauschalrechnung! Es muss nachvollziehbar sein, was wofür in Rechnung gestellt wurde)
  - Medizinische Dokumentation (Arztbriefe)
  - Entbindung der behandelnden Ärzte dem Versicherer gegenüber von der Schweigepflicht

> **Kompaktinformation**
>
> **Wichtige Leistungsausschlüsse privater Reisekrankenversicherungen**
> - Maßnahmen, die ein Anlass der Reise sind oder deren Notwendigkeit vorher bekannt war
> - Zahnbehandlungen (außer Akutbehandlungen)
> - Massagen, Wellness-Maßnahmen
> - Verletzungen durch aktive Wettkampfteilnahme
> - Behandlung psychischer Erkrankungen, Sucht und Suizid
> - Unfälle unter Alkohol- oder Drogeneinfluss
> - Einige besondere „Risikoreisen"
> - Tauchunfälle (manche Versicherer)
> - Entbindungen > 36. Woche
> - Siechtum, Pflegebedürftigkeit, Verwahrung

im Einzelnen abgewogen werden müssen und die einige Vertragsverhältnisse für bestimmte Reisen (z. B. Bergsport) schlicht unbrauchbar machen (s. Kompaktinformation). So schließen einige Versicherer Suche und Primärrettung aus. Mit derartigen Verträgen in der Tasche kann man noch nicht einmal einen Sonntag zum Skifahren ins benachbarte Ausland fahren, denn die Rettung von der Piste ist typische Primärrettung. Es lohnt übrigens bei Deckungslücken immer die Rückfrage nach Zusatzvereinbarungen, die dann unbedingt schriftlich fixiert werden müssen. Die Aussage „Wir verfahren dann üblicherweise soundso ..." ist im Zweifel nicht belastbar!

Während der Alkohol- und Drogenkonsum als Ausschlusskriterium nachvollziehbar ist, ist dies bei einigen anderen Ausschlussgründen anders und der Willkür der Versicherungen ist Tür und Tor geöffnet. Hier ergeben sich aus reisemedizinischer Sicht ganz klare und mit objektivierbaren Zahlen zu belegende Forderungen an die Versicherer.

Das Problem beginnt bereits bei der unverfänglich klingenden Formulierung „aktive Wettkampfteilnahme", die beim Laien Gedanken an Olympia oder Ähnliches induziert. Weit gefehlt: Bereits die Teilnahme an einem lokalen, rein zum Spaß organisierten Sportfest kann bereits als aktive Wettkampfteilnahme gewertet werden.

Noch viel kritischer ist das Stichwort „Risikoreisen". Ähnlich wie beim „Risikosport" ist es nie gelungen, eine befriedigende Definition für diesen reißerischen Begriff zu etablieren. „Risiko" aus Sicht des Versicherers bedeutet zunächst einmal die Wahrscheinlichkeit, Geld zahlen zu müssen. Die Tatsache, dass die Versicherer vor diesem Hintergrund nicht den Fußball als mit extremem Abstand größten Kostenverursacher ausschießen, sondern sich auf im Einzelfall vielleicht spektakuläre, insgesamt jedoch kaum Kosten verursachende Randgruppen, die keine nennenswerte Lobby haben, kaprizieren, spricht unabhängig von den wissenschaftlich erarbeiteten Daten für ein gehöriges Maß an Willkür. Ganz schlimm ist dies beim Ausschluss von sog. „Expeditionsbergen" oder Bergen, die höher als 7000 m sind

– ein Ausschlussgrund in fast allen üblichen Reisekrankenversicherungen. So hat die rein willkürliche Umkategorisierung des Island Peaks (Nepal), der ursprünglich als Trekking-Gipfel eingestuft war und für den somit Versicherungsschutz bestand, in einen Expeditionsgipfel, zu einer geradezu absurden Situation geführt: Notfälle am technisch leichten Island Peak sind nicht abgedeckt, während beispielsweise der Mawenzi, ein Nebengipfel des Kilimanjaro, trotz dessen technischer Schwierigkeit (Normalweg IV+) und enormen objektiven Gefahr (unglaublich steinschlaggefährlich aufgrund des sehr brüchigen Gesteins) und hoher Rettungskosten (kein funktionierendes Bergrettungssystem in Tanzania), vollumfänglich von der Police abgedeckt ist! Jeder, der irgendwo in der Welt etwas Anspruchsvolleres machen möchte als spazieren gehen, sollte sich also detailliert mit dem Versicherer auseinander setzen.

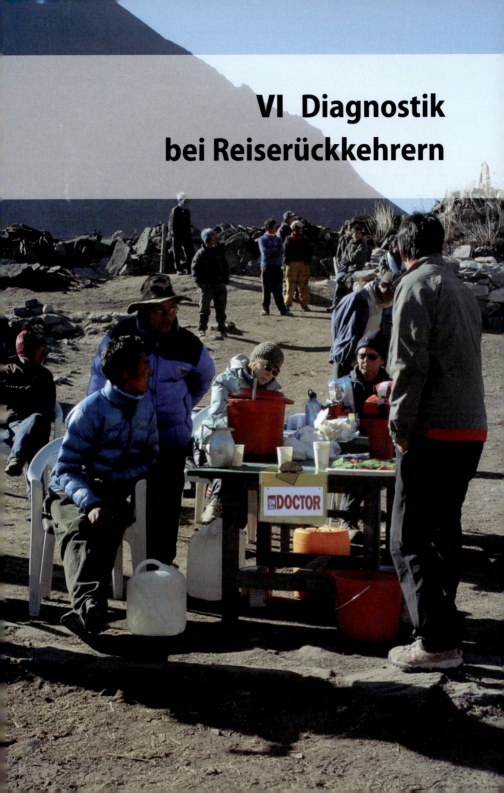

VI Diagnostik bei Reiserückkehrern

Motiv der Vorderseite:
Medizinische Versorgung in Tengboche (Solo Khumbu, Nepal). Foto: T. Küpper

20 Diagnostik fieberhafter Erkrankungen

G.-D. Burchard

Diarrhoe, Fieber und Hautveränderungen sind die häufigsten Symptome bei Erkrankungen nach Aufenthalt in Tropen und Subtropen. Der Reisedurchfall ist meist harmlos und selbstlimitierend, auch importierte Hautkrankheiten sind selten akut und gefährlich – Fieber kann jedoch ein Zeichen für eine akut lebensbedrohliche Erkrankung sein. Daher ist eine sofortige Abklärung erforderlich.

Dabei sollte die Abklärung des Fiebers – wie auch sonst – stufenweise erfolgen. Zunächst erfolgt also eine Basisdiagnostik, um die Schwere des Krankheitsbildes und die weitere Richtung der Diagnostik festzulegen – gleichzeitig sind aber schon zu Beginn der Abklärung diejenigen Krankheiten differenzialdiagnostisch zu erwägen, die potenziell bedrohlich sind, auch wenn sie nicht sehr häufig vorkommen. Die weitere Abklärung orientiert sich dann einerseits an zusätzlichen Leitsymptomen, andererseits an den Häufigkeiten der importierten Erkrankungen. Auch in der Reisemedizin gilt: „Häufige Krankheiten sind häufig, seltene Krankheiten sind selten". Darüber hinaus ist eine Kenntnis der Prävalenzen natürlich auch wichtig, um aus den Ergebnissen der diagnostischen Tests den positiven prädiktiven Wert (PPV) abzuleiten. Das sollte auch dazu führen, dass ungezielte diagnostische Untersuchungen nach der Schrotschussmethode unterbleiben, der PPV einer Chagas-Serologie bei Fieber nach Südamerika-Aufenthalt ist z. B. praktisch Null.

20.1 Prävalenzen importierter Erkrankungen

Daten über Prävalenzen importierter Erkrankungen stammen in erster Linie aus internationalen Surveillance-Netzwerken. Das GeoSentinel Network ist weltweit das größte und wichtigste derartige Surveillance System. Es wurde 1995 gemeinsam von der International Society for Travel Medicine (ISTM) und den Centers for Disease Control (CDC) ins Leben gerufen. Ein wesentliches Ziel ist es, geografische und zeitliche Trends der Infektionskrankheiten bei Reisenden und Migranten aufzuzeigen. Die Surveillance-Daten werden von etwa 50 tropen- und reisemedizinischen Zentren (Sentinels) vorwiegend in Nordamerika und Europa, aber auch in anderen Kontinenten erhoben. Diese „GeoSentinel Sites" erheben Daten von allen Patienten, die sich im Zusammenhang mit einer Reise dort vorstellen. Durch die große Anzahl von beteiligten Zentren weltweit sind inzwischen Daten von weit über 180 000 Patienten generiert worden. Bei den meisten Patienten handelt es sich um Touristen, aber auch um Geschäftsreisende, Missionare und Katastrophenhelfer, ebenso erfasst werden Migranten, die in ihre Heimatländer reisen („Visiting Friends and Relatives", VFR).

Der Nutzen aus den über die Sentinel-Surveillance gewonnenen Daten besteht im Wesentlichen in der Gewinnung von wissenschaftlicher Evidenz für die reisemedizinische Beratung vor Tropen-/Fernreisen, aber eben auch für die differenzialdiagnostische Vorgehensweise bei Erkrankungen von Reiserückkehrern. Eine umfassende Analyse der Daten von 17 000 Patienten, die in Entwicklungsländer gereist waren, wurde erstmals 2006 im New England Journal of Medicine publiziert. Diese Arbeit zeigt Unterschiede in den Krankheitsprävalenzen je nach Herkunft auf und gibt somit reisemedizinisch tätigen Ärzten konkrete Hilfe in der Diagnose und Therapie erkrankter Reisender. Ähnliche Daten wurden dann mehrfach speziell für europäische Reisende publiziert. Insgesamt zeigen die epidemiologischen Daten übereinstimmend, dass die Malaria eine der häufigsten Fieberursachen ist. Während das Denguefieber, im Gegensatz zum südasiatischen Raum und auch zur Karibik, in Afrika südlich der Sahara eher selten Ursache für Fieber bei Reiserückkehrern war, traten auch Rickettsiosen, vor allem das afrikanische Zeckenbissfieber, bei Afrikareisenden vergleichsweise häufig auf. Andererseits werden auch Pneumomien und Harnwegsinfekte häufig importiert, es muss daher immer bedacht werden, dass bei Fieber nach Tropenaufenthalt nicht nur tropenspezifische Infektionskrankheiten, sondern auch ubiquitäre Infektionen oder nicht-infektiöse Fieberursachen vorliegen können. Die Daten aus dem GeoSentinel-Netzwerk sind bei den folgenden Algorithmen zur Fieberabklärung berücksichtigt.

20.2 Potenziell gefährliche Krankheiten bei Fieber nach Tropenaufenthalt

20.2.1 Malaria

Eine Malaria tropica durch Plasmodium falciparum, in seltenen Fällen auch eine Malaria durch P. knowlesi, kann rasch, d. h. innerhalb von wenigen Stunden, einen fulminanten Verlauf nehmen und zu akut lebensbedrohlichen Krankheitsbildern führen. Nach Aufenthalt in einem Malariaendemiegebiet ist daher bei Fieber immer eine Malariadiagnostik zu veranlassen. Die Diagnostik sollte sich an den Leitlinien der Deutschen Gesellschaft für Tropenmedizin und Internationale Gesundheit (DTG) orientieren, diese sind bei der Arbeitsgemeinschaft Wissenschaftlicher Medizinischer Fachgesellschaften (AWMF, www.leitlinien.net) publiziert. Grundlage der Malariadiagnostik ist auch heute noch meist der direkte Erregernachweis unter dem Lichtmikroskop, wichtig ist dabei eine schnelle Diagnostik inklusive Erregerdifferenzierung. Ein Labor mit tropenmedizinischer Erfahrung sollte unbedingt eingeschaltet werden. Für das Labor gilt, dass die Untersuchungen des Materials sofort nach dessen Ankunft erfolgen und der Befund umgehend dem einsendenden Arzt mitgeteilt werden muss. Die Plasmodien lassen sich in einem Blutausstrich nachweisen, bei geringer Parasitendichte muss ein Dicker Tropfen als Anreicherungsverfahren herangezogen werden. Diese einfachen Techniken haben bei korrekter Durchführung eine hohe Sensitivität und Spezifität. Alternativ kann auch eine Real-time-PCR eingesetzt werden. Zusätzlich stehen Antigen-Nachweismethoden zur Verfügung (sog. „Malariaschnelltests"), hier sind aber selten falsch-negative Ergebnisse möglich, auch bei hohen Parasitämien. Wichtig ist, dass die Serologie keine Rolle in der Diagnostik der akuten Malaria spielt. Insgesamt sollte ein Dicker Tropfen dreimal innerhalb von 72 Stunden durchgeführt werden um eine Malaria sicher auszuschließen, wenn nicht zwischenzeitlich eine andere Fieberursache festgestellt wird (für weitere Angaben wird auf das Malariakapitel verwiesen).

20.2.2 Virale hämorrhagische Fieber

Unter viralen hämorrhagischen Fiebern (VHF) werden die Erkrankungen zusammengefasst, die einerseits rasch lebensbedrohliche Verläufe mit Leber-, Nierenbeteiligung und Blutungen aufweisen, andererseits sehr kontagiös sein können. Sie stellen somit eine erhebliche Gefahr für das medizinische Personal, aber auch generell für die Umwelt dar. Daher müssen diese Erkrankungen – obwohl sie sehr selten importiert werden – differenzialdiagnostisch bei Fieber nach Tropenaufenthalt

Tabelle 20.1: Epidemiologische Risikofaktoren für Lassa- und Ebola-/Marburg-Fieber

Lassa	■ Patient hat in Westafrika gewohnt oder gearbeitet in Behausungen, zu denen Ratten Zugang hatten ■ Patient hat Lebensmittel gegessen, die möglicherweise durch Rattenkot oder -urin kontaminiert waren ■ Patient hat Kontakt mit möglichen Lassa-Patienten gehabt (also insbesondere medizinisches Personal in Krankenhäusern in Westafrika)
Ebola/Marburg	■ Patient hat in Zentralafrika mit toten Menschenaffen Kontakt gehabt oder Affenfleisch gegessen ■ Patient war in Höhlen oder Behausungen, in denen Fledermäuse nisten ■ Patient hat Kontakt mit möglichen Ebola-Patienten gehabt (also insbesondere medizinisches Personal in Krankenhäusern in Zentralafrika)
Krim-Kongo hämorrhagisches Fieber (CCHF)	■ Kontakt mit Zecken im Endemiegebiet (Südost-Europa, Afrika, Mittlerer Osten, Zentralasien) ■ Teilnahme an Tierschlachtungen im Endemiegebiet ■ Kontakt zu möglichen CCHF-Patienten im Endemiegebiet

ebenfalls immer in Betracht gezogen werden. Zu nennen sind insbesondere das Lassa-Fieber, Ebola- und Marburg-Fieber sowie das Krim-Kongo-hämorrhagische Fieber.

An ein VHF muss man insbesondere denken bei einem febrilen Patienten mit Fieber > 38,5 °C, der sich in den letzten drei Wochen in Afrika südlich der Sahara aufgehalten hat und an einer hämorrhagischen Diathese oder einem ungeklärten Schock leidet, darüber hinaus auch bei allen Patienten mit Fieber und epidemiologischen Risikofaktoren (Tabelle 20.1). Bei Verdachtsfällen muss der Patient, soweit möglich, vor Ort isoliert und das zuständige Gesundheitsamt informiert werden. Das Gesundheitsamt muss den Transport des Patienten unter strikter Isolation in ein Behandlungszentrum organisieren. In Deutschland sind mehrere derartige Behandlungszentren vorhanden, diese sind Mitglieder der „Ständigen Arbeitsgemeinschaft der Kompetenz- und Behandlungszentren" (StAKoB, www.stakob.org). Eventuell kann Rücksprache mit einem dieser Behandlungszentren erfolgen.

20.2.3 Amöbenleberabszess

Der Amöbenleberabszess ist ebenfalls ein akutes, bedrohliches Krankheitsbild, da der Abszess in die Bauchhöhle oder durch das Zwerchfell in die Lunge rupturieren kann, linksseitige Abszesse auch ins Perikard mit der Folge einer Herzbeuteltamponade. Die Patienten klagen über ein schweres Krankheitsgefühl, meist – aber nicht immer – bestehen Schmerzen im rechten Oberbauch, die in den Rücken und zur rechten Schulter und Skapula ausstrahlen können. In anderen Fällen können Bauchschmerzen mit Abwehrspannung vorhanden sein, gelegentlich kann der Amöbenleberabszess als akutes Abdomen imponieren. Weniger als 5 % der Patienten klagen über linksseitige Oberbauchschmerzen. Linksseitige Abszesse können deshalb differenzialdiagnostische Probleme bereiten, da sie auch mit retrosternalen oder präkordialen Schmerzen einhergehen können. Bei unklarem Fieber muss daher immer – zumindest nach Ausschluss einer Malaria – auch eine Oberbauchsonografie veranlasst werden.

20.3 Basisdiagnostik

Bei fieberhaften Patienten aus den Tropen muss bei der Basisuntersuchung zunächst unbedingt geprüft werden, ob eine Malaria oder der Verdacht auf ein hämorrhagisches Fieber vorliegen, da diese Krankheiten sofortiges Handeln erfordern (s. oben). Nach Ausschluss einer Malaria und wenn kein Verdacht auf ein hämorrhagisches Fieber besteht, gibt die Basisuntersuchung Aufschluss über den allgemeinen Gesundheitszustand des Patienten. Diese sollte auch einen Amöbenleberabszess und einen Typhus abdominalis erfassen können, da diese Krankheiten zwar relativ selten importiert werden, aber lebensbedrohlich sind. Die Basisdiagnostik umfasst die Anamnese, den körperlichen Untersuchungsbefund sowie grundlegende Laboranalysen und technische Untersuchungen.

20.3.1 Anamnese

Die Anamnese berücksichtigt natürlich den Reiseverlauf; die wichtigsten Fieberursachen bei Herkunft aus verschiedenen geografischen Regionen werden unten noch einmal zusammengefasst (s. Tabelle 20.9, Kap. 20.5). Erfragt werden auch die Dauer und der Modus des Auslandsaufenthaltes, der Impfstatus, die Malariaprophylaxe und spezifische Risikofaktoren (Tabelle 20.2). Wichtig sind Fragen nach Medikamenteneinnahme („drug fever") und Krankheiten, die zu einer Immunsuppression führen können.

Aus der Kenntnis der Inkubationszeiten sind einige Schlüsse möglich: So kann z. B. eine Malaria frühestens 7 Tage nach Exposition auftreten und Arbovirosen wie z. B. Dengue-Fieber oder Rickettsiosen können nicht später als drei Wochen nach Rückkehr symptomatisch werden. Es sollte berücksichtigt werden, dass Inkubationszeiten nicht unerheblich variieren. Häufig wird ersten leichten Symptomen von den Reisenden keine Bedeutung zugemessen, z. B. der Zerkariendermatitis bei Schistosomiasis oder dem frühen Trypanosomen-Schanker bei Schlafkrankheit. Parasitäre Tropenkrankheiten können lange Inkubationszeiten aufweisen.

Tabelle 20.2: Risikofaktoren für fieberhafte Erkrankungen

Süßwasserkontakt	Schistosomiasis, Leptospirose
Tierkontakt	Tollwut, Q-Fieber, Leptospirose, Pest, Tularämie, Brucellose, Ornithose, Milzbrand
Genuss nichtpasteurisierter Milch	Brucellose, Salmonellose, Tuberkulose
Genuss roher Fische, Krabben oder Krebse	Chinesischer Leberegel, Lungenegel
Ungekochtes Schweinefleisch u. a.	Trichinose
Ungeschützte Sexualkontakte	HIV, Hepatitis B, Lues
Injektionen oder Transfusionen	HIV, Hepatitis B und C, Malaria, Chagas-Krankheit, Lues
Besuche in Höhlen	Histoplasmose, VHF, Tollwut
Kontakt mit Zecken oder Milben	Krim-Kongo-hämorrhagisches Fieber, Rickettsiosen, Rückfallfieber, Lyme-Borreliose, Babesiose, Tularämie

Tabelle 20.3: Differenzialdiagnosen bei chronischem Fieber

Bakteriell	■ Brucellose ■ Endokarditis ■ Tiefsitzende Abszesse ■ Q-Fieber ■ Tuberkulose
Pilze	■ Systemmykosen ■ Penicillosis
Helminthen	■ Disseminierte Strongyloidiasis
Protozoen	■ Malaria ■ Kala-Azar ■ Toxoplasmose ■ Trypanosomiasis
Nichtinfektiös	■ Autoimmunkrankheiten ■ Drug fever ■ Malignome ■ Rez. Lungenembolien ■ Vaskulitiden

Das Fieberprofil ist nur begrenzt hilfreich. Allgemein gilt, dass bei Infektionskrankheiten der zirkadiane Temperaturverlauf mit Höchstwerten am späten Nachmittag und Tiefstwerten in den frühen Morgenstunden oft erhalten bleibt. Intermittierendes Fieber (Schwankungen um 2–3 °C) kommt z. B. häufiger vor bei Tuberkulose, akuter Pyelonephritis, Cholezystitis oder Pleuritis, kontinuierliches Fieber (Differenz zwischen Morgen- und Abendtemperatur um 1 °C) z. B. bei Typhus, Brucellose oder Fleckfieber; periodisches Fieber könnte für Malaria oder Rückfallfieber sprechen, ein sattelförmiger Fiebertyp mit morgendlichen und abendlichen Spitzen gilt als typisch für die Kala-Azar. Ein biphasisches Fieber (einige Tage Fieber, dann 1–2 Tage Fieberfreiheit, dann wieder Fieberanstieg) findet sich oft bei Virusinfektionen durch die initiale Virämie und den dann auftretenden Organbefall.

Bei einigen Infektionen kann das Fieber längere Zeit anhalten, die wichtigsten Differenzialdiagnosen bei chronischem Fieber sind in Tabelle 20.3 aufgeführt.

20.3.2 Klinische Untersuchung

Die klinische Untersuchung soll Begleitsymptome des Fiebers erfassen. Am wichtigsten ist die Untersuchung auf Blutungsneigung (s. oben). Ansonsten achten auf:

- Hauterscheinungen, z. B. Exanthem, Erythema migrans, Erythema nodosum, Urtikaria, Eschar, Roseolen, Ikterus, subkutane Knoten, Kaposi-Sarkome, Operationsnarben,
- Veränderungen der Schleimhäute, z. B. Aphthen, Ulzera,
- Augenveränderungen, z. B. hämorrhagische Herde in der Retina bei Endokarditis und bei Malaria tropica,
- Lymphknotenschwellungen, lokalisiert oder generalisiert,
- Rasselgeräusche über den Lungen,
- Herzgeräusche,
- Thoraxkompressionsschmerz (Verdacht auf Leberabszess),
- Hepatomegalie, Splenomegalie,
- Resistenzen im Abdomen,
- Gelenkschwellungen,
- Veränderungen des Skrotums, z. B. druckschmerzhafte Knoten bei Tuberkulose,
- neurologische Symptome, z. B. Nackensteifigkeit.

Eine relative Bradykardie gilt als typisch für den Typhus, findet sich aber keineswegs immer und kommt auch bei vielen anderen Erkrankungen vor.

20.3.3 Laboranalysen

Zunächst sollten orientierende Laboruntersuchungen mit hoher Sensitivität und geringer Spezifität durchgeführt werden. Rotes und weißes Blutbild inklusive Differenzialblutbild und Thrombozytenzahl sollten immer untersucht werden und geben oft wichtige differenzialdiagnostische Hinweise (Tabelle 20.4). Bei auffälligem Blutbild ist ggf. eine Knochenmarksuntersuchung anzuschließen. Neben der BSG sollte als Akute-Phase-Protein das C-reaktive Protein bestimmt werden, um Hinweise auf eine Infektion und einen Verlaufsparameter zu besitzen. In Einzelfällen kann auch das Procalcitonin bestimmt werden, das nicht nur bei bakteriellen Infektionen, sondern auch bei Malaria und Amöbenleberabszess erhöht ist.

Laborchemische Untersuchungen in Hinblick auf eine eventuelle Organbeteiligung und auf Komplikationen sollten beispielsweise umfassen: GOT, GPT, γ-GT, Lipase, Kreatinin oder Cystatin C, LDH, Glukose. Ein Urinstatus ist immer erforderlich um einen Harnwegsinfekt zu diagnostizieren, weiterhin können z. B. Proteinurie und Hämaturie ein Hinweis auf eine Leptospirose sein, eine Hämoglobinurie kann selten bei Malaria vorkommen. Mehrfache Blut-, Stuhl- und Urinkulturen sollten zum Routineprogramm bei fieberhaften Tropenrückkehrern gehören. Mit den Blutkulturen wird man insbesondere einen Typhus abdominalis erfassen (dem Labor sollte auch der Hinweis gegeben werden, auf Brucellen zu untersuchen).

Tabelle 20.4: Blutbildveränderungen bei Infektionen

Leukozytose	Amöbenleberabszess, Sepsis, Cholangitis, bakterielle Infektionen im Allgemeinen, Miliartuberkulose, rheumatisches Fieber
Toxische Neutrophile	Bakterielle Infektionen
Neutropenie	Malaria, Tuberkulose, Kala-Azar, Brucellose
Normale Leukozytenzahl	Malaria, umschriebene Tuberkulose, Brucellose, Lues II, Trypanosomiasis, Toxoplasmose
Leukopenie	Typhus und Paratyphus, Brucellose, Viruskrankheiten, Malaria, Kala-Azar
Lymphozytose	EBV, CMV, andere Viruskrankheiten, Brucellose, Tuberkulose, Lues, Toxoplasmose
Monozytose	Tuberkulose, Lues, bakterielle Endokarditis, granulomatöse Erkrankungen
Eosinophilie	Katayama-Fieber, Trichinose, akute Fasciola-hepatica-Infektion, Strongyloidiasis, disseminierte Kokzidioidomykose, allergische bronchopulmonale Aspergillose
Eosinopenie	Typhus abdominalis
Thrombozytopenie	Malaria, Trypanosomiasis, Dengue-Fieber, akute HIV-Infektion, Borreliosen, Rickettsiosen, Leptospirosen, Sepsis

Serologische Untersuchungen gehören nicht zur Basisdiagnostik, allerdings ist es oft sinnvoll, eine Serumprobe für spätere Untersuchungen einzufrieren. Die Bestimmung von Malariaantikörpern ist nicht zur Diagnostik einer akuten Malaria (s. oben) geeignet.

20.3.4 Technische Untersuchungen

Auch bei fehlender Organsymptomatik sollten Röntgenaufnahmen des Thorax in zwei Ebenen (ein unauffälliger körperlicher Untersuchungsbefund schließt eine Pneumonie nicht aus) durchgeführt werden. Ein EKG sollte routinemäßig angefertigt werden, um eine myokardiale Beteiligung, die bei verschiedenen Infektionskrankheiten auftreten kann, auszuschließen. Eine Ober- und Unterbauchsonographie gehören ebenfalls zum Routineprogramm, u. a. um beispielsweise einen monosymptomatischen Amöbenleberabszess und auch die Milzgröße zu erfassen.

20.4 Erweiterte Diagnostik

Mit der oben genannten Basisdiagnostik lassen sich die wichtigsten Ursachen für undifferenziertes, monosymptomatisches Fieber erfassen, insbesondere Malaria, Amöbenleberabszess und Typhus abdominalis. Auch häufig importierte ubiquitäre Infektionen wie Harnwegsinfekte oder Pneumonien werden erfasst. Die weitere Differenzialdiagnostik nach Ausschluss dieser Erkrankungen bzw. bei nicht richtungsweisender Basisdiagnostik richtet sich vorwiegend nach den Begleitsymptomen.

20.4.1 Fieber und Exanthem

Die wichtigsten Differenzialdiagnosen sind Denguefieber, akute HIV-Infektion, Rickettsiosen, akute Schistosomiasis und – wenn auch selten – virale hämorrhagische Fieber. Insbesondere das Afrikanische Zeckenbissfieber wird relativ häufig importiert. Arzneimittelreaktionen müssen immer mitbedacht werden. Die wichtigsten Differenzialdiagnosen finden sich in Tabelle 20.5.

Tabelle 20.5: Wichtige Differenzialdiagnosen bei Fieber und Hautveränderungen

Makulopapulös	Denguefieber, Chikungunya, Mononukleose, Zytomegalie, akute HIV-Infektion, Rickettsiosen, Rückfallfieber, Masern
Vesikulär	Disseminierter Herpes simplex, Windpocken, Affenpocken, Rickettsiosen
Makulopapulös + Eschar	Zeckenbissfieber, Tsutsugamushifieber
Makulöses Exanthem	Syphilis
Papulae	Brucellose
Maculae, Papulae, Petechien	Leptospirose
Roseolen	Typhus abdominalis
Erythema chronicum migrans	Lyme-Borreliose
Flammende Hautrötung	Erysipel
Schanker, erythematös	Schlafkrankheit
Urtikaria	Katyama-Fieber
Hautblutungen	Virale hämorrhagische Fieber, Meningokokken-Sepsis, Rocky Mountain Spotted Fever, hämorrhagischer Herpes zoster, DIC

Tabelle 20.6: Differenzialdiagnosen bei Fieber mit Ikterus bzw. Transaminasenanstieg

| Hepatisch | - Hepatitis A–E
- EBV, CMV
- Dengue, virale hämorrhagische Fieber
- Typhus, Paratyphus
- Leptospirose (Morbus Weil)
- Brucellose
- Q-Fieber
- Rückfallfieber
- Lues (typisch hohe AP)
- Malaria
- Viszerale Leishmaniasis (gleichzeitig Splenomegalie und Panzytopenie) |
|---|---|
| Posthepatisch | - Aszendierende Cholangitis (selten durch Helminthen) |
| Hämolytisch | - Bartonellose (Südamerika, extrem selten)
- Hämolytisch-urämisches Syndrom (HUS)
- Mykoplasmen-Pneumonie
- Malaria |

20.4.2 Fieber mit Ikterus

Ein Sklerenikterus (eigentlich ein Konjunktivalikterus) ist klinisch nachweisbar, wenn das Bilirubin über 4 mg/dl ansteigt. Die wichtigsten Diagnosen sind Malaria, Leptospirose, Virushepatitis und virale hämorrhagische Fieber.

Hepatitiden werden häufig importiert. Fieber kann dabei bereits in der präikterischen Phase einer Hepatitis A auftreten. Sollten sich Hepatitis A und Hepatitis B nicht nachweisen lassen, sind Untersuchungen auf Hepatitis C und Hepatitis E indiziert (natürlich nach Ausschluss eines Verschlussikterus). Eine biliäre Verlaufsform einer Malaria muss immer ausgeschlossen werden. Bei der Malaria kann ein leichter Ikterus als Folge der Hämolyse auftreten, leichte Transaminasenanstiege bis zum 10fachen des Normalwertes und Hyperbilirubinämie können aber auch Folge der direkten Leberschädigung sein. Zu bedenken ist, dass auch bei Dengue-Fieber oder einem EBV-Infekt Hepatitis-typische Transaminasenerhöhungen auftreten können. Die wichtigsten Differenzialdiagnosen sind in Tabelle 20.6 dargestellt.

Tabelle 20.7: Ursachen einer Splenomegalie

Viral	Dengue CMV, EBV, HIV	Virushepatitis
Bakteriell	Brucellose Leptospirose Rückfallfieber Tuberkulose Milzabszesse	Typhus, Paratyphus Q-Fieber Rickettsiosen subakute bakterielle Endokarditis
Protozoen	Malaria Trypanosomiasis	Kala-Azar Toxoplasmose
Helminthen	Katayama-Syndrom	
Pilze	disseminierte Histoplasmose	

20.4.3 Fieber und Splenomegalie

Eine Splenomegalie findet sich häufig bei infektiösen Systemerkrankungen. Wichtig ist es, bei jedem Patienten mit Fieber, (Hepato-)Splenomeaglie und Panzytopenie an die viszerale Leishmaniasis (Kala-Azar) zu denken. Die Brucellose ist eine wichtige Differenzialdiagnose, bei lang anhaltendem Fieber unklarer Ursache auch die Tuberkulose. Bei der akuten Malaria des Nichtimmunen ist die Splenomegalie kein Frühsymptom, erst nach 1–3 Wochen kommt es zur Milzvergrößerung. Auch bei der Schlafkrankheit kommt es zur Milzvergrößerung. Die wichtigsten Differenzialdiagnosen sind in Tabelle 20.7 dargestellt.

20.4.4 Fieber und respiratorische Symptome

Bei erkrankten Reiserückkehrern aus tropischen und subtropischen Gebieten liegt bei etwa 7–24 % ein Atemwegsinfekt vor. Anamnese und klinische Untersuchung zeigen Symptome wie Fieber, Husten, Auswurf, Hämoptoe, Brustschmerzen, Gewichtsverlust und Nachtschweiß auf und geben entscheidende Hinweise zur differenzialdiagnostischen Abklärung. Die Influenza ist eine der häufigsten impfpräventablen Erkrankungen bei Reisenden.

Grundsätzlich ist bei Tropenrückkehrern mit Pneumonie an die auch hier üblichen Erreger zu denken. Die klassischen Erreger der typischen Pneumonie sind auch hier Streptococcus pneumoniae, Haemophilus influenzae und Gruppe-A-Streptokokken. Klinische Zeichen der typischen Pneumonie sind Fieber, teils eitriger Auswurf und Tachypnoe in Kombination mit feinblasigen Rasselgeräuschen bei der Auskultation, Leukozytose und deutlicher CRP-Erhöhung. Die Erreger der atypischen Pneumonie (Legionella pneumophila, Mycoplasma pneumoniae, Chlamydophila pneumoniae, Viren) nahmen an Häufigkeit in den letzten Jahren zu. Klinisch imponieren mildes Fieber, geringer Husten und Auswurf, fehlende Rasselgeräusche, Allgemeinsymptome wie Kopf-, Muskel- und Gliederschmerzen, geringe Leukozytose und gering erhöhtes CRP. An Legionellosen ist insbesondere bei Reisenden von Kreuzschiffen und aus klimatisierten Hotels zu denken.

Bei Herkunft aus Südostasien ist bei einer Pneumonie immer an die – seltene – Möglichkeit einer Melioidose zu denken. Bei Pneumonien nach Besuch von Höhlen (besonders in Amerika) ist eine Histoplasmose auszuschließen. An eine Q-Fieber-Pneumonie sollte gedacht werden bei Patienten mit Fieber, Pneumonie, Hepatitis und Tierkontakten in der Vorgeschichte. Einige Helminthenlarven (Hakenwürmer, Ascaris lumbricoides, Strongyloides stercoralis) wandern während der Präpatenzzeit durch die Lunge und verursachen dort pulmonale Infiltrate mit Husten, Fieber, Luftnot und eventuell Hämoptoe (Löffler-Syndrom).

20.4.5 Fieber und Gelenkschmerzen

Reiserückkehrer klagen nicht selten über Fieber und Gelenkschmerzen. Neben einer reaktiven Arthritis ist dann auch an tropenspezifische Viruskrankheiten zu denken, v. a. an Dengue-Fieber, an Chikungunya (Länder um den Indischen Ozean herum), Mayaro-Viruskrankheit (Südamerika) und Ross-River-Fieber (Australien, Neuseeland und Ozeanien).

Tabelle 20.8: Differenzialdiagnose einer Enzephalitis

Afrika	Tollwut	West-Nile
	Malaria tropica	Schlafkrankheit
Australien	Murray Valley Enzephalitis	Japanische Enzephalitis
SO-Asien, China	Japanische Enzephalitis	Hand-Fuß-Mund-Krankheit
	Denguefieber	(Enterovirus 71)
	FSME	Chikungunya
	Malaria tropica	Nipah-Virus-Infektion
	Zystizerkose	Gnathostomiasis
		Tollwut
Amerika	West Nile-Fieber	St.-Louis-Enzephalitis
	Denguefieber	Eastern equine encephalitis
	Venezuelan equine encephalitis	Western equine encephalitis
	Zystizerkose	Tollwut

In erster Linie sind Malaria und Meningitis zu nennen, diese Krankheiten müssen bei Fieber und neurologischen Symptomen immer als erstes ausgeschlossen werden. Auch im Rahmen eines Typhus abdominalis oder bei akuter HIV-Infektion kann eine Enzephalopathie auftreten. Bei Meningitis muss die auch sonst übliche Diagnostik durchgeführt werden. Mit einer Meningokokkenmeningitis ist insbesondere nach Aufenthalten im Meningitisgürtel in Afrika, aber auch nach Mekka-Reisen zur Hajj zu denken. Die Differenzialdiagnose bei lymphozytärer Meningitis umfasst: akute HIV-Infektion, Tuberkulose, Syphilis, Arbovirosen, Lymekrankheit, Leptospirose, Brucellose, Q-Fieber, Rückfallfieber u. a.

Die Differenzialdiagnose bei Enzephalitis ist sehr umfangreich und umfasst natürlich immer auch die hier vorkommenden Erreger (Herpes simplex, Varizella zoster, Tuberkulose, Enteroviren). Einige wichtige Erreger entsprechend der geografischen Herkunft sind in Tabelle 20.8 aufgeführt.

20.5 Fieberursachen nach geografischer Herkunft

Abschließend werden die wichtigsten Fieberursachen noch einmal nach geografischer Herkunft des Patienten zusammengefasst (Tabelle 20.9).

Tabelle 20.9: Fieberursachen entsprechend der geografischen Anamnese

Region	Häufig	Gelegentlich	Selten aber wichtig
Subsaharisches Afrika	Malaria, Rickettsiosen	Amöbenleberabszess, Katayama-Syndrom, Dengue, Brucellose, Meningokokken-Meningitis, akute HIV Infektion	Kala-Azar, Trypanosomiasis, VHF, Rift-Valley-Fieber, West Nile Fieber
Mittelmeer, Mittlerer Osten	Kala-Azar	Amöbenleberabszess, Sandfliegenfieber	Brucellose, Q-Fieber
Süd- und Zentralasien	Dengue, Typhus, Malaria	Amöbenleberabszess Chikungunya, Kala-Azar	Krim-Kongo-Fieber, Rickettsiosen
Südostasien	Dengue, Chikungunya, Typhus, Malaria	Amöbenleberabszess, Leptospirose, Tsutsugamushifieber	Hantavirus-Infektion, Melioidose, Japanische Enzephalitis
Lateinamerika, Karibik	Dengue, Typhus, Malaria	Amöbenleberabszess, Brucellose, Coccidioidomykose, Histoplasmose, Leptospirose	Akute Chagas-Krankheit, Gelbfieber

Weiterführende Literatur

1. Beeching NJ, Fletcher TE, Hill DR, Thomson GL: Travellers and viral haemorrhagic fevers: what are the risks? Int J Antimicrob Agents 2010; 36 (Suppl 1): 26–35.
2. Boggild AK et al.: Vaccine preventable diseases in returned international travelers: results from the GeoSentinel Surveillance Network. Vaccine 2010; 28: 7389–7395.
3. Burchard G: Therapiemanagement bei Malaria. Internist (Berl) 2011; 52: 1407–1413.
4. Connor BA, Schwartz E: Typhoid and paratyphoid fever in travellers. Lancet Infect Dis 2005; 5: 623–628.
5. Freedman DO et al.: Spectrum of disease and the relation to place of exposure among ill returned travelers. New Engl J Med 2006, 354: 119–130.
6. Gautret P et al.: Infectious diseases among travellers and migrants in Europe, EuroTravNet 2010. Euro Surveill 2012; 17 (26).
7. Jensenius M et al.: Rickettsioses and the international traveler. Clin Infect Dis 2004; 39: 1493–1499.
8. Johnston V et al.: Fever in returned travellers presenting in the United Kingdom: recommendations for the investigation and initial management. J Infect 2009; 59: 1–18.
9. Leshem E, Segal G, Barnea A et al.: Travel-related leptospirosis in Israel: a nationwide study. Am J Trop Med Hyg 2010; 82: 459–463.
10. Meltzer E, Schwartz E.: A travel medicine view of dengue and dengue hemorrhagic fever. Travel Med Infect Dis 2009; 7: 278–283.
11. Schmidt-Chanasit J et al.: Importierte Viruskrankheiten. Dt Ärtzeblatt 2012; 109.
12. van Griensven J, Diro E. Visceral leishmaniasis. Infect Dis Clin North Am 2012; 26: 309–322.
13. Wichmann O, Gascon J, Schunk M, et al.: Severe dengue virus infection in travelers: risk factors and laboratory indicators. J Infect Dis 2007; 195: 1089–1096.
14. Wilson ME et al.: Fever in returned travelers: results from the GeoSentinel Surveillance Network. Clin Infect Dis 2007; 44: 1560–1568.

21 Durchfallerkrankungen bei Reisenden und Rückkehrern

T. Weinke

21.1 Epidemiologie und Risikofaktoren

In vielen tropischen und subtropischen Ländern stellen Durchfallerkrankungen eine der Hauptursachen für Morbidität und Mortalität besonders bei Kleinkindern dar. Im Durchschnitt erkrankt etwa ein Drittel aller Fernreisenden an einer Diarrhoe. Damit ist sie die häufigste reiseassoziierte Erkrankung, die trotz ihres meist selbstlimitierenden Verlaufs Reiseaktivitäten deutlich einschränken kann. Bei bis zu 20 % der Betroffenen kommt es zu vorübergehender Bettlägerigkeit und bei knapp 1 % ist eine stationäre Behandlung erforderlich.

Am häufigsten werden Reisediarrhoen bei Reisen unter einfachen Bedingungen oder bei engem Kontakt zur einheimischen Bevölkerung registriert. Die Aufnahme der Erreger erfolgt meist durch kontaminierte Flüssigkeiten oder Nahrungsmittel. Bei verminderter Magensäure kann bereits eine geringe Anzahl von Erregern zur Erkrankung führen. Junge Erwachsene und Kinder haben ein erhöhtes Risiko aufgrund eines anderen Reisestils und anderer Essgewohnheiten.

Für Reisende mit einer Herz- und/oder Niereninsuffizienz und entsprechenden Medikationen (Digitalis, Diuretika) besteht wegen möglicher Elektrolytstörungen ein individuelles Risiko. Aber auch andere Patienten, die regelmäßig Medikamente einnehmen müssen (z. B. Antiepileptika, Antidiabetika, Malaria-Chemoprophylaxe, Kontrazeptiva etc.), sind durch die Nichteinnahme gefährdet. Patienten mit chronisch entzündlichen Darmerkrankungen (Colitis ulcerosa, Morbus Crohn) sind anfällig für komplizierte Verläufe der Reisediarrhoe. Ferner kann ein akuter Schub ihrer chronischen Erkrankung ausgelöst werden. Durch die Änderung der Blutviskosität kann bei Patienten mit früheren zerebrovaskulären Durchblutungsstörungen eine Reduktion der zerebralen Perfusion auftreten. Eine weitere gefährdete Gruppe sind Patienten mit einer reduzierten Immunabwehr.

21.2 Ätiologie und Pathomechanismus

Eine Vielzahl von Bakterien, Viren und Parasiten kann eine Reisediarrhoe auslösen, wobei die Erregerisolierung nur in 40–60 % der Fälle gelingt. Davon sind 85 % bakterielle Durchfallerkrankungen. Wichtige bakterielle Erreger von Durchfallerkrankungen sind enteropathogene Escherichia coli, Salmonellen, Shigellen, Aeromonas,

Tabelle 21.1: Regionale Verteilung einiger Enteropathogene in verschiedenen geografischen Regionen (in %)

	Asien	Lateinamerika	Afrika
Bakterien			
ETEC	6–37	17–70	8–42
Weitere E. coli	3– 4	7–22	2– 9
Campylobacter jejuni	9–39	1– 5	1–28
Salmonella spp.	1–33	1–16	4–25
Shigella spp.	0–17	2–30	0– 9
Plesiomonas shigelloides	3–13	0– 6	3– 5
Aeromonas spp.	1–57	1– 5	0– 9
Viren			
Rotaviren	1– 8	0– 6	0–36
Parasiten			
Entamoeba histolytica	5–11	<1	2– 9
Giardia lamblia	1–12	1– 2	0– 1
Cryptosporidien	1– 5	<1	2
Cyclospora cayetanensis	1– 5	<1	<1
Ohne Erregernachweis	**10-56**	**24–62**	**15–53**

Plesiomonas und Campylobacter species. Vibrionen und andere Bakterien werden seltener gefunden, sind jedoch differenzialdiagnostisch zu berücksichtigen.

Die prozentuale Verteilung der verschiedenen Erreger kann von Ort zu Ort erheblichen Schwankungen unterworfen sein (Tabelle 21.1).

Enterotoxinbildende Escherichia-coli-Stämme (ETEC) sind in verschiedenen Studien immer wieder als der häufigste Erreger der Reisediarrhoe mit einer Häufigkeit von 10–60 % herausgestellt worden. Nach dem Anheften der Erreger an die Schleimhaut (mukosale Adhärenz) wirken ETECs durch eine Toxinproduktion, die über Stimulation zellulärer Kinasen zu einer Flüssigkeitssekretion ins Darmlumen führt.

Enterotoxine von Vibrio cholerae und ETEC haben eine Aminosäure-Homologie von 80 %, so dass über diese Antigenverwandtschaft der vergleichbare Pathomechanismus offenkundig wird.

Andere Erreger wirken durch Invasion in die Mukosa, was zu einer reduzierten Resorptionsoberfläche führt (Tabelle 21.2).

Tabelle 21.2: Pathomechanismen der Diarrhoe

	Luminal	Mukosal
Mechanismus	Enterotoxin oder entzündliche Schleimhautalteration	Mukosale Invasion, reduzierte Resorptionsfläche
Ort	Dünndarm	Kolon
Typ	Nichtentzündliche wässrige Diarrhoe	Entzündliche Dysenterie
Beispiele	ETEC (ST, LT), Vibrio cholerae, Staphylococcus-aureus-Toxin, Rotaviren, Giardia lamblia	Shigellen, Campylobacter jejuni, Salmonellen, EIEC, Entamoeba histolytica

Campylobacter species verursachen ebenfalls heftige Diarrhoen, insbesondere bei Reiserückkehrern aus Asien. Hinsichtlich der Häufigkeit folgen Salmonellen, Shigellen und auch zunehmend enteroaggregative Escherichia coli (EAEC). Andere Stämme wie enterohämorrhagische Escherichia coli (EHEC) oder enteroinvasive Escherichia coli (EIEC) spielen bei der Reisediarrhoe eine untergeordnete Rolle. Die Häufigkeit von Yersinia enterocolitica wird immer wieder unterschätzt. Oft werden die Erreger der selbstlimitierenden Diarrhoe erst infolge nachfolgender reaktiver Arthritiden entdeckt.

Die akute Reisediarrhoe wird in den meisten Fällen im Reiseland durchgemacht. Wenn ein Reiserückkehrer über Durchfälle klagt, liegt oft eine chronische Reisediarrhoe vor, die im Vergleich zur akuten Form nur etwa 5 % der Fälle ausmacht. Beim Reiserückkehrer müssen daher im Gegensatz zur akuten Reisediarrhoe eher auch Parasiten (Protozoen) bedacht werden (insbesondere Giardia lamblia und Entamoeba histolytica).

21.3 Klinik

Die klassische Reisediarrhoe ist definiert durch mindestens 3 ungeformte Stühle pro Tag und mindestens eines der folgenden Begleitsymptome: Übelkeit und Erbrechen (~ 15 %), Bauchschmerzen, Stuhldrang, Tenesmen, Fieber oder blutig-schleimige Stuhlbeimengungen (~ 2–10 %).

Reisedurchfälle treten zu 90 % innerhalb der ersten 2 Wochen der Reise auf und halten durchschnittlich 3–4 Tage an. Bei 10 % der Erkrankten dauert die Diarrhoe länger als eine Woche. In 5–10 % persistiert die Reisediarrhoe mehr als zwei Wochen, in 1–3 % sogar mehr als vier Wochen.

Die Erkrankung hat einen selbstlimitierenden Charakter, ist für den Erwachsenen oft als mittelschwer einzustufen und nur selten bedrohlich. Die Betroffenen sind allerdings gezwungen, geplante Aktivitäten im Urlaub abzubrechen oder zu verschieben. Somit wird klar, dass die Reisediarrhoe einen wesentlichen Verlust an Urlaubsvergnügen bedeutet und die Erkrankung mit einer deutlichen Erwartungsangst belegt ist.

Besonders wirtsspezifische Faktoren (Immunitätsfaktoren, genetische Prädisposition, Altersunterschiede, Hypo-/Anazidität, präexistente chronisch entzündliche Darmerkrankungen) können Ausmaß und Schwere der Erkrankung beeinflussen.

Die Reisediarrhoe verläuft in 15–20 % der Fälle mit Komplikationen, d. h. mit Fieber, anhaltenden profusen Diarrhoen und Erbrechen, Blutbeimengungen zum Stuhl, Exsikkose und Kreislaufdysregulation.

In letzter Zeit hat man zunehmend das postinfektiöse Reizdarmsyndrom als Problem erkannt, das die Patienten über mehrere Monate beeinträchtigen kann. Dabei können sich Diarrhoen mit Phasen von Obstipation abwechseln.

21.4 Diagnostik

Aufgrund des in der Mehrzahl der akuten Fälle kurzen und häufig selbstlimitierenden Verlaufes erübrigt sich in vielen Fällen eine spezifische bzw. mikrobiologische Stuhldiagnostik.

Bei länger anhaltenden Beschwerden oder einer akuten Reisediarrhoe mit schwerer Allgemeinsymptomatik, Nachweis von Invasionszeichen wie anhaltendem oder ansteigendem Fieber und blutigen Stühlen, aber auch bei Gruppenerkrankungen, sollten Stuhlkulturen zum Nachweis von Salmonellen, Shigellen, Campylobacter und ggf. Yersinien mit nachfolgender Resistenzprüfung angelegt werden.

Auf eine virologische Stuhluntersuchung kann mangels therapeutischer Konsequenzen im Regelfall verzichtet werden; die Virusdiagnostik kann aber aus epidemiologischen Gründen hilfreich sein.

Bei allen Fällen einer chronischen Reisediarrhoe sollte eine sorgfältige mikrobiologische Aufarbeitung erfolgen. Dann ist eine mikroskopische Stuhluntersuchung auf Protozoen und Wurmeier sinnvoll. Blutige Diarrhoen können ein Hinweis auf eine symptomatische Amöbiasis sein, die mittels Mikroskopie einer noch warmen nativen Stuhlprobe diagnostiziert werden kann.

Ferner sind andere Differenzialdiagnosen der chronischen Diarrhoe einzubeziehen. Bei einer fieberhaft verlaufenden Reisediarrhoe bei Rückkehr aus einem Endemiegebiet der lebensbedrohlichen Malaria tropica muss immer eine entsprechende Ausschlussdiagnostik durchgeführt werden.

Je größer der zeitliche Abstand zur Reise ist, umso stärker müssen nicht reiseassoziierte Erkrankungen bedacht werden und in die differenzialdiagnostischen Überlegungen sowie in die Diagnostik mit einbezogen werden (s. folgende Kompaktinformationen).

Kompaktinformation

Diagnostischer Algorithmus
- Ambulante Diarrhoe, Reisediarrhoe:
  - Salmonellen, Shigellen, Campylobacter, Yersinien, ggf. Virusdiagnostik (Noroviren, Rotaviren)
  - wenn blutig, zusätzlich EHEC
  - wenn Antibiotika oder Chemotherapie auch Cl. difficile
- Nosokomiale Diarrhoe
  - >3 Tage in der Klinik: Cl.difficile
- bei Ausbruch auch weitere Diagnostik
- Persistierende (chronische) Diarrhoe
  - Parasiten (Lamblien, Amöben, Kryptosporidien)
  - wenn HIV-Infektion zusätzlich Mikrosporidien, atypische Mykobakterien + Spektrum ambulante Diarrhoe

(Mod. nach IDSA guidelines, Infectious Disease Society of America)

Kompaktinformation

Untersuchungen bei chronischer Diarrhoe
- Stuhluntersuchungen:
  Enteropathogene Bakterien, Viren, Parasiten und Wurmeier (3-mal), Clostridium difficile (mit Toxin), Stuhlfett, Elastase
- Blutuntersuchungen:
  CRP, BB, Elektrolyte, Kreatinin, TSH basal, Gastrin, Untersuchungen auf neuroendokrine Tumore (Chromogranin)
- Endoskopische Untersuchungen: Gastroskopie (Duodenal-PE mit Frage nach Morbus Whipple und Sprue; Duodenalsaft auf Lamblien), Koloskopie mit PE (Frage nach mikroskopischer Kolitis: kollagene, eosinophile Kolitis)
- Röntgendiagnostik: Abdomen Übersicht (Pankreaskalk?), Sellink, CT
- H2-Atemtests (Laktoseintoleranz, bakterielle Fehlbesiedlung)

21.5 Therapie

Die einfachste und gleichzeitig komplikationsverhindernde Therapie der Reisediarrhoe ist die orale Rehydrierung. In schweren Fällen muss der Ersatz von Flüssigkeit und Elektrolyten auch parenteral erfolgen.

Zur Therapie der Reisediarrhoe stehen weiterhin Antibiotika, Probiotika und Motilitätshemmer zur Verfügung.

Antibiotika. Nachgewiesenerweise verkürzt eine antibiotische Behandlung die Dauer der Diarrhoe und somit das Flüssigkeitsdefizit. Antibiotika sind (auch empirisch) klar indiziert bei fieberhaften Verläufen und blutiger Diarrhoe.

Fluorchinolone wie Ciprofloxacin galten bisher als Mittel der Wahl und sind in zahlreichen Studien gut untersucht; dennoch sind auch hier die potenziellen Nebenwirkungen der Chinolone zu bedenken. Ferner sind Campylobacter-Species in erheblichem Maße gegen Chinolone resistent.

Das nichtresorbierbare Rifamixin ist zur Behandlung der nichtinvasiven Reisediarrhoe zugelassen. Dieses oral applizierbare Antibiotikum, ein semisynthetisches Rifampicinderivat, wird selbst von einer stark entzündlich veränderten Schleimhaut nur minimal resorbiert, erfährt hierdurch eine hohe intraluminale Konzentration und wird zu 97 % unverändert mit den Fäzes ausgeschieden. Die Wirksamkeit von Rifaximin war vergleichbar mit Ciprofloxacin, mit dem Vorteil fehlender systemischer Nebenwirkungen oder Arzneimittelinteraktionen und dem Nachteil der fehlenden Zulassung für invasive bakterielle Erreger.

Intestinale Protozoeninfektionen bedürfen einer gezielten Therapie (meist Metronidazol) und setzen daher eine spezialisierte Diagnostik voraus.

Motilitätshemmer. Motilitätshemmer reduzieren die Stuhlfrequenz durch Verminderung der intestinalen, propulsiven Aktivität. Der Einsatz eines Motilitätshemmers ist daher in erster Linie als überbrückende Maßnahme bei der unkomplizierten Reisediarrhoe und für maximal 48 Stunden sinnvoll.

Am bekanntesten ist das synthetische Opioid Loperamid. Bei fieberhafter oder blutiger Diarrhoe ist Loperamid kontraindiziert, ebenso bei Kleinkindern. Erbrechen und Stuhlverhalt und die Gefahr der Entwicklung eines toxischen Megakolons sind mögliche Komplikationen unter dieser Therapie.

Probiotika. Probiotikahefen (Saccharomyces boulardii) und Bakterien (Lactobacillus spp., verschiedene E.-coli-Stämme) sollen antimikrobiell durch Absorption von pathogenen Darmkeimen und Toxinen, antisekretorisch durch Steigerung der intestinalen Chloridrückresorption, enzymatisch durch Stimulation mukosaler Enzyme und Disaccharidaseaktivität sowie immunmodulatorisch durch Komplement- und IgA- sowie Phagozytosestimulierung wirksam sein.

Sekretionshemmer, wie Thiorphan, haben zwar eine Wirksamkeit bei Durchfallerkrankungen gezeigt, sind aber nicht ausreichend bei Patienten mit Reisediarrhoe untersucht worden. Wismuthsalze haben in einigen Studien eine Wirksamkeit gezeigt, sind aber in Mitteleuropa nicht zugelassen. Andere Substanzen wie Kaolin, Pektin, Carbo medicinalis, Tannin etc. entbehren einer guten Datenlage aus klinischen Studien, so dass deren Einsatz nicht zu propagieren ist.

21.6 Prophylaxe

Die Expositionsprophylaxe sollte propagiert werden, dennoch ist klar erwiesen, dass mehr als 95 % der Reisenden Diätfehler begehen. Andere prophylaktische Maßnahmen sind daher erforderlich, wie Antibiotikaprophylaxe, Probiotika und Immunisierung.

Antibiotikaprophylaxe. Es gibt viele Studien, die die Effektivität einer Antibiotikaprophylaxe belegen. Die meisten Daten existieren für Chinolone (besonders Ciprofloxacin), aber auch für Rifaximin sind zahlreiche gute Studien publiziert. Dennoch empfehlen wir unter Risiko-Nutzen-Aspekten eine kontinuierliche Antibiotikaprophylaxe bei Urlaubsreisenden nicht. Dies kann allenfalls für einen limitierten Zeitraum bei besonders definierten Risikogruppen gerechtfertigt werden, deren Reisezweck durch eine Reisediarrhoe zunichte gemacht wird (Politiker, Wettkampfsportler, Geschäftsreisende etc.).

Probiotika. Der Einsatz von Probiotika soll das Darmmilieu (Biofilm auf der Mukosa) im Sinne eines Infektionsschutzes beeinflussen und so die Besiedelung mit pathogenen Keimen erschweren. Die vorhandenen Studiendaten stammen eher aus experimentellen Untersuchungen als aus klinischen Studien.

Immunisierung. Die eleganteste Prophylaxe der Reisediarrhoe wäre die Schutzimpfung. Der Choleraimpfstoff Dukoral® ist ein abgetöteter Ganzzellimpfstoff, der mehrere Vibrio cholerae O1-Stämme enthält. Dies führt zur Entwicklung von antibakteriellen und antitoxischen Antikörpern. Antibakterielle Antikörper verhindern die mukosale Anhaftung der Choleravibrionen und antitoxische Antikörper unterbinden die Wirksamkeit des Choleratoxins. Aufgrund der Strukturhomologie des hitzelabilen Toxins von ETEC ist eine immunologische Kreuzreaktion auch gegen den Reisediarrhoe-Erreger ETEC belegt. In verschiedenen Feldstudien in Bangladesh und Peru hat dieser Impfstoff eine 85%ige Schutzrate gegen Cholera gezeigt. Es ist damit der einzige Choleraimpfstoff, der in Felduntersuchungen in Endemiegebieten seine Effektivität belegt hat. Studien bei Reisenden haben gezeigt, dass die Effektivität gegen die ETEC-Reisediarrhoe bei 50–70 % liegt. Die gute Verträglichkeit ist bei inzwischen mehr als 1 Million Anwendern dieses Impfstoffes auch zahlenmäßig gut belegt. Es ist jedoch zu bedenken, dass ETEC nur ein kausaler Erreger ist und der Impfstoff keine Protektion gegen andere Erreger verleiht.

Bei besonderen Zielgruppen und Risikopersonen ist der Einsatz zu erwägen; dazu gehören z. B. Mitarbeiter in Flüchtlingscamps in Endemiegebieten, Personen mit fehlender Magensäurebarriere (dauerhafte Protonenpumpenhemmertherapie, Gastrektomierte), Patienten mit rezidivierenden schweren Durchfallepisoden (z. B. auch Patienten mit chronisch entzündlichen Darmerkrankungen).

Der entscheidende Vorteil dieses Impfstoffes ist seine einfache Applikation (nur zweimalige orale Verabreichung), die gute Verträglichkeit und seine im Vergleich zu allen anderen Methoden deutlich längere Wirkung. In Anbetracht der Vielzahl mikrobiologischer Erreger der Reisediarrhoe dürfte dieser Impfstoff wahrscheinlich nicht den primären Stellenwert eines Impfstoffs gegen Reisediarrhoe erlangen.

21.7 Fallbeispiele

Fallbeispiel 1: 48-jähriger Mann, der sich für 4 Wochen in Mexiko aufgehalten hatte und bereits dort mit Durchfällen erkrankt war. Nach der Rückkehr nach Deutschland klagt er über weiterbestehende Beschwerden mit 6–8 breiigen Stühlen pro Tag mit geringen Blutauflagerungen. Da er sich von den Beschwerden nicht wesentlich beeinträchtigt fühlt, sucht er keinen weiteren Arzt auf. Erst 8 Monate nach der Mexikoreise wendet er sich erneut an seinen Hausarzt und es wird eine Koloskopie veranlasst.

Im endoskopischen Befund wurden flohstichartige hämorrhagische Läsionen festgestellt (Abb. 21.1). In der histologischen Aufarbeitung zeigen sich zahlreiche Amöben, so dass die Diagnose einer intestinalen Amöbiasis gestellt wird. Die Therapie mit Metronidazol führte zu Beschwerdefreiheit und kompletter Ausheilung.

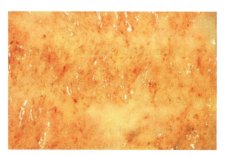

Abb. 21.1: Endoskopischer Befund einer intestinalen Amöbiasis; Lokalisation Sigma

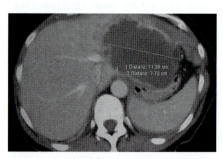

Abb. 21.2: Amöbenleberabszess

Fallbeispiel 2: 60-jährige Frau, die nach dreimonatiger Rundreise durch Mittelamerika mit starken Oberbauchschmerzen und Fieber erkrankt. Im Reisegebiet habe sie mehrfach kurzfristige Diarrhoe-Episoden gehabt, ohne dass sie in ihren Reiseaktivitäten erheblich eingeschränkt war. Es zeigten sich eine ausgeprägte Leukozytose und erhöhte Entzündungsparameter (CRP, IL-6, Fibrinogen). Die bildgebende Diagnostik mit Sonografie und CT ergab eine 12 x 8 cm große Raumforderung

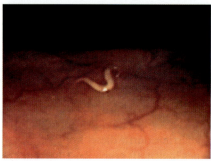
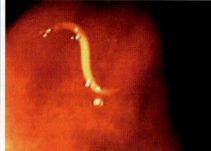

Abb. 21.3: Endoskopischer Nachweis von Enterobius vermicularis

im linken Leberlappen (Abb. 21.2). Aufgrund der positiven Amöbenserologie konnte die Diagnose eines Amöbenleberabszesses gesichert werden. Unter der Metronidazoltherapie kam es zur Entfieberung ab dem 3. Behandlungstag. Anschließend wurde noch eine Darmlumensanierung mit Paromomycin durchgeführt.

Fallbeispiel 3: 55-jährige Frau, die sich für zwei Wochen zu einer Urlaubsreise in Tunesien aufgehalten hatte; vor Ort sei eine leichte auf 3 Tage limitierte Reisediarrhoe aufgetreten. Zwei Monate später klagt sie über diffuse abdominelle Beschwerden mit Meteorismus, breiigen Stühlen und vereinzelten Blutspuren am Toilettenpapier. Vom Hausarzt wird eine Koloskopie angefordert. Bei der Koloskopie werden vitale und motile Parasiten gesehen, die als Oxyuren (Enterobius vermicularis) klassifiziert werden (Abb. 21.3). Nach Mebendazoltherapie kommt es zu kompletter Beschwerdefreiheit.

22 Erkrankungen der Haut

K. Bachmann, T.L. Diepgen

Bei allen Hauterkrankungen sollte immer auch nach aktuellen bzw. zurückliegenden Auslandsaufenthalten gefragt werden und dann eine weiterführende dermatologische Diagnostik bis zur Durchführung einer Probebiopsie mit histologischer und eventuell immunhistologischer Untersuchung durchgeführt werden.

Die Haut als Grenzorgan steht in einer ständigen Auseinandersetzung mit der Außenwelt. Zu den wichtigsten Funktionen der Haut gehört daher der Schutz des Organismus vor schädlichen Einflüssen der Umwelt, vor mechanischen, chemischen und physikalischen Einflüssen sowie vor Mikroorganismen. Daher zeigen sich viele Erkrankungen zunächst auch durch Veränderungen an der Haut. Hierzu gehören neben durch äußere physikalische Reize hervorgerufenen Erkrankungen wie Sonnenbrand und Erfrierungen auch Hauterkrankungen, die durch chemische oder biologische Agenzien bei Kontakt mit entsprechenden Pflanzen oder Tiere ausgelöst werden, sowie Hauterkrankungen, die durch Viren, Bakterien, Epizoen, Protozoen und Pilze ausgelöst werden können. Die wichtigsten dieser Erkrankungen werden ausführlich in Kap. 9 (Infektionserkrankungen) und Kap. 10 (Gesundheitliche Auswirkungen weiterer Gegebenheiten des Gastlandes) abgehandelt.

Klimatische und/oder nutritive Einflüsse können bei Reisen vorbestehende Hauterkrankungen wie z. B. atopisches Ekzem, Psoriasis vulgaris, Akne vulgaris, Rosacea und andere negativ beeinflussen. Hierauf sollte sich der Reisende einstellen und entsprechende Vorkehrungen bzw. Verhaltensweisen treffen. Insbesondere sollten nicht nur die gewohnten topischen und eventuell oralen Medikamente mitgenommen werden, sondern auch Medikamente, die zur Behandlung eines Schubs der bekannten Erkrankung angewandt werden können.

Neben diesen Hauterkrankungen sollen hier noch einige weitere Hauterkrankungen angesprochen werden, die häufig bei Reisen auftreten können.

Durch die im Urlaub stärkere Sonnenstrahlung kann nicht nur ein Sonnenbrand ausgelöst werden, sondern auch andere Dermatosen können auftreten, wie eine polymorphe Lichtdermatose (häufig), photoallergische Hautkrankheiten wie die Mallorca-Akne (Acne aestivalis), phototoxische Hautkrankheiten wie die Wiesengräserdermatitis oder eine sog. Lichturtikaria (selten).

Bei einer Reihe von vorbestehenden Hautkrankheiten kann es unter UV-Bestrahlung zu einer Verschlechterung kommen, z. B. bei einem atopischen Ekzem (durch verstärktes Schwitzen), bei Akne, Rosacea, Lippenherpes, Lupus erythematodes und bestimmten Formen der Stoffwechselstörung Porphyrie (s. auch Kompaktinformation). Bei Psoriasis und atopischem Ekzem kommt es allerdings häufig auch zu einer Verbesserung.

> **Kompaktinformation**
>
> **Dermatosen, die durch UV-Exposition verschlechtert werden können**
> *Obligate Exazerbation:*
> - Autoimmunkrankheiten
>   – Systemischer und kutaner Lupus erythematodes
>   – Dermatomyositis
>   – Pemphigus vulgaris
> - Stoffwechselkrankheiten
>   – Porphyrien
>   – Pellagra
>
> - Genodermatosen
>   – Xeroderma pigmentosum
>   – Pemphigus familaris (Hailey-Hailey)
>   – Morbus Darier
> - Aktinische Porokeratose
>
> *Fakultative Exazerbation:*
> - Psoriasis
> - Pityriasis rubra pilaris
> - Atopisches und seborrhoisches Ekzem
> - Lichen ruber
> - Rosacea
> - E. multiforme

Auch bei regelmäßiger Einnahme sollte darauf geachtet werden, dass bei einigen Arzneimitteln eine intensive UV-Bestrahlung unterbleiben muss.

22.1 Polymorphe Lichtdermatose

Es handelt sich um eine häufige, chronische rezidivierende erworbene Lichtunverträglichkeitsreaktion, die sich in klinisch charakteristischen Exanthemen und typischem Verlauf und meistens starkem Juckreiz manifestiert. Die polymorphe Lichtdermatose ist eine bisher ätiologisch ungeklärte Hauterkrankung, die durch intensive Sonneneinwirkung ausgelöst wird.

Die Hautveränderungen können in verschiedenen Varianten auftreten, wobei beim einzelnen Betroffenen die Ausprägung immer monomorph ist. So können papulöse, papulovesikulöse oder plaqueartige Effloreszenzen auftreten. Diese Hautveränderungen sind im Regelfall mit einem starken Juckreiz verbunden (Abb. 22.1a).

Die polymorphe Lichtdermatose tritt nur an sonnenexponierten Hautarealen auf, die sonst nicht regelmäßig der UV-Strahlung ausgesetzt sind, hier insbesonders im Bereich des Halses, des Dekolletés, der seitlichen Gesichtspartien und der lateralen Bereiche der Oberarme bzw. der Oberschenkel und der Handrücken (Abb. 22.2b). Typisch ist das Auftreten im Frühjahr oder nach erster starker Sonnenexposition mit einer Latenzperiode von einigen Stunden bis 2 Tagen. Das Aktionsspektrum liegt meist im UV-A-, seltener im UV-B-Bereich, oft aber auch in beiden.

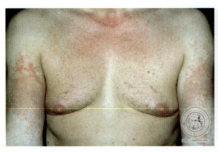 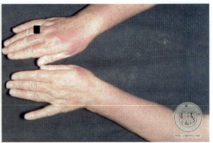

Abb. 22.1a,b: Polymorphe Lichtdermatose. Foto: T.L. Diepgen

Bei Sonnenkarenz bilden sich die Hautveränderungen im Regelfall innerhalb von mehreren Tagen bis einer Woche vollkommen zurück und hinterlassen keine Residuen.

Die Therapie erfolgt primär zunächst im Meiden einer weiteren Sonnenexposition, die Rückbildung kann durch die lokale Anwendung von glukokortikoidhaltigen Lotionen oder Cremes bzw. durch Zinkschüttellotionen beschleunigt werden. Häufig wird Kalzium gegeben, was aber unwirksam ist und worauf bei der Therapie einer polymorphen Lichtdermatose deswegen verzichtet werden sollte.

22.2 Mallorca-Akne (Acne aestivalis)

Eine weitere Hauterkrankung, die durch UV-Licht, hier insbesondere UV-A-Bestrahlung, hervorgerufen werden kann, ist die Mallorca-Akne. Sie tritt im Regelfall an Sonnenlicht exponierten talgdrüsenfollikelreichen Hautarealen auf. Besonders betroffen sind meist Schultern, der obere Rücken und der Brustbereich.

Die Hautveränderungen sind monomorph und bestehen aus kleinen rötlichen Papeln (Abb. 22.2). Die Anwendung von öligen Sonnenschutzmitteln, insbesondere die mehrfache tägliche Anwendung, wird auch in Zusammenhang mit dem Entstehen dieser Hauterkrankung gebracht.

Zur Therapie sollte eine UV-Exposition gemieden werden. Zur Beschleunigung der Abheilung kann zusätzlich eine Schälbehandlung wie bei der Akne durchgeführt werden.

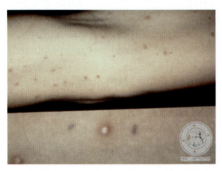

Abb. 22.2: Acne aestivalis (Mallorca-Akne). Foto: T.L. Diepgen

22.3 Phototoxische und photoallergische Reaktionen

Bei allen Lichtdermatosen ist die Anwesenheit chemischer Photosensibilisatoren gleichzeitig mit der Lichtexposition verantwortlich. Als zwei grundlegend unterschiedliche Mechanismen müssen photoallergische und phototoxische Reaktionen unterschieden werden. Photosensibilisatoren können sowohl natürliche (z. B. pflanzliche) als auch synthetische Substanzen (aus Medizin, Industrie oder Kosmetik) sein.

22.3.1 Photoallergische Reaktion

Die photoallergische Reaktion setzt eine Sensibilisierung beispielsweise gegen eine Pflanze voraus. Nach Erstkontakt mit der Pflanze und Sonnenbestrahlung kommt es – im Gegensatz zur phototoxischen Reaktion – deshalb erst nach mehreren Tagen zu einer Hautreaktion. In Frage kommen z. B. Giftefeu, Gifteiche, Ginkgobaum, Korbblütler, Traubenkraut, Becherprimel, Algen und Flechten. Vorbeugend sollte der Kontakt mit solchen Pflanzen vermieden werden.

22.3.2 Phototoxische Reaktionen

Phototoxische Reaktionen manifestieren sich als phototoxisches Kontaktdermatitis und entstehen durch direkten Kontakt mit photosensibilisierenden Substanzen und gleichzeitiger bzw. anschließender Sonnenexposition. Sie ist durch eine oft blasige Erythemreaktion mit nachfolgender langfristiger Pigmentierung gekennzeichnet.

Die Ursache phototoxischer Reaktion können bestimmte in Pflanzen vorkommende Stoffe (Furocumarine) sein, die zusammen mit Sonnenlicht eine stark toxische Hautreaktion hervorrufen. Nach Berührung mit der Pflanze tritt eine Rötung auf, die in Streifen oder Linien die betreffende Pflanze abbildet (Abb. 22.3a). Gelegentlich wird auch eine Blasenbildung beobachtet (Abb. 22.3b). Vorbeugend sollte man sich nach dem Schwimmen immer abtrocknen und die Haut mit einem geeigneten Sonnenschutzmittel einreiben. Ebenso sollte man sich nicht direkt ins Gras, sondern immer auf eine Decke oder Liege legen.

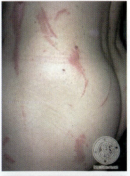
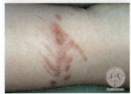

Abb. 22.3a,b: Phytophotodermatitis. Foto: T.L. Diepgen

22.3.3 Systemische phototoxische Reaktionen

Es handelt sich um sonnenbrandähnliche Reaktionen, die bei systemischer Zuführung bestimmter Substanzen und nachfolgender UV-Lichexposition auftreten und dabei auf die exponierte Region begrenzt sind. Da das Aktionsspektrum meist im UV-A-Bereich liegt, können solche Reaktionen auch nach Bestrahlung durch Fensterglas hindurch (z. B. längere Autofahrten) ausgelöst werden. Zahlreiche Medikamente besitzen photosensibilisierende Eigenschaften wie Sulfonamide, orale Antibiotika, Tetrazykline, Phenothiazine und künstliche Süßstoffe.

22.4 Weitere Hauterkrankungen

22.4.1 Miliaria rubra

Bei der Miliaria rubra kommt es durch den Verschluss der Schweißdrüsenausführungsgänge zum Austritt von Schweiß in das Interstitium mit nachfolgenden entzündlichen Reaktionen, die sich als disseminierte rote, teils juckende Papeln, zeigen (Abb. 22.4). Ursächlich hierfür kann ungewohnte Wärme in Verbindung mit hoher Luftfeuchtigkeit oder beengende Kleidung mit Okklusiveffekten für das Auftreten dieser Hauterkrankung verantwortlich sein.

Die Therapie erfolgt durch das Vermeiden von starkem Schwitzen sowie dem Tragen von leichter luftdurchlässiger Kleidung. Die Lokaltherapie der Hautveränderungen kann durch die Anwendung von Zinkschüttelmixturen oder Puder erfolgen.

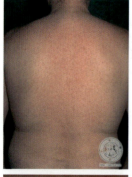
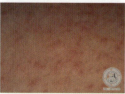

Abb. 22.4a,b: Milaria rubra.
Foto: T.L. Diepgen

22.4.2 Eczéma craquelé (Exsikkationsekzematid)

Durch häufiges Waschen/Baden oder langem Badeaufenthalt im Wasser kann es zu einer Exsikkation der Haut kommen. Diese zeigt sich in einer Schuppung und einer geringfügigen entzündlichen Rötung der Haut (Abb. 22.5a). Teilweise entwickeln sich Hornschichteinrisse, die Hautoberfläche ist gefeldert und ähnelt getrocknetem Schlamm (Abb. 22.5b).

Die Therapie besteht im Meiden des Wasserkontakts und einer konsequenten rückfettenden Behand-

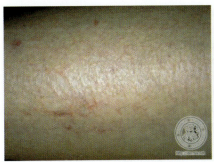 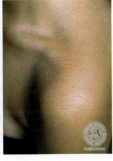

Abb. 22.5a,b: Exsikkationsekzem. Foto: T.L. Diepgen

lung, hier vorzugsweise mit harnstoffhaltigen Präparaten. Bei stärker entzündlichen Prozessen kann auch zunächst eine kurzfristige Lokalbehandlung mit steroidhaltigen Zubereitungen durchgeführt werden.

22.4.3 Urtikaria

Die Urtikaria ist gekennzeichnet durch das exanthematische Auftreten von meist juckenden Quaddeln (Abb. 22.6). Die Entwicklung dieser Hautveränderung erfolgt relativ rasch, die Rückbildung erfolgt im Regelfall nach einigen Stunden. Die Ätiologie und die Pathogenese dieser Hauterkrankung sind vielfältig. So können physikalische Faktoren wie Hitze, Kälte, Druck und Vibration diese Hauterkrankung auslösen. Weitere Ursache können Nahrungsmittel oder Arzneimittel sein. Ferner können Toxine oder Allergene eine so genannten Kontakturtikaria auslösen. Die Hautveränderungen sind dann auf den Ort der Einwirkung beschränkt. Als auslösende Ursache hierfür können die toxischen Einwirkungen von Pflanzen (Brennnessel), Tiere (Quallen, Raupen und Insekten) sowie bei sensibilisierten Patienten Latexallergene angesehen werden.

Die Therapie erfolgt im Regelfall im Meiden der Noxe sowie der innerlichen Gabe von Antihistaminika und in schweren Verlaufsformen von Glukokortikoiden. Zur Lokaltherapie können lokale steroidhaltige Lotionen, Antihistamingele oder Zinkschüttellotionen angewendet werden.

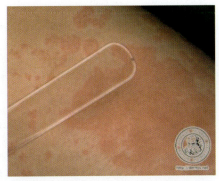

Abb. 22.6: Urtikaria. **a** Juckende Quaddeln, **b** allergische Kontakturtikaria. Foto: T.L. Diepgen

22.4.4 Kontaktallergie auf p-Phenylendiamin

Eine bedeutende Anzahl an Personen hat sich in den letzten Jahren mit p-Phenylendiamin sensibilisiert. Die ist u.a. auf das Vorkommen dieser Substanz in so genannten Henna-Tattoos zurückzuführen. Vor allem in südlichen Urlaubsländern wird p-Phenylendiamin in teils hoher Konzentration dem Henna beigemischt. Nach dem Aufbringen eines solchen Tattoos kann es dann nach einer gewissen Zeit zum Auftreten von juckenden ekzematösen teils blasigen Hautveränderungen im Tattoobereich kommen.

Vor dem Auftragen solcher Tattoos muss dringend gewarnt werden, da eine eventuelle Sensibilisierung ein Leben lang bestehen bleibt.

Weiterführende Literatur

1 Braun-Falco O, Plewig G, Wolff HH, Burgdorf WHC, Landthaler M: Dermatologie und Venerologie, Berlin Heidelberg New York: Springer, 2005.
2 Fritsch P: Dermatologie Venerologie. Berlin Heidelberg New York: Springer, 2004.

23 Infektionsschutzgesetz und Meldepflicht
B. Rieke

Wenn es um die Beurteilung eines Patienten geht, ist uns klar, welche Parameter uns dabei helfen: Vitalzeichen, Laborwerte und Röntgenbilder, die uns quasi vom Ort des Geschehens her indirekt berichten. Doch wir verstehen im täglichen klinischen Ablauf den Patienten im Wesentlichen als Einzelfall. Krankheit hat aber auch eine Dimension jenseits des Individuums und kann darauf hinweisen, dass krankmachende Umstände nicht nur auf den einzelnen Patienten, sondern auf mehrere Personen eingewirkt haben können. Das können Folgefälle rund um einen infektiösen Tuberkulosepatienten sein, aber auch der Konsum von kontaminierten Bockshornkleesprossen wie im Falle der EHEC-Epidemie 2011 in Norddeutschland oder, um ein Beispiel für eine nichtinfektiöse Ursache zu nennen, das Trinken von mit Methanol kontaminierten Alkoholika in Tschechien 2012. Oft ist die Ursache gar nicht genau bekannt, wenn eine ungewöhnliche Häufung von Erkrankungen mit einem bestimmten Muster auffällt. Doch wie und wem fällt sie auf? Man kann lange „Einzelfälle" behandeln, ohne zu wissen, dass gleichzeitig auch im Nachbarkrankenhaus und in der Nachbarpraxis weitere „Einzelfälle" behandelt werden. Hier kommt das öffentliche Gesundheitswesen ins Spiel, also die Form der ärztlichen Tätigkeit, die „die Gesellschaft zum Patienten" hat und nicht das Individuum. Diese Form der ärztlichen Tätigkeit ist in den (Landes-)Gesundheitsämtern beheimatet. Sie ist aber, das wurde an den Beispielen deutlich, darauf angewiesen, dass die individuell behandelnden Ärzte wie ein Nervensystem für die Wahrnahme von Krankheitshäufungen funktionieren, indem sie das Auftreten bestimmter Erkrankungen mit bekanntem Epidemiepotenzial und unbekannter, aber bedrohlicher Krankheitsfälle melden. Solche Meldungen hatten in der Vergangenheit den Ruf von unbeliebtem, fruchtlosem „Formularkram", den man erledigt, wenn die „richtige Arbeit" getan ist, beliebt wie die Steuererklärung, gerade weil sie mit einer Verpflichtung unterlegt ist und damit eine Motivation von der gemeinsamen Sache her in den Hintergrund trat. Da man auch nie wieder etwas von den Meldungen hörte, wirkte alles wie ein sinnentleertes Ritual.

Vieles hat sich inzwischen geändert. Die Notwendigkeit einer raschen Identifikation von Epidemien als Einstieg in eine Ursachenbekämpfung ist nach SARS und Grippepandemie, nach EHEC und Tausenden von Durchfällen durch chinesische Erdbeeren unbestritten. Und auch die Rückinformation der Meldenden, der entscheidende Punkt, der zu einem Dialog gehört, ist in Deutschland zumindest auf Landes- und Bundesebene inzwischen umgesetzt, auch wenn man sich oft mal einen Anruf des Gesundheitsamtes wünschen würde, was bei dem „Fall von vor 2 Wochen" herausgekommen ist. Rechtlich sind diese Rahmenbedingungen, also die zur

Meldung führenden Kriterien und die zu meldenden Inhalte, im Infektionsschutzgesetz (IfSG) festgelegt. Wir wollen hier die für die Reisemedizin wichtigsten Punkte herausgreifen und – etwas vereinfacht – darstellen. Dieses Kapitel soll aber nicht die Lektüre des Gesetzes ersetzen, dessen Formulierungen im Zweifel ja entscheiden.

Das Infektionsschutzgesetz verpflichtet bestimmte Akteure des Gesundheitswesens, das Vorliegen bestimmter Situationen an das für den Wohnort des Patienten, ersatzweise den Aufenthaltsort, zuständige Gesundheitsamt zu melden (Tabelle 23.1). Dies sind nicht nur Erkrankungen, sondern beispielsweise der Biss durch einen evtl. tollwutgefährdeten Hund ebenso wie abnorm starke Symptome nach einer Impfung. In diesem Falle besteht eine separate Meldepflicht an das Paul-Ehrlich-Institut für Sera und Impfstoffe (PEI, www.pei.de), wofür es ebenfalls ein Formular als download gibt (s. Literaturangaben).

Tabelle 23.1: Meldepflichten nach Infektionsschutzgesetz

Wer meldet	in welcher Situation	was?
Behandler eines Patienten (§8) feststellender Arzt, im Krankenhaus leitender (Abteilungs-)Arzt, Pathologe, in einigen Fällen auch Pflegeberufe, Piloten, Kapitäne, Tierärzte, Heilpraktiker, Leiter von Lagern und Heimen	(§6) bei Verdacht, Erkrankung und Tod an 1. Botulismus 2. Cholera 3. Diphtherie 4. humaner spongiformer Enzephalopathie, außer familiär hereditärer Formen 5. akuter Virushepatitis 6. enteropathischem hämolytisch-urämischem Syndrom (HUS) 7. virusbedingtem hämorrhagischen Fieber 8. Masern 9. Meningokokken-Meningitis oder -Sepsis 10. Milzbrand 11. Poliomyelitis (als Verdacht gilt jede akute schlaffe Lähmung, außer wenn traumatisch bedingt) 12. Pest 13. Tollwut	(§9) 1. Name, Vorname des Patienten 2. Geschlecht 3. Tag, Monat und Jahr der Geburt 4. Anschrift 5. Tätigkeit in Gemeinschafts-, Behandlungs- oder Pflegeeinrichtungen oder, bei Enteritis-Erregern und Virushepatitis, in einem Lebensmittelbetrieb 6. Betreuung in einer Gemeinschaftseinrichtung 7. (Verdachts-)Diagnose 8. Tag der Erkrankung oder der Diagnose, ggf. Tag des Todes 9. wahrscheinl. Infektionsquelle 10. Land, in dem die Infektion wahrscheinlich erworben wurde 11. Labor, das die Erregerdiagnostik durchführt 12. Überweisung an, Aufnahme in oder Entlassung aus ein(em) Krankenhaus

Tabelle 23.1: *Fortsetzung*

Wer meldet	in welcher Situation	was?
Behandler eines Patienten (§8) feststellender Arzt, im Krankenhaus leitender (Abteilungs-)Arzt, Pathologe, in einigen Fällen auch Pflegeberufe, Piloten, Kapitäne, Tierärzte, Heilpraktiker, Leiter von Lagern und Heimen	14. Typhus abdominalis/Paratyphus	13. Blut-, Organ-, Gewebe- oder Zellspende in den letzten sechs Monaten 14. Name, Anschrift und Telefonnummer des Meldenden
	(§6) bei Erkrankung und Tod an behandlungsbedürftiger Tuberkulose, auch wenn ein bakteriologischer Nachweis nicht vorliegt	(§9) wie oben, zusätzlich Geburtsland und Staatsangehörigkeit des Patienten
	(§6) bei Verdacht auf und Erkrankung an einer mikrobiell bedingten Lebensmittelvergiftung oder an einer akuten infektiösen Gastroenteritis, wenn a) eine Person betroffen ist, die beruflich Umgang mit Lebensmitteln hat oder b) zwei oder mehr gleichartige Erkrankungen auftreten, bei denen ein epidemischer Zusammenhang wahrscheinlich ist oder vermutet wird	(§9) wie oben, Punkt 5 und 6 besonders wichtig
	das Auftreten a) einer bedrohlichen Krankheit oder b) von zwei oder mehr gleichartigen Erkrankungen, bei denen ein epidemischer Zusammenhang wahrscheinlich ist oder vermutet wird, wenn dies auf eine schwerwiegende Gefahr für die Allgemeinheit hinweist	(§9) wie oben
	(§6) die Verletzung eines Menschen durch ein tollwutkrankes, -verdächtiges oder -ansteckungsverdächtiges Tier sowie Berührung eines solchen Tieres/Tierkörpers	(§9) wie oben

Tabelle 23.1: *Fortsetzung*

Wer meldet	in welcher Situation	was?
Behandler eines Patienten (§8) feststellender Arzt, im Krankenhaus leitender (Abteilungs-)Arzt, Pathologe, in einigen Fällen auch Pflegeberufe, Piloten, Kapitäne, Tierärzte, Heilpraktiker, Leiter von Lagern und Heimen	(§6) Personen, die an einer behandlungsbedürftigen Lungentuberkulose leiden und eine Behandlung verweigern oder abbrechen	(§9) wie oben
	(§6) Verdacht einer über das übliche Ausmaß einer Impfreaktion hinausgehenden gesundheitlichen Schädigung	(§9, §22) wie oben, zusätzlich Chargenbezeichnung des Impfstoffes
	(§6) das gehäufte Auftreten nosokomialer Infektionen, bei denen ein epidemischer Zusammenhang wahrscheinlich ist oder vermutet wird	(§6, §10) Ausbruchsmeldung ohne Namensnennung, Untersuchungsbefund, wahrscheinlicher Infektionsweg
(§8) Leiter von Medizinaluntersuchungsämtern und Labors, Pathologen	(§7) bei Ergebnissen, die auf eine akute Infektion hinweisen und für das Vorliegen von 1. Adenoviren; Meldepflicht nur für den direkten Nachweis im Konjunktivalabstrich 2. Bacillus anthracis 3. Borrelia recurrentis 4. Brucella sp. 5. Campylobacter sp., darmpathogen 6. Chlamydia psittaci 7. Clostridium botulinum oder Toxinnachweis 8. Corynebacterium diphtheriae, Toxin bildend 9. Coxiella burnetii 10. Cryptosporidium parvum 11. Ebolavirus 12. a) Escherichia coli, enterohämorrhagische Stämme (EHEC) b) Escherichia coli, sonstige darmpathogene Stämme	(§9) 1. Name, Vorname des Patienten 2. Geschlecht 3. Tag, Monat und Jahr der Geburt 4. Anschrift 5. Art des Untersuchungsmaterials 6. Eingangsdatum 7. Nachweismethode 8. Untersuchungsbefund 9. Name, Anschrift und Telefonnummer des einsendenden Arztes beziehungsweise des Krankenhauses 10. Name, Anschrift und Telefonnummer des Meldenden

Tabelle 23.1: *Fortsetzung*

Wer meldet	in welcher Situation	was?
(§8) Leiter von Medizinaluntersuchungsämtern und Labors, Pathologen	13. Francisella tularensis 14. FSME-Virus 15. Gelbfiebervirus 16. Giardia lamblia 17. Haemophilus influenzae; Meldepflicht nur für den direkten Nachweis aus Liquor oder Blut 18. Hantaviren 19. Hepatitis-A-Virus 20. Hepatitis-B-Virus 21. Hepatitis-C-Virus; Meldepflicht für alle Nachweise, soweit nicht bekannt ist, dass eine chronische Infektion vorliegt 22. Hepatitis-D-Virus 23. Hepatitis-E-Virus 24. Influenzaviren; Meldepflicht nur für den direkten Nachweis 25. Lassavirus 26. Legionella sp. 27. Leptospira interrogans 28. Listeria monocytogenes; Meldepflicht nur für den direkten Nachweis aus Blut, Liquor oder anderen normalerweise sterilen Substraten sowie aus Abstrichen von Neugeborenen 29. Marburgvirus 30. Masernvirus 31. Mycobacterium leprae 32. Mycobacterium tuberculosis/africanum, Mycobacterium bovis; Meldepflicht für direkten Erregernachweis sowie nachfolgend für das Ergebnis der Resistenzbestimmung; vorab auch für den Nachweis säurefester Stäbchen im Sputum	(§9) 1. Name, Vorname des Patienten 2. Geschlecht 3. Tag, Monat und Jahr der Geburt 4. Anschrift 5. Art des Untersuchungsmaterials 6. Eingangsdatum 7. Nachweismethode 8. Untersuchungsbefund 9. Name, Anschrift und Telefonnummer des einsendenden Arztes beziehungsweise des Krankenhauses 10. Name, Anschrift und Telefonnummer des Meldenden

Tabelle 23.1: *Fortsetzung*

Wer meldet	in welcher Situation	was?
(§8) Leiter von Medizinaluntersuchungsämtern und Labors, Pathologen	33. Neisseria meningitidis; Meldepflicht nur für den direkten Nachweis aus Liquor, Blut, hämorrhagischen Hautinfiltraten oder anderen normalerweise sterilen Substraten 34. Norwalk-ähnliches Virus; Meldepflicht nur für den direkten Nachweis aus Stuhl 35. Poliovirus 36. Rabiesvirus 37. Rickettsia prowazekii 38. Rotavirus 39. Salmonella paratyphi; Meldepflicht für alle direkten Nachweise 40. Salmonella Typhi; Meldepflicht für alle direkten Nachweise 41. Salmonella, sonstige 42. Shigella sp. 43. Trichinella spiralis 44. Vibrio cholerae O 1 und O 139 45. Yersinia enterocolitica, darmpathogen 46. Yersinia pestis 47. andere Erreger hämorrhagischer Fieber sprechen	(§9) 1. Name, Vorname des Patienten 2. Geschlecht 3. Tag, Monat und Jahr der Geburt 4. Anschrift 5. Art des Untersuchungsmaterials 6. Eingangsdatum 7. Nachweismethode 8. Untersuchungsbefund 9. Name, Anschrift und Telefonnummer des einsendenden Arztes beziehungsweise des Krankenhauses 10. Name, Anschrift und Telefonnummer des Meldenden

Dabei sind mögliche Doppelungen aus Meldungen nach §6 (Meldepflicht des Behandlers) und §7 (Labormeldepflicht) durchaus gewollt, um die unterschiedlichen Facetten des Blickes auf den Fall ausnutzen zu können. Die Labormeldepflicht entfällt, wenn das Labor Ergebnisse, die auf eine akute Infektion hinweisen, im Verlauf mehrfach erhebt. Auch muss ein gemeldeter klinischer Verdacht, der sich dann nicht bestätigt, gegenüber dem Gesundheitsamt wieder zurückgerufen werden. Natürlich gibt es Formulare für die oben genannten Meldesituationen. Zumeist sind diese über die Internetseiten der Gesundheitsverwaltungen der Länder (Ministerium

Tabelle 23.1: *Fortsetzung*

Wer meldet	in welcher Situation	was?
(§8) Leiter von Medizinaluntersuchungsämtern und Labors, Pathologen	(§7) direkter oder indirekter Nachweis von 1. Treponema pallidum 2. HIV 3. Echinococcus sp. 4. Plasmodium sp. 5. Rubellavirus; Meldepflicht nur bei konnatalen Infektionen 6. Toxoplasma gondii; Meldepflicht nur bei konnatalen Infektionen	(§10) 1. bei HIV-Infektion eine fallbezogene Verschlüsselung 2. Geschlecht 3. Monat und Jahr der Geburt 4. erste drei Ziffern der Postleitzahl der Hauptwohnung 5. Untersuchungsbefund 6. Monat und Jahr der Diagnose 7. Art des Untersuchungsmaterials 8. Nachweismethode 9. wahrscheinlicher Infektionsweg, wahrscheinliches Infektionsrisiko 10. Land, in dem die Infektion wahrscheinlich erworben wurde 11. Name, Anschrift und Telefonnummer des Meldenden 12. bei Malaria: Angaben zur Expositions- und Chemoprophylaxe

oder nachgeschaltete Behörden wie Landesgesundheitsämter) abrufbar. Wer nicht fündig wird, dem macht das RKI auf seiner Internet-Seite einen Vorschlag. Es ist sinnvoll, sich ein solches Formular als Kopiervorlage oder besser als Datei vorrätig zu halten.

Die Meldepflicht kann nach § 15 IfSG auf andere Erreger ausgeweitet werden, wenn dies erforderlich ist, zumal sich das Auftreten neuer Erkrankungen seit der ersten Verkündung des Infektionsschutzgesetzes 2001 ja wiederholt ereignet hat (SARS, Creutzfeldt-Jakob-Erkrankung, „Schweinegrippe").

Die zuvor schon angesprochene Information der Melder über die von ihnen zusammengetragenen Ergebnisse und ihre Interpretation erfolgt über

- das wöchentlich erscheinende Epidemiologische Bulletin, das über die Internetseite des RKI (www.rki.de) abrufbar ist und die Wochenstatistik zusammen mit den kumulierten Ergebnissen des laufenden und des Vorjahres enthält,

- das Infektionsepidemiologische Jahrbuch des RKI, das jeweils im Frühjahr für das vergangene Jahr erscheint. Auch dieses ist – neben der Druckversion – als pdf-Datei verfügbar,
- das SurvStat-Tool auf der Internet-Seite des RKI, mit dem exaktere Suchkriterien für variable Zeiträume abgerufen und ggf. grafisch dargestellt werden können.

Trotz aller rechtlichen Regelung und aller Formvorschriften hilft aber in den unvermeidlichen Grenz- und Sonderfällen die telefonische Kontaktaufnahme mit den Kollegen im Gesundheitsamt – etwa dann, wenn man einen Dengue- oder Chikungunya-Fall als „hämorrhagisches Fieber" meldet und einen Alarmeinsatz der Feuerwehr vermeiden will.

Weiterführende Literatur

1 Infektionsschutzgesetz (IfSG), zuletzt geändert am 28.07.2011 (www.gesetze-im-internet.de/ifsg/)
2 Paul-Ehrlich-Institut – Meldebogen für UAW und Impfkomplikationen (http://www.pei.de/DE/infos/fachkreise/meldeformulare-fach/meldeformulare-fach-node.html?__nnn=true)

24 Versand und Transport von Laborproben und infektiösem Material

M. Imöhl, K. Ritter

Von Patienten stammende medizinisch-diagnostische Proben sowie aus diesen Materialien isolierte Keime sind potenziell infektiös. Die fachgerechte Entnahme, der Transport derartiger Proben und der Umgang mit ihnen sind durch verschiedene Hygiene- und Infektionsschutzbestimmungen wie das Infektionsschutzgesetz, die Biostoffverordnung sowie technische Regeln für biologische Arbeitsstoffe (TRBA100, BGR250/TRBA250) geregelt.

Für den Versand und Transport medizinisch-diagnostischer Proben und biologischer Materialien über öffentliche Verkehrswege gilt das Gefahrgutrecht. Dem liegt die Annahme zugrunde, dass Erreger aufgrund einer möglichen Infektiosität am Ort ihres Freiwerdens auf zufällig anwesende Personen (oder Tiere) übertragen werden und Krankheiten auslösen, und somit eine individuelle oder allgemeine Gefährdung darstellen können. Im Folgenden werden die Begriffe Transport und Versand außerhalb von Gebäuden der medizinischen Versorgung oder Forschung synonym verwandt.

Von besonderer Bedeutung für den Transport von Proben über öffentliche Straßen ist die jeweils gültige Fassung des Europäischen Übereinkommens über die internationale Beförderung gefährlicher Güter auf der Straße (ADR). Diese wird auf Basis der jeweils gültigen UN-Empfehlungen alle zwei Jahre novelliert und mittels der Gefahrgutverordnung Straße, Eisenbahn und Binnenschifffahrt (GGVSEB) meist unverändert in deutsches Recht überführt. Das zugrunde liegende Gesetz für die Beförderung gefährlicher Güter mit Eisenbahn-, Magnetschwebebahn-, Straßen-, Wasser- und Luftfahrzeugen in der Bundesrepublik Deutschland ist das Gefahrgutbeförderungsgesetz (GGBefG). Die Beförderung im Sinne dieses Gesetzes umfasst nicht nur den Vorgang der Ortsveränderung, sondern auch Vorbereitungs- und Abschlusshandlungen wie das Verpacken und Auspacken der Güter und das Be- und Entladen. Beim Probentransport auf dem Luftweg sind ebenfalls die Vorschriften für die Beförderung gefährlicher Güter des Internationalen Verbandes der Luftfahrtgesellschaften (IATA-DGR) zu beachten. Für den innerdeutschen Postversand gelten die jeweils aktuellen Regelungen der Deutschen Post AG.

24.1 Einteilung und gefahrgutrechtliche Klassifizierung der Proben

24.1.1 Patientenproben

Patientenproben wie Blut-, Urin-, Stuhl-, Nervenwasser- (Liquor) oder Gewebeproben und Abstriche werden meist in Arztpraxen, Krankenhäusern oder anderen medizinischen Einrichtungen entnommen und zur Analytik in die entsprechenden Laboratorien versandt. Entscheidend für die Wahl der richtigen Verpackung ist die Einstufung der Probe in die korrekte gefahrgutrechtliche Kategorie, woraus sich sowohl die anzugebende UN-Nummer als auch alle beim Transport einzuhaltenden Vorschriften ableiten. Einen Überblick hierüber gibt Tabelle 24.1.

Die Pathogenität und Virulenz des in den Proben vorhandenen Erregers entscheiden über seine Zuordnung in die Gefahrgutkategorie A oder B.

Infektionen mit Erregern der Kategorie A können schwere oder lebensbedrohliche Erkrankungen oder dauernde Behinderungen bei ansonsten gesunden Patienten verursachen. Der Transport solcher Proben kommt in Deutschland selten vor. Allerdings fallen einige bakterielle Erreger der Kategorie B nach kultureller Anreicherung ebenfalls in die Kategorie A (s. Kompaktinformation).

Zur Kategorie B gehören Proben, in denen weniger gefährliche Erreger vorhanden sind oder vermutet werden. Sie umfasst alle für diagnostische oder klinische Zwecke verschickten ansteckungsgefährlichen Stoffe, die den Kriterien für eine Aufnahme in die Kategorie A nicht entsprechen (s. Kompaktinformation).

Tabelle 24.1: Überblick über die gefahrgutrechtlichen Kategorien, WHO-Risikogruppen, UN-Nummern und die resultierenden Verpackungsanweisungen

Gefahrgutrechtliche Kategorie	WHO-Risikogruppe	UN-Nummer	Verpackungsanweisung
A	RG 4	UN 2814	P 620
	Kulturen von einigen Erregern der RG 3		
B	RG 3	UN 3373	P 650
	RG 2		
Freigestellte Proben	–	keine UN-Nummer	„P 650 light"

Kompaktinformation

Beispiele für ansteckungsgefährliche Stoffe, die in jeder Form unter die Kategorie A fallen, sofern nichts anderes angegeben ist (ADR, Absatz 2.2.62.1.4.1)
UN 2814
ANSTECKUNGSGEFÄHRLICHER STOFF, GEFÄHRLICH FÜR MENSCHEN

- Bacillus anthracis (nur Kulturen)
- Brucella abortus (nur Kulturen)
- Brucella melitensis (nur Kulturen)
- Brucella suis (nur Kulturen)
- Burkholderia mallei – Pseudomonas mallei – Rotz (nur Kulturen)
- Burkholderia pseudomallei – Pseudomonas pseudomallei (nur Kulturen)
- Chlamydia psittaci – aviäre Stämme (nur Kultuen)
- Clostridium botulinum (nur Kulturen)
- Coccidioides immitis (nur Kulturen)
- Coxiella burnetii (nur Kulturen)
- Virus des hämorrhagischen Krim-Kongo-Fiebers
- Dengue-Virus (nur Kulturen)
- Virus der östlichen Pferdeenzephalitis (nur Kulturen)
- Escherichia coli, verotoxigen (nur Kulturen)*
- Ebola-Virus
- Flexal-Virus
- Francisella tularensis (nur Kulturen)
- Guanarito-Virus
- Hantaan-Virus
- Hanta-Virus, das hämorrhagisches Fieber mit Nierensyndrom hervorruft
- Hendra-Virus
- Hepatitis-B-Virus (nur Kulturen)
- Herpes-B-Virus (nur Kulturen)
- Humanes Immundefizienzvirus (nur Kulturen)
- Hochpathogenes Vogelgrippevirus (nur Kulturen)
- Japanisches Enzephalitisvirus (nur Kulturen)
- Junin-Virus
- Kyasanur-Waldkrankheit-Virus
- Lassa-Virus
- Machupo-Virus
- Marburg-Virus
- Affenpockenvirus
- Mycobacterium tuberculosis (nur Kulturen)*
- Nipah-Virus
- Virus des hämorrhagischen Omsk-Fiebers
- Poliovirus (nur Kulturen)
- Tollwut-Virus (nur Kulturen)
- Rickettsia prowazekii (nur Kulturen)
- Rickettsia rickettsii (nur Kulturen)
- Rifttal-Fiebervirus (nur Kulturen)
- Virus der russischen Frühsommerenzephalitis (nur Kulturen)
- Sabia-Virus
- Shigella dysenteriae type 1 (nur Kulturen)*
- Zeckenenzephalitisvirus (nur Kulturen)
- Pockenvirus
- Virus der Venezuela-Pferdeenzephalitis (nur Kulturen)
- West-Nil-Virus (nur Kulturen)
- Gelbfiebervirus (nur Kulturen)
- Yersinia pestis (nur Kulturen)

* Isolate dieser Erreger dürfen zwecks weiterführender Diagnostik als ansteckungsgefährliche Stoffe der Kategorie B klassifiziert und als solche versandt werden.

Ansteckungsgefährliche Stoffe der Kategorie B (ADR, Absatz 2.2.62.1.4.2)
UN 3373
BIOLOGISCHER STOFF, KATEGORIE B
Definition: Ein ansteckungsgefährlicher Stoff, der den Kriterien für eine Aufnahme in Kategorie A nicht entspricht. Ansteckungsgefährliche Stoffe der Kategorie B sind der UN-Nummer 3373 zuzuordnen.

24.1.2 Freigestellte medizinische Proben

Patientenproben, bei denen nur eine minimale Wahrscheinlichkeit besteht, dass sie Krankheitserreger enthalten, dürfen als „FREIGESTELLTE MEDIZINISCHE PROBE" verschickt werden, sofern bestimmte Grundanforderungen an die Verpackung erfüllt sind (s. unten).

Beispiele für Proben, die als „FREIGESTELLTE MEDIZINISCHE PROBE" befördert werden können, sind:
- Proben zur Kontrolle von Stoffwechselfunktionen, wie z. B. Cholesterin-, Blutzucker- und Hormonwerte,
- Proben zum Nachweis erregerspezifischer Antikörper bei fehlendem Infektionsverdacht,
- Proben zur Kontrolle von Organfunktionen bei Patienten ohne ansteckende Krankheiten,
- Proben zur therapeutischen Arzneimittelkontrolle,
- Schwangerschaftstests,
- Biopsien bei Tumorverdacht.

24.1.3 Sonstige freigestellte Stoffe

- Proben, die keine ansteckungsgefährlichen Stoffe enthalten, oder Stoffe, bei denen es unwahrscheinlich ist, dass sie bei Menschen oder Tieren Krankheiten hervorrufen.
- Proben mit Mikroorganismen, die für Menschen und Tiere nicht pathogen sind.
- Proben, in denen jegliche vorhandenen Krankheitserreger so neutralisiert oder inaktiviert wurden, dass sie kein Gesundheitsrisiko mehr darstellen.
- Getrocknetes Blut, das durch Aufbringen eines Blutstropfens auf eine absorbierende Fläche gewonnen wird, oder Proben für Vorsorgeuntersuchungen (Screening-Tests) auf im Stuhl enthaltenes Blut sowie Blut oder Blutbestandteile, die für Zwecke der Transfusion oder der Zubereitung von Blutprodukten für die Verwendung bei der Transfusion oder der Transplantation gesammelt wurden, sind ebenfalls nicht von den Gefahrgutvorschriften betroffen.

24.2 Verpackung, Kennzeichnung und Versand

Verantwortlich für die Einhaltung der gefahrgutrechtlichen Versandbestimmungen einschließlich korrekter Deklaration und Verpackung medizinischer Untersuchungsmaterialien ist der Absender (einsendende Ärzte, Laborleiter). In den letzten Jahren wurden die Versandvorschriften wiederholt geändert. Die hier dargestellten

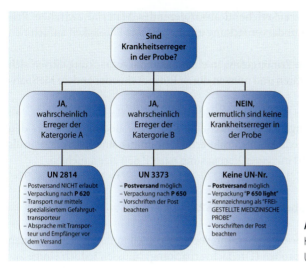

Abb. 24.1: Wahl der richtigen Kategorie für den Versand von Untersuchungsmaterial

Bestimmungen entsprechen dem Stand bei Drucklegung. Die Wahl der richtigen Kategorie für den Versand ist in Abb. 24.1 dargestellt.

24.2.1 Versand von freigestellten medizinischen Proben

Patientenproben, bei denen nur eine minimale Wahrscheinlichkeit besteht, dass sie Krankheitserreger enthalten, unterliegen nicht den Vorschriften des ADR. Sie können ohne Angabe einer UN-Nummer versendet werden, vorausgesetzt die Probe wird in einer Verpackung befördert, die jegliches Freiwerden verhindert; die Verpackung muss mit dem Ausdruck „FREIGESTELLTE MEDIZINISCHE PROBE" gekennzeichnet werden. Da die Verpackung bis auf einige Erleichterungen der P 650 entspricht, wird sie oft auch als „P 650 light" bezeichnet.

Die Verpackung entspricht den Vorschriften, wenn sie folgende Bedingungen erfüllt:
- Die Verpackung besteht aus drei Bestandteilen:
    - einem wasserdichten Primärgefäß/wasserdichten Primärgefäßen
    - einer wasserdichten Sekundärverpackung und
    - ausreichend feste Außenverpackung (kistenförmige Verpackung aus Pappe oder Versandhülle aus reißfestem Papier oder Kunststofffolie; mindestens eine Oberfläche muss eine Mindestabmessung von 100×100 mm aufweisen).

- Bei flüssigen Stoffen: ausreichend absorbierendes Material zwischen Primärgefäß(en) und Sekundärverpackung um die gesamte Flüssigkeit aufnehmen zu können.
- Mehrere zerbrechliche Primärgefäße in einer Sekundärverpackung dürfen sich nicht gegenseitig berühren und müssen durch Einwickeln oder andere Maßnahmen getrennt werden.

Bestehen auch nur geringe Zweifel, dass eine Probe die Bedingungen für den Versand als freigestellte medizinische Probe erfüllt, ist immer eine Klassifikation als UN 3373 und der Versand mit einer Verpackung nach P 650 zu empfehlen.

24.2.2 Versand von Proben unter UN 3373

Verpackungen der Kategorie P 650 entsprechen prinzipiell in ihrem Aufbau denen für freigestellte Patientenproben (Dreifachverpackung), müssen jedoch einige zusätzliche Bedingungen erfüllen. So muss die Verpackung genügend widerstandsfähig sein um Stößen und Belastungen, die unter normalen Beförderungsbedingungen auftreten, standhalten zu können und ein Austreten des Inhalts zu verhindern. Das vollständige Versandstück muss in der Lage sein, eine Fallprüfung aus einer Höhe von 1,2 m erfolgreich zu bestehen. Entsprechendes Verpackungsmaterial ist in guter Qualität, zum Teil auch bauartgeprüft, zu erwerben.

Die Verpackung muss aus mindestens drei Bestandteilen bestehen:
- Primärgefäß (z. B. Probenröhrchen mit Schraubkappen),
- Sekundärverpackung (nach außen hin dicht verschlossen),
- Außenverpackung (mindestens eine der Oberflächen der Außenverpackung muss eine Mindestabmessung von 100×100 mm aufweisen).

Die Primärgefäße sind so in die Sekundärverpackungen zu verpacken, dass ein Zubruchgehen, Durchstoßen oder Austreten von Inhalt in die Sekundärverpackung verhindert wird. Mehrere zerbrechliche Primärgefäße in einer Sekundärverpackung dürfen sich nicht gegenseitig berühren und müssen durch Einwickeln oder andere Maßnahmen getrennt werden.

Bei flüssigen Stoffen muss ausreichend absorbierendes Material zwischen Primärgefäß(en) und Sekundärverpackung eingelegt werden, um die gesamte Flüssigkeit aufnehmen zu können. Sowohl die Primärgefäße als auch die Sekundärverpackung müssen flüssigkeitsdicht sein und einem Innendruck von 95 kPa (0,95 bar) ohne Verlust von Füllgut standhalten können. Wenn Zweifel darüber bestehen, ob während der Beförderung Restflüssigkeit im Primärgefäß vorhanden sein kann, muss eine für flüssige Stoffe geeignete Verpackung mit absorbierendem Material verwendet werden.

Die Sekundärverpackungen sind mit geeignetem Polstermaterial in die Außenverpackungen einzusetzen. Die Sekundärverpackung oder die Außenverpackung muss starr sein (im Luftverkehr immer die Außenverpackung).

Auf der Außenverpackung muss für die Beförderung das nebenstehend abgebildete Kennzeichen auf der äußeren Oberfläche vor einem kontrastierenden Hintergrund deutlich sichtbar und lesbar aufgebracht sein. Das Kennzeichen muss die Form eines auf die Spitze gestellten Quadrats (Raute) mit einer Mindestabmessung von 50×50 mm haben (Abb. 24.2). Die Linie muss mindestens 2 mm breit sein und die Buchstaben und Ziffern müssen eine Zeichenhöhe von mindestens 6 mm haben. Direkt neben dem rautenförmigen Kennzeichen muss auf der Außenverpackung die offizielle Benennung für die Beförderung „BIOLOGISCHER STOFF, KATEGORIE B" mit einer Buchstabenhöhe von mindestens 6 mm angegeben werden.

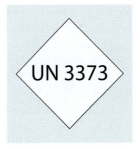

Abb. 24.2: Kennzeichnung der Außenverpackung

Muss die Probe gekühlt verschickt werden, ist das dazu benötigte Kühlmittel (Kühlakku oder Trockeneis) in den Raum zwischen Sekundär- und Außenverpackung zu füllen. Innenhalterungen für die Fixierung des Kühlmittels müssen vorhanden sein, damit die Sekundärverpackung infolge von Kondenswasserbildung oder dem Verdampfen des Trockeneises sicher in ihrer ursprünglichen Lage verbleibt. Bei Verwendung von flüssigkeitshaltigen Akkus muss die Außenverpackung oder die Umverpackung flüssigkeitsdicht sein. Wird Trockeneis (festes Kohlendioxid) verwendet, muss das Kohlendioxidgas aus der Verpackung entweichen können; das Versandstück (die Außenverpackung oder die Umverpackung) ist mit der Aufschrift „Kohlendioxid, fest" oder „Trockeneis" zu versehen.

24.2.3 Versand von Proben unter UN 2814

Verpackungen der Kategorie P 620 haben ebenfalls den Aufbau einer Dreifachverpackung. Die Unterschiede zur P 650 beinhalten eine wesentlich stabilere Konstruktion und größere Mindestabmessungen (starre Außenverpackung von mindestens 100 mm in jeder Dimension), erhöhte Prüfungsanforderungen und eine amtliche Bauartzulassung. So muss die Verpackung z. B. eine Fallprüfung aus einer Höhe von 9 m erfolgreich bestehen können. Auch müssen unabhängig von der vorgesehenen Versandtemperatur das Primärgefäß oder die Sekundärverpackung einem Innendruck, der einem Druckunterschied von mindestens 95 kPa entspricht, und

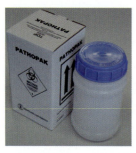

Abb. 24.3: Beispiel einer Verpackung der Kategorie P 620 zum Versand der Proben unter UN 2814

Temperaturen von −40 °C bis +55 °C ohne Undichtheiten standhalten können. Geeignete Verpackungen werden in der Regel von den Labors oder Transporteuren zur Verfügung gestellt. Ein Beispiel einer Verpackung der Kategorie P 620 zum Versand der Proben unter UN 2814 ist in der Abb. 24.3 dargestellt. Transport und Verpackung sollten mit dem Empfänger und dem Transporteur besprochen und abgestimmt werden (Ort, Zeitpunkt, Probenart, Größe, Menge), weshalb die Anweisungen hier nicht im Detail beschrieben werden.

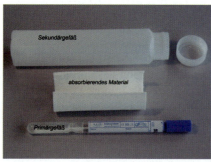

Abb. 24.4: Beispiel anhand eines Abstrichs: Primärgefäß, Sekundärgefäß, absorbierendes Material

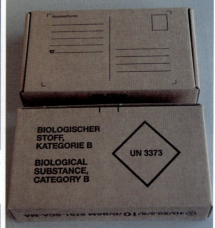

Abb. 24.6: Eindeutige Kennzeichnung der Außenverpackung mit Absender und Adressat (oben) und Warnhinweis (unten)

Kennzeichnung der Außenverpackung:
– "BIOLOGISCHER STOFF, KATEGORIE B" und "BIOLOGICAL SUBSTANCE, CATEGORY B"
– "UN 3373" in Raute (Seitenlänge mind. 50x50 mm)
– Telefonnummer einer verantwortlichen Person
– Kennzeichnung für die Bauartprüfung der Verpackung

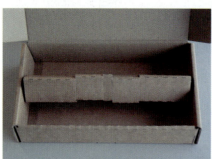

Abb. 24.5: Sichere Fixation von Röhrchen in geeigneter Außenverpackung

Kompaktinformation

Postversand

Beim Verdacht auf das Vorhandensein von Erregern der Risikogruppe A (s.oben) ist ein Postversand nicht erlaubt. Bezüglich dieser relativ seltenen Fälle sei auf die Ausführungen im Text verwiesen. Alle anderen Proben mit Verdacht auf vergleichsweise weniger gefährliche Erreger der Risikogruppe B (Definition: alle ansteckungsgefährlichen Stoffe, die den Kriterien für eine Aufnahme in die Kategorie A nicht entsprechen) sollten mit einer Verpackung nach P650 versandt werden. Der Versand ist bei der Deutschen Post (nur) als Maxibrief möglich.

Aufbau der Verpackung:

- Primärgefäß (z.B. Probenröhrchen mit Schraubkappen)
- Sekundärgefäß (nach außen hin dicht verschlossen)
- Außenverpackung (bauartgeprüft, nur kistenförmig, mindestens eine der Oberflächen der Außenverpackung muss eine Mindestabmessung von 100x100 mm aufweisen)

Bei flüssigen Stoffen muss ausreichend absorbierendes Material zwischen Primärgefäß(en) und Sekundärverpackung eingelegt werden, um die gesamte Flüssigkeit aufnehmen zu können. Sowohl die Primärgefäße als auch die Sekundärverpackung müssen flüssigkeitsdicht sein (Abb. 24.4). Das Sekundärgefäß muss mittels geeigneten Polstermaterials in der Außenverpackung fixiert (Abb. 24.5) und eindeutig gekennzeichnet werden (Abb. 24.6).

Kennzeichnung der Außenverpackung:

- „BIOLOGISCHER STOFF, KATEGORIE B" **UND** „BIOLOGICAL SUBSTANCE, CATEGORY B"
- „UN 3373" in Raute (Seitenlänge mind. 50x50mm)
- Telefonnummer einer verantwortlichen Person
- Kennzeichnung für die Bauartprüfung der Verpackung

Weitere Hinweise für den Postversand:

- Beim Versand mit der Deutschen Post ist eine Beförderung von Proben der Kategorie B (UN 3373) zulässig, ausgenommen ist aber deren Beförderung in tiefgekühlt verflüssigtem Stickstoff oder mit Trockeneis.
- Der Versand freigestellter medizinischer Proben mit der Deutschen Post ist nicht nur als Maxibrief, sondern auch als Päckchen oder Großbrief möglich.
- Mittels DHL können nur freigestellte medizinische Proben transportiert werden.
- Denken Sie an die richtige und gut lesbare Angabe von Name und Anschrift von Absender und Empfänger!

Anmerkung: Erfolgt der Versand durch einen Kurierdienst, sind gegebenenfalls zusätzliche Vorschriften des jeweiligen Transporteurs zu beachten; so werden z. B. häufig schriftliche Angaben zum Inhalt der Sendung gefordert.

24.3 Wo sind die wichtigsten Vorschriften in der jeweils aktuellen Version zu finden?

Aufgrund der etwa alle zwei Jahre erfolgenden Aktualisierung der Vorschriften zum Probentransport ist es empfehlenswert, in entsprechenden Zeitintervallen die Versandvorschriften auf Änderungen zu überprüfen.

Die Verpackungsvorschriften für den Versand auf der Straße finden sich auf der Internetseite des Bundesministeriums für Verkehr, Bau und Stadtentwicklung (www.bmvbs.de) unter dem Titel „Europäisches Übereinkommen über die internationale Beförderung gefährlicher Stoffe auf der Straße" (ADR, Accord européen relatif au transport international des marchandises dangereuses par route). In der aktuellen, ab dem 1. Januar 2011 geltenden Fassung (http://www.bmvbs.de/SharedDocs/DE/Artikel/UI/Gefahrgut/gefahrgut-recht-vorschriften-strasse.html, abgerufen 13.10.2012), finden sich die Regelungen für den Versand an den folgenden Stellen: P 650 (Kapitel 4.1.4.1., Seite 4.1-92f), P 620 (Kapitel 4.1.4.1., Seite 4.1-90) sowie für den Versand von freigestellten medizinischen Proben (Punkt 2.2.62.1.5.6, Seite 2–95).

Die Regelungen für den Postversand finden sich auf der Internetseite der Deutschen Post AG - DHL unter dem Titel „Regelungen für die Beförderung von gefährlichen Stoffen und Gegenständen":

- Teil 1: Brief national, www.deutschepost.de (aktuelle Fassung gültig ab dem 01.07.2010)
- Teil 2: DHL Paket national, www.dhl.de (aktuelle Fassung gültig ab dem 01.01.2011).

Weiterführende Literatur

1 Europäisches Übereinkommen über die internationale Beförderung gefährlicher Stoffe auf der Straße (ADR), Neufassung vom 25. November 2010, gültig seit 1. Januar 2011, BGBl. 2010 II S. 1412 mit Anlageband, http://www.bmvbs.de/SharedDocs/DE/Artikel/UI/Gefahrgut/gefahrgut-recht-vorschriften-strasse.html, abgerufen am 13.10.2012).

2 Regelungen für die Beförderung von gefährlichen Stoffen und Gegenständen, Teil 1: Brief national, www.deutschepost.de, aktuelle Fassung gültig ab dem 01.07.2010, http://www.deutschepost.de/dpag?xmlFile=link1015318_1010833, abgerufen am 13.10.2012, Teil 2: DHL Paket national, www.dhl.de, aktuelle Fassung gültig ab dem 01.01.2011, http://www.dhl.de/content/dam/dhlde/downloads/pdf/privatkunden/dhl-81-gefahrgutregelung-01-2011.pdf, abgerufen am 13.10.2012.

3 Gefahrgutverordnung Straße, Eisenbahn und Binnenschifffahrt (GGVSEB) vom 17. Juni 2009, (BGBl. I S. 1389), neugefasst durch Bekanntmachung vom 16. Dezember 2011 (BGBl. I S. 2923), http://www.gesetze-im-internet.de/ggvseb/index.html, abgerufen am 13.10.2012.

4 Guidance on regulations for the Transport of Infectious Substances 2011–2012, WHO 2010, http://www.who.int/ihr/publications/who_hse_ihr_20100801/en/, abgerufen am 13.10.2012.

5 Thurm V, Schoeller A, Mauff G, Just HM, Tschäpe H: Versand von medizinischem Untersuchungsmaterial - Neue Bestimmungen ab 2007. Dtsch Arztebl 2007; 104(46), http://www.bundesaerztekammer.de/page.asp?his=0.7.47.3231, abgerufen am 13.10.2012.

6 Thurm V, Heinemann A: Versand von medizinischem Untersuchungsmaterial: Sicher und vorschriftenkonform. Dtsch Arztebl 2010; 107(49).

7 Heinemann A: Patientenproben richtig versenden. Gefahrgutrechtliche Hinweise – aktualisierte Fassung nach ADR 2011. BGWthemen 04/2012, Berufsgenossenschaft für Gesundheitsdienst

und Wohlfahrtspflege (BGW). http://www.bgw-online.de/internet/generator/Inhalt/OnlineInhalt/Medientypen/bgw_20themen/TP-DPHuM-Patientenproben-Humanmedizin,property=pdfDownload.pdf, abgerufen am 13.10.2012.
8 Biostoffverordnung (BioStoffV, Verordnung über Sicherheit und Gesundheitsschutz bei Tätigkeiten mit biologischen Arbeitsstoffen) vom 27. Januar 1999 (BGBl. I S. 50), zuletzt geändert durch Artikel 3 der Verordnung vom 18. Dezember 2008 (BGBl. I S. 2768). http://www.gesetze-im-internet.de/biostoffv/, abgerufen am 13.10.2012.
9 Technische Regeln für Biologische Arbeitsstoffe, Schutzmaßnahmen für gezielte und nicht gezielte Tätigkeiten mit biologischen Arbeitsstoffen in Laboratorien (TRBA 100), Ausgabe: Dezember 2006, GMBl. Nr. 21 vom 10. April 2007, S. 435–451, http://www.baua.de/de/Themen-von-A-Z/Biologische-Arbeitsstoffe/TRBA/TRBA_content.html, abgerufen am 13.10.2012.
10 Technische Regeln für Biologische Arbeitsstoffe, Biologische Arbeitsstoffe im Gesundheitswesen und in der Wohlfahrtspflege (TRBA 250), Ausgabe: November 2003, zuletzt geändert und ergänzt: GMBl Nr. 15–20 vom 25. April 2012, S. 380–382, http://www.baua.de/de/Themen-von-A-Z/Biologische-Arbeitsstoffe/TRBA/TRBA_content.html, abgerufen am 13.10.2012.
11 Gesetz zur Verhütung und Bekämpfung von Infektionskrankheiten beim Menschen (Infektionsschutzgesetz - IfSG) vom 20. Juli 2000, zuletzt geändert durch Artikel 1 des Gesetzes vom 28. Juli 2011 (BGBl. I S. 1622), http://www.gesetze-im-internet.de/ifsg/index.html, abgerufen am 13.10.2012.
12 Verordnung über die Bestellung von Gefahrgutbeauftragten in Unternehmen (Gefahrgutbeauftragtenverordnung - GbV) vom 25. Februar 2011 (BGBl. I S. 341), http://www.gesetze-im-internet.de/gbv_2011/index.html, abgerufen am 13.10.2012.

25 Reintegration von Rückkehrern und ihrer Familien

D. Putz, I. Zettler, J. Lang

Auslandsentsendungen von Mitarbeitern gehören heute zum Standard der Personalarbeit international agierender Organisationen. Der Anteil der ins Ausland entsandten Mitarbeiter deutscher Unternehmen liegt bei ca. 0,8 %. Damit beschäftigen alleine die 100 größten Unternehmen knapp 60 000 Angehörige ihrer deutschen Standorte zeitweise im Ausland (Kühlmann 2004). Insbesondere bei längerfristigen Aufenthalten müssen sich die Mitarbeiter und ihre Angehörigen zwangsläufig an die kulturellen und sozialen Besonderheiten der Gastregion anpassen – eine emotional herausfordernde und psychisch belastende Situation für die betroffenen Personen und ein Kostenrisiko für die entsendenden Organisationen. Denn in der ersten Zeit im Ausland erreichen geschätzte 30–50 % der entsandten Mitarbeiter nicht das erwartete Leistungsniveau. Weitere 5–10 % brechen den Auslandsaufenthalt wegen Integrationsschwierigkeiten sogar komplett ab (Black et al. 1999).

Aber nicht nur die Integration im Ausland, sondern auch die Wiedereingliederung nach dem Auslandsaufenthalt wird von vielen Rückkehrern und ihren Familien als äußerst belastend erlebt und birgt ökonomische Risiken für die entsendenden Organisationen. Im vorliegenden Kapitel werden daher zentrale psychische Einflussfaktoren diskutiert, die den Reintegrationserfolg beeinflussen können. Zudem wird die Rolle von Angehörigen sowie die Bedeutung von organisationalen Reintegrationsmaßnahmen für die Wiedereingliederung von Auslandsentsandten näher betrachtet.

25.1 Integration und Reintegration von Auslandsentsandten

Die offensichtlichen Schwierigkeiten bei der Integration im Ausland haben dazu geführt, dass bereits frühzeitig Modelle zur Erklärung psychosozialer Beeinträchtigungen während des Auslandsaufenthalts und praktische Maßnahmen zu ihrer Bewältigung entwickelt wurden. Zu den prominentesten Anpassungsmodellen zählt das Phasenmodell des Kulturschocks von Oberg (1960), das einen idealtypischen Verlauf des Integrationsprozesses beschreibt. Demnach erleben Auslandsentsandte nach einer anfänglichen Phase der Euphorie zu Beginn des Auslandsaufenthalts („Flitterwochen") häufig zunächst eine emotionale Krise, wenn sie feststellen, dass die

Eingewöhnung aufgrund von kulturellen und sozialen Unterschieden mit unerwarteten Schwierigkeiten verbunden ist. Nach und nach erweitern sie ihre Sprachkenntnisse und gewinnen ein vertieftes kulturelles Verständnis für die Gastregion. Diese Anpassungsleistungen bringen eine allmähliche Erholung mit sich und ermöglichen den entsandten Mitarbeitern schließlich die vollständige Anpassung im Ausland.

Im Vergleich zur Eingewöhnung im Gastland mag die Reintegration von Rückkehrern und ihren Familien auf den ersten Blick als weniger belastend erscheinen. Schließlich kehren die Entsandten in ein ihnen vertrautes berufliches, soziales und kulturelles Umfeld zurück. Allerdings waren die entsandten Mitarbeiter und ihre Angehörigen während des Auslandsaufenthalts i. d. R. anderen Einflüssen ausgesetzt als das heimische Umfeld. Dadurch haben sie sich in unbemerkter und in vielen Fällen unerwarteter Weise verändert. Viele Rückkehrer erleben daher die Heimat als Fremde, in der sie sich erst wieder mühsam eingewöhnen und an die veränderten Bedingungen anpassen müssen. In dieser Hinsicht ähnelt die Situation bei der Rückkehr der Eingewöhnung im Ausland und ist mit vergleichbaren psychischen Belastungen und Stress verbunden. Von verschiedenen Autoren wurde daher das Kulturschockmodell aufgegriffen und konsequenterweise um Phasen der Reintegration zum sog. W-Kurven-Modell erweitert (vgl. Szkudlarek 2009). Wenn der gesamte Prozess der Auslandsentsendung und Reintegration betrachtet wird, sinkt demnach sowohl während der Integration im Ausland als auch während der Wiedereingewöhnung im Heimatland das psychische Wohlbefinden der entsandten Personen aufgrund von unerwarteten Problemen zeitweise ab, bevor es mit zunehmender Anpassung in der Gast- und Heimatregion wieder ansteigt (Abb. 25.1).

Der idealtypische Verlauf des W-Kurven-Modells konnte empirisch nur eingeschränkt bestätigt werden. Zwar sinkt das psychische Wohlbefinden sowohl nach der Entsendung als auch nach der Rückkehr ins Heimatland i. d. R. zunächst ab und steigt später wieder an. Im Einzelfall erweist sich der Verlauf des Wohlbefindens allerdings selten als symmetrisch, d. h. die Integration im Ausland und die Reintegration im Heimatland werden meist als unterschiedlich belastend erlebt.

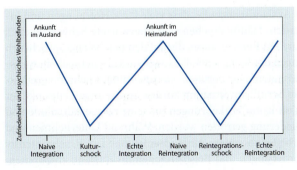

Abb. 25.1: W-Kurven-Modell der Reintegration (nach Gullahorn u. Gullahorn 1963; Hirsch 2003)

> **Kompaktinformation**
>
> **Reintegrationsfördernde Einflussfaktoren**
> - Realistische Erwartungen an die Reintegrationssituation
>   - Wissen über Veränderungen im privaten Umfeld im Heimatland
>   - Klarheit über berufliche Situation und Perspektiven nach der Rückkehr
> - Antizipation von Herausforderungen bei der Wiedereingliederung mitgereister Partner und Kinder
> - Im Ausland erworbene Anpassungskompetenzen
>   - Flexibilität und Offenheit in der Interaktion
>   - Sensibilität für mehrdeutige und potenziell konfliktreiche Situationen
>   - Selbstreflexion und Selbststeuerung

25.2 Psychologische Einflussfaktoren der Reintegration

Eine genauere Betrachtung der Integration im Ausland und der Reintegration im Heimatland macht deutlich, dass sich die beiden Anpassungsprozesse in zwei zentralen Aspekten unterscheiden. Einerseits werden die Probleme bei der Reintegration im Vergleich zu den Integrationsschwierigkeiten von den Arbeitnehmern seltener antizipiert und daher von einigen entsandten Mitarbeitern als belastender erlebt. Andererseits haben Rückkehrer mindestens einmal (nämlich während des Auslandsaufenthalts) bereits einen kulturellen Integrationsprozess durchlaufen und können daher auf Erfahrungswerte und Kompetenzen zurückgreifen, die ihnen die Reintegration erleichtern können. Es ist davon auszugehen, dass die persönlichen Erwartungen an die Rückkehr und die verfügbaren Anpassungskompetenzen maßgeblich beeinflussen, wie belastend die Reintegration im Einzelfall erlebt wird (s. Kompaktinformation oben).

25.3 Erwartungen an die Reintegration

Bei der Rückkehr erleben Auslandsentsandte, dass viele ihrer Hoffnungen und Erwartungen enttäuscht werden. Häufig ergeben sich unerwartete Schwierigkeiten bei der sozialen und kulturellen Reintegration, die auf den bereits angesprochenen unabhängigen Entwicklungen der betroffenen Personen und des heimatlichen Umfelds während des Auslandsaufenthalts beruhen. Darüber hinaus kehren viele Mitarbeiter in eine veränderte berufliche Situation zurück, in der zum Zeitpunkt der Ankunft des Rückkehrers oft kaum Vorkehrungen für seine rasche Aufnahme und reibungslose Wiedereingliederung getroffen wurden. Während Unternehmen und Organisationen ihre Mitarbeiter vor einem Auslandsaufenthalt i. d. R. sehr intensiv auf die dienstlichen Anforderungen und Begebenheiten im Ausland vorbereiten, ist Rückkehrern häufig nicht klar, was sie im Heimatland beruflich erwartet. Die Auslandsentsendung geht für viele Mitarbeiter zunächst mit einer Aufwertung der beruflichen Position einher: Sie erhalten einen erweiterten Entscheidungs- und Verantwortungsspielraum, übernehmen ggf. zum ersten Mal Führungsverantwortung und treten den Auslandsaufenthalt nicht selten aus der Hoffnung heraus an, nach der Rückkehr im Heimatland schnell weiter beruflich aufzusteigen. Tatsächlich werden aber nur wenige Auslandsentsandte unmittelbar nach ihrer Rückkehr befördert. Die Mehrzahl der Rückkehrer tritt vielmehr eine Position an, die dem beruflichen Status vor der Entsendung entspricht und daher im Vergleich zur Auslandsposition als Rückschritt erlebt wird. Einige Mitarbeiter müssen sogar feststellen, dass gar keine qualifikationsangemessene Position vakant ist und sie mit zeitlich begrenzten Projekten „abgespeist" werden. Nicht zuletzt aus diesen Gründen weisen Auslandsentsandte im ersten Jahr nach der Rückkehr mit ca. 20 % eine doppelt so hohe Kündigungsrate auf wie andere Mitarbeiter (Black et al. 1999).

Schwierigkeiten bei der Reintegration kommen nicht für alle entsandten Personen völlig unerwartet (Stahl 1998). Vielmehr zählen Sorgen um die eigene berufliche Zukunft, aber auch um die berufliche Situation des Partners und die Bewältigung der Reintegration von Kindern zu den am häufigsten genannten Belastungen von Auslandsentsandten vor der Rückkehr. Derartige realistische Erwartungen können die negativen Auswirkungen des Reintegrationsschocks deutlich abschwächen: Auslandsentsandte, deren Erwartungen mit der Situation nach ihrer Rückkehr übereinstimmten, schätzen ihren Reintegrationserfolg höher ein und weisen eine höhere Zufriedenheit auf als Rückkehrer, deren überschätze Erwartungen enttäuscht wurden (vgl. Kühlmann 2004).

25.4 Auslandserfahrungen und Anpassungsstrategien

Der Auslandsaufenthalt und die damit verbundene Integration in der Gastregion konfrontieren die entsandten Personen mit zahlreichen neuartigen Anforderungen, deren erfolgreiche Bewältigung den Aufbau von zusätzlichen Fertigkeiten und Fähigkeiten erfordert. Dazu zählen zum einen regionsspezifische Kompetenzen, wie der Erwerb von Fremdsprachenkenntnissen und die Aneignung regionaler Handlungsformen, die Entsandte auch nach ihrer Rückkehr beruflich und privat nutzen können (in Verhandlungen mit Geschäftspartnern aus der Gastregion, auf Dienstreisen, im Familienurlaub usw.). Darüber hinaus erwerben Mitarbeiter im Ausland unabhängig von der jeweiligen Gastregion Fähigkeiten und Fertigkeiten, die ihnen spätere Anpassungsprozesse und damit auch die Wiedereingliederung im Heimatland erleichtern können. So verfügen viele Rückkehrer aufgrund ihrer Erfahrungen im Ausland z. B. über ein ausgeprägtes Bewusstsein für die eingeschränkte Gültigkeit von kulturellen Regeln und Normen und reagieren daher besonders flexibel und offen auf unbekannte Interaktionspartner und neuartige Situationen. Damit einher geht oft auch eine erhöhte Sensibilität für mehrdeutige und potenziell konfliktreiche Situationen und eine ausgeprägte Fähigkeit zur Selbstreflexion und Selbststeuerung, die die kurzfristige Mobilisierung und Aufrechterhaltung von zusätzlichen Ressourcen begünstigt und damit die negativen Auswirkungen von belastenden Situationen abmildern kann.

Inwiefern Rückkehrer diese Erfahrungen und Kompetenzen nutzen können, um ihren Reintegrationsprozess voranzutreiben, hängt von der individuellen Anpassungsstrategie ab. Viele Auslandsentsandte erleben nach ihrer Rückkehr, dass ihre berufliche und private Umwelt nur ein geringes Interesse für ihre Erfahrungen während des Auslandsaufenthaltes und ihre neu erworbenen Kompetenzen aufbringt. Einige Rückkehrer reagieren darauf mit einer bedingungslosen Resozialisierung: Sie ordnen sich den vorherrschenden Gegebenheiten im Heimatland unter, ohne auch nur den Versuch zu unternehmen, ihre neuen Erfahrungen und Kompetenzen einzubringen. Andere Auslandsentsandte reagieren eher aggressiv und versuchen, die im Ausland gewonnenen Erfahrungen und Kompetenzen unverändert auf die Lebens- und Arbeitssituation im Heimatland anzuwenden (Durchsetzung). Dadurch rufen sie häufig noch stärkeren Widerstand bei ihrer Umgebung hervor. Im Extremfall wird die Reintegrationssituation als so belastend und wenig erfolgversprechend erlebt, dass sich Rückkehrer zum vollständigen Rückzug und damit für einen erneuten befristeten oder dauerhaften Auslandsaufenthalt oder für den Wechsel des Unternehmens entscheiden. Letztlich profitieren Rückkehrer im Wiederanpassungsprozess nur dann von ihren neu gewonnenen Erfahrungen und Kompetenzen, wenn sie eine kritisch-konstruktive Haltung gegenüber sich selbst und der Reintegrationssituation einnehmen und versuchen, den an sie herangetragenen Anforderungen mit einer flexiblen Handlungsstrategie zu begegnen, die ihre Auslandserfahrungen mit den im Heimatland üblichen Vorgehensweisen kombiniert (Synthese).

25.5 Familiäre Einflussfaktoren der Reintegration

Die Mehrzahl der Auslandsentsandten wird von familiären Angehörigen wie Lebenspartnern und Kindern begleitet, die gleichermaßen der Integrations- und Reintegrationsproblematik ausgesetzt sind. Die Berücksichtigung der Angehörigen ist für die erfolgreiche Gestaltung der Wiedereingliederung aus zwei Gründen wichtig. Zum einen können sie eine wichtige Ressource für die Bewältigung von Anpassungsproblemen durch die „eigentlichen" Rückkehrer darstellen, indem sie z. B. emotionale Unterstützung und praktische Hilfestellungen leisten. Zum anderen durchlaufen Angehörige selbst einen Prozess der Wiedereingliederung im Heimatland, der bei ihnen Irritation und Unzufriedenheit hervorrufen und dadurch eine umfassende Reintegration aller Beteiligten erschweren kann. Empirische Befunde verdeutlichen die wechselseitige Beeinflussung der Wiederanpassung von Rückkehrern und ihren Lebenspartnern: Gelingt dem entsandten Mitarbeiter eine gute Anpassung an die veränderten Umstände, begünstigt dies eine erfolgreiche Eingliederung des Lebenspartners (und umgekehrt). Misslingt die Reintegration jedoch, erlebt auch der Lebenspartner häufig schwerwiegende Reintegrationsprobleme. Für den Reintegrationserfolg erwachsener Angehöriger erweist sich insbesondere die berufliche Wiedereingliederung als zentrale Herausforderung. So berichtet die Mehrzahl der mitgereisten Lebenspartner von Problemen bei der Wiederaufnahme einer Erwerbstätigkeit nach der Rückkehr. Viele Angehörige erhalten während des Auslandsaufenthalts keine umfassende Arbeitserlaubnis oder können aus anderen Gründen keiner geregelten Berufstätigkeit nachgehen. Als Folge haben sie nach der Rückkehr oftmals große Schwierigkeiten, eine angemessene Stelle zu finden. Obwohl die Bedeutung der erfolgreichen beruflichen Reintegration von mitgereisten Angehörigen für die reibungslose Wiedereingliederung von entsandten Mitarbeitern vielfach diskutiert wurde, bieten nur 2–15 % der entsendenden Organisationen den Lebenspartnern nach der Rückkehr aktive Unterstützung bei der Stellensuche an (vgl. Szkudlarek 2009).

Die Reintegration der Kinder von Entsandten wurde bislang relativ wenig untersucht. Die wenigen vorliegenden Studien beschäftigen sich vorrangig mit sog. Third Culture Kids, also Kindern oder Jugendlichen, die in einer anderen Kultur als ihre Eltern aufgewachsen sind bzw. die während ihrer Kindheit und frühen Jugend oft in unterschiedlichen Kulturen gelebt haben. Third Culture Kids sind dementsprechend einem wiederholten Wechsel des kulturellen Bezugsfeldes ausgesetzt, was die Entwicklung der eigenen kulturellen Identität nachhaltig erschwert. Wenn die Lebensumgebungen wechseln, kommt es dann häufig zu schwerwiegenden Problemen: Die Kinder erscheinen nach einer Rückkehr als besonders angstvoll, depressiv oder einsam und es fällt ihnen schwer, neue Freundschaften einzugehen (s. auch Fallbeispiel Kap. 12.3).

25.6 Organisationale Reintegrationsmaßnahmen

Um eine Auslandsentsendung als gewinnbringenden Einsatz sowohl für die Entsandten als auch für das Unternehmen zu gestalten, bedarf es umfassender Maßnahmen in allen Phasen des Vorgangs, auch im Vorfeld der eigentlichen Rekrutierung und Entsendung von Mitarbeitern (Tabelle 25.2, nach Jassawalla et al. 2004; Kühlmann 2004). Die Maßnahmen beschränken sich dabei nicht nur auf das berufliche, sondern auch auf das private Umfeld der Entsandten.

Die genannten Reintegrationsmaßnahmen sollten von dem entsendenden Unternehmen verstärkt in den Entsendungsphasen integriert werden, da Studien

Tabelle 25.2: Berufliche und private Reintegrationsmaßnahmen

Zeitpunkt	Maßnahmen
Beruflich	
Vor der Entsendung - allgemein	■ Planung einer minimal notwendigen Entsendungsdauer ■ Auswahl älterer bzw. erfahrener Mitarbeiter ■ Vorlage formaler Entsendungsrichtlinien
Vor der Entsendung - individuell	■ Kriterienfestlegung für Leistungsevaluation nach Rückkehr ■ Rollenklarheit ■ Karriereberatung ■ Zuteilung eines Mentors/Sponsors im Heimatunternehmen
Während der Entsendung	■ Regelmäßige fachliche Weiterbildung ■ Kommunikation eines klaren Konzepts für die Weiterbeschäftigung ■ Regelmäßiger Informationsaustausch mit und Besuch im Heimatunternehmen
Während der Rückkehr	■ Briefing der Kollegen im Heimatunternehmen ■ intensiver Austausch mit Heimatunternehmen/Mentor
Nach der Rückkehr	■ Statuserhalt der Position ■ Wertschätzung, Einbezug der mitgebrachten Erfahrungen ■ Unterstützung durch den Mentor ■ Training für den Transfer
Privat	
Während der Entsendung	■ Heimatflüge anbieten zum Verbesserung des sozialen Anschlusses
Während der Rückkehr	■ Umzugshilfen (z.B. Relocation Services) ■ Leitfäden/Checklisten ■ Rückkehrernetzwerke (Adresslisten)
Nach der Rückkehr	■ Unterstützung bei Stellensuche für den Partner ■ Unterstützung der Suche nach Betreuungsplätzen für die Kinder ■ Wiedereingliederungsseminare (nicht vor 2 Monaten nach Rückkehr) ■ Informationen über lokale kulturelle Aktivitäten (Vereine, etc.)

belegen konnten, dass eine Reduzierung der Risikofaktoren eine erfolgreiche Wiedereingliederung begünstigt. Dabei bezieht sich der Erfolg auf die Sicherung im Hinblick auf die Arbeitszufriedenheit und Arbeitsleistung der Rückkehrer und die Unterstützung des psychischen Wohlbefindens der Entsandten (Gregersen u. Stroh 1997). Bedenkt man, dass Auslandsentsendung für die entsendenden Unternehmen mit hohen direkten und indirekten Kosten verbunden sind, und viele Rückkehrer aus Unzufriedenheit über die berufliche Reintegration und dem damit einhergehenden Verlust an Commitment das Unternehmen verlassen, wäre das Implementieren dieser Reintegrationsmaßnahmen als festen Standard angeraten und mehr als Investition zu betrachten. Einer erfolgreichen Wiedereingliederung liegt eine vorzeitig einsetzende und klar strukturierte Kombination aus umfassenden Maßnahmen zugrunde.

Weiterführende Literatur

1 Black JS, Gregersen HB, Mendenhall ME, Stroh LK: Globalizing People through international assignments. Addison-Wesley: Reading, 1999.
2 Gregersen HB, Stroh LK: Coming home to the arctic cold: Antecedents to Finnish expatriates and spouse repatriation adjustment. Personnel Psychology 1997; 50: 635–648.
3 Jassawalla A, Connolly T, Slojkowski L: Issues of effective repatriation: A model and managerial implications. SAM Advanced Management Journal 2004; 96: 2.
4 Kühlmann TM: Auslandseinsatz von Mitarbeitern. Göttingen: Hogrefe, 2004.
5 Stahl GK: Internationaler Einsatz von Führungskräften. München: Oldenbourg, 1998.
6 Szkudlarek B: Reentry – A review of the literature. International Journal of Intercultural Relations, 2009 (Doi:10.1016/j.ijintrel.2009.06.006).

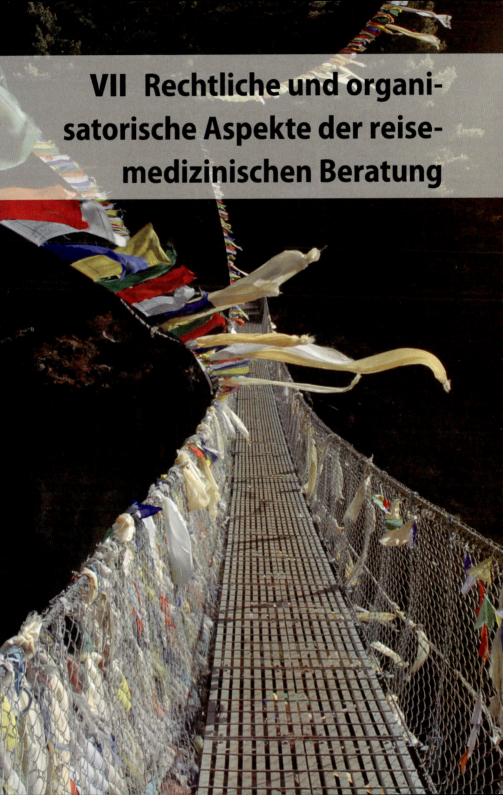

VII Rechtliche und organisatorische Aspekte der reisemedizinischen Beratung

Motiv der Vorderseite:
Die „Hillary-Bridge" (Solo Khumbu, Nepal). Foto: T. Küpper

26 Ärztliche Qualifikation

N. Krappitz

26.1 „Reisemedizinische Gesundheitsberatung"

Seit Ende 2004 existiert in Deutschland eine Regelung für die ärztliche Qualifikation in der präventiven Reisemedizin. Deren Grundlage bildet eine 32-stündige Fortbildung, zu der ein Curriculum veröffentlicht wurde. Die abgeschlossene Fortbildung ermöglicht die Ankündigung „Reisemedizinische Gesundheitsberatung". Damit erwirbt der Reisemediziner einen informellen Vorteil vor anderen, nicht offiziell qualifizierten Ärzten.

Die Umsetzung der Vorgaben der Bundesärztekammer ist Sache der Landesärztekammern. Leider ergeben sich in praxi hierbei von Bundesland zu Bundesland unterschiedliche Vorgehensweisen. Teils sind die Weiterbildungs-, teils die Fortbildungsabteilungen zuständig. Zudem ist eine Qualifikation in etlichen Landesärztekammern aber noch nicht formell installiert. Zurzeit bestehen verbindliche Regelungen in Berlin, Nordrhein, Sachsen, Thüringen und Westfalen-Lippe.

Die Ankündigung reisemedizinischer Leistungen über Stempel, Briefkopf, Praxisschild, Internet etc. stellt einen erheblichen Vorteil dar, für den Reisenden wie für den Arzt. Voraussetzung ist die Umsetzung nach der Berufsordnung. Danach kann zum einen eine nach öffentlich-rechtlichen Vorschriften vergebene Qualifikation angekündigt werden. Der Reisende kann sich also orientieren, welcher Arzt mit den nötigen Grundkenntnissen ausgestattet ist (s. Inhalte des Curriculums). Zum anderen sind Anbieter, die eine Qualifikation nicht nachweisen können, nicht berechtigt, Reisemedizinische Leistungen anzukündigen. Mitglieder von Landesärztekammern, die eine förmliche Qualifikation noch nicht installiert haben, können üblicherweise reisemedizinische Leistungen als Tätigkeitsschwerpunkt ankündigen.

Das Curriculum Reisemedizinische Gesundheitsberatung wurde über die Landesärztekammer Westfalen-Lippe der Bundesärztekammer vorgelegt und mit dieser beraten und konzipiert. Inhaltlich identisch, wenn auch in der Struktur verändert, wurde dieses Curriculum (http://www.bundesaerztekammer.de/downloads/Cur-Reisemedizin.pdf) vom Vorstand der Bundesärztekammer angenommen. Die Originalversion zeigt Tabelle 26.1.

Das Curriculum wurde nach didaktischen und organisatorischen Kriterien erstellt. Im Wesentlichen vermittelt es die Inhalte präventiv-reisemedizinischer Beratung. Es beschreibt relevante Reiserisiken und die diesen zugeordnete mögliche Prävention. Dabei kommen sowohl infektiöse wie nichtinfektiöse Risiken zur Sprache. Zukünftige Korrekturen sind dabei erforderlich. So erscheint es unangemessen, etwa die Tauchmedizin in der Reisemedizin vom Stundenplan her geringer einzustufen

Tabelle 26.1: Curriculum „Reisemedizinische Gesundheitsberatung" der Arbeitsgruppe Reisemedizin

	Abschnitt A – Grundlagen	4 Stunden
1.1	Definitionen und Statistiken	1
1.2	Geomedizinische Faktoren	1
1.3	Impfgrundlagen	1
1.4	Rechtsfragen	1
	Abschnitt B – Reiserisiken und deren Prävention	**16 Stunden**
2	Impfpräventable Infektionskrankheiten	4
2.1	Erkrankungen mit weltweiter Bedeutung innerhalb der STIKO-Empfehlungen	
2.2	Häufige globale impfpräventable Erkrankungen	
2.3	Weitere globale impfpräventable Erkrankungen	
2.4	Impfpräventable Erkrankungen mit regionaler oder geringer Bedeutung	
3	Nahrungsmittelübertragene Infektionskrankheiten	2
3.1	Erkrankungen mit intestinaler Manifestation	
3.2	Erkrankungen mit extraintestinaler Manifestation	
3.3	Generelle Prophylaxeempfehlungen	
3.4	Selbstbehandlung	
4	Malaria	2
4.1	Statistik, Resistenz- und Risikogebiete	
4.2	Erreger und Krankheitsverlauf	
4.3	Vektor und Vektorkontrolle	
4.4	Medikamentöse Prophylaxe und Notfallbehandlung	
5	Weitere Infektionskrankheiten mit reisemedizinischer Bedeutung	3
5.1	Vektorübertragene Infektionskrankheiten	
5.2	Reiseassoziierte Atemwegsinfektionen	
5.3	Sexuell übertragene Infektionskrankheiten	
5.4	Durch Hautkontakt erworbene Infektionskrankheiten	
5.5	Regional bedeutsame weitere Infektionskrankheiten	
6	Umweltrisiken	1
6.1	Pflanzen	
6.2	Tiere	
6.3	Wasser	

Tabelle 26.1: *Fortsetzung*

6	Umweltrisiken *(Fortsetzung)*	
6.4	Nahrung	
6.5	Luft	
6.6	Strahlung	
7	Transportmittelbezogene Risiken	2
7.1	Straßenverkehr	
7.2	Luftfahrt	
7.3	Schifffahrt	
7.4	Schienenverkehr und sonstige Transportmittel	
8	Risiken spezieller Reiseaktivitäten	2
8.1	Tauchen	
8.2	Höhenaufenthalte	
8.3	Weitere Reiseaktivitäten	
8.4	Langzeitaufenthalt	
8.5	Medizinische Behandlung im Ausland	
Abschnitt C – Konstitutionelle Faktoren und präexistente Gesundheitsstörungen		**4 Stunden**
9.1	Frauen, Kinder, Senioren	1
9.2	Neurologie und Psychiatrie, Sinnesorgane und Haut	1
9.3	Kardiale, respiratorische, gastrointestinale und Nierenerkrankungen	1
9.4	Stoffwechsel, Bewegungsapparat, Immunschwäche und Tumorerkrankungen	1
Abschnitt D – Geomedizin		**4 Stunden**
10.1	Europa und Mittelmeerraum	1
10.2	Amerika	1
10.3	Afrika	1
10.4	Asien, Australien, Ozeanien	1
Abschnitt E – Management		**4 Stunden**
11.1	Durchführung der Reisemedizinischen Gesundheitsberatung	1
11.2	Beratungsbeispiel	1
11.3	Betreuung während und nach der Reise, Kasuistiken	1
11.4	Reiserückkehrererkrankungen, Leitlinien zur Differenzialdiagnostik	1

als die Malaria. Derzeit ist jährlich mit nur noch einzelnen Todesfällen an Malaria bei deutschen Reisenden zu rechnen, aber größenordnungsmäßig etwa 50 letalen Ereignissen beim Urlaubstauchen.

Die Inhalte des Curriculums werden im Wesentlichen durch vorhandene Kenntnisse von Risiken auf Reisen bestimmt. Es liegt auf der Hand, dass dort, wo unser Wissen hierzu unvollständig ist, Unsicherheiten bei der Risikobewertung bestehen. Zum Beispiel fehlt es an weltweiten Inzidenzdaten beim Typhus, wohingegen etwa die Prävalenz von HIV recht gut beschrieben wird. Wenig ist bekannt über Unfallzahlen bei deutschen Reisenden. Statistiken der WHO zu Gefährdungen im Straßenverkehr (s. World Report on Road Traffic Injury Prevention 2010) vermitteln nur grob das regionale Unfallrisiko, können aber zur Orientierung herangezogen werden.

Eine reisemedizinische Gesundheitsberatung unterscheidet sich von jeder anderen kurativen ärztlichen Behandlung dadurch, dass in der Regel Gesunde betreut werden. Daher empfiehlt sich eine andere Terminologie. Es hat sich als sinnvoll erwiesen, diese Personengruppe nicht als Patienten anzusehen, sondern ihnen den Terminus „der Reisende" zuzuordnen, um ein anderes geartetes Behandlungsverhältnis auszudrücken.

Selbstverständlich gibt es auch in der präventiven Reisemedizin Patienten, wenn also ein Reisender durch eine chronische oder akute Vorerkrankung sowie durch konstitutionelle Faktoren besonderer Berücksichtigung bedarf. Solche kann darin bestehen, dass die Risiken einer Reise anders, meist höher, zu gewichten sind. Vielfach ergeben sich Modifikationen der sonst üblichen Prophylaxemaßnahmen, sei es, dass ein Asthmatiker auf besondere Risiken beim Tauchen hingewiesen und einer ergänzenden Tauglichkeitsuntersuchung unterzogen wird oder dass einem Patienten mit hirnorganischen Anfällen vorteilhafterweise eine Malariaprophylaxe mit Doxycyclin angeboten wird.

Reisemedizinische Gesundheitsberatung fällt in den Bereich der Fortbildung. Somit haben die Landesärztekammern eine Mitverantwortung für ein angemessenes Angebot an entsprechenden Schulungen. Es sind aber eher private Anbieter, die dieser Aufgabe nachkommen. Immer jedoch empfiehlt es sich, die jeweiligen Fortresp. Weiterbildungsabteilungen zu kontaktieren. Nur so kann die Anerkennung für den einzelnen Teilnehmer gewährleistet werden.

Es stellt sich die Frage, ob die Qualifikation „Reisemedizinische Gesundheitsberatung" zwingend erforderlich ist, um Prävention auf Reisen durchführen zu können. Diese Frage ist berufsrechtlich nicht explizit geregelt. Daher kann derzeit davon ausgegangen werden, dass jeder Arzt hierzu berechtigt ist. Er sollte sich aber an den inhaltlichen Vorgaben orientieren, die über das Curriculum der Bundesärztekammer vorgegeben sind. Strukturell etwas günstiger ist das in Tabelle 26.1 dargestellte Curriculum. Darin werden reiseassoziierte Risiken insofern übersichtlicher dargestellt, als diese nach Präventionsprinzipien geordnet sind. Nachvollziehbarer Weise ist es nicht erforderlich, im Rahmen der Nahrungsmittelprophylaxe sämtliche denkbaren Infektionskrankheiten darzustellen, wenn für alle im Grundsatz das gleiche Prophylaxeprinzip gilt.

Ob reisemedizinische Vorsorge auch von Nichtmedizinern angeboten werden darf, sollte gründlich hinterfragt werden. Allein die Tatsache, dass für die Umsetzung von Präventivmaßnahmen oberflächliche Empfehlungen nicht ausreichen, sondern immer der Gesundheitsstatus des Reisenden erhoben werden muss, grenzt den Aufgabenbereich auf Mediziner ein. Hilfestellungen im Vorfeld der Beratung sind ohne Zweifel gut und richtig, sie allein können aber ohne das medizinische Gesamtwissen um den Reisenden leicht zu riskanten Fehleinschätzungen und nicht zuletzt unnötigen Kosten führen. Dabei ist immer auch der haftungsrechtliche Aspekt von Belang.

26.2 „Reisemedizin"

Während der Terminus reisemedizinische Gesundheitsberatung als Synonym für die Prävention von Reiserisiken reserviert ist, stellt „Reisemedizin" den Oberbegriff für alle ärztlichen Maßnahmen bei Reisenden dar. Hierzu zählen neben der Vorsorge die reisebegleitende wie die nachsorgende Betreuung, eingeschlossen die Behandlung aller während und nach einer Reise auftretenden Erkrankungen. Dazu gehören auch Akquise reiserelevanter epidemiologischer Daten sowie Forschung und Lehre in der Reisemedizin. Gerade für Letztere fehlt es noch weithin an universitären und nichtuniversitären Einrichtungen.

Der Anteil der reisenden Bevölkerung ist enorm. Allein in Bezug auf die Urlaubssituation liegt er bei drei Vierteln. Bekanntermaßen entwickelt ein großer Teil auf Reisen Symptome einer Erkrankung. Trotz dieses bekannten Sachverhaltes konnte bisher keine Weiterbildungsqualifikation etabliert werden. Vergleicht man die Situation mit der Arbeitsmedizin, so erschließt sich der Mangel sofort. Für diese ist eine Weiterbildung etabliert, obwohl die Zahl der zu Betreuenden deutlich geringer sein dürfte als in Bezug auf reisebezogene Problemfelder.

Letztlich bedarf es weiterer Anstrengungen in der Ärzteschaft und zwar sowohl innerhalb der Ärztekammern als auch in universitären und privat geführten Einrichtungen. Dabei müssen bisherige Entwicklungen beachtet werden. Einzelne Versuche privater und berufspolitischer Akteure, hier Alternativen zu schaffen verdienen Respekt, gehen letztlich aber am Ziel vorbei, wenn berufsrechtliche Verbindlichkeit und bundesweite Einheitlichkeit fehlen. Entscheidend sind aber all solche Anstrengungen, die es in der Praxis ermöglichen, angemessene Konzepte zur Prävention, Notfallselbstbehandlung, Diagnostik und Therapie zu entwickeln. Solches ist in beispielhafter Weise bereits für die Prophylaxe und Therapie der Malaria erfolgt, wie dies in den Empfehlungen zur Malariavorbeugung zum Ausdruck kommt.

Leider sind etliche Ärztekammern dem Thema gegenüber noch nicht weit genug aufgeschlossen. Vielfach orientiert man sich hier an der überkommenen Vorstellung, Reisemedizin sei durch die Tropenmedizin abgedeckt. Dem ist nicht so. Das hat auch der Ärztetag 2003 festgestellt und beschlossen, die Reisemedizin als ein eigenständiges Fach zu bewahren. Immerhin folgte daraus konsequenterweise der Entschluss, reisemedizinische Gesundheitsberatung als curriculäre Fortbildung einzuführen. Aus reisemedizinischer Sicht ist in logischer Konsequenz das Weitere zu regeln. Dazu bedarf es kompetenter, wirtschaftlich unabhängiger und fachübergreifender Einrichtungen, in denen zunächst das Augenmerk auf die Erfassung reiseassoziierter Risiken zu legen ist. Nur auf der Basis definierter und auch statistisch zuordnungsfähiger Risiken kann eine anwendungsorientierte Reisemedizin geschaffen werden.

Die Zuordnung von reiseassoziierten Symptomen in diagnostischer und therapeutischer Hinsicht ist oftmals problematisch. Zum einen scheint es, dass Behandlungen im Reiseland, je nach medizinischer Ausstattung, medizinisch-fachlich mitunter insuffizient sind. So entsteht immer wieder der Eindruck, dass großzügig Malariadiagnosen gestellt werden und Behandlungen erfolgen, ohne dass die Erkrankung tatsächlich erwiesen war. Nicht zuletzt spielt dabei auch die Motivation des Reisenden mit, dass lieber eine schnelle und damit abgeschlossene Episode stattgefunden haben sollte anstelle einer gründlichen Überwachung mit angemessenen Kontrolluntersuchungen. Auch sprachliche Defizite tragen das Ihrige dazu bei. Reisende sind nach der Rückkehr zwar meist imstande, ihre Beschwerden zu schildern. Was an diagnostischen und therapeutischen Maßnahmen erfolgt war, ist nicht selten weder erinnerlich noch über einen ärztlichen Bericht nachvollziehbar. Einzig die Rechnung offenbart hier und da etwas über die gedanklichen Ansätze des Behandlers.

Hinsichtlich Erkrankungen bei Reiserückkehrern ergibt sich nicht selten eine überzogene Angst vor gravierenden Infektionskrankheiten, die häufig ja bereits über die im Allgemeinen kurze Inkubationszeit etwa bei viralen hämorrhagischen Fiebern ausgeschlossen werden können. Dass die banale Bronchitis oder die Reisediarrhoe wesentlich häufiger anzutreffen sind, wird dabei oftmals übersehen. Daraus folgert, dass jede Behandlung nach einer Reise zur Abklärung von Symptomen oder für einen gewünschten Check-up immer eine vollständige Anamnese, und zwar nicht nur für die Reisezeit, klinische Untersuchung und vorrangig allgemein ausgerichtete Differenzialdiagnostik verlangt. Wesentlich ist im Einzelfall die rechtzeitige Einbeziehung von Fachkollegen, je nach Weiterbildungsstand des Arztes.

26.3 Gelbfieberimpfstelle

Die Durchführung einer Gelbfieberimpfung ist nach internationalem Recht geregelt, das durch das Gesetz zu den Internationalen Gesundheitsvorschriften (2005) vom 20.07.2007 (IGV) Eingang in deutsches Recht gefunden hat. Grundlage hierfür sind die International Health Regulations vom 23.05.2005.

Die bestehende Regelung macht Sinn, weil ein gültiges Gelbfieberimpfzertifikat teilweise als Einreisevoraussetzung zum Tragen kommt. Insofern ist nachvollziehbar, dass staatlichen Institutionen eine Aufsichtspflicht zukommt. Unverständlich ist allerdings, dass Gelbfieberimpfstellen häufig bei Ämtern und anderen Stellen eingerichtet wurden, ohne dass diese über eine Gesamtkompetenz im Sinne der Reisemedizinischen Gesundheitsberatung verfügen. Zum anderen fehlt diesen häufig eine kassenärztliche Zulassung. Daher kommt es vor, dass der Reisende nach Erhalt seiner Gelbfieberimpfung zur Durchführung von Impfungen, die, wie Tetanus, Diphtherie oder FSME, oftmals Bestandteil von GKV-Leistungen sind, an den Hausarzt verwiesen wird und weiterer Zeit- und Organisationsaufwand entsteht. Gerade in der Prävention aber muss ein Servicekonzept etabliert werden, wenn die vielfältigen Leistungen für den Reisenden akzeptabel gestaltet und dann auch tatsächlich erbracht werden sollen.

Wünschenswert wäre es daher, dass jeder qualifizierte Reisemediziner zugleich mit der Berechtigung zur Durchführung der Gelbfieberimpfung ausgestattet wird. Wenn dieser dann noch Kassenarzt ist, kann der Reisende immer aus einer Hand versorgt werden. In Deutschland obliegt die Vergabe von Gelbfieberimpfstellen der jeweiligen Landesgesundheitsbehörde. Damit existieren von Bundesland zu Bundesland verschiedene Regelungen. Daher klingt es hoffnungsvoll, wenn aus dem Bundesgesundheitsministerium Anstrengungen kommen, eine Vereinheitlichung zu erreichen.

Gelbfieberimpfstellen sind per Arzneimittelgesetz (Stand 19.10.2012) § 47 (1) 3a berechtigt, Impfstoff direkt vom Hersteller zu beziehen. Grundsätzlich erleichtert eine Impfstoffbevorratung beim Reisemediziner den Ablauf enorm, weil zusätzliche Transportwege und Zeitverlust entfallen und so der bereits zitierte Serviceaspekt zum Vorteil des Reisenden berücksichtigt wird. Leider wird nach gegenwärtiger Regelung durch die GOÄ der Aufwand, den der Arzt für Beschaffung, Lagerung und Bestandskontrolle zu treiben hat, nicht angemessen berücksichtigt. Daher muss im Einzelfall entschieden werden, welche die richtige Vorgehensweise ist. Es bleibt zu hoffen, dass eine Novellierung der GOÄ hier zu Verbesserungen führen wird.

Eine Gelbfieberimpfstelle muss über gültige Internationale Impfausweise verfügen. Solche werden von einschlägigen Quellen hergestellt und kostengünstig vertrieben. Die WHO hat mit den IHR 2005 ein neues Impfdokument eingeführt, was in der Konsequenz bedeutet, dass fast regelhaft ältere Impfausweise nicht mehr verwendet werden dürfen. Wünschenswert wäre dabei, wenn alle Impfstellen, auch diejenigen, die keine Gelbfieberimpfungen durchführen, dieses neue Dokument verwenden würden, weil sonst spätestens bei der Gelbfieberimpfung ein zweites ausgehändigt werden wird.

Das Impfzertifikat ist ab dem 10. Tag nach der Impfung für 10 Jahre gültig und nach einer Wiederimpfung sofort, ggf. muss dann der Impfling darauf hingewiesen werden, dass das alte Impfdokument mitgeführt wird. Nicht selten wird uns zugemutet, ein früheres Datum einzutragen, weil der Impfling zu spät kommt. Es bedarf keiner Erläuterung, dass solches neben juristischen („Falschausstellung einer Urkunde" – ein Straftatbestand!) auch gesundheitliche Risiken aufwirft und daher zu unterlassen ist.

Inhaber einer Gelbfieberimpfstelle sollten über geeignete Textbausteine für den Fall, dass ein Gelbfieberimpfbefreiungszeugnis auszustellen ist, verfügen. Indikationseinschränkungen für die Durchführung von Gelbfieberimpfungen stellen akute, schwere, fieberhafte Erkrankungen dar, das Lebensalter, Überempfindlichkeitsreaktionen gegen Eier, Hühnereiweiße oder einen der sonstigen Bestandteile des Impfstoffs, schwerwiegende Überempfindlichkeitsreaktionen nach einer früheren Gabe eines Gelbfieberimpfstoffs, Immunsuppression, kongenital oder idiopathisch, oder unter Behandlung mit Kortikoiden sowie nach Bestrahlung oder Behandlung mit Zytostatika. Ein Sonderfall ist bei Dysfunktion des Thymus gegeben, weiterhin muss eine evtl. HIV-Infektion berücksichtigt werden.

Kinder unter 6 Monaten dürfen gar nicht, unter 9 Monaten nur unter besonderen Umständen geimpft werden, dann ist auch das höhere Risiko impfassoziierter neuro- und viszerotroper Nebenwirkungen zu beachten. Personen im Alter von über 60 Jahren erhalten die Impfung nur, wenn ein tatsächliches Risiko besteht. Die alleinige Einreisevorschrift ist keine ausreichende medizinische Indikation. Ohne dass ein Gebiet mit Übertragungsrisiko bereist wird, sollte keine Impfung erfolgen und ein Impfbefreiungszeugnis ausgestellt werden.

HIV-Infektion bei nachgewiesener verminderter Immunfunktion stellt eine Kontraindikation dar. Allerdings liegen derzeit keine ausreichenden Daten vor, um die immunologischen Parameter festzulegen, die eine Unterscheidung zwischen den Personen ermöglichen, die ohne Gefährdung geimpft werden können und eine schützende Immunantwort ausbilden, und den Personen, die durch die Impfung gefährdet wären. Immerhin ist die frühere Festlegung auf einen Grenzwert von 200 CD4-Zellen/µl (besser: 350/µl) weiterhin im Gespräch.

Die systemische Gabe von Kortikosteroiden in einer höheren als der Standarddosierung, Bestrahlungen und Chemotherapien mit Zytostatika stellen ebenfalls Einschränkungen dar und bedürfen spezieller Vorgehensweisen. Alle genannten Situationen erhöhen das Risiko von Nebenwirkungen.

26.4 Aktualisierung der Kenntnisse und Informationen

Wie kaum ein anderes Gebiet der Medizin verlangt reisemedizinische Präventionsarbeit nach regelmäßiger Aktualisierung unserer Wissensgrundlagen. Dies ergibt sich aus der Vielfalt der Themen, die in der Vorsorge angesprochen werden, und noch mehr aufgrund der weltweit umfangreichen Reiseziele, deren spezifische Gegebenheiten einem ständigen Wandel unterliegen. Dabei sind Änderungen der infektiologischen Risiken insoweit von Belang, als diese, nicht zuletzt reisebedingt, innerhalb kurzer Zeit erhebliche Änderungen erfahren können. Solch ein Beispiel stellt die Chikungunya-Epidemie in Italien dar, ebenso die Einschleppung des West-Nil-Fiebers in die USA oder die plötzliche Aggravation von Hepatitis-A-Infektionen in Osteuropa im Jahre 2008.

Weitere Gründe für ständigen Wandel ergeben sich aber auch aufgrund methodischer Änderungen, so etwa einer verbesserten Surveillance (z. B. die Einführung des European Influenza Surveillance Networks) bzw. intensivierter Literaturinformation (z. B. von Süss im Epidemiologischen Bulletin 16/2005 in Bezug auf das Vorkommen der FSME in Europa und Asien). Erst durch derartige Quellen wird es dem Reisemediziner ermöglicht, eine genauere Risikobewertung durchzuführen.

Zwar ist eine förmliche, von den Ärztekammern kontrollierte Aktualisierung unseres Wissens nicht detailliert vorgegeben, dennoch muss als Mindestforderung eine einmal jährliche Wissensauffrischung in Kursform für notwendig erachtet werden. Zusätzlich zu solcher Fortbildung, in der praxisnahe Beispiele durchgesprochen werden, bleibt die Aktualisierung über Literatur und andere Quellen. Dabei mag es zweckmäßig erscheinen, nicht alles, was vermittelt wird, unmittelbar aufzunehmen und abzuspeichern. Wichtiger ist die Kenntnis, was wo zu finden ist, um im Einzelfall dort nachzuschlagen, wo das Erforderliche steht. In diesem Zusammenhang tut man gut daran, sich über die Frequenz, mit der Aktualisierungen durchgeführt werden, zu informieren. Beispielsweise wird der WHO-Text International Travel and Health etwa jährlich neu herausgegeben, hingegen werden die neuen Daten im European Influenza Surveillance Network wöchentlich, immer am Freitag, aktualisiert. Es liegt auf der Hand, dass Internetzugänge gegenüber Print- und Versandmedien erhebliche Vorteile bieten. Es empfiehlt sich jedoch, möglichst Primärquellen zu verwenden. Aufbereitete Materialien, häufig von kommerziellen Unternehmen, sind dabei eher zweitrangig. Einige wertvolle Beispiele sollen im Folgenden genannt werden.

Unter www.diplo.de erreicht man die Reise- und Sicherheitshinweise des Auswärtigen Amtes. Hier finden sich zu nichtinfektiösen Risiken sehr gute Informationen, immerhin steht ja die deutsche Zentrale mit sämtlichen Botschaften in engem Kontakt. Die Angaben dürften im Allgemeinen hochaktuell sein. Für infektiöse Risiken bieten sich eher andere Quellen an, auf der homepage der Weltgesundheitsorganisation finden sich gleich mehrere von Belang. Unter www.who.int/ith erreicht man die Länderhinweise zu Gelbfieber und Malaria. Insbesondere zum Erstgenannten vermittelt dieser link gewissermaßen die offiziellen Angaben. Sie können aber durchaus aufgrund kurzfristiger Änderungen vonseiten eines Mitgliedstaates einmal zu korrigieren sein. Dies zu erfahren, ist oftmals Glückssache, im Zweifelsfall sollte die entsprechende Botschaft des Landes in Berlin kontaktiert werden.

Zur Malaria bieten die bereits angesprochenen Seiten der DTG für die meisten Reisen unter www.dtg.org/laender.html die ideale Beratungsgrundlage. Sie stellen das Malariarisiko sehr differenziert dar, sowohl was regionale Untergliederungen, Höhenlagen als auch jahreszeitliche Zuordnung anbetrifft. Auch sehr hilfreich sind die Angaben der Centers for Disease Control, etwa unter http://www.cdc.gov/malaria/risk_map/. Hier genügt die Eingabe einer Destination, wodurch sich eine Seite mit der entsprechenden Karte mitsamt Risikobewertung öffnet. Dies dauert mitunter etwas länger. Speziell an deutschsprachige Ärzte wenden sich die ständig aktualisierten Seiten www.reisemed-experten.de und www.impf-experten.de.

Zu einigen infektiösen Risiken finden sich vielfältige Quellen seitens der WHO. Über Countries und Immunization Profile finden sich aktuelle Statistikdaten zum Vorkommen wichtiger (aber nicht aller) impfpräventabler Erkrankungen. Ebenso sind Angaben zur HIV-Prävalenz und zum Tuberkulosevorkommen verfügbar. Eine interessante Quelle stellt www.promedmail.org dar. Hier finden sich verschiedene aktuelle Detailinformationen in Form von aufbereiteten Tagesinformationen aus allen Ländern. Diese Einzelberichte ergänzen gewissermaßen das systematische Spektrum der bisher genannten Internetseiten.

Über das Vorkommen der saisonalen Influenza wird für die europäischen Länder sehr differenziert und hochaktuell berichtet, jeweils mit Angaben der Erregerspezies bei wöchentlicher Aktualisierung unter www.ecdc.eu (European Influenza Surveillance Network, EISN). Jeweils am Freitagmittag werden die Daten der vergangenen Woche ins Netz gestellt.

Eine Übersicht im Alltag hilfreicher Adressen findet sich in Tabelle 26.2. Allen ist gemeinsam, dass sie frei zugänglich sind. Soweit bekannt, sind diese als unabhängig von wirtschaftlichen Interessen Dritter anzusehen. In den meisten Fällen stammen sie von offiziellen Dienststellen.

Tabelle 26.2: Wichtige Informationsquellen zu aktuellen Reiserisiken

Informationsquelle	Internetadresse
Auswärtiges Amt	www.diplo.de
– Sicherheitshinweise	www.auswaertiges-amt.de/diplo/de/Laender Reiseinformationen.jsp
Centers for Disease Control and Prevention	www.cdc.gov
– Diseases and Conditions	www.cdc.gov/DiseasesConditions/
– Travellers Health	wwwn.cdc.gov/travel/default.aspx
– Yellow Book	wwwn.cdc.gov/travel/contentYellowBook.aspx
– Länderinfos	wwwn.cdc.gov/travel/destinationList.aspx
DTG	www.dtg.org
– Länderinfos Malaria	dtg.org/laender.html
Rote Liste® Service GmbH	www.fachinfo.de (Fachinformationen)
European Centre for Disease Prevention and Control	http://www.ecdc.europa.eu
– Health Topics	http://www.ecdc.europa.eu/en/healthtopics/Pages/AZIndex.aspx
– Länderinfos Influenza EU	www.eiss.org/index.cgi
International Association for Medical Assistance to Travellers	www.iamat.org (Länderinfos ärztliche Behandlung)
International Society for Infectious Diseases	www.isid.org/
– ProMed, Aktuelles	www.promedmail.org
Reisemed-Experten	www.reisemed-experten.de, www.impf-experten.de
RKI	www.rki.de
– Infektionskrankheiten	http://www.rki.de/DE/Content/InfAZ/InfAZ_node.html
WHO	www.who.int
– International Travel and Health	who.int/ith
– Länderinfos Gelbfieber, Malaria	www.who.int/ith/countries/en/index/html
– Vaccine Preventable Diseases Monitoring System	www.who.int/vaccines/globalsummary/immunization/countryprofileselect/cfm
– Health Topics	www.who.int/topics/en/
– Länderinfos	www.who.int/countries/en/

27 Vertragspartner und Kostenübernahme

N. Krappitz

In der reisemedizinischen Prävention bestehen völlig andere Vertragsverhältnisse als in der kurativen Medizin. Dies gilt für gesetzlich Krankenversicherte wie für Privatpatienten. Der Kostenumfang bestimmt sich wesentlich aus dem jeweils vom Reisenden oder seinem Auftraggeber gewünschten Umfang an Leistungen.

Zwischen einer Gelbfieberimpfung und einer umfangreichen Betreuung anlässlich eines Langzeitaufenthaltes mit etlichen Reiseaktivitäten vor Ort ergibt sich ein deutlich größerer Zeit- und Organisationsaufwand. Um auch aufwändige Reiseprävention ohne informelles und organisatorisches Durcheinander bewältigen zu können, empfiehlt sich ein dementsprechendes Reisemedizinisches Arbeitskonzept. In allen Fällen muss dem Reisenden überschaubar gemacht werden, in welcher Höhe die Kosten in etwa liegen werden.

Ein besonderes Augenmerk ist auf die Umsatzsteuer zu legen. Diese entfällt, wenn das Behandlungsziel in der Vermeidung von Erkrankungen besteht. Ärztliche Leistungen, die der Feststellung von Tauglichkeiten oder als Eingangsvoraussetzungen für bestimmte Tätigkeiten dienen, sind umsatzsteuerpflichtig. Vereinfachend kann gesagt werden, dass dies immer dann der Fall ist, wenn ein Dritter das Ergebnis der ärztlichen Behandlung für eine Entscheidungsfindung verlangt. Dies gilt auch für die Tauchschule, die ein Tauchtauglichkeitszeugnis einfordert.

27.1 Reisen aus privater Veranlassung

Der überwiegende Teil aller Reisen wird privat durchgeführt. Für diesbezügliche Kosten hat der Reisende in erster Linie selbst einzustehen. Bei privat Versicherten ist der jeweilige Versicherungsvertrag entscheidend. Im Einzelfall sind weitere Regelungen zu beachten.

Auch der Kassenpatient muss bereits am Beginn einer Reisemedizinischen Gesundheitsberatung über seine Kosten aufgeklärt werden. Das verlangt zudem § 18 des Bundesmantelvertrags Ärzte. Nachgeschobene Mitteilungen haben immer einen Beigeschmack. Somit sollte jeder Beratungswillige, Kassen- wie auch Privatpatient, mittels eines Informationstextes umgehend auf seine Zahlungsverpflichtung hingewiesen werden.

27.1.1 Gesetzlich Krankenversicherte

Das Sozialgesetzbuch (SGB) Fünftes Buch (V) regelt für Deutschland die rechtlichen Grundlagen der Krankenversicherung. Reisemedizinische Prävention in der Gesetzlichen Krankenversicherung war 1992 noch möglich, war dann seit 1993 aber nicht mehr zu Lasten der Krankenkassen gestattet. Nach unwesentlichen Änderungen haben in der aktuell gültigen Version (GKV-WSG) Versicherte gemäß § 20d Anspruch auf Schutzimpfungen. Ausgenommen sind solche, die wegen eines durch Auslandsaufenthalt erhöhten Gesundheitsrisikos indiziert sind, es sei denn, solche erfolgen zum Schutz vor Einschleppung bestimmter Krankheiten. Diese Regelung ist derzeit beschränkt auf die Durchführung der Polioimpfung. Sinnvolle Analoga (Hepatitis A, Hepatitis B, Masern, Influenza, Meningokokken) werden derzeit nicht berücksichtigt. Mit den Einzelheiten ist der Gemeinsame Bundesausschuss betraut, der auf der Grundlage der Empfehlungen der Ständigen Impfkommission die Details regelt.

Im Ergebnis ist die Schutzimpfungsrichtlinie entstanden, deren Anlage 1 die Indikationen darstellt. Anlage 2 macht differenzierte Vorgaben bezüglich der Dokumentationsnummern. Die Schutzimpfungsrichtlinie regelt, welche Impfungen dem Kassenpatienten zustehen, nicht unbedingt, dass dieses von Kassenärzten zu erfolgen hätte. Letztere bestimmen, so vorhanden, die Impfvereinbarungen. Allerdings sieht § 132e des SGB V vor, dass Krankenkassen mit geeigneten Ärzten Verträge schließen. Hierbei kommt Reisemedizinern prinzipiell eine Vorreiterrolle zu.

Mit dem GKV-WSG von 2006 hat Reisemedizinische Prävention in der GKV dennoch einen neuen Schub bekommen, indem Kassen freiwillig weitere Impfungen anbieten dürfen. Allerdings sind die Konditionen unterschiedlich und stetigen Änderungen unterworfen (aktuelle Information unter www.reisemed-experten.de und www.impf-experten.de). Mitreisenden, die Mitglieder anderer Versicherungen sind, müssen dann erst die abweichenden Kostenregeln verständlich gemacht werden. Auch werden teils unwichtige Impfungen (Cholera) übernommen, viel bedeutsamere, wie die Influenza, aber ignoriert. Nachteilig ist auch, dass hiermit der Eindruck erweckt werden kann, Reisemedizinische Prävention beschränke sich auf Impfungen.

In einzelnen Kassenärztlichen Vereinigungen bestehen vertragliche Regelungen mit besagten Kassen, dann rechnet der Kassenarzt nicht mit dem Reisenden ab, sondern mit der KV. Leider sind die zugrunde gelegten Kriterien für die Kostenübernahme keineswegs scharf genug, um für alle Situationen passend zu sein. Denn in den STIKO-Empfehlungen finden sich nur magere Aussagen zur Indikation von Reiseimpfungen, dies ohne konkreten Bezug zu den jeweiligen Destinationen. Die Ausführungen des Auswärtigen Amtes ihrerseits sind zwar detailreicher, aber dennoch nicht erschöpfend. So können Streitfragen entstehen, wenn Kassen die

Indikation anders bewerten als der Reisemediziner. Daher sollte dieser immer eine schriftliche Vereinbarung treffen, dass der Reisende im Weigerungsfalle für die Kosten einsteht.

Beratungs- und Untersuchungsleistungen
Beratungsleistungen stehen in der Reisemedizin im Vordergrund. Untersuchungen zur Durchführung der Prävention sind nur in speziellen Fällen indiziert, z. B. wenn ein Reisender mit Husten zum Impftermin erscheint und etwa durch Temperaturmessung und Auskultation eine akute Bronchitis ausgeschlossen werden muss. In einer solchen Situation besteht ohne Zweifel ein Behandlungsfall, der als kassenärztliche Leistung unabhängig von der Reisemedizin abgerechnet werden kann und muss. Schließlich geht es hierbei oft auch um Rezepturen, die grundsätzlich im Rahmen der Kassenmedizin erstellt werden. Ist der Behandler kein Kassenarzt, sollte gründlich geprüft werden, ob eine Überweisung erfolgt, sofern nicht der Reisende, und in diesem Falle der Patient, geneigt ist, zusätzliche Kosten zu tragen.

Untersuchungsleistungen sind fast immer Sonderfälle, etwa bei vorbestehenden Erkrankungen, wenn nicht durch Befundunterlagen ausreichende Klärung möglich war. Auch bei Senioren empfiehlt es sich, den Gesundheitsstatus genauer zu erheben. eine eingehende körperliche Untersuchung ist erforderlich, wenn etwa eine Tauchtauglichkeitsfeststellung erfolgen soll. Hierzu liegen optimale Kriterien seitens der Deutschen Gesellschaft für Tauch- und Überdruckmedizin vor. Weniger verbindlich geregelt ist eine Leistungsfeststellung für Höhen-, Trekking- und andere Reiseaktivitäten, etwa Wüstenaufenthalte sowie für eine routinemäßige Untersuchung von Senioren. Bei Letzteren empfiehlt es sich immer zu klären, ob für die zu erwartenden Reisebelastungen ausreichende körperliche Fitness besteht (s. auch www.theuiaa.org/medical_advice.html).

Beratungsleistungen nehmen bei weitem die meiste Zeit in Anspruch. Solche sind zunächst die Aufklärung des Reisenden über zu erwartende Risiken. Dann folgen Informationen über Impfindikationen, wie in den STIKO-Empfehlungen festgelegt, jedoch bezogen auf zu antizipierende Reisebedingungen. Diese Leistung ist nicht mit der für Impfungen unter den Gegebenheiten des Aufenthalts in Deutschland identisch. Sie verlangt vielmehr weit umfangreichere Abklärung, da keine Standardvorgaben wie nach den STIKO-Empfehlungen für hiesige Verhältnisse existieren. Wegen der Vielzahl der Destinationen ist dies auch kaum möglich.

Üblicherweise sind weitere Beratungsleistungen indiziert. Solche beziehen sich auf Nahrungsmittel-, Vektor- und durch Hautkontakt übertragene Erkrankungen, auf Unfallrisiken, besondere Reiseaktivitäten, nicht selten auch transportmittelbezogene Risiken. Immer steht die Frage ärztlicher Versorgung im Hintergrund und diesbezüglicher Versicherungsabschlüsse. Daneben kommt eine Vielzahl weiterer Themen zur Sprache, nämlich Sonnenschutz, Verhalten bei Tauch- und Badeunfällen, gelegentlich auch der Langzeitaufenthalt bei Privatreisen.

Für die Abrechnung derartiger Beratungen, die nachvollziehbarer Weise sehr unterschiedliche Zeitumfänge bedingen, ist die gegenwärtige GOÄ ungeeignet. Die Nr. 3 käme hierfür zwar vielfach in Betracht, jedoch ist sie aufgrund der Ausschlüsse, daneben etwa Impfleistungen durchzuführen, unpraktikabel, was auch für Nr. 1 in Teilen gilt. Zudem ist der zeitliche Umfang damit nicht ausreichend erfasst. Hier wird wohl die neue GOÄ deutliche Verbesserungen bringen. Darin werden mehrere nach Zeitvorgaben gestaffelte Abrechnungsmöglichkeiten zu finden sein.

Impfungen und Impfstoffe

In der Kassenmedizin kann ein Teil der Impfungen, die anlässlich einer Reise durchgeführt werden, als GKV-Leistung erbracht werden. Dabei sind die STIKO-Empfehlungen und in deren Folge die Schutzimpfungsrichtlinie zu beachten sowohl hinsichtlich der Standard- wie auch der Indikationsimpfungen.

Grundsätzlich sind bei Gesunden die jeweiligen KV-Regelungen für Standardimpfungen (Impfvereinbarungen) zugrunde zu legen. Hierauf beziehen sich die folgenden Ausführungen im Wesentlichen. Vorerkrankungen können Sonderfälle bedingen (Indikationsimpfungen).

Als GKV-Leistung gilt im Regelfall immer die Diphtherieimpfung, da deren Indikation für die Immunität in Deutschland identisch ist mit der für die Reise. Für die Tetanusimpfung gilt im Prinzip das Gleiche, wenn eine besondere Indikation nicht gegeben ist. Derartiges wäre dann der Fall, wenn eine vorzeitige Auffrischung nach fünf Jahren im Falle einer Reise mit hohem Verletzungspotenzial und ohne medizinische Versorgung ansteht. In diesem Zusammenhang ist zu bedenken, dass nicht alle Geimpften eine Immunität entwickeln, die für zehn Jahre sicher reicht. Pertussis anlässlich einer Reise wird nicht allgemein empfohlen. Da es sich um ein weltweites Problem handelt, gelten hier die gleichen Regeln wie für Deutschland, also eine einmalige Auffrischung anlässlich der nächsten Td-Impfung, eine Kassenleistung.

Eine Polioimpfung bei bestehender Grundimmunisierung ist, außer bei Jugendlichen, Kassenleistung nur bei Reisen in Regionen mit Infektionsrisiko. Dieses sind sicher diejenigen, in denen Wildviren endemisch vorkommen, also Afghanistan, Indien, Nigeria und Pakistan. Allerdings sollten auch solche Länder Beachtung finden, in denen nach aktuellen WHO-Angaben in den letzten 12 Monaten Poliofälle aufgetreten sind. Hierüber gibt das Wild Poliovirus Weekly Update Auskunft (http://www.polioeradication.org/casecount.asp). Ein, wenn auch marginales, Poliorisiko besteht grundsätzlich in allen Ländern wie Brasilien, Kenia oder China, in denen OPV verwendet wird. Wo dies der Fall ist, kann jeweils über die homepage der WHO in Erfahrung gebracht werden (http://www.who.int/countries/en/#B, immunization profile).

Die Influenzaimpfung ist nach den Impfvereinbarungen nur bei Personen über 60 Jahre als Kassenleistung statthaft, sofern nicht eine Indikationsimpfung hergeleitet werden kann. Ihren besonderen Wert bei Reisen haben unsere Vorschriftengeber noch nicht umgesetzt. Letzteres gilt auch für die Masern. Neben Deutschland ist mit diesen in Europa, Asien und Afrika grundsätzlich zu rechnen.

Für die Hepatitis A kommt, außer als Indikationsimpfung, keine Kassenleistung in Betracht, für die Hepatitis B ist das ähnlich mit Ausnahme der Personengruppe der Jugendlichen. Für Typhus, Cholera und Tollwut besteht keinerlei Leistungsanspruch, ebenso für Gelbfieber und Japanische Enzephalitis. Letztere wird in der Schutzimpfungsrichtlinie erst gar nicht erwähnt. Zur Impfung gegen Meningokokken ist eine Immunisierung bis zum 18. Lebensjahr zu Lasten der GKV geregelt, dass es sich dabei aber nur um eine solche gegen den Typ C handelt, ist der Schutzimpfungsrichtlinie nicht explizit zu entnehmen, anders den STIKO-Empfehlungen. Der tetravalente Impfstoff ist im Rahmen einer Indikationsimpfung zusätzlich anwendbar. FSME-Impfungen dürfen für Aufenthalte in Risikogebieten nach der Schutzimpfungsrichtlinie durchgeführt werden, wenn dort eine Exposition anzunehmen ist. Man wird dies auf die deutschen FSME-Gebiete beschränken müssen, auch wenn die Vorschriften dies nicht zweifelsfrei so bestimmen.

Zur Feststellung, dass eine Impfung notwendig ist, ist immer der Impfstatus zu erheben. Dabei möge beachtet werden, dass nicht dokumentierte Vorimpfungen als nicht durchgeführt gelten und dann die Berechtigung resp. Notwendigkeit zur Impfung gegeben ist. Es mag der Entscheidung des Reisenden überlassen werden, der den Nachweis einer angegebenen Impfung nicht zu erbringen imstande ist, aber sich sicher fühlt, dass diese erfolgt war. Sache des Arztes ist es lediglich, die Indikation zu erkennen und eine Empfehlung auszusprechen. Antikörperuntersuchungen mögen zwar eine aktuelle Titerbestimmung ermöglichen, sie sind jedoch nur bedingt imstande, die weitere Dynamik der Immunität vorherzusagen.

Malariaprophylaxe und -selbsttherapie

Für die Beratung zur Malariavorsorge gilt das Gleiche wie bereits oben ausgeführt. Grundsätzlich ist auch für diesen Teil reisemedizinischer Prävention mit unterschiedlichem Beratungsaufwand zu rechnen. Davon ist die Honorarhöhe abhängig. Bei Privatreisen ist immer der Auftraggeber auch der Rechnungsempfänger. In Ausnahmefällen übernehmen Krankenkassen die Kosten, obwohl hierfür eine Rechtsgrundlage nicht gegeben ist.

Allerdings kann in der Praxis so verfahren werden, dass für eine Reise in ein Land bei vorheriger Mitteilung des Reiseortes und der Reiseroute ein Festbetrag vorgesehen wird. Werden mehrere Länder mit unterschiedlicher Epidemiologie bereist, so ergibt sich naturgemäß ein höherer Recherche- und vor allem Beratungsaufwand. Dafür zusätzliches Honorar zu verlangen, ist legitim. Mitreisende Personen benötigen zwar keinen zusätzlichen Rechercheaufwand, jedoch eine individuelle Analyse des Gesundheitszustandes und nicht selten eine eigenständige Prophylaxeempfehlung.

Unter Verwendung von Textbausteinen lässt sich im Übrigen eine rasche schriftliche Auflistung der erforderlichen Maßnahmen erstellen. Darin wird festgehalten, was wann wie zu tun ist. Der Text wird mitgegeben, so kann sich der Reisende, insbesondere im Falle einer Notfallselbstbehandlung aktualisieren. Dies gilt nicht nur für die Malariaberatung sondern für alle weiteren Empfehlungen und Beratungsinhalte.

Reiseapotheke

Die Mitnahme von Medikamenten anlässlich einer Reise wird gemeinhin als Reiseapotheke tituliert. Dabei liegen die Sorgen nicht nur im Gewicht, den Kosten, den angemessenen Transport- und Lagerungsbedingungen sowie beim Zoll, sondern vielmehr in der Frage, ob denn der Reisende überhaupt imstande ist, unter den Gegebenheiten von Krankheitssymptomen, Fieber und Schwäche, allein auf sich gestellt und ohne Fremdhilfe, das Richtige aus dem Vorrat in korrekter Dosierung zu sich zu nehmen. Nur wenn man davon ausgehen kann, dass er den Umgang mit Pharmaka beherrscht, erscheint es vertretbar, solche mitzugeben. Folglich darf eine Reiseapotheke nur dann rezeptiert werden, wenn deren korrekte Anwendung im Ernstfall auch sichergestellt ist. Damit reduziert sich der Umfang für Laien auf einen nur noch geringen Teil. Immerhin muss er für jedes der möglicherweise anzuwendenden Mittel genaue Einnahmevoraussetzungen und Dosierungsanleitungen kennen. Auf jeden Fall gehört zur Mitgabe einer Reiseapotheke der Hinweis, dass bei Auftreten von Krankheitssymptomen vorrangig eine ärztliche Behandlung anzustreben ist. Werden Medikamente ohne ärztliche Veranlassung genommen, muss im Anschluss immer und möglichst bald eine diagnostische Abklärung verlangt werden.

Kosten für eine Reiseapotheke trägt der Reisende. Mitzunehmende Dauer- oder Bedarfsmedikamente können vorab auf Kassenrezept verordnet werden. Der Kassenarzt wird dabei aber durchaus die Belastung seiner Arzneiausgabenstatistik im Auge haben. Befindet sich ein Patient im Ausland, so dürfen nach § 16 (1) des SGB V in dieser Zeit Medikamente nicht verordnet werden, denn der Anspruch auf Leistungen ruht, solange Versicherte sich im Ausland aufhalten, und zwar auch dann, wenn sie dort während eines vorübergehenden Aufenthaltes erkranken. In den Staaten der Europäischen Union, in Island, Liechtenstein, Norwegen und der Schweiz kann eine Behandlung unter Einsatz der Europäischen Krankenversicherungskarte in Anspruch genommen werden. Hinsichtlich weiterer Hinweise zum Thema Reiseapotheke sei auch auf das Kap. 10.7.2 verwiesen.

27.1.2 Privat Krankenversicherte

Auch in der Privatversicherung ist reisemedizinische Prävention bisher nicht wirklich etabliert. Letztlich sind immer die jeweiligen Versicherungsverträge entscheidend. Solche enthalten bisher üblicherweise keine Kostenübernahmeverpflichtungen seitens der Versicherungen. Das schließt nicht aus, das hier und da auf dem Kulanzwege Kosten für einzelne Leistungen erstattet werden. In jedem Fall sollte man, wie beim Kassenpatienten, vor Beginn einer Reisemedizinischen Beratung und Betreuung den Reisenden auf diesen Umstand aufmerksam machen.

Beratungs- und Untersuchungsleistungen
Hinsichtlich von Beratungsleistungen kann nur das Gleiche gesagt werden, wie beim Kassenpatienten. Völlig anders ist die Situation bezüglich einer zweckgebundenen Untersuchung. Wenn beim Reisenden ohnehin eine Gesundheitsuntersuchung indiziert ist und diese auch von der Versicherung übernommen wird, kann eine solche auch zeitlich vor einer Reise erfolgen. Dabei ist auf einen angemessenen und medizinisch sinnvollen Untersuchungsumfang zu achten. Letztlich wäre natürlich jeder Reisende gut beraten, sich vor einer Auslandsreise, zumal bei Risikoaktivitäten und Fehlen von erreichbarer medizinischer Versorgung, wie etwa bei einer Kilimanjaro-Tour oder einem Nepaltreck, vor Langstreckenflügen oder Tauchaktivitäten, einem Check-up resp. einer gezielten Tauglichkeitsuntersuchung zu unterziehen.

Weitere Leistungen
Kosten für Impfungen werden von Privatversicherern erfahrungsgemäß in ähnlichem Umfang übernommen wie bei GKV-Versicherten. Auch hier ist gegebenenfalls eine Klärung im Vorfeld anzuraten. Malariaprophylaxe und Notfallselbstbehandlung sowie die Rezeptur einer Reiseapotheke folgen gleichen Regeln.

27.2 Dienstlich Reisende

Für Dienstreisen sind rechtliche Aspekte wichtig. Es wird zwischen Selbständigen, die im eigenen Auftrag reisen, und solchen, die für Dritte tätig werden, unterschieden.

27.2.1 Arbeitnehmer

Nach dem Arbeitsschutzgesetz, Stand 05.02.2009 (ArbSchG), werden die Pflichten des Arbeitgebers für den Beschäftigten festgelegt. Beschäftigte sind neben Arbeitnehmern die zu ihrer Berufsausbildung Beschäftigten, Beamte, Richter u. a. Damit sind Personengruppen wie ehrenamtlich Tätige und mitreisende Familienangehörige zwar nicht erfasst, es liegt aber auf der Hand, dass diesen die gleiche Vorsorge zukommen sollte wie den Beschäftigten.

Maßnahmen des Arbeitsschutzes dienen der Verhütung von Unfällen und sonstigen arbeitsbedingten Gesundheitsgefahren. Solche sind bei Arbeiten im Ausland zusätzlich zum eigentlichen Arbeitseinsatz sämtliche reiseassoziierten Risiken. Daher kommt der präventiven Reisemedizin in diesen Fällen eine enorme Bedeutung zu, die den aus arbeitsmedizinischer Sicht betrachteten Rahmen im Allgemeinen deutlich übersteigt. Kosten für anstehende Maßnahmen darf der Arbeitgeber nicht dem Beschäftigten auferlegen. Bei ehrenamtlich Tätigen ist dies nicht explizit geregelt, auch für die Kostenübernahme bei Leistungen für mitreisende Familienangehörige bestehen keine Rechtsvorgaben.

Seit 18.12.2008 existiert die Verordnung zur arbeitsmedizinischen Vorsorge (ArbMedVV). Damit wird die bisherige Unfallverhütungsvorschrift (BGV A4) weitgehend ersetzt. Reisemediziner, die nicht Arbeitsmediziner sind oder über die Zusatzbezeichnung Betriebsmedizin verfügen, sollten beachten, dass sie der Form halber nicht die gesetzlichen Voraussetzungen erfüllen, auch wenn sie bezüglich reiseassoziierter Gesundheitsgefahren wohl die Kompetenteren sein mögen. Nach § 7 (2) der ArbMedVV kann die zuständige Behörde aber Ausnahmen zulassen. So sollte der Reisemediziner imstande sein, die vom Gesetz geforderte Gefährdungsbeurteilung für eine Reise durchführen. Außerdem darf der zuständige Arbeitsmediziner, wenn er nicht über die notwendigen Fachkenntnisse, Anerkennungen oder Ausrüstungen verfügt, entsprechende Kollegen hinzuziehen, solches ist zum Beispiel auch bei einer Gelbfieberimpfung häufig der Fall.

Neben der Präventionsaufgabe muss auch die Eignungsbeurteilung durchgeführt werden. Auch hier kann, der Sache nach und geomedizinische Kenntnisse vorausgesetzt, der Reisemediziner eine wichtige Rolle übernehmen.

Bei der Umsetzung von Prophylaxemaßnahmen müssen die Gegebenheiten, die sich aus der Tätigkeit herleiten lassen, besondere Berücksichtigung finden. So ist die Handlungsfreiheit während einer Dienstreise gegenüber Privatreisen mitunter deutlich eingeschränkt. Eine Privatperson mag es vorziehen, sich am Strand und in der Großstadt aufzuhalten, der beruflich Reisende ist aber an den Arbeitsort gebunden. Feuchtgebiete zu meiden um mückenübertragenen Erkrankungen aus dem Wege zu gehen, oder Dörfer, in denen streunende Hunde den Gedanken an eine Bissverletzung und Tollwutübertragung nahe legen, zu umgehen, sind keine Option, wenn sich dort der eigentliche Arbeitsplatz befindet. Andererseits wird ein Bankangestellter, dessen Aufgabenbereich auf die Filiale in Hongkong beschränkt ist, nicht in den Genuss einer Impfung gegen Japanische Encephalitis zu Lasten des Arbeitgebers kommen, und eine solche Prophylaxe für seine privat geplante zusätzliche Rundreise durch Südostasien kostenmäßig selber tragen müssen.

Gerade bei Dienstreisen sind Maßnahmen zu treffen, die zur Ersten Hilfe, Brandbekämpfung und Evakuierung der Beschäftigten erforderlich sind. Mithin sind Aufklärung und Beratung hierzu erforderlich. Mit den berufsgenossenschaftlichen Grundsätzen, insbesondere G 35, liegen zwar Regelungen über den Inhalt der medizinischen Maßnahmen vor bei Erst-, Nach- und vorzeitigen Nachuntersuchungen. Sie erscheinen, gerade im Hinblick auf die Prävention, aber vielfach nicht ausreichend. So werden dort weder Impfmaßnahmen noch sonstige Prävention näher charakterisiert, wie es dem Ziel der ArbMedVV im § 1 entsprechen würde (arbeitsbedingte Erkrankungen zu verhüten).

Besonderer Erwähnung bedarf die Berufskrankheitenverordnung. Eine Anzeigepflicht (§ 202 im SGB VII) obliegt jedem Arzt, wenn ein begründeter Verdacht besteht. In jedem Fall ist dann eine Meldung an den Unfallversicherungsträger erforderlich.

Sämtliche für die Dienstreise erforderlichen Beratungs- und Untersuchungsleistungen, Impfungen und zugehörige Impfstoffe, Beratung und Rezeptur einer Malariaprophylaxe oder Notfallselbstbehandlung werden zu Lasten des Auftraggebers durchgeführt und verordnet. Dies gilt im begründbaren Umfang auch für eine so genannte Reiseapotheke.

27.2.2 Selbständige

Die Kosten für medizinische Reiseprävention bei Selbständigen sind wie die Reisekosten selbst immer im Hinblick auf steuerliches Geltendmachen zu sehen. Dies ist unproblematisch, wenn die Reise rein dienstlichen Zwecken dient. Dabei sind alle Kosten in Ansatz zu bringen, die mittelbar und unmittelbar für die Reiseprävention entstehen, einschließlich Fahrtkosten.

Gerade der Selbständige ist der Nutznießer einer auf Service ausgerichteten reisemedizinischen Sprechstunde. Zeitmanagement, Datenübermittlung und Abklärungen im Vorfeld sowie kompetentes Personal und natürlich die Bevorratung von Impfstoffen, um unnötige Beschaffungsschritte zu vermeiden, gehören wie selbstverständlich dazu. Alle zu erbringenden Leistungen gehen zu Lasten des Selbständigen. Analog wie oben dargelegt, kommen auch weitere Kostenträger in Betracht, wenn parallel eine entsprechende Indikation gegeben ist.

27.2.3 Militärpersonal

Im Bereich der Bundeswehr bestehen fachdienstliche Anweisungen zur Erfassung der Auslandsdienstverwendungsfähigkeit von Soldaten, Beamten und Arbeitnehmern vor Verwendung im Ausland. Zudem wird nach Bedarf die Tropendienstverwendungsfähigkeit geprüft. Weiterhin existiert eine Weisung bei einsatzbezogenen Impf- und Prophylaxemaßnahmen. Diese ist vor Versetzungen, Kommandierungen, Abordnungen sowie Dienstreisen wiederum für alle betroffenen Personengruppen bindend. Alle erforderlichen Maßnahmen sind, unabhängig von der Verweildauer, vor einer Verlegung abzuschließen. Sinnvollerweise ist eine Indikation auch bei hinreichender Wahrscheinlichkeit für die Teilnahme an einem Einsatz gegeben, ohne dass bereits eine Verlegung gesichert ist.

Erforderliche Abweichungen sind beispielsweise bei Sanitätspersonal zu beachten. Für fliegendes Personal der Bundeswehr sind die Bestimmungen des Generalarztes der Luftwaffe maßgeblich.

Alle Betroffenen unterliegen einer Duldungspflicht gemäß § 17 (4), Satz 3, des Soldatengesetzes. Eine solche gilt auch für Impfungen mit Impfstoffen, die in Deutschland nicht zugelassen sind.

Impfungen müssen dienstlich erforderlich und verhältnismäßig sein. Sie werden in der Regel vom Truppenarzt selbst durchgeführt. Titerkontrollen werden auch in der Bundeswehr üblicherweise nicht als erforderlich angesehen.

28 Durchführung von Impfungen

N. Krappitz

28.1 Indikationsstellung

In der reisemedizinischen Gesundheitsberatung kommt der Indikationsstellung vor der Durchführung von Impfmaßnahmen eine entscheidende Rolle zu. Wesentlich ist zu beachten, dass bei Impfindikationen für Reisen außerhalb des Geltungsbereichs der STIKO-Empfehlungen (Deutschland) diese nicht mehr bzw. nicht mehr ausschließlich zutreffend sind. Dies ist der Fall, weil die Grundvoraussetzungen der Epidemiologie und verhaltensbedingt modifizierter Risiken auf Reisen andere sind als in Deutschland, hinzu kommt das Argument geänderter Voraussetzungen für die Kostenübernahme, z. B. im Falle einer FSME-Impfung. Zwar nehmen die STIKO-Empfehlungen vereinzelt Stellung zu einigen Perspektiven, jedoch erscheint dies nicht ausreichend, es ist auch nicht deren Aufgabe. So beginnt die Indikationsstellung für reiseassoziierte Impfmaßnahmen mit der Reiseanalyse. Jeder Reiseort ist auf die dort gegebene epidemiologische Situation hin zu untersuchen, organisatorische Hilfe kann eine Arbeitstabelle bieten (Tabelle 28.1).

Die Kunstfertigkeit besteht darin, differenziert für den jeweiligen Reiseort, die Reisezeit und die Reiseart herauszufinden, welche Risiken zu erwarten sind, mit welcher Wahrscheinlichkeit und Wertigkeit für die Reise und zu analysieren, welche Bedeutung diese für den Reisenden haben. Dann sind eventuelle Besonderheiten im Gesundheitszustand des Reisenden zu erwägen, schließlich, ob dieser bereits über eine Immunität für das jeweils spezifische Risiko verfügt.

Es muss auch hier herausgehoben werden, dass reisemedizinische Prävention erlernbar, trainierbar und über die Zeit hinweg mit nur geringem Aufwand praktizierbar ist. Wie alle anderen Qualifikationen in der Medizin auch, verlangt unser Thema ein eigenständiges Vorgehen, bei dem immer die Gesundheit des Einzelnen im Fokus steht, mithin Verantwortungsbewusstsein und Präzision. Es kann nicht genügend betont werden, dass genau dieser Sachverhalt auch dem Reisenden vermittelt werden muss. Prävention dient nun einmal der Erhaltung des wichtigsten Gutes, das wir haben.

Welche Risiken zu erwarten sind, kann mehr oder weniger genau aufgrund der Zuordnung der infrage kommenden Infektionskrankheiten nach globalen oder regionalen Risiken vorhergesagt werden. Bei regional begrenzt vorkommenden Risiken können solche mitunter bereits aufgrund des Reiseortes ausgeschlossen werden. Ansonsten besteht weithin die Möglichkeit, aufgrund der WHO-Meldedaten die Häufigkeit der Erkrankungen im Reiseland zu erfassen, dann muss als nächstes geprüft werden, ob diese Daten auf den Reisenden übertragen werden können, wie

Tabelle 28.1: Arbeitsvorlage Impfungen (Quelle: Handbuch Reisemedizinische Gesundheitsberatung, Deutscher Ärzteverlag 2010)

	Gelbfieber	Diphtherie	Tetanus	Pertussis	Polio	Grippe	Masern	Pneumokokkenerkrankung	Hepatitis A	Hepatitis B	Typhus	Cholera	Tollwut	Meningokokkenerkrankung	FSME	Japanische Enzephalitis
Risiko/Bedarf		+	+													
Immunität vorhanden bis																
keine Immunität																
Grundimmunisierung																
Auffrischung																
Sonstiges																
empfohlen																
akzeptiert																

etwa bei den Masern, oder ob für den Reisenden ein geringeres oder gar höheres Risiko anzunehmen ist. Dies kann zum Beispiel für die Cholera gelten, die bekanntermaßen abhängig ist von der Wasserqualität. Damit hat der Reisende, der mit guter Versorgung rechnen kann, normalerweise weniger Probleme als Einheimische unter dürftigen Lebensbedingungen.

Nicht für alle impfpräventablen Reiserisiken liegen Angaben der WHO vor. Hepatitis A und B etwa lassen sich über die amerikanischen CDC (Yellow Book 2010) hinsichtlich ihrer relativen regionalen Häufigkeit bewerten, bei manchen Risiken kann eine Abschätzung erfolgen, indem die bei deutschen Reisenden registrierten Erkrankungen in Relation zur Reisehäufigkeit gewichtet werden. Dies gilt etwa für den Typhus, der vergleichsweise oft in Pakistan erworben wird, gefolgt von Nepal und Indien.

Im Weiteren ist das Risiko auf den individuellen Reisenden zu beziehen. Eine Influenza kann für einen gesunden Reisenden im mittleren Alter als harmlose Erkältung imponieren, für einen Geschäftsreisenden, der jede Minute seines Aufenthalts in höchster Anspannung verbringt, eine Katastrophe werden. Ähnliches mag für ETEC-Erkrankungen gelten.

Immer ist also die Indikationsstellung eine eigenständige reisemedizinisch-ärztliche Leistung. Sie verlangt den vollen Umfang fachlicher Kompetenz, eine Basisqualifikation, Updates und die nötige Zeit zur Klärung der Einzelheiten. Dies muss der Reisende, wie bereits erwähnt, wissen, der gar zu häufig davon ausgeht, dass die Sache viel einfacher (und kostengünstiger) wäre.

Einfaches Kopieren von Aussagen, wie sie in verallgemeinernden Büchern, Homepages und manchen Vorträgen gemacht werden, kann leicht zum Kunstfehler werden. Zumindest wird in Zukunft sicherlich ein höheres Maß an Genauigkeit verlangt werden als das aus den Anfängen der Reisemedizin verständlich wird. Auf die im Kap. 26 gemachten Aussagen zur ärztlichen Qualifikation sei hingewiesen. Dabei kann auch die Haltung mancher Ärztekammern nicht akzeptiert werden, die es acht Jahre nach Einführung der Reisemedizinischen Gesundheitsberatung durch die Bundesärztekammer noch immer nicht für nötig befunden haben, diese fachliche Qualifikation angemessen zu installieren.

Schließlich sei noch ein Grundsatz festgehalten, der bei der Indikationsstellung wesentlich ist. Dieser betrifft nicht dokumentierte Impfungen. Solche gelten als nicht durchgeführt. Impflingen gegenüber kann dies nicht immer plausibel gemacht werden. Umso mehr muss die ärztlich festgestellte Indikation sich an diesem Grundsatz orientieren.

28.2 Aufklärung

Jede medizinische Behandlung hat gem. § 7 (1) der Berufsordnung (vgl. Kap. 29.1.4) unter Achtung des Willens und der Rechte der Reisenden zu erfolgen. Ihm steht das Selbstbestimmungsrechts zu, nur er entscheidet über Art und Umfang von Präventivmaßnahmen. Das verlangt von uns angemessene Aufklärung, erst dann kann der Reisende eigenverantwortlich entscheiden. Darüber hinaus entzieht sich der Reisemediziner weitgehend der Sorge um einen Behandlungsfehler.

Worüber ist aufzuklären? Hierzu geben die STIKO-Empfehlungen präzise Auskunft. So umfasst die Impfleistung neben der Impfung die folgenden weiteren Punkte. Der Impfling ist zu informieren über die zu verhütende Krankheit, er soll wissen, was auf ihn zukommen könnte. Dann kann er den Nutzen der Impfung erfassen und für sich bewerten, dazu gehört auch, den Kostenrahmen gegen verhütetes Leid, chronischen Schaden und Arbeitsausfall zu setzen.

Impfungen erzielen mit hoher Erfolgswahrscheinlichkeit einen sekundärpräventiven Effekt, berücksichtigt man, dass dies im Falle des Kontakts mit dem Erreger auch ohne Zutun des Reisenden erfolgt, kann man gar von Primärprävention sprechen. Daher ist dieses Prophylaxeprinzip eine ideale Form der Prävention. Durch Applikation eines nicht pathogenen Agens wird Schutz vor Infektionskrankheiten erzielt. Wir sind gehalten, den Reisenden über den Beginn des Impfschutzes aufzuklären. Dieser Zeitrahmen spielt natürlich auch bei der terminlichen Planung vor der Reise eine Rolle. Des Weiteren muss die Wahrscheinlichkeit des Impferfolges beachtet werden, bei den meisten Impfstoffen und unter den meisten individuellen Gegebenheiten des Impflings ist mit sehr guten Ergebnissen zu rechnen.

Schließlich ist noch die Dauer des Impfschutzes von Belang. In diesem Zusammenhang ist es wertvoll, dem Impfling zu vermitteln, dass die Kosten der durchzuführenden, meist von ihm selbst zu finanzierenden Impfung in Relation zur Dauer der Wirksamkeit gesetzt werden sollten. Wenn der alleinige Blick auf die unmittelbar anstehenden Kosten erschrecken mag, so relativiert sich das, wenn man sie auf die Jahre verteilt. Nicht immer sind eindeutige Angaben über die Dauer eines Impfschutzes bekannt, manchmal verlegt die Praxis den Blick auf die Realität. So wird zwar Tetanusprophylaxe alle zehn Jahre betrieben, dennoch kann in Einzelfällen schon nach fünf Jahren die Immunität nicht mehr ausreichend sein.

Der Reisende ist des Weiteren über Nebenwirkungen und Komplikationen aufzuklären. Er sollte aber auch die normalen Impfreaktionen kennen. Hierbei unterscheidet man zwischen Lokalsymptomen und Allgemeinsymptomen. Lokalsymptome sind Rötung, Schwellung und Schmerz an der Injektionsstelle, zu den Allgemeinsymptomen zählen Kopf- und Gliederschmerzen, Unwohlsein sowie erhöhte Temperaturen (bis 39,5 °C rektal). Diese Symptome treten meist innerhalb von 72 Stunden nach der Impfstoffapplikation auf und gelten für Totimpfstoffe. Bei Lebendimpfstoffen kann nach einer bis vier Wochen (MMR-Impfung) mit einer leichten, krankheitsähnlichen Symptomatik gerechnet werden.

Letztlich sind alle Details der Fachinformationen zu den jeweiligen Impfstoffen zu berücksichtigen, insbesondere die Angaben zur Indikation (deren Rahmen bei reisemedizinischen Anlässen in begründeten Fällen ggf. überschritten werden kann), zum Alter, in dem der Impfstoff appliziert werden darf, und zu Kontraindikationen, die sich aufgrund von Allergien und anderen bekannten konstitutionellen Faktoren (z. B. einer Schwangerschaft, Laktation oder geplanten Schwangerschaft) ergeben. Das Risiko schwerer Nebenwirkungen kann nach Zent et al. generell mit 1:450 000 (fatale Komplikation) angenommen werden. Für Gelbfieberimpfstoff kann ein Risiko vakzineassoziierter neurotroper resp. viszerotroper Nebenwirkungen altersabhängig im Bereich von etwa 30 bis 3 Fällen pro 1 Mio. Impfstoffdosen als Größenordnung zugrunde gelegt werden, eine Anaphylaxie nach Gelbfieberimpfung wird mit 1:131 000 angegeben. Der in Deutschland routinemäßig nicht mehr verwandte OPV-Impfstoff bewirkt vakzineassoziierte Poliomyelitiden in einer Größenordnung von 1:2 000 000.

Detailreiche Informationen zu weiteren Impfreaktionen finden sich in den Hinweisen für Ärzte zum Aufklärungsbedarf bei Schutzimpfungen (s. Epidemiol Bull 2007; 25). Darin werden impfstoffspezifische Angaben zu in Deutschland zugelassenen Präparaten gemacht. Neben Lokal- und Allgemeinreaktionen werden darin Komplikationen, aber auch ungeklärte Zusammenhänge sowie nicht selten geäußerte Hypothesen und unbewiesene Behauptungen besprochen. Die genannten Texte stellen eine erhebliche Erleichterung für den Impfarzt dar und sollten regelmäßig Verwendung finden. Dabei empfiehlt sich eine für den Laien lesbare Version. Eine Aktualisierung ist nach der Einführung des zugelassenen Impfstoffes für die Japanenzephalitis erforderlich geworden.

Zur Aufklärung gehören des Weiteren die Information zum Verhalten nach der Impfung und nicht zuletzt der Hinweis, ob und wann eine Auffrischimpfung indiziert ist.

28.3 Kontraindikationen und Impfabstände

Entscheidungen für oder gegen reisemedizinische Impfprävention verlangen die Beachtung von Kontraindikationen. Für die weitere Umsetzung einer Grundimmunisierung spielen einzuhaltende Impfabstände eine Rolle.

Als Kontraindikationen gelten akute behandlungsbedürftige Erkrankungen, frühestens 2 Wochen nach Genesung kann mit der Impfung begonnen werden, dies gilt nicht im Falle erforderlicher Postexpostitionsprophylaxe. Waren im zeitlichen Zusammenhang mit einer Impfung zu einem früheren Zeitpunkt unerwünschte Arzneimittelwirkungen aufgetreten, so sind weitere Applikationen des gleichen Impfstoffes zurückzustellen, bis eine anzunehmende Kausalität ausgeschlossen werden kann. Allergien gegen Bestandteile des Impfstoffs stellen ebenfalls Anwendungsausschlüsse dar, bedeutsam ist insbesondere eine Hühnereiweißallergie, weiter erwähnenswert sind u. a. Formaldehyd sowie Antibiotika. Macht der Impfling Angaben über Allergien, muss jeweils jedes Präparat auf solche Bestandteile überprüft werden (jeweilige Fachinformation in der aktuellen Ausgabe). Bei Immundefekten ist Vorsicht bei Lebendimpfstoffen zwingend, in Einzelfällen, siehe STIKO-Empfehlungen, kann je nach Ausmaß der Störung eine Prophylaxe vertreten werden (s. Kap. 14.6). Weiterhin sind nicht dringend indizierte Impfungen während der Schwangerschaft kontraindiziert.

Es gibt aber auch falsche Kontraindikationen. Die STIKO zählt dazu banale Infekte (< 38,5 °C), wieweit hierbei die oben genannten akuten behandlungsbedürftigen Erkrankungen abzugrenzen sind, bleibt allerdings unklar. Als weitere falsche Kontraindikationen sind zu erwähnen mögliche Kontakte des Impflings zu Personen mit ansteckenden Krankheiten, Krampfanfälle in der Familie, Fieberkrämpfe in der Anamnese, Ekzeme und andere Dermatosen, darunter auch lokalisierte Hautinfektionen. Eine Antibiotika- oder Kortikosteroidtherapie stellt nicht zwingend eine Kontraindikation dar. Angeborene oder erworbene Immundefekte stellen bei Anwendung von Totimpfstoffen bei allerdings fraglichem Ausmaß des Impferfolges keine Kontraindikation dar. Auch der Neugeborenenikterus, Frühgeburtlichkeit sowie chronische und nicht progrediente Krankheiten sind nicht als Gegenanzeigen zu gewichten.

Für die Planung vor einer Reise ist es wichtig, erforderliche Impfabstände zu berücksichtigen. Solche gelten ausschließlich für Lebendimpfungen untereinander. Dabei ist auch zu prüfen, ob eventuell bereits auswärts solche durchgeführt worden oder noch geplant sind, insbesondere bei Säuglingen bezüglich der Schutzimpfung gegen MMR und Varizellen.

Für einen lang andauernden Impfschutz ist es erforderlich, dass die empfohlenen Mindestabstände bei der Grundimmunisierung eingehalten werden. Andererseits gilt für die Mehrzahl der Impfschemata, dass auch eine für viele Jahre unterbrochene Grundimmunisierung gültig ist, nur die noch fehlenden Dosen werden ergänzt. Jede Impfung zählt (STIKO).

28.4 Technisch korrekte Durchführung

Zur korrekten Durchführung gehören vorab neben dem oben Genannten die Erhebung der Anamnese und Impfanamnese, der Ausschluss von Kontraindikationen sowie die Bewertung des aktuellen Gesundheitszustandes.

Die üblichen Applikationswege für Impfstoffe sind die Injektion sowie die orale Aufnahme. Letztere erfolgt bei der derzeit in Deutschland üblichen Impfung gegen Cholera (Dukoral®) sowie dem oralen Impfstoff gegen Typhus (Typhoral L®). In Deutschland nicht mehr üblich ist der Schluckimpfstoff gegen die Kinderlähmung (OPV). Generell aber erfolgt die Impfstoffzufuhr am Oberarm, und zwar über die Muskulatur oder subkutan, je nach Angaben des Herstellers. Auch intrakutane Impfungen sind möglich, derzeit aber in Deutschland nicht zugelassen.

Zur Vorbereitung der Impfung gehört zunächst das Impfprogramm, in dem festgelegt ist, welche Impfungen an welchem Tag durchzuführen sind, im Allgemeinen kommt man mit maximal drei Terminen aus. Die jeweiligen Impfstoffe werden aus dem Vorrat entnommen oder vom Impfling (nur für den jeweiligen Termin) mitgebracht. Bei Letzterem besteht aus ärztlicher Sicht jedoch das Problem, dass die Qualität des Impfstoffs unbekannt ist, da die Lagerungs- und Transportbedingungen problematisch sein können. Die weitere Vorbereitung verlangt eine Prüfung auf korrekten Zustand (Material unversehrt, kein Bruch, Lösungen nicht trübe), die Entnahme aus dem Vorrat ist getrennt einzutragen (GKV/Privat). Soweit erforderlich, ist der Impfstoff aufzulösen, zu schütteln und wieder zu prüfen. Immer sollte nach Verwendung von Durchstechflaschen (weil Widerhaken entstanden sein können) oder nach dem Aufziehen der Lösung mit der Nadel (diese muss bei Applikation gänzlich trocken sein) eine frische Kanüle verwendet werden. Der Impfling entkleidet die Oberarme, Ärmel werden nicht hochgestreift, sondern das ganze Kleidungsstück ausgezogen. Der Proband sollte auf einem bequemen Stuhl mit Rück- und Seitenlehnen Platz nehmen, auf Wunsch auch auf der Liege. Die vorgesehenen Hautstellen werden desinfiziert, dann wird abgewartet, bis sie getrocknet sind. Es werden Tupfer, Pflaster, Impfplan bereit gelegt, dann erfolgt die eigentliche Impfung. Hierbei beginnt man zweckmäßigerweise mit den i.m.-Injektionen, von proximal nach distal. Dann folgen die s.c.-Applikationen. Bei Gerinnungsstörungen wird vorzugsweise der subkutane Weg gewählt, dann sind möglichst adsorbatfreie Impfstoffe zu verwenden. Während der Abzeichnung der erfolgten Impfungen ist der Impfling zu beobachten. Nach einigen Minuten, wenn Kreislaufreaktionen nicht mehr zu erwarten sind, kann er sich wieder ankleiden. Die Beobachtungszeit soll etwas 15 min betragen.

So einfach es klingt, es stehen doch viele ungeklärte Fragen im Raum. Welchen Wert hat die Desinfektion? Macht es Sinn, dass Handschuhe getragen werden? Mit welchem zeitlichem und räumlichem Abstand dürfen Impfstoffe zugeführt werden? Praxisrelevante Daten hierzu fehlen im zugänglichen Schrifttum, obwohl jedem Anwender die Fragen auf den Nägeln brennen. Aus dem RKI stammt die wenig praktikable persönliche Mitteilung, dass man eine Impfung rechts und eine Impfung links geben könne. Dass solche Aussagen nicht aus der Praxis der Reisemedizin stammen können, ist dem Alltagsanwender bekannt.

28.5 Dokumentation

Für die Dokumentation gelten klare Regelungen. Nach § 22 des Infektionsschutzgesetzes hat der impfende Arzt jede Schutzimpfung unverzüglich in einen Impfausweis einzutragen. Dazu gehören die Bezeichnung und Chargen-Bezeichnung des Impfstoffes, der Name der Krankheit, gegen die geimpft wird, der Name und die Anschrift des impfenden Arztes sowie seine Unterschrift.

Im Impfausweis ist in geeigneter Form auf das zweckmäßige Verhalten bei ungewöhnlichen Impfreaktionen und auf die sich gegebenenfalls aus den §§ 60 bis 64 ergebenden Ansprüche bei Eintritt eines Impfschadens sowie auf Stellen, bei denen diese geltend gemacht werden können, hinzuweisen.

Falls der Impfausweis nicht vorgelegt wird, ist eine Impfbescheinigung auszustellen. Der impfende Arzt hat den Inhalt der Impfbescheinigung (später) auf Verlangen in den Impfausweis einzutragen. Im Falle seiner Verhinderung hat das Gesundheitsamt die Eintragung vorzunehmen. In der Reisemedizin ist absoluter Bestandteil des Impfmanagements, dass auch die Dokumentation sofort und sachgerecht durchgeführt wird. Da hier in vielen Fällen ohnehin eine nach Anhang 6 der International Health Regulations (IHR 2005, Gelbfieberimpfung) vorgeschriebene Dokumentation erfolgen sollte bzw. muss, ergibt sich in der Regel die Verwendung der neuen Impfausweise, vgl. Abschnitt 28.2. Viel wichtiger ist die Frage, ob man eine Übertragung von Impfdaten aus einem alten in einen neuen Impfausweis vorzunehmen hat. Was zunächst höchst sinnvoll erscheint, wird aber durch einen Kommentar des RKI in Abrede gestellt und sollte aus formalen Gründen beachtet werden. Welche Last damit den Gesundheitsämtern aufgebürdet wird, hat wohl keiner bedacht, ebenso wenig, welche unangemessenen Mühen damit auf den Reisenden zukommen, vermutlich auch zusätzliche Kosten.

Nach § 22 Abs. 1 IfSG ist der impfende Arzt allein für die Dokumentation einer Impfung verantwortlich. Das Verfahren unter Einschaltung des Gesundheitsamtes wird als sinnvoll angesehen, weil es Ärzte zeitlich, fachlich und auch rechtlich entlaste. Argumentiert wird, dass bei der Zusammenfassung durchgeführter Impfungen in einem Dokument Name und Adresse des seinerzeit tatsächlich Impfenden verloren gingen, oft auch Chargennummer, Name des Produktes und des Herstellers. Damit entstünden Nachweisprobleme, wenn es zu Impfkomplikationen komme und diese von Geschädigten oft erst nach Jahren festgestellt und geltend gemacht werden. Es ist aber kaum zu glauben, dass das Gesundheitsamt dieses besser bewerkstelligen könnte als der Medicus practicus. Im Übrigen wird dem Problem dadurch entgegen gewirkt, dass das alte Dokument regelmäßig aufbewahrt, auf der Reise aber statt einer Vielzahl von Ausweisen der aktuelle mit Übertragungsdaten mitgeführt wird. So kommt es zu keinem Informationsverlust. Der praktizierende Reisemediziner möge aber die Richtlinienkompetenz des RKI beachten.

28.6 Impfstofflagerung

Eine Bevorratung von Impfstoffen ist im Sinne des Reisenden höchst wertvoll, weil hierdurch für ihn lästige Beschaffungsbemühungen entfallen. Der Reisemediziner möge sich aber darüber im Klaren sein, dass solcher Service personal- und kostenaufwändig ist. Wer in der glückliche Situation steht, dass Tür an Tür eine Apotheke sämtliches Material zeit- und mengengerecht verfügbar hält, braucht sich der Mühe der Impfstofflagerung nicht zu unterziehen.

Impfstoffbevorratung bringt keinen Gewinn für den Reisemediziner, vielmehr Verluste. Ein eventuell eingeräumter Mengenrabatt muss an den Impfling weitergegeben werden. Kosten für die Impfstofflagerung jedoch sind nach geltendem Recht mit der Impfgebühr abgegolten. Dies ist zwar ein widersinniger Zustand, zwingt dieser den Reisemediziner doch, entweder im Grau des Rechtsrahmens zu agieren oder zu seinen Lasten einen Service aufzubauen, für den der Reisende zwar dankbar ist, den er aber nicht finanziert.

Formal ist noch zu bedenken, dass nach § 3 der GOÄ dem Arzt Vergütungen, Gebühren, Entschädigungen und Ersatz von Auslagen zukommen. Gebühren sind Vergütungen für die im Gebührenverzeichnis genannten Leistungen. Mit den Gebühren sind die Praxiskosten einschließlich der Kosten für den Sprechstundenbedarf abgegolten, ob dies für den Fall der Reisemedizin durchdacht wurde, bleibt unklar. Immerhin ist kein Arzt verpflichtet, den Service einer Impfstoffbevorratung anzubieten. Die Alternative, bestehend aus Rezeptur, Impfstoffe aus der Apotheke holen, wenn vorhanden, sonst bestellen, neuen Termin vereinbaren, vor allem aber, eine korrekte Lagerung der Impfstoffe einzuhalten, ggf. gar mit dem Risiko erhöhter Raten an Impfreaktionen, das alles harrt der Evaluation.

Zudem ist der Reisemediziner gehalten, gemäß § 12 der GOÄ, dann, wenn der Betrag der einzelnen Auslage 25,56 Euro übersteigt, der Rechnung einen Beleg oder einen sonstiger Nachweis der Kosten beizufügen. Das ist aber nur bedingt möglich, da Impfstoffe zu variablen Preisen eingekauft werden und der jeweils konkrete Bezug gar nicht immer hergestellt werden kann, abgesehen vom Verwaltungsaufwand. Es bleibt zu hoffen, dass hier die neue GOÄ zukünftig mehr Praxisnähe zeigen wird. Grundsätzlich bleibt festzuhalten, dass die Abgabe von Impfstoffen im Rahmen von durchgeführten Impfungen „unselbständiger Teil" der ärztlichen Heilbehandlung ist und somit nicht von der Gewerbesteuer bedroht wird.

Bei der Lagerung von Impfstoffen ist deren biologische Empfindlichkeit zu berücksichtigen. Lebendimpfstoffe können durch Erwärmung ihre Vermehrungsfähigkeit verlieren, bei Totimpfstoffen kann beispielsweise enthaltenes Aluminiumhydroxid in Adsorbatimpfstoffen beim Auftauen nach evtl. Einfrieren auskristallisieren. In jedem Fall kommt es zur Abschwächung oder zum Verlust der Wirksamkeit. Daher ist der Vorrat regelmäßig zu kontrollieren und die Einhaltung der Kühltemperatur mittels Minimum-Maximum-Thermometers zu protokollieren. Impfstoffe sollen im Kühlschrank zwischen zwei und acht Grad gelagert werden. Sie sind zu verwerfen, wenn sie versehentlich falsch gelagert oder eingefroren wurden. Allein wegen hiermit eventuell verbundener Kosten ist eine sehr intensive Kontrolle dringend erforderlich.

Es werden ausschließlich Impfstoffe in die Bevorratung aufgenommen, die sachgerecht von der Apotheke geliefert wurden. Materialien, die Impflinge mitgebracht haben, dürfen auf keinen Fall da hinein, da nicht gesichert ist, dass sie zuvor angemessen transportiert und gelagert wurden.

29 Rechtliche Aspekte

N. Krappitz

Auch in der Reisemedizin sind wir von Rechtsfragen umgeben. Einige häufige Aspekte seien im Folgenden aufgeführt. Zum Teil ist der Reisende betroffen, zum Teil der Arzt als Behandler, aber natürlich auch als selbst Reisender. Zu Letzterem ist unabdingbar festzuhalten, dass ein Arzt außerhalb des Deutschen Territoriums keine Approbation besitzt, mithin, von Nothilfen und dem EU-Recht abgesehen, auch nicht ärztlich tätig werden darf, was zumindest haftungsrechtliche Aspekte beleuchtet. Zum Arbeitsrecht und in Teilen zum SBG V wurde oben bereits Stellung bezogen.

29.1 Deutsches Recht

Für den in Deutschland tätigen Arzt ergeben sich Regelungen aus einer Vielzahl von Gesetzen, dem Standesrecht, Verordnungen, Richtlinien, Verträgen und relevanten Urteilen.

29.1.1 Infektionsschutzgesetz

Das Infektionsschutzgesetz (IfSG) betrifft die Reisemedizin über die darin enthaltenen Meldeverpflichtungen sowie Regelungen im Zusammenhang mit Impfmaßnahmen, solche wurden bereits oben dargestellt. Das IfSG wurde zuletzt geändert mit Datum vom 28.07.2011. Der Wortlaut des Gesetzes findet sich auf der Homepage des Justizministeriums unter http://www.gesetze-im-internet.de/bundesrecht/ifsg/gesamt.pdf.

In § 6 werden meldepflichtige Krankheiten aufgeführt. Namentliche Meldung ist bei Krankheitsverdacht, der Erkrankung sowie dem Tod an einer Anzahl von Infektionskrankheiten, die klinisch erfasst werden, vorgeschrieben. Reisemedizinisch erwähnenswert sind Cholera, virusbedingtes hämorrhagisches Fieber, z. B. Dengue-HF, Meningokokken-Meningitis oder -Sepsis, Tollwut und Typhus abdominalis sowie Paratyphus, um nur einige zu nennen. Besondere Bedeutung kommt dem Verdacht auf und der Erkrankung an einer mikrobiell bedingten Lebensmittelvergiftung oder an einer akuten infektiösen Gastroenteritis zu bei Personen, die beruflichen Umgang mit Lebensmitteln haben (Näheres s. auch Kap. 23).

Auch dann, wenn zwei oder mehr gleichartige Erkrankungen auftreten, bei denen ein epidemischer Zusammenhang wahrscheinlich ist, besteht eine Meldepflicht. Weiterhin betroffen sind die Verletzung durch ein tollwutkrankes, -verdächtiges oder -ansteckungsverdächtiges Tier sowie die Berührung eines Tieres oder Tierkörpers. Aber auch das Auftreten einer bedrohlichen Krankheit oder von zwei oder mehr gleichartigen Erkrankungen, bei denen ein epidemischer Zusammenhang wahrscheinlich ist oder vermutet wird, unterliegt der Meldepflicht, wenn dies auf eine schwerwiegende Gefahr für die Allgemeinheit hinweist. Meldebögen sind downloadbar auf der Homepage des RKI (www.rki.de, Infektionsschutz, Infektionsschutzgesetz).

Beim Verdacht eines viralen hämorrhagischen Fiebers ergeben sich Besonderheiten. Es steht zu vermuten, dass ein Reisemediziner häufiger als andere Ärzte wegen eines solchen Verdachts in Anspruch genommen werden wird und er daher über Maßnahmen für diesen Fall informiert sein sollte. Für Details sei auf den Artikel von Fock et al. (Erste medizinische und antiepidemische Maßnahmen bei Verdacht auf virales hämorrhagisches Fieber. Med Welt 2001; 5: 23–29) verwiesen.

Grundsätzlich sollten immer Mundschutz und Schutzkleidung bereitgehalten werden und die Mitarbeiter über Grundprinzipien des Barriernursings informiert sein. Unter den nachstehend beschriebenen Voraussetzungen kann man von einem Verdachtsfall sprechen, wenn Fieber besteht (> 38,5 °C) und sich der Reisende bis zu drei Wochen vor Erkrankungsbeginn in einem bekanntem Endemiegebiet oder in einem Gebiet aufgehalten hat, in dem in den vorausgegangenen zwei Monaten bestätigte oder vermutete Fälle von VHF aufgetreten sind, und er dort möglicherweise unmittelbaren Kontakt mit Blut oder anderen Körperflüssigkeiten an VHF erkrankter lebender oder verstorbener Personen oder VHF-infizierter Tiere (z. B. Affen, Nagetiere, Fledermäuse) gehabt hat, oder hämorrhagische Diathese oder ungeklärter Schock bestehen oder er im In- oder Ausland in einem Labor oder in einer sonstigen Einrichtung gearbeitet hat, wo ein Umgang mit VHF-Erregern, erregerhaltigem Material, VHF-infizierten Tieren oder VHF-erkrankten Personen möglich ist. Die Meldung erfolgt nach § 6 (1) g an das Gesundheitsamt oder die Polizei. Das Gesundheitsamt erlässt die Anordnung der Quarantäne, führt eine Meldung an die Oberste Landesgesundheitsbehörde durch, die diese an das Robert-Koch-Institut weiterleitet.

§ 7 hebt ab auf die Meldepflicht bei nachgewiesenen Krankheitserregern. Auch hier hat weitgehend die Meldung namentlich zu erfolgen, aber nur, soweit der Befund auf eine akute Infektion hinweist. Die Liste ist umfangreich, im Einzelfall sei wieder auf das IfSG im Original verwiesen (s. oben). Ausdrücklich werden auch in der Liste nicht genannte Erreger hämorrhagischer Fieber (z. B. DHF) erwähnt sowie weitere, wenn deren örtliche und zeitliche Häufung auf eine schwerwiegende Gefahr für die Allgemeinheit hinweist.

Eine nicht namentliche Meldung hat zu erfolgen bei Nachweis von Treponema pallidum, HIV, Echinokokkus und Plasmodien. Für Entamoeba histolytica und andere Amöbenarten besteht nach IfSG keine Meldepflicht.

Zur Meldung sind im Falle des § 6 der feststellende Arzt, im Falle des § 7 u. a. die Leiter von Medizinaluntersuchungsämtern und sonstigen privaten oder öffentlichen Untersuchungsstellen verpflichtet. Die Meldepflicht besteht nicht, wenn dem Meldepflichtigen ein Nachweis vorliegt, dass die Meldung bereits erfolgte und andere als die gemeldeten Angaben nicht erhoben wurden. Auch hat er dem Gesundheitsamt unverzüglich mitzuteilen, wenn sich eine Verdachtsmeldung nicht bestätigt hat.

Für die Meldung einer Malaria wie auch von HIV und den weiteren nach § 7 (3) geregelten Erregernachweisen ist das RKI direkt zuständig. Sie erfolgt auf speziellem Meldebogen (auszufüllen vom Laborarzt und Einsender), der samt Freiumschlag im RKI erhältlich ist. Nach § 13 IfSG werden Sentinel-Erhebungen eingeführt, deren Bedeutung für die Sammlung von noch fehlenden epidemiologischen Daten bedeutsam ist. Das Ergebnis ist viel versprechend, so veröffentlicht das RKI inzwischen hochaktuell Daten zur Häufigkeit meldepflichtiger Infektionskrankheiten (siehe SurvStat).

29.1.2 Transfusionsgesetz

Im Gesetz zur Regelung des Transfusionswesens (Transfusionsgesetz, TFG) ist festgelegt, dass jede Anwendung von Blutprodukten zu dokumentieren ist. Die Dokumentation hat die Aufklärung und die Einwilligungserklärungen, die durchgeführten Untersuchungen sowie die Darstellung von Wirkungen und unerwünschten Ereignissen zu umfassen. Angewendete Blutprodukte und Plasmaproteine sind unverzüglich zu dokumentieren. Diese Situation ist etwa bei der postexpositionellen Gabe von Immunglobulinen zur Tetanus- oder Tollwutprophylaxe gegeben.

29.1.3 Konsulargesetz

Nach dem Gesetz über die Konsularbeamten (KonsularG), § 5, erhalten Deutsche, die im Ausland hilfsbedürftig sind, die erforderliche Hilfe, wenn die Notlage auf andere Weise nicht behoben werden kann. Kosten sind zu erstatten. Nach Möglichkeit ist selbständige Vorsorge auch vor gesundheitlichen Gefahren zu treffen. Sollten sich aber einmal schwere Notlagen einstellen, so hat der Reisende das Recht, sich an die Botschaft zu wenden.

§ 9 regelt für den Todesfall auf Reisen die Überführung Verstorbener und entsprechende Nachlassfürsorge.

29.1.4 Berufsordnung

Die Berufsordnung wird in Deutschland von jeder Landesärztekammer individuell festgelegt. Aus der Musterberufsordnung der Bundesärztekammer, Stand 2006, werden einige für die Reisemedizin belangvolle Passagen dargestellt, ergänzt um den Terminus des Reisenden.

Nach § 3 (2) ist es untersagt, Waren abzugeben, soweit nicht die Abgabe, wie etwa im Falle einer Impfung, notwendiger Bestandteil der ärztlichen Therapie ist. Eine Ausstattung des Reisenden mit Moskitonetzen oder Sonnenschutzmitteln wäre aber wohl im Sinne sachkundiger Auswahlverfahren durchaus zweckmäßig. Kommt es doch gerade im privat zu finanzierenden Vorsorgebereich immer wieder zu Fehlinvestitionen. Eine Vorgehensweise, bei der differenzierte Entscheidungen für Sachmittel möglich werden, wie sie für die Auswahl von Pharmaka üblich sind, wird damit zum Nachteil des Reisenden unterbunden. Eine Änderung der Berufsordnung wäre anzustreben, ohne dass kommerzielle Interessen bedient würden.

Gemäß § 7 (1) hat jede medizinische Behandlung unter Achtung des Willens und der Rechte der Patienten (der Reisenden), insbesondere des Selbstbestimmungsrechts, zu erfolgen. Dies ist bedeutsam, denn der Reisende selbst entscheidet über Art und Umfang von Präventivmaßnahmen, angemessene Aufklärung durch den Arzt vorausgesetzt. Individuelle ärztliche Behandlung, insbesondere auch Beratung, darf weder ausschließlich brieflich noch ausschließlich über Kommunikationsmedien oder Computerkommunikationsnetze durchgeführt werden, vgl. § 7 (3). Computergestützte Reisegesundheitsbriefe sind für sich allein nicht rechtmäßig, Aufklärung und Information allein über die Homepage ist nicht statthaft.

Zur Behandlung ist die Einwilligung erforderlich (§ 8), dies gilt naturgemäß auch für den Reisenden. Der Einwilligung hat grundsätzlich die erforderliche Aufklärung im persönlichen Gespräch vorauszugehen. Somit darf keine Verordnung auf Veranlassung Dritter erfolgen, ohne dass eine kompetente Prüfung der Indikationsstellung erfolgt ist. Gleiches gilt für Impfungen auf Empfehlungen Dritter oder gar aus dem Internet. Eine gründliche Aufklärung durch Schriftmaterial und persönliches Gespräch ist immer Voraussetzung.

Die Ausübung ärztlicher Tätigkeit ist an die Niederlassung in einer Praxis gebunden. Die Einrichtung von Zweigstellen ist möglich, nach § 17 (2) ist es gestattet, an zwei weiteren Orten tätig zu sein.

Gemäß § 27 (4) können Ärzte nach sonstigen öffentlich-rechtlichen Vorschriften erworbene Qualifikationen ankündigen. Letzteres ist für Reisemediziner besonders wichtig. Wo eine Qualifikation Reisemedizinische Gesundheitsberatung noch nicht installiert ist, kann Reisemedizin als Tätigkeitsschwerpunkt angekündigt werden. Hier fehlt dann aber eine verbindliche Standardisierung. Angaben zum Tätigkeitsschwerpunkt sind nur zulässig, wenn die Tätigkeiten nicht nur gelegentlich ausübt werden. Auch dürfen sie nur angekündigt werden, wenn sie nicht mit solchen nach geregeltem Weiterbildungsrecht verwechselt werden können (vergleichbare Bezeichnungen). Organisatorische Hinweise sind ausdrücklich erlaubt.

Nach § 28 dürfen sich Ärzte in Verzeichnisse eintragen lassen, wenn diese allen Ärzten, die die Kriterien des Verzeichnisses erfüllen, zu denselben Bedingungen gleichermaßen mit einem kostenfreien Grundeintrag offen stehen. Hieraus ergibt sich eine wichtige Chance zur Bekanntmachung einer reisemedizinischen Qualifikation, zudem noch kostenfrei. Leider grenzen manche kommerzielle Listen Ärzte aus, die nicht zu zusätzlichen Zahlungen bereit sind. In einem solchen Fall sollte gegen die Betreiber vorgegangen werden.

29.1.5 Richtlinien

Richtlinien stellen nicht nur wesentliche Entscheidungshilfen für den Reisemediziner dar. Sie können in Einzelfällen als Grundlagen für evtl. zukünftige juristische Bewertungen eine Rolle spielen. Hier ist besonders auf die jeweils aktuelle Fassung der Richtlinien zu achten. Richtlinien und Empfehlungen können von Institutionen des öffentlichen Rechts stammen, wie etwa die STIKO-Empfehlungen, Hinweise der STIKO für Ärzte zum Aufklärungsbedarf über mögliche unerwünschte Wirkungen bei Schutzimpfungen (Stand Juni 2007), das Verkehrsrecht, die Berufsgenossenschaftlichen Grundsätze, z. B. G 31, G 35.

Weiter sind von Belang Empfehlungen von Fachgesellschaften und anerkannten Vereinen wie z. B. der GTÜM (Tauchtauglichkeitsrichtlinien), der DTG (Empfehlungen zur Malariavorbeugung) sowie von europäischen und internationalen Institutionen wie ECDC (European Influenza Surveillance Network, EISN), WHO (International Travel and Health, ITH) und CDC (Yellow Book) in ihrer jeweils letzten Fassung.

29.1.6 Relevante Urteile

Zum Fragenkomplex der Aufklärung vor Impfungen wird in einem Urteil des Bundesgerichtshofs vom 15. 02. 2000, AZ: VI ZR 48/99, u. a. festgestellt, dass man im Allgemeinen davon ausgehen kann, dass der mit dem Kinde beim Arzt erscheinende Elternteil ermächtigt ist, die Einwilligung in die ärztliche Behandlung für den abwesenden Elternteil mit zu erteilen, solange dem Arzt keine entgegenstehenden Umstände bekannt sind. Entscheidend für die Aufklärung sind nicht statistische Daten sondern die Frage, ob das betreffende Risiko dem Eingriff spezifisch anhaftet und die Lebensführung besonders belastet. Bei ambulanten Eingriffen ist eine Aufklärung am Tage des Eingriffes ausreichend. Im Rahmen einer Grundimmunisierung bedarf es bei der zweiten und weiteren Impfungen keiner erneuten Aufklärung.

STIKO-Empfehlungen sind medizinischer Standard. Zu Nebenwirkungen und Komplikationen genügt eine Aufklärung im Großen und Ganzen. Nicht erforderlich ist eine exakte medizinische Beschreibung der in Betracht kommenden Risiken. Alleinige Aufklärung durch Merkblätter ist nicht ausreichend, ein persönliches, vertrauensvolles Gespräch muss angeboten werden. Andernfalls muss sich der Arzt davon überzeugen, dass der Patient die schriftlichen Hinweise gelesen und verstanden hat und evtl. Fragen beantworten. Aus dem Urteil wird auch geschlossen, dass eine mündliche Einwilligung ausreichend ist (vgl. Epidemiol Bull Mai 2001; 127–129).

In einem Urteils des Verwaltungsgerichts Berlin (AZ: VG 14 A 212.98) zur Frage der Zulassung als Gelbfieberimpfstelle wird auf Art. 12 Abs. 1 des Grundgesetzes verwiesen, wonach Beruf und Arbeitsplatz frei gewählt werden dürfen. Die Berufsausübung kann durch Gesetz oder aufgrund eines Gesetzes geregelt werden. Wenn einfachgesetzliche Regelungen fehlen, dies ist derzeit der Fall, so hat der Einzelne einen grundgesetzlichen Anspruch, gleichberechtigt an den Leistungen beteiligt zu werden. Allerdings hat das Gericht das Kriterium der Bedarfsprüfung akzeptiert. Diese kann immerhin verlangt werden. Sie ist zwar nicht näher festgelegt, kann jedoch im Falle eines abgelehnten Antrages gefordert werden. Das Urteil ist insoweit besonders wertvoll, als es die Vergabe einer Gelbfieberimpfstelle nicht auf bestimmte Personen, etwa im ÖGD, beschränkt und somit ein qualifizierter Reisemediziner grundsätzlich Aussicht auf eine Gelbfieberimpfstelle haben dürfte.

Nach einem Urteil des Bundesfinanzhofs vom 11. Januar 2007 (VI R 8/05) können Aufwendungen für Fachkongresse als Werbungskosten abziehbar sein, wenn ein objektiver Zusammenhang mit dem Beruf besteht und die Aufwendungen subjektiv zur Förderung des Berufs getätigt werden. Der vollständige Abzug der Reisekosten ist möglich, wenn die Reise ausschließlich oder nahezu ausschließlich der beruflichen Sphäre zuzuordnen ist. Dies setzt voraus, dass u. a. die Verfolgung privater Reiseinteressen nicht den Schwerpunkt der Reise bildet. Die steuerliche Berücksichtigung der Aufwendungen kann nicht allein deshalb versagt werden, weil eine Bildungsmaßnahme im Ausland stattgefunden hat.

Aus dem EU-Recht belangvoll ist die Entscheidung des Europäischen Gerichtshofs vom 14.09.2000. Die hierauf beruhende Richtlinie zur Harmonisierung der Umsatzsteuern bestimmt, dass medizinische Leistungen, die nicht in der medizinischen Betreuung von Personen durch das Diagnostizieren und Behandeln einer Krankheit oder einer anderen Gesundheitsstörung bestehen, keine Steuerbefreiung genießen, wie z. B. gutachterliche Tätigkeiten. Besteht ein therapeutisches Ziel, wie etwa bei eine Impfberatung, so ist sie umsatzsteuerbefreit, denn hierbei ist die Behandlung einer (potenziellen) Erkrankung vorgesehen. Reisemedizinische Präventionsleistungen haben in der Regel keinen gutachterlichen sondern einen rein therapeutischen Charakter, hier entfällt also die Umsatzsteuer.

Kein Urteil, sondern eine Verwaltungsanweisung wurde vom Bundesfinanzhof veröffentlicht (AZ: IV C 2 – S 2246 – 5/00). Danach ist die Abgabe von Impfstoffen im Rahmen von durchgeführten Impfungen „unselbständiger Teil" der ärztlichen Heilbehandlung. Sie steht im engen sachlichen und wirtschaftlichen Zusammenhang mit dieser. Daher ist die Abgabe ein freiberuflicher Akt. Sollten Impfstoffe abgegeben werden, ohne dass eine entsprechende Impfung stattfindet, wäre dies ein gewerblicher Vorgang. Solches ist nach der gegenwärtigen Rechtslage einem Arzt nicht gestattet.

29.2 Internationales Recht

Wer in Deutschland die Ausbildung zum Arzt abgeschlossen hat, kann gemäß der EU-Richtlinien 93/16 und 2005/36 nach einer entsprechenden Registrierung bei einer der zuständigen Behörden der anderen EWR-Staaten den ärztlichen Beruf im europäischen Ausland (inklusive der Schweiz) ausüben. Hiervon sind lediglich ärztliche Tätigkeiten ausgenommen, wenn sie so genannte hoheitliche Funktionen betreffen. Danach wird für den Bereich der Niederlassung die automatische Anerkennung einer Qualifikation als Arzt geregelt. Dennoch ist hierbei ein Antrag bei der Approbationsbehörde zu stellen. Die Mitgliedstaaten können verlangen, dass man über die erforderlichen Sprachkenntnisse verfügt.

Reisemedizinisch bedeutsam sind die International Health Regulations (IHR 2005), die mit dem Gesetz zu den Internationalen Gesundheitsvorschriften (2005) (IGV) vom 23. Mai 2005 nun auch für Deutschland in Kraft getreten sind. Sie stellen einen Rechtsrahmen der WHO dar, der einerseits optimale Sicherheit gegen die internationale Ausbreitung von Krankheiten, andererseits eine Minimierung jeglicher Beeinträchtigung des weltweiten Verkehrs gewährleisten, zudem epidemiologische Datensammlung ermöglichen soll. Mit dem Epidemiologischen Bulletin 50/06 liegt eine deutsche Kommentierung der IGV vor.

Die IGV bilden das völkerrechtliche Fundament der internationalen Bekämpfung von Infektionskrankheiten (vgl. RKI, Gesundheitsvorschriften). Reisemedizinisch relevant sind Artikel 18, 23 und 31. Sie enthalten Empfehlungen der WHO und Handlungsspielräume der Mitgliedstaaten. So kann die WHO die Prüfung von Reisedaten, ärztlichen Unterlagen und Impfunterlagen, ärztliche Untersuchung, Impfungen oder andere Prophylaxemaßnahmen, Gesundheitsüberwachung, Quarantäne, Isolierung und Behandlung empfehlen sowie die Erfassung von Kontaktpersonen und schließlich die Verweigerung der Einreise. Die Mitgliedstaaten können von Reisenden Informationen über Reiseziel und Reiseweg verlangen sowie nicht invasive ärztliche Untersuchungen veranlassen. Gilt ein Reisender als Verdachtsperson (Definition?, z. B. Fieber), können invasive ärztliche Untersuchungen, Impfungen oder andere Prophylaxemaßnahmen abverlangt und im Weiteren Gesundheitsüberwachung, Quarantäne und Isolierung angeordnet werden. Im Anhang 6 werden Details zu Impfungen und anderen Prophylaxen festgelegt.

Die WHO hat hierfür ein Musterzertifikat veröffentlicht. Zertifikate müssen vom Arzt unterschrieben werden und einen offiziellen Stempel tragen. Atteste sind in Englisch und Französisch sowie eventuell einer dritten Sprache zu verfassen. Die frühere Version des Impfausweises war für eine Übergangsfrist von einem halben Jahr zugelassen, seit Dezember 2007 darf nur noch das neue Formular verwendet werden. Dies ist daran erkennbar, dass es im Kopf nicht mehr den Begriff „Yellow Fever" enthält, sondern „Vaccination or Prophylaxis". Zur Vermeidung von Einreiseproblemen sollte nur noch dieses neue Formular eingesetzt werden. Das gilt im Übrigen auch für Ärzte, die keine Gelbfieberimpfstelle betreiben, weil sonst spätestens bei der Gelbfieberimpfung eine neuer Ausweis fällig werden würde, vgl. Kap. 26.3.

Bei Kontraindikationen gegen die Gelbfieberimpfung ist ein Attest des behandelnden Arztes (Supervising Clinician – im amtlichen deutschen Text als aufsichtsführender Kliniker übersetzt) mit medizinischer Begründung erforderlich.

30 Reisemedizin im Spiegel der Weltgeschichte

B. Diedring

Schon seit Jahrtausenden gehen Menschen auf Reisen und werden dort mit Gesundheitsrisiken konfrontiert, die sich stark von den heimischen unterscheiden. Zur Bekämpfung der daraus erwachsenden Probleme wurden individualprophylaktische und epidemiologische Maßnahmen ergriffen. Aus diesen Ansätzen, die teilweise auf Laien zurückgehen, entwickelte sich die Reisemedizin als besonderes Fach mit sehr unterschiedlichen Schwerpunkten.

Jahr, Reisemedizinisches Ereignis	Jahr, Zeitgeschichtliches Geschehen
3300 v. Chr.: „Ötzi" führt bei der Überquerung des Hauslabjochs (3208 m, Ötztaler Alpen) in seiner Reiseapotheke zwei Birkenporlinge, antibiotisch wirkende Pilze, mit sich.	**3200 v. Chr.:** Erste Hieroglyphenschrift in Ägypten
165 n. Chr.: Erstes Auftreten von Pockenerkrankungen in Europa wahrscheinlich mit dem Einzug der siegreichen römischen Legionen nach Einnahme der mesopotamischen Doppelstadt Seleukia-Ktesiphon im heutigen Irak. Die Pocken breiten sich rasch bis zur Donau und zum Rhein aus, was ein Massensterben über 24 Jahre hin zur Folge hat, das als „Antoninische Pest" in die Geschichte eingeht.	**150 n. Chr.:** Ptolemäus von Alexandria schreibt seine „Anleitung zur Erdbeschreibung" und veröffentlicht den ersten Weltatlas.
541 n. Chr.: Die sog. „Justinianische Pest" (im Gegensatz zur „Antoninischen Pest" tatsächlich eine Y.-pestis-Epidemie) nimmt ihren Anfang in Ägypten. 542 erreicht sie Konstantinopel und verbreitet sich bald darauf über den Schifffahrtsweg im gesamten Mittelmeerraum.	**537 n. Chr.:** Der Rohbau der Hagia Sophia wird nach einer Bauzeit von nur sechs Jahren fertig gestellt. Die Kuppelbasilika wird erst als byzantinische Kirche, dann als Moschee und heute als Museum genutzt.
1096: Die ersten Kreuzfahrer brechen auf, um das heilige Land von den Muslimen zu befreien, dabei tragen sie wesentlich zur Verbreitung der Pocken bei.	**1094:** El Cid erobert für die Christen die spanische Stadt Valencia von des muslimischen Eroberern zurück.

VII Rechtliche und organisatorische Aspekte der reisemedizinischen Beratung

Jahr, Reisemedizinisches Ereignis	Jahr, Zeitgeschichtliches Geschehen
1492: Durch die erste und die darauf folgenden Reisen von Christoph Kolumbus schleppen die Seeleute ohne ihr Wissen Krankheiten wie Pocken, Masern, Mumps, Keuchhusten, Grippe, Gelbfieber, Windpocken und Typhus nach Nord- und Südamerika ein. Die Ureinwohner Amerikas verfügen im Gegensatz zu den Eurasiern und Afrikanern über keinerlei Abwehrkräfte gegen diese Krankheiten. Infolge der darauf hin einsetzenden Epidemiewellen werden zwischen 1492 und 1650 fast 50 % der amerikanischen Ureinwohner getötet.	**1492:** Christoph Columbus sticht mit 90 Männern und drei kleinen Schiffen in See, um zu beweisen, dass man Indien erreicht, wenn man westwärts segelt. Nach 33 Tagen landet er auf den Bahamas und nimmt sie für Spanien in Besitz.
1493: Ab dem Jahr 1493 treten in den spanischen Hafenstädten die ersten Fälle von Syphilis, einer damals neuartige Krankheit, unter den Mannschaftsmitgliedern der zweiten Reise von Christoph Kolumbus auf. Die Krankheit verbreitet sich rasch in den Hafenstädten des westlichen Mittelmeeres.	**1492:** Mit der Kapitulation des letzten muslimisch-maurischen Herrschers und der Übergabe der Stadt Granada an Isabella von Kastilien und Ferdinand von Aragónn ist die Rückeroberung der iberischen Halbinsel für das Christentum abgeschlossen.
1495: Bei der Belagerung Neapels durch Karl VIII. kommt es zur ersten großen Syphilisepidemie unter den Truppen Karls, die mehrheitlich aus Söldnern bestehen. Nach dem Rückzug der Truppen verbreitet sich die Syphilis ausgehend von Nord- und Mittelitalien und den Herkunftsländern innerhalb von fünfzig Jahren in der ganzen alten Welt aus. Die Epidemie schwächt sich dann aufgrund eines Virulenzverlustes auf das heutige Niveau ab.	**1498:** Der Portugiese Vasco da Gama erreicht Kalkutta in Indien. Er ist der erste Europäer, der Indien auf dem Seeweg um das Kap der Guten Hoffnung erreicht.
1535: Bei seiner Suche nach der Nordwestpassage überwintert der Seefahrer Jacques Cartier am St. Lorenz-Strom. Fast 90 % seiner Mannschaft erkranken an Skorbut. Seine indianischen Begleiter retteten einem großen Teil der Mannschaft das Leben durch die Verabreichung eines Heiltranks aus Rinde und Nadeln der Weißzeder.	**1536:** Anna Boleyn, die Frau Heinrichs VII., wird enthauptet. Sie wurde Opfer einer Hofintrige.

Jahr, Reisemedizinisches Ereignis	Jahr, Zeitgeschichtliches Geschehen
1546: Fracastoro beschreibt erstmals den Flecktyphus unter dem Namen Morbus lenticularis.	**1545:** In Potosí, in den bolivianischen Anden, wird Silber entdeckt, dessen Abbau die Stadt zum Blühen bringt. Sie hat 1570 so viele Einwohner wie Paris.
1640: In den peruanischen Anden wird Fieber erfolgreich mit der Rinde eines Baumes aus der Familie der Rötegewächse bekämpft. Mitglieder des Jesuitenordens beobachteten die Wirkung und bringen das Mittel in Pulverform erstmals nach Europa. Der Baum wird später als „Chinarinde" (Cinchonia) bekannt, das Medikament als „Chinin", das erfolgreich bei der Behandlung von Malaria eingesetzt wird.	**1640:** Tod von Peter Paul Rubens
1754: Der britische Schiffsarzt James Lind kann durch eine wissenschaftliche Studie nachweisen, dass Zitrusfrüchte gegen Skorbut helfen.	**1754:** Der schottische Physiker und Chemiker Joseph Black entdeckt das Kohlendioxid.
1770: Am 10. Oktober erreicht James Cook mit der „Endeavour" auf seiner ersten Südseereise Batavia (heute Jakarta, Hauptstadt der Republik Indonesien), wo das Schiff drei Wochen lang gründlich überholt wird. Während dieser Zeit fallen sieben seiner Männer Durchfallerkrankungen zum Opfer, viele weitere sterben auf der Weiterfahrt. Ursache ist wahrscheinlich eine bakterielle Kontamination des Trinkwassers.	**1770:** In dem folgenden Jahrzehnt erreicht der europäische Sklavenhandel mit Afrika seinen Höhepunkt.
1775: Ausbruch der Pockenepidemie an der Pazifikküste Nordamerikas, wahrscheinlich eingeschleppt von spanischen Entdeckerschiffen. Sie löst unter den Indianern verheerende Epidemien aus, während die Europäer durch zahlreiche frühere Pockenepidemien relativ immunisiert und so weniger gefährdet waren.	**1775:** Beginn des amerikanischen Unabhängigkeitskrieges (bis 1783) der britischen Kolonien in Nordamerika gegen die britische Regierung.
1796: Im Mai 1796 führte E. Jenner die erste Impfung mit Kuhpocken- oder Vacciniaviren durch, die er einer Kuhpockenpustel entnommen hatte. Der geimpfte Junge erweist sich später als immun gegen gewöhnliche Pocken.	**1798:** Napoleon Bonapartes Truppe schlägt in der Nähe von Alexandria die ägyptische Armee in der Schlacht bei den Pyramiden und besetzt Ägypten.

VII Rechtliche und organisatorische Aspekte der reisemedizinischen Beratung

Jahr, Reisemedizinisches Ereignis	Jahr, Zeitgeschichtliches Geschehen
1854: Der italienische Anatom Filippo Pacini beschreibt den Choleraerreger und der englische Arzt John Snow beweist im gleichen Jahr während der Choleraepidemie in London die Übertragung durch Trinkwasser als Verbreitungsursache.	**1854:** Entsendung einer britisch-französischen Flotte zur Krim, um die christlichen Osmanen bei der Verteidigung Moldawiens und der Walachei gegen die russische Invasion zu unterstützen. Der Krimkrieg war der erste Krieg, der von Zeitungsberichten (mit Fotos) begleitet wurde, die durch die neue Technik der Telegraphen die Leser zu Hause informierten.
Februar 1858: Auf der Suche nach den Quellen des Nils erreichen die Engländer Richard. F. Burton und John H. Speke nach sechsmonatiger Wanderung das Ufer des Tanganjika-Sees. Beide sind schwer an Malaria erkrankt. Burton hat Lähmungserscheinungen und Speke ist fast blind.	**1857:** In Indien hat die wachsende britische Arroganz unter den einheimischen Truppen großem Unmut erzeugt, der zu einem Aufstand führt, bei dem Delhi zurück erobert, der alte Mughal-Herrscher wieder eingesetzt und viele britische Einwohner ermordet werden.
1860: Der Apotheker Dr. Franz Lutze baut aus einem kleinen von Dr. Richard Kade übernommenem Apothekenlabor am Berliner Oranienplatz ein modernes medizinisch-pharmazeutisches Fabrikations- und Exportgeschäft auf, mit dem er nicht nur den gesamten Medikamentenbedarf der deutschen Kolonien und der Kaiserlichen Schutztruppen, sondern auch Expeditionen versorgt.	**1861:** Beginn des amerikanischen Bürgerkriegs (bis 1865) mit den Schüssen auf Fort Sumter (Virginia), abgegeben von Soldaten der Konföderierten Staaten von Amerika, die an der Sklaverei festhalten wollen.
1867: Ernest Doudart de Lagrée, einer der Wegbereiter des französichen Kolonialismus und Leiter einer Expedition, die die Schiffbarkeit des Mekongs prüfen und die tatsächlichen Grenzen zwischen Kambodscha und Thailand kartieren sollte, stirbt in Dali in der chinesischen Provinz Yunnan an den Folgen der Amöbenruhr und einer Infektion, die er sich durch Blutegel zugezogen hatte.	**1867:** „Das Kapital" von Karl Marx, eine Analyse der wirtschaftlichen Ungerechtigkeiten des kapitalistischen Systems, wird veröffentlicht.
1873: Der britische Missionar, Entdecker und Kartograf David Livingstone stirbt in Ilala am Bangweolosee im Nordosten Sambias an Dysenterie.	**1873:** Eine Gruppe Pariser Künstler, die von der Kunstausstellung Salon de Paris zurückgewiesen wurde, stellt ihre Werke selbstständig aus. Zu den „Impressionisten" gehören C. Monet, A. Renoir, C. Pissarro, E. Degas, P. Cézanne.

30 Reisemedizin im Spiegel der Weltgeschichte

Jahr, Reisemedizinisches Ereignis	Jahr, Zeitgeschichtliches Geschehen
1879: Albert Neisser entdeckt den Erreger der Gonorrhoe	**1879:** Im Pazifikkrieg („Salpeterkrieg") kämpfen Chile, Peru und Bolivien um die Kontrolle über das nitratreiche Land der Atacama-Wüste im heutigen Norden Chiles (bis 1883).
1880: In Algerien isoliert und beschreibt der Franzose Alphonse Laveran erstmals unter der Bezeichnung Oszillaria malariae Plasmodien als Erreger der Malaria. 1907 erhält er dafür den Nobelpreis.	**1880:** Der franz. Marineoffizier und Afrikareisende Pierre Savorgnan de Brazza schließt einen Vertrag mit dem Königreich Kongo und gründet einen französischen Außenposten, aus dem sich Brazzaville, die Hauptstadt der Kolonie Französisch Kongo entwickelt.
1881: Robert Koch erfindet die Kultivierung von Bakterien auf Nährgelatineplatten, ein Verfahren zur Züchtung von Reinkulturen.	**1881:** In Berlin nimmt die erste elektrische Straßenbahn, von Werner von Siemens erfunden, ihren Dienst auf.
Juni 1883: Wegen des Ausbruchs einer Choleraepidemie in Ägypten bittet die ägyptische Regierung Großbritannien, Frankreich und Deutschland um die Entsendung von Wissenschaftlern zur Aufklärung und Bekämpfung der Epidemie, worauf hin ein dramatischer internationaler Wettlauf um die Identifizierung des Choleraerregers einsetzt.	**August 1883:** Der Ausbruch des Krakatau auf der indonesischen Insel Java ist der zweitgrößte Vulkanausbruch der Neuzeit. Die ausgelöste 40 m hohe Tsunami und die nachfolgenden pyroklastischen Ströme zerstörten auf den umliegenden Inseln 165 Städte und Dörfer und töteten insgesamt 36 417 Menschen. Zwei Drittel der Vulkaninsel versanken bei dem Ausbruch im Meer.
1883: Robert Koch identifiziert und kultiviert als Erster den Choleraerreger (Vibrio cholerae).	
1890: Der Sanitätsoffizier der Schutztruppen in Deutsch-Ostafrika, Werner Steuber, zwingt die an Malaria leidenden Soldaten, ein Getränk aus Chinin, dem Saft wilder Limonen und Zucker zu sich zu nehmen, worauf die Truppe wieder „verwendungsfähig wurde".	**1890:** Das 7. US-Kavallerieregiment tötet bei Wounded Knee über 350 Männer, Frauen und Kinder der Sioux-Indianer. Dieses Massaker bricht den letzten Widerstand der Indianer gegen die Weißen.
1892: In Hamburg, mit seiner Anbindung an den Welthandelsverkehr, breitet sich nach Einschleppung eine Choleraepidemie aus.	**1891:** Baubeginn der transsibirischen Eisenbahn, die Sibirien öffnet und die Ausbeutung seiner Bodenschätze ermöglicht.
1897: Der englische General und Chirurg Ronals Ross erkennt während des Baus des Suezkanals den Zusammenhang zwischen dem Malariaerreger und dem Stich der Anophelesmücke und erhält dafür, nicht unumstritten, 1902 den Nobelpreis für Medizin.	**1896:** Erste Olympische Spiele der Neuzeit in Athen

833

Jahr, Reisemedizinisches Ereignis	Jahr, Zeitgeschichtliches Geschehen
1899: Gründung des Tropenhygienischen Instituts in Hamburg durch Bernhard Nocht mit dem Auftrag durch die Kolonialabteilung, Ärzte für den Tropendienst auszubilden, Tropenkranke zu behandeln, Tropenkrankheiten – v. a. die Malaria – zu erforschen und die Tropenhygiene zu studieren.	**1899:** Ausbruch des zweiten Burenkriegs (bis 1902), eines Konflikts zwischen Großbritannien und den Burenrepubliken Oranje-Freistaat und Transvaal, der mit deren Eingliederung in das Britische Empire endet.
1902: Erste Meldungen über das Auftreten der Schlafkrankheit in Ostafrika erreichen die Kolonialabteilung des Auswärtigen Amtes.	**1903:** Die Brüder Wright, US-amerikanische Pioniere des Flugzeugbaus, führen in Kitty Hawk die ersten kontrolliert gesteuerten Motorflüge der Welt durch.
1906/1907: Expedition zu Erforschung der Schlafkrankheit unter Leitung von Robert Koch nach Deutsch-Ostafrika	**1906:** In der Kieler Krupp Germania Werft läuft mit U1 das erste deutsche U-Boot vom Stapel.
1909: Eine von über 600 synthetisierten Arsenverbindungen wird von Paul Ehrlich und Sahachiro Hata positiv in ihrer Wirkung auf den Erreger der Syphilis getestet. Es kommt, von der Firma Hoechst produziert, 1910 unter dem Namen Salvarsan auf den Markt und wird das erste antimikrobielle Arzeimittel. Es ist wirksam gegen Syphilis, Framboesie, Rückfallfieber und andere Spirochaeteninfektionen. Mitte des 20. Jahrhunderts wird es durch Antibiotika ersetzt.	**1909:** Nach der Entdeckung von Ölvorkommen bei Masjid-i-Suleiman in Persien, dem ersten Ölfund dieser Art im Nahen Osten, wird die Anglo-Persian Oil Company als Vorgänger der BP gegründet.
1921–1922: Nach Robert Kochs Vorschlägen wird die Bekämpfung der Schlafkrankheit in Deutsch-Ostafrika durch Friedrich Karl Kleine organisiert. Neben der Behandlung von Patienten werden gefährdete Dörfer verlegt, Wasserstellen, in denen Tsetsefliegen leben, von Buschwerk gereinigt und Karawanen kontrolliert, um Infizierte daran zu hindern, die Seuche zu verschleppen. Mit dem Harnstoffderivat „Bayer 205" bzw. Germanin, heute Suramin, erzielt Kleine hervorragende Ergebnisse bei der Behandlung der Schlafkrankheit.	**1922:** Benito Mussolini wird Premierminister in Italien.
1930: Erstmaliges Auftauchen des HI-Virus´in Zentralafrika	**1930:** In Uruguay findet die erste Fußballweltmeisterschaft statt.

Jahr, Reisemedizinisches Ereignis	Jahr, Zeitgeschichtliches Geschehen
1937: Der in Südafrika lebende Mikrobiologe Max Theiler isoliert den Lebendimpfstoff gegen Gelbfieber aus einem verstorbenen Patienten aus Ghana und vermehrt ihn in bebrüteten Hühnereinern. Für die Gewinnung des Impfstoffs gegen Gelbfieber erhält er 1951 den Nobelpreis für Medizin.	**1937:** Der britische Mathematiker und Kryptoanalytiker Alan Turing erfindet eine Rechenmaschine, die als eines der Fundamente der theoretischen Informatik gilt und entwickelt die theoretische Basis für die modernen Computer- und Informationstechnologie.
1947: F. O. MacCallum unterscheidet mit Hilfe von Freiwilligen Hepatitis A, die durch kontaminierte Nahrung und Wasser verbreitet wird, von Hepatitis B, die durch Blut übertragen wird.	**1947:** Die USA verabschieden den nach dem damaligen US-Außenminister benannten Marshall-Plan, um dem zerstörten Europa nach dem zweiten Weltkrieg beim politischen und wirtschaftlichen Wiederaufbau zu helfen.
1947: Beginn des Global Eradication of Malaria Programms der WHO, mit dem Ziel, Malaria in allen Ländern der Erde auszurotten. Neuansteckungen durch Mückenstiche sollen durch Besprühen der Hausinnenwände mit DDT drastisch gesenkt werden. Parallel dazu sollen die Erkrankten mit Chloroquin behandelt werden, um die eigentlichen Erreger, die Plasmodien, abzutöten. Nach Beendigung des Programms 1970 ist in einigen Staaten die Strategie erfolgreich, in anderen ist sie nur kurzfristig erfolgreich oder scheitert.	**1947:** Gründung des Warschauer Paktes, eines bis 1991 bestehenden militärischen Beistandspakts des Ostblocks unter Führung der Sowjetunion. Das Bündnis ist im Kalten Krieg das Pendant zum westlichen Militärbündnis, der NATO, unter Führung der USA. Die Bundesrepublik Deutschland wird Mitglied der NATO.
1963: Baruch Blumberg und Harvey Alter entdecken das Hepatitis-B-Oberflächenantigen (HbsAg), damals Aa bezeichnet.	**1962:** Während der Kuba-Krise bringt der sowjetische Aufbau von Abschussrampen für atomar bestückte Waffensysteme auf Kuba die Welt an den Rand eines Atomkriegs.
1966: Ein internationales Forscherteam kommt nach Gen-Analysen zahlreicher HIV-Subtypen aus aller Welt zu dem Schluss, dass das AIDS-Virus um das Jahr 1966 herum von Afrika nach Haiti gelangte. Die Untersuchungen belegen ferner, dass sich das Virus mit hoher Wahrscheinlichkeit zunächst innerhalb von Haiti und dann von dort über die ganze Welt ausbreitete.	**1966:** Ausrufung der Kulturrevolution in China durch Mao Zedong, die reale und vermeintliche Gegner der kommunistischen Partei ausmerzen soll. Die Roten Garden, eine Kampftruppe von Schülern und Studenten, ziehen auf ihren Säuberungsaktionen durch die Städte, demütigen, foltern und töten Intellektuelle und Politiker.

VII Rechtliche und organisatorische Aspekte der reisemedizinischen Beratung

Jahr, Reisemedizinisches Ereignis	Jahr, Zeitgeschichtliches Geschehen
1967: Die Pockenschutzimpfung wird nach Beschluss der WHO weltweit zur Pflicht.	**1967:** Biafra versucht sich von Nigeria zu lösen. Der Biafra-Krieg dauert rund 30 Monate und endet im Dezember 1969 mit der Kapitulation Biafras. Mindestens 1 Mio. Menschen – manchen Schätzungen zufolge 2 Mio. oder mehr – kamen in dem Krieg um. Bürgerkrieg und Hungersnöte sind die Folge.
1970: D. S. Dane entdeckt intakte Hepatitis-B-Viruspartikel in Blutproben, die mit einem Elektronenmikroskop untersucht wurden.	**1969:** Apollo 11 landet auf dem Mond.
1973: Stephen Feinstone, Maurice Hilleman und Kollegen entdecken und beschreiben das Hepatitis-A-Virus.	**1973:** Salvador Allendes frei gewählte marxistische Regierung Chiles wird durch einen von den USA unterstützten Militärputsch durch General Pinochet gestürzt. Allende stirbt.
1980: Am 8. Mai wird von der WHO festgestellt, dass die Pocken ausgerottet sind.	**1980:** Der irakische Führer Saddam Hussein nutzt die Revolutionswirren im Iran, um dort einzumarschieren. Der Einmarsch löst den iranisch-irakischen Krieg aus, der 8 Jahre dauert und 500 000 Menschen das Leben kostet.
1981: Maurice Hilleman und Kollegen entwickeln einen wirksamen Subunit-Impfstoff gegen Hepatitis B, der aus Blutserum gewonnen und für den Allgemeinbedarf genehmigt wird.	**1981:** Ronals Reagan wird 40. Präsident der USA. Seine Außenpolitik wird durch Antikommunismus geprägt.
1986: Maurice Hilleman und Kollegen nutzten rekombinantes aus Hefe gewonnenes HBsAg anstelle des aus Blutplasma gewonnenen Antigens, um eine verbesserte Variante des Hepatitis B-Impfstoffes herzustellen. Dieser erste rekombinante Impfstoff wurde 1986, nach neun Jahren Forschung, vom amerikanischen Gesundheitsamt für die allgemeine Verwendung bei Menschen zugelassen.	**1986:** Im Kernkraftwerk Tschernobyl in der Ukraine explodiert ein Atomreaktor und verbreitet radioaktives Material über fast ganz Europa.
1995: Die Impfung gegen Hepatitis B wird in Deutschland in den allgemeinen Impfkalender der Ständigen Impfkommission (STIKO) für Säuglinge und Jugendliche aufgenommen.	**1994:** Der Bürgerkrieg in Ruanda zwischen Hutu-Mehrheit und Tutsi-Minderheit eskaliert in einem brutalen Konflikt nach der Ermordung des Präsidenten Habyarimana. Bis zu 800 000 Tutsi werden von den Hutu bei diesem Völkermord getötet.

836

Jahr, Reisemedizinisches Ereignis	Jahr, Zeitgeschichtliches Geschehen
2009: Ausbruch der Schweinegrippe: Eine neu aufgetretene Variante des Influenza-A-Virus H1N1 wird in Mexiko und den Vereinigten Staaten isoliert. Sie wird effektiv von Mensch zu Mensch übertragen und ist in vitro resistent gegen die üblichen bei Influenza wirksamen Virustatika. Die Bezeichnung als „Schweinegrippe" kann kritisiert werden, da die isolierten Virusstämme keine Erreger der eigentlichen Schweineinfluenza darstellen. Sie besitzen nur eines von acht Genomsegmenten, das von Schweinen stammen könnte und wurden daher als humane Reassortanten mit Vogel- und Schweineanteilen klassifiziert.	**2009:** Am 25. Juni stirbt der amerikanische Sänger, Komponist, Tänzer und Entertainer Michael Jackson an den Folgen einer Vergiftung durch das Narkotikum Propofol. Mit schätzungsweise 750 Millionen verkauften Tonträgern war Michael Jackson als „King of Pop" einer der kommerziell erfolgreichsten Popmusiker.

Weiterführende Literatur

1 Grüntzig JW: Mehlhorn H: Expeditionen ins Reich der Seuchen. Heidelberg: Spektrum Akademischer Verlag, 2005.
2 Teeple JB: Chronologie der Weltgeschichte. London: Dorling Kindersley Limited, 2007.

Anhang

Motiv der Vorderseite:
Sonnenuntergang im Okavango-Delta (Botswana). Foto: T. Küpper

Medikamente unter klimatischen Extrembedingungen

T. Küpper

Tabelle 1: Temperaturstabilität und alternative Applikationswege kreislaufwirksamer Medikamente (–: keine Information oder Daten vorhanden)

Substanz	Wirksamkeit nach Hitzeexposition	Wirksamkeit nach Kälteexposition	Wirksam nach Trinken des Ampulleninhalts	Wirksam nach sublingualer Gabe	Wirksamkeit nach endotrachealer Gabe (Tubus)
Adenosin	Ja	Ja	–	–	–
Adrenalin	Ja	Ja	–	Nein	Ja[1,2]
Ajmalin	Ja	–	–	Nein	Nein
Alteplase	Ja	Nein	Nein	Nein	Nein
Amiodaron	–	Ja	–	–	–
Atropin	Ja	Ja	Ja	Ja	Ja[3]
Cafedrin	–	–	–	–	–
Clonidin	Nein	Ja	–	Ja	Ja
Digitoxin	–	–	–	–	–
Dextran	–	–	Nein	Nein	Nein
Dihydralazin	–	–	–	–	–
Dobutamin	Ja	Ja	–	–	–
Dopamin	Ja	–	–	–	–
Etilefrin	–	–	–	–	–
Hydroxyäthylstärke	Ja	Ja	Nein	Nein	Nein
Ringer-Laktat	Ja	Ja	Nein	Nein	Nein
Lidocain	Ja	Ja	–	Nein	Ja[4]
Metyldigoxin	–	–	–	–	–
Metoprolol	Ja[5]	Ja	–	–	–
Nifedipin Kapseln	Ja[6]	Ja	Ja	Nein	Nein

841

Tabelle 1: *Fortsetzung*

Substanz	Wirksamkeit nach Hitzeexposition	Wirksamkeit nach Kälteexposition	Wirksam nach Trinken des Ampulleninhalts	Wirksam nach sublingualer Gabe	Wirksamkeit nach endotrachealer Gabe (Tubus)
Nifedipin Kapseln	Ja[6]	Ja	Ja	Nein	Nein
Nitroglycerin-Kps.	Ja[7]	Ja	Ja	Nein	–
Noradrenalin	Ja	–	–	–	–
Orciprenalin	Ja	–	–	–	–
Pindolol	Ja	–	–	–	–
Polygelin	Ja	Ja[8]	Nein	Nein	Nein
Theodrenalin	–	–	–	–	–
Verapamil	Ja	Ja	–	Ja[9]	–

Erklärung der Fußnoten s. Tabelle 3

Medikamente unter klimatischen Extrembedingungen

Tabelle 2: Temperaturstabilität und alternative Applikationswege Schmerzmitteln, Narkosemitteln und zentral wirksamer Substanzen (--: keine Information oder Daten vorhanden)

Substanz	Wirksam nach Hitzeexposition	Wirksam nach Kälteexposition	Wirksam nach Trinken des Ampulleninhaltes	Wirksam nach sublingualer Gabe	Wirksam nach endotrachealer Gabe (Tubus)
Alcuronium	Ja	–	Nein	Nein	Nein
Buphenorphin	–	–	Ja[10]	Ja	–
Clonazepam	–	Ja	–	–	–
Diazepam	Ja	Ja	Ja[11]	Nein	Ja[12]
Dihydrobenperidol	Ja	–	–	–	–
Etomidat	–	–	–	–	–
Fentanyl	Ja	Ja	–	Nein	Nein
Haloperidol	Ja	–	–	–	–
Ketamin	Ja	Ja	Ja[10]	Nein	Nein
Metamizol	Ja	Ja	Ja[13]	Nein	Ja
Midazolam	Ja	Ja	–	Ja	–
Morphin	Ja	–	Ja[14]	Nein	–
Naloxon	Ja	Ja	Ja	Ja	Ja
Pancuronium	Ja[15]	Nein	Nein	Nein	Nein
Pentazocin	–	–	–	–	–
Pethidin	Ja	–	–	–	–
Piritramid	Nein	Nein	–	–	–
Promethacin	Ja	Ja	–	–	–
Succamethonium	Ja[13]	Ja	Nein	Nein	Nein
Thiopental	Ja	Ja	Nein	Nein	Nein
Tramadol	Ja	Ja	Ja	Ja	Ja
Vencuronium	Ja	Ja	Nein	Nein	Nein

Erklärung der Fußnoten s. Tabelle 3

Tabelle 3: Temperaturstabilität und alternative Applikationswege sonstiger Medikamente (–: keine Information oder Daten vorhanden)

Substanz	Wirksam nach Hitzeexposition	Wirksam nach Kälteexposition	Wirksam nach Trinken des Ampullen-inhaltes	Wirksam nach sublingualer Gabe	Wirksam nach endotrachealer Gabe (Tubus)
Antibiotika	–	–	–	Nein	Nein
Acetylsalicylsäure	Ja	Ja	Ja	Nein[16]	Nein[17]
Butylscopolamin	Ja	Ja	–	Ja[18]	Ja
Clemastin	Ja	Ja	–	–	–
Dexamethason	Ja[19]	Ja	Ja	Ja	–
Dimeticon	Ja	–	Ja	Nein	Nein
Dimetinden	–	–	–	–	–
Fenoterol Spray	Ja	Ja	Nein	Nein	Ja[20]
Fenoterol Amp.	–	–	–	–	–
Flumazenil	–	Ja	–	–	–
Furosemid	Ja	Nein[21]	Ja	–	Ja
Glukose 40 %	Ja	Ja	Ja	Ja[14]	Ja
Heparin	Ja	Nein	Nein	Nein	Nein
Insulin	Ja[22]	Nein	Nein	Nein	Nein
Methylprednisolon	Ja	Ja	Ja[14]	Ja	–
Metoclopramid	Ja[23]	Ja	–	Ja	–
Physostigmin	–	Nein	–	Nein	Nein
Prednisolon	Ja	Ja	Ja[24]	Ja	–
Ranitidin	Ja	Ja	–	Nein	Nein
Theophyllin	Ja[21]	–	Ja	Nein[14]	Nein
Urapidil	Ja[17, 25]	Ja	–	Ja	Ja

Tabelle 3: *Fortsetzung*

Erklärung der Fußnoten:
[1] „Depot-Effekt"! Die Wirkung halt bis zu 4-mal länger an
[2] 3- bis 5fache Dosierung nötig
[3] „Depot-Effekt"! Die Wirkung wird bis zu 4-mal länger anhalten. Keine Dosisempfehlung in der Literatur, Standarddosierung benutzen und Patient überwachen.
[4] Erwachsene benötigen die 3fache Dosis, Kinder bis zur 10fachen. Der „Depot-Effekt" verdoppelt die Wirkdauer
[5] Extrem resistent gegen Hitze und Kälte!
[6] Zunehmende Zersetzung oberhalb von +30 °C. Nach Hitzebelastung, mindestens jedoch 1-mal/Sommer, ersetzen.
[7] Nach jeder Hitzeexposition ersetzen! Vollständiger Wirkungsverlust!
[8] Gefriert unterhalb von +4 °C. Warm halten, insbesondere den venösen Zugang!
[9] Dosis: 40–80 (–120) mg; Blutdruckabfall möglich, Patient überwachen!
[10] 0,4 mg oral gegeben zeigen eine Wirkung, die der von 10 mg Morphin vergleichbar ist, allerdings ohne dass der „hypoxic ventilatory drive" beeinträchtigt wird!
[11] Orale Gabe möglich (Dosis gleich wie bei i.v.-Gabe)
[12] Achtung, nicht ungefährlich! Reizt das Bronchialepithel massiv, kann schwere Pneumonien verursachen!
[13] Orale und rektale Gabe möglich, gleiche Dosis wie bei der i.v.-Gabe.
[14] Orale Gabe möglich, allerdings gibt es keine Daten zur Dosierung. In den meisten Fällen wurde eine der i.v.-Gabe vergleichbare Dosierung angewendet. Patient überwachen, insbesondere hinsichtlich ausreichender Atmung bei Höhenaufenthalt!
[15] (Relativ) Temperaturempfindlich. Alle 3 Monate oder nach Hitzebelastung ersetzen.
[16] Trinken des Ampulleninhaltes möglich.
[17] Niemals! Lebensbedrohliche Pneumonie möglich!
[18] Verminderte Wirkung, höhere Dosis nötig. Leider liegt in der gesamten Literatur zur Dosis keine Empfehlung vor. Patient beobachten, Dosis nach klinischem Effekt steuern.
[19] Nicht vollständig stabil. 1-mal/Saison ersetzen, falls >30 °C erreicht wurden.
[20] Konnektor nötig (z. B. Tube Inhaler), 3fache Dosis für Erwachsene nötig, bis zur 10fachen Dosis für Kinder.
[21] Kälteresistenz begrenzt. Kann in kalten Umgebungsbedingungen benutzt warden, aber nach dem Einfrieren treten Kristalle in der Lösung auf, die sich auch nach Wiedererwärmen nicht vollständig auflösen. In diesem Falle sollte die Ampulle verworfen werden.
[22] Haltbarkeitsdauer wird stark verkürzt. Bei Wärmeexposition in Kombination mit engmaschiger Blutzuckerkontrolle einsetzen. Nach Hitzexposition bald möglich ersetzen.
[23] Dunkel lagern, die Substanz ist sehr UV-empfindlich!
[24] Erwachsene 3fache Dosis, Kinder bis zur 10fachen Dosis.
[25] Nicht benutzen, falls der Ampulleninhalt gelblich oder pink aussieht.

Weiterführende Literatur

1 Küpper T, Schraut B, Rieke B, Schoffl V, Steffgen J: Drugs and drug administration in extreme climates. J Travel Med 2006; 13: 35–47
2 Küpper T: Höhenwirksamkeit von Medikamenten. Jahrbuch der Österreichischen Gesellschaft für Alpin- und Höhenmedizin, Innsbruck, 2008
3 Küpper T, Milledge J, Basnyat B, Hillebrandt D, Schöffl V: Consensus Statement of the UIAA Medical Commission VOL. 10: The Effect of Extremes of Temperature on Drugs – With notes on side effects and use of some other drugs in the mountains. Bern / Switzerland, 2008. www.theuiaa.ord/act_medical.html

Bordapotheke

Modul	Krankheit/Symptom	Nr.	Medikament	Dosierung	Menge
Schmerz	leicht bis mittel	1	ASS 500 mg[1]	1–4 x 1–2 Tbl.	10 Tbl.
	stark	2	Ibuprofen Filmtabl. 400 mg	2–3 x 1 Tbl.	10 Tbl.
	sehr stark	3	Tilidin/Naloxon Tr. (Tilidin comp.)[2]	1–4 x 20–40 Tr.	10 ml
	Prellung, Zerrung, Gelenkschmerz	4	Diclofenac Tbl. 50 mg	1–3 x 1 Tbl.	20 Tbl. à 50 mg
		4a	Heparingel 180.000 I.E.	2–3 x tgl auftragen	Tube 100 g
	Wadenkrämpfe	4b	Mg + K (Trophicard-Köhler®) msr. Drg.	1–3 Drg. tgl.	50 Drg.
Infektion	Lippenherpes	5	Aciclovir-Creme	alle 4 Std.	Tube 2 g
	Bakterielle Infektion	6	Azithromycin Kps. (Zithromax®)[3]	2 x 1 Kaps. 3 Tage lang	6 Kps
		7	Ciprofloxacin 250 mg Filmtabl.[3]	2 x 1–2 Tbl.	10 Tbl.
		8	Doxycyclin 100 mg Filmtabl.[3]	1. Tag 2, dann 1 Tbl.	20 Tbl.
Husten	nur Reizhusten	9	Dihydrocodein Tbl. 10 mg (Paracodin®)	1–3 Tbl. tgl.	10 Tbl.
Asthma	Asthmaanfall	10	Salbutamol Dosieraerosol	2 Sprühst. nach 20' wiederholen	1 Spray (N1)
Allergie	leichte Reaktion	11	Cetirizin Filmtabl.10 mg	1 Tbl. abends	7 Tbl.
	starke Reaktion	12	Prednisolon Tabl. à 50 mg	2–4 Tbl. sofort	10 Tbl.
	Schock	13	Adrenalin (1:1000)®	aus der Amp. 1–3 Tr. in den Mund	2 Amp.
Haut	Allergie, Insektenstich, Sonnenbrand	14	Dimetinden Gel (Fenistil®)	bis 6 x tgl. auftragen	1 Tube
	infizierter (Insekten-)Stich	14a	Betametason + Gentamycin (Diprogenta®) Creme	1–2 x tgl. auftr. nur kl. Flächen, kurzfr.	1 Tube 20 g
	Wunddesinfektion	15	Octenidin (Octenisept® Wunddesinfektion) Lsg.	nach Befund bis 3 x tgl.	50 ml
	Wundversorgung	16	Interaktivpflaster: Hydrokolloid (Suprasorb® H, 10 cm)[2]	zuschneiden	5 Stk
		16a	Sprühverband (Flint®)	aufsprühen	50 ml
	infizierte kleinflächige Wunde	16b	Tyrothricin Puder (Tyrosur® Puder)	1–2 x tgl. aufstreuen	5 g
	Hautpilz	17	Clotrimazol Creme 1%	2 x tgl. auftragen	20 g
Beruhigen	deutl. Unruhe, Angst, Schmerz, Epilepsie	18	Diazepam Tbl. 5 mg[4]	1 x 1 Tbl.	5 Tbl.

Bordapotheke

Modul	Krankheit/Symptom	Nr.	Medikament	Dosierung	Menge
Herz und Kreislauf	Angina pectoris	19	Glyceroltrinitrat (Nitroglycerin®)	1–2 Kps. zerbeißen	30 Kps. (0,8 mg)
	Herzschwäche mit schwerer Atemnot	20	Furosemid (entwässert!) (Tbl. 40 mg)	2 (–4) Tbl	10 Tbl.
	Herzinfarkt	21	Metoprolol Tbl. 50 mg	2 x 1–2 Tbl.	20 Tbl.
Nase (Ohr)	zum Abschwellen	22	Oxymetazolin (Nasivin® Nasentr.)	2–3 x 1–2 Tr.	10 ml
Augen	bei Reizerscheinungen	23	Eindosis-Ophtiolen Tetryzolin (Visine® Yxin® /-ED)	2–3 x tgl.	10 Einmaldosis (N1)
Magen und Darm	Völlegefühl, Übelkeit	24	Metoclopramid (MCP®) Tbl. 10 mg	3 x 1 Tbl.	20 Tbl.
	Sodbrennen und „Gastritis"	25	Magn.hydroxid/Algeldrat (Progastrit®)	1–2 Kau-Tbl.	20 Kautbl.
		26	Omeprazol 20 mg	1 x 1–2 Tbl.	15 Tbl.
	Durchfall	27	Elektrolytlösung (Elotrans®)	4–6 x 1 Btl.	10 Btl.
	falls mehr als 3 Stühle in 8 Stunden	28	Loperamid (Imodium® lingual)	2 Plt., max. 8 tgl.	10 St.
	Verstopfung	29	Macrogol 4000 (Laxofalk®)	1–2 x 1 Btl-	10 Btl

Zweck	Nr.	Gegenstand	Menge
Temperaturmessung	30	Fieberthermometer	1 St.
Zur Injektion oder Verdünnung	31	Spritzen	2 x 5 ml, 2 x 10 ml
Verdünnungsmittel	32	Aqua ad iniectabilia	10 x 10 ml Ampullen
Wundversorgung	33	Einmalhandschuhe (nicht steril)	2 Paar
klaffende Wunden	34	Klammerpflaster (Steristrip®)	6 St.
Fremdkörperentfernung, Injektion	35	Einmalskalpell/Injektionskanülen	5 St./ 2 St.
Zerrung, Verstauchung	36	Tapeverband	1 St.
Unterkühlung, Verbrennung, Schock	37	Rettungsdecke, doppelt beschichtet	1 St. (160x210 cm)
Zahnprobleme	38	Zahnreparaturset Relags®[5]	1 St.

Besondere Hinweise:
[1] ASS nicht in Gegenden mit Hämorrhagischem Fieber (z. B. Dengue, Chikungunya). [2] Starkes Betäubungsmittel. Herabsetzung des Reaktionsvermögens! [3] Bei Antibiotika kein ungezielter Einsatz. Möglichst vorher Arzt konsultieren. [4] Besonnener Umgang mit dem Präparat. Funktionsfähigkeit der Crew beachten. Bei Epilepsie: Person sichern, Einatmen von Erbrochenem vermeiden. [5] Ergänzen mit je einem 10 ml Fläschchen Thymol- und Nelkenöl.
Erkältung: keine Medikamente bei leichtem Verlauf,. bei Fieber/Kopfschmerzen Nr. 1, bei eitriger Infektion Nr. 6–8.
Bronchitis: bei eitriger Infektion Nr. 6, schwerer Asthmaanfall: zusätzlich Nr. 12. Die Wirkung setzt erst langsam ein.
Verbrennung: Seewasserspülung (min. 20'), dann steril verbinden. **Koliken:** Nr. 19.
Kreislaufschock/Herzinfarkt: Unbedingt Arztkontakt! Bei Herzstillstand: Adrenalin (Nr. 13) mit Aqua ad iniectabilia (Nr. 32) 1:10 verdünnen und direkt ins Herz direkt injizieren. Wiederbelebungsmaßnahmen bis ärztliche Hilfe kommt (SAR)! Immer nach zwei Minuten den Helfer wechseln (wegen Erschöpfung).
Seekrankheit: Individuell bewährtes „Hausmittel" mitnehmen (z. B. Ingwer-Präparat). Evtl. Scopolamin-Pflaster nach ärztlicher Beratung. Kein Grund sich zu schämen. Meist nach 1–2 Tagen vorbei.

Nationale Notrufnummern

Länder, die hier nicht aufgeführt sind, haben entweder keinen Rettungsdienst oder regional unterschiedliche Nummern. In diesem Falle erkundige man sich vor Ort.

Ägypten	123	Großbritannien	999
Albanien	225364	Guinea-Bissau	118
Armenien	103	Guyana	913
Aserbaidschan	103	Indien	102
Australien	000	Indonesien	118
Bahrain	999	Irak	122
Barbados	511	Iran	115
Belgien	100	Irland	999, 112
Belize	911	Island	112
Bhutan	112	Israel	101
Bolivien	110	Italien	118
Bosnien u. Herzegovina	124	Japan	119
Botswana	997	Jordanien	199
Brazilien	192	Kambodscha	119
British Virgin Islands	911	Kamerun	19, 119
Bulgarien	150	Kanada	911
Burkina Faso	18	Kasachstan	03
Chile	131	Kirgistan	103
China	120	Kiribati	28100
Costa Rica	911	Korea	119
Cypern	199, 112	Kroatien	112
Deutschland	112	Kuba	106
Dom. Republik	911	Kuwait	777
Estland	112	Lettland	112
Fiji	000	Libyen	151, 191, 193
Finnland	112	Litauen	112
Frankreich	112	Malaysia	999
Gambia	116	Mali	18, 112
Georgien	03	Malta	112
Ghana	193	Marokko	115
Griechenland	166	Marschall-Inseln	6258444

Nationale Notrufnummern

Mauritius	114	Senegal	1515, 1516, 1517, 1518
Mazedonien	194	Serbien	94
Mexiko	066	Singapur	995
Moldawien	903	Slovakien	112
Mongolei	103	Slovenien	112
Montenegro	124	Spanien	112
Myanmar	01500005	Sri Lanka	110
Namibia	2033282, 10111	Südafrika	10177, 112
Nauru	4443883	Surinam	113
Neuseeland	111	Swaziland	933
Nicaragua	128, 115	Syrien	110
Niederlande	112	Tajikistan	03
Niger	18, 17	Thailand	1669
Norwegen	113	Togo	17, 18
Oman	9999	Trinidad und Tobago	811
Ost-Timor	110	Tschechische Republik	112, 155
Österreich	144	Tunesien	198
Pakistan	15	Türkei	112
Palau	911	Turkmenistan	03
Papua Neu Guinea	111	Tuvalu	911
Paraguay	206206, 911, 132	Ukraine	03
Polen	112	Ungarn	112
Portugal	112	USA	911
Puerto Rico	911	Usbekistan	03
Qatar	999	Vanuatu	112
Rumänien	112	Venezuela	171
Russische Federation	03	Vereinigte Arabische Emirate	999
Saint Lucia	911	Vietnam	115
Samoa	996, 995	Weißrußland	103
San Marino	118	West Bank und Gaza-Streifen	101
Saudi Arabien	997	Yemen	195
Schweden	112	Zambia	991
Schweiz	144	Zimbabwe	991

Quelle: Global Status Report on Road safety: Time for Action. World Health Organization (WHO), New York, 2009, www.who.int/violence_injury_prevention/road_safety_status/2009

Giftnotrufzentralen

Giftnotrufzentralen mit 24-Stunden-Bereitschaft in Deutschland

- 13437 **Berlin**
  Institut für Toxikologie
  Oranienburger Str. 285
  Tel.: +49 (30) 19240
  Fax: +49 (30) 30686-721
  E-Mail: mail@giftnotruf.de
  Internet: www.giftnotruf.de

- 37075 **Göttingen**
  Giftinformationszentrum-Nord
  Universitätsmedizin Göttingen
  Georg-August-Universität Göttingen
  Robert-Koch-Straße 40
  Tel.: +49 (551) 38318-0
  Fax: +49 (551) 38318-81
  E-Mail: giznord@giz-nord.de
  Internet: www.giz-nord.de

- 53113 **Bonn**
  Informationszentrale gegen Vergiftungen des Landes NRW
  Adenauerallee 119
  Tel.: +49 (228) 19240 oder +49 (228) 2873-3480
  Fax: +49 (228) 2873-3278
  E-Mail: gizbn@ukb.uni-bonn.de
  Internet: www.giftzentrale-bonn.de

- 55131 **Mainz**
  Giftinformationszentrum (GIZ)
  Klinische Toxikologie
  Langenbeckstraße 1
  Tel.: Notruf +49 (6131) 19240,
      Infoline: +49 (6131) 232466
  Fax: +49 (6131) 232468
  E-Mail: mail@giftinfo.uni-mainz.de
  Internet: www.giftinfo.uni-mainz.de

■ 66421 **Homburg/Saar**
Saarländisches Informations- und Behandlungszentrum für Vergiftungen
Universitätsklinikum des Saarlandes
Kirrbergerstraße
Tel.: +49 (6841) 19240 oder -49 (6841) 1628436
Fax: +49 (6841) 1628438
E-Mail: giftberatung@uniklinikum-saarland.de
Internet: www.uniklinikum-saarland.de/giftzentrale

■ 79106 **Freiburg**
Vergiftungs-Informations-Zentrale
Mathildenstraße 1
Tel.: +49 (761) 19240
Fax: +49 (761) 27044570
E-Mail: giftinfo@uniklinik-freiburg.de
Internet: www.giftberatung.de

■ 81675 **München**
Giftnotruf München
(Toxikologische Abteilung der II. Medizinischen Klinik rechts der Isar der TU)
Ismaninger Straße 22
Tel.: +49 (89) 19240
Fax: +49 (89) 4140-2467
E-Mail: tox@lrz.tum.de
Internet: www.toxinfo.org

■ 90419 **Nürnberg**
Med. Klinik 1, Klinikum Nürnberg, Klinik für Notfall- und Intensivmedizin
Prof.-Ernst-Nathan-Straße 1
Tel.: Giftnotruf +49 (911) 398-2451
Fax: +49 (911) 398-2192
E-Mail: giftnotruf@klinikum-nuernberg.de

■ 99089 **Erfurt**
Giftnotruf Erfurt
c/o HELIOS Klinikum Erfurt
Nordhäuser Straße 74
Tel.: +49 (361) 730730
Fax: +49 (361) 7307317
E-Mail: ggiz@ggiz-erfurt.de
Internet: www.ggiz-erfurt.de

Giftnotrufzentralen mit 24-Stunden-Bereitschaft in Mitteleuropa

■ **Belgien**
120 Bruxelles
Centre Antipoisons, c/o Hôpital Militaire Reine Astrid
Rue Bruyn
Tel.: Notrufnummer +32 (70) 245245
Fax: +32 (70) 226496-46
E-Mail: info@poisoncentre.be
Internet: www.poisoncentre.be
Sprachen: Französisch, Flämisch, Englisch, (Deutsch)

■ **Dänemark**
2400 Copenhagen NV
Giftlinjen
Bispebjerg Bakke 23/60.1
Tel.: Notruf +45 82121212
Fax: +45 35315408
E-Mail: pic@bbh.regiosh.dk
Sprachen: Dänisch, Schwedisch, Norwegisch, Englisch, (Deutsch)

■ **Frankreich**
75475 Paris Cedex 10
Centre Antipoison de Paris, Hôpital Fernand Widal
200, Rue du Faubourg, Saint Denis
Tel.: +33 (1) 40054848
Fax: +33 (1) 40054193
E-Mail: cap.paris@lrb.aphp.fr
Internet: www.centres-antipoison.net
Sprachen: Französisch, Englisch

■ **Niederlande**
3508 GA Utrecht
Nationaal Vergiftigingen, Informatie Centrum
UMC Utrecht
Postbus 85500
Tel.: +31 (30) 2748888
Fax: +31 (30) 2541511
E-Mail: nvic@umcutrecht.nl
Internet: www.vergiftigingen.info
Sprachen: Holländisch, (Französisch), (Englisch), (Deutsch)

■ Österreich
1010 Wien
Gesundheit Österreich GmbH
Stubenring 6
Tel.: +43 (1) 4066898, Notrufnummer: +43 (1) 4064343
Fax: +43 (1) 4066898-21
E-Mail: viz@meduniwien.ac.at
Internet: www.giftinfo.org
Sprachen: Deutsch, Englisch

■ Polen
03401 Warszawa
Poison Centre of Warsaw
Pl. Weteranow 4
Tel.: +48 (22) 6190897 oder +48 (22) 6196654
Fax: +48 (22) 6189666
Sprachen: Polnisch, Englisch (Französisch) 8–14 Uhr

■ Schweiz
8032 Zürich
Schweizerisches Toxikologisches Informationszentrum
Freiestrasse 16
Tel.: +41 (44) 2515151 (Notfälle)
      +41 (44) 2516666 (nichtdringliche Anfragen)
Fax: +41 (44) 2528833
E-Mail: info@toxi.ch
Internet: www.toxi.ch
Sprachen: Deutsch, Englisch, Französisch, (Italienisch)

Biografien der Herausgeber

Dr. med. Burkhard Rieke

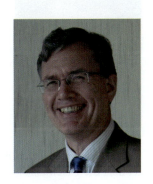

DTM&H (Diploma in Tropical Medicine and Hygiene, Liverpool). Facharzt für Innere Medizin, Tropenmedizin, Infektiologie, Notfallmedizin, Reisemedizinische Gesundheitsberatung. Niedergelassen als fachärztlicher Internist in Düsseldorf. Gelbfieberimpfstelle. Frühere Tätigkeit auch in der Pädiatrie, Chirurgie, Radiologie und Gynäkologie/Geburtshilfe. Dreijähriger Entwicklungshilfeeinsatz in einem ländlichen Krankenhaus in Ghana. Erfahrungen im Gesundheitswesen als Fachbesucher, Gutachter, Berater, Lehrkraft auch in Israel, Indien, Papua Neuguinea, Seychellen, Türkei und anderen Ländern. Medizinische Vorbereitung und Rückkehrerdiagnostik vor allem für Fachkräfte und Mitarbeiter von Entwicklungshilfeorganisationen (AGEH, Misereor, Inwent, action medeor, DRK, „weltwärts"-Entsender), das Bundesverwaltungsamt und Unternehmen. Ärztliche Reisebegleitung für verschiedene Veranstalter. Lehrtätigkeit: Zahlreiche Seminare zu reise-, impf- und infektionsmedizinischen Themen für Ärzte, Apotheker, medizinisches Fachpersonal, für die Akademien der Landesärzte- und -apothekerkammern, die Akademie für Öffentliches Gesundheitswesen, Düsseldorf, und gewerbliche Anbieter. Lehrbeauftragter des Instituts für Arbeits- und Sozialmedizin der Rheinisch-Westfälischen Technischen Hochschule (RWTH) Aachen für das Fach Reisemedizin, Fachleiter eines reisemedizinischen Informationsdienstes. Mitglied der Royal Society of Tropical Medicine and Hygiene, der Deutschen Gesellschaft für Tropenmedizin und Internationale Gesundheit, des Bundes Deutscher Internisten und der Deutschen Gesellschaft für Infektiologie. Stellvertretender Vorsitzender der Deutschen Fachgesellschaft Reisemedizin.

Prof. Dr. med. Thomas Küpper

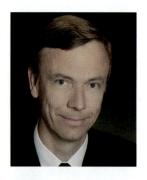

Facharzt für Arbeitsmedizin mit der Zusatzbezeichnung Sportmedizin". Er besitzt das weltweit einheitliche „Diploma for Mountain Medicine". Sechs Jahre regelmäßige Tätigkeit bei der alpinen Luftrettung in Zermatt (Schweiz). Landesarzt der Bergwacht des Deutschen Roten Kreuzes, mehrfach Expeditionsarzt. Wissenschaftliche Engagements schwerpunktmäßig für präventivmedizinische Fragestellungen, speziell zum Thema „Höhenaufenthalt" und „körperliche Belastungen bzw. Belastbarkeit in Arbeit und Freizeit". Lehrt am Institut für Arbeits- und Sozialmedizin der RWTH Aachen das Qualifikationsprofil „Sport-, Flug- und Reisemedizin" und leitet dort die gleichnamige wissenschaftliche Arbeitsgruppe. Aktive Ausübung aller wichtiger Disziplinen des Bergsports, u. a. alpine Felstouren bis zum VI. Grad, Eistouren und lange kombinierte Touren. Besteigung von ca. 60 Bergen über 4000 m Höhe. Als Expeditionsarzt zweimaliger Aufenthalt in der Arktis und Leitung mehreren wissenschaftlicher Expedition nach Nepal. Intensive Vortragstätigkeit in Hochschulen und auf wissenschaftlichen Tagungen sowie zahlreiche Veröffentlichungen insbesondere zur Berg- und Höhenmedizin.

Priv.-Doz. Dr. med. Claus-Martin Muth

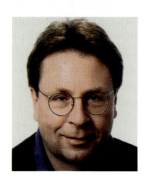

Facharzt für Anästhesiologie und Leitender Notarzt, Leiter der Sektion Notfallmedizin der Klinik für Anästhesiologie, Universitätsklinikum Ulm, Zusatzbezeichnungen: Intensivmedizin, Notfallmedizin, Spezielle Schmerztherapie, Palliativmedizin, Sportmedizin; Qualifikation Tauch- und Überdruckmedizin der Gesellschaft für Tauch- und Überdruckmedizin (GTUEM), Zertifikat Reise- und Tropenmedizin (CRM), Reisemedizin (DTG), staatlich anerkannter Tauchlehrer, Tauchausbilder bei der DLRG. Ehemals Taucherarzt der Marine. Mitveranstalter der Vorlesungsreihe „Expeditionsmedizin" an der Uni Ulm. Seit über 20 Jahren tauch- und hyperbarmedizinische Forschung mit über 90 wissenschaftlichen Publikationen und zahlreichen Buchbeiträgen. Damit einer der führenden Tauchmediziner im deutschsprachigen Bereich. Zwei wissenschaftliche Preise für hyperbarmedizinische Forschung. Verleihung des Verdienstkreuzes am Bande des Verdienstordens der Bundesrepublik Deutschland für besondere Verdienste im Bereich der Wasserrettung und der Tauchmedizin.

Autorenverzeichnis

Dr. med. Dr. rer. nat. Klaus Bachmann
Institut für Klinische Sozialmedizin des Universitätsklinikums Heidelberg
Thibautstr. 3, 69115 Heidelberg

Jörg Braun
DRF Stiftung Luftrettung gemeinnützige AG
Rita-Maiburg-Straße 2, 70794 Filderstadt

Prof. Dr. med. Gerd-Dieter Burchard
Universitätsklinikum Hamburg-Eppendorf
Bernhard-Nocht-Straße 74, 20359 Hamburg

Dr. med. Gerson Conrad
DRF Stiftung Luftrettung gemeinnützige AG
Rita-Maiburg-Straße 2, 70794 Filderstadt

Priv.-Doz. Dr. med. Heinz Jürgen Deuber
Fliegerärztliche, Taucherärztliche und Sportmedizinische Untersuchungsstelle,
Gelbfieberimpfstelle
Maximilianstraße 26, 96114 Hirschaid

Dr. rer. nat. Beate Diedring
Bischöfliches Gymnasium St. Ursula
Markt 1, 52511 Geilenkirchen

Prof. Dr. med. Thomas L. Diepgen
Institut für Klinische Sozialmedizin des Universitätsklinikums Heidelberg
Thibautstr. 3, 69115 Heidelberg

Prof. Dr. med. Wolfgang Domej
Medizinische Universitätsklinik (MUG) und
Human Performance Research Graz (KFU)
Auenbruggerplatz 20, 8036 Graz

Dipl.-Biol. Uli Erfurth
Friedrich-Naumann-Straße 17, 99423 Weimar

Anhang

Dr. med. Christian Wilhelm Flesche
Krankenhaus Cuxhaven GmbH
Abteilung Anästhesie und Intensivpflege
Altenwalder Chaussee 10, 27474 Cuxhaven

Prof. Dr. med. Rupert Gerzer
Deutsches Institut für Luft- und Raumfahrt (DLR)
Linder Höhe, 51147 Köln

Dr. med. Jan Gebhard
Deutsche Lufthansa AG Hamburg
Weg beim Jäger 193, 22335 Hamburg

Dr. med. Ulf Gieseler
Kardinal-Wendel-Straße 71, 67346 Speyer
http://www.high-mountains.de/

Prof. Dr. med. Martin Grobusch
University of Amsterdam
Academic Medical Center
Department of Internal Medicine
Meibergdreef 9, 1105 AZ Amsterdam, NL

Prof. Dr. med. Dr. rer. nat. Martin Haditsch
TravelMedCenter Leonding
Hochstraße 6a, A-4060 Leonding

Tracie W. Heggie, PhD
Bowling Green State University
Division of Sport Management, Recreation, and Tourism
43402 Bowling Green, Ohio (USA)

Prof. Travis W. Heggie, PhD
Bowling Green State University
Division of Sport Management, Recreation, and Tourism
43402 Bowling Green, Ohio (USA)

Dr. med. dent. Malaika Hettlich
Rheinisch-Westfälische Technische Hochschule (RWTH) Aachen
Institut für Präventive Zahnheilkunde
Pauwelsstraße 30, 52074 Aachen

Autorenverzeichnis

Priv.-Doz. Dr. med. Matthias Imöhl
Institut für Medizinische Mikrobiologie und
Nationales Referenzzentrum für Streptokokken
Universitätsklinikum Aachen
Pauwelsstraße 30, 52074 Aachen

Priv.-Doz. Dr. Paul-J. Jansing
Institut für Arbeits- und Sozialmedizin, Universität Düsseldorf
Universitätsstraße 1, 40211 Düsseldorf

Prof. Dr. Dr. Peter Kimmig
Universität Hohenheim
Institut für Zoologie, Fachgebiet Parasitologie
Emil-Wolff-Straße 34, 70599 Stuttgart

Dr. med. Christa Kitz
Missionsärztliches Institut
Salvatorstraße 7, 97067 Würzburg

Priv.-Doz. Dr. med. Christoph Klingmann
Brienner Straße 13, 80333 München

Dr. jur. Michael Kostuj
Am Altenhof 23, 40883 Ratingen

Dr. med. Norbert Krappitz
Goltsteinstraße 185, 50968 Köln

Claire Küpper
Paracelsusapotheke Düsseldorf
Konrad-Adenauer-Platz 12, 40210 Düsseldorf

Prof. Dr. med. Thomas Küpper
Rheinisch-Westfälische Technische Hochschule (RWTH) Aachen
Institut für Arbeits- und Sozialmedizin
Pauwelsstraße 30, 52074 Aachen

Prof. Dr. med. dent. Friedrich Lampert
Rheinisch-Westfälische Technische Hochschule (RWTH) Aachen
Institut für Präventive Zahnheilkunde
Pauwelsstraße 30, 52074 Aachen

Prof. Dr. rer. soc. Dipl-Psych. Jessica Lang
Rheinisch-Westfälische Technische Hochschule (RWTH) Aachen
Institut für Arbeits- und Sozialmedizin
Pauwelsstraße 30, 52074 Aachen

Dr. med. Jennifer Martin
Rheinisch-Westfälische Technische Hochschule (RWTH) Aachen
Institut für Arbeits- und Sozialmedizin
Pauwelsstraße 30, 52074 Aachen

Dr. med. dent. Mina Mazandarani
Rheinisch-Westfälische Technische Hochschule (RWTH) Aachen
Institut für Präventive Zahnheilkunde
Pauwelsstraße 30, 52074 Aachen

Prof. Dr. phil. nat. Dietrich Mebs
Nordring 99, 60388 Frankfurt

Prof. Dr. Heinz Mehlhorn
Heinrich-Heine-Universität Düsseldorf
Institut für Zoomorphologie, Zellbiologie und Parasitologie
Universitätsstraße 1, 40225 Düsseldorf

Dr. med. dent. Maziar Mir
Rheinisch-Westfälische Technische Hochschule (RWTH) Aachen
Institut für Präventive Zahnheilkunde
Pauwelsstraße 30, 52074 Aachen

Dr. med. Andreas Müller
Missionsärztliche Klinik
Tropenmedizinische Ambulanz
Salvatorstraße 7, 97067 Würzburg

Priv.-Doz. Dr. med. Claus-Martin Muth
Universitätsklinikum Ulm, Klinik für Anästhesiologie
Steinhövelstraße 9, 89075 Ulm

Klemens Neppach
Rheinisch-Westfälische Technische Hochschule (RWTH) Aachen
Institut für Arbeits- und Sozialmedizin
Pauwelsstraße 30, 52074 Aachen

Autorenverzeichnis

Dr. med. Birger Neubauer
Berufsgenossenschaft für Fahrzeughaltungen
Ottenser Hauptstraße 54, 22757 Hamburg

Dipl.-Biol. Ulla Obermayer
Biogents AG
Universitätsstraße 31, 93053 Regensburg

Dipl.-Psych. Daniel Putz
Rheinisch-Westfälische Technische Hochschule (RWTH) Aachen
Institut für Psychologie
Jägerstraße 17/19, 52056 Aachen

Dr. med. Ansgar Rieke
Immunologische Ambulanz
Gemeinschaftsklinikum Koblenz-Mayen
Kemperhof Koblenz
Koblenzer Straße 115–155, 56065 Koblenz

Dr. med. Burkhard Rieke
Tropenmedizinische Praxis, Gelbfieberimpfstelle
Oststraße 115, 40210 Düsseldorf

Prof. Dr. med. Klaus Ritter
Institut für Medizinische Mikrobiologie
Universitätsklinikum Aachen
Pauwelsstraße 30, 52074 Aachen

Dr. med. Martin Rösener
Neurologische Praxis im Haus der Gesundheit
Stuttgarter Straße 33–35, 70469 Stuttgart

Dr. rer. nat. Andreas Rose
Biogents AG
Universitätsstraße 31, 93053 Regensburg

Dr. med. Helga Schubert
Vor der Lohrweide 4, 99092 Erfurt

Dr. med. Ralph-Michael Schulte
Bussardweg 8, 74376 Gemmrigheim

Anhang

Dr. med. Jörg Siedenburg
Medizinischer Dienst der Lufthansa AG
Weg beim Jäger, 22335 Hamburg

Dr. med. Darja Sonsino
Hautarztpraxis Dr. Velten
Fürstenberger Straße 163, 60322 Frankfurt

Prof. Dr. med. Robert Steffen
Universität Zürich, Institut für Präventivmedizin
Hirschengraben 84/E29, CH-8001 Zürich

Priv.-Doz. Dr. med. August Stich
Missionsärztliche Klinik, Tropenmedizinische Ambulanz
Salvatorstraße 7, 97067 Würzburg

Dr. med. Markus Tannheimer
Bundeswehr-Krankenhaus Ulm
Oberer Eselsberg 40, 89075 Ulm

Prof. Dr. med. Jürgen Wacker
Fürst Stirum Klinik
Gutleutstr. 1–14, 76646 Bruchsal

Dr. med. Wolfgang Weiß
Siemens AG
Günther-Scharowsky-Str. 1, 91058 Erlangen

Prof. Dr. Thomas Weinke
Ernst von Bergmann Klinikum
Klinik für Gastroenterologie und Infektiologie
Charlottenstraße 72, 14467 Potsdam

Dr. med. Uwe Werfel
MVZ Dr. Stein und Kollegen
Wallstr. 10, 41061 Mönchengladbach

Dr. rer. nat. Holger Wicht
Stadtapotheke Meiningen
Georgstraße 26, 98617 Meiningen

Dr. rer. soc. Dipl.-Psych. Ingo Zettler
Rheinisch-Westfälische Technische Hochschule (RWTH) Aachen
Institut für Psychologie
Jägerstraße 17/19, 52056 Aachen

Bernd Zimmer
DRF Stiftung Luftrettung gemeinnützige AG
Rita-Maiburg-Straße 2, 70794 Filderstadt

40 Millionen am Berg.
Faszination und Höhenrisiko.

Th. Küpper • K. Ebel • U. Gieseler (Hrsg.)

Moderne Berg- und Höhenmedizin

■ Handbuch für Ausbilder, Bergsteiger, Ärzte

ISBN 978-3-87247-690-6
1. Auflage 2009, gebunden,
vierfarbig, 544 Seiten
Ladenpreis € 50,-, sFr 80,-

Kompaktwissen. Professioneller Anspruch. Verhaltens-Checkliste

Gentner Verlag • Buchservice Medizin
Postfach 101342 • 70015 Stuttgart
Tel. 0711/63672-857 • Fax 0711/63672-735
E-Mail: buch@gentner.de
www.gentner.de (→Buchshop Medizin)

MEHR INFORMATION UND ONLINE BESTELLEN:

Register

A

Abenteuersport 639
Abfall 462
Aborigines 189
Abrechnung 805
Abszess 499, 506
Abwehrschwäche 258
Acetaminophen 525
Acetazolamid 441, 443, 590, 661, 685
Acetylsalicylsäure (ASS) 489, 525
Acne aestivalis 756
Acute mountain sickness (AMS) 439, 661
ADMA (asymmetrisches Dimethylarginin) 589
Adnexitis 286, 509
Aedes 369
Aerosol 261
Afrikanische Schlafkrankheit 349
Afrikanisches Zeckenbissfieber 739
Afterdrop 720
Afterjuckreiz 234
AIDS (Acquired Immunodeficiency Syndrome) 304
Air Condition 610
Airport-Malaria 335
Ajmalin 486
Akklimatisation 591, 659
Aktinomykose 469
Akute Höhenkrankheit (AMS) 221, 439, 441, 566, 723
Alaska 184
Albedo 401, 572
Albendazol 233, 236, 240, 281, 283, 325
Alkohol 595, 603, 708
Alkoholabusus 581, 665
Allergie 816

Allergiepass 716
Allethrin 392
Allgemeinsymptom 815
Alveolargasgleichung 547
Amantadin 697
Amastigoten 342, 354
Amblyomma 377
Ambulanzflugzeug 546
Ameise 610
Amenorrhoe 578
p-Aminobenzoesäure (PABA) 404, 488
Aminosalicylat 664
Amiodaron 486
Amöbenleberabszess 225, 734
Amöbenruhr 225
Amöbiasis 223, 629
Amöbom 225
Amoxicillin 468, 518, 519, 525
Amphotericin B 267, 268, 347
Ampicillin 525, 629
Analgetika 693
Anämie 330, 625, 672
Ancylostoma duodenale 230, 280
Aneurysma 642
Anfallserkrankung 697
Angina pectoris 440
– Anfall 440
– kälteinduzierte 400
Angst 584
Anopheles 326
Anpassungsstrategie 783
Antarktisstation 568
Antazida 216
– Behandlung 227
Antiarrhythmika 647
Anticholinergika 697
Antidepressiva 486
Antidiabetika 402, 486
Antidot 444
Antigendrift 178
Antigenshift 178

Antihypertensiva 485
Antimonpräparate 347
Antiserum 444–446, 449, 451
Antoninische Pest 829
Anus praeter 225
Anzeigepflicht 726
Appendektomie 502
Appendizitis 234, 502
Approbation 568
Arbeit, humanitäre 578
Arbeitnehmer 808
Arbeitsgemeinschaft Wissenschaftlicher Medizinischer Fachgesellschaften (AWMF) 732
Arbeitsmedizin 595
Arbeitsschutz 592
Arbeitsschutzgesetz 808
Arbeitssicherheit 591
Arbeitsunfall 583
Arktis 398
Arktisstation 568
Artemether 333, 486, 621, 674, 699
Artemisinin 333
Arteriosklerose 673
Arzneimittelgesetz 797
Arzneimittel-Identifizierungs-System 495
Arzneimittelreaktion 739
Arzneimittelrecht 116
Ärztliches Zeugnis 125
Ascaris lumbricoides 230, 232, 623
Ascorbinsäure 251
Askariasis 232
Askaridenileus 233
Aspergillose 266
Aspisviper 447
Asplenie 163, 687, 688
ASS (Acetylsalicylsäure) 68, 486
Assistance 513, 725

865

Asthma 397
- bronchiale 655
- kälteinduziertes 400
Astronautentrainings-
  zentren 147
Asylbewerber 540
Ataxie 441
Atemlähmung 448
Atemwegserkrankung 632
Atemwegsinfekt 741
Athlet 634
Atmosphäre 136
Atovaquone 334, 339, 565,
  620, 621, 674, 676, 693, 699
Atrax robustus 446
Atropin 483
Aufklärung 154, 814, 825
Auseinandersetzung,
  bewaffnete 599
Auskunftspflicht 726
Auslandsdienstverwendungs-
  fähigkeit 810
Auslandseinsatz, militärischer
  587
Auslandserfahrung 783
Auslandskrankenversicherung
  608
Australia-Antigen 189
Auswärtiges Amt 714
Autoimmunhepatitis 669
Aviophobie 70
Azathioprin 701
Azetazolamid 627
Azithromycin 221, 263, 468

B

Baltikum 206
Bananenspinne 446
Bandwurm 229, 237
Barbiturat 402
Bareboatcharter 118
Bären 462
Bärenaktivität 464
Bärenklau 470, 472
Barotitis 60

Barotrauma 60, 556
Barrett-Ösophagus 671
Bartonella henselae 469
Basalinsulin 680
Bauchschmerz 513
BCG (Bacille Calmette-Guerin)
  257
- Impfung 260
Bear Bell 464
Beaver fever 226
Bedrohung 599
Belastungsasthma 657
Bends 557
Benznidazol 355
Beratung, funkärztliche 132
Beratungsauftrag 718
Beratungsleistung 804
Bergsteigen 548, 549
Bergwandern 549
Berufshaftpflicht 568
Berufsordnung 824
Betablocker 485, 486
Betäubungsmittel 492
Bettnetz 386
Bettwanze 320
Biene 447
Biorhythmus 574
Biozidverdampfer 489
Biss 468
Blasenschistosomiasis 277,
  279
Blastomykose 265, 269
Blauringkrake 455
Bleomycin 692
Blutprodukt 187
Blutung 274, 448
Blutungsrisiko 676
Blutzuckerbestimmung 396
Blutzuckerkontrolle 684
Boceprevir 311, 668
Bombenanschlag 597, 599
Bordapotheke 128, 846
Borkenkrätze 319
Borreliose 206, 326
Botschaft 481, 597
Bradykardie, relative 737
Bremse 385

Brill-Zinsser-Erkrankung 366
Bronchiektase 77
Bronchodilatation 659
Bronchokonstriktion 659
Brucellose 241, 469, 741, 743
Brugia malayi 357, 623
Bubo 361
Bubonenpest 361
Büffel 459
Bundeswehr 587
Butylscopolamin 629
Bystander 594

C

Ca-Antagonist 486
Cabin Air Quality 61
Cabin Altitude 542
Cabin Attendant Medical Kit
  89
Calabar-Schwellung 359
Candida 292
- albicans 288, 292
Candidaintertrigo 292
Candidamykose 616
Candidiasis 266
Capecitabine 692
Carnet de Passages 475
Carrión-Krankheit 383
CATT-Test 352
Cavit 524
Cephalosporine 629
Ceratopogonidae 385
Cerumen 517
Cestoden 229, 237
Cetuximab 692
Chagas-Krankheit 353, 537
Chagas-Serologie 731
Chagaswanze 384
Chartersegeln 117
Chemoprophylaxe 367
Chemotherapie 688, 692
Chiclero's Ulkus 343
Chikungunya 371, 382
Child-Pugh-Score 666
Chill-Temperatur 399, 723

Register

Chinarinde 831
Chinin 831
Chinolone 629
Chirurgie unterwegs 497
Chlamydia
– pneumoniae 285
– psittaci 285
– trachomatis 285
Chlamydien 284, 303
Chlamydieninfektion 304
Chlamydophila 284
Chloralhydrat 484
Chloramphenicol 367, 525
Chloroquin 333, 334, 380, 486, 674, 676, 693
Cholangitis, eitrige 233
Choledocholithiasis 670
Cholera 32, 165, 198, 751, 817, 832, 833
Cholezystitis 736
Chronisch obstruktive Lungenerkrankung 651
Ciclopirox 288
Ciclopiroxolamin 291
Ciclosporin A 676
Ciguatera 128, 451
Cimex lectularius 320
Cimiciasis 320
Ciprofloxacin 263, 367, 513, 697
Circadin 74
Citronella 387, 390
Cladosporium werneckii 288, 291
Clarithromycin 263
Clavulansäure 468
Clindamycin 525
Codein 525
Colitis ulcerosa 632, 662
Condylomata acuminata 308
Contumaz 32
COPD 77, 651
Coriolis-Phänomen 140
Cor pulmonale 652
Cortison 689
Cotrimoxazol 699
Coxiella 376

Coxiellen 377, 378
Cracked-tooth-Syndrom 522
Cryptosporidium 250
Culicidae 382
Cumarin 152
Curriculum Reisemedizinische Gesundheitsberatung 791
Cyclon 405
Cysticercus 237
Cytochrom P450 647

D

Darmegel 236
Darmerkrankung, chronisch-entzündliche (CED) 662
Darmschistosomiasis 277
Dauerausscheider 196
DEET 387, 388
Defibrillator, automatischer externer (AED) 90
Dehydratation 244, 441, 485, 615, 697, 707
Dehydrierung 562
Dekompressionskrankheit 563
Dekompressionsschaden 557
Demandventil 77
Dengue 42, 105, 368, 382, 580, 739
– Schnelltest 371
Depression 584
Dermacentor 377
Dermatitis 282
– solaris 574
Dermatomykose 288
Dermatophyt 288, 289
Dermatophytose 288
Dermatose 673
Desinfektion 250
Desinfektionsmittel 247
Deutsche Fachgesellschaft für Reisemedizin 713
Deutsche Gesellschaft für Tropenmedizin und Internationale Gesundheit 713

Deutsche Leberstiftung 191
Deutschen Gesellschaft für Tropenmedizin und Internationale Gesundheit (DTG) 732
Deviation 104
Dexamethason 441, 442, 590
Diabetes 216, 580
– mellitus 77, 602, 625, 632, 650, 677
Diabetiker 74, 396, 399
Dialyse 676
Diamox 443, 661
Diarrhoe 165, 247, 628, 632, 706, 731
– bei Kindern 515
Diätfehler 219, 247
Diazepam 472, 698
Dicker Tropfen 331, 351, 355, 359, 672
Dickschiffsegeln 117
Dienstreise 808
Diethyltoluamid (DEET) 488
Digitalis 486
Dimenhydrinat 441, 519
Dinoflagellaten 452
Dip 476
Diphtherieimpfung 687, 805
Diphyllobothrium latum 237
Diuretika 396, 442, 648
Dobrava-Belgrad-Virus 263
Doctor's Kit 88
Doktorfisch 453
Dokumentation 818
Domperidon 697
Dopingregeln 635
Doxycyclin 298, 339, 367, 379, 509, 619, 674, 693, 699
Dracunculus medinensis 359
DRF-Luftrettung 542
Drogen 595, 708
Druckausgleich 60
Druckkabine 59, 542
Drug monitoring 675
Duffy-Blutgruppenantigen 328
Dukoral 817

867

Durchblutungsstörung
– periphere 400
– zerebrale 696
Durchfall 244, 583, 745
Dysenterie 220

E

EBAAP 389
Ebola-Fieber 273
Ebolavirus 270
Echinococcus
– granulosus 237
– multilocularis 237
Echinokokkose
– alveoläre 239
– zystische 239, 537
Echinokokkus 823
Econazol 293
Economy Class Syndrom 65
Eczéma craquelé 758
Eigenschutzzeit 402
Eileiterschwangerschaft 509
Einreisevoraussetzung,
  medizinische 605
Einsatzhöhe 588
Einschlafmittel 74
Eisbär 466, 575
Eiserne Lunge 172
Ektoparasitose 315
Elefant 459, 461
Elektrolytersatz 394
Elephantiasis 358
Emergency Medical Kit 86
Emerging disease 255
Emphysem 77, 655
Emulsion 484
Endokarditis 396, 647
Entamoeba
– dispar 224
– histolytica 223, 623
Enteritis infectiosa 694
Enterobius vermicularis 234, 623
Enterokolitis 220
Entwicklungshilfe 578

Enzephalitis 174, 200, 214
Enzephalopathie, hepatische 667
Eosinopenie 738
Eosinophilie 738
Epidemie 165, 178
Epilepsie 238, 697
Erblindung 174, 175
Erbrechen 242
Erbsbreistuhl 196
Erdbeben 423
Erdmagnetfeld 138
Erdreich 269
Erfrierung 398, 400, 507, 572, 577
Erkältungskrankheit 700
Erkrankung
– neurologische 695
– onkologische 688
– psychiatrische 705
– psychische 580
– pulmonale 651
Erste Hilfe 720
Erysipel 291
Erythema
– multiforme 268
– nodosum 268
Erythromycin 629
Eschar 366
Escherichia coli 746
Espundia 343, 346
Essential drug 581
ETEC (enterotoxinbildende Escherichia coli) 168
– Erkrankung 813
– Keim 217
Ethylchlorid-Spray 324
Eugenol 524
Evakuation 598
Exanthem 739
Exercise-induced bronchoconstriction (EIB) 657
Exophiala werneckii 291
Exosphäre 136
Expatriates 579, 597
Expedition 565
Expeditionsarzt 565

Expeditionsbergsteigen 549, 566
Expeditionsgipfel 728
Expositionsprophylaxe 202, 338, 348, 367, 674
Exsikkationsekzematid 758
Extremwetterlagen 405

F

Fadenwurm 229
Fahrtauglichkeit 698
Familiäres Mittelmeerfieber (FMF) 535
Fasciola hepatica 236
Fasciolopsis buski 237
Fatigue-Syndrom 702
Fehlgeburt 625
Feigwarzen 308
Feldnephritis 263
Felsengebirgsfieber 363, 366
Femidom 299
Feuchtigkeit 394
Feuerfisch 453
Feuerkoralle 455
Fibroscan 311
Fibrose, zystische 77
Fieber 329, 379, 731
– Basisdiagnostik 734
– bei Kindern 514
– biphasisches 736
– chronisches 736
– erweiterte Diagnostik 739
– hämorrhagisches 156, 264
– intermittierendes 736
– kontinuierliches 736
– periodisches 736
– sattelförmiges 736
– Ursachen nach geografischer Herkunft 743
– virales hämorrhagisches 270, 822, 733
Fièvre boutonneuse 365
Filarien 622, 623
Filariose 356, 382
– lymphatische 357

Register

Filovirus 275
Filtration 251
Filzlaus 317
First Aid Kit 86, 87
Fischbandwurm 237, 238
Flagellaten 342
Flavivirus 205, 374
Fleckfieber 195, 363, 366, 385
Flecktyphus 317
Fledermaus 199
Fliegen 562
Fliegengitter 609
Fliegenmade 322
Fliegertauglichkeit 75
Floh 321, 385
Flucht 537, 598
Fluconazol 289, 293
Flugangst 70
Flugangstseminar 71
Flugmedizin 59
Flugreisetauglichkeit 75, 80–84, 653
Flugreiseuntauglichkeit 628
Flugzeugkabine
– Luftfeuchtigkeit 61
– Temperatur 61
Flugzeugkabinendruck 59
Flussblindheit 358, 384
Flussfieber, japanisches 363
Flüssigkeitsverlust 394
Flusspferd 461
Formaldehyd 816
Forschungsschiff 569
Frachtschiff 102
Frauenkondom. *Siehe* Femidom
Freiwilligendienst 582
Freiwilliger 582
FREMEC-Karte 76
Frühdefibrillation 89
Frühgeburtlichkeit 817
Frühsommer-Meningoenzephalitis (FSME) 205, 385
– Impfung 212, 806
– Risikogebiete 206
Fruit bat 270
Fuchsbandwurm 237, 238
Fumarolen 419

Furosemid 442
Fußpilz 291

G

Gallengangskarzinom 236
Gallengangsobstruktion 233
Gametozyten 327
Garantenstellung 723
Gasgesetze 555
Gastroenteritis 220, 242
Gastrointestinaltrakt 661
Geburtshilfe 508
Gedächtniszelle 151
Gefahrenvorbeugung 529
Gefahrstoff 594
Gefäßerkrankung 642, 649
Gehörgangsentzündung 563
Geiselnahme 527, 599
Geißeltierchen 342
Gelbfieber 156, 382, 835
– Sylvatisches 156
– urbanes 157
Gelbfieberimpfstelle 797, 826
Gelbfieberimpfung 104, 624, 674, 703, 815
Gelenkersatz 103
Gelenkschmerzen 742
Genitalherpes 306
Genitalinfektion 304
Geomedizin 48
GeoSentinel Network 731
Gerinnungsstörung 152, 675, 818
Germanin 834
Gesellschaft für Tauch- und Überdruckmedizin 713
Gesundheitsamt 766
Gesundheitsberatung, reisemedizinische 791
Gewalt 527, 583, 597
– sexuelle 583
Gewalterfahrung 527
Giardia 252
– lamblia 226, 623
Giftefeu 470, 473

Giftnotrufzentralen 850
Giftschlange 447
Gifttier 444
Gingivitis 525
Glatirameracetat 700, 701
Global Alert and Response (GAR) 277
Glossinidae 384
Glukokortikoid 75, 664
Glukoneogenese 683
Glukosetoleranz 396
Glykogenolyse 683
Gnathostomiasis 229
Gnitze 358, 385
Gonokokkeninfektion 303
Gonorrhoe 302, 833
Granulom 267
Grapefruitsaft 486
Grippe 31
Griseofulvin 289
Grizzly 462
Grönland 184
Große Haverei 110
Grundimmunisierung 817, 825
Grundsatzuntersuchung G35 600
Guillain-Barré-Syndrom (GBS) 153
Guinea worm 359
Gynäkologie 508

H

HACE 441, 442
Hai-Unfall 453
Hajj 162, 163, 193
Hakenwurm 230, 232
Hakenwurmerkrankung 280
Hakenwurmlarve 324
Halogene, Kontaktzeit 250
Hämaturie 264
Hamburger Masern 301
Hämodialyse 450, 676
Hämoglobinopathie 535
Hängetrauma 566
Hantaan-Virus 263

869

Anhang

Hantavirose 263
Hantavirus 263, 296
Hantavirus-pulmonales
  Syndrom (HPS) 264
HAPE 441–443, 723
Haustier 611
Hauterkrankung 754
  – bei Kindern 515
Hautleishmaniose 344
Hautmaulwurf 324
Hautmyiasis 323
Hauttyp 401
Hautveränderung 731
Hefepilzmykose 292
Helminthenlarve 742
Helminthose 229
Hemiplegie 559
Heparin 486, 697
  – niedermolekulares (NMH) 67
Heparinanaloga 68
Hepatitis A 183, 194, 246, 310,
  619, 633
  – Impfung 186
Hepatitis B 188, 668
  – Antikörper 194
  – chronisch 190
  – Impfung 191, 194
  – Titerkontrolle 194
Hepatitis C 580, 602, 668
Hepatitis E 244, 622
Hepatitisimpfung 687
Hepatozelluläres Karzinom
  (HCC) 190
Hepatozyten 326
Herpes simplex 306
Herzinsuffizienz 82, 396, 643
Herzkrankheit 551, 642
  – koronare 644
Herz-Kreislauf-Erkrankung 632
Herzrhythmusstörung 646
HiB 675
HIF-1α 435
High altitude cough (HAC) 657
Histoplasmose 265, 266, 742
Hitze 484, 632
Hitzeakklimatisation 396
Hitzeerschöpfung 395

Hitzeindex 395
Hitzekollaps 395
Hitzschlag 395, 441
HIV 304, 580, 602, 687, 739,
  743, 823
  – Pandemie 257
Hochdruck, pulmonaler 77
Hochgebirge 398
Höhe 433, 485, 652
Höhenakklimatisation 436, 548
Höhenaufstieg 221
Höhendiurese 435
Höhenerkrankung 723
Höhenexposition 627
Höhenhirnödem (high altitude
  cerebral edema, HACE) 439
Höhenhusten 657
Höhenhypoxämie 659
Höhenlungenödem (high
  altitude pulmonary edema,
  HAPE) 439, 506, 661
Höhenproblem 551
Höhenprofil 437
Höhensimulationstest (HAST)
  654
Höhentauglichkeit 435
Höhentrekking 548
Höhlenexkursion 267
Homepage 713, 824
Hörgerät 519
Hörminderung 196
Hornhauterosion 404
Hornisse 447
Hörsturz 519
Howell-Jolly-Bodies 688
Hubschrauber 542
Hühnereiweißallergie 159, 816
Hund 499
Hundebandwurm 237, 238
Hundespulwurm 235
Hurricane 405
Hydrotalcid 630
Hygiene 246, 481
Hygienetuch 247
Hyperglykämie 682
Hyperkaliämie 676
Hyperkinese 697

Hyperosmolarität 684
Hyperparathyreoidismus 673
Hyperthermie 697, 707
Hyperthyreose 397
Hypertonie 580, 625, 646, 648,
  672
Hypertoniker 396
Hyperventilation 434, 649
Hyperventilationssyndrom 71
Hypnozoiten 327
Hypochlorhydrie 227
Hypochlorid 250
Hypoglykämie 682
Hypothermie 485, 566, 723
Hypoxie 485, 649, 651
  – Inhalationstest (HIT) 654
  – intermittierende 590
Hypoxiekammer 590
Hypoxietoleranz 547, 653

I

Ibuprofen 403, 404, 441, 489,
  520, 525, 629
Icaridin 489
Ikterus 740
  – neonatorum 187
Immersionseffekt 555
Immundefekt 163
Immunglobulinpräparat 187
Immunschwäche 673
Immunsuppression 159, 265,
  622, 675, 685
Immunsystem 151
Immuntherapeutika 688
Impfabstand 152, 816
Impfausweis 156, 716
Impfgegnerschaft 177
Impfkommission, Ständige
  (StIKo) 169
Impfprophylaxe 159
Impfreaktion 815
Impfschaden 154
Impfschutz 686
  – in Deutschland 169
Impfstoff 805

Impfstoffköder 202
Impfstofflagerung 819
Impfung 587, 805
– Durchführung 812
– nicht dokumentierte 814
– postexpositionelle 195
Impfzertifikat 798
Indikationsimpfung 805
Indio 189
Infekt 816
Infektionserkrankung
 bei Sportlern 636
Infektionsschutzgesetz 154,
 337, 761, 821
Influenza 178, 633, 813
Influenzaimpfung 688, 805
Informationsmöglichkeit 713
Informationsquelle 801
Infrastruktur, medizinische 478
Inhalationstrauma 501
Inkubationszeit 735
Inokulationslymphoretikulo-
 zytose 469
Insekten 447
Insektenlampe 386
Insektizid 338
Insulin 74, 77, 483, 484, 679
Integration 780
Interferon β 700, 702
Intermediate restorative mate-
 rial 525
International Health Regu-
 lations (IHR) 155, 827
International Society for Travel
 Medicine 713
Internet 716
Internetadressen 713, 714
Interplanetarflug 143
Inzidenz 44
Inzidenzrate 44
IR3535 389, 489
Isolation 584
Isospora belli 223
Itraconazol 267, 270, 289, 293
Ivermectin 235, 283, 320, 325,
 359
Ixodida 384

J

Japanische Enzephalitis (JE)
 214
Jerusalem-Syndrom 710
Jet-Lag 42, 72
Jollensegeln 117
Juckreiz 319
Justinianische Pest 829

K

Kabinendruckhöhe 59
Kakerlake 610
Kala Azar 343, 623, 736, 741
Kaliumpermanganat 254
Kälte 484
Kaltlufthyperventilation 658
Kammer, hyperbare 442, 443
Kandidose 292
Karzinom, hepatozelluläres
 668
Kasachstan 257
Katayama-Syndrom 280
Katzenkratzkrankheit 469
Katzenleberegel 236
Katzenspulwurm 235
Kauffahrteischiff 102
Kaverne 269
Kegelschnecke 455
Keramikfilter 251
Keratitis photoelectrica 404
Kerion Celsi 289
Kerze 390
Ketamin 492
Ketoazidose 684
Ketoconazol 293
Keuchhusten 31
Kilimanjaro 728
Kinder 104, 615, 656, 657
Kinderlähmung 171
Kindersterblichkeit 53
Kinetose 98
Klapperschlange 447
Kleiderlaus 316
Kleidung 386, 609

Klima
– feucht-schwüles 397
– trocken-heißes 394
– trocken-kaltes 398
Klimaanlage 398
Knochenbruchzeichen 499
Knowlesi-Malaria 327
Kobra 447, 449
Kohletabletten 699
Kohortenpflege 243
Kojenchartern 118
Kokzidioidomykose 265, 267
Kölner Institut für Reisemedizin
 714
Kolonialzeit 36
Kommunikation 627
Kompartmentsyndrom 448,
 450
Kompetenznetz Hepatitis 191
Kondom 299
Konidien 267
Konjugatimpfstoff 164
– Indikation 164
Konsulargesetz 823
Konsulat 481
Kontaktallergie 760
Kontamination 246
Kontraindikation 816
Kontrazeption 74, 509
Kopflaus 316
Kopfschmerz 440
Koplik'sche Flecken 174
Koproantigentest 224
Koronare Herzkrankheit (KHK)
 81, 396, 400, 580, 602
Kortikoid 486, 519
Kortikosteroidtherapie 816
Kortison 403, 405, 474
Kostenübernahme 802
Kälteschäden 572
Kollaps 485
Kontagionsindex 46
Krait 447
Krankenversicherung 608, 630
– gesetzliche 725, 803
– private 807
Krankheit, meldepflichtige 821

Krätze 318, 580
Kratzwunde 468
Krebs 690
Krebsfrüherkennung 581
Kreuzfahrtschiff 102
Kreuzkontamination 247
Kreuzotter 447
Kriebelmücke 384
Kriegsnephritis 263
Krimfieber 376
Kriminalität 527
Krim-Kongo-Fieber 385
Krise, akinetische 697
Kryptosporidien 222, 252
Kumbu cough 441
Kunstfehler 814

L

Laboranalyse 737
Labormeldepflicht 766
Laborpersonal 205
Laborprobe
– freigestellte medizinische 772
– Kennzeichnung 772
– Transport 769
– Verpackung/Versand 772
Lactobacillus 750
Lagrange-Punkt 137
Lahar 419
Lake-Louise-Symptom-Score 440
Lambliasis 226
Lamblienruhr. *Siehe* Lambliasis
Langzeitaufenthalt 600, 627
Lanzenotter 447
Lapilli 421
Lariam 333, 339, 565, 620, 697
Lärm 111
Larva
– currens 282, 324
– migrans 324
Lassa-Fieber 271
Lassa-Virus 270
Latrodectus spp. 445

Laus 315, 385
Läuse-Rückfallfieber 385
Lava 418, 421
Laxanzien 694
Lebendimpfstoff 624, 674, 687, 815, 816, 820
Lebendimpfung 152, 689, 817
– Nebenwirkungen 154
Lebenserwartung 44
Lebensversicherung 609
Leberegel 236
– chinesischer 236
– großer 236
Leberkrankheit, chronische 665
Leberversagen 186
Leberzellkarzinom 311
Leberzirrhose 279, 665
Legionärskrankheit 262
Legionellen 261, 633
Legionellose 261
Leihwagen 95, 475
Leishmaniasis 741
Leishmanien 623
Leishmaniose 342, 345, 383
– kutane/mukokutane 346
– viszerale 346
Leistungsfähigkeit 550
Lepra 537
Leptospira
– icterohaemorrhagica 295
– interrogans 294
Leptospirose 294, 743
Letalität 47
Leukämie 688
Leukopenie 738
Leukozytose 738
Lichtdermatose, polymorphe 755
Lichtschutz 403
Lichtschutzfaktor 403
Lidocain 454, 483
Linksherzinsuffizienz 643
Linksverkehr 475
Loa loa 359, 385
Loiasis 359
Lokalsymptom 815
Loperamid 221, 513, 629, 699

Lorazepam 698
Loxosceles spp. 446
Ludwigs Angina 525
Lues 301, 580
Luftfeuchtigkeit 61
Lumbalpunktion 352
Lumefantrin 333, 486, 621, 674, 699
Lungenegel 236
Lungenembolie 63
Lungenemphysem 651
Lungenerkrankung 625, 632, 651
– interstitielle 77
Lungenödem 445
Lungenpest 360
Lungentuberkulose 258
Luxation 500
Lyme-Borreliose 385
Lyme-Erkrankung 206
Lymphogranuloma venereum 286, 469
Lymphozytose 738
Lymphstau 358

M

Magaldrat 630
Magen-Darm-Trakt 661
Magenresektion 196
Magma 418
Magnesium 630
Makrofilarien 359
Malabsorptionssyndrom 227
Malaria 40, 105, 296, 326, 382, 585, 619–622, 633, 674, 732, 736, 740, 741, 743, 823, 833, 835
– quartana 327
– quotidiana 329
– Resistenz 334
– Standby-Behandlung 339
– tertiana 327, 328
– Thrombozytopenie 330
– tropica 327
– zerebrale 330

Malariadiagnostik 672
Malariaprophylaxe 486, 608, 619, 628, 806
Malariarisiko 610
Malariaschnelltest 733
Malarone 334, 339, 565, 699
Malawisee 278
Mallorca-Akne 487, 756
Mamba 447, 449
Manifestationsindex 46
Marburg-Virus 270, 273, 276
Marburg-Virus-hämorrhagisches Fieber 275
Masern 31, 174
Masernenzephalitis 174
Masernimpfung 806
– Nebenwirkung 177
Masernparty 177
Massentourismus 35
Mawenzi 728
Mebendazol 233–235
MEDA-Formblatt 76
MEDIF-Formblatt 76
Medikamentenbeschaffung im Ausland 492
Medikamentenfälschung 493
Medikamentenmitnahme 492
Medikamente unter klimatischen Extrembedingungen 841
Medinawurm 359
Mefloquin 333, 339, 486, 565, 620, 621, 628, 633, 674, 693, 697, 698, 707
Mega-Krankheit 355
Meglumin-Antimonat 347
Melatonin 74
Meldepflicht 761, 822
Melioidose 742
Mendel-Mantoux (MM) 259
Meningitis 163, 514, 743
Meningitisgürtel 162
Meningokokken 161, 619, 675
Meningokokkenimpfung 687, 806
Meningokokkenmeningitis 161, 638

Merkblätter 719
Mesosphäre 136
Metamizol 489
Methanolvergiftung 595
Metoclopramid 484, 629, 697
Metronidazol 228, 525, 629
Microsporica
– audouinii 290
– canis 290
Migräne 704
Migrantenmedizin 533
Migration 534
Mikrofilarien 357
Mikrohämatokrit-Zentrifugation 352
Mikrosporie 290, 618
Miliaria rubra 758
Militärpersonal 810
Milzexstirpation 688
Mine 596
Mini Anion Exchange Column Technique (m-AECT) 352
Mitoxantron 701
Mittelohrentzündung 518
Mittlere erythemwirksame Dosis (MED)) 402
MMR-Impfung 178, 687
Mononukleose 469
Monozytose 738
Morbidität 46
Morbus
– Crohn 632, 662
– Hodgkin 688
– Parkinson 696
Morphin 454
Morphium 404
Mortalität 46
Mosquito 382
Mosquitonetz 338
Motilitätshemmer 750
Moxifloxacin 263
Mückenschutz 403
Multidrug-resistant tuberculosis (MDR-TB) 257
Multiple Sklerose 699
Mumps 31, 177
Mundgesundheit 521

Muräne 453
Muschelvergiftung 452
Musculus deltoideus 194
Müttersterblichkeit 624
Myasthenia gravis 703
Mycobacterium tuberculosis 257
Myiasis 322
Mykose 265, 288
Myokardinfarkt 81
Myokarditis 200, 354
Myopathie 673

N

Nachtfahrt 476
Nachtschweiß 259
Nackensteifigkeit 163
Nager 610
Nahrungsmittelhygiene 551
Naloxon 483
Nasenbluten 672
Nashorn 459
Natalizumab 702
Necator americanus 230, 280
Negri-Körperchen 201
Neisseria-gonorrhoeae-Gonokokken 303
Nelkenöl 524
Nematoden 229, 232
Nephropathia epidemica 264
Nephrotisches Syndrom 675
Nesselbaum 474
Nesselfarn 455
Nesseltier 455
Neugeborenenikterus 817
Neugeborenes 80
Neunerregel 402
Neuropathie 673
Neurotrauma 79
Neurozystizerkose 238
Neutropenie 738
Neutrophile, toxische 738
Niclosamid 238
Nierenerkrankung 672
Niereninsuffizienz 279, 397

873

Nierentransplantation 675
Nierenversagen 450
Nifedipin 442, 484, 485
Nifurtimox 355
Nilflughund 270, 273, 276
Nissen 316
Nitazoxanid 228
Nitroglycerin 483, 484, 485
Nitroimidazolderivat 228
No Frills Airline 63
Non-responder 195
Nordwestterritorium 184
Norovirus 242, 639
Norwalk-like virus 242
Notfall 720
Notrufnummern, nationale 846, 848

O

Oberbauchsonographie 734
Obliegenheitsverletzung 726
Obstipation 748
Off-label use 168
Ohrenschmalz 517
Olympische Spiele 634
Onchozerkose 320, 358
Ongaonga 474
Ophthalmia photoelectrica 574
Opiat 454
Opioid 694
Opisthorchis felineus 236
OPSI-Syndrom 688
Oralhygiene 521
Oral Rehydration Solution 220
Orbitalflug 143
Orchitis 177
Organtransplantation 689
Orientbeule 343, 346
Oroya-Fieber 383
Ösophagusvarizenblutung 666
Osteomyelitis 269
Osteopathie 673
Osteoporose 673
Osteosynthese 103
Österreich 206

Osteuropa 191
Otitis externa 489, 563, 564
– acuta 517
Ovarialzyste 509
Ovulationshemmer 74
Oxycodon 525
Oxyuriasis 234
Ozon 62
Ozonisierung 252

P

Pädiatrie 512
Panaritium 499
Pandemie 165, 178, 180
Panikattacke 71, 709
Pankreatitis 177, 670
Panzytopenie 345
Papageienkrankheit 285
Pappatacifieber 383
Parabelflug 140
Paracetamol 403, 441, 489, 629, 661
Paragonimus
– africanus 237
– westermani 237
Paralytic shellfish poisoning (PSP) 452
Parodontitis 525
Parotitis 177
Patientenprobe 770
Patient Transport Compartment (PTC) 545
Paul-Ehrlich-Institut 714
PCA-System 695
Peakflowmeter 659, 660
Pedikulosis 315
Peitschenwurm 230, 233
Pelvic inflammatory disease 286
Penicillin 525
Pentamidin 353
Pentastomiasis 229
Performance-Test 589
Perikardtamponade 225
Peritonealdialyse 677

Permafrostboden 184
Permethrin 367
Persönlichkeitsstörung 708
Pertussis 675
Pest 30, 360
Petermännchen 453
Pfefferspray 465
Pferdeenzephalitis 326
Pflichtimpfung 155, 171
PGE2-Hemmer 403
Pharyngitis 272, 274, 520
Phenothiazine 402
Phlebothrombose 64
Phlebotom 342
Phobie 709
Phoneutria nigriventer 446
Phototoxizität 472
Physalia 456
Physostigmin 472
Picaridin 387, 388
Piedraia hortae 288, 293
Pilger 162
Pilzinfektion 265, 397
Piraterie 108
Pityriasis versicolor 292
Plasmodien 623, 823
Plasmodium 326
– falciparum 326
– knowlesi 326
– malariae 326
– ovale 326
– vivax 326
Pleuraempyem 225
Pleuraerguss 77
Pleuritis 736
Pneumokokkenimpfung 687
Pneumonie 78, 174, 262, 285, 741
– atypische 262, 742
Pneumonitis 232
Pneumothorax 77, 79
Pocken 30, 31, 836
Poison Ivy 471
Polarstation 569
– Ernährung 576
– Überwinterungsarzt 576
Polioimpfung 805

Poliomyelitis 171
Polyneuropathie, diabetische 650
Polysaccharid 198
Polysaccharidimpfstoff 164, 619
– Indikation 164
Polytrauma 723
Pontiac-Fieber 262
Portugiesische Galeere 456
Postexpositionsprophylaxe 202
Post-Polio-Syndrom 172
Postthrombotisches Syndrom 396
Posttraumatische Belastungsstörung (PTBS) 528, 538, 587
Prävalenz 45, 731
Prävalenzrate 46
Praziquantel 238, 280
Primaquin 339
Privathaftpflicht 503
Probiotika 751
Proguanil 198, 334, 339, 565, 620, 621, 674, 676, 693, 699
Propafenon 486
Propanolol 486
Prostaglandin-E2-Hemmer 403
Prostitution 298
Protonenpumpenhemmer 216
Psittakose 285
Psychopharmaka 708
Psychose 705, 706
– schizoaffektive 706
Ptosis 448, 449
Pulpitis 522
Pulverinhalator 484
Puumala-Virus 263
Pyelonephritis 736
Pyrethroide 386, 391, 392

Q

QBC-Methode 352
Q-Fieber 376, 742, 743
Qualifikation, ärztliche 791
Qualle 455
Quarantäne 32, 160

Queensland fever 376
Query fever 376
Quick Reaction Force 589

R

Rabies 199
Radioaktivität 696
Radspeichenstruktur 239
Raubwanze 353, 384
Räucherspirale 392, 489
Räude 318
Raumschiff 136
Reaktion
– photoallergische 757
– phototoxische 757
– psychogene 709
– systemische phototoxische 758
Recht, internationales 827
Red tide 452
Refluxösophagitis 671
Refobacion-Augensalbe 404
Rehydratation 220, 228, 243, 244
Reintegration 780
– familiäre Einflussfaktoren 784
– Organisation 785
– von Rückkehrern 780
Reintegrationsproblem 606
Reiseapotheke 482, 513, 807
Reiseberatung, pharmazeutische 482
Reisediarrhoe 168, 216, 246, 509, 585, 745
– Schutzimpfung 751
Reisegesundheitsbrief 824
Reisekrankenversicherung 104, 725
Reisekrankheit 98
Reisemedizin 795
Reisestrümpfe 625
Reisethrombose 63, 64
Reiswasserstuhl 167
Repatriierung 540, 608
Repellens 211, 386–388, 488

Reservoirwirt 348
Resistenz 257
Restless-legs-Syndrom 703
Retroorbitalkopfschmerz 379
Rettungswesen 478
Rezirkulationsluft 62
Rhagaden (Hauteinrisse) 498
Rhinitis acuta 519
Rhinorrhoe 519
Rhipicephalus 377
Riamet 333, 699
Ribavirin 272
Richtlinie 825
Rickettsia prowazekii 317
Rickettsien 363
Rickettsiose 296, 362, 739
Riesenbärenklau 472
Riesendarmegel 237
Rinderbandwurm 237
Risikoreise 727
Risikosport 727
Rissverletzung 497
Rituximab 688
Robert-Koch-Institut 714
Rocky Mountain spotted fever 363, 364, 366
Rohmilch 206, 241
Romaña-Zeichen 354
Roseole 196
Rotavirus 243
Röteln 178
Rückenverletzung 720
Rückfallfieber 736, 743
Rundherd 269
Russland 206, 257

S

Saccharomyces boulardii 750
Safer Sex 298
Salmonella enterica 195
Salmonelle 195
Salpingitis 234
Salvarsan 834
SAM-Splint 500
Sandfliegenfieber 383

875

Sandfloh 321, 322, 618
Sandmücke 342, 383
Sanitätspersonal 811
San-Joaquin-Fieber 267
Sarcoptes scabiei 318
SARS (severe acute respiratory syndrome) 255
Sauerstoff 442
Sauerstoffpartialdruck 433, 651
Saugwurm 229
Sauna 702
Schadensminderungspflicht 726
Schamlaus 317
Schengener Abkommen 492
Schiffsarzt 112
Schiffsbetrieb 109
Schiffsbewegung 106
Schiffsoffizier 114
Schiffsreise 102
– Infektionsgefahren 105
– medizinische Betreuung 112
Schildzecke 205
Schimmelpilzinfektion 265
Schistosoma
– haematobium 277
– intercalatum 277
– japonicum 277
– mansoni 277
– mekongi 277
Schistosomen 623
Schistosomiasis 277, 580, 602, 739
Schizonten 327
Schizophrenie 706
Schlafkrankheit 349, 384, 741, 834
Schlaganfall 559, 696
Schlange 444, 610
Schlangengift 447
Schleifendiuretika 666
Schluckimpfung 168, 173
Schmerzempfindung 673
Schmerzmittelpumpe 694
Schmerzpflaster 694
Schmerztherapie 690
Schmierinfektion 610

Schneeblindheit 404, 574
Schnittverletzung 497
Schrittmacher 77
Schüttelfrost 379
Schutzimpfungsrichtlinie 803
Schwangere 401, 622
Schwangerschaft 79, 177, 245, 586, 622, 816
Schwarzbär 462
Schwarze Piedra 293
Schwarze Witwe 445
Schwarzlicht 386
Schwefelwasserstoff 420
Schweinebandwurm 237, 238
Schweinegrippe 35, 36, 182, 837
Schwerelosigkeit 136, 140
Scopoderm 100
Scopolamin 547
Scrub typhus 363
Security-Awareness-Trainings 530
securPharm 495
Seeanemone 455
Seekrankheit 42, 98, 99, 126
Seeschlange 447, 455
Seewespe 456
Selbständige 810
Selbstbräuner 403
Senioren 631
Sepsis 161, 163
Septic-tank 611
Serogruppe 162
Sexualhygiene 636
Sexualkontakt 191
Sexualverhalten 297, 585, 586
Sexuell übertragbare Erkrankung 297
Shigellen 311
Shigellenenteritis 311
Shigellose 629
Sibirien 184
Sichelzellenerkrankung 163, 534
Sichelzellen-Heterozygotie 328
Sicherheit 597
Sicherheitsingenieur 595

Silberion 251
Simulien 358
Simuliidae 384
Sin-Nombre-Virus 263
Sinusitis 519
Skabies 318, 618
– norvegica 319
Skipper 125
Skitour 549
Skorbut 34, 830, 831
Skorpion 445, 610
Skorpionsfisch 453
Slow acclimatizers 437
Sonnenaktivität 139
Sonnenbrand 402, 472, 574, 582
Sonnenbrille 405
Sonnenschutz 127, 401, 403, 615
Sonnenstich 441
Sonnenwind 139
Soor 292
Sowjetunion 257
Sozialgesetzbuch 803
Sozialprojekt 176
Sozialprojekte 582
Space Shuttle 143
Speispinne 446
Spinne 445
Splenomegalie 741
Splitterflug 597
Sport 618
Sportler
– Infektionserkrankungen 636
– Langstreckenreisen 635
– Reiseplanung 634
– Reisevorbereitung 635
– Wettkampf 634
Sportreise 636
Sportschifffahrt 120
Spulwurm 230, 232, 235
Stammzelltransplantation 688, 689
Standby-Behandlung 339
Ständige Impfkommission (StIKo) 169
Stechmücke 374, 382

Register

Stechrochen 453
Stegomyia 158, 369
Steinfisch 454
Stendhal-Syndrom 710
Stercoralis 623
Stichheiler 456
STIKO-Empfehlung 825
Stomaträger 693
Störung
– affektive 706
– paranoide 706
– somatoforme 709
Strahlenbelastung 401
Strahlenexposition 625
Strahlenschäden 128
Strahlung, ionisierende 401
Strandrollstuhl 703
Straßenverkehr 92, 475
Stratosphäre 136
Stress 42
Stretcher 544
Strongyloides 622, 623
– stercoralis 282, 324
Strongyloidisasis 282
Suborbitalflug 141
Suchterkrankung 708
Suchtkrankheit 705
Suchtmittelkonsum 584
Sucralfat 630
Südostasien 191
Suizidalität 706
Sulfadoxin-Pyrimethamin 333
Sulfamethoxazol 629
Sulfonamide 402
Sunblocker 403
Supervising Clinician 828
Suramin 353, 834
Surfactant-Mangel 80
Syndrom, paranoid-halluzinatorisches 707
Syphilis 32, 301, 469, 743, 834

T

Tâche noire 366
Tachykardie 649

Taenia
– saginata 237
– solium 237
Target-Therapie 692
Tätowierung 191
Tauchausrüstung 554
Tauchen 553, 619
– mit Kindern 561
Taucherdiurese 555
Tauchgang 554
Tauchphysik 554
Tauchtauglichkeit 559
Tauchtauglichkeitsuntersuchung 560
Tauglichkeit 600
Teilimmunität 330
Telaprevir 311, 668
Telemedical Maritime
  Assistance Service 132
Telemedizin 128, 570
Tempanol 524
Temperatur 394
Tenesmen 220
Tephra 421
Terbinafin 289, 293
Tetanus 823
Tetanusimpfung 687, 805
Tetanusschutz 498
Tetrazykline 402, 486
Thalassämie 535
– β-Thalassämie 328
Theophyllin 484
Therapeutic Use Exceptions
  (TUE) 635
Therapie
– immunsuppressive 632
– säurehemmende 196
Thermoregulation 673
Thermosphäre 136
Thiabendazol 235
Thiaziddiuretika 402
Thoraxverletzung 723
Thrombininhibitor 68
Thrombose 625, 696, 697
Thromboseprophylaxe 675
Thrombozytopenie 68, 738
Tiabendazol 325

Tiefenrausch 556
Tigermücke 383
Tinea 288
– capitis 288, 289
– – favosa 289
– – microsporica 290
– corporis 290
– faciei 290
– intertriginosa 290
– manuum 290
– nigra 291
– pedum 291
Tinidazol 228
Tinnitus 519
Tollkirschvergiftung 470
Tollwut 199, 580, 611
Tollwutgefährdung 202, 204
Tollwutimpfung 205, 619
Tollwutprophylaxe 823
Tonsillitis 520
Törn 118
Tornado 411
Torsades des Points 646
Totimpfstoff 622, 686, 687, 689, 815, 816, 820
Totstellen 464
Toxicodendron radicans 473
Toxin 167
Toxoid 152
Toxoplasma gondii 623
Toxoplasmose 469, 622
Trachom 285
Tramadol 492
Tramal 404
Tranquilizer 402, 486, 709
Transaminasenanstieg 740
Transfusionsgesetz 823
Transmission
– transstadiale 214
– vertikale 206
Transplantation 200
Transporttrauma 75
Traumatisierung 538
Trekking 548, 549, 566, 652
Trekking-Gipfel 728
Trematoden 229, 236
Tremor 697

877

Treponema pallidum 301, 823
– Hämagglutinuationstest 302
Triatominae 384
Trichinella spiralis 623
Trichinellose 235
Trichomoniasis 300
Trichophyton schönleinii 289
Trichosporon beigelii 288, 293
Trichternetzspinne 446
Trichuriasis 233
Trichuris trichiura 230, 233, 623
Trimethoprim 629
Trinkwasser 222, 615, 627
Trinkwasseraufbereitung 249
Trinkwasserhygiene 551, 611
Tripper 302
Tropendienstverwendungsfähigkeit 810
Tropenklima 397
Tropentauglichkeit 579
Tröpfcheninfektion 258
Trophozoit 224
Trophozoiten 327
Troposphäre 136
Trugnatter 447
Trypanosom 351
Trypanosoma brucei (T.b.)
– gambiense 349
– rhodesiense 349
Trypanosoma cruzi 353
Trypanosomen 354, 623
Trypanosomen-Schanker 350
Trypanosomiasis 349, 384
– afrikanische 349
– amerikanische 353
Tsetse-Fliege 349, 384
Tsunami 429
Tsutsugamushifieber 363
Tubenbelüftungsstörung 518
Tuberkulin-Hauttestung 259
Tuberkulose 36, 53, 175, 237, 255, 265, 469, 536, 580, 741, 743
Tularämie 469
Tula-Virus 263
Tumor 632
Tumorerkrankung 690

Tunga
– penetrans 321
– trimamillata 322
Tungiasis 321
Türkei 185, 191, 241
Typhoid fever 195
Typhoon 406
Typhoral L 817
Typhus 31, 195, 296, 619, 737, 743, 817
– Impfung 198

U

Überdruckbarotrauma 60
Überdrucksack 506, 567
Überfall 583
Übergewicht 194, 580
Übermüdung am Steuer 97
Ulcus durum 306
Umgebungsdruck 60
Umsatzsteuer 802
Unfall 582, 618
– tödlicher 92
Unfallrisiko 92
Unruhen 597
Unter-5-Jahres-Mortalität (U-5-MR) 44
Unterdruckbarotrauma 60
Unterkühlung 395, 400, 723
Urethritis 286
Urtica ferox 474
Urtikaria 451, 759
Urushiol 473
Uta 343
UV-B-Strahlung 574
UV-Index 404
UV-Licht 386
UV-Strahlung 106, 401, 615

V

van Allen-Gürtel 138
Varikosis 396
Varizellenimpfung 687

Vasodilatator 485
Vektor 381
Venedig-Syndrom 710
Venous Thromboembolism (VTE) 63
Verbrauchskoagulopathie 448
Verbrennung 501
Verbrennungskrankheit 402
Verdampfer 390, 392
Vereinsamung 581
Vergiftung 470
Verkehrsunfall 93, 107, 583
Vertical maneuver 588
VFR-Reise 187, 622
Vi-Antigen 196
Vibration 111
Vibrio cholerae 165, 167, 746
Viktoriasee 278
Viper 447
Virales hämorrhagisches Fieber (VHF) 822
Virushepatitis 537
– chronische 668
Visiting friends and relatives 187
Vitamin C 251
Vitium 644
Vogelgrippe 180, 255
Vogelspinne 447
Vogelzüchterkrankheit 285
Vomito negro 159
Vulkan 417
Vulkantourismus 417
Vulvovaginitis 234

W

Waffen 597
Wanze 320, 385
Warnsymbol 593
Wäschesagrotan 291
Wasserscheu 200
Wasserstoffperoxid 254
Waterhouse-Friderichsen-Syndrom 163
Weichselzopf 317

Register

Weil-Felix-Reaktion 197
Weiße Piedra 293
Weltraumflughafen 144
Weltraumkrankheit 98
Weltraumrecht 135
Weltraumstrahlung 137
Weltraumtourismus 135
Wert, positiver prädiktiver 731
Wespe 447
West-Nil-Fieber 373
Wettkampfreise 640
Wettkampfteilnahme 727
WHO 714
WHO-Region 48
Wiesendermatitis 472
Windchill 399, 572
Windhose 411
Windpocken 31
Windscheu 200
Winterbergsteigen 549
Winterbottom-Zeichen 350
Wisconsin-Behandlungsschema 201
Wismuth 629
W-Kurven-Modell 781
Wohlbachia 358

Wuchereria bancrofti 357, 623
Wunddesinfektion 487
Wundmyiasis 323
Würfelqualle 456
Wurmerkrankung 229, 622
Wüste 394

X

Xerophthalmie 175

Y

Yachtsegeln 117
Yersinia pestis 30, 361
Yersinien 361

Z

Zahnabszess 525
Zähne 398
Zahnfraktur 522
Zahnfüllung 524, 526
Zahnkrone 526
Zahnkronenfraktur 522
Zahnluxation 523
Zahnmedizin 191, 520
Zahnschmerz 524
Zahnwachs 524
Zaleplon 74
Zäpfchen 487
Zecke 384, 618
Zeckenrückfallfieber 385
Zeckenstich 205
Zeckenstichfieber 363
– afrikanisches 364
– europäisches 366
Zeitverschiebung 77
Zeitzonenflug 72
Zervixinsuffizienz 625
Zolpidem 74
Zoonose 241, 270
Zwangskrankheit 709
Zwergfadenwurm 232, 282
Zahnfleischverletzung 523
Zwiebelschalenprinzip 398
Zymodem 224
Zystizerkose 238
Zytomegalie 469

879

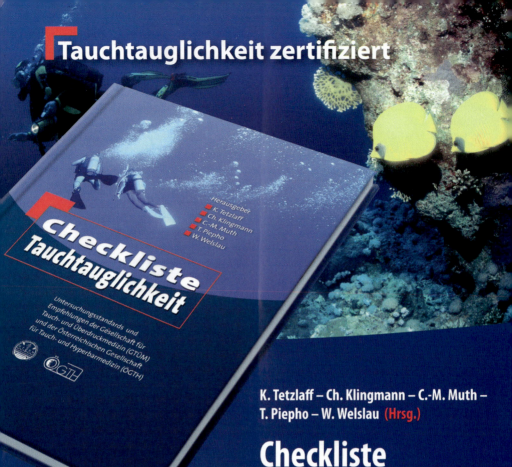